高齢者理学療法学

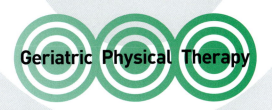

Geriatric Physical Therapy

総編集　島田 裕之
編　集　牧迫 飛雄馬
　　　　山田　実

医歯薬出版株式会社

This book was originally published in Japanese
under the title of :

Koureisya Rigakuryouhougaku
(Geriatric Physical Therapy)

Chief Editor :
Shimada Hiroyuki
　Director,
　Department of Preventive Gerontology, Center for Gerontology and Social Science,
　National Center for Geriatrics and Gerontology

© 2017 1st ed.

ISHIYAKU PUBLISHERS, INC.
　7-10, Honkomagome 1 chome, Bunkyo-ku,
　Tokyo 113-8612, Japan

序

　世界中の高齢化が進む中，高齢社会のトップランナーである日本が，いかにして高齢者の健康問題を解決するかが注目されている．国内では，時代とともに変化してきた高齢者像に適応するため，高齢者の定義を見直す必要があるのではないかといった議論が始められている．高齢者を取り巻く流れが大きく変わろうとしている中で，高齢者に対する理学療法は，変化する必要はないのだろうか．

　理学療法の対象は，病院や地域において多少の違いはあるものの，主体となるのは高齢者である．これまでの理学療法教育は，疾患あるいは症候別に分類されて系統的に実施されてきた．例えば，脳血管疾患や大腿骨頸部骨折といった疾患に対する理学療法，筋力低下や歩行障害に対する理学療法など，専門化した知識と技能が成書としてもまとめられている．高齢者の理学療法を実施する場合に，しばしば遭遇するのがこれらの複合的な状態である．脳血管疾患の後遺症と大腿骨頸部骨折を有し，筋力が著しく落ちて歩行能力が低下した高齢患者は珍しくはない．そのため，高齢者の理学療法を実施するうえでは，疾患や症候別に分類された知識に加え，これらの複合的な状態に対処するための知識や多様な環境下での理学療法の習得が求められる．

　これまでの理学療法士の多くは，卒業後の勤務地として主に病院を選択して従事してきたが，介護保険領域（施設や通所ケア）に就職する理学療法士も多くなっている．どの職場であっても高齢者に接する機会が多い中で，高齢者に特化した理学療法を在学中から学ぶ必要性が出てきている．臓器別に診療科が設けられる病院とは異なり，介護保険領域の理学療法は総合的な視点から広く対象者をとらえ，時期，場所，目的，目標に応じた対応が求められる．それらの知識を系統的に学ぶために，本書では，1．高齢者の理解，2．時期（場所）による理学療法の特徴，3．高齢者の評価と管理，4．各種疾患および老年症候群に対する理学療法，5．高齢者理学療法の実践を含む構成としている．執筆者には，わが国の高齢者理学療法をリードする専門家，老年医学や体育学のトップランナーを迎え，最新知見と豊富な経験に裏打ちされた実践方法を紹介いただいた．

　本書は真に高齢者の理解を深める内容となっており，理学療法の教科書として，また臨床での参考書として活用され，多くの高齢者に最良の理学療法を提供する一助となることを期待している．

2017年2月吉日

総編集
島田 裕之

高齢者理学療法学　目次

序 ……………………………………………………………………………… 島田裕之 ● iii

1章 高齢者の理解

1. 日本人の老化 ……………………………………………………… 鈴木隆雄 ● 2
2. 筋骨格系の加齢変化 ……………………………………………… 山田陽介 ● 10
3. 神経系の加齢変化 ………………………………………………… 堀田晴美 ● 18
4. 内分泌系の加齢変化 ……………………………………………… 秋下雅弘 ● 26
5. 心理・精神機能の加齢変化 ……………………………………… 粟田主一 ● 30
6. 社会的機能の加齢変化 …………………………………………… 藤原佳典 ● 35
7. 高齢者を取り巻く社会環境の変化 ………………… 高橋　競，飯島勝矢 ● 41
8. 日本の社会と人口動態 …………………………………………… 上村一貴 ● 47
9. 高齢者の社会保障制度 …………………………………………… 水本　淳 ● 54

2章 時期（場所）による理学療法の特徴

1. 急性期 ……………………………………………………………… 三栖翔吾 ● 68
2. 回復期 ……………………………………………………………… 平井達也 ● 76
3. 維持期：施設入所 ………………………………………………… 平瀬達哉 ● 82
4. 維持期：在宅（通所と訪問） …………………………………… 吉松竜貴 ● 88
5. 予防期 ……………………………………………………………… 浅川康吉 ● 98

3章 高齢者の評価

1. 包括的高齢者評価（医学評価） ………………………………… 神﨑恒一 ● 108
2. 体力の評価 ………………………………………………………… 土井剛彦 ● 114
3. 認知機能の評価 …………………………………………………… 牧迫飛雄馬 ● 139
4. 心理・精神機能の評価 …………………………………………… 西田裕紀子 ● 149
5. 生活の質の評価 …………………………………………………… 小野　玲 ● 155
6. 社会状況の評価 ………………………………………… 池内朋子，新開省二 ● 162
7. 生活機能の評価 …………………………………………………… 中窪　翔 ● 169

8．老年症候群の評価	橋立博幸 ●	183
9．身体活動の評価	原田和弘 ●	193
10．基本動作の評価	越智　亮 ●	201
11．生活環境の評価（住環境を中心に）	鈴木英樹 ●	210

4章　高齢者理学療法における管理

1．理学療法中のバイタルサインの管理	阿部　勉 ●	220
2．栄養管理	大塚　礼，木下かほり ●	226
3．服薬管理	梅垣宏行 ●	233
4．疼痛管理	下　和弘，松原貴子 ●	238
5．術後管理	山田英司 ●	248
6．訪問リハビリテーションにおけるリスク管理	平野康之，井澤和大 ●	254
7．住宅改修	小林聖美 ●	262
8．退院時指導	井上靖悟 ●	269
9．チームケアを行う際の留意点	加辺憲人 ●	277

5章　疾患における高齢者理学療法

1．変形性関節症に対する理学療法	木藤伸宏 ●	290
2．大腿骨頸部/転子部骨折に対する理学療法	藤田博曉 ●	300
3．脳血管疾患に対する理学療法	関　崇志，阿部浩明 ●	309
4．パーキンソン病に対する理学療法	大森圭貢 ●	318
5．脊髄小脳変性症に対する理学療法	小林量作 ●	326
6．神経難病に対する理学療法	八木幸一 ●	334
7．関節リウマチに対する理学療法	三本坪大 ●	338
8．心疾患に対する理学療法	井澤和大，平野康之 ●	346
9．呼吸器疾患に対する理学療法	桑島泰輔 ●	355
10．その他の内部障害に対する理学療法	西田裕介 ●	361
11．がんに対する理学療法	井平　光 ●	367
12．認知症に対する理学療法	山上徹也 ●	374

6章 老年症候群における理学療法

1. 転倒予防に対する理学療法 ……………………………………………… 山田　実● 384
2. サルコペニア・フレイルに対する理学療法 ……………………………… 山田　実● 393
3. ロコモティブシンドロームに対する理学療法 …………………………… 新井智之● 402
4. 尿失禁に対する理学療法 ………………………………………………… 田舎中真由美● 413
5. MCIに対する理学療法 …………………………………………………… 土井剛彦● 422
6. うつに対する理学療法 …………………………………………………… 牧迫飛雄馬● 432
7. 誤嚥に対する理学療法 …………………………………………………… 髙橋浩平● 438
8. 低栄養に対する理学療法 ………………………………………………… 吉松竜貴● 446
9. 褥瘡に対する理学療法 …………………………………………………… 前重伯壮● 454
10. 痛みに対する理学療法 …………………………………………………… 肥田朋子● 461

7章 高齢者理学療法の実践 －基本編－

1. 高齢者に対する接遇 ……………………………………………………… 三栖翔吾● 472
2. 認知症高齢者に対する接遇 ……………………………………………… 鈴川芽久美● 477
3. 理学療法に非協力的なときの対応 ……………………………………… 波戸真之介● 482
4. 行動モデルによる動作介助 ……………………………………………… 小林和彦● 487
5. 医療安全：有害事象の予防と対応 ……………………………………… 齋藤　洋● 493
6. 限られた時間・人員での効果的な対処法 ……………………………… 林　悠太● 499

8章 高齢者理学療法の実践 －応用編－

1. 高齢者の状態に応じた理学療法の視点 ………………………………… 島田裕之● 510
2. ベッド上ポジショニング ………………………………………………… 牧野圭太郎● 516
3. 歩行の動作介助 …………………………………………………………… 太田　進● 523
4. 歩行自立の判断 …………………………………………………………… 永井宏達● 529
5. 家庭復帰が難しい場合のゴール設定 …………………………………… 塩見耕平● 536
6. 脳卒中の機能的予後予測 ………………………………………………… 原田和宏● 543
7. 大腿骨頸部骨折術後の機能的予後予測 ……………………… 岡澤和哉，加藤　浩● 550
8. ロボットを用いたトレーニング ………………………………… 伊藤直樹，近藤和泉● 558
9. 独居高齢者への支援 ……………………………………………………… 澤　龍一● 565

10.	社会参加の促進	上出直人	571
11.	集団に対する指導	堤本広大	578
12.	地域保健事業（介護予防事業）での予防活動	下井俊典	587
13.	訪問リハビリテーション	大沼　剛	594
14.	高齢者ケア事業所の開業	山口良太	600

Q&A

エンド・オブ・ライフケアにおける理解は？	西川満則	64
介護予防事業における留意点は？	加藤智香子	105
高齢者への物理療法の適応および留意点は？	吉田英樹	287
高齢者に対する適切な歩行補助具（杖）の処方方法は？	奥　壽郎	469
開発途上国における高齢者理学療法の実際は？	木原由里子	507

One Point

●脱水への対応	飯島勝矢	453
●拘束と虐待への対応	平瀬達哉	481
●睡眠障害への対応	中窪　翔	577
●骨粗鬆症への対応	新井智之	586

索引● 607

カバー・表紙・本文デザイン　明昌堂（栗本順史）

〈執筆者一覧〉

● 総編集

島田裕之　国立長寿医療研究センター予防老年学研究部

● 編集（五十音順）

牧迫飛雄馬　鹿児島大学医学部保健学科理学療法学専攻
山田　実　筑波大学大学院人間総合科学研究科生涯発達科学専攻

● 執筆（五十音順）

秋下雅弘	東京大学大学院医学系研究科加齢医学講座
浅川康吉	首都大学東京健康福祉学部理学療法学科
阿部　勉	リハビリ推進センター㈱
阿部浩明	広南病院リハビリテーション科
新井智之	埼玉医科大学保健医療学部理学療法学科
粟田主一	東京都健康長寿医療センター研究所自立促進と介護予防研究チーム
飯島勝矢	東京大学高齢社会総合研究機構
池内朋子	東京都健康長寿医療センター研究所社会参加と地域保健研究チーム
井澤和大	神戸大学大学院保健学研究科パブリックヘルス領域
伊藤直樹	国立長寿医療研究センターリハビリテーション科部
井上靖悟	東京湾岸リハビリテーション病院理学療法科
井平　光	国立がん研究センター社会と健康研究センター疫学研究部
上村一貴	富山県立大学工学部教養教育
梅垣宏行	名古屋大学大学院医学系研究科地域在宅医療学・老年科学
太田　進	星城大学リハビリテーション学部理学療法学専攻
大塚　礼	国立長寿医療研究センター NILS-LSA 活用研究室
大沼　剛	リハビリ推進センター㈱板橋リハビリ訪問看護ステーション
大森圭貢	湘南医療大学保健医療学部リハビリテーション学科
岡澤和哉	九州大学病院リハビリテーション部
奥　壽郎	大阪人間科学大学人間科学部理学療法学科
越智　亮	星城大学リハビリテーション学部理学療法学専攻
小野　玲	神戸大学大学院保健学研究科地域保健学領域
加藤智香子	中部大学生命健康科学部理学療法学科
加藤　浩	九州看護福祉大学大学院看護福祉学研究科健康支援科学専攻
加辺憲人	船橋市立リハビリテーション病院
上出直人	北里大学医療衛生学部リハビリテーション学科
木藤伸宏	広島国際大学総合リハビリテーション学部
木下かほり	国立長寿医療研究センター病院栄養管理部
木原由里子	日本医療大学保健医療学部理学療法学専攻
桑島泰輔	湘南鎌倉総合病院リハビリテーション科
神崎恒一	杏林大学医学部高齢医学教室
肥田朋子	名古屋学院大学リハビリテーション学部理学療法学科
小林和彦	湘南医療大学保健医療学部理学療法学専攻
小林聖美	つくば国際大学医療保健学部理学療法学科
小林量作	新潟医療福祉大学理学療法学科
近藤和泉	国立長寿医療研究センターリハビリテーション科
齋藤　洋	亀田総合病院リハビリテーション室
澤　龍一	国際医療福祉大学成田保健医療学部理学療法学科
塩見耕平	筑波大学附属病院リハビリテーション部
島田裕之	総編集に同じ
下井俊典	国際医療福祉大学保健医療学部理学療法学科
下　和弘	愛知医科大学運動療育センター
新開省二	東京都健康長寿医療センター研究所
鈴川芽久美	人間総合科学大学保健医療学部リハビリテーション学科
鈴木隆雄	桜美林大学老年学総合研究所
鈴木英樹	北海道医療大学リハビリテーション科学部理学療法学科
関　崇志	広南病院リハビリテーション科
高橋浩平	田村外科病院リハビリテーション科
高橋　競	東京大学高齢社会総合研究機構
田舎中真由美	インターリハ㈱フィジオセンター
堤本広大	国立長寿医療研究センター予防老年学研究部
土井剛彦	国立長寿医療研究センター予防老年学研究部
永井宏達	兵庫医療大学リハビリテーション学部理学療法学科
中窪　翔	国立長寿医療研究センター予防老年学研究部
西川満則	国立長寿医療研究センター緩和ケア診療部
西田裕紀子	国立長寿医療研究センター NILS-LSA 活用研究室
西田裕介	国際医療福祉大学成田保健医療学部理学療法学科
橋立博幸	杏林大学保健学部理学療法学科
波戸真之介	㈱ツクイ地域戦略推進本部サービス管理部
林　悠太	㈱ツクイデイサービス第二推進管理運営部
原田和宏	吉備国際大学保健医療福祉学部理学療法学科
原田和弘	神戸大学大学院人間発達環境学研究科
平井達也	いしい外科三好クリニック
平瀬達哉	長崎大学大学院医歯薬学総合研究科保健学専攻理学療法学分野
平野康之	徳島文理大学保健福祉学部理学療法学科
藤田博曉	埼玉医科大学保健医療学部理学療法学科
藤原佳典	東京都健康長寿医療センター研究所社会参加と地域保健研究チーム
堀田晴美	東京都健康長寿医療センター研究所自律神経機能研究
前重伯壮	神戸大学大学院保健学研究科リハビリテーション科学領域
牧迫飛雄馬	編集に同じ
牧野圭太郎	国立長寿医療研究センター予防老年学研究部
松原貴子	神戸学院大学総合リハビリテーション学部理学療法学科
水本　淳	北海道保健福祉部地域医療推進局地域医療課
三栖翔吾	神戸市立医療センター西市民病院リハビリテーション技術部
三本坪大	JCHO 神戸中央病院リハビリテーション科診療部
八木幸一	豊橋創造大学保健医療学部理学療法学科
山上徹也	群馬大学大学院保健学研究科リハビリテーション学講座
山口良太	㈱アールイーコンセプト
山田英司	回生病院関節外科センター附属理学療法部
山田　実	編集に同じ
山田陽介	医薬基盤・健康・栄養研究所国立健康・栄養研究所基礎栄養研究部
吉田英樹	弘前大学大学院総合リハビリテーション科学領域
吉松竜貴	東京工科大学医療保健学部理学療法学科

1章

高齢者の理解

1章 1 日本人の老化

> **KEY ポイント**
> 1. 日本人の平均寿命は着実に延びている．その背景には身体の運動機能や栄養学的レベルでの改善が認められている．
> 2. 特に身体機能（運動能力）では，この20年間で10歳程度の若返りが生じていると推定される．
> 3. しかし，後期高齢者を中心としてフレイルの顕在化が認められ，今後も予防対策が重要である．

1. 平均寿命と健康寿命

　日本人の老化に関して，まず日本人の平均寿命の推移から概説する．2014年の簡易生命表によれば，同年の日本人の平均寿命は男性80.50歳，女性86.83歳と男女の平均寿命は80歳を超え，世界でもトップクラスの長寿国となっている．しかし，日本人の平均寿命の推移をみると，第二次世界大戦以前の完全生命表からの平均寿命は男性42歳，女性44歳といずれも40歳代前半であり，現在に比べほぼ半分の寿命であったといえる．平均寿命が50歳を超えるのは，1947年の生命表であり，男性50.06歳，女性53.96歳となった．さらに1960年には男性65.32歳，女性70.19歳となり，その後はほぼ右肩上がりに平均寿命が延び続けており，現在に至っている．

　日本人にみられる，このような比較的短期間での著しい長寿化をもたらした原因，すなわち「日本人の長寿の原因」については多くの要因が考えられているが，特に，

①社会経済的要因（経済状況の著しい改善，雇用制度の安定性，低い収入格差，低い失業率など）

②医学・医療の進歩と均てん化（特に国民皆保険の浸透など）

③社会的結束（ソーシャルキャピタル：社会関連資本，比較的良好な社会的紐帯，充実した学校教育，低犯罪率など）

④栄養状態の改善（動物性蛋白質摂取の増加，食塩摂取の低下，家庭への冷蔵庫の普及など）

⑤固有のライフスタイル（魚・大豆・海藻類などの豊富な日本食，緑茶の飲用習慣，入浴習慣など）

である．一方，食事の欧米化に伴うコレステロール値の上昇や高い喫煙率などの循環器疾患に関する好ましくない危険因子が多いにもかかわらず，（欧米と異なって）冠動脈疾患死亡が少ないことに関しては，欧米人と異なる（C反応性蛋白などの）炎症マーカーや血清フィブリーノーゲン値などが人種的に低いことなどが，平均寿命の延長に好影響をもたらしている可能性が指摘されている．

　一方，平均寿命，すなわち「当該年における0歳児の平均余命」の著しい伸展と高齢社会の到来の中で，平均寿命よりもむしろ，「要介護状態ではなく，自立して生活できる寿命」，すなわち「健康寿命」がより重要であるとの考え方が重視されるようになってきた．平均寿命と健康寿命との差は，日常生活に制限のある「不健康な期間」ということになるが，2014年のデータでみるとこの不健康な期間は男性9.13年，女性12.68年となっている．今後，平均寿命の延伸に伴い，こうした健康寿命との差が拡大すれば，高齢者本人のQOL（quality of life）の低下が増大するだけでなく，医療費や介護給付費などの社会保障費も増大し，国民の負担増は避けられないことになる．したがって，今後（特に後期高齢者を対象とし

2. 日本人の老化に関する研究から

老化の研究には広く知られているように横断的研究，縦断的研究，そして定点観測的（時間差）研究が必要である[1]．横断的研究にはコホート差という特有のバイアスがかかっており，真の老化を歪めてしまう．縦断的研究は真の老化を知るためには優れた方法であるが，長期間にわたる研究では時代差というバイアスが含まれる可能性が存在する．したがって，コホート差や時代差がどのような方向で老化に影響しているかを補正するためには定点観測的な時代差研究が必要となる．

以上のような老化研究における注意点を考慮したうえで，日本人の老化が最近どのような変化を示してきたのか，また現在の高齢者は10年前の高齢者と比較してどのような差異を示すのかについて，特にその身体機能に着目して行った研究を紹介する．

東京都老人総合研究所（現，東京都健康長寿医療センター研究所）が1991年から継続して実施している「中年からの老化予防総合的長期追跡研究」（TMIG-LISA）[2,3]から日本人高齢者の老化の一端をうかがうことが可能である．対象者は本研究のフィールドの一つである秋田県の山村における65歳以上の地域在宅高齢者であり，ここで紹介するデータは1992～2002年までの追跡調査（2年ごと）対象者の縦断的データを分析したものである[4]．

本項では，以下に示す高齢者の生活機能を規定する重要な要因である身体的運動能力および栄養学的指標について，以下の項目を分析した．

（1）1992年の高齢者コホートにおける10年間の各測定項目の加齢変化，および（2）1992年と2002年の高齢者コホートの各測定項目の横断的比較，および（3）2002年の高齢者コホートは1992年コホートのいずれの年齢階層と相同の分布を示すかの年齢層の特定．

その結果，（1）1992年の高齢者コホートにおける10年間の各測定項目の加齢変化の中で主たる項目については，①握力は，男女ともに，また前期高齢者（65～74歳）および後期高齢者（75歳以上）ともに同じようなパターンで変化しているが，特に男女ともに後期高齢者での低下が著しいことが認められた（図1）．②開眼片脚起立時間は，初回調査時において男女間で大きな差異が存在し，さらに男女とも前期と後期の高齢者間にも顕著な差が存在した．10年間でそれぞれ有意に減少し，特に後期高齢者で著しい減少を示していた．③通常歩行速度は，初回調査時に男性前期（1.3±0.2m/秒），後期（1.2±0.1 m/秒），女性前期（1.1±0.2m/秒），後期（1.0±0.2 m/秒）と4つの集団で平均0.1 m/秒ずつ少ない値を示したが，各集団とも，10年間で有意な低下を示し，特に男性

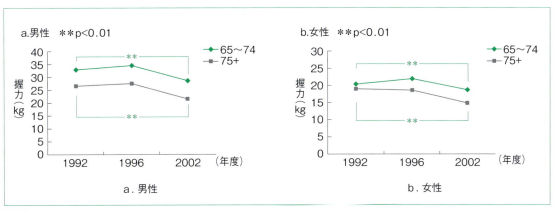

図1 握力の変化

後期高齢者での低下が著しかった（**図2**）．④血清アルブミン値は，初回調査時（1992年）から1996年までは男女ともほぼ横ばいであるが，1996～2002年にかけて男女とも，また前期・後期高齢者においても著明な上昇が認められた（**図3**）．

次に，(2) 1992年高齢者コホート（'92年群）と2002年高齢者コホート（'02年群）の各測定項目の比較については，①握力は，総じて '02年群で大きく，男性では65～69歳と80歳以上で有意に大きく，また女性ではすべての年齢階級で '92年群に比べて '02年群で有意に大きかった（**図4**）．②開眼片脚起立時間は，男女ともに '02年群で長時間起立が可能であり，特に女性で80歳以上を除くすべての年齢階級において '02年群の起立時間が '92年群に比べて有意に長かった．③通常歩行速度は，男性，女性ともにすべての年齢階級で '02年群が有意に速かった（**図5**）．最大歩行速度についても，女性はすべての年齢階級で '02年群が有意に速かった．④BMIは，総じて '02年群で大きく，特に男性で '02年群の65～69歳と70～74歳群で有意に大きかった．女性では75～79歳群のみ '02年群で有意に大きかった．⑤血清アルブミン値は，男女の全年齢階級で '02年群コホートが有意（$p<0.001$）に高かった（**図6**）．⑥血清総コレステロールは，女性では両群に有意差は認められなかったが，男性では80歳以上で '02年群が有意に高い値を示した．なお，HDL-コレステロールについては男女ともに全年齢階級で '02年群が有意に高く，HbA1cについては男女ともに全年齢階級で '02年群が有意に低かった．

(3) 2002年高齢者コホート（'02年群）は1992年高齢者コホート（'92年群）のいずれの年齢階級と相同するかについての分析では，身体的運動能力（握力，開眼片脚起立時間，通常歩行速度，最大歩行速度）について行った．具体的には，各項目について '92年群（65歳以上全体）の分布

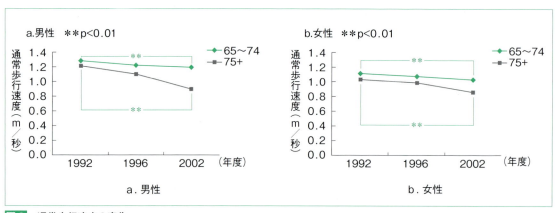

図2 通常歩行速度の変化

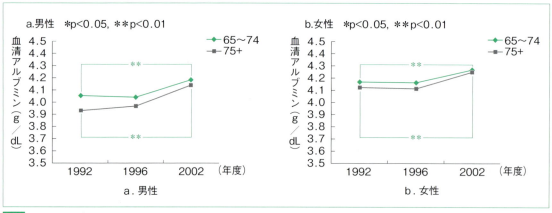

図3 血清アルブミン値の変化

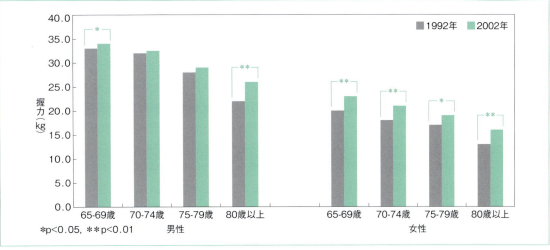

図4 握力の差異

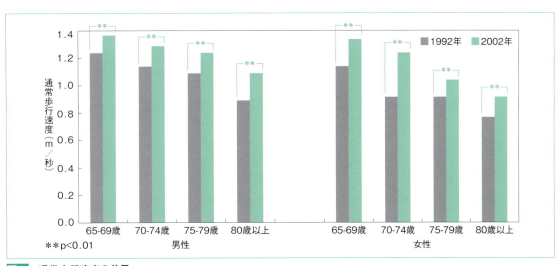

図5 通常歩行速度の差異

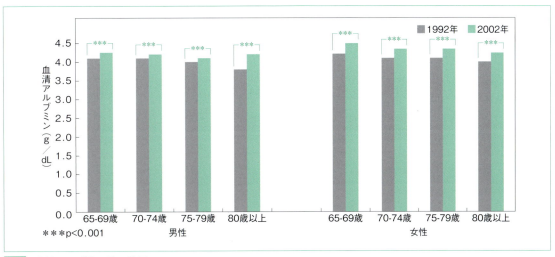

図6 血清アルブミン値の差異

（平均値と標準偏差）を求め，それが'02年群の何歳以上の分布と有意差がないか（分散についてはF検定を，平均値についてはt検定を用いて）分析し，最もよく近似している年齢層を探索した．その結果，男性の開眼片脚起立時間のみ分散に有意差を認めたが，他の項目については分散，平均値ともに有意差の認められない集団が存在することが明らかとなった（図7）．1例として男性の通常歩行速度の'92年での65歳以上の分布と'02年での76歳以上の分布において，分散，平均値ともに全く有意差のない，相同の正規分布が認められたことを示す．

図7に示すように，相同分布において男性では最小4歳（握力，開眼片脚起立時間，最大歩行速度）から最大11歳（通常歩行速度）のズレが認められ，女性では最小3歳（開眼片脚起立時間）から最大11歳（通常歩行速度）のズレが認められた．男女で最も大きなズレは通常歩行速度（男女ともに11歳）であり，最も小さなズレはバランス能力を示す開眼片脚起立時間（男性4歳，女性3歳）であり，今後の高齢者における運動機能向上の取り組みの1つの方向性を示唆しているとも考えられる．いずれにしてもこのような分布のズレは，換言すれば2002年高齢者コホートが最小で3歳，最大で11歳若返っていることを示しており，少なくとも生活機能の基本的要因の1つの因子である身体的運動機能の代表的能力は，この10年間で男女ともに確実に強化され老化が先送りされている（若返っている）とみなしてよいことを意味している．同様のデータが国立長寿医療研究センター

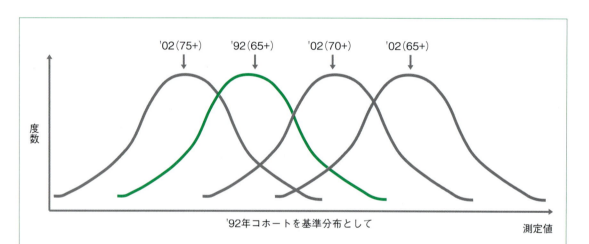

測定値	平均値± SD			統計値			
	1992 (≦65歳)		2002 (類似分布の年齢)	$F^{1)}$	P値	$t^{2)}$	P値
握力							
男性	30.2±6.9	69+	30.0±6.6	1.925	0.166	0.278	0.781
女性	18.2±4.9	75+	18.2±5.3	1.405	0.236	0.013	0.990
開眼片脚起立時間							
男性	36.6±24.0	69+	36.8±23.0	5.155	0.024*	-0.127	0.899
女性	25.6±23.0	68+	25.8±22.1	2.027	0.155	-0.167	0.868
通常歩行速度							
男性	1.16±0.27	76+	1.17±0.30	1.861	0.173	-0.304	0.761
女性	1.00±0.27	76+	1.00±0.27	0.030	0.863	-0.037	0.970
最大歩行速度							
男性	1.92±0.44	69+	1.92±0.42	1.564	0.212	-0.012	0.990
女性	1.56±0.40	73+	1.55±0.38	1.910	0.167	0.312	0.755

1) コホートの分散のF検定． 2) 平均値差のt検定． 3) *p<0.05．

図7　1992年コホートのデータと2002年コホートの年齢別層化データをマッチング

で実施されている老化に関する長期縦断研究「NILS-LSA」においても確認されていることから，高齢者，特に前期高齢者に起きている老化の先送りあるいは若返りは，近年の日本において普遍的に生じている現象であると考えられる．

このような老化の長期縦断データからみる限り，平均寿命の延伸に伴う若い世代の高齢期への参入は，一般に喧伝されているような虚弱化の進んだ高齢社会が必ずしも出現するわけではなく，少なくとも前期高齢者においては，活力ある高齢社会が（少なくとも当面は）形成されていくことを示唆しているものと思われる．

3. 今後の日本人の老化―フレイルの予防と健康寿命の延伸

今後の日本人の老化に伴う最大の課題は，健康寿命を延伸し，要介護状態を予防し先送りすることに尽きるといっても過言ではない．そのためには健康寿命を障害する要因を解明することが重要となるが，高齢者の自立の阻害要因の同定や健康寿命に関連する要因について概説する．

上記に紹介したTMIG-LISAでは，その初回調査（1991，1992年実施）を受け，ADL障害がないと判定された高齢者約1,150人を6年間追跡し，追跡期間中に発生したADL障害と初回調査時の変数との関連を分析し，いわゆる健康長寿の促進要因と阻害要因が報告されている[5-8]．これらはADL障害の発生と独立した関連性を認めた要因であり，影響力が比較的強いものとして，①身体機能（特に歩行速度）が高い者，②健康度自己評価がよい者，そして③社会活動性の高い者などが抽出されている．一方，健康長寿への阻害要因としては，①複数の慢性疾患を有する者，②過去1年間で入院歴のある者，そして③咀嚼力の弱い者，などが抽出されていた．

加齢に伴う生活機能変化のプロセスはdisablement processとよばれ，そのパターンと関連要因に関する解明には縦断研究による検証の必要がある．高齢者を対象としたいくつかの縦断研究により，障害のタイプは機能低下が短期間に急激に進行するタイプ（catastrophic disability）と長期間に緩慢に進行するタイプ（progressive disability）の2つに大別できることが明らかにされている．前者は心血管病などが，後者は筋骨格系疾患や老化による心身機能低下が，それぞれ主な原因と考えられる．

TMIG-LISAの参加者のうち老研式活動能力指標の総合点が満点であった者のみを追跡していくと，加齢に伴い社会的役割あるいは知的能動性→手段的ADL→基本的ADLの順で生活機能が低下していくことが明らかとなった（図8）[9,10]．社会的役割あるいは知的能動性の低下を認めてからADL障害を認めるまでには，平均で10年程度のタイムラグが存在していた．

また，ミシガン大学のLiangや東大の秋山らは，わが国の高齢者代表サンプルについて実施された20年間のパネルデータを用いて，高齢期の自立度の変化パターンは大きく3つに分類できることを示した[11,12]．すなわち，early-onset disability，late-onset disability，successful agingの3つのパターンである．前期高齢期に生じるearly-onset disability（男性19.0％，女性12.1％）は，脳卒中，心臓病，がんなど生活習慣病との関連が，一方，late-onset disability（男性70.1％，女性87.9％）は，筋骨格系疾患や老化による心身機能の低下が，それぞれ主な原因と考えられる．残りはそのいずれからも逃れて90歳に到達するが，それは男性の10.9％にすぎない．今後，わが国の高齢者の健康寿命をさらに延伸するには，いかに後期高齢期に生じるlate-onset disability，あるいは以下に述べるフレイルの状態を予防または先送りするかが課題となる．

フレイルについては，学術的な定義はまだ確立していないが，本項では，「加齢とともに，心身の活力（運動機能や認知機能等）が低下し，複数の慢性疾患の併存などの影響もあり，生活機能が障害され，心身の脆弱化が出現した状態であるが，一方で適切な介入・支援により，生活機能の維持向上が可能な状態像」と定義する．（図9）[13]．ま

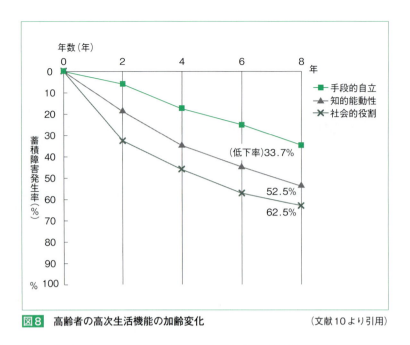

図8 高齢者の高次生活機能の加齢変化 (文献10より引用)

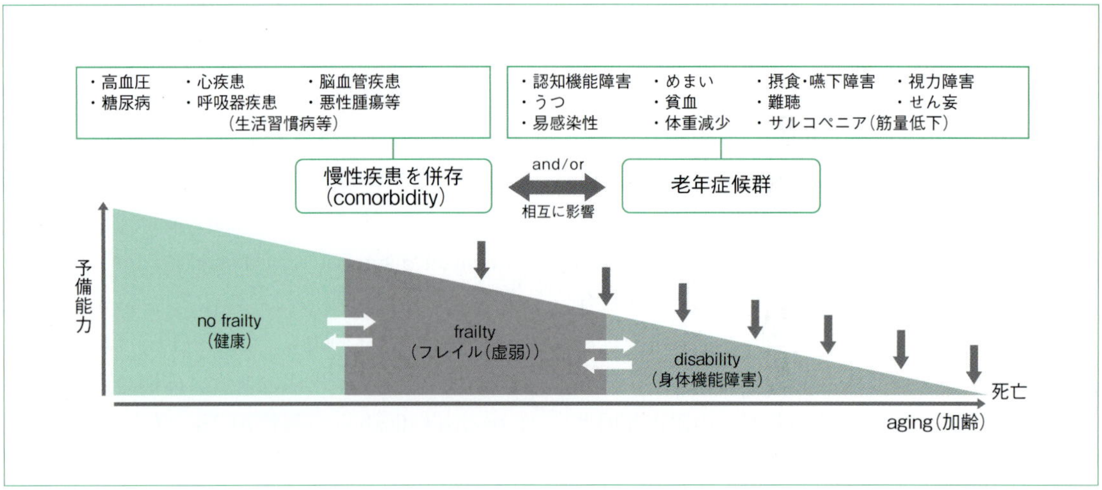

図9 フレイルの概念 (文献13より引用)

たフレイル，ロコモティブシンドローム，そしてサルコペニアの関係性についても今後より明確な整理が行われると思われるが，いずれにせよ，後期高齢者ではこのような多様な表現形を示し，容易に要介護状態となるフレイルが顕在化する．現在わが国では，後期高齢者医療制度での保険事業の中核としてこのフレイル予防が掲げられており，今後のわが国の高齢者の健康増進の最重要課題と位置づけられている．

(鈴木隆雄)

文献

1) 柴田 博：老化の様式. 老人保健活動の展開（柴田 博編），医学書院，1992, pp2-8.
2) Shibata H et al：Overview of a new longitudinal interdisciplinary study on aging（TMIG-LISA, 1991-2001）. Facts, Research and Intervention in Geriatrics Series, Serdi, Paris, 1997, pp 7-20.
3) Suzuki T, Shibata H：An introduction of the Tokyo Metropolitan Institute of Gerontology Longitudinal Interdisciplinary Study on Aging（TMIG-LISA, 1999-2001）. *Geriatr Gerontol Int* **3**：S1-S4, 2003.
4) 鈴木隆雄, 權 珍嬉：日本人高齢者における身体機能の縦断的・横断的変化に関する研究―高齢者は若返っているか？ 厚生の指標 **53**：1-10, 2006.
5) 杉浦美穂・他：地域高齢者の歩行能力―4年間の縦断変化. 体力科学 **47**：443-452, 1998.
6) Suzuki T et al：Walking speed as a good predictor for maintenance of I-ADL among the rural community elderly in Japan：A 5-year follow-up study from TMIG-LISA. *Geriatr Gerontol Int* **3**：S6-S14, 2003.
7) Shinkai S et al：Walking speed as a good predictor for the onset of functional dependence in a Japanese rural community population. *Age Aging* **29**：441-446, 2000.
8) Yukawa H et al：Age-related changes of food intake in elderly subjects living in an urban community and relation with vital prognosis. *Geriatr Gerontol Int* **3**：S55-S62, 2003.
9) Ishizaki T et al：Predictors for functional decline among nondisabled older Japanese living in a community during a 3-year follow-up. *J Am Geriatr Soc* **48**：1424-1429, 2000.
10) Fujiwara Y et al：Longitudinal changes in higher-level functional capacity of an older population living in a Japanese urban community. *Arch Gerontol Geriatr* **36**：141-153, 2003.
11) Liang J et al：Changes in functional status among older adults in Japan：Successful and usual aging. *Psychol Aging* **18**：684-695, 2003.
12) 秋山弘子：長寿時代の科学と社会の構想. 科学**80**：59-64, 2010.
13) 葛谷雅文：老年医学におけるSarcopenia & Frailtyの重要性. 日老医誌 **46**：279-285, 2009.

1章 2 筋骨格系の加齢変化

> **KEY ポイント**
>
> ❶ 高齢期においては，骨格筋の量・機能低下（サルコペニア）および，骨の量・密度低下（骨粗鬆症）が生じることで，転倒や骨折，要介護，寝たきりなどのリスクが高くなる．
>
> ❷ 骨格筋量は45歳前後より減少し，65歳以降になると年齢が高くなるにつれて，減少速度は速くなっていく．骨格筋は量の低下率よりも筋力（質）の低下率のほうが大きく，筋・身体機能を評価することは重要である．
> 骨格筋の量と筋力の低下の違いは多様な要因に依存しているが，特にその要因として，骨格筋内組成変化や神経生理学的変化が挙げられる．
>
> ❸ 骨格筋量の低下は，加齢に伴うエネルギー代謝の低下と関連するため，代謝疾患との関係を考えるうえでも重要である．
> サルコペニアとフレイルの概念はともに，低栄養・運動と関連する重要な因子である．
>
> ❹ 加齢に伴う骨の変化としては，骨密度の減少と骨の微細構造の変化がある．さらに，加齢とともにさまざまな関節疾患の有症率も増加する．
> 転倒骨折の反復要因には，骨粗鬆症だけでなく，片脚立位能力の低下など複合要因があり，転倒予防には多用なアプローチが必要である．

　アメリカスポーツ医学会の運動処方の指針[1]では，健康関連体力要素として，呼吸循環器系持久力，身体組成，筋力，筋持久力，柔軟性を挙げている．加えて，スキル関連体力要素として，敏捷性，調整力，バランス能力，パワー，反応時間，スピードを挙げている．これらの体力要素は，成人以降，加齢に伴って低下していくことが横縦断研究の両方で明らかになっている[2]．健康関連体力要素として身体組成（脂肪・骨格筋・骨密度など）が含まれていることは大変興味深く，筋骨格系と脂肪組織の加齢変化について知ることは，サルコペニア（骨格筋量とその機能の低下），フレイル，運動機能障害（ロコモティブシンドローム），骨粗鬆症，代謝疾患，低栄養など，加齢とともにリスクが高くなる各種症候群の基礎を知るうえで大変重要である．

1. 加齢と身体組成の変化

　身体組成という概念は，文献上では紀元前400年頃の古代ギリシアにすでにみられ，摂取された食物が人体に取り込まれると，人体を構成する物質に変換されることが信じられていた．近代の科学史では，1850年代にドイツの化学者のJustus von Liebigが，ヒトの屍体に含まれる成分の多くが，食物中に含まれる成分と共通するものが多いということを明らかにしている．身体組成と疾患との関係では，まず体脂肪が，内臓脂肪や異所性脂肪，高血糖，高血圧，脂質異常などの要素とともに肥満症とのかかわりから着目され，続いて骨塩量（BMC）・骨密度（BMD）が，骨代謝マーカー，脊椎骨の形態とともに骨粗鬆症とのかかわりから注目されてきた．一方，骨格筋については，従前より身体組成の一要素として計測が試みられてきた[3, 4]が，慢性疾患患者における大幅な体重

減少中に観察される筋量の損失を特徴とする複合的な代謝異常症候群（カヘキシア；悪液質，Cachexia）および，筋ジストロフィーや筋萎縮性側索硬化症（ALS）などの筋疾患（ミオパチー；Myopathy）においては重要視されてきたものの，一般的な成人における臨床医学的意味づけについては，脂肪（肥満症）や骨（骨粗鬆症）に比較して遅れていた．しかし，近年，特に後期高齢者人口の急激な増加に伴い，骨格筋量とその機能の低下が，要介護や寝たきり，代謝疾患，転倒骨折，脱水や熱中症の強い因子として認識されるようになり，サルコペニア（加齢性筋減弱症）への関心が高まっている．図1に加齢に伴う体脂肪率・筋量の変化を示した．日本人や白人では脂肪量は平均50歳前後まで増加し，その後80歳前後まで維持される[5]．対照的に骨格筋量は特に下肢において45歳以降減少を示す．結果として体脂肪率は45歳以降も増加し，60～70歳代にピークを迎える[6]．

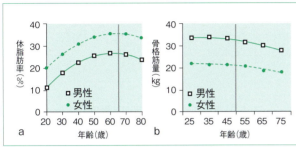

a. 体脂肪測定のゴールドスタンダードである4成分モデルを利用した日本人の加齢変化（文献5のデータより図を作成）．体脂肪量は，おおよそ50代後半にピークを迎える一方，体脂肪率は高齢期の除脂肪量の低下の影響を受け，60代半ばまで高値を示す．
b. MRIで測定した全身の骨格筋量の加齢変化（文献6のデータより図を作成）．下肢・上肢ともに45歳前後を境に骨格筋量が低下する．低下率は上肢よりも下肢で大きい．

図1　身体組成（体脂肪率，骨格筋量）の加齢変化

2. 加齢に伴う骨格筋量と筋力の低下の不一致

さまざまな計測法による骨格筋量の加齢変化について系統的レビューを行った研究[7]では，骨格筋量は，1年に男性で平均0.47％，女性で0.37％程度しか低下しない．骨格筋量の低下はある年齢（50～65歳）を境にして低下率が大きくなるが，65歳以上の高齢者の5～12年の縦断研究の結果でもおおよそ0.5～1％程度である[7]．一方で，高齢者では筋力は1年に男性で3～4％，女性で2.5～3％低下する．骨格筋量と筋力を同時に計測したコホートにおいては，筋力の低下は骨格筋量の低下の2～5倍大きく，さらに，筋力低下のほうが骨格筋量低下よりもその後の身体機能低下や死亡に対して高いリスクを示した[8~10]．このことから，単純な骨格筋量だけでは筋の機能低下を説明できない．単位筋量あたりの発揮筋力は，固有筋力（絶対筋力）とよばれ，従来，加齢による固有筋力の低下については不明な点も多かった．しかし，近年，加齢に伴い骨格筋組織の質的変化が大きく生じていることが明らかになりつつあり，骨格筋組織の量と質の両方を評価することの重要性が示唆されつつある．このことは，骨格系において，骨量だけでなく骨密度や骨の微細構造の加齢変化も重要であることにたとえることができる．

3. 加齢に伴う骨格筋の解剖学上の質的変化

屍体解剖による研究では外側広筋の筋断面積は20代に比べて70代で26％低い値を示す．この結果は，MRIによる骨格筋量評価でも近い値である[6]．特に40代まで骨格筋量は維持され，40代後半から低下していく．なお，老化に伴う筋量減少には主に筋線維数の減少とともに，速筋線維（TypeⅡ fiber）のサイズの減少がかかわっている[11,12]．屍体解剖の結果によると，20代と70代との間の筋断

面積の低下率は26%であるが，筋線維数は41%減少しており，筋線維1本あたりの平均断面積は11%減少（Type I 線維で0%，Type II 線維で25%のサイズ減少）であった．そのため，1本あたりの平均断面積×筋線維数によって求められる総筋線維断面積は48%の減少となる．つまり，老化に伴う骨格筋量の低下率と，骨格筋細胞量の低下率は異なる．図2をみるとわかるが，細胞間隙が大きくなっていることがその理由である．細胞間隙には結合組織，筋細胞外脂肪，そして細胞外液（ECW）などが含まれる．一般的なMRIやCT，DXAなどの方法では，この細胞間隙部分が評価できないのが問題であり，高齢者の真の筋細胞量を過大評価してしまう．つまり，ヒトの生体内において，筋量あたりの筋細胞量は加齢に伴って低下するといえる．この減少についてはまだ名称はないが，骨密度にならった表現でいえば，筋細胞（線維）密度の減少ということになるかもしれない．このように，特に老年期において骨格筋は均質な構造ではなくなってくるため，筋内組成を評価することは重要である．

4．骨格筋内組成の評価法

筋内組成は，CTやMRI，核磁気共鳴分光法（MRS），拡散テンソルMRI（DT-MRI），超音波画像の輝度，あるいは部位別生体電気インピーダンス分光法（S-BIS）などで評価することができる[13~15]（図2）．たとえば，CTの信号強度であるHU値（Hounsfield Unit）は，脂肪組織はマイナスのHU値（-100～-50HU程度）であり，一方，筋組織はプラスのHU値（0～100HU程度）の信号を示す．老化に伴って，筋組織領域の平均HU値が低下し，normal-density muscle areaの割合（30～100HU）が低下しlow-density muscle area（0～30HU）の割合が増加する．これは筋内脂肪

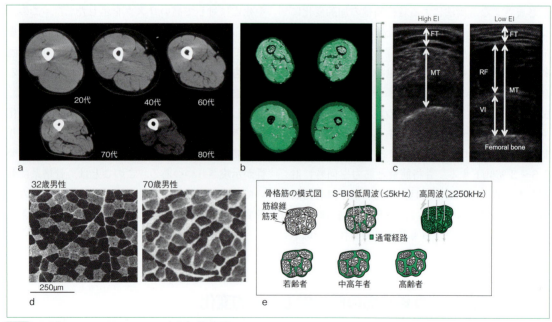

図2　画像法による大腿部50%位の骨格筋加齢変化
a．X線CT画像による各世代の典型例．骨格筋間脂肪が加齢とともに増加する．また，骨格筋のHU値も低下する．
b．3T-MRIのT2強調画像による水分布の加齢変化．上段が高齢者，下段が若齢者（文献14）．
c．超音波画像による大腿前面の画像．大腿直筋の輝度が加齢に伴って変化する．左が高齢者，右が若齢者（文献19）．
d．屍体解剖による外側広筋の筋組織の加齢変化．黒色がType II，灰色がType I（文献11）．
e．部位別生体電気インピーダンス分光法（S-BIS）．加齢に伴って低周波/高周波電流経路の比率が変わることを利用して筋内組成を評価する（文献15）．

を特に反映する[16,17]．ただし，水は0HUであり骨格筋内固形成分は高いHU値を示すため，筋細胞密度が低下しても平均HU値が下がる．したがって，高齢者の骨格筋の低HU値は筋内脂肪の増加に加え相対的なECWの増加も反映している可能性がある．その他に，MRIで計測した筋内脂肪または非収縮要素が高齢者で高値を示し[18]，拡散テンソルMRIのλの値が老化に伴って変化したり[19]，安静時の骨格筋のMRIのT2値が高齢者では高値を示すこと[20]なども知られている．また，高齢者では骨格筋におけるT2値のばらつきが大きくなり筋束構造の不均質化が起きていると推察されている．加えて，超音波の輝度は，若齢者に比べて高齢者で明るい信号を示し，さらに筋力とも相関する[21〜23]．S-BIS法では，筋細胞膜がリン脂質二重層から構成されている性質を利用し，骨格筋内における筋細胞量を評価しようとするものである[24,25]．生体電気インピーダンス法は製造会社や機種間の違いの問題が大きく，課題は多いが，今後の研究の発展が待たれている．

5. 骨格筋の質的変化が筋力に与える影響

加齢に伴う筋細胞密度の低下は，lateral transmission of force（図3）の低下[26]などと関連するため，筋量と独立して筋力の低下と関係している．それ以外にも筋組織および神経-筋系に多様な変化が生じる[7]．筋組織性要因としては，老化に伴って，羽状角の低下とそれに伴う筋束長の低下[27]，速筋線維の選択的萎縮[11]，筋線維横断面の形状変化（つぶれたような形状など）[11]，細胞外マトリックス（ECM）の変化[26,28]，筋線維数あたりの衛星細胞数の低下[29]，1つの筋線維に複数のミオシン重鎖アイソフォームの発現する割合の増加[30]，筋線維内における筋核ドメイン（筋核あたりの細胞質領域; MND）の大きさの多様化[31]，Ca^{2+}感受性やCa^{2+}放出量低下[32]などが生じている．あるいは，腱組織の加齢変化も生じていると考えられている[33]．また，筋-神経性要因としては，老化に伴って，運動ニューロンの数の低下とそれに伴う脱神経・再神経支配[34]，α運動ニューロンの興奮性（動員数や発火頻度）の低下[35,36]，運動野から脊髄までの興奮性[37,38]，神経伝達速度の低下[39]，拮抗筋の共収縮[40]，または，精緻な動作の場合には筋群間の協調（シナジー）の変化[41]なども生じている．摘出したヒトの単一筋線維において，最大発揮張力はその断面積や直径と関連が高いことが示されており[42]，議論の余地はあるものの，筋線維の直径あたりの最大発揮張力には若齢者と高齢者で差がないという報告がある[43]．このことから，筋量あたりの筋力の低下についての要因は，さまざまな質的な変化がかかわっていることが考えられる．

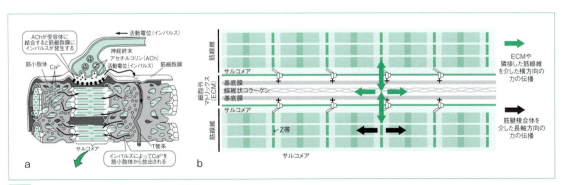

図3 lateral transmission of forceの低下

a．骨格筋—神経接合部および筋細胞膜活動電位の伝播と筋線維収縮．
b．骨格筋線維の収縮は，活動電位を受けて興奮収縮連関した筋線維が収縮するのみならず，細胞外マトリックス（ECM）を通じて横方向に力を伝播させる．ECMの加齢変化や細胞間隙の増大は，このlateral transmission of forceの低下を惹起させる．

6. 骨格筋と加齢に伴うエネルギー消費量低下との関係

骨格筋は，ヒトの身体を構成する最大の器官であり，地球重力下で生活するうえで必要不可欠な組織であるとともに，エネルギー代謝調節機構においても重要な役割を果たしている．加齢に伴う骨格筋量とその質の低下は，筋の発揮張力や身体機能を低下させるのみならず，1日のエネルギー消費量にも強く影響を与える．表1は，一般的な欧米の若年成人男性（Reference Manと称される）[3]の身体組成と安静時の組織別代謝率を示している．単位重量あたりの安静時代謝率は，心臓・腎臓が高く，次いで脳，肝臓であるが，骨格筋はその重量が大きいことにより安静時代謝に占める骨格筋の代謝割合は21.6%程度となっている．この21.6%という数字は，364kcal/日程度であり，たとえ1kg骨格筋が増加しても基礎代謝は13kcal/日程度しか増加しないため，骨格筋量を増加させて基礎代謝を大幅に増加させようというスローガンは必ずしも正しくない．

一方，1日の総エネルギー消費量（TEE）は，基礎代謝・食事誘発性体熱産生に加えて，身体活動によるエネルギー消費量（AEE）によって構成される（図4）．身体活動とは，エネルギー消費を生じる骨格筋によるすべての動きと定義され，AEEは骨格筋の収縮によって生じる．そのAEEは70kgの日本人成人で約900kcal/日であり，安静時における骨格筋の代謝量と合わせると日常生活ではTEEの40〜50%は骨格筋のエネルギー消費に由来していることになる．このことから考えると，ベッドレストや座位などの身体不活動下では骨格筋はエネルギー消費を大幅に節約しているが，いったん日常生活になると骨格筋は一日のエネルギー消費量ときわめて密接な関係になり，骨格筋の収縮は，エネルギー使用関連遺伝子を活性化させ，代謝恒常性の維持と関連していると考えられる．加齢に伴い，骨格筋量（およびその他臓器量の低下）と，骨格筋の質の低下，身体活動低下が複合的に組み合わさって，一般的に52歳前後を境にBMR・AEEは低下する[44]．このような骨格筋・筋量・身体機能・エネルギー消費量などの関係をふまえて，フレイルサイクルの概念図が考えられている[45,46]（図5）．

表1 安静時における臓器別エネルギー消費量
（体重70kgの白人のReference Man）

	重量(kg)	代謝率(kcal/kg/日)	代謝量(kcal/日)	安静時代謝に対する割合(%)
骨 格 筋	28	13	364	21.6
肝 臓	1.8	200	360	21.3
脳	1.4	240	336	19.9
心 臓	0.33	440	145	8.6
腎 臓	0.31	440	136	8.1
脂肪組織	15	5	75	4
その他	23.16	12	278	16.5
計	70		1695	100.0

7. 加齢と骨格系の変化

加齢に伴う骨格系の変化として，骨塩量および骨密度の減少（図6），および，骨の微細構造の変化が挙げられる．骨粗鬆症は原発性骨粗鬆症と続発性（二次性）骨粗鬆症に分類されるが，定義としては「骨強度の低下を特徴とし，骨折のリスクが増大しやすくなる骨格疾患」である．原発性骨粗鬆症で最も多いのは閉経後骨粗鬆症であり，続発性では，さまざまな原疾患およびその治療や長期臥床が原因となる．脆弱性骨折の有無または骨密度の値を基準として骨粗鬆症を判断する．近年では，骨密度だけではなく，DXAで得られたデータを基にした骨の微細構造の海綿骨スコア（TBS）や大腿骨強度（HAS），あるいは定量的CT（QCT）による骨強度予測（FEM法）などの利用も増えている．

骨粗鬆症によってリスクが高まる骨折には，大

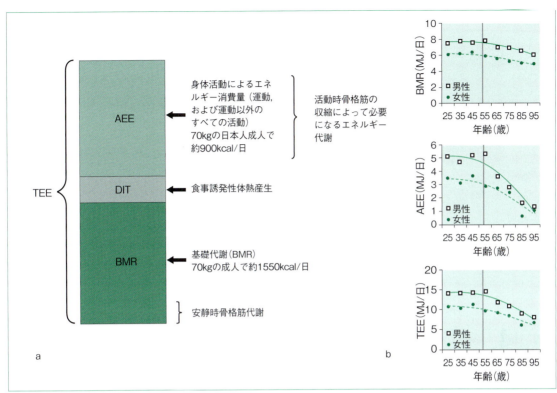

図4 エネルギー代謝における骨格筋の重要性　　　　　　　　　　　　　　　　　（文献44より引用，作図）

a．骨格筋代謝の貢献度は，基礎代謝に占める割合では21.6%であるが，1日の総エネルギー消費量に占める割合では45.4%と大きい．
b．基礎代謝（BMR：上段），身体活動によるエネルギー消費量（AEE：中段），1日の総エネルギー消費量（TEE：下段）の加齢に伴う変化．TEEは52歳前後を境に低下する．

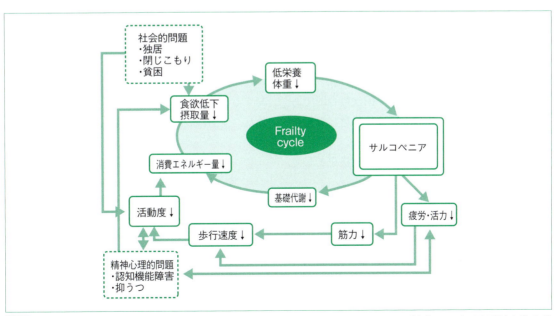

図5 フレイルサイクルの概念図　　　　　　　　　　　　　　　　　　　　　　（文献45，46の図の概念に基づく）

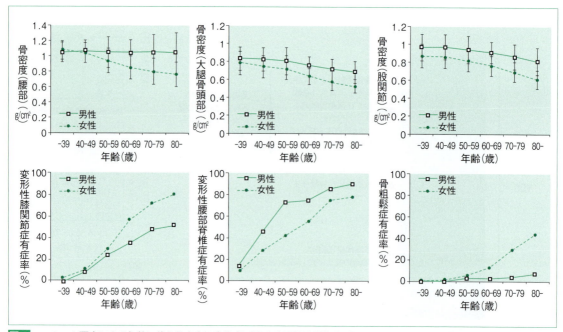

図6 コホート研究による加齢に伴う骨密度の変化（上段）と変形性膝関節症，変形性腰部脊椎症，骨粗鬆症有症率の変化（下段）
（文献47のデータより図を作成）

腿骨近位部骨折，椎体骨折，上腕骨近位部骨折，橈骨遠位端骨折などがあるが，疫学的には，高齢者の骨折について，骨粗鬆症以外の多様な要因が明らかになっている．そこで，世界保健機構（WHO）では，FRAX（Fracture Risk Assessment Tool）という10年以内の骨折リスクを算出できる新しいツールを開発している．高齢者では，軽微な転倒が骨折を生じる場合もあるが，高齢者では筋力低下に加え，片足立ちなどバランス能力の低下が著しい．加えて，転倒を反復する要因は複合的であることから，転倒予防の啓発には骨粗鬆症対策のみならず，さまざまなアプローチが必要である．

加齢とともに有症率が増加する関節疾患として，自己免疫疾患である慢性関節リウマチも挙げられる．慢性関節リウマチは女性に多く，遺伝的素因の影響もある．また，加齢に伴って，変形性関節症（OA）のリスクも増大する．OAは関節軟骨の変性を基盤に形成され，変性した軟骨基質がさらに関節運動で摩耗する．加えて，軟骨の弾性低下により関節に加わった負荷が骨への刺激となり骨の増殖を促進し，関節の変形を惹起し，結果的に運動制限と疼痛が増強されていく．高齢者に頻発するOAとしては，変形性脊椎症，変形性膝関節症，変形性股関節症がある[47]．

（山田陽介）

文献

1) Pescatello LS et al: ACSM's guidelines for exercise testing and prescription, 9th ed, 2014.
2) Kimura M et al: Constructing an index of physical fitness age for Japanese elderly based on 7-year longitudinal data: sex differences in estimated physical fitness age. Age (Dordr). 34: 203-214, 2012.
3) Heymsfield SB, et al: Human Body Composition, second edition. 2005.
4) Allen TH et al: Total body potassium and gross body composition in relation to age. J Gerontol. 15: 348-357, 1960.
5) Mott JW et al: Relation between body fat and age in 4 ethnic groups. Am J Clin Nutr. 69: 1007-1013, 1999.
6) Janssen I et al: Skeletal muscle mass and distribution in 468 men and women aged 18-88 yr. J Appl Physiol. 89: 81-88, 2000.
7) Mitchell WK et al: Sarcopenia, dynapenia, and the impact of advancing age on human skeletal muscle size and strength; a quantitative review. Front Physiol. 3: 260, 2012.
8) Lauretani F et al: Age-associated changes in skeletal muscles and their effect on mobility: an operational diagnosis of sarcopenia. J Appl Physiol. 95: 1851-1860, 2003.
9) Newman AB et al: Strength, but not muscle mass, is associated with mortality in the health, aging and body composition study cohort. J Gerontol A Biol Sci Med Sci **61**:

72-77, 2006.
10) Visser M et al : Muscle mass, muscle strength, and muscle fat infiltration as predictors of incident mobility limitations in well-functioning older persons. J Gerontol A Biol Sci Med Sci **60**:324-333, 2005.
11) Lexell J et al : What is the cause of the ageing atrophy? Total number, size and proportion of different fiber types studied in whole vastus lateralis muscle from 15- to 83-year-old men. Journal of the neurological sciences **84**:275-294, 1988.
12) Nilwik R et al : The decline in skeletal muscle mass with aging is mainly attributed to a reduction in type Ⅱ muscle fiber size. Exp Gerontol **48**:492-498, 2013.
13) Heymsfield SB et al : Skeletal muscle mass and quality : evolution of modern measurement concepts in the context of sarcopenia. Proc Nutr Soc **74**:1-12, 2015.
14) Azzabou N et al : NMR based biomarkers to study age-related changes in the human quadriceps. Exp Gerontol **70**:54-60, 2015.
15) Yamada Y et al : Electrical properties assessed by bioelectrical impedance spectroscopy as biomarkers of age-related loss of skeletal muscle quantity and quality. J Gerontol A Biol Sci Med Sci 2017 In Press pii : glw225 [Epub ahead of print]
16) Goodpaster BH et al : Attenuation of skeletal muscle and strength in the elderly : The Health ABC Study. J Appl Physiol **90**:2157-2165, 2001.
17) Goodpaster BH et al : Skeletal muscle attenuation determined by computed tomography is associated with skeletal muscle lipid content. J Appl Physiol **89**:104-110, 2000.
18) Kent-Braun JA et al : Skeletal muscle contractile and noncontractile components in young and older women and men. J Appl Physiol **88**:662-668, 2000.
19) Galban CJ et al : Age-related changes in skeletal muscle as detected by diffusion tensor magnetic resonance imaging. J Gerontol A Biol Sci Med Sci **62**:453-458, 2007.
20) Ploutz-Snyder LL et al : Use of muscle functional magnetic resonance imaging with older individuals. J Gerontol A Biol Sci Med Sci **55**:B504-511, 2000.
21) Watanabe Y et al : Echo intensity obtained from ultrasonography images reflecting muscle strength in elderly men. Clin Interv Aging **8**:993-998, 2013.
22) Fukumoto Y et al : Skeletal muscle quality assessed from echo intensity is associated with muscle strength of middle-aged and elderly persons. Eur J Appl Physiol **112**:1519-1525, 2012.
23) Fukumoto Y et al : Age-related ultrasound changes in muscle quantity and quality in women. Ultrasound Med Biol **41**:3013-3017, 2015.
24) Yamada Y et al : Extracellular water may mask actual muscle atrophy during aging. The Journals of Gerontology Series A : Biological Sciences and Medical Sciences **65**A:510-516, 2010.
25) Yamada Y et al : The Extracellular to Intracellular Water Ratio in Upper Legs is Negatively Associated With Skeletal Muscle Strength and Gait Speed in Older People. J Gerontol A Biol Sci Med Sci 2017. pii : glw 125. [Epub ahead of print]
26) Zhang C, Gao Y : Effects of aging on the lateral transmission of force in rat skeletal muscle. J Biomech **47**:944-948, 2014.
27) Narici MV et al : Effect of aging on human muscle architecture. J Appl Physiol (1985) **95**:2229-2234, 2003.
28) Nishimura T et al : Developmental expression of extracellular matrix components in intramuscular connective tissue of bovine semitendinosus muscle. Histochem Cell Biol **107**:215-221, 1997.
29) Kadi F et al : Satellite cells and myonuclei in young and elderly women and men. Muscle Nerve **29**:120-127, 2004.
30) Klitgaard H et al : Ageing alters the myosin heavy chain composition of single fibres from human skeletal muscle. Acta Physiol Scand **140**:55-62, 1990.
31) Cristea A et al : Effects of aging and gender on the spatial organization of nuclei in single human skeletal muscle cells. Aging Cell **9**:685-697, 2010.
32) Delbono O et al : Excitation-calcium release uncoupling in aged single human skeletal muscle fibers. J Membr Biol **148**:211-222, 1995.
33) Kubo K et al : Age-related differences in the force generation capabilities and tendon extensibilities of knee extensors and plantar flexors in men. J Gerontol A Biol Sci Med Sci **62**:1252-1258, 2007.
34) Luff AR : Age-associated changes in the innervation of muscle fibers and changes in the mechanical properties of motor units. Ann N Y Acad Sci **854**:92-101, 1998.
35) Moritani T, deVries HA : Potential for gross muscle hypertrophy in older men. J Gerontol **35**:672-682, 1980.
36) Kamen G : Aging, resistance training, and motor unit discharge behavior. Can J Appl Physiol **30**:341-351, 2005.
37) Kido A et al : Spinal excitation and inhibition decrease as humans age. Can J Physiol Pharmacol **82**:238-248, 2004.
38) Oliviero A et al : Effects of aging on motor cortex excitability. Neurosci Res **55**:74-77, 2006.
39) Lauretani F et al : Axonal degeneration affects muscle density in older men and women. Neurobiol Aging **27**:1145-1154, 2006.
40) Klein CS et al : Normalized force, activation, and coactivation in the arm muscles of young and old men. J Appl Physiol (1985) **91**:1341-1349, 2001.
41) Shinohara M et al : Age effects on force produced by intrinsic and extrinsic hand muscles and finger interaction during MVC tasks. J Appl Physiol (1985) **95**:1361-1369, 2003.
42) Krivickas LS et al : Relationship between force and size in human single muscle fibres. Exp Physiol **96**:539-547, 2011.
43) Trappe S et al : Single muscle fibre contractile properties in young and old men and women. J Physiol **552**:47-58, 2003.
44) Speakman JR, Westerterp KR : Associations between energy demands, physical activity, and body composition in adult humans between 18 and 96 y of age. Am J Clin Nutr **92**:826-834, 2010.
45) Xue QL et al : Initial manifestations of frailty criteria and the development of frailty phenotype in the Women's Health and Aging Study Ⅱ. J Gerontol A Biol Sci Med Sci **63**:984-990, 2008.
46) 山田陽介・他：フレイルティ&サルコペニアと介護予防．京府医大誌 **121**：535-547, 2012.
47) Yoshimura N et al : Prevalence of knee osteoarthritis, lumbar spondylosis, and osteoporosis in Japanese men and women : the research on osteoarthritis/osteoporosis against disability study. Journal of bone and mineral metabolism **27**:620-628, 2009.

1章 3 神経系の加齢変化

> **KEY ポイント**
> ① 高齢になるにつれて，神経細胞の突起やシナプスが減少し，脳は萎縮する．エピソード記憶を覚えにくくなり，認知のスピードが低下し，睡眠効率が低下する．
> ② 視覚・聴覚・嗅覚・触覚などの感覚の低下は，内外の環境に適応する能力の低下や脳を賦活する刺激の減少につながる．筋力などの運動機能の低下にも，神経系がかかわる．基本的な自律神経機能は維持されるが，環境変化に対する適応力は小さくなる．しかし，これらの変化には個人差が大きい．
> ③ 神経系の可塑性は生涯維持される．経験や学習，光刺激，運動や皮膚刺激は，神経系の老化を遅らせうる．

　脳をはじめとする神経系は，身体のコントロールセンターである．神経系は身体の動作，感覚，記憶や思考を制御する．また，心臓や膀胱などの内臓の働きの制御に携わる．

　神経系は，中枢神経（脳と脊髄）と末梢神経に分けられる．末梢神経は，脳・脊髄と身体のその他の部分との間の信号を運ぶ経路で，身体のあらゆる部分につながる．神経系は，情報の処理に特化した細胞であるニューロン（神経細胞）と，その働きを支えるグリア細胞と血管で構成され，末梢神経と連絡する感覚器や効果器とも切り離せない．神経系は生体のすべての器官の働きと密接にかかわっているので，神経系の老化は，脳はもちろん，その他身体のあらゆる機能の老化と関連する．

1. 記憶や思考と脳組織

　記憶や思考は脳の働きである．年をとると物覚えが悪くなるというが，記憶の中でも特に低下するのは，「エピソード記憶」と呼ばれる体験した出来事についての記憶である．エピソード記憶には海馬が特に重要であるが，海馬のニューロンは酸素不足に非常に弱いため，障害を受けやすいと考えられる[1]．感覚刺激を認知するスピードは思春期の後期に最も速く，その後徐々に遅くなる[2]（図1）．灰白質の量も思春期以降徐々に減少する．白質の量は中年期まで増加し続けてから減少する[3]（図2）．脳組織では，プラーク（老人斑）やタングル（神経原線維変化），脂肪褐色色素（リポフスチン）という，高齢者に特有の構造物が徐々に蓄積する．ただし，脳組織の変化は，すべての人で一様に起こるわけではなく，多くみられる人もいるが，ほとんどみられない人もいる．ア

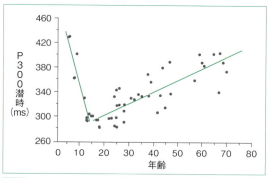

図1 脳の認知反応速度の加齢変化　（文献2より引用）
感覚刺激を加えてから，認知反応を反映する脳波（P300）が出現するまでの時間（潜時）は，高齢になるにつれて長くなる．

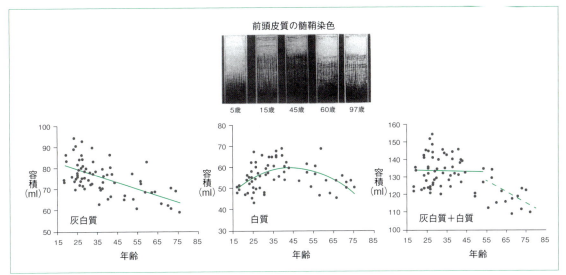

図2 加齢による灰白質と白質の萎縮 (文献3より引用)

ヒトの脳の半分を占める白質（神経線維からなる）は，脳の各領域間ネットワークに基づくヒト特有の高次脳機能を支える．
灰白質重量が思春期以降低下し始めても髄鞘化は続き，白質重量は増加し続ける．

ルツハイマー病などの脳の病気では，特定の脳部位で選択的な神経細胞死が生じるのに対し，正常な老化による脳萎縮は，主に神経突起やシナプスの減少による[4]．正常な脳の老化はゆっくりと進行する．急激な記憶低下や人格変化は，病気の徴候である．

2. 脳の血流・代謝・栄養因子

　脳の血流は加齢に伴い，徐々に低下する．脳の神経細胞に酸素とグルコースを運び，脳から老廃物と二酸化炭素を除去する脳血流が減少することは，脳機能にとって好ましくない．脳のグルコース代謝率も加齢に伴い徐々に減少する．ニューロンの生存や機能は，神経成長因子（NGF）などのさまざまな神経栄養因子によって影響を受ける．NGFは，末梢神経系の感覚ニューロンや交感神経ニューロンの成長を促すタンパク質として唾液腺から発見されたが，脳においては，大脳皮質や海馬に投射する前脳基底部コリン作動性ニューロンに特異的に作用する．このニューロンは，認知機能に重要で，アルツハイマー病などで著しく変性する．脳にNGFを投与すると，低下していた老齢ラットの学習能力が改善する[5]．前脳基底部コリン作動性ニューロンから放出されるアセチル

コラム①

神経新生

　海馬は，常に新しい神経細胞がつくられている脳の中でも特殊な場所の一つである．この神経新生が，新しい記憶の生成と，海馬から大脳皮質への記憶情報の転送に重要であることがマウスで示された[6]．神経新生は加齢で減少し，運動で増加する．

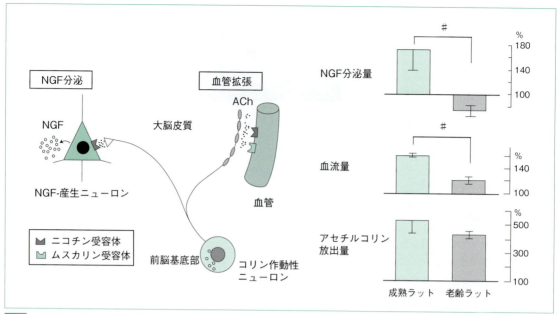

図3 前脳基底部コリン作動性ニューロンの働きと加齢変化 (文献7より引用)

大脳皮質で放出されるアセチルコリン（ACh）は，細動脈の拡張と神経成長因子（NGF）分泌の増加をもたらす．老齢ラットでは前脳基底部刺激によるアセチルコリンの放出反応は変わらないが，ニコチン受容体を介する血管とNGFの反応は低下する．

コリンには，大脳皮質や海馬における血流とNGF分泌を促進させる作用がある[7]（図3）．アルツハイマー病とは異なり，正常な高齢者ではこのニューロン数の減少はわずかである．歩行や皮膚刺激には，脳における血流や神経栄養因子を増やし，神経細胞の損失を減らす作用がある[8]．

3. 睡眠

高齢者の50％が睡眠に対する訴え（浅い，途中で何度も目が覚める，朝早く起きてしまう，昼間に眠くなるなど）をもつ．睡眠は生涯にわたって変化するが，成人に比べて高齢期に変化するのは，睡眠時間ではなく睡眠の質である．中途覚醒が増加し睡眠効率が低下する[9]（図4）．これは，正常なサーカディアン・リズムが加齢により障害されているためと考えられる．しかし，残りの50％の高齢者は睡眠障害をもたないことも注目すべきである[10]．高齢者の睡眠障害は高照度光照射などの非薬物的治療で改善しうる[11]．乏しい環境光の条件の下にいるために睡眠・覚醒サイクルを含む無秩序な概日リズムに苦しむ高齢者に注意をはらう必要がある[12]．松果体からのメラトニン分泌は，頸部交感神経の働きによって夜間に増加するが，その分泌量は加齢により低下する[13]．睡眠/覚醒リズムの乱れと夜間メラトニン分泌量の減少は，

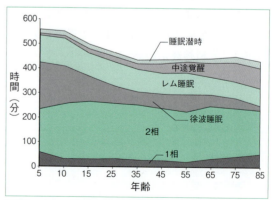

図4 睡眠の加齢変化 (文献9より引用)

高齢者では，中途覚醒や浅い睡眠（1相）が増え，深い睡眠である徐波睡眠（3-4相）が減少する．

> **コラム②**
>
> **NGF**
>
> 　NGFは血液脳関門を通過しないため，静脈注射などでは脳内へ入らない．しかし内因性のNGF分泌を皮膚刺激で促進できることがラットで示された．この増加には前脳基底部コリン作動性系の賦活によるニコチン受容体活性化が関与する[8]．

> **コラム③**
>
> **なぜ睡眠は脳の健康に必要なのか**
>
> 　最近，睡眠は，覚醒中に脳内に蓄積する老廃物除去に重要であることがマウスで示された．睡眠中には，脳血管を取り囲むグリア細胞の働きによって脳脊髄液が脳内を流れやすくなり，アルツハイマー病の原因とされるアミロイドベータ蛋白質の排出が増大する[14]．

アルツハイマー病で著しい．メラトニンには概日リズムの調節作用だけでなく，抗酸化作用や神経保護作用もあり，加齢に伴う神経変性疾患の増加に関係しうる．

4．感覚・運動機能

　耳が遠くなる，目がかすむなどの感覚機能の低下や運動機能の衰えは，最も顕著な老化現象である．感覚が衰えれば反射も減退し，内外の状況に適応する能力が低下し，また脳を賦活する刺激が届きにくくなり，脳機能の低下にも結びつきやすい．高齢者の感覚機能の低下の特徴を知り，それを補うような環境づくりが重要である．

1 視覚と聴覚

❶視覚

　加齢は目を構成する各構造に変化をもたらし，年とともに視力，遠近調節力，暗順応が低下する．視覚機能を支える光学系（瞳孔，角膜・水晶体・硝子体）と神経系（網膜・視神経および脳の視覚中枢）の各要素に加齢変化が起こり，健康な高齢者における目の働きの低下の原因，さらには白内障，緑内障，糖尿病性網膜症，加齢黄斑変性症などの眼疾患に陥りやすくなる原因にかかわる．近くの物に焦点が合わせにくくなる老視（いわゆる老眼）は，主に水晶体を構成する蛋白質の化学変化によって弾性が失われるために起こり，40代頃よりはじまる．70代以降には調節力がほぼゼロとなる[15]．視力も50歳を過ぎる頃から徐々に低下する．その主な原因は，水晶体の混濁（老人性白内障）である．その他，老人性縮瞳によって光量が減少することや，網膜の視細胞（特に杆体）や視覚系のニューロンの減少なども関係する．

❷聴覚

　老人性難聴という言葉があるように，年をとるにつれて聴覚は低下する．老人性難聴の原因には，環境因子（ノイズ曝露など）や遺伝因子，細胞の損傷，神経変性など，多くの要因が関与しうる．老人性難聴は，75歳以上の4分の3にみられる．高い音に対する聴覚閾値の上昇は40代からはじまり，両側性に徐々に進行する[16]．特に男性に多い[17]．高齢者の聴力には個人差が大きく，難聴の原因も多岐にわたる．耳垢が原因になっている場合もある[18]．ただし，老人性難聴という場合は，感音性難聴のみをさし，これには内耳の感覚細胞，これを支配する蝸牛ニューロン，および血管条細胞の年齢依存性の損失が関与する．

　高齢者の視聴能力の変化が日常のコミュニケー

ションにどの程度影響するかは，環境条件によって大きく左右されることに留意する必要がある[19,20]（図5）．

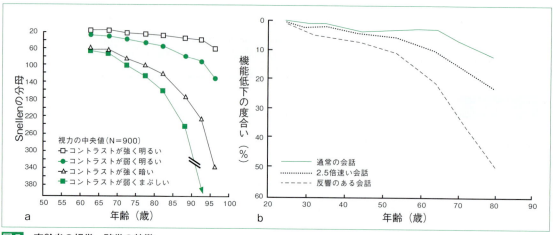

図5 高齢者の視覚・聴覚の特徴　　　　　　　　　　　　　　（文献19, 20より引用）

a. 高齢者では，薄暗いところでコントラストの弱い像を見る能力は著しく低下するが，明るいところでコントラストの強い像を見る能力はあまり低下しない[19]．
b. 高齢者の語音聴力の低下は，早口の場合や反響がある場合に著しいが，普通の会話ではあまり目立たない[20]．

2 嗅覚と味覚

異臭に気付かないために，ガス漏れ事故で死亡するのは高齢者が多い．多くの高齢者は食事が風味に欠けるという．これは食欲減退，栄養不良，うつ症状につながる[21]．嗅覚はまた，外界の危険や快楽に関する情報を与える役割をもち，記憶の想起にも関与する．パーキンソン病やアルツハイマー病などの年齢関連疾患の発症時に嗅覚障害が起こりやすい[22]．

においの検出閾値については必ずしも年齢の影響を受けないが，においの識別と記憶は，特に70～80代以降大幅に減少する[23]．したがって，加齢による嗅覚低下は，嗅上皮と嗅球の変化よりも高次中枢における変化が主と思われる[22]．嗅覚低下は個人差も大きい（図6）．また香りの経験は嗅覚の感受性を高める．この可塑性は女性で特に高い．加齢変化の個人差は，経験の違いによるのかもしれない[21]．加齢による味覚の低下は嗅覚ほどではない．すべての味覚が一様に低下するわけではなく，甘味は塩味，苦味，酸味ほど低下しない．

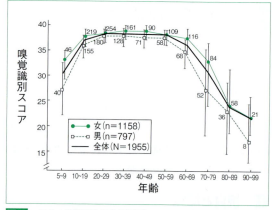

図6 におい識別能の加齢変化　　（文献23より引用）

においを識別する能力は，70代以降急激に低下するが，標準偏差もかなり大きく，個人差が著しい．

3 運動機能と体性感覚

活躍中の運動選手の年齢をみても明らかなように，運動機能は比較的早い時期にピークに達し，その後，徐々に低下する．姿勢の維持や歩き方にも変化が現れる．筋力，瞬発力，柔軟性などの運動の各要素は加齢に伴いそれぞれ低下する．特に瞬発力や柔軟性は早くから衰え[24]，高齢になるほど個人差が著しくなる．握力などの筋力は比較的

コラム④

筋細胞の働き

筋トレにより筋肉量が増えるのは，筋細胞が太くなるためである．高齢者における筋量や筋力の低下（サルコペニア）では，筋細胞の太さのみならず数も減少する．その原因には，筋細胞とそれを支配する神経との相互作用が関与する[25]．

コラム⑤

転倒と足指の弁別能

転倒を繰り返し経験した高齢者では，足の親指における2点弁別能が，転倒したことがない高齢者よりも低い[27]．

よく維持される能力で，60～70代では10～20%の低下で，その後30～40%低下する[18]．運動機能は日常生活習慣の影響を強く受け，身体活動の増加により向上し，逆に不活動により低下する．この可塑性は80歳を超えてもよく維持される[17]．

大脳皮質の運動野・大脳基底核・小脳・脳幹・脊髄の運動中枢は，中枢神経系の中でも老化に伴う変化を受けやすい．たとえば，80代では大脳皮質運動野のBetzの巨大錐体細胞は75～80%で樹状突起の変性や消失を示し，大脳基底核の黒質ドパミン作動性ニューロン数は成人の約半分に減少する．このドパミン作動性ニューロンの減少が加速して成人の1/4以下になると，パーキンソン病を発症する．

皮膚の触覚や振動感覚の感受性は，加齢に伴い特に下半身で著しく低下する．これには，末梢の体性感覚受容器（マイスナー小体やパチニ小体）の数の減少や形態的変化が主な原因らしい[1]．体性感覚受容器からの情報を伝える有髄線維数も減少する．感覚神経線維の加齢変化は，運動神経線維よりも早く生じる[26]．体性感覚系の構造と機能の低下は，高齢者の姿勢を不安定にする要因となる．

5. 自律機能

自律機能は生命維持にかかわる．その調節を担う自律神経機能の老化は，高齢者の余命に密接に関係する．自律神経はすべての内臓器官と分泌腺の働きを調節する．また，内臓以外の組織も含め，血管の働きを調節する．自律神経系は，時々刻々と変化する生体内外の環境変化に適応するうえで欠かせない役割を果たす．内臓からの情報によって誘発される内臓-自律神経反射や，皮膚・筋・関節からの情報によって誘発される体性-自律神経反射は，高齢者においても自律機能の調節に重要な役割を果たす．

❶循環調節

老化により動脈壁が硬くなるため，安静時の血圧は高くなり，血圧は変動しやすくなる．起立時や食後には低血圧をきたしやすく，脳血流が低下して失神や転倒につながることもある[28]．これには圧受容器反射の減弱が一因として関わる（図7）．皮膚の寒冷刺激で起こる血圧の上昇反応は，高齢者では成人に比べて2倍以上も大きい[29]．これは高齢者では冬期に心血管関連死が多いことと関連する．筋を支配する交感神経の安静時の活動は，加齢により徐々に増加する[30]．一方，交感神経の作用を受ける血管や心臓の α および β アドレナリン受容体の感受性は低下する．安静時の心機能調節における迷走神経の関与は加齢により減少する．

コラム⑥

自律神経反射の誘発

自律神経細胞の存在する脊髄分節へ入力する体性感覚刺激は，脊髄性の体性—自律神経反射を誘発することがある[35]．筆者らは，ラットで膀胱副交感神経の活動に影響を及ぼすことを確かめた皮膚刺激方法（1分間，ローラーで会陰部を刺激）が，過活動膀胱に伴う高齢者の夜間頻尿を緩和することを示した[36]．

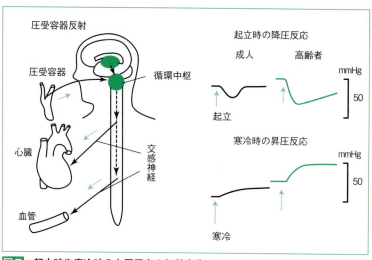

図7 起立時や寒冷時の血圧反応の加齢変化

高齢者では，血圧を安定化させる役割をもつ圧受容器反射が減弱し，起立時や寒冷時の血圧変動が大きくなる．

❷体温調節

高齢者が熱中症や低体温症にかかりやすい一因として，皮膚血流や汗腺を調節する皮膚交感神経活動の変化が関与する．その活動は，高齢者では成人に比べ安静時に低く，暑いときの反応も寒いときの反応も小さい[31]．高齢者では皮膚の侵害性熱刺激で起こる熱痛覚は変わらないが，非侵害性の温度刺激で起こる冷覚や温覚の感受性は低下する[32]．この温度感覚の低下は体温調節能の低下と関係しうるが，それが皮膚の老化に起因するのか末梢神経や中枢神経の変化に起因するかは不明である．

❸排尿調節

高齢者では，頻尿や尿失禁などのさまざまな排尿障害が起こりやすい．その背景には，尿路組織の変化や腎機能の変化に加えて，排尿を調節する自律神経系の加齢変化が関与する．高齢者では排尿筋収縮力の低下や残尿がみられる一方，過活動膀胱も多く，高齢者に多い夜間頻尿の原因となる．膀胱からの情報を伝える副交感神経求心性線維の形態と機能はよく維持されるが，膀胱を収縮させる副交感神経遠心性線維の数が加齢で減少する[33]．副交感神経の働きで起こる膀胱収縮は若いうちは大部分がアセチルコリンを介するが，高齢になるにつれATPの関与が増大する[34]．

老化による神経系の変化はネガティブな面ばかりではない．認知症などの脳疾患では異常について自覚がないのに対し，正常な老化では衰えに気付く点でも正常な脳の働きが維持されていることがわかる．衰えを感じることは次世代育成への意欲にもつながり，社会的な存在であるヒトという種の維持にとって有意義な変化であるかもしれない．高齢者でも神経系の可塑性は維持され，日常的な学習や運動により神経機能は生涯発達しうることを忘れてはならない．

（堀田晴美）

文献

1) 佐藤昭夫，堀田晴美：神経系の加齢変化．新老年学（折茂 肇編），第2版，東京大出版会，1999，pp125-143．
2) Aging：Brain potential measures and reaction time studies. Handbook of the Neuroscience of Aging, Elsevier, UK, 2009, pp299-303.
3) Bartzokis G, Lu PH：Brain volume：Age-related changes. Handbook of the Neuroscience of Aging, Elsevier, UK, 2009, pp27-37.
4) Fjell AM, Walhovd KB：Structural brain changes in aging：courses, causes and cognitive consequences. *Rev Neurosci* **21**：187-221, 2010.
5) Fischer W et al：Amelioration of cholinergic neuron atrophy and spatial memory impairment in aged rats by nerve growth factor. *Nature* **329**：65-68, 1987.
6) Kitamura T et al：Adult neurogenesis modulates the hippocampus-dependent period of associative fear memory. *Cell* **139**：814-827, 2009.
7) Hotta H：Neurogenic control of parenchymal arterioles in the cerebral cortex. *Prog Brain Res* **225**：3-39, 2016.
8) Hotta H et al：Non-noxious skin stimulation activates the nucleus basalis of Meynert and promotes NGF secretion in the parietal cortex via nicotinic ACh receptors. *J Physiol Sci* **64**：253-60, 2014.
9) Ohayon MM et al：Meta-analysis of quantitative sleep parameters from childhood to old age in healthy individuals：developing normative sleep values across the human lifespan. *Sleep* **27**：1255-1273, 2004.
10) Vitiello MV：Sleep and circadian rhythm disorders in human aging and dementia. Handbook of the Neuroscience of Aging, Elsevier, UK, 2009, pp365-371.
11) Lieverse R et al：Bright light treatment in elderly patients with nonseasonal major depressive disorder：a randomized placebo-controlled trial. *Arch Gen Psychiatry* **68**：61-70, 2011.
12) Mishima K et al：Diminished melatonin secretion in the elderly caused by insufficient environmental illumination. *J Clin Endocrinol Metab* **86**：129-134, 2001.
13) Wu YH et al：The human pineal gland and melatonin in aging and Alzheimer's disease. *J Pineal Res* **38**：145-152, 2005.
14) Xie L et al：Sleep drives metabolite clearance from the adult brain. *Science* **342**：373-377, 2013.
15) 井口昭久（編）：これからの老年学，名古屋大出版会，2000．
16) Pichora-Fuller MK, MacDonald E：Sensory aging：Hearing. Handbook of the Neuroscience of Aging, Elsevier, UK, 2009, pp193-198.
17) Timiras PS ed：Physiological Basis of Aging and Geriatrics. CRC Press, Florida, 1994.
18) 浜本哲郎 訳：美しく年をとる知恵 老化のメカニズムを探る（Medina JJ著），シュプリンガー・フェアラーク東京，1997．
19) Enoch JM et al：Forever young：Visual functions not affected or minimally affected by aging：A review. *J Gerontol* **54**A：B336-B351, 1999.
20) Marsh G：Perceptual changes with aging. In Handbook of Geriatric Psychiatry（Busse EW, Blazer DG eds）, Van Nostrand, New York, 1980.
21) Doty RL：Sensory aging：Chemical senses. Handbook of the Neuroscience of Aging, Elsevier, UK, 2009, pp215-222.
22) Mobley AS et al：Aging in the olfactory system. *Trends Neurosci* **37**：77-84, 2014.
23) Doty RL et al：Smell identification ability：Changes with age. *Science* **226**：1441-1443, 1984.
24) 小林寛道，近藤孝晴：高齢者の健康と体力，朝倉書店，1985．
25) Shigemoto K et al：Muscle weakness and neuromuscular junctions in aging and disease. *Geriatr Gerontol Int* **10**：S137-147, 2010.
26) Shaffer SW, Harrison AL：Aging of the somatosensory system：a translational perspective. *Phys Ther* **87**：193-207, 2007.
27) Melzer I et al：Postural stability in the elderly：a comparison between fallers and non-fallers. *Age Ageing* **33**：602-607, 2004.
28) Hotta H, Uchida S：Aging of the autonomic nervous system and possible improvements in autonomic activity using somatic afferent stimulation. *Geriatr Gerontol Int* **10**：S127-136, 2010.
29) Hess KL et al：Aging affects the cardiovascular responses to cold stress in humans. *J Appl Physiol* **107**：1076-1082, 2009.
30) Iwase S et al：Age-related changes of sympathetic outflow to muscles in humans. *J Gerontol* **46**：M1-5, 1991.
31) Grassi G et al：Impairment of thermoregulatory control of skin sympathetic nerve traffic in the elderly. *Circulation* **108**：729-735, 2003.
32) Guergova S, Dufour A：Thermal sensitivity in the elderly：a review. *Ageing Res Rev* **10**, 80-92, 2011.
33) Nakayama H et al：Effects of aging on numbers, sizes and conduction velocities of myelinated and unmyelinated fibers of the pelvic nerve in rats. *J Auton Nerv Syst* **69**：148-155, 1998.
34) Yoshida M et al：Age-related changes in cholinergic and purinergic neurotransmission in human isolated bladder smooth muscles. *Exp Gerontol* **36**：99-109, 2001.
35) Sato A et al：The impact of somatosensory input on autonomic functions. *Rev Physiol Biochem Pharmacol* **130**：1-328, 1997.
36) Iimura K, et al：Effects of a gentle, self-administered stimulation of perineal skin for nocturia in elderly women：A randomized, placebo-controlled, double-blind crossover trial. *PLoS One* **11**：e0151726, 2016.

1章 4 内分泌系の加齢変化

> **KEY ポイント**
> 1. ホルモン分泌の加齢変化はさまざまだが，加齢に伴い低下するものが多い．
> 2. エストロゲン，テストステロン，DHEAの分泌低下は心身の老化と関連する．
> 3. ホルモン補充療法による機能改善効果はまだ十分に検討されていない．

　加齢に伴って多くのホルモンの血中濃度は低下するが，分泌刺激ホルモンのようにフィードバック機構によって逆に増加するものやほとんど変化しないものがある（図1）[1]．加齢によるホルモン分泌の低下は，内分泌器官の老化変性つまり内分泌細胞の減少と，機能低下つまり刺激に対する応答性分泌の低下により特徴づけられる．また，ホルモン濃度だけでなく，ホルモン受容体の発現低下や受容体シグナルの減弱も認められることがある．臨床的には受容体以下の評価は困難なため，血中のホルモン濃度を測定して評価に用いるのが一般的である．

　加齢により分泌が低下する最も代表的なホルモンは，女性のエストロゲン（卵胞ホルモン）であり，閉経（Menopause）とよばれる急激な分泌停止が起きる．その他，加齢変化が明らかなホルモンは，テストステロン，副腎由来アンドロゲンのdehydroepiandrosterone（DHEA），下垂体系の成長ホルモン（Growth hormone；GH）／インスリン様成長因子（Insulin-like growth factor；IGF）であるが，これらのホルモンはエストロゲンと異なり加齢とともに緩やかに低下する．

　単に加齢に伴って低下するだけでなく，高齢者でも運動によってこれらのホルモンの血中濃度は増加するという報告もあり，理学療法の意義や効果を考えるうえでも重要である．

　本項では，以上4種類のホルモンを中心に，その他のホルモンについても簡単に解説する．

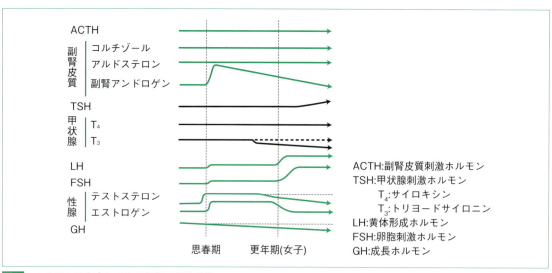

図1 ホルモンの血中レベルの加齢に伴う推移

（文献1より引用）

1. 性腺ホルモン系

　主に卵巣で産生，分泌されるエストロゲンとプロゲステロン（黄体ホルモン）を女性ホルモンと総称し，下垂体から分泌される卵胞刺激ホルモン（FSH）と黄体形成ホルモン（LH）によりそれぞれ調節されている．主に精巣で産生，分泌されるテストステロンを男性ホルモンと呼ぶが，こちらもFSHとLHにより調節されている．FSHとLHを総称してゴナドトロピンと呼び，視床下部から分泌されるGnRH（ゴナドトロピン放出ホルモン）により調節されている．FSHとLHは，加齢による女性ホルモンないし男性ホルモンの低下に伴い増加する．

1 エストロゲン

　女性の血中エストロゲン濃度は，若年成人では月経周期と関連して周期的に変動するが，50歳前後でおとずれる閉経期を境に急激に低下し，同年代の男性よりも低値となる．

　この時期（45歳〜55歳を更年期と呼ぶ）からhot flushと呼ばれる特徴的な火照り発作，不眠，うつなどの更年期障害，皮膚や膣の萎縮といった変化に加えて，脂質異常症，骨量減少，高血圧，肥満などがみられるようになる．更年期障害の治療を主目的にエストロゲン補充療法が行われるが，子宮がんの発生リスクを抑えるためにプロゲステロンを併用するので，ホルモン補充療法（Hormone replacement therapy；HRT）と呼ぶ．乳がんや静脈血栓症といった副作用に注意が必要である．

2 テストステロン

　日本人男性の血清遊離テストステロン濃度は，20歳代以降10年ごとに1.6 pg/ml（9.2％）低下するが（図2），日本人の総テストステロン濃度は明らかな低下を示さない[2]．そのため，わが国の指針[3]では遊離テストステロンを測定して，20歳代の平均-2SDである8.5pg/mlを正常下限値とし，8.5pg/ml以上でも20歳代の平均値の70％値である11.8pg/ml未満までは低下傾向群としている．また，テストステロンが朝高く夕方にかけて低下するという日内変動があるため，食事にかかわらず朝7〜11時に採血をするように推奨している．

　このような緩やかなテストステロンの低下と関連して，女性の更年期障害と同様なうつや不眠，肥満・メタボリックシンドローム，サルコペニアなどの生活習慣病が出現することが知られる．これらに対してテストステロンを補充する治療も行われるが，実施できる施設が限られている点と前立腺がんの発生リスク増加が懸念されることが課題である．

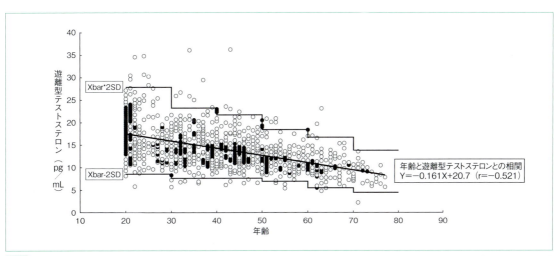

図2　血清遊離テストステロン値の年齢別分布　　　　　　　　　　　　　　　　　　　　　　　（文献2より引用）

2. 副腎皮質ホルモン

　副腎皮質で産生されるDHEAはステロイド生合成系の比較的上流に位置するが，DHEA独自の受容体は同定されていないため，代謝されてテストステロン，さらにアロマターゼにより変換されてエストロゲンとして作用を発揮すると考えられる．同じ副腎皮質ホルモンでもコルチゾールとアルドステロンは加齢によりほとんど変化しない．

　DHEAはその多くが硫酸塩（DHEA-sulfate，DHEA-S）として，豊富に存在する．血清DHEA-S濃度は思春期以降著増し，20歳代でピークを迎え，以降，年齢とともに直線的に低下する（図3）[4]．

　DHEAは血管，脳神経，脂肪，筋肉，骨など多くの臓器・組織に対して生理作用を有すると考えられており，その低下は動脈硬化や肥満，骨粗鬆症に関連するとされる．また，DHEA濃度の高い高齢者は長寿であるという疫学研究もあり，DHEAは抗老化ホルモンとして注目されている．それに対して治療への応用は不十分で，健康増進や老化予防目的にDHEAが投与されることがあるが，DHEA製剤は日本では発売されておらず，海外では市販薬のみで適切な使用のガイドラインもないという現状である．

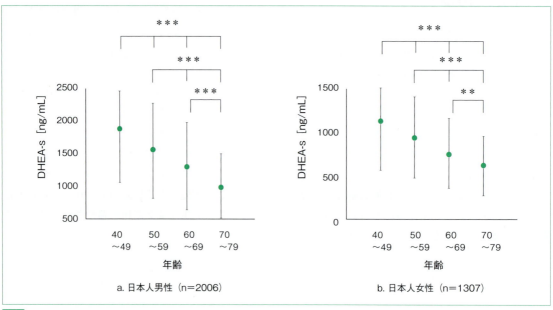

図3　血清DHEA-S濃度の加齢変化　　　　　　　　　　　　　　（文献4より引用）

3. GH/IGF-1系

　GHは脳下垂体から分泌され，IGF-1の産生を介して，肝，骨，筋肉，性腺などの臓器に対して細胞増殖，タンパク合成作用を発揮する．GHの分泌はGH放出ホルモン（GH-RH）とソマトスタチンにより調節されるが，消化管ホルモンのグレリンもGH分泌に作用する．GH分泌能も血中IGF-1濃度も加齢に伴って緩徐に低下する．

　GH/IGF-1の低下は筋力や骨量の低下，体脂肪の増加に関連するとされるが，GH投与の効果は十分に検証されていない．

4. その他のホルモン

　副甲状腺ホルモン（PTH）と甲状腺でつくられるカルシトニンは，血中カルシウム濃度をそれぞれ正と負に調節する．高齢期には，ビタミンDとカルシウムの摂取・吸収不足もあるため，代償的にPTHは増加して骨からカルシウムを動員し，カルシトニンは逆に低下傾向を示す．ただし，PTHには骨形成作用もあるため，その注射剤は大腿骨骨折後などの骨粗鬆症治療にも用いられる．

　甲状腺ホルモンのうちサイロキシン（T4）は変化しないが，トリヨードサイロニン（T3）は加齢に伴い低下する．甲状腺刺激ホルモン（TSH）は高齢期に増加するが，潜在的な甲状腺機能低下を示すものなのかどうかを含めて病的意義については結論が出ていない．下垂体後葉から分泌されるバゾプレッシン（抗利尿ホルモン，ADHとも呼ばれる）は，腎臓の尿濃縮能低下とそれによる夜間を中心とした頻尿を代償するために高齢者では増加する．

　糖代謝を調節する主なホルモンは，膵臓のβ細胞から分泌され血糖値を下げるインスリンとα細胞から分泌され血糖値を上げるグルカゴンである．どちらも基礎分泌は加齢により変化しないが，内臓脂肪の蓄積なども関係してインスリンシグナルは低下し（インスリン抵抗性），糖負荷に対するインスリンの分泌反応も低下する．その結果，高齢者では食後高血糖になりやすい．

〈秋下雅弘〉

文献
1) 大澤仲昭・他：老化と内分泌機能—ホルモン補充療法は老化防止にどこまで有効か．内科 85：4-10, 2000.
2) 岩本晃明・他：日本人成人男子の総テストステロン，遊離テストステロンの基準値の設定．日泌尿会誌 95：751-760, 2004.
3) 日本泌尿器科学会，日本Men's Health医学会「LOH症候群診療ガイドライン」検討ワーキング委員会編．LOH症候群 加齢男性性腺機能低下症候群 診療の手引き，じほう，2007, p60.
4) Nomoto K et al：Development of a model of functional endocrine age in Japanese people-serum dehydroepiandrosterone-sulfate (DHEA-s) concentration as an index of aging-. *Anti-Aging Medicine* 8：69-74, 2011.

1章 5 心理・精神機能の加齢変化

> **KEY ポイント**
>
> 1. 知能には加齢の影響を受けやすい知能（流動性知能）と加齢の影響を受けにくい知能（結晶性知能）がある．認知機能は加齢とともに個人差が大きくなるが，それは認知機能を規定する要因が加齢とともにより多元化することを意味している．
> 2. 老年期の喪失はしばしば複合的であり，根源的であり，うつ病の発症に関連することがある．人との関係が余儀なく遮断されるという意味での社会的孤立は，老年期を生き抜くうえでの脅威になり，不安，抑うつ，妄想などの精神症状の発現に関連することがある．
> 3. 英知は，身体的機能や認知機能の衰えにもかかわらず，経験の統合を保持し，それを後世に伝えることを確認する，老年期の価値ある精神機能である．

　心理・精神機能とは，人がこの世界に適応的に生きていくための脳の高次機能の総体と思われる．これらの機能全体の加齢変化を包括的に記述するのは容易なことではない．ここではさしあたって，①知能と認知機能，②パーソナリティと社会適応，③統合と英知という3つの観点から，高齢者の心理・精神機能の特性を素描することにする．

1．知能と認知機能

　知能とは，環界からの働きかけに対して効果的に対処していくための脳の総合的な能力であり，記憶，言語，知覚・運動，遂行，計算，理解，判断，分析，推理，創造などを含む機能の総体である．知能と認知機能はほぼ同義であるが，知能を構成する個々の機能に対して認知機能という用語を用いる場合が多い．

　知能検査を用いた知能の加齢変化に関する古典的研究（横断的研究）では，知能は20歳頃にピークに達し，その後は衰退の一途を辿り，60歳以降になるとその低下がさらに顕著になるものと理解されてきた．しかし，その後，Shaie[1]が提唱した縦列法による研究によって，知能に及ぼす世代効果の影響は，年齢効果よりもはるかに大きいことが明らかにされ，知能は少なくとも60歳代のはじめまでは維持されることが明らかにされた．

　一方，知能には，加齢の影響を受けやすい知能と加齢の影響を受けにくい知能という機能差が認められることが明らかにされた．一般に，WAISなどの知能検査では，動作性知能が加齢の影響を受けやすく，言語性知能が加齢の影響を受けにくい．CattelとHorn[2]は，加齢の影響を受けやすい知能を「流動性知能」，受けにくい知能を「結晶性知能」と呼び，前者は「新しい環境に適応するための能力で，新しい情報を獲得し，操作していく知能」，後者は，「個人が長年にわたって経験し，獲得してきた能力で，教育や学習，経験などによって獲得されていく知能」と考えた．Shaieら[3]は縦断調査によって，推論，空間定位，数的能力，言語的記憶などは60歳ごろから徐々に低下するが，言語的知識は後年まで維持されること，Parkら[4]は，処理速度，ワーキングメモリ，エピソード記憶は加齢とともに低下するが，言語的知識は後年まで保たれ，上昇の傾向さえ認められることを明らかにしている．

　一般に，加齢とともに機能の個人差が大きくな

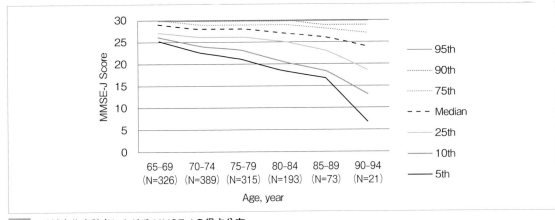

図1 地域在住高齢者におけるMMSE-Jの得点分布

ることが知られている．認知機能も同様であり，加齢とともにその個人差が大きくなる．図1は地域在住高齢者のMini-Mental State Examination (MMSE)の得点分布であるが，年齢階級とともに中央値が低下し，同時に分散が大きくなる様子が見てとれる[5,6]．このことは，高齢になるほど，認知機能を規定する要因が多元化することを意味している．

高齢者の認知機能の個人差を大きくする要因には，遺伝的要因，環境要因（教育歴，社会経済状況，生活習慣，睡眠，食事，薬物など），身体的健康要因，精神的健康要因，脳の生物学的変化などがあげられる．その中でも，加齢に伴う脳の生物学的変化の一つである異常タンパク質（アミロイドβ蛋白，タウ蛋白，αシヌクレインなど）の蓄積や脳血管の変化（動脈硬化，脳梗塞，脳出血など）は，脳の神経細胞の脱落や神経ネットワークの損傷を通して認知機能を低下させる重大な要因になっている．アルツハイマー型認知症，レビー小体型認知症，嗜銀顆粒性認知症，前頭側頭型認知症，進行性核上性麻痺，大脳皮質基底核変性症，神経原線維型認知症，血管性認知症など，高齢者に高い頻度で認められる認知症疾患は，このような加齢に伴う脳の生物学的変化と密接に関連している．

米国精神医学会の診断基準（DSM-5）[7]によれば，認知症と軽度認知障害をまとめて神経認知障害と呼び，6つの認知領域（複雑性注意，実行機能，学習と記憶，言語，知覚・運動，社会認知）のうち，1つ以上の認知領域で以前の行為水準から有意な低下があり，毎日の活動において認知欠損が自立を阻害していれば「認知症」，自立を阻害していなければ「軽度認知障害」と呼ぶことが提唱されている（ただし，それが，せん妄，うつ病，統合失調症などで説明できないことが条件）．この6つの認知領域の中で，複雑性注意，ワーキングメモリ，近時記憶は，加齢の影響を特に受けやすい認知機能であり，「物の置き場所がわからなくなる」，「約束を忘れる」，「他人の会話についていけない」，「思ったことがすぐに言えない」，「計算が苦手」，「新しいことがなかなか覚えられない」といった高齢者によくみられる自覚的な体験と関連している．これらの体験は，現象的には認知症の症状と連続性をもっており，後述するような老年期の喪失体験や社会的孤立とも密接な関連をもっている．

一方，剖検脳でアルツハイマー病と診断された個体の20～25％は生前に認知症の症状は認められなかったという報告[8]や，高度のアルツハイマー病理を呈する人でも生前には全く認知機能低下を示さなかった人がいるという報告[9]があることも事実である．これは，発症前の高い認知機能や高い教育歴が認知症の発症や進行に対して保護的な効果をもつという「認知予備能」（cognitive reserve）仮説[10]を支持するものである．このことは結晶性知能の保持や，後述するような高齢者のもつ「英知」が，認知症の発症や経過に影響を及ぼす可能性を示している．

2. パーソナリティと社会適応

　自らがおかれた環境の中での適応パターンは，その人のパーソナリティと深く関連している．柄澤は，高齢者のパーソナリティやメンタルヘルスに関する長年の研究を通して，「年をとったら頑固になる，短気になる，疑い深くなる，わがままになるなどとよく言われていたし，社交性に乏しくなり内向的になる，保守的になることを高齢者の特徴として挙げた学者もあった．しかし今ではこれは誤解であり，高齢者に対する偏見とみなされている．近年の心理学的研究によって加齢それ自体が成人後の個人のパーソナリティにあまり影響を与えないことが明らかにされており，高齢者に特有なパーソナリティというものではないと考えられるようになった」と述べている[11]．

　このことは，高齢者のパーソナリティという観点から精神機能の問題を取り扱うことよりも，高齢者が直面しやすい心理社会的状況とは何か，その状況への適応が阻まれる要因は何か，その際にはどのような事態が生じ，何が求められてくるのかという観点から精神機能の問題を検討していくことのほうが生産的であることを示している．ここでは，高齢者が直面しやすい心理社会的状況として，喪失体験と社会的孤立を取り扱うことにする．

1 喪失体験

　人は人生の中で数多くの喪失を体験する．喪失は悲哀の体験と密接に関連するが，その回復過程は新たな状況への適応にほかならない．そのような経験の積み重ねによって，人は人格的な発展を遂げることができる．しかし，老年期の喪失体験は，しばしばそれが連鎖し，複合化する点でより深刻であり，「もはや新たな展望をもちうる明日が限られている」[12]という意味において根源的である．

　竹中[12]は，老年期の喪失体験を以下のように6つに分類している．

❶自己像の喪失
・自己身体に関する喪失：白髪，義歯の必要，視力・聴力の衰え，体力の衰え，身体機能障害
・自己精神に関する喪失：認知機能低下（物忘れ，計算力低下，名前が出てこないなど）の自覚，新たな物への興味や関心の低下

❷感覚器の喪失：失明，難聴

❸社会的存在の喪失：退職，役職からの引退，役割や地位の喪失

❹家庭における喪失：家庭における役割や立場の喪失

❺人間関係の喪失：配偶者や身近な親族との死別，退職による知己関係の疎遠化，転居などによる旧知人との別離，子や孫との別れ

❻精神的資産の喪失：長年住み慣れた家の建て替え，故郷を去る，大切にしていた持ち物を壊したり失ったりする

　こうした体験は高齢者にとっては普遍的なものであり，多くの場合，高齢者はそのような体験を乗り越え，新たな状況に適応し，老年期という時代を生き抜く力をもっている．しかし，加齢に伴う脳の変化，身体機能や認知機能の変化，後述するような社会の中での孤立は，高齢者の適応能力や回復能力を減退させ，「抑うつ状態」または「うつ病」と呼ばれる状態を生じやすくさせる可能性がある．

　一般に，抑うつ気分，興味や喜びの喪失とともに，食欲減退，睡眠障害，精神運動制止または焦燥，罪責感・無価値観，気力の低下・易疲労性，思考力・集中力低下，自殺念慮・自殺企図などが複合的に出現し，それらが一定期間（例：2週間以上）持続し，日常生活や社会生活に支障を来すようになった状態を「うつ病」と呼んでいる．高齢者における「うつ病」の出現頻度は加齢とともに増加する．地域疫学研究の文献レビューによれば，55歳以上の有病率の平均値は大うつ病で1.8％，小うつ病で9.8％，抑うつ症候群全体で13.5％と報告されている[13]．年齢が高いこと，女性であること，低い教育レベル，身体的機能障害，新たな病気の罹患，身体面の不調，うつ病の既往，不良な主観的健康感，近親者との死別体験，ソー

シャルサポート・ネットワークの不足は高齢者のうつ病の危険因子である[14]．また，脳血管障害やアルツハイマー病などの脳の病理学的変化は，「抑うつ症状」の出現頻度を高める[15]．さらに，認知機能低下，身体疾患，要介護状態，社会的孤立は「抑うつ症状」の危険因子であると同時に，「抑うつ症状」によってその出現が促進される心理的・身体的・社会的事象でもある[14]．

老年期のうつ病では，身体的愁訴や心気症状が目立つもの，不安・焦燥が強いもの，妄想を伴うもの，緊張病症状（無動無言症状）を伴うもの，認知機能障害を伴うものなど，非定型的な臨床像を示す場合が少なくない．身体的愁訴や心気的不安が目立つために，うつ病が見逃されやすいことは古くから指摘されてきた（仮面うつ病）．また，うつ病エピソードに一致して認められる認知機能障害は「うつ病性仮性認知症」と呼ばれ，認知症と見誤らぬように注意が喚起されてきた．しかし，高齢者の場合には，うつ病にせん妄が合併している可能性や認知症の初期症状である可能性もあり注意を要する．

うつ病は高齢者の代表的な機能性精神障害であり，回復可能な病態である．安心できる環境を確保して，十分なゆとりをもって，本人の体験に積極的に耳を傾けることは信頼関係の醸成と不安の軽減に役立つ．本人が自分の生活史を回想することは，内的葛藤の解決，喪失体験の緩和，自尊心の回復に役立つ．認知機能や感覚機能（視力，聴力）の障害が併存する場合には，より近い位置で，わかりやすい言葉で話すなどの配慮が必要である．経済問題，家族問題，社会的孤立など社会的問題が背景にある場合には，課題解決的なアプローチが必要な場合もある．

2 社会的孤立

孤独は辛く寂しいものではあるが，必ずしも否定的な意味をもつばかりではない．対人関係から生じるストレスを回避し，思索にふけり，自分自身のこれまでの人生を振り返り，人生の後半生の生き方を考えることができるのは，孤独であるからこそかもしれない．また，加齢に伴う身体機能や認知機能の低下という新たな状況に適応していくために，高齢者が自ら孤独な生活を選択するという場合もある．

一方，人との関係が余儀なく遮断されるという意味での社会的孤立は，老年期を生き抜くうえでの脅威となり，不安，抑うつ，妄想などの精神症状の発現に関連する場合がある．たとえば，社会的孤立状況にある高齢女性にしばしば認められる「接触欠損妄想症」は，元来精力的な性格傾向であり，しかも孤独であることが非常に苦手な女性において，家族との離別や死別などによる社会的孤立状況が，慢性持続的な妄想を形成していくものである[16]．また「遅発パラフレニー」は，元来敏感な性格傾向で，どちらかといえば内向的な人において，難聴なども含むさまざまな状況下での社会的孤立が，慢性または急性に幻覚妄想を発現させる土壌を形成するものである[16]．

認知機能の低下は，社会的孤立とあいまって，高齢者における妄想の出現リスクを高めるようである．妄想の内容では，「物盗られ妄想」，「侵入妄想（家の中に誰かが入ってくる）」が多い．複雑性注意，近時記憶，視空間認知の障害などによって物の置き場所がわからなくなるという体験が増えるとともに，自立の喪失や，自らの生活の支えとなる財産・住まいが侵害されるのではないかという不安が背景にあるものと思われる．小澤[17]は，認知症の人に現れる「物盗られ妄想」は，本人が体験するさまざまな喪失体験の連鎖と深く関連しているという．「物がなくなる」という体験も，またそのような喪失体験の連続線上にあり，身近な人を攻撃するというのは，そのような自分にふりかかってきた喪失に対する抗議という側面がある，と述べている．

一般に，高齢者にみられる妄想は，社会的な孤立を解消する方向での支援や環境変化を通して軽快する場合が多い．社会とのつながりは，加齢に伴う認知機能や精神機能の変化を支え，高齢者の適応能力を高めるうえで重要な意味をもつものと考えられる．

3. 統合と英知

　精神分析学者のエリクソン[18]によれば，人は，出生のその瞬間から，「生き生きとしたかかわりあい」を通して段階的な成長を遂げるという．そこには8つの段階があり，各段階において相対立する2つの性向（同調的性向と非同調的性向）との「かかわりあい」（基本的緊張）が次の段階への発達の土台をつくる．すなわち，第一段階の幼児期には，基本的信頼と基本的不信との感覚を通して「希望」（運命の善意をいつまでも信じること）の土台を創出し，第二段階の児童初期には自律と恥・孤独とのかかわりの中で「意志」（自由な選択を行使するための確固たる決断力）を，第三段階の遊技期には自発性と罪悪感とのかかわりの中で「決意」（大切な目標を心に描き，それを追及するための勇気）を，第四段階の学童期には勤勉性と劣等感とのかかわりの中で「才能」（技術の場面に協調的に参加するための基礎）を，第五段階の思春期にはアイデンティティと混乱とのかかわりの中で「忠誠」（強制されずに誓った忠義を支える能力，アイデンティティの基礎）を，第六段階の成年前期には親密性と孤独とのかかわりの中で「愛」（生得的に存在する敵意を永遠に抑制して相互に献身すること，倫理的関心の基礎）を，第七段階の成年期には生殖性と自己没入とのかかわりを通して「世話」（愛や必然性や偶発によって産み出されたものに対する広い関心）を創出する．そして，人生の最終段階である第八段階の老年期においては，統合と絶望とのかかわりあいを通して，「英知」（死そのものを目前にしての，人生そのものに対する超然とした関心）を創出する．

　英知は，身体的機能や認知機能の衰えにもかかわらず，経験の統合を保持し，それを後世に伝えることを可能にする力である．筆者は，日常診療の中で認知症とともに生きる数多くの高齢者に出会うが，その中で人生を生き抜くためのさまざまなことを学ばされる．英知は，長い人生の旅路を経て，必然的に死を目前にすることになったすべての高齢者が獲得し得る，老年期の価値ある精神機能かと思われる．

（粟田主一）

文献

1) Shaie KW, Strother CR: A cross-sequential study of age change in cognitive behavior. *Psychol Bull* **70**: 671-680, 1968.
2) Cattell RB, Horn JL: Age differences in primary mental ability factors. *J Gerontol* **21**: 210-220, 1966.
3) Shaie KW: Developmental influences on adult intelligence; The Seattle longitudinal study. Oxford UP, New York, 2005.
4) Park DC, Rauter-Lorenz P: The adoptive brain; Aging and neurocognitive scaffolding. *Annu Rev Psychol* **60**: 173-196, 2009.
5) Sakuma N et al: Distribution of the MMSE-J Scores in an Elderly Japanese Population in Tokyo: Machida Health Survey. Gerontological Society of America's 67th Annual Scientific Meeting, Washington, DC, 2014.
6) Sakuma N, et al: Distribution of Mini-Mental State Examination Scores among Urban Community-Dwelling Older Adults in Japan. International Journal of Geriatric Psychiatry, in press. DOI: 10.1002/gps.4513
7) 髙橋三郎，大野裕監訳: DSM-5精神疾患の診断統計マニュアル. 医学書院, 2014.
8) Ince P: Pathological correlates of late-onset dementia in a multicenter community-based population in England and Wales. *Lancet* **357**: 169-175, 2001.
9) Snowdon DA et al: Brain infarction and the clinical expression of Alzheimer disease; The Nun Study. *JAMA* **277**: 813-817, 1997.
10) Stern Y: What is cognitive reserve; Theory and research application of the reserve concept. *J Int Neuropsychol Soc* **8**: 448-460, 2002.
11) 柄澤昭秀: 人間の寿命, 精神の寿命, 高齢期のメンタルヘルス. 2015.
12) 竹中星郎: 老いの臨床. みすず書房, 2010.
13) Beekman ATF, et al: Review of community prevalence of depression in later life. *Br J Psychiatry* **174**: 307-311, 1999.
14) 粟田主一: うつ. 老年医学の基礎と臨床（大内尉義, 浦上克哉編）. ワールドプランニング, 2008.
15) 粟田主一: 抑うつ状態. 老年精神医学 **16**: 302-309, 2005.
16) 古城慶子: 高齢者の社会的孤立と精神病理. 老年精神医学 **22**: 678-681, 2011.
17) 小澤勲: 痴呆を生きるということ. 岩波書店, 2003.
18) E.H.エリクソン, et al（朝長正徳, 朝長梨枝子訳）: 老年期, 生き生きとしたかかわりあい. みすず書房, 1990.

1章 6 社会的機能の加齢変化

KEY ポイント

1. 大半の高齢者は自立している.
2. 社会的役割や知的能動性を維持することが介護予防につながる.
3. ソーシャルサポート・ネットワークの男女差は普遍的ではなく，コホートが経験したライフコースにより変わる可能性がある.

1. 生活機能による健康度の評価

WHO（世界保健機関）は，1984年に「高齢者の健康は生活機能の自立をもって定義する」と提唱した[1]．一方，わが国では高齢者の約60％は何らかの通院受療を続けているという実態もあり，高齢者の健康目標は単なる医学的検査数値の維持や寿命の延長ではなく，「一病息災」という意味も含めて，健康寿命の延伸，QOLの維持へとシフトしてきた．

1 大半の高齢者は社会の一員として自立している

高齢者の介護が社会的問題となって久しいが，その主な対象は「寝たきり」「認知症」といった自立困難な高齢者である．マスコミも高齢者−心身機能低下−介護−悲惨といった構図を強調する傾向にある．一方で，わが国をはじめ急速に少子・高齢化が進む先進国においては高齢者に備わる潜在能力を，いかにして社会全体の活性化につなげるかが問われている．実生活において，周囲の高齢者をみればわかるように，その大半は多様な人間関係を営みながら，健康度（生活機能）に応じた社会参加，社会貢献を変遷・継続しながら活力ある自立生活を送っていることが実感される（図1）[2]．

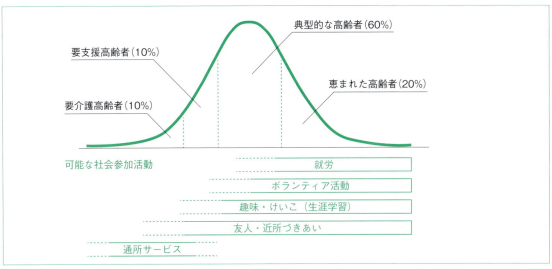

図1 生活機能からみた高齢者の健康度の分布と社会参加の推移

（文献2より引用）

このように，社会の一員として社会生活を維持，継続するためにはどのような機能が必要であろうか.

2 基本的ADL（日常生活活動能力）から高次生活機能の維持へ

(1) BADLとIADL

要介護認定などにみるように，高齢者の生活活動能力は，従来は主に，「基本的日常生活活動能力（basic activities of daily living ; BADL）」によって評価されてきた．しかし，地域高齢者の大半を占める高齢者は健常であり，これらBADLはほとんど維持されている．そこで，健常高齢者の生活活動能力を的確に評価するためには，さらに高次の能力を問う必要がある．こうしたBADLより上位の生活活動能力を生活機能とよぶ．その際に用いられるのが，手段的日常生活活動能力（instrumental ADL ; IADL）」である．IADLの具体的項目は，公共交通機関の利用，日用品の買い物，調理・家事，金銭管理，服薬管理といった社会生活において自立するための動作能力を指している．つまり，他人の介助，支援を必要とせず，ひとり暮らしができる能力ということができる．

(2) IADLよりさらに上位の能力の維持へ

一般に高齢者のBADLやIADLは，対人関係，役割，尊厳を含むQOL，家庭環境といったソフト面の環境要因やバリアフリー，交通アクセス環境といったハード面の環境要因など多様な心理，社会的要因と関連する場合が多い．たとえば，BADLやIADLが高く維持されている高齢者は，日々の精神的満足度（QOL）も高く，その基盤となる周囲の生活環境が良好な場合が多い．逆にバリアフリーが整備されていないと外出頻度が落ち，自宅に閉じ込もり状態に陥りやすくなり，廃用性に心身が衰弱していく場合も少なくない．つまり，BADLやIADLを維持すること自体に，さらに上位の心理・社会学的好条件が要求されるのである．Lawtonは人間の活動能力を7つのレベルに分けて体系化している（図2）[3]．

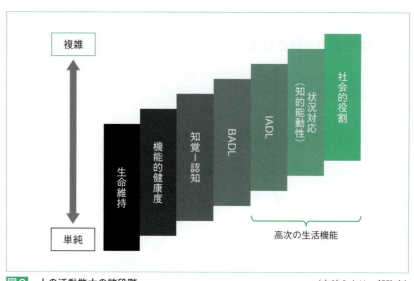

図2　人の活動能力の諸段階　　　　　（文献3より一部改変）

（3）老研式活動能力指標

　Lawtonのモデルを基盤に，IADLと，さらに上位の2つの能力について定量化された評価尺度が，東京都老人総合研究所で開発された老研式活動能力指標である（表1）[4]．13項目からなる質問表により，地域の健康調査などに広く活用されている．

　この尺度は1～5は手段的自立またはIADL，6～9は図2の「状況対応」に相当するもので，余暇や創作活動などの積極的な知的活動の能力（＝「知的能動性」），そして，10～13は人とのつながり（ソーシャルネットワーク）を重視し，地域で社会的な役割をもち続ける能力（＝「社会的役割」）を測るものであり，3つの下位尺度を個別に5点，4点，4点満点で測定することもできる．

表1 老研式活動能力指標の各項目と下位三尺度

1. バスや電車を使って一人で外出できますか．	手段的自立
2. 日用品の買い物ができますか．	
3. 自分で食事の用意ができますか．	
4. 請求書の支払いができますか．	
5. 銀行預金・郵便貯金の出し入れができますか．	
6. 年金などの書類が書けますか．	知的能動性
7. 新聞を読んでいますか．	
8. 本や雑誌を読んでいますか．	
9. 健康についての記事や番組に関心がありますか．	
10. 友だちの家を訪ねることがありますか．	社会的役割
11. 家族や友だちの相談にのることがありますか．	
12. 病人を見舞うことができますか．	
13. 若い人に自分から話しかけることがありますか．	

（文献4より引用）

2．社会的機能の加齢変化

1 社会的役割とIADLの加齢変化の関係

　人は集団や組織に所属し，そこで何らかの地位（社会的地位）を得て，その地位にふさわしい行動，つまり社会的役割を期待されており，その役割を果たすことが社会貢献といえる[5]．高齢者においては就労からの引退に伴う職業上の地位・役割の喪失や，家庭内では子どもの独立や配偶者との死別による親あるいは配偶者としての地位・役割の喪失といった社会的役割からの離脱が強調されることが多い．高齢期における社会的役割の喪失がその後の心身の健康に正負いずれの影響を及ぼすかという体系的な研究は，老年社会学の分野において1970年代からLemonら[6]の提唱した「活動理論」に始まったといえる．「活動理論」によると，社会的役割の喪失が少ないほど，他者との人間関係や社会活動が維持されやすく，結果的に自己を肯定することにより主観的幸福感が損なわれにくいとされる．現在まで，社会的役割の維持が健康に好影響を与えることを実証した研究の大半は，「活動理論」を根拠としている．

　わが国においても，東京都健康長寿医療センター研究所（旧，東京都老人総合研究所）による東京都小金井市と秋田県南外村（現，大仙市南外地区）の65歳以上住民の代表サンプルを対象とした縦断研究（TMIG-LISA）[7]の結果，老研式活動能力指標の総合点が満点であった者のみを最長8年間追跡していくと，加齢に伴って社会的役割あるいは知的能動性→IADL→BADLの順で生活機能が低下していくことがわかった[8,9]．つまり，より早期に低下しやすい「社会的役割」や「知的能動性」を維持することがIADLの長期維持，ひいては介護予防につながるといえる（3章-6，162頁参照）．

2 ソーシャルネットワークの加齢変化と時代による変化

　社会生活を円滑に送ることができる機能を生活機能とよぶとすると，その構成要素である社会的機能とは家族，友人，近隣の人など，周囲の人々や団体・組織との社会関係（social relationships）を結ぶことができる能力と考えられる．社会関係

は対人的な相互作用や交流に関する包括的な概念であるが[10]，構造的・量的側面と機能的・質的側面に大別される．

社会関係の構造的・量的側面には，個人と周囲の人々との個々の関係およびその関係全体を測定するソーシャルネットワーク（social network）や，社会活動への参加の多寡を含めて測定する社会的統合（social integration）がある．具体的には，配偶者の有無，親戚数，友人数など社会関係の数，ネットワークの規模・サイズや接触頻度（対面型：会う頻度，非対面型：電話・メールの頻度）などを尋ねる．

社会関係の機能的・質的側面に着目する場合，支援の授受を測定するソーシャル・サポート（social support）と，楽しい時間や余暇を一緒に過ごすコンパニオンシップ（companionship）がある．前者については，共感，励まし，好意，尊敬などを示す情緒的サポート（emotional support）と，サービスや実体的な援助を提供する手段的（道具的）サポート（instrumental support）に分類され，さらに有意義な情報や案内を提供する情報的サポートを加えることもある[11]．

ここでは，客観的に測定しやすいソーシャルネットワークに着目し，ソーシャルネットワークの加齢変化と時代による変化を示した．

東京都老人総合研究所が東京大学，ミシガン大学と共同で継続している全国高齢者縦断調査を用いて，小林ら[12]は，異なるライフステージで高度経済成長期を経験した3つの出生コホート（C1：～1915年，C2：1916～1925年，C3：1926～1936年）を対象に，①高齢期の社会的ネットワークやその加齢変化におけるコホート差と，②コホート効果（時代による差）の媒介要因を検討した．ネットワークは，親友数，親しい近隣数，友人等との対面接触頻度，所属グループ数，グループ参加頻度で測定した．全国の60歳以上を対象とした7回の縦断調査から4,999人，1万6,955件のデータを用いてHierarchical Linear Modelによるマルチレベル分析を行った結果，どのネットワークも加齢に伴い曲線的に減少していたが，グループ参加の変化の仕方はコホートにより異なっていた（図3）．また，男性では最近の2コホート（C2，C3）はC1に比べて親しい近隣数や対面接触頻度が低いのに対し，女性では親しい近隣数のコホート差は男性より小さく，親友数や友人などとの対面接触頻度は最近のコホートのほうが高い傾向があり，男女差（女性＞男性）が拡大していた．グループ数，参加頻度は，C1では男性のほうが女性より高かったが，グループ参加頻度についてはC3で男女差が逆転していた．コホート効果の一部は社会経済的要因により説明できたが，健康・

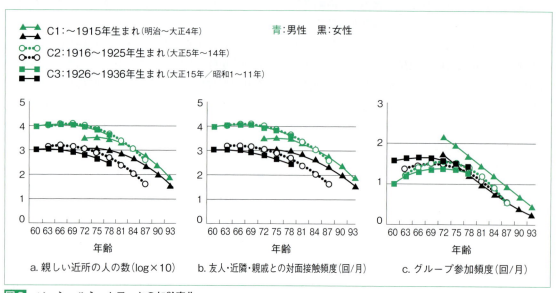

図3 ソーシャルネットワークの加齢変化

社会経済的・家族要因投入後もコホート差は残った．この結果は，ソーシャルネットワークの男女差は普遍的ではなく，コホートが経験したライフコースにより変わりうることを示している．

3. 保健福祉施策における社会的機能の重要性

わが国の健康施策の骨格の一つに「健康日本21」がある．第一次プロジェクトでは2000〜2012年にかけて，各種のキャンペーンが展開されたが，個人の生活習慣の改善に特化して焦点が当てられたため，成果は必ずしも十分とはいえなかった．そもそも個人の生活習慣を変容，改善するためにはその重要性を理解し，実行に移すことができる最低限の生活機能が維持されている必要がある．しかし，急激な超高齢社会の到来により認知症やフレイル高齢者をはじめ心身機能が低下した人々が増加した．一方，高齢者年齢になるとともに生活保護受給者の割合は高くなり，所得格差も高年齢になるとともに拡大傾向にある．当初は生活機能が維持されていても，経済的困窮から適切な医療介護サービスへのアクセスや健康的な食習慣，居住環境の維持が困難になることも少なくない．とりわけ，健康障害や社会生活上のリスクに遭遇しやすい75歳以上では所得格差が拡大することから，健康に及ぼす影響について注意を要する．

たとえば，認知機能が低下した独居高齢者においては，金銭管理や服薬管理すら困難な状況であり，主体的かつ自己判断による保健行動を期待できないことは明らかである．このように心身機能が低下した高齢者でも，あまねく健康的な生活が送れるような社会環境整備の必要性が認識されるようになった．健康にとって望ましい社会環境整備のあり方についての議論が重ねられた末，2012年7月に「健康日本21（第二次）」[13]が発表された．そこでは「健康寿命の延伸」に加えて，「健康格差の縮小」がスローガンに掲げられた．健康格差とは，地域や社会経済状況の違いによる集団における健康状態の差を意味する．

そして健康格差を決定する社会環境要因（social determinants of health）について，欧米では，イギリスを中心として議論が重ねられてきた．WHOのヨーロッパ事務局は，1998年に『健康の社会的決定要因：確かな事実（Social Determinants of Health: The Solid Facts）』を公表し，2003年には第2版を発表した[14]．そこでは，以下の10の要因を指摘している．

①社会格差，②ストレス，③幼少期，④社会的排除，⑤労働，⑥失業，⑦ソーシャルサポート・ネットワーク，⑧薬物依存，⑨食品，⑩交通．

これらの要因の抜本的な解決策の大半は，国や自治体レベルの制度政策に委ねられることはうまでもない．その中で，市民レベルでもある程度，是正・介入可能な要因にあるのが，⑦ソーシャルサポート・ネットワークといえる．

高齢者が住み慣れた地域で円滑な社会生活を営むことを目指す地域包括ケアシステムを構築するうえで，高齢者を取り巻くソーシャルサポート・ネットワークはその基盤といえる．健常高齢者においては，地域における互助の担い手として期待されると同時に，フレイル，認知機能低下高齢者においてはセーフティネットの拠りどころとなる．

今後は，こうした住民の互助に加えて，理学療法士をはじめとした専門職が加齢とともに需要が増す地域のソーシャルサポート・ネットワークの資源として組み込まれていくものと思われる．

（藤原佳典）

文献

1) The Use of Epidemiology in the Study of the Elderly: Report of a WHO Science Group on the Epidemiology of Aging. World Health Organ *Tech Rep Seri* **706**: 1-84, 1984.
2) 藤原佳典：高齢者のシームレスな社会参加と世代間交流―ライフコースに応じた重層的な支援とは. 日本世代間交流学会誌 **4**：17-24, 2014.
3) Lawton M P: Assessing the competence of older people. Research, Planning, and Action for Elderly: the Power and Potential of Social Science, Kent DP et al (eds), Behavioral Publications, New York, 1972, pp122-143.
4) 古谷野 亘・他：地域老人における活動能力の測定―老研式活動能力指標の開発. 日公衛誌 **34**：109-114, 1987.
5) 古谷野 亘, 安藤孝敏編：新社会老年学, ワールドプランニング, 2003, pp141-152.
6) Lemon BW et al: An exploration of the activity theory on aging: Activity types and life satisfaction among in-movers to a retirement community. *J Gerontol* **27**: 511-523, 1972.
7) Suzuki T, Shibata H: An introduction of the Tokyo Metropolitan Institute of Gerontology Longitudinal Interdisciplinary Study on Aging (TMIG-LISA, 1991-2001). *Geriatr Gerontol Int* **3**: S1-S4, 2003.
8) Fujiwara Y et al: Longitudinal changes in higher-level functional capacity of an older population living in a Japanese urban community. *Arch Gerontol Geriatr* **36**: 141-153, 2003.
9) Fujiwara Y et al: Changes in TMIG-Index of Competence by subscale in Japanese urban and rural community older populations: Six- year prospective study. *Geriatr Gerontol Int* **3**: S63-S68, 2003.
10) Antonucci TC et al: Social network, support and integration. In: Encyclopedia of Gerontology, Birren JE (eds), Academic Press, New York, 1996, pp505-515.
11) Rook KS, Pietromonaco P: Close relationships: Ties that heal or ties that bind? In: Advances in Personal Relationships, Vol. 1, W. H. Jones D. Perlman (Eds), JAI Press, Greenwich, CT, 1987, pp1-35.
12) 小林江里香, Liang J：高齢者の社会的ネットワークにおける加齢変化とコホート差
全国高齢者縦断調査データのマルチレベル分析. 社会学評論 **62**：356-374, 2011-2012.
13) 厚生労働省：健康日本21（第2次）：http://www.mhlw.go.jp/stf/seisakunitsuite/bunya/kenkou_iryou/kenkou/kenkounippon21.html
14) World Health Organization. Social determinants of health: The solid facts. 2nd ed. 2003.
http://www.euro.who.int/__data/assets/pdf_file/0005/98438/e81384.pdf
（WHOヨーロッパ事務局：『健康の社会的決定要因：確かな事実 第2版』：http://www.tmd.ac.jp/med/hlth/whocc/pdf/solidfacts2nd.pdf）

1章 7 高齢者を取り巻く社会環境の変化

> **KEY ポイント**
> 1. 加齢に伴い生活機能が低下すると，高齢者を取り巻く社会環境の影響は大きくなる．さらに，超高齢社会を迎えたわが国においては，社会環境そのものも急速に変化している．
> 2. 独居高齢者の増加や地域のつながりの喪失を背景に，高齢者の社会的孤立が大きな社会問題になっている．また，増え続ける要介護高齢者を地域で支えるために，介護保険サービスの安定した提供や地域包括ケアシステムの構築が喫緊の課題となっている．
> 3. 理学療法士は，高齢患者がこれまで生きてきた固有の社会環境について知り，これから新たに直面する社会環境の変化について想像力を働かせ，適切なリハの目標を設定することが必要である．

加齢に伴い生活機能が低下すると，高齢者を取り巻く社会環境の影響は大きくなる．また，超高齢社会を迎えたわが国においては，社会環境そのものも急速に変化している．本項では，高齢期における社会環境と，超高齢社会を迎えたわが国における社会環境の変化について述べる．

1. 高齢者を取り巻く社会環境

高齢者にとって，社会環境はどのような意味をもつのだろうか？ 2001年に世界保健機関（World Health Organization；WHO）が打ち出した国際生活機能分類（International Classification of Functioning, Disability and Health；ICF）[1]は，高齢期における社会環境を考えるための一つの視座となる．

1 高齢者の社会環境と国際生活機能分類（ICF）

ICFは，1980年にWHOが提唱した国際障害分類（International Classification of Impairments, Disabilities and Handicaps；ICIDH）の改定版であるが，その構成要素は大きく異なっている（図1）．最も大きな変更点の一つが，障害の社会モデル（障害者の人生を困難にしているのは社会に原因があるとする考え方）の影響を色濃く受けた「環境因子」の登場であろう．ICFにおける環境因子は，「人々が生活し，人生を送っている物的な環境や社会的環境，人々の社会的な態度による環境を構成する因子」と定義されている．性別や人種などの「個人因子」とともに，生活機能や障害に影響する「背景因子」として位置付けられており，さまざまな構成要素が「生産品と用具」，「自然環境と人間がもたらした環境変化」，「支援と関係」，「態度」，「サービス・制度・政策」という5つの分類にまとめられている（図2）．従来のICIDHでは，加齢による心身機能・身体構造の変化が，活動制限や参加制約の原因になることは読み取れた．ICFではこれに加え，生活機能（心身機能・身体構造，活動，参加）と環境因子の間に相互作用があることまでもが表されている[2]．

2 促進因子と阻害因子

ICFの環境因子は，肯定的にも否定的にも作用するとされている．肯定的な働きをする場合，それは「促進因子」になり，否定的な働きをする場

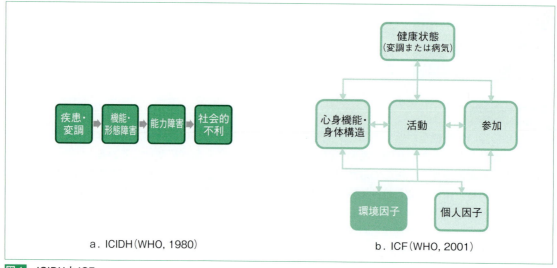

図1 ICIDHとICF

生産品と用具			
e110	個人消費用の生産品や物質	e360	その他の専門職
e115	日常生活における個人用の生産品と用具	e398	その他の特定の，支援と関係
e120	個人的な屋内外の移動と交通のための生産品と用具	e399	詳細不明の，支援と関係
e125	コミュニケーション用の生産品と用具	態度	
e130	教育用の生産品と用具	e410	家族の態度
e135	仕事用の生産品と用具	e415	親族の態度
e140	文化・レクリエーション・スポーツ用の生産品と用具	e420	友人の態度
e145	宗教とスピリチュアリティ儀式用の生産品と用具	e425	知人・仲間・同僚・隣人・コミュニティの成員の態度
e150	公共の建物の設計・建設用の生産品と用具	e430	権限をもつ立場にある人々の態度
e155	私用の建物の設計・建設用の生産品と用具	e435	下位の立場にある人々の態度
e160	土地開発関連の生産品と用具	e440	対人サービス提供者の態度
e165	資産	e445	よく知らない人の態度
e198	その他の特定の，生産品と用具	e450	保健の専門職者の態度
e199	詳細不明の，生産品と用具	e455	その他の専門職者の態度
自然環境と人間がもたらした環境変化		e460	社会的態度
e210	自然地理	e465	社会的規範・慣行・イデオロギー
e215	人口・住民	e498	その他の特定の，態度
e220	植物相と動物相	e499	詳細不明の，態度
e225	気候	サービス・制度・政策	
e230	自然災害	e510	消費財生産のためのサービス・制度・政策
e235	人的災害	e515	建築・建設に関連するサービス・制度・政策
e240	光	e520	土地計画に関連するサービス・制度・政策
e245	時間的変化	e525	住宅供給サービス・制度・政策
e250	音	e530	公共事業サービス・制度・政策
e255	振動	e535	コミュニケーションサービス・制度・政策
e260	空気の質	e540	交通サービス・制度・政策
e298	その他の特定の，自然環境と人間がもたらした環境変化	e545	市民保護サービス・制度・政策
e299	詳細不明の，自然環境と人間がもたらした環境変化	e550	司法サービス・制度・政策
支援と関係		e555	団体と組織に関するサービス・制度・政策
e310	家族	e560	メディアサービス・制度・政策
e315	親族	e565	経済に関するサービス・制度・政策
e320	友人	e570	社会保障サービス・制度・政策
e325	知人・仲間・同僚・隣人・コミュニティの成員	e575	一般的な社会的支援サービス・制度・政策
e330	権限をもつ立場にある人々	e580	保健サービス・制度・政策
e335	下位の立場にある人々	e585	教育と訓練のサービス・制度・政策
e340	対人サービス提供者	e590	労働と雇用のサービス・制度・政策
e345	よく知らない人	e595	政治的サービス・制度・政策
e350	家畜・家禽など	e598	その他の特定の，サービス・制度・政策
e355	保健の専門職	e599	詳細不明の，サービス・制度・政策

図2 ICFにおける環境因子（第2レベルまでの分類）

（文献1より引用）

合は「阻害因子」になる．高齢者の促進因子としてわかりやすいものは「生産品と用具」に多く含まれる．例えば高齢者のコミュニケーションを助ける眼鏡や補聴器は，高齢期における視覚や聴覚の機能低下を代償し，日常生活活動や参加のレベル維持に役立つ促進因子である．近年は，手段的日常生活活動を支援するテクノロジーが発展しており，屋内外の移動を助ける乗り物や服薬のアドヒアランスを上げるためのコミュニケーションロボットなども開発されている[3]．高齢者は，工学技術の進歩の影響をダイレクトに享受できる集団であるといえるだろう．

一方，高齢者にとっての阻害因子の代表的なものの1つに「自然災害」がある．東日本大震災による犠牲者を年齢別でみてみると，その数は高齢者に特に多いことがわかる（図3）[4]．高齢者は，災害時に特別な支援を必要とする「災害時要援護者」であり，若年者よりも災害による環境変化の影響を強く受けやすい．加齢による認知機能や身体機能の低下は，災害対策や避難行動だけではなく，被災後の（避難）生活にも大きな影響を及ぼすのである．事実，被災後に健康を害して亡くなってしまう震災関連死は高齢者に圧倒的に多い（図4）[5]．

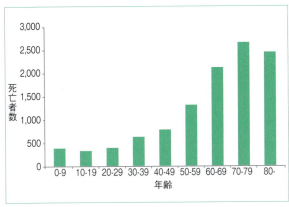

図3　東日本大震災による年齢階級別死亡者数
（文献4より引用）

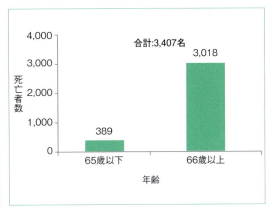

図4　東日本大震災における震災関連死の死者数
（2015年9月30日現在）
（文献5より引用）

2. 超高齢社会における社会環境の変化

わが国は，世界に類をみないスピードで超高齢社会になった．現在，日本の高齢化率（総人口に占める65歳以上人口の割合）は25％を超え，高齢者が4人に1人の超高齢社会を迎えている[6]．この急速な変化は，高齢者を取り巻く社会環境に大きな影響を及ぼしている．

1 家族の変化

まず，高齢者にとって最も身近な社会環境である家族について，その時代変化をみてみよう．図5は，高齢者のいる世帯の家族構成についてまとめられたものである．1980年には最も一般的であった三世代世帯の割合は徐々に減り，代わりに単独世帯や夫婦のみの世帯が増えたことがわかる．単独世帯増加の背景には，未婚率や離別率の上昇があり，男性よりも平均寿命の長い女性の単独世帯が増えている（図6）．近年，大きな社会問題となっている高齢者の消費者被害，犯罪，自殺などの背景には，家族を含む他者とのつながりを喪失した高齢者の社会的孤立がある．学術分野においては，社会的孤立を可視化した概念であるソーシャル・ネットワークの研究が進められており，心身機能低下のみならず，死亡率や自殺との関連が古くから報告されている[7,8]．また，筆者らが千葉県柏市で実施している高齢者大規模健康調査（通称，柏スタディ）のデータからは，孤食（い

つも1人で食事をしている状態）とうつ傾向との関連が明らかにされている[9].

2 地域の変化

次に，高齢者を取り巻く地域の変化について考えてみよう．最近，無縁社会や孤立死など，地域の崩壊を想起させるような言葉をよく耳にするようになった．高齢者の健康とソーシャル・キャピタル（地域における人とのつながりを資本としてとらえた概念）が関連することは自明であるが[10]，ソーシャル・キャピタルの重要性が広く認識されつつある一方，多くの地域においてそれが徐々に失われつつあるという状況に陥っている．特に過疎化や高齢化が進んでいる限界集落などにおいては，ソーシャル・キャピタルを増やすことには限界がある．今後，人とのつながりを促進するとされるコレクティブハウスやサービス付き高齢者住宅などの新たな住まいの形態が注目を集めることになっていくだろう[11].

3 サービス・制度・政策の変化

最後に，サービス，制度，政策の変化をみてみよう．わが国における高齢者を対象とした制度の代表的なものは，2000年に導入された介護保険制度であろう．従来家族が抱えていた介護の負担を社会全体で担おうとするこの制度は，ドイツや北欧の国々の社会保障制度をモデルにつくられた．介護保険制度は，被保険者による意思決定，医療費抑制，介護者の負担軽減，コミュニティへのケア資源配分などを目指したものであり，「ケアの社会化」とも評されている[12]．介護保険制度の財源は国・都道府県・市区町村と保険料で半々になっているが，要介護認定者の増加に伴う介護費の上昇にどのように対処すべきかが大きな政治的課題

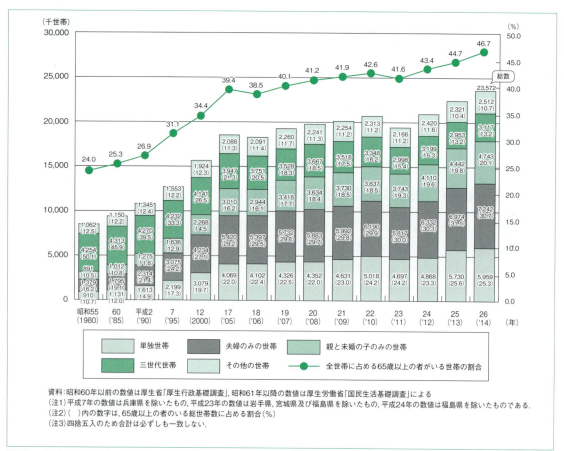

図5　高齢者のいる世帯数および構成割合

（文献6より引用）

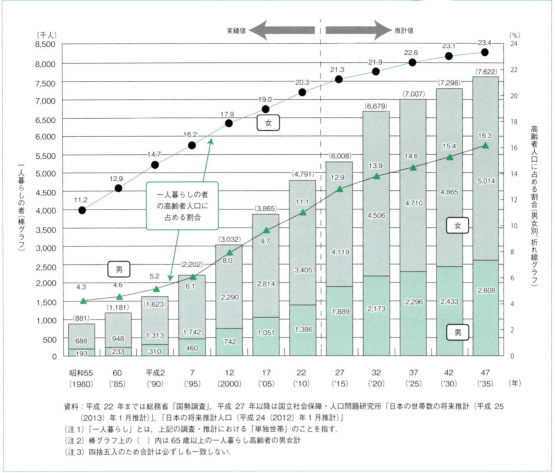

図6 一人暮らし高齢者の動向　　　　　　　　　　　　　　　　　　　　　　　　　　　　　　　（文献6より引用）

にもなっている．

　現在，厚生労働省は，高齢者が最期まで住み慣れた地域で自分らしい暮らしを送れるように，「地域包括ケアシステム」の構築を推進している[13]．このシステムは，それぞれの地域特性をいかした形で，包括的な支援（住まい，医療，介護，予防，生活支援）が必要な高齢者に提供されることを目指したものである（図7）．例えば千葉県柏市では，行政と医師会の連携による在宅医療と医療介護連携が進められ，リハ専門職も地域包括ケアシステム構築の重責を担っている[14]．今後，医療介護とその他の分野とのバランスのとれた連携やサービス提供量の適正化（必要な対象者に必要な量だけ提供されること）が進められ，一人ひとりの高齢者が最期までいきいきと暮らせるような地域が増えていくことが望まれる．

　本項では，高齢者を取り巻く社会環境をICFの枠組みを用いて整理し，超高齢社会を迎えたわが国における社会環境の変化について述べた．人間は社会的動物であり，私たちは皆，社会環境の中で生きている．理学療法士は，高齢患者がこれまで生きてきた固有の社会環境について知り，これから新たに直面する社会環境の変化について想像力を働かせ，適切なリハの目標を設定することが必要である．それは，高齢患者のQOL向上に不可欠であると同時に，高齢化のフロントランナーであるわが国において高齢者のリハに携わる醍醐味でもある．

（高橋　競，飯島勝矢）

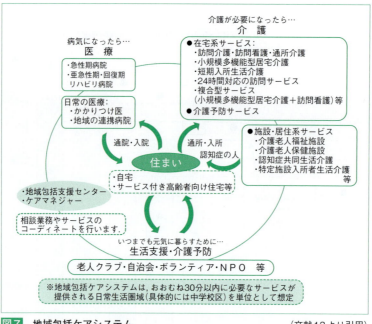

図7 地域包括ケアシステム　　　　　　　　　　　　　　　　　（文献13より引用）

文献

1） 世界保健機関：ICF国際生活機能分類－国際障害分類改定版．中央法規，2002．
2） 上田　敏：リハビリテーションの思想―人間復権の医療を求めて．第2版増補版，医学書院，2004．
3） 国立障害者リハビリテーションセンターホームページ：大切な情報を知らせてくれるロボット―高齢者の記憶と認知機能低下に対する生活支援ロボットシステムの構築：
http://www.rehab.go.jp/ri/kaihatsu/papero_html/index.html
4） 内閣府：平成23年版　高齢社会白書．2011．
5） 復興庁：東日本大震災における震災関連死の死者数（2015年9月30日閲覧）：
http://www.reconstruction.go.jp/topics/main-cat2/sub-cat2-6/20151225_kanrenshi.pdf
6） 内閣府：平成28年版　高齢社会白書．2016．
7） Seeman TE et al：Social network ties and mortality among the elderly in the Alameda County Study. Am J Epidemiol **126**：714-723, 1987.
8） Veiel HO et al：The social supports of suicide attempters: the different roles of family and friends. Am J Community Psychol **16**：839-861, 1988.
9） Kuroda A et al：Eating Alone as social disengagement is strongly associated with depressive symptoms in Japanese community-dwelling older adults. J Am Med Dir Assoc **16**：578-585, 2015.
10） イチロー・カワチ，等々力英美：ソーシャル・キャピタルと地域の力―沖縄から考える健康と長寿．日本評論社，2013．
11） 東京大学高齢社会総合研究機構：東大がつくった確かな未来視点を持つための高齢社会の教科書．ベネッセコーポレーション，2013．
12） Tamiya N et al：Population ageing and wellbeing: lessons from Japan's long-term care insurance policy. Lancet **378**（9797）：1183-1192, 2011.
13） 厚生労働省ホームページ：地域包括ケアシステム：
http://www.mhlw.go.jp/stf/seisakunitsuite/bunya/hukushi_kaigo/kaigo_koureisha/chiiki-houkatsu/
14） 東京大学高齢社会総合研究機構：地域包括ケアのすすめ―在宅医療推進のための多職種連携の試み．東京大学出版会，2014．

1章 8 日本の社会と人口動態

> **KEY ポイント**
> 1. わが国の人口構造は，経済，社会の発展とともに大きく変化してきた．わが国は世界一の高齢化大国となって久しく，今後も少子化によって人口が減少していく中で，高齢化率は増加を続ける．
> 2. 特に75歳以上の後期高齢者の割合が，65～74歳の前期高齢者の割合を上回って顕著に増加していくと見込まれており，要介護者数の増加やそれに伴う社会保障費の上昇，高齢者1人を支える生産年齢人口の減少などが社会問題となっている．
> 3. 高齢化の状況や人口構造の変化に関する基礎知識や社会的背景の理解は，高齢者の医療，保健，福祉を考えるうえで不可欠である．

1. 高齢化の現状

　わが国は世界で最も高齢化が進行しており，人類史上経験したことのない超高齢社会を迎えている．2015（平成27）年12月1日現在の日本の65歳以上の高齢者人口は3,405万人で，総人口（1億2,710万人）に占める割合は26.8％となった（表1）[1]．そのうち，男性は1,472万人，女性は1,932万人で，男女比は約3：4となっている．また，高齢者人口のうち，65～74歳の前期高齢者は1,756万人（男性833万人，女性922万人）で総人口に占める割合は13.8％，75歳以上の後期高齢者は1,649万人（男性639万人，女性1,010万人，性比63.1）で，総人口に占める割合は13.0％である．男女比は，前期高齢者で約1：1であるのに対して，後期高齢者では約3：5となり，高齢になるほど女性の占める割合は増加する．当然，高齢化率も，男性の23.8％と比較して女性では29.6％と高く，30％に迫っている．

表1　日本の人口と構成比の現状

	総数		男性		女性	
	人口（万人）	構成比（％）	人口（万人）	構成比（％）	人口（万人）	構成比（％）
総人口	12,710	100	6,183	100	6,528	100
年少人口（0～14歳）	1,608	12.7	824	13.3	784	12.0
生産年齢人口（15～64歳）	7,698	60.6	3,887	62.9	3,811	58.4
高齢者人口（65歳以上）	3,405	26.8	1,472	23.8	1,932	29.6
前期高齢者人口（65～74歳）	1,756	13.8	833	13.5	922	14.1
後期高齢者人口（75歳以上）	1,649	13.0	639	10.3	1,010	15.5

（文献1より引用）

2. 日本の人口と高齢化の将来

わが国の人口は，戦後一貫して増加し，高度経済成長期には，年平均1％程度と安定的に推移した．近年では，総人口は横ばいとなり，人口減少局面を迎えている．2048年には1億人を割って9,913万人となり，その後も減少し続け，2060年には9,000万人を割り込むと推計されている（図1）[2]．生産年齢人口（15～64歳）は，1995年に8,716万人でピークを迎え，その後減少に転じ，2013年には7,901万人と1981年以来32年ぶりに8,000万人を下回った．

一方で高齢化率（総人口に占める高齢者の割合）は，1950年には4.9％であったが，1970年に7％を超えて「高齢化社会」となり，1994年には14％を超えて「高齢社会」に，2007年には高齢化率が世界に先駆けて21％を突破し，「超高齢社会」となった．総人口が減少する一方で高齢者が増加することで高齢化率は今後も上昇し続け，2035年には33.4％で3人に1人が高齢者となり，2060年には39.9％に達して，約2.5人に1人が高齢者となると推計されている．さらに注目すべきは，その内訳である（図2）．1980年頃までは，前期高齢者の約半分程度であった後期高齢者の割合が，2015年頃を境に逆転して増加を続け，2060年には前期高齢者の約2倍の26.9％と推計される．すなわち，現在の高齢化率と同じ割合にまで増加し，4人に1人が後期高齢者となる．このように，超高齢社会における人口動態は，年少人口，生産年齢人口，高齢者人口という従来の3区分でなく，前期高齢者と後期高齢者を含めた4区分でとらえていく必要がある．

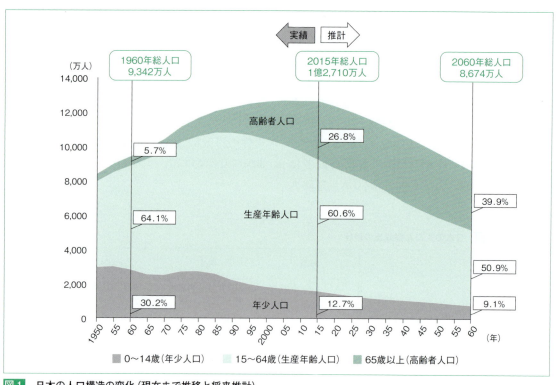

図1 日本の人口構造の変化（現在まで推移と将来推計）

※次の文献を元に作成した．
～2010年：総務省：国勢調査．
2015年：総務省：文献1，人口推計（平成27年国勢調査人口速報集計による人口を基準とした平成27年12月1日現在確定値）．2015．
2020年～：国立社会保障・人口問題研究所：文献2，日本の将来推計人口（平成24年1月推計）」の出生中位・死亡中位仮定による推計結果．2012．

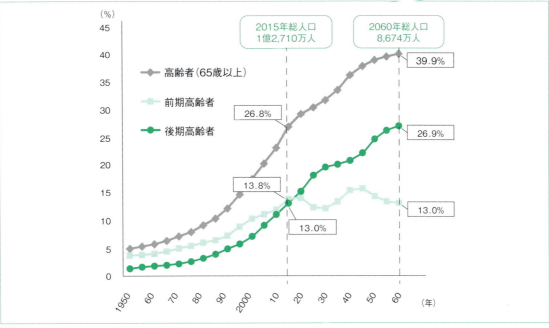

図2　日本の高齢化率の推移

※次の文献を元に作成した．
〜2010年：総務省：国勢調査．
2015年：総務省：文献1，人口推計（平成27年国勢調査人口速報集計による人口を基準とした平成27年12月1日現在確定値）．2015．
2020年〜：国立社会保障・人口問題研究所：文献2，日本の将来推計人口（平成24年1月推計）」の出生中位・死亡中位仮定による推計結果．2012．

3. 高齢化の要因

　高齢化には，死亡率が低下したことにより寿命が延び，高齢者人口そのものが増加したこと（なかなか死亡しなくなった），少子化により若年人口が減少したこと（生まれなくなった）の2つの要因が大きくかかわっている（図3）[3]．戦後以降，個人の経済状況の向上とともに生活・健康水準が着実に改善し，乳幼児から高齢者に至るまで国民全体の疾病への抵抗力が向上した．医療技術の進歩とともに，公的医療保険（国民皆保険）のような社会保障制度が整備されたことも死亡率の減少に寄与している．平均寿命は，2014年現在で男性80.5歳，女性86.83歳となっている[4]．これは世界最高の水準といえ，今後も延伸することが見込まれている．なお，1980年代以降の死亡率の上昇傾向は，他の年代と比較して死亡率が高い高齢者の割合が増加したことで生じているものであり，年齢構成比率に変化なしと仮定した場合には，死亡率は低下傾向を示す．一方で出生率は，第2次ベビーブーム（1971〜74年）以降減少の一途をたどっている．

4. グローバルエイジング

　高齢化はグローバルな現象であり，わが国だけの問題ではない．世界の高齢化率は，1950年の5.1％から2015年には8.3％まで上昇した．さらに2060年には18.1％にまで上昇するものと推計されており，地球規模での高齢化が進展する．
　図4に高齢化率の推移の国際比較を示す[5]．ド

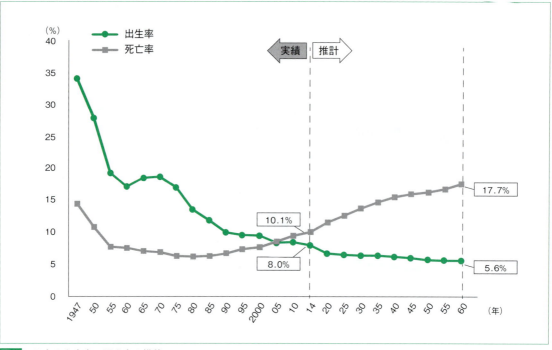

図3 日本の出生率・死亡率の推移

※次の文献を元に作成した.
~2014年：厚生労働省：人口動態統計.
2020年~：国立社会保障・人口問題研究所：日本の将来推計人口（平成24年1月推計）」の出生中位・死亡中位仮定による推計結果. 2012.

イツやフランスなどのヨーロッパの先進国は，1990年頃までは高齢社会の先頭を走っていた．一方で，2000年頃から日本をトップランナーとしたアジア諸国の高齢化が急激に進んだ．今後数十年にわたっても，日本は世界一の高齢化率を保持し続けることになると予想されているが，韓国では日本を上回るスピードで高齢化が進行し，2060年には37.1%と日本に肉薄すると見込まれている．比較的ゆっくりと高齢化が進行し，高齢社会に対応するための施策やモデルづくりに時間をかけて取り組むことのできた，スウェーデンをはじめとしたヨーロッパの先進国に対し，急激な高齢化に直面したアジア諸国では国民の意識も社会のシステムの対応も遅れている．また，今後は先進国のみでなく，開発途上国でも高齢化が進むものと予想されている．わが国は将来的には世界共通となる高齢化に伴う諸問題に対して先進的に取り組み，モデル的な役割を果たす必要がある．

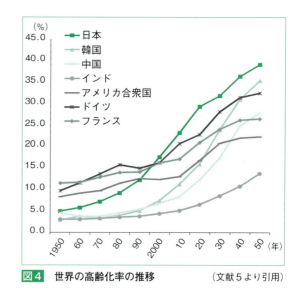

図4 世界の高齢化率の推移　　（文献5より引用）

5. 地域別にみた高齢化

都道府県別にみた2014年（実績）と2040年（推計）の高齢者人口と高齢化率を図5に示す[6,7]．2014年現在で最も高齢化が進んでいるのは，秋田県（32.6%）で，高知県（32.2%），島根県（31.8%），山口県（31.3%）と続く．一方，最も高齢化率が低いのが沖縄県（19.0%）で，東京都（22.5%），愛知県（23.2%），神奈川県（23.2%）と続いている．2040年には，最も高い秋田県で43.8%，最も低い沖縄県でも30.3%に達するものと推計される．特に，東京，神奈川，大阪などの大都市圏では高齢化の進行が顕著となる．2014年から2040年の変化の全国平均が9.7%であるのに対して，神奈川県では23.2%から11.8ポイント上昇して35.0%に，東京都では22.5%から11ポイント増加して33.5%となる．

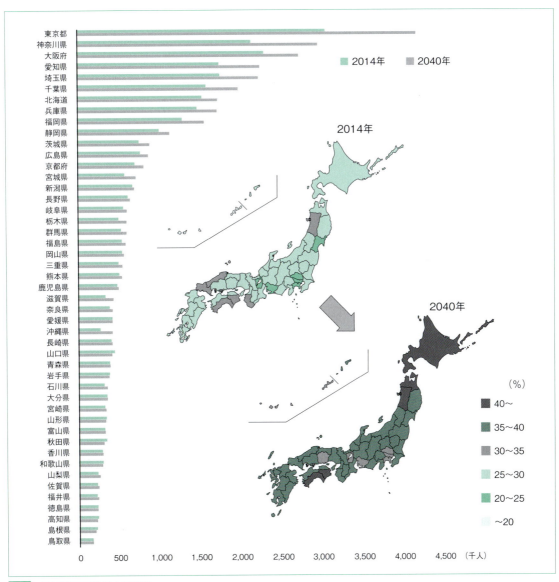

図5 地域別の高齢者人口推計

2014年：総務省統計局「人口推計（平成26年10月1日現在）」
2040年：国立社会保障人口問題研究所「日本の地域別将来推計人口（平成25年3月集計）」

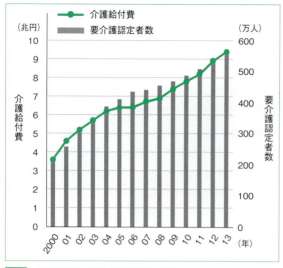

図6 要介護認定者数と介護給付費の推移　　（文献8より引用）

表2 要介護（支援）認定者と各年齢層の被保険者に占める割合

		認定者数（千人）	割合（％）
前期高齢者 （65-74歳）	要支援	231	1.4
	要介護	491	3
後期高齢者 （75歳以上）	要支援	1,357	8.8
	要介護	3,611	23.3

（文献8より引用）

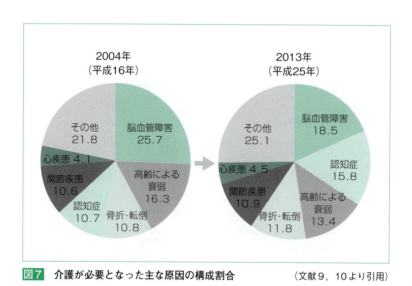

図7 介護が必要となった主な原因の構成割合　　（文献9, 10より引用）

6. 高齢者の介護

　介護保険制度において要介護または要支援と認定される人の数は増加し続けており，2013年時点で介護保険制度が開始した2000年の約2.6倍の569.1万人となっている（**図6**）[8]．それに伴って，介護保険サービスにかかる費用である介護給付費の総額も増加し，2013年では9.4兆円となった．このように高齢者の支援に関係する社会保障費の上昇は著しく，国の財政を圧迫する要因となっている．要支援，要介護の認定を受けた割合を年代別にみると，前期高齢者では要支援が1.4％，要介護が3％であるのに対して，後期高齢者では要支援が8.8％，要介護が23.3％であり，介護保険の認定を受ける高齢者の多くが75歳以上であることがわかる（**表2**）[8]．

　次に2013（平成25）年の国民生活基礎調査の介護が必要になった主な原因をみると，「脳血管障害」が18.5％と最も多く，「認知症」15.8％，「高齢による衰弱」13.4％，「骨折・転倒」11.8％，「関節疾患」10.9％と続く（**図7**）[9,10]．2004（平成16）年の結果と比較すると，含まれる要因そのも

のは変わっていないのに対して，構成割合に大きく変化がみられる．すなわち，2004年では，4位（10.7％）であった認知症の割合が10年間で約1.5倍となり，脳血管障害に次ぐ2位となっている．その要因として，後期高齢者の増加により，介護保険利用者の人口構成割合が変化したことが考えられる．要介護認定の要因として，脳血管障害は40〜70代の比較的若い世代で多いのに対して，後期高齢者では認知症，骨折・転倒，衰弱のように老年症候群が増加する．今後は，認知症や骨折・転倒の好発年齢となる後期高齢者の人口割合が急増していくことから，これらの老年症候群への対策は超高齢社会における重要課題の1つといえる．

（上村一貴）

文献
1）総務省：人口推計（平成27年国勢調査人口速報集計による人口を基準とした平成27年12月1日現在確定値）．2015．
2）国立社会保障・人口問題研究所：日本の将来推計人口（平成24年1月推計）の出生中位・死亡中位仮定による推計結果．2012．
3）厚生労働省：人口動態統計（平成26年）．2014．
4）厚生労働省：簡易生命表（平成26年）．2014．
5）UN：World Population Prospects：The 2015 Revision．2015．
6）総務省統計局：人口推計（平成26年10月1日現在）．2014．
7）国立社会保障・人口問題研究所：日本の地域別将来推計人口（平成25年3月集計）．2013．
8）厚生労働省：介護保険事業状況報告（年報）．
9）厚生労働省：国民生活基礎調査（平成16年）．2004．
10）厚生労働省：国民生活基礎調査（平成25年）．2013．

1章 9 高齢者の社会保障制度

> **KEY ポイント**
> 1. 理学療法士は，医療保険や介護保険を主とするさまざまな制度に準拠し，業務を遂行している．理学療法を実施するには，技術の研鑽のみならず，その技術をいかす拠りどころとなる制度についても一定の理解が必要である．
> 2. 近年，地域包括ケアシステムの推進をはじめ，将来の医療介護提供体制の確保に向けた社会保障制度の変化が絶えない．社会保障制度と制度の変遷を知ることで，わが国の保健・医療・福祉制度について，今後の方向性を予測し，新しい制度に即座に対応していくことが求められる．
> 3. 本項では，理学療法士にとって必要な社会保障制度の概要について解説するとともに，高齢者の理学療法にとりわけかかわりの深い，医療保険制度および介護保険制度について取り上げる．

1. 社会保障制度とは

1 社会保障制度の定義

憲法第25条では「すべて国民は，健康で文化的な最低限度の生活を営む権利を有する．国は，すべての生活部面について，社会福祉，社会保障及び公衆衛生の向上及び増進に努めなければならない」と，生存権について規定されている．

1950（昭和25）年の社会保障制度審議会の「社会保障制度に関する勧告」では，「社会保障制度とは，疾病，負傷，分娩，廃疾，死亡，老齢，失業，多子その他困窮の原因に対し，保険的方法又は，直接公の負担において経済保障の途を講じ，生活困窮に陥った者に対しては，国家的扶助によって最低限度の生活を保障するとともに，公衆衛生及び社会福祉の向上を図り，もってすべての国民が文化的社会の成員たるに値する生活を営むことができるようにすることをいう」と定義された．

社会保障制度は，国民の所得の喪失や減少，経済的困窮の恐れがある場合，国家的見地から保証することを目的として成立し，わが国では，戦後の緊急援護と基盤整備といった「救貧（公的扶助）」から，国民皆保険・皆年金といった「防貧（社会保険）」へと変遷してきた．

表1 社会保障の区分

公的扶助	生活保護
社会保険	年金保険，医療保険，雇用保険，労働者災害補償保険，介護保険
社会福祉	児童福祉，障害者福祉，高齢者福祉など
公衆衛生	公衆衛生，環境衛生など

2 社会保障の区分

社会保障は，社会保険と公的扶助に大別され，一般に先進諸国では，社会保険が中心で，公的扶助が社会保険を補足する関係にある（表1）．

3 社会保障の財政

2016（平成28）年度予算の一般歳出（国の一般会計歳出予算から国債費や地方交付税交付金等を除いたもの）に占める社会保障関係費は31兆9,738億円であり，その割合は約55％を占めている．また，内訳については，年金給付費，医療給付費および介護給付費で約8割を占めており，社会保障関係費は，急速に高齢化が進む中，着実かつ急速に拡大している（図1）．

社会保障に要する費用は，保険料や租税等によって支えられているが，近年は医療にかかる給

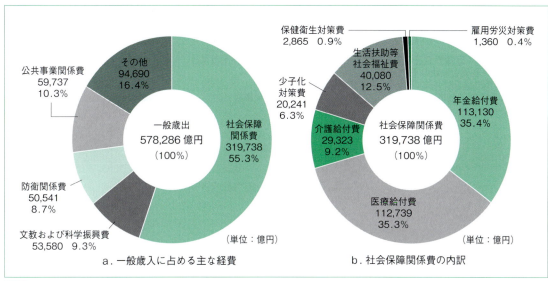

図1 2016（平成28）年度一般歳出と社会保障関係費　　（文献1より引用）

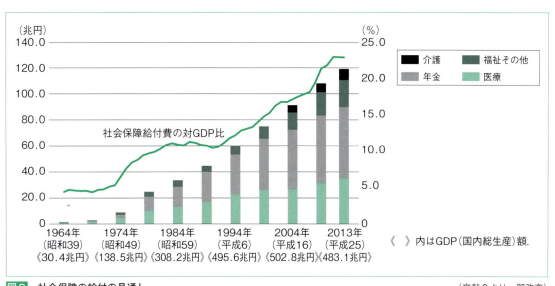

図2 社会保障の給付の見通し　　（文献2より一部改変）

付費の増加率よりも，福祉その他（特に介護）にかかる給付費の増加率が大きい（図2）．今後，さらなる少子高齢化の進展に伴い，支出が伸びることが見込まれ，社会保障を支える国民の負担が増加することが予想される．

2011年以降，「社会保障・税一体改革」では，給付は高齢者中心，負担は現役世代中心という現在の社会保障制度を見直し，現役世代も含めた，すべての人がより受益を実感できる全世代対応型の社会保障制度の構築を目指すこととされた．特に，現役世代への支援を強化するため，子育てに関する施策の拡充，貧困・格差対策が強化され，社会保障の安定的財源確保と国と地方の財政健全化を同時に達成することで，社会保障制度の持続可能性の確保と機能強化を行うものとされた．

2013年12月には，「持続可能な社会保障制度の確立を図るための改革の推進に関する法律」が成立し，社会保障制度改革推進本部および社会保障制度改革推進会議がつくられた．2016年度における，「社会保障の充実」として，子ども・子育て支援の充実，医療・介護の充実および年金制度の改善が示されている（図3）．

子ども・子育て支援の充実	医療・介護の充実	年金制度の改善
・子ども・子育て支援新制度の実施 ・幼児教育・保育と地域の子ども・子育て支援の総合的推進・充実 ・「待機児童解消加速化プラン」の実施　など	○医療・介護サービスの提供体制改革 ・病床の機能分化・連携 ・在宅医療の推進等 ・地域包括ケアシステムの構築 ○医療・介護保険制度の改革 ・医療保険制度の財政基盤の安定化 ・保険料に係る国民の負担に関する公平の確保 ○難病，小児慢性特定疾病に係る公平かつ安定的な制度の確立　など	・低所得高齢者・障害者等への福祉的給付 ・受需給資格期間の短縮 ・遺族年金の父子家庭への拡大　など

図3 2016（平成28）年度における社会保障の充実の内容　　　　　　　　　　　　　　　　（文献3より引用）

コラム

地域包括ケアシステム

地域包括ケアシステム（図，1章-7の図7, 46頁参照）とは，団塊の世代が75歳以上となる2025年を目途に，重度な要介護状態となっても住み慣れた地域で自分らしい暮らしを人生の最後まで続けることができるよう，住まい，医療，介護，予防，生活支援が一体的に提供されるシステムを指す．

75歳以上の人口が急増する大都市部や人口が減少する町村部など，高齢化の進展状況は地域により大きく異なるため，保険者である市町村や都道府県が，地域の自主性や主体性に基づき，地域の特性に応じて，地域包括ケアシステムを作り上げていくことが必要とされている．

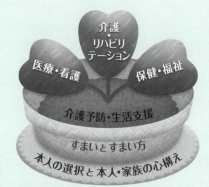

図 地域包括ケアシステムのイメージ

（文献4, 5より引用）

高齢化の進展により，疾病構造の変化を通じ，必要とされる医療の内容は，「病院完結型」から，地域全体で治し，支える「地域完結型」へと変化するといわれている．地域包括ケアを進めるため，医療分野では，病院・病床機能の役割分担を行い，より効果的，効率的な医療提供体制を構築するために，将来の医療需要に合わせて「高度急性期」，「急性期」，「回復期」といった機能の分化を進め，退院後の患者の受け皿となる在宅医療などを充実させることが求められている．また，介護分野では，地域ケア会議の推進や地域包括支援センターの機能強化などが進められている．

2. 医療保険制度

1 医療保険制度の歴史

　1938（昭和13）年，農山漁村の住民や都市の商工業自営業者を対象として，任意設立，任意加入に基づく国民健康保険法が制定された．1958（昭和33）年には，国民健康保険の実施を全市町村に義務付け，被用者保険の適用外のすべての住民に強制適用する新国民健康保険法が制定され，1961（昭和36）年4月に全面実施された．

　老人福祉法の改正により，1973（昭和48）年1月から老人医療の無料化が実施されたが，1982（昭和57）年に老人保健法が制定され，老人医療費については無料化を改め受診時の一部負担を導入することとされた．

　その後，いく度の改正を経た後，2006（平成18）年の健康保険法等の改正により，新たな高齢者医療制度が創設され，2008（平成20）年4月から施行された．

2 医療保険の仕組み

　医療保険による医療を受ける場合は，被保険者や被扶養者は医療機関で被保険者証などを提示し，一部負担金を払うだけで医療が受けられる現物支給が中心となっている（図4）．その他，傷病手当金や出産育児一時金などの定額の現金給付もある．現在，健康保険，共済，国民健康保険の被保険者，被扶養者の一部負担はともに3割〔義務教育就学前は2割，70歳以上75歳未満は2割（現役並み所得者は3割）〕，後期高齢者医療制度の被保険者の一部負担は1割（現役並み所得者は3割）となっている．また，所得に応じて一部負担金に限度額を設ける高額療養費制度がある．

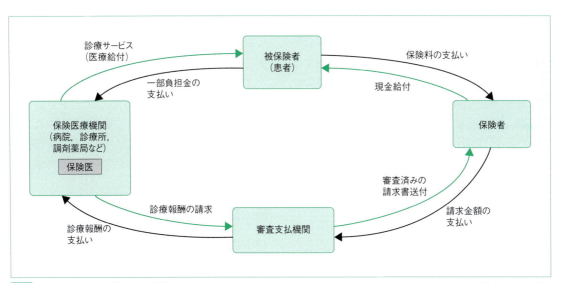

図4　医療保険制度の基本的な仕組み
（文献6より引用）

3 高齢者医療制度

　従来の75歳以上の高齢者などを対象とする老人保健制度は，市町村を実施主体として，その医療費を各医療保険者からの拠出金と公費，高齢者の自己負担によって賄うものであった．この制度では，若年者と高齢者の費用負担関係が不明確であるという問題があったことから，新制度においては，現役世代からの支援金（約4割）と公費（約5割）で約9割を賄い，高齢者の保険料と現役世代の負担の明確化を図るとともに，都道府県単位ですべての市町村が加入する広域連合を保険者と

し，財政運営の責任を明確化した．また，65～74歳について，保険者間の財政調整を行う仕組みが設けられた．

4 診療報酬

診療報酬は，厚生労働大臣が中央社会保険医療協議会に諮問して定められる．現行の診療報酬は，出来高払い方式を基本にし，提供した個々の医療行為ごとに点数を定め，それに1点単価（10円）を乗じたものが診療報酬となっている．2003（平成15）年度から，診断群分類（diagnosis procedure combination; DPC）別の包括払いが導入され，2014（平成26）年度現在では一般病床の半数を超える病床がDPC制度の対象となっている．DPC制度では，入院基本料，検査，投薬，注射，画像診断などについては1日当たりの包括払いとし，手術，麻酔，放射線治療，リハビリテーション（以下，リハ）などは出来高払いとされている．

現行の診療報酬におけるリハは，2006（平成18）年度改定で導入された疾患別リハ料を基本に，リハ総合計画評価料や早期リハ加算など，施設基準や疾病の種類，標準算定日数に応じて算定することが可能である．2016（平成28）年には，回復期リハ病棟におけるFIM（Functional Independence Measure）得点や在院日数をアウトカムとした評価など，リハの質に関連した改定が行われた．

3．介護保険制度

1 介護保険制度創設の背景

1963（昭和38）年の老人福祉法の制定により，それまで救貧に主眼がおかれていた福祉施策から，特別養護老人ホーム，老人健康診査などを規定することで高齢者に対する総合的な福祉を推進する基盤となった．1970年代に入ると高齢者福祉の拡充と量的整備への取り組みが進められ，1980年頃からは，在宅福祉施策の充実が図られるようになった．

1989（平成元）年12月には，在宅福祉対策や寝たきり老人ゼロ作戦などからなる「高齢者保健福祉推進十カ年戦略（ゴールドプラン）」が策定され，保健，医療，福祉サービスを効果的に提供する基盤となった．また，この計画を推進するために1990（平成2）年には，「老人福祉法等の一部を改正する法律」が公布され，住民に身近な福祉サービスについては，身近な市町村において実施することを基本とし，全市町村および都道府県において「老人保健福祉計画」の策定が義務付けられた．

1990年代に入り，高齢者保健福祉の基盤整備が進み，1994（平成6）年にはニーズに合わせたゴールドプランの見直しが行われた（新ゴールドプラン）．一方で，高齢化の進展に伴い，寝たきりや認知症高齢者の増加，単身高齢者世帯の増加に加え，同居世帯であっても，要介護者を抱える家族の心身両面にわたる負担の増加といった「高齢者の介護」が一般的な問題となってきた．このような状況の中，高齢者介護を社会全体で支える仕組みとして，1997（平成9）年に介護保険法が制定され，2000（平成12）年から施行された．

この法律により，市町村および都道府県が「介護保険事業計画」を策定することとされ，介護サービスの見込み量について集計が行われた．これらをもとに，1999（平成11）年12月に「今後5か年の高齢者保健福祉施策の方向～ゴールドプラン21～」が策定された．

2 介護保険制度の改正

(1) 2005（平成17）年改正
❶予防重視型システムへの転換
【新予防給付の創設】
要支援者への給付を「予防給付」として新たに創設．
【地域支援事業の創設】
要支援・要介護者になる恐れのある高齢者を対象とした介護予防事業を，新たに介護保険制度に位置づけた．
❷施設給付の見直し
・介護保険3施設（ショートステイを含む）など

の食費，居住費を保険給付の対象外（全額自己負担）とした．
・所得の低い利用者への補足給付の創設．
❸ 新たなサービス体系の確立等
【地域密着型サービスの創設】
　小規模多機能型地域密着サービス，認知症高齢者グループホームなどを創設．
【地域包括支援センターの創設】
　地域における総合的な相談窓口機能，介護予防マネジメント，包括的・継続的マネジメントを行う地域包括支援センター（介護予防支援事業所）を創設．
【事業者に介護サービス情報の公表を義務付け】

（2）2011（平成23）年改正
❶ 医療と介護の連携の強化等
・医療，介護，予防，住まい，生活支援サービスが連携した要介護者等への包括的な支援を推進．
・重度や単身の要介護者等に対応できるよう，定期巡回，随時対応型訪問介護看護や複合型サービス（看護小規模多機能型居宅介護）を創設．
・予防給付と生活支援サービスの総合的な実施を可能とする介護予防・日常生活支援総合事業を創設．
❷ 介護人材の確保とサービスの質の向上
　介護福祉士や一定の教育を受けた介護職員等による痰の吸引等の実施を可能とした．
❸ 高齢者の住まいの整備等
　サービス付き高齢者向け住宅の供給を促進．
❹ 認知症対策の推進
・市民後見人の育成および活用など，市町村における高齢者の権利擁護を推進．
・市町村の介護保険事業計画において，地域の実情に応じた認知症支援策を盛り込むこととした．

（3）2014（平成26）年改正（図5）
　地域包括ケアシステムの構築と費用負担の公平化を進めるため，次の改正が行われた．
❶ 在宅医療・介護連携の推進〔2017（平成29）年度末までに全市町村で実施〕
　関係機関が連携し，多職種協働により在宅医療，介護を一体的に提供できる体制を構築するため，都道府県，保健所の支援のもと，市町村が中心となって，地域の医師会等と緊密に連携しながら，地域の関係機関の連携体制の構築を推進．
❷ 認知症施策の推進〔2017（平成29）年度末までに全市町村で実施〕
【認知症初期集中支援チーム】
　複数の専門職が，認知症が疑われる人や，認知症の人とその家族を訪問し，認知症の専門医による鑑別診断等をふまえて，観察，評価を行い，本人や家族支援などの初期の支援を包括的，集中的に行い，自立生活のサポートを行う．
【認知症地域支援推進員】
　地域の実情に応じて医療機関や介護サービス事業所，地域の支援機関をつなぐ連携支援や，認知症の人やその家族を支援する相談業務などを行う．
❸ 地域ケア会議の推進〔2015（平成27）年4月施行〕
　地域ケア会議は，地域包括支援センターおよび市町村レベルにおける会議で，個別事例の検討を通して，ケアマネジメント支援や地域のネットワーク構築などを図るものであり，これまで厚生労働省の通知により行われていたが，介護保険法で制度的に位置づけた．
❹ 新しい介護予防・日常生活支援総合事業（総合事業）
・2011年度改正で創設された「介護予防・日常生活支援総合事業」を発展的に見直し，「新しい介護予防・日常生活支援総合事業」として，2017（平成29）年4月までにすべての市町村で実施することとした．
・要支援者が利用している介護予防訪問介護（ホームヘルプサービス），介護予防通所介護（デイサービス）について，2017（平成29）年度末までに市町村が実施主体となる「新しい介護予防・日常生活支援総合事業」に移行することとした．

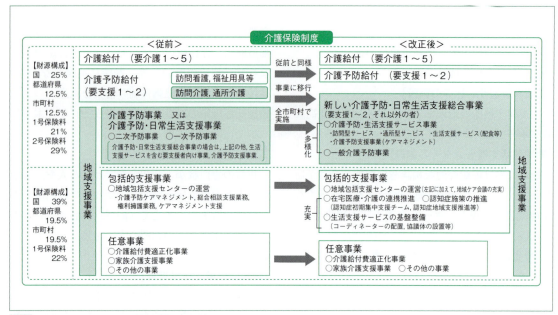

図5 制度改正における地域支援事業の変更について （文献7より引用）

❺ **生活支援・介護予防サービスの充実**〔2017（平成29）年度末までに全市町村で実施〕

生活支援・介護予防サービスの充実に向けて，ボランティアなどの生活支援の担い手の養成，発掘などの地域資源の開発や，そのネットワーク化などを行う生活支援コーディネーター（地域支え合い推進員）の配置などについて，介護保険法の地域支援事業に位置づけた．

❻ **その他**
- 低所得者の保険料軽減を拡充．
- 一定以上の所得のある利用者の自己負担を2割へ引き上げ〔2015（平成27）年8月施行〕．

3 介護保険制度の枠組み

（1）保険者と被保険者

介護保険の保険者は，市町村および特別区であり，市町村の介護保険事業が健全かつ円滑に行われるように，国，都道府県，医療保険者，年金保険者が重層的に支え合う仕組みである（**図6**）．

介護保険の被保険者は，市町村の住民のうち40歳以上の者であるが，保険給付の範囲，保険料算定の考え方や徴収方法の違いにより，「65歳以上の第1号被保険者」と，「40歳以上65歳未満の医療保険の加入者である第2号被保険者」に区分されている．

（2）保険事故

介護保険における保険事故（保険の対象となる事柄）は要介護状態または要支援状態である．ただし，第2号被保険者については，脳血管障害，初老期認知症などの加齢によって生じる心身の変化に起因する特定疾病が原因となっているものに限られる（**表2**）．

4 認定と介護支援

（1）申請から認定の流れ

保険給付を受けるにあたって，被保険者は市町村に申請をして認定を受けなければならない．この申請手続きは，厚生労働省令で定める指定居宅介護支援事業者などおよび地域包括支援センターが代行できる．

申請を受けた市町村は，申請者の心身の状況や環境などについて訪問調査し，コンピュータにより判定する（1次判定）．また，市町村は，被保険者の主治医に対し，疾病や負傷の状況等について意見を求める．

市町村に設置され，保険，医療，福祉の専門家により構成される介護認定審査会において，訪問

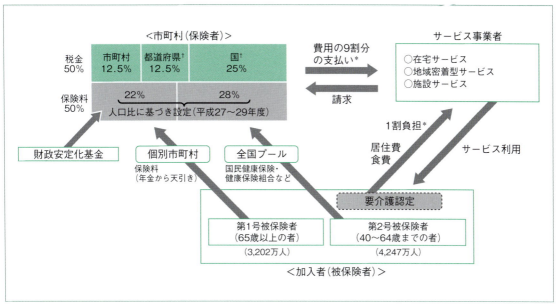

図6 介護保険制度の仕組み　　　　　　　　　　　　　　　　　　　　　　　　　　　　　　　　　（文献8より引用）

第1号被保険者の数は，「平成25年度介護保険事業状況報告年報」によるものであり，2013（平成25）年末現在の数である．
第2号被保険者の数は，社会保険診療報酬支払基金が介護給付費納付金額を確定するための医療保険者からの報告によるものであり，2013（平成25）年度内の月平均値である．
*一定以上所得者については，費用の8割分の支払いおよび2割負担．
†施設等給付の場合は，都道府県17.5%，国20%．

表2　介護保険制度における用語の整理

要介護状態	身体上または精神上の障害があるために，入浴，排泄，食事等の日常生活における基本的な動作の全部または一部について，常時介護を要すると見込まれる状態であって，要支援状態以外の状態．
要支援状態	常時介護を要する状態の軽減もしくは，悪化の防止に特に資する支援を要する状態，または身体上もしくは精神上の障害があるために継続して日常生活を営むのに支障があると見込まれる状態．
特定疾病	①がん（がん末期：医師が一般に認められている医学的知見に基づき回復の見込みがない状態に至ったと判断したものに限る），②関節リウマチ，③筋萎縮性側索硬化症，④後縦靱帯骨化症，⑤骨折を伴う骨粗鬆症，⑥初老期における認知症，⑦進行性核上性麻痺，大脳皮質基底核変性症およびパーキンソン病（パーキンソン病関連疾患），⑧脊髄小脳変性症，⑨脊柱管狭窄症，⑩早老症，⑪多系統萎縮症，⑫糖尿病性神経障害，糖尿病性腎症および糖尿病性網膜症，⑬脳血管疾患，⑭閉塞性動脈硬化症，⑮慢性閉塞性肺疾患，⑯両側の膝関節または股関節に著しい変形を伴う変形性関節症．

調査結果や主治医の意見などをもとに，要介護，要支援に該当するかの審査・判定を行い，その結果を市町村に通知する（2次判定）．

市町村は，介護認定審査会の判定結果に基づいて要介護，要支援認定を行い，被保険者に通知する．認定は原則として申請日から30日以内に行われ，認定結果について不服がある場合は，都道府県の介護認定審査会に審査請求することができる（図7）．

（2）介護支援・介護予防支援

介護保険制度では，各種のサービスを総合的，継続的に提供する介護支援，介護予防支援（ケアマネジメント）の機能が制度化されている．

要支援者に対しては，地域包括支援センターの職員のうち保健師や介護支援専門員（ケアマネジャー），社会福祉士らが介護予防サービス計画（ケアプラン）を，要介護者に対しては，介護支援専門員が居宅サービス計画および施設サービス計画を，いずれも心身の状態や環境などをふまえて課題分析（アセスメント）を実施し，計画を作成する．なお，利用者自らがケアプランを作成し，介護サービスを受けることも可能である．

5 保険給付の種類

介護保険の保険給付には，要介護者に対する介護給付と要支援者に対する予防給付がある．介護給付（予防給付）には，市町村が事業者の指定，監督を行う地域密着型介護（予防）サービスと，都道府県が事業者の指定，監督を行う居宅サービス，施設サービスがある．利用者負担は，原則として介護費用の1割である．

(1) 居宅サービス

❶訪問サービス

訪問看護，訪問介護，訪問リハビリテーション，居宅療養管理指導など．

❷通所サービス

通所介護（デイサービス），通所リハビリテーション（デイケア）．

❸短期入所サービス

短期入所生活介護，短期入所療養介護（ショートステイ）．

❹その他

福祉用具貸与，特定福祉用具販売，住宅改修など．

(2) 施設サービス

介護老人福祉施設，介護老人保健施設，介護療養型医療施設．

(3) 地域密着型サービス

小規模多機能型居宅介護，認知症対応型共同生活介護（グループホーム），認知症対応型通所介護など．

(4) 市町村が実施する地域支援事業

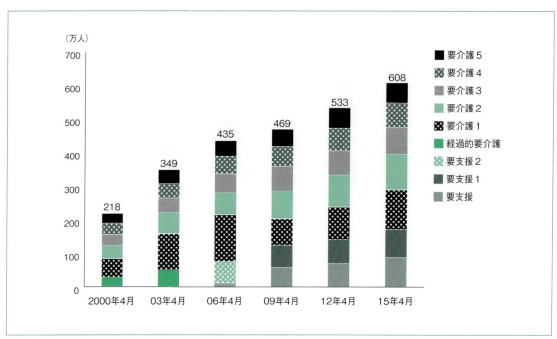

図7 要介護者の推移

（文献9より引用）

6 介護報酬

　介護報酬は，サービスの種類ごとに，①サービスの内容，②要支援，要介護状態の区分，③事業所，施設の所在地を勘案して算出され，原則として1単位10円であるが，都市部や離島，山村等についてはサービスの提供コストに配慮した地域加算がある．

（水本　淳）

文献

1) 財務省：平成28年度予算政府案：
http://www.mof.go.jp/budget/budger_workflow/budget/fy2016/seifuan28/PAGE000000000000177771.html（2016年6月12日閲覧）
2) 国立社会保障・人口問題研究所：社会保障費用統計（平成25年度）：http://www.ipss.go.jp/ss-cost/j/fsss-h25/fsss_h25.asp（2016年6月17日閲覧）
3) 内閣官房：社会保障制度改革推進会議資料（平成28年4月）．2016：http://www.kantei.go.jp/jp/singi/syakaihosyou_kaikaku/kaisai.html（2016年6月12日閲覧）
4) 厚生労働省：地域包括ケアシステム：
http://www.mhlw.go.jp/stf/seisakunitsuite/bunya/hukushi_kaigo/kaigo_koureisha/chiiki-houkatsu/（2016年6月18日閲覧）
5) 三菱ＵＦＪリサーチ＆コンサルティング：＜地域包括ケア研究会＞地域包括ケアシステムと地域マネジメント（地域包括ケアシステム構築に向けた制度及びサービスのあり方に関する研究事業），平成27年度厚生労働省老人保健健康増進等事業，2016.
6) 厚生労働省：平成25年版厚生労働白書．2014．
7) 厚生労働省：介護予防・日常生活支援総合事業ガイドライン（平成27年6月）．2015：
http://www.mhlw.go.jp/file/06-Seisakujouhou-12300000-Roukenkyoku/0000088520.pdf（2016年6月12日閲覧）
8) 厚生労働省：介護保険制度の仕組み：
http://www.mhlw.go.jp/topics/kaigo/zaisei/sikumi_02.html（2016年6月18日閲覧）
9) 厚生労働省：介護保険事業状況報告 月報：
http://www.mhlw.go.jp/toukei/list/84-1.html（2016年6月18日閲覧）

Q&A エンド・オブ・ライフケアにおける理解は？

　エンド・オブ・ライフ（End of Life；EOL）ケアは，緩和ケアである．緩和ケアは苦痛を同定し，さまざまな介入で，患者・家族の生活の質を向上させるアプローチである．高齢者理学療法においても，「生きる」を支えると，「最期」を見つめる，の2つのバランスよいEOLケアを提供しなければならない．

　症例：85歳，男性．フレイルと慢性閉塞性肺疾患がある．半年前は，孫の生活発表会のために草鞋を編んでいた．現在は，フレイルの進行で息切れも強く，トイレ歩行もままならない．自宅に戻りたいが，家族の負担を心配している．元来，何でも自分でこなすほうで，面倒見もよい．しかし，最近めっきり元気がなく，理学療法も拒否しがちだ．

　このような人に，何に気を付けてケアを提供したらよいかを学んでみよう．

■理学療法は苦痛を緩和する手段

　理学療法は患者・家族の抱える「苦痛」に焦点をあて，生活の質を向上させることができる．「苦痛」には，身体機能低下のため自分の役割が果たせないつらさ，認知機能低下のため自分で判断することのできないつらさ，もう最期かもしれないと感じるつらさ，家族に迷惑をかけたくないと考えるつらさなど，多くのつらさが内在している．先行研究でも，苦痛の要因に自立・自律の関与が述べられている．理学療法は苦痛緩和の手段なのである．

■疾患の進展経過に応じた理学療法が必要

　疾病により異なる進展経過を知ることが重要である．そして，キーワードは「生きる」を支える，「最期」を見つめる，である．たとえば，臓器不全疾患の「生きる」を支えるでは，呼吸・心臓リハビリテーションが重要で，「最期」を見つめるでは，以下のような考え方がある．患者は，改善の可能性が高くても，頑張るのはつらいと感じ，理学療法を中止したいと望むかもしれない．一方，改善の可能性は低くても，家族に迷惑はかけられないので車椅子に移乗できるようになりたいと継

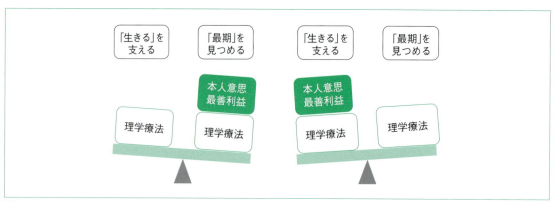

図　本人意思と最善利益を意識した理学療法
「生きる」を支える理学療法が基本であるが，本人意思や最善利益が「最期」を見つめるにシフトしているのであれば，それに応じて，理学療法の比重を変更すべきである．

続を望むかもしれない．中止を望む患者の意向が優先だという考えや，いかに患者の意向であっても，よくなる可能性があれば理学療法の継続が原則だという考えもある．このようなジレンマに直面した際の合意形成が重要である（図）．積極的な理学療法は患者にとって苦痛ではないか，苦痛の先に期待される恩恵を期待できるのか，多職種チームとしてケアの方針についての合意形成をはかる必要がある．また，認知症・フレイルの人の場合は，認知機能低下ゆえに推し量ることが難しい患者本人の意思を酌みとったうえで理学療法がなされているかを確認するべきである．それが如実に表れるのが，口から食べることが難しくなる局面である．「生きる」を支えるでは，嚥下訓練が重要だが，「最期」を見つめる視点が，患者家族の満足につながる場合も多い．

■ 職種間の態度の違いを理解することの重要性

医師や理学療法士は「生きる」を支える，看護師は「最期」を見つめる，を大切にする傾向がある．これら態度の違いをポジティブに捉えることは，過剰でも過少でもない理学療法を提供するために重要で，そこに多職種協働の妙がある．

（西川満則）

参考文献
1) 厚生労働省：人生の最終段階における医療の決定プロセスに関するガイドライン：
http://www.mhlw.go.jp/file/06-Seisakujouhou-10800000-Iseikyoku/0000078981.pdf
2014
2) Javier NS, Montagnini ML: J Rehabilitation of the hospice and palliative care patient. *Palliat Med.* **14**: 638-648, 2011.
End-of-life care, rehabilitation, best interest
3) Leclerc BS et al: Attitudes toward death, dying, end-of-life palliative care, and interdisciplinary practice in long term care workers. *J Am Med Dir Assoc* **15**: 207-213, 2014.
4) Eva G, Wee B: Rehabilitation in end-of-life management. *Curr Opin Support Palliat Care* **4**: 158-162, 2010.

ём # 2章

時期(場所)による理学療法の特徴

2章 1 急性期

> **KEY ポイント**
>
> **① 急性期における高齢者の特徴**
> 急性期は症状，治療による侵襲が生体に加わる時期であり，活動量低下に伴う廃用性機能低下も生じるため，ADL障害や合併症が発生しやすい状態である．高齢者は加齢に伴う機能低下，生理的予備能の低下が生じており，そのリスクがより高くなっている．
>
> **② 理学療法の実施ポイント**
> さまざまな機能低下を想定して多角的な評価を行い，入院前の状態を十分把握することでリスク管理を確実に行うことができ，その状態で可及的早期からの離床を進めることが重要となる．高齢者それぞれにおける社会的背景を考慮したうえでの個人ごとの理学療法目標設定，理学療法内容の考案も重要である．

1. 急性期における高齢者の特徴

急性期とは，症状が増悪している時期，発病後間もなくまだ症状が強い時期，発病の原因に対する治療や症状の軽減を目的とした治療が集中的に行われている時期である．急性期の治療は生命を確保し，臓器障害の増悪を防ぎ，そして症状をできるだけ軽減させる目的で行われる．つまり，急性期は治療というサポートがなければ増悪の一途をたどるわけである．この急性期における症状により，患者は日常生活上の何らかの障害を有するようになることが多い．さらに，その症状，治療のために，患者は活動量が低下しベッド上で安静を保つことが多くなるため，廃用性機能低下も引き起こすことになる．廃用性機能低下は，筋骨格系だけでなく，循環器系，呼吸器系，消化器系，精神神経系，嚥下機能などさまざまな機能に生じる（図1）[1~9]．その結果として，ADL障害は重度化してしまう．特に高齢者では，廃用性機能低下が早期に生じ，かつ重症度が高くなりやすいため[10,11]，ADL障害もより重度となる．2013年の厚生労働省中央社会保険医療協議会の資料によると，急性期病院入院患者の入院時のADLと退院時のADLを比較した結果，入院中にADLの低下をきたした者が約3.7％存在していた[12]．さらに，在院日数が長いほど，また高齢であるほうが，低下するADLの値が大きかった（図2）．

高齢であるほど，慢性疾患を有している割合は高く，有している慢性疾患の数も増加する．そのため，高齢者は急性期病院に入院となった時点で何らかの障害を有している可能性は高くなる．たとえ診断がなされていなかったとしても，加齢に伴い多くの臓器で生理的変化が起こっているため，種々の機能低下が潜在的に生じている高齢者は多い．たとえば，加齢に伴い筋力を含めた身体機能は低下していくが，その低下の程度には個人によるばらつきがあり，身体機能の低下が大きくADL障害が生じやすくなっている高齢者も存在する[13]．また，呼吸機能や心機能も加齢により低下していくことが明らかになっている[14,15]．地域在住高齢者のうち約20％が慢性閉塞性肺疾患（chronic obstructive lung disease；COPD）の基準を満たす1秒率の低下を示している一方で，診断を受けておらず未治療となっている高齢者はその90％程度であることも報告されている[16]．これらの生理的予備能の低下により，ストレスに対す

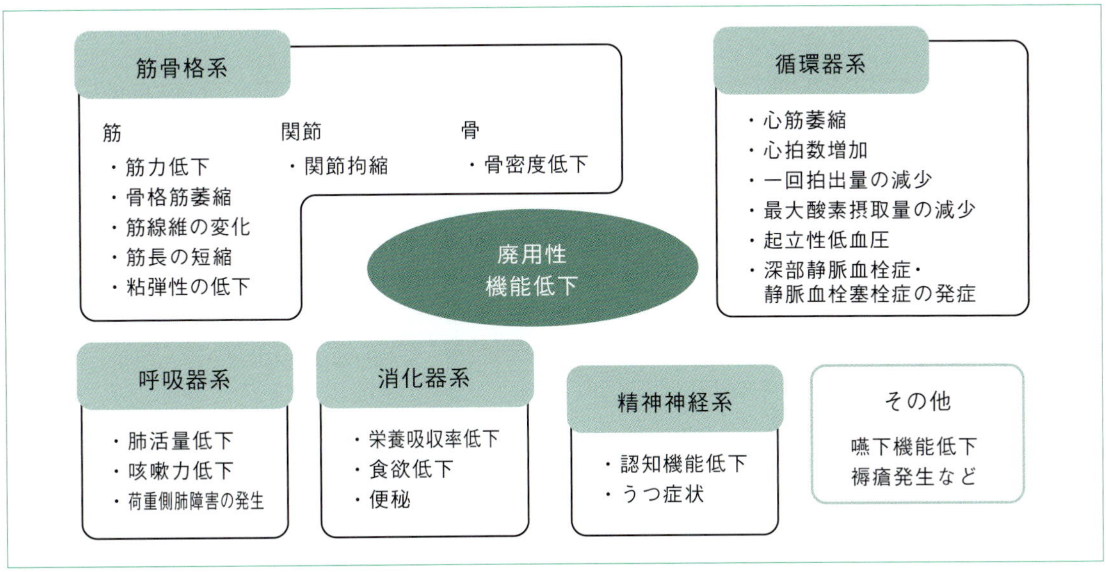

図1 廃用性機能低下

筋骨格系
- 筋
  - 筋力低下
  - 骨格筋萎縮
  - 筋線維の変化
  - 筋長の短縮
  - 粘弾性の低下
- 関節
  - 関節拘縮
- 骨
  - 骨密度低下

循環器系
- 心筋萎縮
- 心拍数増加
- 一回拍出量の減少
- 最大酸素摂取量の減少
- 起立性低血圧
- 深部静脈血栓症・静脈血栓塞栓症の発症

廃用性機能低下

呼吸器系
- 肺活量低下
- 咳嗽力低下
- 荷重側肺障害の発生

消化器系
- 栄養吸収率低下
- 食欲低下
- 便秘

精神神経系
- 認知機能低下
- うつ症状

その他
- 嚥下機能低下
- 褥瘡発生 など

る脆弱性が亢進して不健康を引き起こしやすくなっている状態はフレイルと定義され，将来の健康に悪影響を及ぼす状態として近年注目されている[17,18]．疾病の発病，症状の急性増悪こそがまさにストレスとなるため，フレイルを有する高齢者が急性期症状を生じ，治療を受けることは，不健康，すなわち合併症や機能障害を引き起こすリスクが高まっていることになる（図3）．具体的には，廃用性機能低下によるADL障害，誤嚥性肺炎を含めた肺合併症，胸水・心嚢水貯留に伴う呼吸・循環障害，転倒による骨折発生などの合併症が発生する可能性が高くなっている．Kimらは術前のcomprehensive geriatric assessmentにより算出された多角的なフレイルスコアが，外科術後の合併症発生，自宅復帰困難，生存率を予測することを報告した[19]．また，人工関節置換術後患者やICUに入室し集中治療を受けた患者においても，入院前のフレイルは術後アウトカムを予測できることが報告されている[20,21]．

栄養障害はフレイルを構成する要素の一つであり，急性期におけるリハを阻害する大きな要因となるため注目する必要がある．地域在住高齢者において5.8%が，施設入所高齢者においては13.8%が低栄養状態であることが報告されており[22]，入院前の時点で低栄養状態となっている高齢者が存在する．さらに，急性期は身体に侵襲が加わった状態であり，より多くの高齢者が低栄養状態となる．侵襲は，生体内の代謝変化をもたらし，特にその異化期ではエネルギー消費が増大する．一方で急性期では食欲低下が生じることが多く，また消化器系に問題が生じた場合には治療上，食事量を制限する場合もあるため，エネルギー摂取量が低下してしまうことが非常に多い．急性期における低栄養状態は，損傷・障害部位の治癒・回復を遅延させるだけでなく，筋蛋白質の異化を亢進させ，筋肉量の減少が生じ，結果としてリハの進行を阻害してしまうことにもつながる．Goisserらによると，大腿骨頸部骨折患者の71%は術後4日間に提供された食事の半分しか摂取できておらず，食事摂取量が少ない者ほどADLの回復が遅延していた[23]．Inoueらは大腿骨頸部骨折患者の入院前の栄養状態と術後のADL能力回復との関連性を調査した．その結果，入院前に低栄養状態であった者は，急性期病院退院時のFIMの運動項目が有意に低値を示していた（図4）[24]．

以上から，急性期における高齢者の特徴をまとめると，①廃用性機能低下が生じやすく重度化しやすい，②入院の原因となった疾患の症状に加え，併存疾患や栄養障害，さまざまな機能低下を有している可能性が高い，ということが挙げられる．

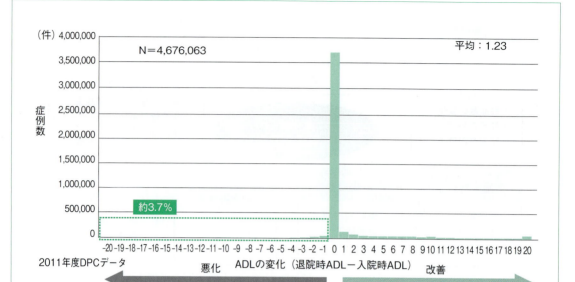

a. (DPCデータ) 入院時ADLと退院時ADLの変化 (TOTAL)

注：ADL評価に不明が含まれる症例を除く

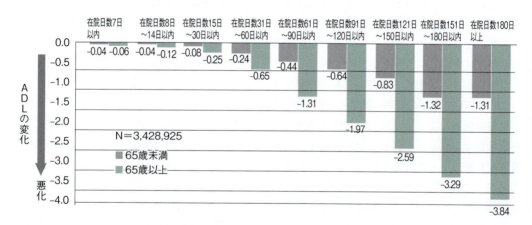

b. (DPCデータ) 入院時のADLが自立 (20点満点) の患者の入院中のADL変化 (在院日数別，年齢階級別，平均ADL変化値)

図2 急性期病院における入院中ADLの変化 (文献12より引用)

a. 7対1病院において，入院中にADLが低下した患者が，約3.7％程度存在する．
b. 入院時にADLが自立している患者の場合，在院日数が長いほど退院時にADLが低下している値が大きい．
また，65歳以上の患者のほうが低下するADLの値が大きい．

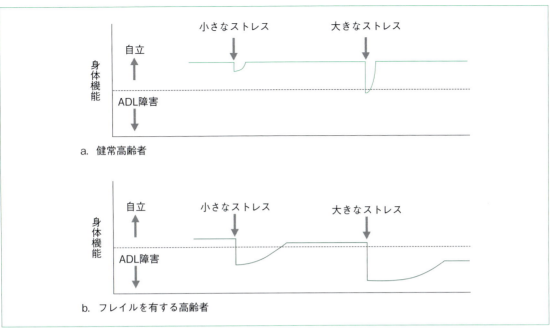

図3 フレイルを有する高齢者のストレスに対する脆弱性　　　　　　　　　　　　　　　　　　　　　　　　　（文献18より一部改変）

aは，健常高齢者におけるストレスが生じた後の身体機能の変化を示す．健常高齢者は，ストレスにより小さな身体機能低下は生じるが定常状態に戻ることが多い．
bは，フレイルを有する高齢者におけるストレスが生じた後の身体機能の変化を示す．フレイルを有する高齢者は，感染のような小さなストレスが生じるだけでも身体機能低下が大きく，元の状態には戻らないことが多い．急性期症状や治療といった大きなストレスが生じた場合，その機能低下はさらに大きくなる．中央部にある点線は，日常生活の自立・非自立のカットオフを示す．

これらは合併症発生リスクを高め，ADL障害を重度化してしまうことから，その正確な評価，リハ介入によるリスクの回避はリハ介入を行ううえで非常に重要となる．

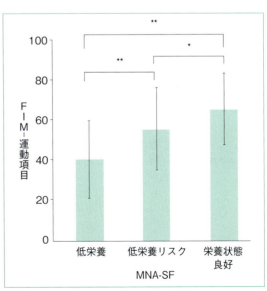

図4 大腿骨頸部骨折患者における術前のMNA-SFにおける急性期病院退院時のFIMの運動項目の比較
*p<0.05, **p<0.01　　　　　　（文献24より引用）

2. 理学療法実施のポイント

1 評価のポイント

(1) 医学的情報

急性期では，症状の発生原因を精査し，標的を定めて治療方法を決定し，その経過を短い期間で追っていく必要があるため，他の時期と比較してさまざまな検査がなされていることが多く，医学的情報を詳細に得ることができる．逆説的には，病状が安定していないことが多いことから，理学療法介入が患者の状態悪化につながるリスクがある．前述したように，特に高齢者は生理的予備能が低下しているためにリスクはより高くなる．したがって，どこまでの離床，運動療法が安全に実施可能なのかを判断することが何より重要であり，まずは患者の全身状態，治療経過を医学的情報から正確に把握しておく必要がある．**表1**に，急性期に把握しておきたい医学的情報を示す[25-27]．

(2) フィジカルアセスメント

急性期における重要な評価の一つにフィジカルアセスメントがある．高齢者は，入院の原因となった疾患の症状に加えて併存疾患や診断はなされていないさまざまな機能の低下を有している可能性があり，それらが急性期の侵襲による炎症，循環動態の変動，栄養障害，廃用性機能低下の結果として顕在化することもある．高齢者では，胸痛や息切れなどの症状が非典型的であったり，発熱や症状が非定型的であったりするため，心不全増悪や肺炎などに気づきにくく対応が遅れることも少なくない[28]．また，収集した医学的情報は理学療法介入時点での状況をリアルタイムに表しているわけではない．そのため，理学療法介入時にリスク管理を行うためには，検査結果などの医学的情報に加え，フィジカルアセスメントを行ったうえで患者の状態を推察していく必要がある．

表1 急性期に把握しておくべき医学的情報

情報源	評価項目	評価目的
基本情報	受症機転，現病歴，手術情報，治療経過，合併症，薬物投与状況	全体像や病状の把握
血液検査	白血球数，CRP，赤沈 赤血球数，Hb，Ht Na，K，Cl，Ca ANP，BNP CK，LDH，トロポニンT，ミオグロビン Cr，BUN，CCr AST，ALT，γGTP，LDH，Bil，NH_3 血糖値，HbA1c，ケトン体，Alb，TP，プレアルブミン 血小板数，D-ダイマー，FDP，APTT，PT-INR	炎症反応，免疫機能の把握 貧血の把握 電解質バランス，体液の調整状態の把握 心不全の状態の把握 心筋壊死の評価 腎機能の把握 肝・消化器障害の把握 代謝機能，栄養状態の把握 血液凝固系の状態の把握
動脈血液ガス	pH，PaO_2，$PaCO_2$，HCO_3^-，base excess，SaO_2	ガス交換能力，酸塩基平衡の評価
尿検査	尿量，尿沈，色，pH，ケトン体，蛋白	腎障害，代謝障害，尿路感染の把握
画像検査	単純X線写真，CT，MRI	各部位の状態の把握
心電図	P波，PR間隔，QRS群，ST部分，QT間隔，T波	不整脈，心筋への血液灌流の把握
心エコー検査	LVEF，LAD，LVDd，LVDs，E/E'，壁の動き，弁の状態	心機能の把握
看護記録	バイタルサイン（血圧，脈拍，呼吸数，体温，意識レベル）の推移 水分のインアウト，体重の増減，栄養摂取の状態	全身状態，呼吸・循環動態の変動の把握 水分バランス，栄養状態の把握

(3) 入院前の状態の評価

入院前のフレイルの程度など，入院前の状態を評価しておくことも重要である．フレイルの評価として，現在広く用いられている方法にFriedらによるCHS基準がある[17]．この基準は，①体重減少，②筋力低下，③疲労感，④歩行速度の低下，⑤身体活動の低下の5項目の評価により判定される．ただし，筋力や歩行速度の項目は，緊急入院となった患者や他院からの紹介入院となった患者などにおいて入院前の状態を直接的に評価することは困難である．問診により簡易的にフレイルを評価する方法として，厚生労働省が作成した自記式評価法の基本チェックリストが挙げられる（6章-2，393頁参照）．この評価法は，要介護に至る危険性の高い高齢者を早期に発見する方法として導入されたが，近年，CHS基準によるフレイルとの妥当性が報告された[29]．したがって，基本チェックリストはフレイルのスクリーニングとしても適切な方法であり，急性期における入院前の状態の簡易的な評価法になりうると考えられる．これらの項目に加え，患者本人やその家族から入院前のADL能力や生活状態，社会的背景を聴取しておくことは，その後のリハ進行を予測して理学療法目標を設定し，またリスク管理を行ううえでも有益な情報となる．

(4) その他の評価

前述のような評価によりあらゆるリスクに備える状態が整ったうえで，それぞれの患者が有する疾患特性に応じ，筋力，関節可動域，神経機能，呼吸・循環機能，歩行機能，運動耐容能，ADL動作などの詳細な評価も当然必要になる．ここでは詳細について述べないが，高齢者が有する可能性が高いコミュニケーション能力障害，認知機能低下についても十分に評価することは，適切な指示・指導を用いて理学療法を進めるためには重要である．認知機能についても，認知症の診断はなされていないが，軽度の認知機能障害を有する高齢者が一定数存在していることが明らかになっている[30]．

このように，急性期における高齢者に対してはさまざまな機能低下を想定し，多角的な評価を行い，入院前の状態も十分把握したうえで，リスク管理を確実に行い，リハ介入を進めていく必要がある．

2 理学療法アプローチのポイント

急性期における高齢者に対する理学療法アプローチは，高齢者の特徴をふまえると，できるだけ早期に離床を行い，合併症を予防し，廃用性機能低下の予防・改善を行っていくことがまずは重要となる．ただし，高齢者は状態悪化のリスクが高くなっているため，これまで述べてきた評価を適切に行い，医師による指示のもとに離床を進めていく必要がある．早期離床の効果は多くの報告で明らかになっている．たとえば，24～72時間の人工呼吸管理を受けた鎮静状態の患者を対象としたランダム化比較対照試験では，通常のプライマリーケアのみを実施する群と比較して，早期からの運動や離床を実施する群では介入後にADLが自立する割合が高く，人工呼吸器装着期間が短くなっていた[31]．心臓外科手術後患者においては，『心血管疾患におけるリハビリテーションに関するガイドライン（2012年改訂版）』に「心臓外科手術後は，可及的早期に離床を進めることは妥当である（エビデンスレベルB）」と記載されている[32]．脳卒中患者に対しては，『理学療法診療ガイドライン』において早期からの理学療法介入が推奨されているが[33]，その適切な離床時期に関してはまだはっきりとした見解は得られていない．Liuらは，脳梗塞患者に対して48時間以内に早期離床を行うことで，生存率や6カ月後のADL能力，QOLが改善したことを報告した[34]．一方で，2015年に報告された大規模なランダム化比較対照試験において，脳卒中発症後24時間以内に離床を開始し高頻度の離床を継続する群は，通常のケアを行う群〔離床開始時期の中央値：発症22.4時間後（4分位：16.5～29.3時間後）〕と比較して，3カ月後にADL障害を有しているリスクが高くなっていた[35]．当然，前述の報告における早期離床介入を行った群においても，すべての対象者において早期離床が実際に行えていたわけではない．確実なリスク管理のもと，状況に応じてできるだけ早期から離床を行うことが前提となっている．

コラム

急性期における高齢者に対する理学療法場面を考えてみよう

症例：十二指腸穿孔に対して腹腔鏡下穿孔部大網被覆術が施行された高齢女性（80歳代，後半）

　　　術後9日目より理学療法介入開始．ただし，腹腔内の膿瘍貯留のためと考えられる強い発熱，炎症所見が続いていた．離床はなかなか進まず，車椅子移乗練習までとなっていた．術後30日目になっても所見に大きな改善はみられず，患者本人に「早く家に帰りたい．歩く練習がしたい」と訴えられた．

Q：上記の場面において，どのような評価結果を参照し，どのようなリスクを想定し，どのような理学療法介入を実施すべきか？

① まず離床によるリスクを考えるために，医学的情報を収集し，フィジカルアセスメントを行った．
　　　血液検査結果より重度の低アルブミン状態が続いており，画像所見より胸水貯留，心拡大が生じていた．四肢には浮腫がみられており，起き上がりなどの少しの動作でも脈拍が85回/分程度から110回/分程度までの上昇を認め，呼吸促迫もみられた．これらの所見から，カルテ上診断はなされていなかったが心不全の状態となっていることを想定した．そのため，過度な運動負荷は心不全の急性増悪を生じるリスクとなりうると考えた．
　　　上記の評価より，術後30日目までは理学療法介入として，離床は車椅子移乗までとしていた．

② 患者の訴えから，患者の社会的背景，心理状態をふまえた理学療法アプローチを考えた．
　　　まず，症例は高齢でありこれまで独居にて自立して生活してきたため，介助を必要とする臥床期間が続いていることで精神的ストレスを強く感じていることを聴取した．
　　　次に，筋力・動作能力の評価を行った．下肢・体幹筋力はMMT 3～4レベル，立ち上がり・移乗動作は軽介助にて可能だった．
　　　上記より，精神面の問題から，このままではリハ介入が困難となり，廃用性機能低下を加速させてしまうリスクがあった．一方で，運動機能としては歩行練習が可能であるレベルだと判断した．
　　　以上から，長距離の歩行練習は困難だが，リスク管理下であればごく短距離の歩行練習は可能と判断した．病棟内だけの環境から出ることによる精神面への好影響も期待し，また成功体験をより感じやすいと判断し，リハ室におけるごく短距離の平行棒内歩行練習を実施することとした．実施後もリスク管理の基準の範囲内で歩行練習を終えることができた．その後も症状の増悪はみられず，患者は治療に対して少し前向きに考えるようになった．
　　　結果として，その後も心不全症状が増悪することはなく，ADL能力は維持された状態で経過することができた．最終的には，患者の自宅退院への希望は強いままであったため，炎症所見が落ち着いた時点で早期に自宅退院することとなった．

　安全に早期離床が進み病態が安定してきた後には，社会的背景に応じた個別の理学療法目標を設定し，その目標を達成するためのプログラムを一人ひとりに考案していくことが，非常に重要となる．急性期における高齢者は経過により生じたADL障害が残存したままで退院となることもあるが，入院前の住環境はさまざまであり，家族構成も異なるため家族の介護力にも患者により差が生じる．中には，転院となりリハを継続して自宅復帰を目指す人や，入院を契機に施設入所となる人などもいることから，理学療法目標は対象者それぞれに応じてより多様になる．たとえ転院が予定されていたとしても，転院後の転帰を想定した急性期からの理学療法介入が必要となる．

（三栖翔吾）

文献

1) Parry SM, Puthucheary ZA：The impact of extended bed rest on the musculoskeletal system in the critical care environment. *Extrem Physiol Med* **4**：16, 2015.
2) Donaldson CL et al：Effect of prolonged bed rest on bone mineral. *Metabolism* **19**：1071-1084, 1970.
3) Trudel G, Uhthoff HK：Contractures secondary to immobility：is the restriction articular or muscular? An experimental longitudinal study in the rat knee. *Arch Phys Med Rehabil* **81**：6-13, 2000.
4) 岡本眞須美・他：不動期間の延長に伴うラット足関節可動域の制限因子の変化 軟部組織（皮膚・筋）と関節構成体由来の制限因子について. 理学療法学 **31**：36-42, 2004.
5) Perhonen MA et al：Cardiac atrophy after bed rest and spaceflight. *J Appl Physiol* (1985) **91**：645-653, 2001.
6) Convertino V et al：Cardiovascular responses to exercise in middle-aged men after 10 days of bedrest. *Circulation* **65**：134-140, 1982.
7) Greene R：Adult respiratory distress syndrome：acute alveolar damage. *Radiology* **163**：57-66, 1987.
8) Kuroda Y：Oral intake difficulty in hospitalized older persons with pneumonia：a preliminary report. *J Am Geriatr Soc* **58**：1606-1607, 2010.
9) 美津島 隆：廃用症候群の病態とリハビリテーション. 国大リハ療法士会誌, 2014.
10) Kortebein P et al：Functional impact of 10 days of bed rest in healthy older adults. *J Gerontol A Biol Sci Med Sci* **63**：1076-1081, 2008.
11) Kortebein P et al：Effect of 10 days of bed rest on skeletal muscle in healthy older adults. *JAMA* **297**：1772-1774, 2007.
12) 厚生労働省：中央社会保険医療協議会総会 第262回 議事録資料：http://www.mhlw.go.jp/stf/shingi/0000031125.html
13) Guralnik JM et al：Lower-extremity function in persons over the age of 70 years as a predictor of subsequent disability. *N Engl J Med* **332**：556-561, 1995.
14) Quanjer PH et al：Multi-ethnic reference values for spirometry for the 3-95-yr age range：the global lung function 2012 equations. *Eur Respir J* **40**：1324-1343, 2012.
15) Shioi T, Inuzuka Y：Aging as a substrate of heart failure. *J Cardiol* **60**：423-428, 2012.
16) Fukuchi Y et al：COPD in Japan：the Nippon COPD Epidemiology study. *Respirology* **9**：458-465, 2004.
17) Fried LP et al：Frailty in older adults：evidence for a phenotype. *J Gerontol A Biol Sci Med Sci* **56**：M146-156, 2001.
18) Clegg A et al：Frailty in elderly people. *Lancet* **381**：752-762, 2013.
19) Kim SW et al：Multidimensional frailty score for the prediction of postoperative mortality risk. *JAMA Surg* **149**：633-640, 2014.
20) McIsaac DI et al：The impact of frailty on outcomes and healthcare resource usage after total joint arthroplasty：a population-based cohort study. *Bone Joint J* **98-B**：799-805, 2016.
21) Bagshaw SM et al：Association between frailty and short- and long-term outcomes among critically ill patients：a multicentre prospective cohort study. *CMAJ* **186**：E95-102, 2014.
22) Kaiser MJ et al：Frequency of malnutrition in older adults：a multinational perspective using the mini nutritional assessment. *J Am Geriatr Soc* **58**：1734-1738, 2010.
23) Goisser S et al：Low postoperative dietary intake is associated with worse functional course in geriatric patients up to 6 months after hip fracture. *Br J Nutr* **113**：1940-1950, 2015.
24) Inoue T, et al：Pre-fracture nutritional status is predictive of functional status at discharge during the acute phase with hip fracture patients：A multicenter prospective cohort study. *Clin Nutr*, in press.
25) 内山 靖 編：理学療法評価学, 第2版, 医学書院, 2004.
26) Jaime C. Paz et al, 陶山哲夫・他訳：理学療法士・作業療法士のための急性期リハビリテーションハンドブック. 文光堂, 2005.
27) 高橋哲也：心疾患患者に対する理学療法 評価技術とアプローチの実際. 理学療法学 **35**：18, 2008.
28) 上月正博：高齢者の心臓リハビリテーションの特異性と注意点. 心臓リハ **16**：31-34, 2011.
29) Satake S et al：Validity of the Kihon Checklist for assessing frailty status. *Geriatr Gerontol Int* **16**：709-715, 2016.
30) Shimada H et al：Combined prevalence of frailty and mild cognitive impairment in a population of elderly Japanese people. *J Am Med Dir Assoc* **14**：518-524, 2013.
31) Schweickert WD et al：Early physical and occupational therapy in mechanically ventilated, critically ill patients：a randomised controlled trial. *Lancet* **373**：1874-1882, 2009.
32) 日本循環器学会・他：心血管疾患におけるリハビリテーションに関するガイドライン（2012年改訂版）, 2012.
33) 日本理学療法学会：6. 脳卒中. 理学療法診断ガイドライン, 2011.
34) Liu N et al：Randomized controlled trial of early rehabilitation after intracerebral hemorrhage stroke：difference in outcomes within 6 months of stroke. *Stroke*, **45**：3502-3507, 2014.
35) Bernhardt J et al：Efficacy and safety of very early mobilisation within 24 h of stroke onset（AVERT）：a randomised controlled trial. *Lancet* **386**：46-55, 2015.

2章 2 回復期

> **KEY ポイント**
>
> **① 回復期における高齢者の特徴**
>   回復期リハ病棟に入院する患者の80％以上は高齢者である．年齢階級が上がるほどADL能力の回復度合いが低下し，また，在宅復帰率も低下する．さらに，在宅復帰率に影響を与える認知症やサルコペニアを合併することも多い．
>
> **② 理学療法の実施ポイント**
>   高齢であっても高密度に介入を行うことでFIM利得が上がることが示されている．入院時には，より安全に入院生活ができるように環境を整え，入院中は可能な限り運動機能，動作レベルの向上を図る．運動能力の向上に従い，一時的に転倒リスクが増加する場合がある．退院時期には，転帰先に応じたADLの練習や歩行補助具の提案を行う．

1. 回復期における高齢者の特徴

　回復期リハビリテーション（以下リハ）病棟とは，発症後3カ月以内の脳血管疾患または大腿骨頸部骨折等の患者に対して，ADL能力の向上により寝たきり予防と家庭復帰を目的としたリハプログラムを医師，看護師，理学療法士，作業療法士らが共同で作成しこれに基づくリハを集中して行うための病棟であり，高い在宅復帰率と重症者改善率が求められる．

　2015（平成27）年度の「回復期リハビリテーション病棟の現状と課題に関する調査報告書」[1]によると，回復期リハ病棟に入院する患者の平均年齢は75.8歳であり，65歳以上が83.6％となっている．回復期に入院する患者の年齢の経年変化は増加傾向にあり，特に85歳以上の割合が増えている．

　回復期高齢患者の特徴を4つの側面からみる．1つめは，疾患別の側面である．脳血管系，整形外科系，廃用症候群の3つに大別でき，疾患により問題の質が異なる．2つめは，ADL指標の変化（利得）であり，改善する者としない者の特徴を知る必要がある．3つめとして，最も重要視されるのは，転帰先である．自宅や在宅系に退院できる高齢患者，および病院もしくは施設への転院を余儀なくされた患者の特徴である．さらに4つめとして，転倒などのリスク要因の側面である．以下に，4つの側面から注意すべき回復期リハ病棟の高齢患者の特徴を概説していく．

1 疾患別の特徴

　脳血管系の疾患であっても，多様な病態があり，脳梗塞や脳出血などの脳血管障害，脊髄損傷や脳腫瘍など脳血管障害に由来しない中枢神経系の障害，また高次脳機能障害を伴った重度脳血管障害，さらに重度の頸髄損傷や多発外傷を伴う頭部外傷がある．老年症候群に加えた各疾患の特徴を理解する必要がある．

　整形外科系の疾患は，転倒・転落に伴う下肢や上肢の骨折，股・膝関節の人工関節置換術後がある．骨折症例の多くは，入院前からバランス能力が低下している可能性がある．また，認知機能が低く，骨折を反復している例もあり，重度の認知症の場合，荷重制限などのコンプライアンスが守れず，骨折の治癒が遷延する場合もある．重度の

認知症に加え，85歳以上の超高齢者である場合は，手術ができず，車椅子座位がゴールとなることも多い．

廃用症候群は，外科手術もしくは肺炎後の安静等により，ADLやバランスなどが著しく低下した状態である．慢性的な内科的問題を合併していることも多く，入院前からフレイルの状態を呈していることも少なくない．

2 ADL能力指標の変化（利得）

ADL能力指標の変化（利得）に影響する最も重要な要因は年齢であり，年齢階級が上がるに従いFIM利得は減少する[2]（図1）．また，FIM運動項目の利得に関連する変数は年齢，発症前modified Rankin Scale，発症から入院までの期間，入院時運動FIM，入院時認知FIMであった[3]．

3 転帰先

2015（平成27）年度の調査では，転帰先として，自宅復帰が69.3%で，自宅を含む在宅系施設への復帰は78.3%であることが示されている[1]．転帰先に関連する要因には，年齢，運動機能，ADL能力，認知機能，同居家族，合併症などが挙げられる．他の病院や施設に転院した患者の特徴を知ることは，在宅系への退院率の向上には重要である．

回復期リハ病棟に入院した者で，施設へ転院した者は在宅へ退院した者より年齢が有意に高いことが多くの研究で示されている[4~8]．急性期病院へ転院した者の特徴は，廃用症候群が多いこと，発症から入院までの期間が長いことなどが示されている[8]．その転院理由については，肺炎，胃瘻造設，循環器疾患，消化管出血などが挙げられている[8]．また，自宅外への退院に影響を与える要因として，退院時FIM，トイレ動作，トイレへの移乗，下半身の更衣，階段昇降，記憶，移動様式，退院前外泊の有無が示されている[7,9,10]．

回復期リハ病棟を退院した脳血管障害患者の転帰先のデータベース調査[11]によると，転帰先に関連する要因として自主練習の有無，カンファレンス実施率，退院時FIM合計得点，介護力が抽出されたとしている．重度の脳血管障害患者を対象として入院時の能力からみた場合，FIM総得点，FIM運動項目，認知機能，移動・移乗能力，セルフケアが低い者が施設転院となることが示されている[5,12]．

4 リスク要因

スムーズな退院を妨げる問題として，入院中およびリハ中に発生するアクシデントや合併症がある．主には，心停止，バイタルサインの急激な変調，転倒・転落，打撲，溺水，接続チューブなどの外れ，院内感染などがある[13]．

2015（平成27）年度の回復期リハ病棟での転倒発生は18.8%であり，脳血管系24.3%，整形外科系13.4%と報告されている[1]．そのほとんどは実害がないレベルであるが，永続的な障害や後遺症，死亡もわずかながら存在する．身体的な実害はないとしても，入院期間が延びる可能性が考えられる．実際，入院日数は転倒群が非転倒群と比較して有意に長いことが示されている[14]．転倒者の67.5%が認知機能低下を有し，83.7%が転倒アセスメントにより中・高リスクと判定された患者で，夜間帯に多く，自室で行う排泄動作時に頻発していた[15]．座位からの転倒の分析によると，ベッドサイドで床の物を取るなどの動作で多く発生し，その多くは医師が指示している安静度の範囲内であった[16]．寺西[17]によると，1年間の退棟者513例のうち，転倒者数は120例で，その多くは入棟

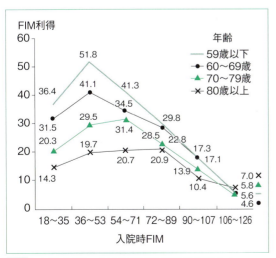

図1 年齢で4群，入院時FIMで6群に層別化した24群におけるFIM利得
（文献2より引用）

後15日以内に転倒していた．決定木分類（図2）により，転倒事例の動作管理方法を検討すると，センサー/抑制あり①，なし②で転倒が多く発生している．これは，センサーや抑制を行っていても，それをすり抜けてしまうことを意味し，センサーが必要でないと判断されたにも関わらず，転倒が発生する例が多いことを意味する．次に転倒が多かったのは，見守り/介助不要⑤であり，これも，不要と判断されたにも関わらず予想外の行動によって転倒する事例があることを示している．
入院前からADLが低い者や慢性的な内科疾患を合併している場合は，低栄養やサルコペニアを疑う必要がある．回復期リハ病棟の入院高齢者で，低栄養である者は43.5％[18]，サルコペニア有症率は73％[19]であることが報告されている．自験例（未発表データ）では，回復期病棟入院高齢者37名中11名（29.7％）が，真田[20]の算出した日本人におけるSMIの参照値（40歳以下の平均値−2SD：男性：$6.87 kg/m^2$，女性：$5.46 kg/m^2$）より低値であった．低栄養状態は，入院期間が延長すること[21]，退院時FIMに影響する[3]ことが報告されており，注意すべき事項である

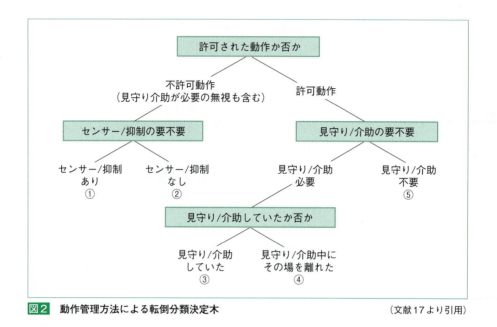

図2 動作管理方法による転倒分類決定木 　　　　　　　　　　　　　　　　　　　　（文献17より引用）

コラム①

転倒回避能力を調べてみよう

症例が乗った車いすを1.5〜2mほどベッドから離し，フットプレートに足を乗せ，ブレーキをかけない状態で，「ベッドに座ってください」とだけ教示する．症例がどのように安全に移乗するかを観察する．ベッドに近づかず，ブレーキをかけず，フットプレートに足を乗せたまま立ち上がる症例は少なくない．このような症例は，自分の体や車いすの揺れに気づかず，転倒の危険性を回避する能力が低下しているといえる．

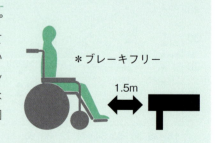

2. 理学療法実施のポイント

1 評価のポイント

(1) 入棟時における評価のポイント

対象者は急性期病院から期待と不安を抱えて転院してくる．担当理学療法士は，まず，前医からの紹介状と事前に行われる面談報告書により，リスク要因を含む医学的情報についてできるだけ詳細に把握することが求められる．その後，できるだけ早いうちに，患者および家族と面談し，患者の運動能力，危険回避能力，家族の介護力，家屋状況を把握すべきである．

重要なのは，入棟後15日以内に頻発する転倒の可能性の評価である．転倒を予見するためには，①発症前の転倒経験，②急性期病院での転倒経験，③転倒恐怖感などの転倒に関わる自己認識，④床から物を取る，車椅子からベッドやトイレへの移乗時の危険回避能力[22]，⑤バランスを含む身体機能などの評価が重要である．

(2) 入院中における評価のポイント

動作における安全性，安定性，一貫性，効率性，多様性の5つの視点を考慮し，動作における問題を評価する．安全性は最優先事項であり，患者自身の転倒，転落の危険性への対応力があるかを観察する．また，病棟内での使用補助具，行動許可範囲について十分に評価し，カンファレンス等でチームとして判断する．下肢骨折後の高齢患者は，痛みの感受性が低下し，再骨折をしていても気づかない場合がある（コラム②）．主観的な痛みの評価では不十分であるため，脚長差などの形態異常，痛み行動的側面（しかめ面，さするなど）を観察する必要がある．カンファレンスを密に行うことで，動作獲得の改善度や方向性，および居住状況や主たる介護者の状況を共有し，退院の時期を見定めていく．おおよその転帰先と退院時期が決まったら，転帰先の状況に合わせた最低限必要な動作レベルを見直し，より獲得すべき重要な項目を選択する．

(3) 退院時における評価のポイント

現在の動作獲得度，安全性への対応力，転帰先の状況の確認をふまえて，転帰先に必要な最低限の獲得すべき，または，獲得可能な動作レベル（ゴール）を選択する．動作レベルの向上の可能性と限界を考慮し，必要な介護用品や補助具を評価する．自宅退院の場合は，退院前訪問指導を行うと，より具体的な必要物品を提案できる．

コラム②

骨折しても歩行する認知症高齢者

大腿骨頸部骨折術後で回復期に入棟してきた80歳代の軽度認知症高齢者の患者．担当セラピストは平行棒内で歩行練習を観察している．やや跛行はみられるものの，コミュニケーションは可能で，担当理学療法士の問いかけに対して痛みを訴えず，順調に歩行練習をしているようにみえた．しかし，様子をみていた先輩の理学療法士が担当者に脚長差を測るように提案．約3cmの脚長差がみられたため，すぐに前日に撮影されたレントゲンを確認した．結果，再骨折がみつかり，担当整形外科医師へ報告し，即刻，歩行中止となった．担当者は，常に動作をよく観察し，安全に運動療法が行えているかを判断する必要がある．

コラム③

認知症高齢者に対する運動療法

　認知症高齢者は，動いてくれない，歩いてくれない，続けてくれないということが多い．一方，アルツハイマー病患者を対象とした運動学習の効果に関する研究も多く存在する．認知症高齢者は，立位や歩行など，努力度が高く，課題の出来高が不明瞭な課題にはあまり取り組んでくれない印象がある．

　ペグ課題などの明示的な課題を利用しながら，立つ，歩くという動作を手段として使わせる．また，褒めることによりポジティブな情動を誘発し，課題継続を促す．たとえば，超高齢の重度認知症患者（93歳，女性，HDS-R 5）の脚伸展力向上を図ろうとしたが，いわゆる「筋トレ」は行ってくれなかった．そこで，コロ付きの椅子を脚で蹴り，前方の椅子にぶつけるような課題を設定し，当たった場合，称賛した．その結果，多くの課題回数をこなし，蹴って当てられる距離が伸びた．

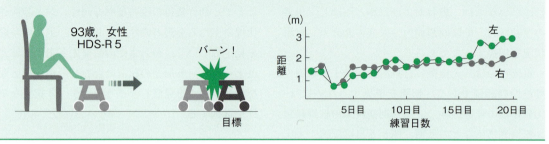

2　アプローチのポイント

(1) 入棟時におけるアプローチのポイント

　前述した5つの視点の安全性に対するアプローチを優先して行う．前医からの紹介状や事前の面談報告書，さらに，転倒リスクの初期評価に基づき，ポータブルトイレやベッド柵の設置などにより，安全な環境整備を行う．理学療法においては，入院期間中の病棟での活動向上につながる，起き上がりや移乗動作の特に安全性を配慮した動作獲得を優先的に行う．また，随意運動能力の改善が期待できる脳血管障害者の場合，過剰な努力度での動作練習は随意性の向上が阻害される可能性があるため，動作中の連合反応などに注意する．

(2) 入院中におけるアプローチのポイント

　安全性，安定性，一貫性，効率性，多様性の5つの視点を常に考慮し，問題を明確にしながらアプローチする必要がある．重要なのは客観的データをとることである．毎日行う臨床において，動作レベルの細やかな改善は，客観的なデータをとらなければわからないことが多く，動作課題の成功や失敗回数，動作時間，主観的努力度，動作中のバイタル，痛みなど，必要性に応じて測定する．データの変動や症例の動作への取り組み方を観察することにより，難易度の調整を行う．移動・移乗能力の改善は，転帰先に影響を及ぼすため重要であるが，転倒のリスクも伴うため，練習環境には十分配慮する必要がある．認知症を合併している例では，指示が入らない場合や自発性が低く運動が発現しにくい場合があるので，動作練習や運動を進めるためには工夫が必要である（コラム③）．高齢であっても高密度に介入を行うことでFIM利得が上がることが示されている[23)]．

(3) 退院時におけるアプローチのポイント

　転帰先の環境，介護力の評価に基づき，より具体的な動作練習を行う．難易度，自由度のやや高い課題設定のもとで，問題解決能力の向上を図る．担当理学療法士は，安易に言語指示をせず，患者自らがどのように工夫し問題の解決を図るのかを観察する．観察に基づき，その能力と限界について患者や家族に伝え，可能な限り安全で自立した生活の方法についてアドバイスすることが重要である．

（平井達也）

文献

1) 回復期リハビリテーション病棟協会:平成27年度回復期リハビリテーション病棟の現状と課題に関する調査報告書, 2016.
2) 徳永 誠・他:年齢が回復期リハ病棟における脳卒中患者のFIM利得に及ぼす影響. Jpn J Compr Rehabil Sci 3:1-4, 2012.
3) 徳永 誠・他:回復期高齢脳卒中患者における栄養関連指標GNRIの改善と運動FIM改善との関係. Jpn J Compr Rehabil Sci 7:1-5, 2016.
4) 金山 剛・他:回復期リハビリテーション病棟における在宅復帰患者の特徴. 理療科 23:609-613, 2008.
5) 西尾大祐・他:回復期リハビリテーション病棟における重症脳卒中患者の転帰と臨床的特徴. 脳卒中 32:86-90, 2010.
6) 寺井 敏・他:異なった退院先を呈した回復期リハビリテーション病棟入院患者の比較研究—脳血管障害および廃用症候群での検討. リハ医 45:236-241, 2008.
7) 岡本伸弘・他:回復期リハビリテーション病院におけるFIMを用いた自宅復帰因子の検討. 理療科 27:103-107, 2012.
8) 田中正一:回復期リハビリテーション病院における転院症例の特徴. 臨床リハ 23:654-659, 2014.
9) 前田悠太朗・他:回復期リハビリテーション病棟における自宅復帰に影響を与える因子. 名古屋学院大論集 医・健康科・スポーツ科 2:1-8, 2013.
10) 浅川育世・他:回復期リハビリテーション病棟に入院した脳血管障害者の転帰に影響をおよぼす因子の検討. 理療科 23:545-550, 2008.
11) 小嶌健一, 白石成明:脳卒中リハビリテーション患者の自宅退院と関連する因子の検討. 日福大健科論集 18:9-17, 2015.
12) 池田真琴・他:回復期リハビリテーション病院入院時のFIM総得点が80点未満の脳卒中患者における転帰の予測. PTジャーナル 13:355-360, 2009.
13) 小林由紀子, 赤星和人:オーバービュー—回復期リハにおけるリスク管理. 臨床リハ 17:626-632, 2008.
14) 小松祥子:回復期リハビリテーション病棟における転倒の状況と取り組み. Jpn J Leprosy 76:67-70, 2007.
15) 山口多恵・他:回復期リハビリテーション病棟における転倒とリハビリテーション訓練内容の実態調査. 保健学研 22:17-24, 2009.
16) 渡部喬之・他:座位からの転倒—転倒者の特徴と予防対策実践の効果. Jpn J Compr Rehabil Sci 6:1-5, 2015.
17) 寺西利生・他:回復期リハビリテーション病棟における転倒の分析—転倒事例の動作管理方法による決定木分類を用いた検討. Jpn J Compr Rehabil Sci 4:1-6, 2013.
18) 西岡心大・他:本邦回復期リハビリテーション病院入棟患者における栄養障害の実態と高齢脳卒中患者における転帰, ADL帰結との関連. 日静脈経腸栄会誌 30:1145-1151, 2015.
19) 吉田貞夫:回復期リハビリテーション病棟に入院する高齢者の栄養状態とアウトカム. 静脈経腸栄養 28:27-32, 2013.
20) 真田樹義, 宮地元彦:2010日本人成人男女を対象としたサルコペニア簡易評価法の開発. 体力科学 59:291-302, 2010.
21) Gariballa S, Alessa A:Sarcopenia: prevalence and prognostic significance in hospitalized patients. Clin Nutr 32:772-776, 2013.
22) 平井達也・他:施設入所高齢者の移乗による転倒要因調査に関する多施設間研究:転倒回避能力評価の有用性(平成23年度研究助成報告書). 理療学 40:134-135, 2013.
23) 渡邉 誠・他:回復期脳卒中患者における訓練単位増加と年齢別のADL改善との関係. 脳卒中 34:383-390, 2012.

2章 3 維持期：施設入所

> **KEY ポイント**
>
> **① 維持期（施設入所）における高齢者の特徴**
>
> 　老健施設に入所している高齢者は，慢性的な重複疾病により運動機能や認知機能が低下し，精神心理面も障害されている可能性が高い．また，「加齢」という不可逆的な機能低下を伴い，低栄養状態，全身倦怠感，睡眠障害などを有している場合も多い．このような複雑多様な問題により，生活機能ならびに全身の活動性が低下していることが特徴である．
>
> **② 理学療法の実施ポイント**
>
> 　老健施設での理学療法には，個別での介入だけでなく，集団への介入や生活に密着した対応，多職種協働のための実践能力などが必要不可欠となる．また，姿勢保持，起居，立位，移動などの基本動作やADL能力の評価は重要であり，評価の際には，国際生活機能分類（ICF）に基づき，「できないことは何か」ではなく，「できることは何か」という視点で行うことが大切である．

1. 施設に入所している高齢者の特徴

1 施設に入所している高齢者数の推移と入所するリスクが高い高齢者の特徴

　内閣府が発表している「平成28年度版高齢社会白書」[1]では，わが国の65歳以上の高齢者人口は3,392万人であり，総人口に占める割合（高齢化率）も26.7%と過去最高であることが示されている．厚生労働省が発表している平成25年度介護保険事業状況報告[2]によると，施設に入所している高齢者数は，2013（平成25）年度累計で1,072万人となっており，その利用者数（1カ月平均）は年々増加している（図1）．また，要介護（要支援）区分別にみてみると，要介護1：60万人，要介護2：126万人，要介護3：224万人，要介護4：329万人，要介護5：332万人となっており，要介護3〜要介護5の認定者が約82.6%を占めている[2]．つまり，施設に入所している高齢者は重症例が多いことがわかる．では，どのような高齢者が施設に入所してくるのか，そのリスク要因について検討した先行研究を紹介する．

　施設入所となる高齢者の予測因子について検討した先行研究では，女性[3]，高齢[4]，独居[5,6]，うつ症状[6]，日常生活活動（ADL）能力の低下[7]，認知症[8]，がん・うっ血性心不全・糖尿病・脳血管疾患等の重複疾患を有する者[9]がリスク要因として報告されている．また，Millerら[10]は189名の地域在住高齢者を5年間追跡し，施設入所となる高齢者の特徴について検討した結果，在宅以外での社会的活動が低下している高齢者がリスク要因であったと報告している．つまり，このような特徴を有する高齢者が地域から施設に入所してくるリスクが高く，施設に入所している高齢者の特徴の一部といえる．

2 介護老人保健施設に入所している高齢者の特徴

　ここからは，施設の中でも介護老人保健施設（以下，老健施設）に入所している高齢者の特徴について整理する．

　島田は[11]，老健施設に入所している高齢者の特徴として，重複した疾病や障害，認知症，慢性期，心理面の低下を挙げている．2012（平成24）年度

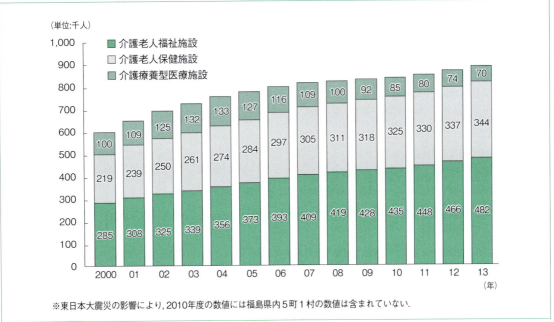

図1 施設に入所している高齢者数の推移（1カ月平均） （文献2より引用）

の厚生労働省による老人保健健康増進等事業では，老健施設に入所している高齢者3,394名の特徴について調査している[12]．その結果をみてみると，男性よりも女性が多く（女性が66.2%），平均年齢は86.2歳となっている（90歳以上が最も多く34.2%）．疾病については，脳血管疾患を含む「循環器系の疾患」が最も多く60.9%，次いで認知症やうつ病を含む「精神および行動の障害」が41.7%，「筋骨格系の疾患」が26.5%となっており，重複した疾病を有している高齢者が多い．また，障害高齢者の日常生活自立度では，「ランクB」が最も多く50.9%，次いで「ランクC」が34.3%，「ランクA」が11.6%となっている（**表1A**）．さらに，認知症高齢者の日常生活自立度では，「ランクⅢ」が最も多く40.8%，次いで「ランクⅡ」が22.3%，「ランクⅣ」が20.5%となっている（**表1B**）．

以上のことより，老健施設に入所している多くの高齢者は，慢性的な重複疾病により運動機能や認知機能が低下し，うつ症状や意欲低下などといった精神心理面も障害されていることが推察される．また，「加齢」という不可逆的な機能低下を伴い，低栄養状態，全身倦怠感，睡眠障害などを有している場合も多い．このような複雑多様な問題により，ADL能力ならびに全身の活動性が低下し，不活動状態に陥っている可能性が高いことが老健施設に入所している高齢者の大きな特徴といえる．

2. 理学療法の実施ポイント

老健施設は，「入所者がその有する能力に応じ自立した日常生活を営むことができるようにするとともに，その者の居宅における生活への復帰を目指すための施設」（介護保険法基本指針）とされている．したがって，老健施設では前述のような特徴を有する高齢者の生活機能の向上を図り，在宅復帰を支援するための積極的なリハが求められている．しかし，老健施設で勤務している理学療法士数は，2013（平成25）年3月現在で約5,600人であり，わが国の理学療法士数の約6.0%に過ぎない[13]．つまり，複雑多様な問題を抱えている高齢者に対するリハ施設でありながら，マ

表1 介護老人保健施設に入所している高齢者の日常生活自立度

A. 障害高齢者の日常生活自立度

ランク		人数	%
J	何らかの障害等を有するが，日常生活はほぼ自立しており独力で外出できる．	29	0.9
A	屋内での生活は概ね自立しているが，介助なしには外出できない．	393	11.6
B	屋内での生活は何らかの介助を要し，日中もベッド上での生活が主体であるが座位を保つ．	1,727	50.9
C	1日中ベッド上で過ごし，排泄・食事・着替えにおいて介助を要する．	1,164	34.3
無回答		81	2.4

B. 認知症高齢者の日常生活自立度

ランク		人数	%
Ⅰ	何らかの認知症を有するが，日常生活は家庭内および社会的にほぼ自立している．	264	7.8
Ⅱ	日常生活に支障をきたすような症状・行動や意思疎通の困難さが多少みられても，誰かが注意していれば自立できる．	758	22.3
Ⅲ	日常生活に支障をきたすような症状・行動や意思疎通の困難さがみられ，介護を必要とする．	1,385	40.8
Ⅳ	日常生活に支障をきたすような症状・行動や意思疎通の困難さが頻繁にみられ，常に介護を必要とする．	695	20.5
M	著しい精神状態や周辺症状あるいは重篤な身体疾患がみられ，専門医療を必要とする．	204	6.0
無回答		88	2.6

(文献2より引用)

ンパワーが不足しているのが現状である．そのため，老健施設での理学療法には，個別での介入だけでなく，集団への介入や生活に密着した対応，多職種協働のための実践能力などが必要不可欠となる．

1 評価のポイント

老健施設での理学療法において，利用者の身体機能を把握し，問題点を明確にしたうえで，姿勢保持，起居，立位，移動などの基本動作やADL能力の維持・改善を図り，身体活動量を向上させることは重要である．要介護高齢者を対象とした大規模調査では，ADL能力と離床時間は密接に関連しており，離床時間が少ない人ほどADL自立度が低下していることが報告されている[14]．したがって，ADL能力や家事活動などの目的指向型活動の評価は重要であり，これに影響を及ぼす筋力やバランス能力といった運動機能や歩行，立ち上がりなどといった動作能力の評価も重要である．筆者が以前勤務しており，現在も関わりのある老健施設(以下，当施設)では，運動機能の評価としてハンドヘルドダイナモメーターを用いた大腿四頭筋筋力検査，動作能力の評価として

Timed Up and Go Test (TUG)[15]とPerformance Oriented Mobility Assessment (POMA)[16]，目的指向型活動の測定として機能的自立度判定基準(FIM)を用いている．また評価の際には，国際生活機能分類(ICF)に基づき，「できないことは何か」ではなく，「できることは何か」という視点で行うことが大切である．さらに，在宅復帰の際や施設内での生活において，利用者の身体機能にあった家屋状況や環境整備に関する評価も重要である．そして，このような身体機能評価や環境整備により生活機能に着目した「できる能力」を高め，リハ介入時以外の施設生活の中で，看護師や介護福祉士といった他職種と協働して生活に反映させる重要な役割を理学療法士が担う必要がある．近年，全国老人保健施設協会が新しいケアマネジメントシステム「R4システム」を開発し，この中でICFに基づいた高齢者の評価法(ICFステージング)を導入している．この評価法は，「利用者ができる能力を普段の生活の中で行っていること」を評価しており，自立支援の視点から作られたアセスメント方式である[17〜19]．基本動作や食事・整容・排泄などのADL能力，認知機能，社会参加といった項目から構成されており，他職

種間での情報共有ならびに効果判定手段として有用と思われる．

2 アプローチのポイント

老健施設の重要な役割である在宅復帰と身体活動量の向上を目的とした取り組みについて，リハ専門職によるアプローチと多職種によるアプローチの視点で，当施設での実践例を交えながら紹介する．

(1) リハビリテーション専門職によるアプローチ

当施設は70床を有しており，利用者に対するリハは理学療法士3名と作業療法士1名で行っている．在宅復帰を目的に入所してきた利用者に対して，計画的なケアとリハ，多職種間連携と情報共有，家族の協力を得ることを目的にクリティカル・パスを作成し，それに基づきリハを展開している．具体的には，利用者本人と家族のニーズを把握したうえで，在宅生活に必要となる能力を明確にすることを目的に，退所後に戻る予定の在宅を訪問し（入所してから1週間以内）（図2a），リハの計画を立案している．

入所期間中は，1日20分間の身体・認知機能の改善を目的とした個別リハ（短期集中リハ）を週3回以上提供し，基本動作やADL能力ならびに身体活動量の向上を図っている．また，利用者に対するリハはリハ室ではなく，実際の生活の場（入所スペース）で実施している（図2b）．これは，ICFの視点で「利用者のできる能力を普段の生活の中で行う」ことを推進し身体活動量の向上を図ることと，看護師や介護福祉士といった利用者の生活を把握している他職種との連携強化を目的としている．このような取り組みにより，他職種が利用者の身体機能やADL能力のレベルを実際に目でみて確認することができ，また職種間での利用者に対する情報や意見交換も随時行うことが可能となる．理学療法士は，評価結果から利用者の状態を把握し，ADL能力改善に向けた助言や介助方法を一方的に伝えるのではなく，他職種の意見に耳を傾けながらわかりやすく明確に伝える必要がある．

退所前には，再度在宅を訪問し，入所期間中のリハの結果，在宅でのADL動作に支障がないかどうかを検討している（図2c）．理学療法士は，必要があれば家屋改修等の環境整備や福祉用具等の導入を検討し，退所後に地域の社会資源を活用しながら在宅や地域でいきいきとしたその人らしい生活が送れるように配慮する必要がある．

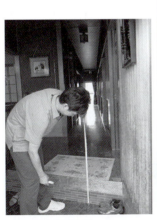
a．入所後家屋訪問

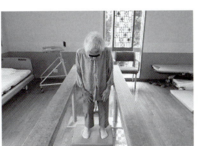
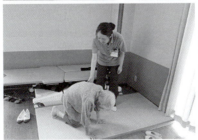
b．入所スペースでのリハビリテーション

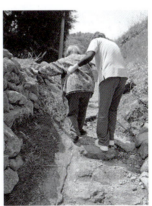
c．退所前家屋訪問

図2 リハビリテーション専門職によるアプローチ

一方，不活動状態に陥っている利用者が多い老健施設では，個別でのリハ以外の施設生活の過ごし方も重要である．当施設では，ベッドからの離床を促し，身体活動量を向上させることを目的に，理学療法士と作業療法士による集団への運動指導も行っている（図3）．集団での運動は，身体・認知機能や精神心理面に好影響を及ぼすことが明らかとなっており[20,21]，個別だけでなく集団へも対応できる能力がリハ専門職には必要となる．

（2）多職種によるアプローチ

　老健施設ではリハ専門職のマンパワーは不足しているため，看護師や介護福祉士との連携が重要となる．特に，介護福祉士は従事している数が理学療法士や作業療法士よりも多く，利用者の施設生活に関わる時間が長いため，自立支援の視点で連携を図りながら生活の中でリハを展開していくことが必要不可欠である．

　当施設では，多職種が参加する「生活リハカンファレンス」を月に2回開催し，利用者の生活機能に関する情報交換を行っている（図4a）．このカンファレンスでは，理学療法士と作業療法士が利用者の現状の身体・認知機能やADL能力のレベルを報告し，施設生活の中で介護福祉士が主体となって利用者の身体活動量向上のために行ってほしい動作や残存機能をいかした介助方法等の助言を行っている．また，利用者の施設生活を熟知している介護福祉士の意見にも耳を傾け，生活の中でできるリハを協議し，できるだけ当たり前の生活に近づける努力を多職種で行っている．たとえば，つかまり立位が可能な利用者であれば，食堂での食事の際は車椅子ではなく，通常の椅子で食事をするなどといったことを施設全体で取り組んでいる（図4b）．この取り組みだけでも，リハ以外で1日3回の食事につき6回の立位をとることができ，良好な座位姿勢保持につながる．また，つかまり立位ができればオムツから離脱することも可能となる．このような利用者のできる能力をリハ以外の生活の中で積極的に多職種で実践していくことが重要である．

　以上，老健施設における理学療法の実施ポイントについて実践例を交えながら紹介した．このような取り組みにより，前述した当施設が実施している評価項目（大腿四頭筋筋力，TUG，POMA，FIM）は，すべてで有意に改善している[22]．先行研究においても，個別や集団への介入ならびに多

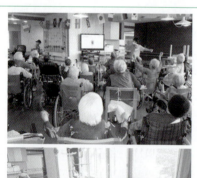
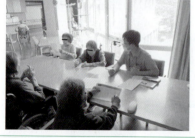

図3　理学・作業療法士による集団へのアプローチ

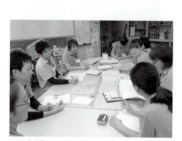
a．生活リハビリテーションカンファレンス

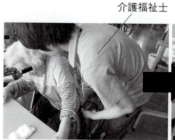
b．食堂での食事場面

図4　多職種によるアプローチ

職種によるアプローチにより,身体機能だけでなく認知機能や精神心理面に対しても効果的であることが証明されている[21,23〜25].今後も高齢者人口が増加していく中,施設に入所している高齢者に対するリハの役割は大きく,「いきいきとしたその人らしい生活」が送れるよう,さらなる取り組みやエビデンスの構築が望まれる.

(平瀬達哉)

文献

1) 内閣府:平成26年版高齢社会白書(全体版):http://www8.cao.go.jp/kourei/whitepaper/w-2016/html/zenbun/index.html.(2016年5月2日閲覧)
2) 厚生労働省:平成25年度介護保険事業状況報告:http://www.mhlw.go.jp/topics/kaigo/osirase/jigyo/13/index.html.(2016年5月2日閲覧)
3) Branch LG, Jette AM:A prospective study of long-term care institutionalization among the aged. Am J Public Health 72:1373-1379, 1982.
4) Martikainen P et al:Gender, living arrangements, and social circumstances as determinants of entry into and exit from long-term institutional care at older ages:a six-year folloe-up study of older Finns. Gerontologist 49:34-45, 2009.
5) Himes CL et al:Nursing home entry in Germany and the United States. J Cross Cult Gerontol 15:99-118, 2000.
6) Nuotio M et al:Predictors of institutionalization in an older population during a 13-year period:the effect of urge incontinence. J Gerontol A Biol Sci Med Sci 58:756-762, 2003.
7) Jette AM et al:High-risk profiles for nursing home admission. Gerontologist 32:634-640, 1992.
8) Bharucha AJ et al:Predictors of nursing facility admission:a 12-year epidemiological study in the United States. J Am Geriatr Soc 52:434-439, 2004.
9) Harris Y, Cooper JK:Depressive symptoms in older people predict nursing home admission. J Am Geriatr Soc 54:593-597, 2006.
10) Miller LM et al:Social activity decreases risk of placement in a long-term care facility for a prospective sample of community-dwelling older adults. Res Gerontol Nurs 7:106-112, 2014.
11) 島田裕之:長期ケア施設の理学療法-介護老人保健施設における機能評価と転倒予防の方法.理学療科 17:141-148, 2002.
12) 三菱総合研究所:介護老人保健施設等の在宅療養支援及び医療提供のあり方に関する調査研究事業.平成24年度厚生労働省老人保健事業推進費等補助金,三菱総合研究所,2013.
13) 日本理学療法士協会:会員の分布:http://www.japanpt.or.jp/about/data/.(2016年5月2日閲覧)
14) 日本理学療法士協会国庫補助事業調査研究特別班:要介護高齢者における離床時間と日常生活活動能力との関係.理学療法学 36:348-355, 2009.
15) Podsiadlo D, Richardson S:The timed up-and-go:a test of basic functional mobility for frail elderly persons. J Am Geriatr Soc 39:142-148, 1991.
16) Tinetti ME:Performance-oriented assessment of mobility problems in elderly patients. J Am Geriatr Soc 34:119-126, 1986.
17) 大河内二郎:国際生活機能分類の理念をいかにして施設ケアに取り込むか-「R4システム」のアセスメント方式作成を目指して.日公衛誌 58:555-559, 2011.
18) Okochi J et al:Staging of mobility, transfer and walking functions of elderly persons based the codes of the International Classification of Functioning, Disability and Health. BMC Geriatr 13:16, 2013.
19) 大河内二郎・他:要介護高齢者における余暇および社会交流ステージ分類の開発.日老医誌 51:536-546, 2014.
20) Valenzuela T:Efficacy of progressive resistance training interventions in older adults in nursing homes:a systematic review. J Am Med Dir Assoc 13:418-428, 2012.
21) 汐田 梢・他:学校形式の介護老人保健施設における入所者の意欲向上と身体的改善.日老医誌 51:369-374, 2014.
22) 平瀬達哉・他:入所施設での実践.フレイルの予防とリハビリテーション(島田裕之編),医歯薬出版,2015, pp160-164.
23) Toba K et al:Intensive rehabilitation for dementia improved cognitive function and reduced behavioral disturbance in geriatric health service facilities in Japan. Geriatr Gerontol Int 14:206-211, 2014.
24) 関根麻子・他:老健における認知症短期集中リハビリテーション-脳活性化リハビリテーション5原則に基づく介入効果.Dementia Jpn 27:360-366, 2013.
25) 東 憲太郎:認知症治療の最前線-包括的ケアを踏まえた新しい治療戦略.Geriatr Med 51:17-21, 2013.

2章 4 維持期：在宅（通所と訪問）

ポイント

① 在宅生活を送る維持期高齢者の特徴

病院での回復期リハを終了し，在宅にて維持期リハに取り組んでいる高齢患者の病態は，必ずしも安定しているとは限らない．家族の献身により在宅生活を送る重症例は決してまれな事例ではない．一方で，いたって軽症でありながら，社会・環境要因が強く影響し，通所リハや訪問リハといった居宅サービスを受給している高齢者も少なからず存在する．こうした多様な症例がひしめく地域というフィールドにおいて，居宅サービスを受給する高齢者の共通点として，種々の理由から外出頻度が減少した閉じこもりの状態が多いことがあげられる．この閉じこもりを解消し，社会参加を促すことで利用者の活動を大いに広げることこそが，在宅生活を送る維持期高齢者に理学療法を提供する意義の基本となる．

② 理学療法の実施ポイント

医学的な情報が十分に得られない地域というフィールドにおいて，利用者の状態を的確にとらえるためには，広く医学的な知識や技術に精通している必要がある．加えて，関係他職種との密な連携も重要である．

サービス提供頻度の減少する維持期における理学療法の目的は，「運動を行わせる」ことではなく，「運動を指導する」ことという意識が重要である．また，運動そのものを促すよりも，対象者が属する社会への参加を促すことのほうが，日常生活における"活動"を真に向上するための有効な手段である．そのためには，機能や動作に介入する基本的な理学療法だけでなく，環境適応や福祉用具，住宅改修に関するアドバイスを行うなどの応用的な介入に重きをおく必要がある．

1. 居宅サービスの概要

通所サービス：通所介護・通所リハビリテーション（以下，リハ）と訪問サービス：訪問リハは，いずれも介護保険法における「居宅サービス」である．通所介護はデイサービス，通所リハはデイケアとも称される．訪問サービスのみ，特定疾患に対して医療保険による提供も可能だが，それ以外は介護保険での提供が優先される．そこで，本項では通所・訪問ともに，介護保険での提供を想定して述べる．また，対象者の特性を十分に評価したうえで個人にとって適切なサービスを提供するというリハの基本に基づいて，要支援者に対する介護予防サービスと，要介護者に対する介護サービスを区別せずに話を進めていく．

通所リハと訪問リハの事業所は診療所，病院，介護老人保健施設に併設される．通所介護の事業所はこれとは異なり，独立開設が可能であり，企業の介入や個人の起業といった形での開設が近年急増している．訪問リハについては訪問看護ステーションから訪問看護として提供することも可能である．訪問看護ステーションは，通所介護と同様に独立開設が可能であり，そのため訪問看護ステーションの事業所数は訪問リハのそれを上回る．

厚生労働省の調査によると，各事業所の全国総数は，通所介護で40,000件以上，通所リハおよび訪問リハはそれぞれ7,000件強とされており，年々

増加している．中でも，通所介護事業所の増加数は年間に3,000件以上にのぼり，まさに急増といえる．コンビニエンスストア大手9社の全国の合計店舗数がおよそ54,000件（平成28年6月時点）であり，通所介護事業所数について説明する際の比較対照としてよく用いられている．

日本理学療法士協会によると，通所サービスを提供する事業所に所属する会員数は約1,000名，訪問サービスを提供する事業所に所属する会員数は約2,000名とされている（平成27年3月時点）．ただし，これは常勤専従の職員数を示したものであり，非常勤勤務や兼務などの業態も含めるとすれば，居宅サービスに何らかのかかわりがある理学療法士の数はさらに多くなるだろう．

居宅サービスの対象者は要支援者・要介護者であり，要介護認定を受けている622.3万人（平成28年5月時点）が居宅サービスの潜在的な対象者数となる．平成26年度の介護給付費実態調査によると，通所介護受給者の総数は月間約180万人，通所リハ受給者は月間約55万人，訪問リハ受給者は月間約45万人とされている．いずれも，各現場に従事する理学療法士数と比べて膨大な数である．すべての需要を理学療法士が担うわけではないが，それでもやはり居宅サービスの現場における理学療法士の充足率は依然として低いとする意見が多い．

2. 居宅サービスを受給する高齢者の特徴

居宅サービスを受給する高齢者とは，在宅生活を送る高齢者で要介護認定を受けている者である．少なくとも要支援1の状態にあるため，現在は介護を必要としない（日常生活はほぼ自立している）が，将来的に要介護状態になる可能性があるため，支援が必要な状態にある．具体的な状態像としては，立ち上がりなどの重力に抗して上下に身体をコントロールする能力に低下がみられることが多い．最も状態が悪い場合には要介護5の認定を受けていることになる．排泄や食事でさえ自力ではほとんど行えず，セルフケアや移動はもちろんのこと，立位を十分に保持していられないため，非常に狭い生活範囲の中で1日のほとんどを座位または臥位で過ごす（表1）．

通所サービスでは，事業者が利用者の送迎を行うことが一般的である．訪問サービスは，言うまでもなく，利用者の自宅まで訪問して提供されるサービスである．いずれの場合にも利用者には外出する能力が求められないため，居宅サービスを受給する高齢者は外出能力が低下していることが多い．こうした外出能力の低下による生活空間の狭小化は「閉じこもり症候群」と称される．

閉じこもりの概念や定義はさまざまであり，現時点で統一された定義は存在しないが，居宅サービスを受給する高齢者のすべてが何らかの要因で閉じこもりの状態にあるといっても過言ではない．居宅サービスを受給する高齢者の状態像を，身体機能のみならず，より広い観点から捉えるために

表1 要介護状態区分別の状態像

要介護度	80%以上の割合で何らかの低下がみられる能力		
	基本動作能力	ADL	IADL
要支援1	立ち上がり		
要支援2／要介護1	起き上がり，片脚立位		買い物
要介護2	歩行	洗体，爪切り	服薬管理，金銭管理，調理
要介護3		排尿・排便自制または排泄動作 口腔清潔，上衣操作，下位操作	
要介護4	寝返り，立位保持	移乗，移動，洗顔，整髪	
要介護5	座位保持	食事動作	外出頻度

要介護認定の基本調査74項目において，介助の項目（16項目）で「全介助」または「一部介助」の選択肢，能力の項目（18項目）で「できない」または「つかまれば可」等の選択肢，有無の項目（40項目）で「ある」（麻痺，拘縮など）等の選択肢を選択している割合が80%以上になる項目について集計した結果をまとめたもの．

（文献6より一部改変）

は，閉じこもりに対する理解が重要である．閉じこもり症候群の主要因は，身体的要因，心理的要因，社会・環境要因の3つであるとされている（図1）．これら3つの要因は，相互に関連しながら発生すると考えられていることから，要因間の関係性にも留意する必要がある．以下では，特に理学療法にかかわるであろう，身体的要因と社会・環境要因について取り上げる．

1 閉じこもりの身体的要因

閉じこもりの身体的要因には疾患と障害が含まれるため，これを理解するためには医学的な視点が求められる．以下では，医療からの連続として居宅サービスを受給している高齢者，すなわち在宅療養中の高齢患者についてその特徴を述べていく．

在宅療養は，疾患治療のフェーズとしてはまさに維持期にあたる．重篤な疾患を発症し（急性期），入院加療を経て（回復期），障害とのさらなる適応を図るために在宅生活を再開した者が維持期の在宅療養患者である．「病院を退院した」という事実を一般的に解釈すると「疾患を治療する必要がなくなった」というイメージが強いが，実際にはそうしたケースはまれである．高齢者は慢性疾患を複数有していることも多く，完治の見込みがない疾患を何とか在宅で管理できるようになったため家庭へ戻った，という症例も多い．厚生労働省の平成26年度患者調査では，入院患者のうち65歳以上の高齢者は約160万人であり，そのうちの約14％にあたる約23万人の高齢患者が「受け入れ条件が整えば退院可能」な状態にあるとされている．また，2008（平成20）年以降訪問診療を利用する患者数が増加しているともされており，在宅医療，ひいては居宅サービスに対する期待の大きさを感じることができる．

こうした現状にあって，居宅サービスを受給する高齢者は何らかの慢性疾患や永続的な障害を有している可能性が高い．これに対応する理学療法士は，たとえ介護領域に属しているとしても医学的な知見を十分に有している必要がある．むしろ，理学療法士は医学的な知見を有するがゆえに，維持期リハの現場である地域で求められる職種なのである．

2 閉じこもりの社会・環境要因

慢性疾患を有するにもかかわらず在宅療養を選択する比較的重症な高齢患者が地域に増加する一方で，いたって軽症であり身体機能も比較的保持されているにもかかわらず，閉じこもりを理由に居宅サービスを受給する高齢者も少なからず存在する．まさに高齢者の多様性である．これは，社会・環境要因によるところが大きい．具体的な問題として，独居高齢者や老々介護世帯の増加がある．介護者からの援助が期待できない場合には，たとえ身体機能の低下がわずかであったとしても，生活能力の低下は甚大である．

また，友人や仲間といった家族以外の他者とのつながりや関係性も重要な人的環境である．孤独とは社会（他者）との断絶に他ならず，社会参加が生じなければ活動は大いに制限される．老化に伴って体力が低下した高齢者にあっては，活動が日常生活に限定されてしまい，生活の範囲は屋内，もしくは近隣への買い物程度であることもめずらしくない．こうした人的環境への介入として，理学療法だけでは限界があるため，ケアマネー

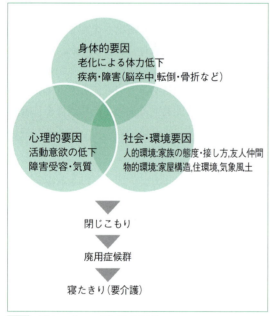

図1 閉じこもりの要因と位置付け

（文献7より一部改変）

ジャーなどの他職種や利用者の近親者との連携が重要である．

物理的環境のうち，家屋構造において特に閉じこもりを助長するのは，段差の存在である．日本は湿気の多い地域であり，湿気対策として地面から建物を離すことが必須となるため，たとえ住宅が平屋であったとしても屋外との境には必ず何らかの高低差が存在する．屋外から玄関までの数段の階段や玄関の上がり框などが，抗重力能力の低下した高齢者にとっては厳しい障害となり外出を制限する．エレベータの設置されていない低層の集合住宅（たとえば団地と称される造りの築年数が経過した古い建物など）の2階以上に在住している場合には，階段の幅が狭く，家人による付き添いや介助すら困難であることもめずらしくない．段差昇降の維持・向上は閉じこもりの予防や改善策として重要である．

その他に，傾斜地に在住していて外出に難渋したり，積雪の多い地域では冬季の外出が制限されるなど，住環境や気象風土が閉じこもりの要因となる場合もある．

コラム①

こんなに違う！在宅療養高齢患者の実際

　訪問リハの現場では，日中在宅しており介護に協力的な若い世代の家族がいれば，いわゆる寝たきりの状態であっても在宅で生活している利用者もめずらしくない．COPD（慢性閉塞性肺疾患；Chronic Obstructive Pulmonary Disease）などの慢性疾患を有していたとしても，医療保険を利用して在宅酸素療法や喀痰吸引などを行うことで，病状を維持しながら在宅生活を継続できる．100歳を超えた超高齢者で，認知機能が著しく低下しコミュニケーションすらままならない場合であっても，経済的に余裕があれば，自費サービスを利用して24時間の介護体制を敷くことで在宅生活を継続できる．いずれも，療養病床にて入院加療を行っていてもおかしくない症例であるが，これらはすべて筆者が訪問リハに従事するなかで実際に経験した症例である．その他にも，褥瘡に対する処置や，専門的で煩雑な栄養管理など，高齢者の在宅生活を継続するための家族の献身を数多く目にしてきた．

　一方で，極軽度の麻痺を有するものの，日常生活活動はほぼ自立しており体力も十分であるため，通所リハ事業所まで歩いて通い，連日のように汗を流す高齢者も在宅療養高齢患者に分類される．障害が極軽度であっても，独身であると親族への介護に期待できない状況にあり，訪問サービスを受給している利用者も存在する．手を引いてやる程度の援助があれば特に外出を制限されることもないはずだが，人的な環境要因が強く影響し，居宅サービスの利用にいたっている．

　このように，利用者それぞれが実にさまざまな理由で居宅サービスを利用しており，まさに十人十色の様相を呈しているのが在宅療養高齢患者の実際である．

3. 理学療法実施のポイント

1 評価のポイント

　近年，地域連携クリティカルパスによる病院間連携が積極的に進められているが，現時点（2016年）では病院（医療）と在宅（介護）の情報連携が十分であるとはいいがたく，地域包括ケアシステムの浸透に大いに期待するところである．現状では，居宅サービスを開始する際に，コメディカルスタッフが知り得る利用者の医学的な情報は，医師の指示書に頼るところが大きい．「各種画像や血液検査・生化学検査値を常に参照できるわけではない」，もしくは「専門機器を用いた評価を行いにくい」という点が，居宅サービスの現場で理学療法評価を行ううえでの最大の特徴である．

血液検査を例にとると，居宅サービスを利用するほぼすべての高齢者が医師にかかっており，定期検査や体調変化時の診察などでしばしば採血を行っている．しかし，医師とのかかわり方は人それぞれであり，外来診療と訪問診療，地域の診療所と大病院など，一口にかかりつけ医といってもさまざまである．居宅サービスの指示書を作成した医療機関で採血を行っているとも限らないため，情報の参照先は多岐にわたる．そのため，行っているはずの血液検査の情報は介護サービスを提供するスタッフには知り得ないことも多い．

また，体重測定ひとつとってみても，一般的なヘルスメーターで測定する場合には，つかまらずに立位を保持できる能力を必要とする．すなわち，能力が低下して一人で立っていられない利用者の体重は在宅では測定できないのである．利用者が通所サービスを利用している場合には，通所サービスを提供する事業所が車椅子対応型などの特殊な体重計を有することも多いため，体重の情報を共有できることもあるが，そうでない場合には推定に頼らざるを得ない．

このように医学的な情報が乏しい介護の現場で，利用者の機能障害の原因を適切に評価するためには，広く医学的な知識や技術に精通している必要がある．医師であれば診断力と呼ばれるスキルであり，問診，視診，触診などを通して利用者の病態をスクリーニングする能力である．特に視診や触診に関しては，血圧などのバイタルサインの測定と合わせてフィジカルアセスメントと称される．表2に居宅サービスを提供するうえで有用な問診事項とフィジカルアセスメントをまとめる．

以上のような問診とフィジカルアセスメントに関する知見は，リスク管理の視点からみても重要である．居宅サービスの現場では，人員配置の関係から幅広く医学的リスクに対応できる職種は限られる．特に訪問サービスでは単独で利用者を訪問するため，他の専門職の援助は得られない．また，先に述べた通り，維持期に該当する居宅サービスの現場にも重症例は存在する．たとえ入院していたとしても全くおかしくない状態の患者が，専門機器のない自宅で療養することは非常にリスクが高い状況といえる．もちろん，こうした重症例は決して在宅療養高齢患者の大部分ではないが，後期高齢者であれば，たとえ軽症例であっても，重篤なリスクが潜んでいる可能性も決して低くはないだろう．

このように，リスクに対応できる者は自分しか存在しないという居宅サービスの現場において，問診やフィジカルアセスメントにより利用者に潜む病状を推定し，それが発現した際の状況に対する心構えをしておくことは，居宅サービスの現場において非常に重要なことである．理学療法士の生業の基本は，運動という負荷をかけることである．病院などで安静時に行った検査では明らかにならなかったリスクが，運動負荷をかけることで顕在化することも少なくない．こうしたリスク管理能力は，居宅サービスに限らず介護分野全般において，理学療法士に最も期待される能力だろう．

以上のような評価の際に特に気を付けたいことは，医師の診断とは異なり対象者の異常を確定する必要はない，ということである．理学療法士として重要なことは，スクリーニングを適切に行うことである．スクリーニングの結果から異常の可能性があると考えられる場合には，早期に医師や他の専門職に照会することで，より詳細な検査へとつながり，潜伏リスクによる急変を未然に防ぐことが可能となる．医学的な評価を理学療法士のみで完結しようとせず，他の専門職と積極的に連携を図ることが在宅療養高齢者のリスク管理において最も重要である．

その他，基本的な理学療法評価を施行するうえで，特に訪問リハにおいて問題となるのが，スペースと設備である．利用者の自宅で行われる訪問リハは，ベッドや歩行路の確保すらままならないこともめずらしくない．そこで，表3に限られたスペースで特殊な機器を用いなくても行える身体機能の評価について紹介する．

2 アプローチのポイント① 対象者本人への介入

介護保険制度は，要介護度の維持・改善を目的としたサービスである．居宅サービスの目的も基本的にここからはずれることはなく，厚生労働省は居宅サービスを「利用者が可能な限り自宅で自

表2 居宅サービスを提供するうえで有用な問診事項とフィジカルアセスメント

自覚症状(患者の訴え)	自覚症状の詳細	随伴症状	視診	触診	Vital Signs(血圧測定・脈診・聴診など)	その他	潜伏を想定すべき疾患・障害
めまい	回転性	耳鳴り・吐き気				難聴	メニエール病などの内耳の障害
		頭位によって症状が誘発される				Dix-Hallpike Test	BPPV(良性発作性頭位めまい症)などの前庭系の障害
	浮動性	頭痛・手足のしびれ 悪心・嘔吐			循環動態の急変動	意識レベル低下 応答不良	脳血管障害等による脳圧の亢進
		頭痛			血圧上昇		一過性の高血圧
立ちくらみ	慢性的に繰り返す	倦怠感,動悸 手足のしびれや震え	生あくび・冷汗		発作時には頻脈 定常的な徐脈	集中困難	糖尿病(低血糖)
		倦怠感 動悸,息切れ	舌が乾いている	ハンカチーフサイン 爪の色が戻りにくい	血圧低下	下痢	脱水
		倦怠感 動悸,息切れ	まぶたの裏が白い	末梢の冷感	血圧低下	月経・下血などの出血	貧血
	契機不明・再現困難	動悸・胸痛,息切れ			不整脈		虚血性心疾患
	動作にともなって(起居・起立にて)				一過性の血圧低下		起立性低血圧
倦怠感		口渇,多飲 多尿 悪心・嘔吐	皮膚の乾燥・かゆみ			体重減少 口臭	糖尿病(高血糖)
		黄疸,あぶら顔 手根部の手掌紅斑	女性化乳房 腹圧亢進			口臭	肝機能障害
		顔が浅黒い まぶたの裏が白い	浮腫 末梢の冷感		慢性的な高血圧	頻尿・尿が濁る	腎機能障害
		少し動くだけで息が切れる		浮腫 末梢の冷感	慢性的な低血圧 酸素飽和度低下	頸静脈怒張	うっ血性心不全
						短期の急速な体重減少	がんの存在

立した日常生活を送ることができることを目指して提供される」サービスであると位置付けている.

外出が可能であり生活能力低下を予防するために居宅サービスを受給する要支援者に対する居宅サービスの目的は,利用者の活動や社会参加の機会を増加させることである.閉じこもりがちな利用者に対しては,外出するための移動能力の向上,もしくは外出を容易にするような手段の確保が目標となろう.これは特に訪問サービス特有の目的であることが多いが,外出能力の獲得は自宅外での活動や社会参加のためのステップとして位置付けられることを考慮すれば,居宅サービスとして提供される各種サービスは同じ目的を共有するサービスであるといえる.要介護度が高く日常生活に多大な援助を必要とする利用者にリハを提供する目的は,屋内ADL能力の維持・向上である.

いずれの場合にも,機能や能力の維持・向上にばかり傾倒せず,活動や参加の機会を増やすことに常に目を向けたい.要介護度の高い利用者の社会参加というと壮大な目標のようにも聞こえるが,家庭もひとつの社会であり,機能の現状を考慮して家庭内で担える役割についてよく検討する必要がある.また,ここにあげた理学療法の目的は,すべて基本的な内容であり,実際には利用者のニーズにあわせて柔軟な目標設定を行う必要がある点に注意が必要である.「自宅に復帰する」という明確な指針をもつ急性期・回復期のリハとは異なり,維持期リハにおいて最も難しく,かつや

表3 限られたスペースで特殊な機器を用いなくても行える身体機能評価

	測定の意義	必要な機器や備品	備考
握力測定	全身の筋力	握力計	
等尺性膝伸展筋力	下肢筋力	Hand Held Dynamometer	利用者宅を訪問する場合にはベルトを使わない方法が有用
Chair Stand Test (CST)	下肢筋力	椅子・ストップウォッチ	いくつかの手法があり以下の2つが代表的 ①立ち座りを5回完了するまでの時間を測る方法 ②30秒間に何回立ち座りが行えるかをカウントする方法 利用者の機能レベルに応じて使い分ける
Bedside Mobility Scale (BMS)	基本動作自立度	時計	
閉脚立位保持	静的バランス能力（左右）	ストップウォッチ	
タンデム立位保持 (Mann Test)	静的バランス能力（左右）	ストップウォッチ	
片脚立位保持	静的バランス能力	ストップウォッチ	
Functional Reach Test (FR)	静的バランス能力（前方）	メジャー	利用者宅を訪問する場合には壁やふすまを利用する マーカーとして付箋があると便利
Berg Balance Scale (BBS)	静的バランス能力	ストップウォッチ・踏み台	テスト完了には高さ15cm前後の踏み台が必要
歩行能力測定	歩行動作能力 動的バランス能力	3〜5m程度の歩行路 ストップウォッチ	利用者宅を訪問する場合にはShort Physical Performance Battery (SPPB) の8ft（フィート）＝2.44mの歩行路が有用 正式な5m歩行は前後各3mの予備路（計11m）が必要 マーカーとして付箋があると便利
Timed Up and Go Test (TUG)	移動能力 動的バランス能力	3mの歩行路・椅子 マーカーコーン ストップウォッチ	歩行路の確保もさることながら横のスペース確保も重要
International Physical Activity Questionnaire (IPAQ)	身体活動量の推定	質問紙法	カロリー計算はあくまでも参考値
Life Space Assessment (LSA)	身体活動の範囲と頻度	質問紙法	
Home-based Life Space Assessment (Hb-LSA)	身体活動の範囲と頻度	質問紙法	LSAの改変版 より生活範囲の狭い者（自宅が生活の中心）を対象とする

りがいを感じる点が目標設定であると考える．

以上に述べた目標を，居宅サービスの提供により達成することは容易ではない．一番の難点はサービス介入の頻度である．居宅サービスの介入頻度は，制度上，多くても週に2，3回が上限であり，入院・入所でのリハと比較すると圧倒的に少ない．介護サービスは限度額内で他のサービスと併用されるものであるため，週に1回というのが一般的である．この少ない頻度を有効に活用するためには，理学療法士が介入する貴重な時間を，利用者が運動するための時間にしないことが重要である．居宅サービスにおける理学療法士の役割とは，運動，すなわちトレーニングを実行させることよりも，それを指導することに重きが置かれる．これを十分に理解し，サービスを提供している時間は運動指導のための時間であることを常に意識する必要がある．

運動介入のエビデンスとして，筋力や移動能力といった身体機能面に対する効果も存在するが，その多くは高負荷，高頻度，もしくは長期間の介入によるものである．居宅サービスなどの地域リハにおける運動の効果には自己効力感の向上，転倒恐怖感の軽減，介護負担感の軽減などの心理的な改善に関する報告が目立つことからも，運動指導や医学的なアドバイスといった教育的介入の重要性が伺える．

運動指導の要点としては，高頻度に運動を継続すること（運動習慣の獲得）が重要である．運動を継続するためには，負荷量の低い運動から開始し，徐々に負荷量を増加するプログレッシブな手

表4 応用介入の具体例

	具体的なアドバイスの例
福祉用具	・屋内移動：自立するため4点杖が有用 　　　　　靴下は滑りやすいためルームシューズの着用を勧めたい 　　　　　T字杖を利用する場合には杖を掛ける場所を設定する 　　　　　バリアフリー環境であれば歩行器・車椅子の利用も可能 ・屋外移動：腰かけることもできるシルバーカーが有用 　　　　　電動車椅子などは活動範囲を大いに拡大するが一人での活動となるため常用に至らないことも多い
環境適応・住宅改修	・宅内の生活動線を整理しておくだけでも事故防止につながる ・手すりが設置できなくても家具の配置を変更することで代用できることがある ・床と天井に突っ張るタイプの手すりも有用 ・屋外活動に対しては目的地までのコースを評価するとよい 　（道幅，把持物の有無，坂路・斜路，段差，交通量など）

法が好ましい．居宅サービスにおける理学療法は，無理なく続けられる運動の方法を覚えるための機会として提供していきたい．

利用者の活動や社会参加の機会を実質的に増加させるためには，運動介入などの基本的な理学療法と並行して，利用者各個人の状況に即した応用的な介入（環境への適応策，介助者への介助法の指導，福祉用具に関するアドバイス，住宅改修，社会資源利用に関するアドバイスなど）を行うことも重要である（表4）．

この応用的な介入は，実際の生活場面に接することができる訪問リハで特に重要な介入であるが，通所サービスにおいても送迎時を利用して情報収集を行うことで対応が可能である（コラム②参照）．

3 アプローチのポイント②　介護者とのかかわり方

運動の習慣化や活動の拡大といった理学療法目標を考えたときに，運動や活動の種別にかかわらず，それを利用者本人が1人きりで実行するとすれば，目標の実現は非常に困難なものとなる．習慣化をなしうるにあたって，他者との連携は非常に大きな成因である．要介護者にとって，それは介護者であり，何事も介護者とともに2人3脚で実行することで結果は大きく好転する．

利用者本人よりも介護者に対して運動時の留意点や運動の継続回数を指導するほうが，最終的な利用者の利益につながるケースも多い．利用者の基本動作自立度が著しく低い場合には，起居・移乗・移動に関する介助法の指導は，介護負担感の軽減に直結する重要な介入である．服薬管理や栄養管理に関する介助者への指導も重要である．多くの場合，こうした医学的管理は介助者が担っていることが多いものの，それに対する指導が不十分で介助者がストレスを感じていることもしばしばみられる．関係他職種と意思統一を図ったうえで，介護者自身の負担も考慮した提案を行いたい．

コラム②

デイサービスでADL改善！入浴動作に着目した事例紹介

多くの通所介護事業所では入浴介助がサービスで提供されるため，自宅での入浴が困難になった利用者がこれを目的に通所介護を利用し始めることがある．こうした状況に対して，浴室を有する通所介護事業所は，自宅環境をシュミレートし，介助もしくは監視のもと入浴動作の練習を行うことができるうってつけの環境である．送迎時に家族からの情報収集を励行し，リハ専門職が適切に評価とプログラム立案を行うことで，通所介護利用者の自宅での入浴動作が改善した事例が実際に存在する．通所介護におけるリハのあり方として大いに参考にしたい事例である．

以上のような介護者への介入で問題となるのは，利用者と介護者との関係性や居宅サービスに対して介護者自身が設定している位置付けである．居宅サービスにおいてサービス提供の対象となるのはあくまでも利用者本人であり，介護者に「自分もリハビリを提供される」という意識はないことがほとんどだろう．

　介護者もリハチームの一員であることを意識してもらうためには，介護者との十分な対話が必要と考える．特にサービス導入当初の主旨説明が重要であり，居宅サービスの導入にあたってはケアマネージャーと連携してサービス担当者会議を開催することが望ましい．

　介護者がリハチームの一員であるという意識は介護サービスにかかわる専門職間でも適宜確認されるべきであり，そうした意識共有のための対話の場としてサービス担当者会議は非常に重要な取り組みである．

（吉松竜貴）

文献

1) 厚生労働省：平成26年介護サービス施設・事業所調査の概況, 2015：
http://www.mhlw.go.jp/toukei/saikin/hw/kaigo/service14/
2) 日本フランチャイズチェーン協会：コンビニエンスストア統計調査月報（2016年7月度），2016：
http://www.jfa-fc.or.jp/particle/320.html
3) 日本理学療法士協会：資料・統計ー会員の分布, 2016：
http://www.japanpt.or.jp/about/data/
4) 厚生労働省：介護保険事業状況報告ー月報（平成28年5月暫定版），2016：
http://www.mhlw.go.jp/topics/0103/tp0329-1.html
5) 厚生労働省：平成26年度介護給付費実態調査の概要, 2015：
http://www.mhlw.go.jp/toukei/saikin/hw/kaigo/kyufu/14/
6) 厚生労働省：第30回社会保障審議会介護保険部会資料, 2010：
http://www.mhlw.go.jp/stf/shingi/2r9852000000ojzo.html
7) 厚生労働省：第6章 閉じこもり予防・支援マニュアル．介護予防マニュアル（改訂版：平成24年3月），2014, p97：
http://www.mhlw.go.jp/topics/2009/05/tp0501-1.html
8) 厚生労働省：平成26年（2014）患者調査の概況, 2015：
http://www.mhlw.go.jp/toukei/saikin/hw/kanja/14/index.html

参考文献

1) 古田加代子：独居高齢者における「閉じこもり」の実態とその支援（特集 ひきこもりの諸相）．臨床精神医学 44：1595-1599, 2015.
2) 池田登顕，井上俊之：地域リハビリテーションに求められていること：Life-Space Assessmentおよび要介護度認定を用いた検証．日本医療マネジメント学会雑誌 16：158-162, 2015
3) 藺牟田洋美：ライフレビュー・サクセスフルエイジング・居場所感：閉じこもり高齢者支援からの論考．老年社会科学 37：428-434, 2016.
4) 石橋 裕・他：非閉じこもり高齢者の身体的健康感，公共交通機関の利用状況，街づくりへの要望の関連性．福祉のまちづくり研究 17：A21-A30, 2015.
5) 眞鍋克博：訪問リハビリテーションサービス利用者の生活実態調査（その1）．訪問リハビリテーション 3：817-825, 2014.
6) 眞鍋克博：訪問リハビリテーションサービス利用者の生活実態調査（その2）．訪問リハビリテーション 4：61-68, 2014.
7) 眞鍋克博：訪問リハビリテーションサービス利用者の生活実態調査（その3）．訪問リハビリテーション 4：159-164, 2014.
8) 宮田昌司：生活期リハビリテーションの実態と課題ー訪問リハビリテーション・サービスの視点から．総合リハビリテーション 43：809-816, 2015.
9) 奥田 淳・他：閉じこもり傾向にある地域在住高齢者の抑うつの程度とQOLの関連性．奈良県立医科大学医学部看護学科紀要 11：85-91, 2015.
10) 高井逸史，生田英輔：閉じこもり傾向高齢者に対する互助活動と地域資源を活用した外出支援の取り組みが外出頻度に及ぼす影響について．理学療法ジャーナル 50：426-429, 2016.
11) 若山修一・他：地域高齢者における閉じこもりと心理・社会環境的要因に関する研究—SOC（首尾一貫感覚）に注目して．日本プライマリ・ケア連合学会誌 39：98-105, 2016.
12) 山縣恵美・他：地域に在住する自立高齢者における閉じこもりリスクの実態と体力との関連．日本公衆衛生雑誌 61：671-678, 2014.
13) 阿部 勉・他：生活期リハ・訪問リハで役立つ フィジカルアセスメント リスク管理ハンドブック．合同会社gene, 2014.
14) 蛭間基夫：訪問リハビリテーションサービスに携わる多職種の連携に関する基礎的研究．群馬パース大学紀要 12：15-25, 2011.
15) 平野康之・他：訪問リハビリテーション実践における要介護利用者の病状把握に重要なアセスメントの検討．理学療法科学 30：569-576, 2015.
16) 宮本 寛：訪問リハビリテーションにおけるフィジカルアセスメントとリスク管理の基礎．訪問リハビリテーション 2：339-347, 2013.
17) 鈴木陽一：訪問診療におけるリスク管理とバイタル測定の意義．訪問リハビリテーション 3：769-775, 2014.
18) 吉松竜貴：自覚症状別フィジカルアセスメント（1）全身状態．理学療法ジャーナル 44：795-803, 2010.
19) Furtado HL et al：Physical exercise and functional fitness in independently living vs institutionalized elderly women：a comparison of 60- to 79-year-old city dwellers. Clin Interv Aging 10：795-801, 2015.
20) Lopez-Liria R et al：Home-Based versus Hospital-Based Rehabilitation Program after Total Knee Replacement. Biomed Res Int, 2015. doi：10.1155/2015/450421.
21) Sato D et al：Comparison two-year effects of once-weekly and twice-weekly water exercise on health-related quality of life of community-dwelling frail elderly people at a day-service facility. Disabil Rehabil 31：84-93, 2009.
22) Bollen JC et al：A systematic review of measures of self-reported adherence to unsupervised home-based rehabilitation exercise programs, and their psychometric properties. BMJ Open 4：e005044, 2014.
23) Edgren J et al：Effects of a home-based physical rehabilitation program on physical disability after hip fracture：a randomized controlled trial. J Am Med Dir Assoc 16：350. e1-7, 2015.

24) 上岡裕美子・他：生活機能に対応した訪問リハの効果検証に向けた多施設共同研究（平成23年度研究助成報告書）．理学療法学 **40**：138-139，2013．

25) Majewski M et al：Evaluation of a Home-Based Pulmonary Rehabilitation Program for Older Females Suffering from Bronchial Asthma．*Adv Clin Exp Med* **24**：1079-1083，2015．

26) Nakae H，Tsushima H：Effects of home exercise on physical function and activity in home care patients with Parkinson's disease．*J Phys Ther Sci* **26**：1701-1706，2014．

27) Ota S et al：Relationship between standing postural alignments and physical function among elderly women using day service centers in Japan．*J Back Musculoskelet Rehabil* **28**：111-117，2015．

28) Reunanen MA et al：Individualised home-based rehabilitation after stroke in eastern Finland - the client's perspective．*Health Soc Care Community* **24**：77-85，2016．

29) Salpakoski A et al：Effects of a multicomponent home-based physical rehabilitation program on mobility recovery after hip fracture：a randomized controlled trial．*J Am Med Dir Assoc* **15**：361-368，2014．

30) Takemasa S et al：The role of physical therapists in introducing assistive products for the home-bound elderly disabled．*J Phys Ther Sci* **27**：223-225，2015．

31) Whitney SL et al：Outcomes of usual versus a specialized falls and balance program in the home．*Home Healthc Now* **33**：265-274，2015．

32) Dorresteijn TA et al：Effectiveness of a home-based cognitive behavioral program to manage concerns about falls in community-dwelling, frail older people：results of a randomized controlled trial．*BMC Geriatr* **16**：2，2016．

33) Heron N et al：Behavior change techniques in home-based cardiac rehabilitation：a systematic review．*Br J Gen Pract*，2016．pii：bjgpoct-2016-66-651-heron-fl-oa-p．[Epub ahead of print]

34) McCluskey A et al：Compliance with Australian stroke guideline recommendations for outdoor mobility and transport training by post-inpatient rehabilitation services：An observational cohort study．*BMC Health Serv Res* **15**：296，2015．

35) Morita K：Personality traits affect individual interests in day service activities．*Jpn J Nurs Sci* **6**：133-143，2009．

36) Sano N，Kyougoku M：An analysis of structural relationship among achievement motive on social participation, purpose in life, and role expectations among community dwelling elderly attending day services．*PeerJ* **28**：e1655，2016

37) Sim S et al：Comparison of equipment prescriptions in the toilet/bathroom by occupational therapists using home visits and digital photos, for patients in rehabilitation．*Aust Occup Ther J* **62**：132-140，2015．

38) Yuri Y et al：The effects of a life goal-setting technique in a preventive care program for frail community-dwelling older people：a cluster nonrandomized controlled trial．*BMC Geriatr* **16**：101，2016．

39) 赤羽根 誠：利用者本人に対するリハマネジメントとは？ 訪問リハビリテーション **1**：161-166，2011．

40) Barry Hultquist T et al：Partnering With Community-Dwelling Individuals With Diabetes for Health Behavior Change Using Action Plans：An Innovation in Health Professionals Education and Practice．*Health Promot Pract* **16**：906-915，2015．

41) Lou S et al：Early supported discharge following mild stroke：a qualitative study of patients' and their partners' experiences of rehabilitation at home．*Scand J Caring Sci*，2016．doi：10.1111/scs.12347．[Epub ahead of print]

42) Ohura T et al：Differences in understanding and subjective effects of home-visit rehabilitation between user families and rehabilitation providers．*J Phys Ther Sci* **27**：3837-3841，2015．

43) Park YH：Day healthcare services for family caregivers of older people with stroke：needs and satisfaction．*J Adv Nurs* **61**：619-630，2008．

44) Pitkala KH et al：Effects of socially stimulating group intervention on lonely, older people's cognition：a randomized, controlled trial．*Am J Geriatr Psychiatry* **19**：654-663，2011．

45) 崎山香織：プロセスモデルのインフォームドコンセントの現状と介入による満足要因の関係―通所・訪問リハビリテーション利用者の視点から．人間科学研究 **25**：86-86，2012．

46) 高橋純平，鈴木孝氏：在宅介護における主介護者の介護負担感に影響を及ぼす要因．東北文化学園大学医療福祉学部リハビリテーション学科紀要 **7**：31-36，2011．

47) 豊岡 功：家族に対するリハマネジメントとは？ 訪問リハビリテーション **1**：167-172，2011．

48) 山崎雅也，清水順市：訪問リハビリテーションが主介護者の介護負担感に与える影響―混合研究法を用いて．理学療法科学 **29**：289-294，2014．

2章 5 予防期

> **KEY ポイント**
>
> ❶ **予防期における高齢者の特徴**
> 　加齢に伴う生活機能の低下を予防し，健康余命の延伸と要介護期間の短縮をはかる理学療法が必要とされている．理学療法士側から高齢者に対して積極的に予防理学療法の普及，啓発をはかる必要がある．
>
> ❷ **理学療法の実施ポイント**
> 　老年症候群，フレイル，ロコモティブシンドロームの相違点と共通点をふまえて対象者（対象者集団）の特性を把握する．
> 　対象者（対象者集団）の特性に応じてハイリスクストラテジーやポピュレーションストラテジーを活用する．
> 　介護予防事業では住民主体の通いの場の形成，拡充に貢献できる理学療法（士）が求められている．

1．予防期における高齢者の特徴

1 何を予防するのか

　加齢に伴う生活機能の低下のイメージを図1に示した．色破線（--）で示したイメージは年齢とともに生活機能が低下し，晩年は介護を受けながら暮らすというプロセスを示す．このプロセスはかつて当然のプロセスと信じられていた．これに対して実線（—）で示したイメージは年齢とともに生活機能は低下するが，その低下は破線（--）に比べてより緩やかであり，寿命も若干長くなるプロセスを示している．このプロセスを極端にすると破線（⋯）が示すように亡くなる少し前まで高い生活機能を保ち，介護を受けながら暮らす期間がほとんどなく，亡くなるというプロセスになる．俗にいう"ピンピン生きてコロリと亡くなる"はこのイメージである．

　予防期の理学療法の目標は，加齢に伴う生活機能の低下の予防である．具体的には高齢者を，色破線（--）のプロセスから脱出させ，実線（—）のプロセスへと移行させることである．"ピンピン生きてコロリと亡くなる"が理想的かどうかはともかくとして，破線（⋯）への移行を目指して高齢者に介入する理学療法士もいる．

　高齢者があと何年生きられるかをその年齢における余命と呼び，生活機能があと何年自立しているかをその年齢における健康余命と呼ぶ．介護を受けながら暮らす期間を要介護期間と呼ぶとすると，たとえば，65歳の高齢者であれば65歳余命＝65歳健康余命＋要介護期間と表せる．予防期の理学療法とは，生活機能の低下を予防することで健

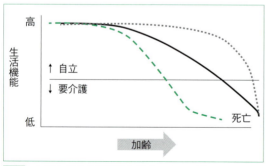

図1 加齢に伴う生活機能の低下のイメージ

康余命の延伸と要介護期間の短縮を図ることを目指す理学療法である．

2 対象者の特徴

介護保険法には国民の努力及び義務として第四条に要介護状態となることを予防するために健康の保持増進に努めることが謳われている（**表1**）[1]．この方針は2006（平成18）年の介護保険法改正において施策レベルで具体化され，高齢者の状態像は一般高齢者，特定高齢者，要支援（1と2の2段階），要介護（1から5の5段階）に分けられた．当時の分類にあてはめれば，予防期の理学療法の対象者は，主として一般高齢者と特定高齢者である．一般高齢者とは生活機能が自立している高齢者を指し，特定高齢者とは生活機能は自立しているものの，このままの生活を続けると要支援や要介護の状態に陥る可能性が高いとされる高齢者である．「基本チェックリスト」（**表2**）[2]は，

表1 介護保険法に規定された国民の努力及び義務

介護保険法
（平成九年十二月十七日法律第百二十三号）
最終改正：平成二七年五月二九日法律第三一号

第一章 総則

（国民の努力及び義務）
第四条 国民は，自ら要介護状態となることを予防するため，加齢に伴って生ずる心身の変化を自覚して常に健康の保持増進に努めるとともに，要介護状態となった場合においても，進んでリハビリテーションその他の適切な保健医療サービス及び福祉サービスを利用することにより，その有する能力の維持向上に努めるものとする．

（文献1より引用）

表2 基本チェックリスト

	No	質問項目	回答		得点
暮らしぶりその1	1	バスや電車で1人で外出していますか	0．はい	1．いいえ	
	2	日用品の買い物をしていますか	0．はい	1．いいえ	
	3	預貯金の出し入れをしていますか	0．はい	1．いいえ	
	4	友人の家を訪ねていますか	0．はい	1．いいえ	
	5	家族や友人の相談にのっていますか	0．はい	1．いいえ	
			No.1～5の合計		
運動器関係	6	階段を手すりや壁をつたわらずに昇っていますか	0．はい	1．いいえ	
	7	椅子に座った状態から何もつかまらずに立ち上がってますか	0．はい	1．いいえ	
	8	15分間位続けて歩いていますか	0．はい	1．いいえ	
	9	この1年間に転んだことがありますか	1．はい	0．いいえ	
	10	転倒に対する不安は大きいですか	1．はい	0．いいえ	
			No.6～10の合計		
栄養・口腔機能等の関係	11	6ケ月間で2～3kg以上の体重減少はありましたか	1．はい	0．いいえ	
	12	身長（　cm）体重（　kg）（＊BMI 18.5未満なら該当）＊BMI（＝体重(kg)÷身長(m)÷身長(m)）	1．はい	0．いいえ	
			No.11～12の合計		
	13	半年前に比べて堅いものが食べにくくなりましたか	1．はい	0．いいえ	
	14	お茶や汁物等でむせることがありますか	1．はい	0．いいえ	
	15	口の渇きが気になりますか	1．はい	0．いいえ	
			No.13～15の合計		
暮らしぶりその2	16	週に1回以上は外出していますか	0．はい	1．いいえ	
	17	昨年と比べて外出の回数が減っていますか	1．はい	0．いいえ	
	18	周りの人から「いつも同じ事を聞く」などの物忘れがあると言われますか	1．はい	0．いいえ	
	19	自分で電話番号を調べて，電話をかけることをしていますか	0．はい	1．いいえ	
	20	今日が何月何日かわからない時がありますか	1．はい	0．いいえ	
			No.18～20の合計		
			No.1～20までの合計		
こころ	21	（ここ2週間）毎日の生活に充実感がない	1．はい	0．いいえ	
	22	（ここ2週間）これまで楽しんでやれたことが楽しめなくなった	1．はい	0．いいえ	
	23	（ここ2週間）以前は楽にできていたことが今ではおっくうに感じられる	1．はい	0．いいえ	
	24	（ここ2週間）自分が役に立つ人間だと思えない	1．はい	0．いいえ	
	25	（ここ2週間）わけもなく疲れたような感じがする	1．はい	0．いいえ	
			No.21～25の合計		

（文献2より引用）

特定高齢者の候補者となるかどうかをスクリーニングするための評価表である．

特定高齢者とその関連事業はその後の制度改正に伴い用語も事業も変化しており，「基本チェックリスト」の活用方法にも変化がみられるが，25問の設問そのものは変わらずに活用されている．これらの設問を読み解けば，予防期に介入すべき高齢者像と目指すべき生活機能を明確にすることができる．たとえば，移動能力に焦点をあてて読み解けば，「1人で外出する（No.1）」ことができて，「買い物をする（No.2）」こともできる高齢者を対象にそうした状態，いわゆる元気な高齢者の状態を維持できるようにする意味での予防であることがわかる．別の例であれば，「手すりを使わずに階段を昇る（No.6）」ことが難しく，「15分ぐらい続けて歩く（No.8）」ことができない高齢者を対象に，そうした状態から脱して，「手すりを使わずに階段を昇る」ことができたり，「15分ぐらい続けて歩く」ことができるようにするという意味での予防があることも読み取ることができる．

老年医学と整形外科学の分野でも，生活機能の低下に関連する病態が明らかにされつつある．老年医学の分野では，従前より老年症候群（**表3**）[3]の予防の必要性がいわれていたが，2000年代に入りフレイル，サルコペニア，軽度認知障害（mild cognitive impairment；MCI）といった病態への関心が高まっている．フレイルとは加齢に伴い外的ストレスに対して脆弱性を示す状態であるが，要介護状態とは区別されるものであり，身体的，精神・心理的，社会的要因といった多面性をもつ病態である（**図2**）[4]．

フレイルのスクリーニングには，先に述べた「基本チェックリスト」が有用と考えられている．

表3　老年症候群

健忘症候群（記憶力障害）	嚥下障害
尿路障害	うつ
視聴覚障害	高齢者のせん妄
低栄養	高齢者の睡眠・リズム障害
骨折・転倒	便秘
寝たきり	廃用症候群
褥瘡	めまい

（文献3より引用）

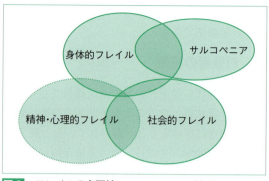

図2 フレイルの多面性　　　（文献4より引用）

サルコペニアやMCIはそれぞれ単独でも注目されている病態であるが，フレイルの概念が整理されるのに伴い，サルコペニアは身体的フレイルの，MCIは精神・心理的フレイルの要因としてみなされるようになりつつある（6章-2，393頁参照）．

整形外科学の分野ではロコモティブシンドローム（locomotive syndrome，略称：ロコモ，和名：運動器症候群）と呼ばれる病態への関心が高まっている．ロコモとは運動器の障害によって日常生活活動の制限が起きていたり，要介護になっていたり，そうなるリスクが高くなっていたりする状態である[5]．要支援の高齢者には関節疾患や骨折・転倒によって介護が必要になった者が多い（**表4**）[6]．運動器の障害を予防することは関節疾患や骨折・転倒を減らすために有効な対策になり，要支援の高齢者を減らす効果が期待できる．ロコモ対策はセルフチェックできる評価表（**図3**）をはじめ評価からトレーニングプログラムまでが体系化されており，インターネットで公開されている[7]（6章-3，402頁参照）．

3　対象者と理学療法士の関係

予防期の高齢者は，研究論文では地域在住高齢者と呼ばれることが多い．その表現のとおり，彼らは地域社会で普通に暮らしている高齢者である．医学的には慢性疾患を抱え定期的に通院している者が多数含まれているが，生活機能に関しては「特に不自由を感じていない」や「少し衰えたけれども，特に困っていない」と感じている者が多く，積極的にリハビリテーション（以下リハ）医療を求める者は少ない．病院では，理学療法士は

表4 要介護度別にみた介護が必要となった主な原因の構成割合

要介護度	総数	脳血管疾患(脳卒中)	認知症	高齢による衰弱	関節疾患	骨折・転倒	心疾患(心臓病)	パーキンソン病	糖尿病	呼吸器疾患	悪性新生物(がん)	視覚・聴覚障害	脊髄損傷	その他	不明	不詳
総数	100	21.5	15.3	13.7	10.9	10.2	3.9	3.2	3	2.8	2.3	2.1	1.8	7.5	0.9	0.9
要支援1	100	11.1	4.1	15.9	21.8	12.7	6.8	2.2	3.6	4.3	2.5	2.2	1.6	8	2.1	1.1
要支援2	100	18.4	3.4	14.7	17.5	12.8	5.4	2.6	3.4	2.9	2.2	2.7	2.1	10	1.1	0.9
要介護1	100	16.5	22	14.5	8.7	8.9	6.2	3	3.7	3.2	2.9	2.8	1.5	4.9	0.4	0.9
要介護2	100	22.4	19	13.9	9.6	10.2	2.6	2.7	3.3	2.6	1.3	2.6	1.3	7.6	0.2	0.7
要介護3	100	26.4	22.5	11.6	6.4	8.4	2.6	3.9	2.1	1.7	2.8	1	1.3	8.2	0.7	0.6
要介護4	100	30.3	19.3	9.7	6.3	11.1	1.5	3.3	2.3	2.1	2.6	1.7	3.6	5.6	0.7	-
要介護5	100	33.8	18.7	15	2.3	7.5	1.1	7.7	1.5	3.2	1.2	-	1.4	6.3	0.2	-

注:「総数」には,要介護度不詳を含む.

(単位:%)

(文献6より引用)

ロコチェック

自分のロコモ度は,「ロコチェック」を使って簡単に確かめることができます.7つの項目はすべて,骨や関節,筋肉などの運動器が衰えているサイン.1つでも当てはまればロコモの心配があります.0を目指してロコトレ(ロコモーショントレーニング)を始めましょう.

チェック欄

1. 片脚立ちで靴下がはけない ☐
2. 家の中でつまずいたりすべったりする ☐
3. 階段を上るのに手すりが必要である ☐
4. 家のやや重い仕事が困難である ☐
5. 2kg程度※の買い物をして持ち帰るのが困難である ※1リットルの牛乳パック2個程度 ☐
6. 15分くらい続けて歩くことができない ☐
7. 横断歩道を青信号で渡りきれない ☐

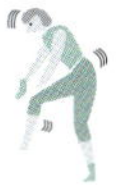

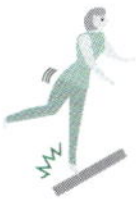

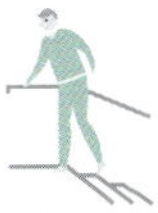

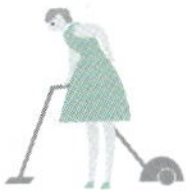

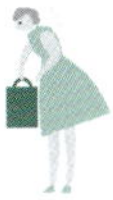

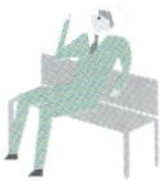

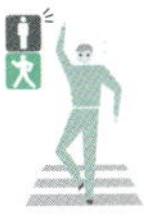

図3 ロコチェック©

(文献7より引用)

医師の指示のもとで患者の主訴，ニーズに応じた理学療法を提供するため，受け身の立場をとりやすい．しかし，予防期はその逆である．高齢者に予防の必要性，理学療法の効果を理解してもらうためには，理学療法士の側から"地域"で暮らす"不自由を感じていない"時期の高齢者に対して積極的に働きかけなくてはならない．

2013（平成25）年11月に厚生労働省医政局より，「介護予防事業等について"理学療法士"という名称の使用を差し支えない」とするとともに「業務にあたって医師の指示は不要である」とする旨の通知がなされた[8]．この通知は，理学療法士のほうから積極的に高齢者に働きかけることを後押しするものである．

2. 理学療法の実施ポイント

1 理学療法士の役割

地域在住高齢者に対する予防期の介入は，自治体の介護予防事業や住民組織の健康づくり活動の一環として行われることが多い．一般に事業や活動を計画，評価するにはプロセス，アウトプット，アウトカムの3つの視点が重要である（**表5**）[9]．こうした計画，評価は保健師や行政職が中心となって定め，理学療法士は定められた計画，評価に適う運動プログラムの考案やその実施を担うことが多い．しかし，どのような運動プログラムを考案し，どのように指導するかということと，どのような住民をどうやって（プロセス），どのぐらいの人数を集め（アウトプット），どのような効果（アウトカム）を求めてプログラムを提供するのかということとは表裏一体である．理学療法士には，運動プログラムを考案，実施する専門家としての役割だけでなく，事業（活動）全体の成功に向けて主体的に職能を発揮しつつ他職種と協働することが期待されている．

2 対象者の把握

予防期の高齢者は8つのカテゴリーに分類できる（**図4**）．基本チェックリストの活用が始まった2006（平成18）年当時は，特定高齢者に該当するのは地域在住高齢者の5％程度とされていた．フレイルについては定義，診断基準が確立していないものの，Friedの基準[10]を用いると地域在住高齢者の約10％が該当すると考えられている[11]．ロコモは高齢者のみを対象としていないため地域在住高齢者における有病率は不明であるが，いわき市での722名（56.6±13.6歳）を対象にした調査では男性は21.2％，女性は35.6％であったことが報告されている[12]．

実際に地域（自治体，コミュニティ）を担当し，そこに暮らす高齢者に介入するためには，こうした疫学的知識に加えて，その地域にどのような種類の対象者がどの程度（人数）いるのかを把握し，介入対象者の特性と介入の規模（期間，頻度，参加者数など）を明確にしておくことが求められる．

3 プログラムの考案と実施

プログラムを考案し，それを実施する方法は，大別して2種類ある．1つは，対象者の種類に対応していろいろなプログラムをつくるという方法で，もう1つは，できるだけ幅広い対象者に対応できるプログラムをつくるという方法である．

前者の典型的な例は，「転倒予防教室」などのリスク対応型プログラムである．スクリーニング

表5 事業（活動）の計画，評価に必要な3つの視点

項目	例
プロセス （過程，手順）	自治体：参加者把握，住民参画の状況，関係機関の連携の状況など 参加者：参加・継続の動機，参加にあたっての家族や周囲の人の協力や支援，参加グループ内での居場所，役割の獲得・変化など
アウトプット （出力，生産活動）	自治体：事業実施回数，参加者数など 参加者：参加回数，継続期間，実施内容の変化（トレーニング強度を増加した）など
アウトカム （成果）	自治体：要介護認定者数，介護給付額など 参加者：生活機能，運動機能，QOL，主観的健康度改善など

（文献9より引用）

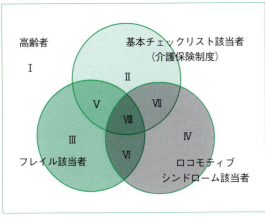

図4　予防期の対象者
対象者（高齢者）がⅠからⅧの8つのカテゴリーに分類できることを示した．円の大きさや重なりの大きさはそれぞれの該当者数の多少を反映していない．

によって転倒リスクのある対象者を抽出し，その対象者にとって効果的な転倒予防プログラムを提供する形である．地域保健学や公衆衛生学ではハイリスクアプローチ（ハイリスクストラテジー）と呼ばれる方法であり，特定の対象者（対象者集団）のリスクを減少させる効果が高い．後者はどのような高齢者が参加しても好ましい影響が期待できる汎用型プログラムである．典型的な例は「筋力トレーニング教室」で，プログラムのつくりかたの具体例としては，まず大腿四頭筋筋力の強化などその筋力が弱い高齢者であっても強い高齢者であっても好ましい影響が生じるトレーニングを中心に据え，次いで，転倒リスクのある参加者も参加している可能性を考慮し，転倒予防に資するトレーニングを追加したり，腰痛予防効果を期待する参加者のために腰痛予防に資するトレーニングを追加したりする，といった方法である．これらの追加したトレーニングも大腿四頭筋筋力の強化の場合と同様に，そのリスクがあってもなくても好ましい影響が生じるものになることを選ぶ．汎用型プログラムは地域住民に幅広く参加を呼びかけるのに適しているが，リスク対応型プログラムに比べて特定のリスクを減少させる効果が劣る不利が生じる．このため個別の評価，指導（相談）の機会を設けるなどしてその不利を補完することが望ましい．

長期的な視点に立てば，汎用型プログラムは参加者集団全体のリスクを減少させる効果が期待できる．すなわち，汎用型プログラムへの参加を継続することで，リスクのある人にとってはリスクの増大を抑制し，個別指導（相談）などとの組み合わせによってはリスクを減少，または解消していくことができる可能性がある．一方，リスクがもともとない人にとっても参加を通じてリスクの発生が抑制され，結果としてリスクのない状態を長く続けることができる．地域保健学や公衆衛生学ではポピュレーションアプローチ（ポピュレーションストラテジー）と呼ばれる方法である．この方法はハイリスクアプローチと異なり，参加者集団全体のリスクを減少する効果が期待できるとされている．

プログラム考案の別の視点として，公衆衛生活動において用いられる一次予防，二次予防，三次予防という視点もある．問題の発生を防ぐ段階が一次予防，問題の早期発見，早期治療をはかる段階が二次予防，治療を開始し重症化や合併症を防ぐ段階が三次予防である．予防期の理学療法の範疇は主に一次予防と二次予防に相当する．この視点からプログラムをつくる場合，たとえば同じ地区内で転倒予防教室を実施する場合，転倒リスクのない方を対象にした一次予防のためのリスク対応型プログラムを提供する教室と，転倒リスクのある方を対象にした二次予防のためのリスク対応型プログラムを提供する教室の二種類を開催するといった形になる．

4　介護予防事業としての展開

平成27年度の介護保険法の改正の際に，これからの介護予防のあり方が示されている（**表6**）[13]．これによれば，今後の介護予防は以下の方向性のもとで推進する必要がある．

①高齢者を年齢や心身の状況に応じて分け隔てない．
②人と人のつながりをつくる．
③住民主体の通いの場として継続的に拡大できる．

これらに対応するためには，リスク対応型プログラムよりも，汎用型プログラムのほうが適して

表6 全国介護保険・高齢者保健福祉担当課長会議資料（平成27年3月2日（月）・3日（火））

> 今後は，このような課題を踏まえつつ，より効果的かつ効率的に介護予防事業（一般介護予防事業を含む）を運営するために，高齢者を年齢や心身の状況等によって分け隔てることなく，住民主体の通いの場を充実させ，人と人とのつながりを通じて，参加者や通いの場が継続的に拡大していくような地域づくりを推進するとともに，地域においてリハビリテーション専門職等を活かした自立支援に資する取組を推進し，要介護状態になっても，生きがい・役割を持って生活できる地域の実現を目指すことが重要である．

（文献13より引用，傍線は筆者による）

いる．具体的には，①に対応するための汎用型プログラムとそれを用いたポピュレーションアプローチの研究と実践，②や③に対応するための住民が住民に教えていくことで普及が可能なプログラムなどが必要になると考えられる．

5 自己責任の重要性

予防を含めたいわゆる健康づくりのための活動を，自身の社会生活のなかでどのように位置づけるのかは人によって異なる．健康づくりに取り組むことそのものが生きがいとなっている人もいるし，友人に誘われて付き合いで健康づくりに参加している人もいる．健康づくりに取り組む際の医学的なリスク管理については，指導者側（専門職側）は一般論を指導することはできても個別指導はできない．予防期の対象者のなかには「医者に行ったことがない」ことを誇らしいことと考えている人もいるし，かかりつけ医のいる参加者であってもその治療内容を十分に理解しているとは限らない．対象者本人が語る医学的情報の精度，確度は不明である．

参加動機もさまざまで，健康状態も正確に把握できない以上，結局のところ健康づくりへの取り組みは自己責任で行うと謳わざるを得ない．

一方，自己責任を強調することにはよい面もある．自分の健康状態にあわせて自分なりの目標をもって取り組んだり，「筋力トレーニング」教室への参加，欠席をその日の体調にあわせて決定したりすることは健康増進に関するエンパワーメントを強化する可能性がある．また，自己責任であるゆえにトレーニング方法の工夫やリスク管理についても自ら学習せざるを得ない環境が生じるが，これはヘルスリテラシーを高めるよい機会になる．

自己責任での健康づくりを行う意義を高齢者に伝えることも予防に関わる理学療法士の役割である．

（浅川康吉）

文献

1) 介護保険法：
http://law.e-gov.go.jp/htmldata/H09/H09HO123.html

2) 厚生労働省ホームページ：基本チェックリスト告示（介護保険法施行規則第百四十条の六十二の四第二号の規定に基づき厚生労働大臣が定める基準）
http://www.mhlw.go.jp/file/06-Seisakujouhou-12300000-Roukenkyoku/0000081597.pdf

3) 大内尉義・他（編集代表）：新老年学，第3版，東京大学出版会，2010.

4) 荒井秀典：フレイルの歴史，概念，診断，疫学．フレイルハンドブック，ライフサイエンス，2016, p2-4.

5) 日本整形外科学会ホームページ：新概念「ロコモ（運動器症候群）」：
https://www.joa.or.jp/jp/public/locomo/index.html

6) 厚生労働省ホームページ：平成25年国民生活基礎調査介護（第2巻・第2章）表18　要介護を要する者数，現在の要介護度の状況・介護が必要となった主な原因別
http://www.e-stat.go.jp/SG1/estat/List.do?lid=000001119740

7) 日本整形外科学会公認ロコモティブシンドローム予防啓発公式サイト：ロコチェック：
https://locomo-joa.jp/check/lococheck/pdf/lococheck.pdf

8) 厚生労働省：医政医発1127 第3号（平成25年11月27日）理学療法士の名称の使用等について（通知）

9) 「総合的介護予防システムについてのマニュアル」分担研究班（研究班長　辻一郎）：総合的介護予防システムについてのマニュアル（改訂版），平成21年3月，pp45-54：
http://www.mhlw.go.jp/topics/2009/05/dl/tp0501-1b.pdf

10) Fried LP et al：Frailty in older adults：evidence for a phenotype. *J Gerontol A Biol Sci Med Sci* **56**：M146-156, 2001.

11) Shimada H et al：Combined prevalence of frailty and mild cognitive impairment in a population of elderly Japanese people. *J Am Med Dir Assoc* **14**：518-524, 2013.

12) Sasaki E et al：Evaluation of locomotive disability using loco-check：a cross-sectional study in the Japanese general population. *J Orthop Sci* **18**：121-129, 2013.

13) 厚生労働省ホームページ：全国介護保険・高齢者保健福祉担当課長会議　資料（資料2　4．介護予防の推進関連事業について）：
http://www.mhlw.go.jp/stf/shingi2/0000076525.html

Q&A 介護予防事業における留意点は？

■介護予防事業の効果

　転倒・骨折や骨関節の障害，筋力の衰えなどによる運動器の機能低下は，要介護原因の23.2％を占めており[1]，多くの市町村で介護予防マニュアル[2]に基づいたストレッチ，筋力強化，バランス練習，歩行練習などの運動が実施されている．2015年の二次予防事業対象者への運動器機能向上プログラムに関する文献レビューによると，集合型の筋力トレーニングや運動による介入を行うことで，運動器に機能改善がみられたと報告されている[3]．また，二次予防事業対象者の1年後の新規要支援・要介護発生率は男性6.2％，女性5.2％[4]，全体で6.1％[5]と報告されている．要支援・要介護状態の予測因子には加齢，脳血管疾患，認知症，転倒・骨折，高齢による衰弱，基本チェックリスト得点が低い，自宅内外での役割や趣味を有していないなど身体・心理・社会的にさまざまな因子がある[4,5]．このため，これからの介護予防は「機能回復練習などの高齢者本人へのアプローチだけではなく，生活環境の調整や，地域の中に生きがい・役割をもって生活できるような居場所と出番づくり等，高齢者本人を取り巻く環境へのアプローチも含めたバランスのとれたアプローチが重要である」とされている[6]．

　高齢者は一人で多くの慢性疾患をもち，個人差が大きく，また合併症を併発しやすく，運動許容量の幅が狭いため，集団運動であったとしても個別のリスク管理や運動指導が必要であり，ここに医学を基礎として理学療法学を学んだ理学療法士の強みがある．そして，自分に合った正しい運動を継続して体力や生活機能の改善を図りながら，関係職種と協力して生活での役割や社会活動参加に結び付けていくことが，これからの理学療法士にとって必要であると思う．

■後期高齢者への効果

　平均寿命の延伸により高齢化率はさらに上昇し，特に75歳以上の後期高齢者の割合は平成72年（2060年）には26.9％と4人に1人が75歳以上になると予想されている[1]．後期高齢者は前期高齢者よりも生理的老化がかなりの率で病的な状態に結びつき，疾患が慢性化しやすく寝たきりや認知症など要介護状態に陥りやすく，特に，移動能力の低下は重要な障害要因となるため，後期高齢者を中心とした運動器の総合的医療の必要性が示されている[7]．

　そこで，二次予防事業に参加した後期高齢者に着目して運動器機能向上プログラムの介護予防効果を筆者らが検討した[8]．その結果，後期高齢者でも前期高齢者と同様に体力の向上が図られ，主観的健康感が向上して閉じこもりやうつに好影響を及ぼしたが，1年後に23.6％が要支援・要介護状態に陥っていた．近年は認知機能低下と要介護認定との縦断的関係も注目されている[9]ことから，体力の向上が図られたものの認知機能の改善には至らなかったことが新規要支援・要介護発生の一要因かもしれないと考えられた．

　これらのことから，後期高齢者では身体機能だけでなく心理・社会的側面を含めた多面的な評価と介入がより一層必要であり，要支援・要介護事業との連携を図りながら地域社会全体の介護予防事業を推進させていくことが重要である．

（加藤智香子）

1）内閣府：平成27年版高齢社会白書：
http://www8.cao.go.jp/kourei/whitepaper/w-2015/zenbun/27pdf_index.html
2）介護予防マニュアル改定委員会：介護予防マニュアル（改訂版）：
http://www.mhlw.go.jp/topics/2009/05/tp0501-1.html
3）鵜川重和・他：介護予防の二次予防事業対象者への介入プログラムに関する文献レビュー．日本公衛誌 **62**：3-19, 2015.
4）辻 一郎・他：介護予防事業等の効果に関する総合的評価・分析に関する研究報告書－介護保険制度の適正な運営・周知に寄与する調査研究事業，日本公衆衛生協会，2009.
5）曽根稔雅・他：介護予防サービス利用者における日常生活の過ごし方と要介護認定等の推移との関連．日衛誌 **67**：401-407, 2012.
6）厚生労働省：これからの介護予防：
http://www.mhlw.go.jp/file/06-Seisakujouhou-12300000-Roukenkyoku/0000075982.pdf
7）原田 敦：後期高齢者を中心とした運動器の総合的医療のあり方．*Geriat Med* **53**：31-34, 2015.
8）加藤智香子・他：後期高齢者に運動器機能向上プログラムの介入は有効か？ 運動器リハビリテーション **27**：41-48, 2016.
9）谷口 優・他：Mini-Mental State Examinationにより評価した認知機能低下と将来の要介護発生との関連．日老医誌 **52**：86-93, 2015.

3章

高齢者の評価

3章 1 包括的高齢者評価（医学評価）

> **KEY ポイント**
>
> **① 評価の目的を理解するポイント**
>
> 　心身の機能が衰えた高齢者が地域で暮らしていくことに対して医療的に介入するためには，日常生活に基づいた疾患の管理を行い，さまざまな職種との連携を行う必要がある．そのためには，その患者がおかれている医療・療養状況を把握する必要がある．そのような作業の手助けになるのが総合機能評価である．
>
> **② 評価の方法と解釈のポイント**
>
> 　包括的高齢者評価とは高齢者の日常生活機能を評価する方法であり，具体的にはADL，生活意欲，気分，認知機能，毎日の生活の様子を評価するものである．ADLはBarthel Index（100点満点），FIM（126点満点），手段的ADL（男性5点，女性8点満点），障害高齢者の日常生活自立度（JABC：8段階）で，生活意欲はVitality Index（10点満点）で，気分（うつ）はGDS 15（15点満点）で，認知機能はMMSE（30点満点）もしくは改訂長谷川式簡易知能評価（HDS-R：30点満点）で評価する．また，スクリーニング検査としてCGA 7を行う．いずれの検査も評点可能であるが，点数をつけることが目的ではなく，どの部分に障害があるかを知ることが目的であり，その部分に対して，リハや介護を含む介入を図るように検討する．

1. 包括的高齢者評価の目的

　心身の機能が衰えた高齢者が地域で暮らしていくことに対して医療的に介入するためには，日常生活に基づいた疾患の管理を行い，さまざまな職種との連携を行う必要がある．たとえば，閉じ込もりで日常生活活動（ADL）が落ちてきている高齢者に，閉じ込もり防止のための介護予防プログラムに参加するよう指導することは，薬を処方することよりもはるかに効果的である．したがって，地域で高齢者をみていくためには，その患者がおかれている医療・療養状況を把握し，各職種と連携することが大切である．その助けになるのが総合機能評価である．

　特に，独居高齢者が急性期病院に入院した場合，肺炎や心不全などの病気が改善しても，入院中にADLや認知機能が悪化し，自宅に退院できないことがよくある．また，退院後に家族と同居するとしても，老老介護家庭や子どもと同居してもその子どもが日中不在である場合など，在宅介護力が不足していればやはり自宅退院は望めない．そうであれば，入院中早い段階からリハ介入を行い，ADLを向上させて退院できるように準備を進めること，もしくはそれが望めなければ転院もしくは施設入所を勧める必要がある．そこには急性期医療から慢性期医療・施設療養への継続的な移行の必要性が存在する．これを手助けするのが総合機能評価とそれに基づく退院支援である．

2. 包括的高齢者評価の方法と解釈

包括的高齢者評価（Comprehensive Geriatric Assessment；CGA）（表1）とは高齢者の日常生活機能を評価する方法であり，具体的にはADL，生活意欲，気分（うつ），認知機能，毎日の生活の様子を評価するものである．日常生活の様子の評価としては，誰と同居しているか，同居者との関係，介護の状況，毎日の生活様式などを把握する．その際，必要に応じて家族から情報を収集する．表2は筆者が勤務する杏林大学病院高齢診療科で使用している調査項目の例である．

1 ADLの評価

ADL評価の基本となるのはBarthel Index（基本的ADL），Functional Independence Measure（FIM）と手段的ADL（表3）[1]，障害高齢者の日常生活自立度（寝たきり度；JABC）（表4）[2]である．Barthel indexとFIMは屋内生活の自立をみる

表1 包括的高齢者評価（CGA）

- 認知機能　：MMSE, HDS-R, Ⅰ～Ⅳ (M)*, FAST
- 気分（うつ）：GDS 15
- 意欲　　　：Vitality Index
- ADL　　　：BADL, IADL, JABC

・病気に関して：
　　　抱えている病気は？
　　　通院中の病院は？
　　　服用薬は？
　　　認知症の有無．

・入院前の生活状況に関して：
　　　同居者は？主たる介護者は？
　　　家族，介護者との関係は？
　　　介護の状況（介護保険の有無，介護サービスの利用状況）．
　　　日常生活の様子（ADL, 外出, 社会的活動）．
　　　経済状況．

*障害高齢者の日常生活自立度判定

表2 日常生活の調査項目（例）

名前，年齢，性別
身長，体重
既往疾患，家族歴
過去の職業
誰と来院したか，どのようにして来院したか
紹介医の有無，受診理由
かかりつけ医，現在治療中の病気，常用服用薬（お薬手帳より）
同居者，介護保険の有無
　→ありの場合，利用しているサービス内容
　　（ヘルパー，デイサービス等）
趣味や社会活動の内容
　日常生活について
　喫煙，飲酒の状況
　食欲，排尿，排便，入浴，睡眠の様子
　起床時間，日中何をして過ごしているか，就寝時間
　手段的ADLの各項目を自分で行っているか
　　→できていない場合，誰が代わりに行っているのか

（杏林大学病院高齢診療科）

表3 手段的日常生活動作（IADL）尺度

IADL尺度（Lawton & Brody）		
女性	・食事の準備　・掃除などの家事　・洗濯	
	男性	・電話の使用　・買い物　・家計管理　・乗り物の利用　・服薬管理

男性5点，女性8点：点数が高いほど自立していることを表す．

（文献1より引用）

表4 障害高齢者の日常生活自立度（寝たきり度）判定

生活自立	ランクJ	何らかの障害等を有するが，日常生活はほぼ自立しており独力で外出する 1．交通機関等を利用して外出する 2．隣近所へなら外出する
準寝たきり	ランクA	屋内での生活は概ね自立しているが，介助なしには外出しない 1．介助により外出し，日中はほとんどベッドから離れて生活する 2．外出の頻度が少なく，日中も寝たり起きたりの生活をしている
寝たきり	ランクB	屋内での生活は何らかの介助を要し，日中もベッド上での生活が主体であるが，座位を保つ 1．車椅子に移乗し，食事，排泄はベッドから離れて行う 2．介助により車椅子に移乗する
	ランクC	1日中ベッド上で過ごし，排泄，食事，着替において介助を要する 1．自力で寝返りをうつ 2．自力では寝返りもうてない

※判定にあたっては，補装具や自助具等の器具を使用した状態であっても差し支えない．

注）判定に際しては，「～をすることができる」といった「能力」の評価でなく，「状態」，特に「移動に関わる状態像」に着目して，日常生活の自立の程度を4段階にランク分けし評価するものとする．

（文献2より引用）

ための尺度であり，屋内の移動とセルフケア能力などを評価するものである．理学療法士として理解しておくべき重要なADLであるが，別項（3章－7，169頁）で詳細に解説されているのでそちらを参照されたい．IADLは独居機能を評価するための指標であり，乗り物を使った屋外の移動，電話の使用，金銭管理，服薬管理，買い物，食事の準備，洗濯，掃除などの家事の可否を評価する．家族が行っている場合でも，自分で実行することができるかどうかを評価する．男性は5項目，女性は8項目で評価するようになっている．JABCは介護保険主治医意見書で記載を求められるもので，Jは独力で外出，Aは外出に介助が必要，Bは車椅子の利用が必要，Cはいわゆる寝たきりである．

2 生活意欲の評価

生活意欲はVitality Indexを用いる（**表5**）[3]．これは，起床の様子，意思疎通，食事，排泄，リハまたは屋外活動参加の積極性で判断する．各2点の配点で合計10点で評価する．外来通院者の場合，9点以下でも意欲の低下があると考えてよい．

気分（うつ）については老年期うつ病評価尺度（GDS 15）（**表6**）[4]で評価する．「はい」「いいえ」で答えてもらい，左側の回答が多いほどうつ傾向が強いと判断する．目安として5点以上の場合はうつ傾向，10点以上の場合はうつ状態と判断する．

3 認知機能の評価

認知機能はMini Mental State Examination（MMSE）[5]もしくは改訂長谷川式簡易知能評価（HDS-R）[6]を用いる．両検査の相関は非常に高いのでどちらを用いても構わない．両検査とも30点満点であり，MMSEの場合23点以下，HDS-Rの場合20点以下では，認知機能に問題があると判断する．ただし，点数だけで認知症と診断してはならない．

なお，総合機能評価を行うのはどの職種でも構わないが，検査に習熟しておく必要がある．

表5 生活意欲の指標（Vitality Index）

1）起床（Wake up）	いつも定時に起床している	2
	起こさないと起床しないことがある	1
	自分から起床することはない	0
2）意思疎通（Communication）	自分から挨拶する，話し掛ける	2
	挨拶，呼びかけに対して返答や笑顔がみられる	1
	反応がない	0
3）食事（Feeding）	自分から進んで食べようとする	2
	促されると食べようとする	1
	食事に関心がない，全く食べようとしない	0
4）排泄（On and Off Toilet）	いつも自ら便意尿意を伝える，あるいは自分で排尿，排便を行う	2
	時々，尿意便意を伝える	1
	排泄に全く関心がない	0
5）リハビリテーション・活動（Rehabilitation, Activity）	自らリハビリテーションに向かう，活動を求める	2
	促されて向かう	1
	拒否，無関心	0

除外規定：意識障害，高度の臓器障害，急性疾患（肺炎など発熱） （文献3より引用）

コラム①

Barthel Index（BI）とFunctional Independence Measure（FIM）

BIもFIMも日常生活活動を評価する指標である．BIは，ベッドまたは布団からの移動，屋内移動，階段昇降，整容，着替え，トイレ動作と排泄行為，食事，入浴に関する10項目について，100点満点で評価する．FIMは，セルフケア，排泄コントロール，移乗，移動，コミュニケーション，社会的認知の6項目とその下部の計18項目について，"やっているADL"を"介助のある・なし"で大別して完全自立〜全介助の7段階で評価する（18〜126点）．コミュニケーションや社会的認知を評価すること，補装具を使った自立（修正自立）を評価する点でBIより詳細に評価できる．

コラム②

介護保険申請の流れ

　介護保険を申請すると，市区町村から派遣された調査員が申請者本人や家族に心身の状態や受療内容に関して聞き取り調査を行う．調査の内容はマークシート方式の調査票に記入されコンピュータで処理される（一次判定）．一方，主治医もしくは依頼を受けた指定医は申請者の疾病や負傷の状況などについて定型の書式に記入する．そして，一次判定の結果と主治医意見書をもとに，保健，福祉，医療の専門家で構成する介護認定審査会が審査し，要介護状態区分（要介護度）が最終的に判定される（二次判定）．

表6 老年期うつ病評価尺度（Geriatric depression scale 15；GDS 15）の日本語訳

No.	質問事項	回答	
1	毎日の生活に満足していますか	いいえ	はい
2	毎日の活動力や周囲に対する興味が低下したと思いますか	はい	いいえ
3	生活が空虚だと思いますか	はい	いいえ
4	毎日が退屈だと思うことが多いですか	はい	いいえ
5	大抵は機嫌よく過ごすことが多いですか	いいえ	はい
6	将来の漠然とした不安に駆られることが多いですか	はい	いいえ
7	多くの場合は自分が幸福だと思いますか	いいえ	はい
8	自分が無力だなあと思うことが多いですか	はい	いいえ
9	外出したり何か新しいことをするより家にいたいと思いますか	はい	いいえ
10	何よりもまず，もの忘れが気になりますか	はい	いいえ
11	いま生きていることが素晴らしいと思いますか	いいえ	はい
12	生きていても仕方がないと思う気持ちになることがありますか	はい	いいえ
13	自分が活気にあふれていると思いますか	いいえ	はい
14	希望がないと思うことがありますか	はい	いいえ
15	周りの人があなたより幸せそうに見えますか	はい	いいえ

1，5，7，11，13には「はい」0点，「いいえ」に1点を，残りにはその逆を配点し合計する．
5点以上がうつ傾向，10点以上がうつ状態とされている．

（文献4より引用）

3．生活機能低下のスクリーニング

　CGAをすべての対象者に行うことは現実的でないので，スクリーニングとしてCGA 7（**表7**)[3]を行う．CGA 7はCGAの簡易版であり，CGAの各検査項目の中から感度が高い（その項目に問題があればその検査に問題がある可能性が高い）項目を7つ抽出したものである．CGAすべてを行うには30分程度かかるが，CGA 7であれば5～10分で可能である．

　生活意欲に関して，外来患者であれば，診察室に入ってきたときに自分から挨拶をするか，入院患者・施設入所者の場合，朝自ら定時に起床するか，またはリハその他の活動に自分から参加する意思を示すかで判断する．続いて，即時記憶をみるために「桜，猫，電車」の復唱をさせる．次に，手段的ADLに関して，乗り物の利用について尋ねる．これは次の短期記憶課題のための干渉課題としての役割ももつ．次が，課題2の遅延再生試験で短期記憶をみるためのテストである．その次の2項目は，屋内生活の自立をみるための基本的ADLに関する2項目である．そして，最後はうつに関する質問項目である．それぞれの項目に問題があった場合，"次へのステップ"にある，より詳細な総合機能評価を行う．

表7 CGA 7：評価内容・正否と解釈・次へのステップ

番号	CGA 7の質問	評価内容	正否と解釈	次へのステップ
①	〈外来患者〉診察時に患者からの挨拶を待つ 〈入院患者・施設入所者〉自ら定時に起床するか，もしくはリハビリテーションへの積極性で判断	意欲	正：自分から進んで挨拶する 否：意欲の低下 正：自ら定時に起床する，またはリハビリテーションその他の活動に積極的に参加する 否：意欲の低下	Vitality Index
②	「これから言う言葉を繰り返してください（桜，猫，電車）」，「あとでまた聞きますから覚えておいてください」	認知機能	正：可能（できなければ④は省略） 否：復唱ができない⇒難聴，失語などがなければ中等度の認知症が疑われる	MMSE・HDS-R
③	〈外来患者〉「ここまでどうやって来ましたか？」 〈入院患者・施設入所者〉「普段バスや電車，自家用車を使ってデパートやスーパーマーケットに出かけますか？」	手段的ADL	正：自分でバス，電車，自家用車を使って移動できる 否：付き添いが必要⇒虚弱か中等度の認知症が疑われる	IADL
④	「先程覚えていただいた言葉を言ってください」	認知機能	正：ヒントなしで全部正解．認知症の可能性は低い 否：遅延再生（近時記憶）の障害⇒軽度の認知症が疑われる	MMSE・HDS-R
⑤	「お風呂は自分ひとりで入って，洗うのに手助けは要りませんか？」	基本的ADL	正：⑥は，失禁なし，もしくは集尿器で自立．入浴と排泄が自立していれば他の基本的ADLも自立していることが多い 否：入浴，排泄の両者が×⇒要介護状態の可能性が高い	Barthel Index
⑥	「失礼ですが，トイレで失敗してしまうことはありませんか？」			
⑦	「自分が無力だと思いますか？」	情緒・気分	正：無力と思わない 否：無力だと思う⇒うつの傾向がある	GDS 15

(文献3より引用)

4. 包括的高齢者評価の実例

ここで，CGAを行った事例を紹介する．

症例：75歳，女性．糖尿病，高血圧症のため外来に通院していた．時折，外来面接中に被害妄想的な発言がみられることはあったが，コミュニケーションに障害はないと考えられた．

猛暑の夏，熱中症で入院した際，補液で状態は改善したが，軽快後も話のつじつまが合わないことに気付いた．このため，CGAを行った．その結果，図1に示すように，MMSEの低下（後に認知症と診断）と手段的ADLの障害（買い物，食事の準備，服薬管理，金銭管理が不可）があることが判明した．この女性は独居であったため，退院後1人で食事療法，服薬管理を行うことはできないと判断し，地域包括支援センターを通じて介護保険を申請し，各種サービスの導入を行うこととした．

糖尿病と高血圧症のある75歳，独居，女性
CGA 7：④の遅延再生ができない

MMSE 17点（遅延再生，時間，場所の見当識などに障害あり）

その他のCGA

GDS（うつの指標）　　　　3/15点（問題なし）
Vitality Index（生活意欲の指標）　10/10点（問題なし）
Barthel Index（基本的ADL）　100/100点（問題なし）
IADL（手段的ADL）　　　4/8点（買い物，食事の準備，服薬管理，金銭管理が不可）

〈判断と対策〉
認知症とこれに伴う手段的ADLの障害があると判断．独居生活で糖尿病の管理を行うことは困難と判断し，介護保険サービスを導入する．

〈今後の方針〉
買い物の支援（ホームヘルプ），訪問栄養指導，配食サービス，訪問薬剤管理指導，服薬内容の変更，週1回の訪問看護の導入．

図1 包括的高齢者評価を利用した事例

> **コラム③**
>
> ### 地域包括支援センター
>
> 各市区町村に設置されており，地域住民の心身の健康保持，生活の安定のために必要な援助を行うことにより保健，福祉，医療の向上を支援する機関である．虐待防止，権利擁護，ケアマネジメントの支援，介護予防マネジメント，総合相談・支援（住民からの相談への対応）などさまざまな事業を行っている．地域包括支援センターには，主任ケアマネジャー，社会福祉士，保健師（または看護師）がおり，専門性を生かして相互連携しながら業務にあたっている．

このように，CGAを行うことによって患者の日常生活を具体的に把握し，問題点に対応して，今後の生活支援対策や疾患管理計画を立てることができた．

（神﨑恒一）

文献
1) Lowton MP, et al：Assessment of older people：Self-maintaining and instrumental activities of daily living. *Gerontologist* **9**：179-186, 1969.
2) 厚生労働省：障害高齢者日常生活自立度（寝たきり度）判定基準, 2009.
3) 日本老年医学会編：健康長寿診療ハンドブック，メジカルビュー社，2011.
4) 松林公蔵，小澤利男：総合的日常生活機能評価法-I，老年者の起居，動作，運動機能の客観的評価. *Geriatric Medicine* **32**：533-539, 1994.
5) Folstein MF et al："Mini-mental state". A practical method for grading the cognitive state of patients for the clinician. *J Psychiat Res* **12**：189-198, 975.
6) 加藤伸司・他：改訂長谷川式簡易知能評価スケール（HDS-R）の作成. 老年精医誌 **2**：1339-1347, 1991.

3章 2 体力の評価

> **KEY ポイント**
>
> **① 評価の目的を理解するポイント**
>
> 　高齢者の体力を評価することは，機能評価や全身状態の把握にとどまらず，ADLの予後予測，転倒発生や障害発生などの有害事象に対するリスク評価やスクリーニング，さらには介入・治療効果を検証するための指標として用いられる．評価の目的に応じて，筋力，移動能力（mobility），持久力，柔軟性を多角的に評価し，適切な理学療法を実施することが求められる．
>
> **② 評価の方法や信頼性を理解するポイント**
>
> 　高齢者の体力を評価する際に，まず大切なことは，適切な方法，環境設定ならびに教示内容を正確に理解し，高い信頼性をもって実施することである．高い信頼性をもって評価を行うためには，評価方法の検者内・検者間信頼性，基準関連妥当性を考慮し実施することが重要である．高齢者の体力を評価する場面は多岐にわたるため，測定環境を選ばないパフォーマンステストを実施することが，標準的な方法であると考えられる．
>
> **③ 評価の結果を解釈するポイント**
>
> 　体力の評価結果を適切に解釈するためには，実施する評価が，体力の"何"をみているのかを適切に知る必要があり，評価の目的に応じて解釈を行うことが重要である．各評価から得られる指標において，初めに確認すべきことは値の大小のどちらがよい状態であるかということである．さらに，機能評価やリスク評価として用いる場合は，予測妥当性が確認された基準値を参照することが重要であり，介入の効果指標として用いる場合は，値自体の変化や変化率に着目する必要がある．そのため，評価を実施する場面に応じて結果を適切に解釈したうえで，理学療法に反映する必要がある．

[本項の有効な使い方]

　高齢者の体力を評価する方法は非常に多くのものが存在するが，その中でも代表的かつ実際の臨床で使えるものを紹介している．各評価方法の信頼性，基準値は，最低限必要なものを紹介しているので，評価計画の立案やレポート作成などに有効活用いただければと考える．引用文献については，代表的なものも含め適宜参照または引用できるように紹介しているので併せて参考になればと思う．

---

1. 体力の評価を実施する際の注意点

　本項では，測定環境を選ばないパフォーマンステストを中心に取り上げる．どの測定項目にもいえることだが，対象となる高齢者の普段の動作をよく観察し，明らかに普段の動作レベルと異なる動作や教示内容にそぐわない動作を行った際は，測定の説明をやり直し，再計測しても構わない．たとえば，通常歩行速度（普段どおりの速さで歩く）の測定の際に普段理学療法を実施している際の歩行から明らかに逸脱していたり，健診の場での移動よりも明らかに速すぎる歩行を行った場合

は，測定の説明ならびに教示を再度行う必要がある．ただし，その際に気をつけなければならないことは，「もう少しゆっくり歩いてください」のように教示をその場に合わせて変更してはならない．教示の変更は再現性が低下し，測定指標の信頼性が低下するので，認知機能が低下して理解が得られにくい場合にわかりやすい言葉で補足するなどの場合以外は，原則変更してはならない．また，各評価の測定回数については実施者の考えによるので，参考の回数を記載している．複数回測定の場合に平均値を採用するか最良値を採用するかについても同様である．いずれにせよ重要なのは，どの対象者に対しても同じ方法で指標を得ることである．

コラム①

検者内・検者間信頼性，基準関連妥当性，予測妥当性とは

評価方法の再現性をみるために，検者内または検者間の級内相関係数に着目する方法が一般的である．「検者内信頼性」とは，Aという同一の検査者がどの程度再現性を高く測定できているかということを意味し，検者内の級内相関係数を算出し検者内変動を評価することが一般的で，値は0～1の範囲で1に近い値ほど同じ検査者の再現性が高いと解釈される．一方，「検者間信頼性」とは，たとえばAとBという異なる検査者が同じ対象者に同じ評価を行ったときに，どの程度同じように評価できているかということを意味し，検者間の級内相関係数を算出し検者間変動を評価することが一般的で，値は0～1の範囲で1に近い値ほど異なる検査者でも再現性が高いと解釈される．

「基準関連妥当性」とは，評価方法がどの程度妥当かということを他の方法から得られた評価指標と比較し，相関係数などを用いて，その程度を評価する．比較する評価指標は，同様のものを評価している方法の中から，標準的であるとされている指標や機器を用いて測定された指標である場合が多い．相関係数は正の関係（Aの値が大きければ大きいほどBの値も大きい）であれば値が「0～1」，負の関係（Aの値が大きければ大きいほどBの値は小さい）であれば値が「−1～0」で，1または−1に近い値ほど相関関係が高いと解釈できる．つまり，基準関連妥当性が高いということは，ある評価方法が，標準的な別の方法（基準）に対し，より近いものを測定できている（妥当である）ということを意味する．

「予測妥当性」とは，評価指標から得られる値の基準値を算出する際に，有用性のある値かどうかを判断するために考慮する必要がある．基準値がある事象に対してどの程度予測できるかについてはsensitivity（感度）とspecificity（特異度）により判断されることが一般的である．感度・特異度の算出方法は図の通りで，感度は疾患を有している人（事象に該当する人）の中で検査（評価）によって陽性と判定された人がどの程度いるかということを意味し，特異度は疾患を有していない人（事象に該当しない人）の中で検査（評価）によって陰性と判定された人がどの程度いるかということを意味する．言い換えると，感度が高いということは，疾患有（事象に該当）の場合において，検査（評価）結果で陽性となる確率が高い（陰性となる確率が低いこと）を意味する．また，特異度が高いということは，疾患無（事象に非該当）の場合において，検査（評価）結果が陰性となる確率が高い（陽性となる確率が低い）ということを意味する．感度，特異度はそれぞれ0～1の間の値をとり，1に近い値ほど優れていると考えられているが，評価によって感度と特異度の両方が優れているものや，どちらか一方が優れているものなど評価指標の特性によって異なるため注意深く解釈する必要がある．

信頼性・妥当性の項で引用する文献は基本的に高齢者を対象にした研究を選択しており，特性の疾患を扱った研究でない場合には「高齢者」と表記し，特定の疾患を対象にした研究の場合は，疾患名を記載している．

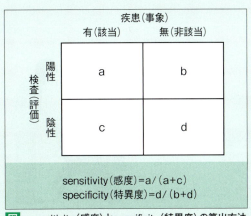

図 sensitivity（感度）とspecificity（特異度）の算出方法

2. 筋力評価

1 筋力評価の目的

　高齢者における筋力は身体機能の中核をなし，筋力低下がADLの低下，障害発生や死亡リスクの上昇などにつながることが知られている．そのため，筋力低下がみられる場合はハイリスクな状態であると考えられており，リスク評価やスクリーニングとして筋力評価は重要である．また，整形外科疾患や中枢・神経疾患などにより機能障害として筋力低下が生じている場合には機能評価として評価を実施する必要がある．さらに，運動療法などの理学療法による効果を検証するために筋力評価を行うことが重要である．

2 筋力評価の方法

　筋力を測定するにあたりさまざまな測定部位や測定方法が存在し，機器を用いて測定する方法としてはハンドヘルドや設置型機器を用いて等尺性筋力などを定量的に測定する方法が知られている（例：等尺性膝伸展筋力）．機器の使用により精度の高い測定が可能である一方で，測定環境は限定される．そのため，本項では特殊な機器を用いずに，幅広い場面で実施可能な筋力評価の方法に着目する．高齢者の活動レベルに大きく影響を及ぼす下肢筋力と全体的な評価である粗大筋力に着目し，下肢筋力の評価として「5回椅子立ち座りテスト」，粗大筋力の評価方法として「握力」の評価をみていくこととする．

3 5回椅子立ち座りテスト〔Five Times (5-repetition) Sit-to-Stand Test〕

(1) 測定のポイント

❶準備

　必要な器具：ストップウォッチ，椅子．
　後方転倒に備え，椅子は壁に接するなど固定しやすい場所にセッティングする．場合によっては検者または補助者が椅子を押さえて固定する．測定の様子は図1のとおりである．

❷測定方法・教示（表1）

　測定項目：立ち上がって座る動作（最大努力）を5回反復に要する時間（秒）．
　〈計測開始：体が動き始めた瞬間．計測終了：対象者が5回目に完全に直立したとき〉
　開始肢位：椅子座位（股・膝関節約90°屈曲位，上肢は胸部の前で腕組み肢位）．
　測定回数：1回（複数回測定する場合は，平均値もしくは最小値を代表値とする）．

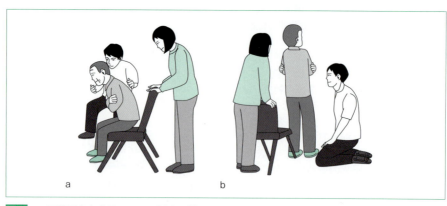

図1 5回椅子立ち座りテストの測定の様子
　a：検者が椅子の固定を行い，対象者のリスク管理も合わせて行っている様子．
　b：直立位

表1　5回椅子立ち座りテストの教示例

「手を使わずに，できる限り速く，椅子から5回連続で立ち上がっていただきます」

「腕は，常に胸の前で組み，立ち上がるときは背筋を伸ばし，膝は完全に伸ばしてください．座るときはお尻を座面に付けることに注意してください」

「座るときにあまり勢いよく座ると身体を痛めるので注意してください．ご自身の好きなタイミングで始めてください（必要に応じてスタートの合図）」

「スタート」

❸注意点
- 検者は転倒に備え，リスク管理を十分に行う．
- 対象者の立ち上がった回数は検者が大きい声でカウントする．
- 腕を胸の前で組んで立ち上がりができない場合は不可とする．
- 開始のタイミングが理解しづらい場合には，検者が掛け声によってスタートの合図をする．
- 被検者が十分に立位をとらない状態で座位動作に移行しようとする場合は，途中で中止し，指摘を行ってから再度実施する．
- 明らかに実施方法が異なる場合は，練習を実施してから本試行とする．

（2）評価指標の信頼性

5回椅子立ち座りテストは，さまざまな対象者において高い信頼性を有していることが報告されている．また，再現性については非常に多くの研究から報告がなされており，システマティック・レビュー（多くの報告をまとめた解析）においても高い再現性が報告されている．また，信頼性を検証した報告として，地域在住高齢者だけでなくさまざまな疾患を有する高齢者に至るまで幅広く検証がなされている．基準関連妥当性においては古典的な機能評価バッテリーや機器を用いて計測された膝伸展・屈曲筋力との関連性も高く，有用であると考えられる．

❶検者内変動または再現性

検者内の級内相関係数は次のとおりである．
- 高齢者（systematic review）：$0.81^{1)}$，$0.89^{2)}$．
- 変形性関節症患者：$0.96^{3)}$．
- 脳卒中患者（慢性期）：$0.97 \sim 0.98^{4)}$．

❷検者間変動

検者間信頼性を検討した報告では，検者間の級内相関係数$0.99^{4)}$であった．

❸基準関連妥当性

- Dynamic Gait Index（下肢機能評価バッテリー）$^{5)}$との相関係数：$-0.68^{6)}$．
- 機器測定による膝屈曲筋力との相関係数（高齢者）：$-0.43^{2)}$，$-0.46^{7)}$．
- 機器測定による膝伸展筋力との相関係数（高齢者）：$-0.43^{2)}$，$-0.33^{7)}$，$-0.56^{8)}$．
- 機器測定による膝屈曲筋力との相関係数（慢性脳卒中患者）：-0.75（麻痺側），-0.83（非麻痺側）$^{4)}$．

（3）解釈のポイント

❶情報の特性

5回椅子立ち座りテストは下肢筋力の評価として用いられる．計測された時間（秒）が大きければ大きいほど下肢筋力が低下していることを意味する．また，1度も立ち座りが実施できないという事象自体も評価の対象となる．たとえば，

コラム②

評価バッテリーとは

"評価バッテリー"とは，さまざまなテストを複合的に実施し，総合的に評価を行うものを指す．個別のテストにおける詳細な方法については参考文献を参照することが望ましいが，いくつか例をみてみると，Dynamic Gait Index$^{5)}$とよばれる，自立度の高い高齢者向けの評価バッテリーで，さまざまな場面（平らな面での歩行，方向転換，階段など）における歩行を評価する（24点満点）ものや，高齢者の下肢機能のテストとして代表的な方法として知られるShort Physical Performance Battery（SPPB）$^{9)}$は，5回椅子立ち座りテスト，バランス検査，歩行速度を併せて測定し，総合的に下肢機能を評価するバッテリーの1つとされている（別項で紹介）．

frailty（フレイル，393頁参照）の判定基準の1つであるStudy of Osteoporotic Fractures Index[10]では，椅子の立ち座りが実施できない状態を虚弱判定の構成要素の1つとしている．最大努力での動作のため，痛みが強い場合は実施しないほうがよいと考えられる．

●予測妥当性と基準値またはカットオフ値

　予測妥当性においてはさまざまな有害事象に対し有用であることが報告されている．転倒発生（複数回）に対して，12秒のカットオフ値が有意な予測妥当性を有していた報告や（感度0.55，特異度0.58）[13]，15秒のカットオフ値が有意な予測妥当性を有していた（感度0.55，特異度0.65）[14]と報告された．17秒のカットオフ値を用いた研究では，移動制限（1/4マイルまたは10段の階段昇段の困難）（感度0.20，特異度0.88），死亡（感度0.17，特異度0.88），入院（感度0.13，特異度0.87）に対してそれぞれ有意な予測妥当性が認められた[15]．

＜代表的な基準値またはカットオフ値＞

　転倒発生に対するリスク判別：「12秒」以上[13]，または「15秒」以上[14]でリスクあり．
　移動制限，死亡，入院の各リスク判別：「17秒」以上[15]でリスクあり．

●解釈のポイント

　5回椅子立ち座りテストに類似したテストとして，「30秒椅子立ち座りテスト」のように30秒間に椅子の立ち座りを何回できるかを測定する方法や立ち上がりの回数が1回，10回のように設定した測定方法のように，動作の構成は同じだが測定内容が異なるものも散見される[16]．さらに，実際の測定を考慮すると，30秒間や10回のような測定方法は高齢者に対して負担が大きいため，5回椅子立ち座りテストが臨床場面で実施しやすいと考えられる．

　スクリーニングのための使用例として臨床場面では，得られた計測値と基準値とを照合しさまざまな有害事象に対するリスク評価を行う．リスク評価の例として，転倒発生の危険度予測[13,17]やADL障害の発生リスク評価[18]，さらには入院や死亡のリスク評価[15]においても有用であると報告がなされている．

　身体機能における介入効果指標の1つとして用いることも一般的で，高齢者の身体機能をアウトカムにした介入効果検証研究において，5回椅子立ち座りテストが用いられているものは非常に多い．そのため，コクランレビューにおいてもアウトカムとして指定される場合もしばしばである[19,20]．臨床においても経時的に測定を実施することで対象者の変化を捉えることが可能である．

コラム③

コクランレビューとは

　コクランレビューは，Cochrane Database of Systematic Reviews（CDSR；Cochrane Reviews）というデータベースの名称で，ヘルスケアにおける診療効果（予防介入方法や治療の効果）におけるエビデンスについて，ランダム化比較試験を中心とした臨床試験をもとにメタアナリシスを行い，高齢者に限らず特定の疾患やさまざまな対象層における質の高いエビデンスを提供している（たとえば，高齢者における転倒予防に効果のあるものとして運動療法が有効であるということを111の臨床試験結果をもとに述べている[21]）．予防や治療効果の有無を知りたい場合は，まず調べてみるといいだろう．

4 握力[41]

(1) 測定のポイント

❶準備
必要な器具：握力計.

最大努力にて，握力（kg）を計測する．測定の様子は図2のとおりである．

❷測定方法・教示（表2）
測定項目：最大努力での手の握る強さ（kg），測定した側（右or左）．

測定肢位：（両足を自然に開いて安定した直立姿勢で）人差し指の第2関節が直角（必要に応じて調整する）（図2a）．

※測定肢は強く握れるほう（原則利き手）にて計測．

測定回数：1回（複数回測定する場合は，平均値もしくは最大値を代表値とする）．

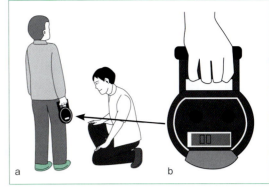

図2 握力測定の様子
a：握力測定の様子．b：握力測定の指の位置．

表2 握力測定の教示例

「握力を測定します．どちらの手が握りやすいですか？」 （原則的に利き手で実施） （対象者）「○○側ですね」
「身体に腕を付けないように，手を握ってください．握るときに握力計は動かさないようにしてください．それでは準備ができたら始めてください」
「がんばって！ がんばって！ がんばって！（3〜4回）もうひと踏ん張り！」 「はい，OKです」

❸注意点

- 測定中に手を振らないように注意する．
- 握力計のデジタル表示は外側に，腕は自然に伸ばし，手は身体に触れないようにする．
- 高血圧や心疾患(特に手術既往歴)などがある場合には，運動禁忌でないことを確認し，「息を止めずにフーっと，息を吐きながら握ってください」と追加の教示を行う．
- 運動禁忌や測定当日の血圧があまりにも高い場合は中止する．
  例：収縮期血圧180mmHg以上または拡張器血圧100mmHg以上．
- 座位での測定方法もあるが[22]，姿勢による変化はみられないとの報告もあり[23]，わが国では立位での測定が主流である．

(2) 評価指標の信頼性

❶検者内変動または再現性
検者内の級内相関係数は次のとおりである．
- 高齢者：0.93[24]．
- 高齢者：0.91〜0.96（上肢機能に問題がない者*）[25]．
  0.85〜0.96（上肢機能に問題がある者*）[25]．
- 脳卒中患者：0.98（患側），0.97（健側）[26]．
- 2型糖尿病患者：0.98[27]．
- 認知症患者：0.90[28]．

*ここでの上肢機能とは，重労働な家事や11kgの荷物運搬をできるかどうかに基づいて問題の有無を判別している[25]．

❷検者間変動
検者間信頼性を検討した報告では，検者間の級内相関係数が0.98[29]と報告された．

❸基準関連妥当性
- 骨密度との相関係数（地域在住高齢者）：0.47[30]．
- 母趾内転筋厚との相関係数（高齢者を含む成人：18〜91歳）：0.71[31]．
- 筋量との相関係数（成人）：0.77[32]．
- 栄養状態（Mini-Nutritional Assessment）との相関係数（高齢者）：0.47[33]．

(3) 解釈のポイント

❶情報の特性
上肢筋力または粗大筋力評価指標の1つとして取り上げられ，測定値（kg）が大きければ大き

いほど筋力が大きいことを意味する．フレイルやサルコペニアの基準にも用いられ，高齢者における粗大筋力評価として広く用いられている．

❷ 予測妥当性と基準値またはカットオフ値

握力の低下は，地域在住高齢者に対し障害発生（ADL障害）（OR[*1]：2.01 [95%CI 1.60〜2.52]）[34]，死亡率上昇リスク（男性HR[*2]：1.51 [95%CI 1.28〜1.79]），女性HR：1.65 [95%CI 1.19〜2.30]）[35]などのさまざまな有害事象に対して関係していることが非常に多く報告されている．さらに，心臓血管疾患による死亡リスクに対しても関連を示し，血圧よりも有意にリスク予測が可能であると報告されている[36]．握力は筋力の代表的な指標として用いられるため，筋力低下が発症リスクとなる疾患と関連することが報告されている．たとえば，握力と脳卒中の発症リスク[36]，アルツハイマー病[37]や認知症[38]の発症リスクとの関連性について報告され，握力が低下すると発症リスクが上昇する．基準値として代表的なものは，フレイル[39]やサルコペニアの判定[40]（6章-2，393頁参照）に用いられているものが挙げられる．それぞれの判定の流れにおいて，「筋力低下」が決まるにあたり握力の値を参照して用いている．

＜代表的な基準値またはカットオフ値＞

フレイル判定の下位項目：男性26kg未満，女性18kg未満（NCGG-SGS）[41]．

サルコペニア判定の下位項目：男性22.4kg未満，女性14.3kg未満（Asian Working Group for Sarcopenia）[40]．

❸ 解釈のポイント

握力は粗大筋力評価の1つとして実施され，高齢者の体力評価の中でも広く行われている測定方法の1つである．スクリーニング評価としては，フレイルやサルコペニア判定の下位項目における「筋力低下」の定義として，握力の低下が用いられている．さらに，障害発生[34]や死亡[35]などのadverse health outcomeから脳卒中の発症リスク[36]や認知症の発症リスク[38]など疾患の発症リスクを評価することにおいても有用である．

高齢者の身体機能を効果指標として検証された介入や治療効果判定についても広く用いられ，コクランレビューにおいてもしばしば取り上げられる指標の1つである．握力低下は筋力低下の状態と直結しているが，握力低下を全身の栄養状態の悪化もしくは低栄養状態を反映する指標として位置づける報告もある[42]．そのため，高齢者の栄養状態の改善を目的とした介入試験の効果指標に握力が用いられていることもしばしばである[43,44]．

3. 移動能力評価

❶ 移動能力評価の目的

高齢者の体力評価における移動能力とは，高齢者の身体活動の多くを占める歩行に関する能力を指すことが一般的である．移動能力の低下は，機能障害やADL障害に直結し，活動量，活動範囲の低下の原因となり，転倒や施設入所のリスクから死亡リスクの上昇までさまざまなリスクとなり，健康寿命延伸の阻害因子であると考えられている．また，自立歩行の獲得や移動能力の改善はさまざまな疾患，機能障害を有する者の予後に大きなインパクトを与えるため，理学療法の目標設定として用いられることが非常に多い．そのため，移動能力を適切に評価することは理学療法を実施する

[*1] OR（odds ratio：オッズ比）：ある事象について群（グループ）間で比較し，どの程度起こりやすいのか，起こりにくいのかを表す指標で，1より大きいと比較（参照）する群に比べて起こりやすいという意味になり，1より小さいと起こりにくいという意味になる．

[*2] HR（hazard ratio：ハザード比）：生存分析の結果，ある一定期間において，ある事象について群（グループ）間で比較しどの程度起こりやすいのか，起こりにくいのかを表す指標で，1より大きいと比較（参照）する群に比べ設定された期間において起こりやすいという意味になり，1より小さいと設定された期間において起こりにくいという意味になる．

うえで必要不可欠であると考えられる.

2 移動能力評価の方法

高齢者における移動能力の評価として歩行能力の評価を実施することが多く，段差の昇降や方向転換などに着目した評価方法もある．歩行能力の評価は，歩行速度の測定だけでなく機器（マット型歩行解析機器，3次元動作解析，小型センサーなど）を用いた歩行解析による詳細な分析を用いる方法もあるが，本項では，多くの臨床場面において実施可能で信頼性・妥当性の高い，快適速度における歩行速度に加え，歩行に椅子からの立ち座りと方向転換を課題に含めた評価を行うTimed "Up&Go" Test（TUG）を紹介する．なお，歩行速度の測定に用いる測定路の距離はさまざまな方法が存在するが，さまざまな環境で評価が実施されることを考慮し本項では2.4mでの測定方法を紹介する．

3 歩行速度（通常速度）[41]

(1) 測定のポイント

❶準備

必要な器具：ストップウォッチ（赤外線センサー使用の場合は不要），目印用の養成テープ，（必要に応じて）普段使用している歩行補助具.

歩行路の設定：計測路：2.4m，加速・減速路：2mに設定.

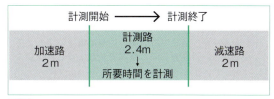

図3 歩行路の設定

歩行時間を計測する計測路と加速路，減速路を図3のように設定し，計測路における所要時間（秒）を計測する．測定の様子は図4のとおりである．

❷測定方法・教示（表3）

測定項目：歩行時間（測定距離をもとに速度[m/s]を算出）.

〈計測開始：対象者の体幹が開始線を超えた瞬間.
計測終了：対象者の体幹が終了線を超える際〉

測定回数：1回（複数回測定する場合は，平均値もしくは最良値を代表値とする）.

表3 通常歩行速度計測の教示例

「（加速路の）端から（減速路の）端まで歩いていただきます」

「普段どおり（いつもどおり）の速さで歩いてください」

「スタート」

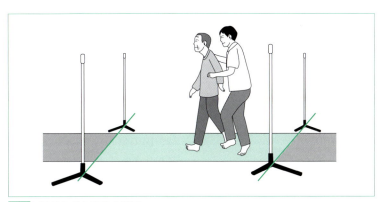

図4 通常歩行の測定の様子

❸注意点

- 靴を履くか，裸足での計測かは測定環境に合わせて決め，どの対象者も同じ条件で測定することが望ましい．
- アクシデントなどで途中で止まったりする場合は，再計測を実施する．
- 検者はなるべく対象者の横後方（視線は真横）に位置し，できるだけ正確な計測と計測中の転倒リスクに十分配慮する．
- 通常歩行速度が，明らかに通常の移動よりも速く歩行していると思われた場合は，対象者本人に確認したうえで，再度決められた教示を行い再測定を行う．

（2）評価指標の信頼性

快適速度による歩行速度測定は，検者内ならびに検者間の信頼性はともに高いことが数多く報告されている[45, 46]．また，測定距離は研究によってさまざまで，SPPBの原法である8 feetでの測定に準じた方法から10mでの測定や100m以上での歩行速度を算出するものまでさまざまであるが，本項では10m以下での信頼性の検討を行った報告のものを参照することとした．

❶検者内変動または再現性

検者内の級内相関係数は次のとおりである．

- 高齢者：0.90[47]，0.93[48]．
- 認知症患者：0.77[48]．
- アルツハイマー（Alzheimer disease；AD）患者：0.97[49]．
- 脳卒中患者（慢性期）：0.87〜0.95[50]，0.95〜0.99[51]．
- 変形性膝関節症患者：0.93〜0.96[52]．
- リウマチ患者：0.97〜0.99[53]．

❷検者間変動

検者間の級内相関係数は次のとおりである．

- 高齢者：0.52〜0.99[45]．
- パーキンソン病患者：0.98[54]．
- 脳卒中患者（慢性期）：0.93〜0.97[50]，0.87〜0.88[51]．
- 変形性膝関節症患者：0.88〜0.98[52]．
- リウマチ患者：0.60〜0.97[53]．

❸基準関連妥当性

- ADLスケールとの相関係数（高齢者）：0.84[55]．
- Barthel Indexとの相関係数（高齢者）：−0.73[55]．
- Berg Balance Scaleとの相関係数（高齢者）：−0.83[55]．

（3）解釈のポイント

❶情報の特性

通常歩行速度は，速ければ速いほど歩行能力が高いことを意味する．歩行速度は下肢機能だけでなく神経機能や全身状態も反映するため，さまざまなリスク評価に適用されている．フレイルやサルコペニアの基準にも用いられ，高齢者における機能評価として広く用いられている．

❷予測妥当性と基準値またはカットオフ値

高齢者の機能評価において用いられる際に，歩行速度の低下を基準として採用されているものとしてフレイル[12, 39]やサルコペニア[40, 56]が挙げられる．これらは，定義の仕方によって採用される値はさまざまであるが，1.0m/sもしくは0.8m/sを下回る場合に歩行速度低下と定義するものが多い[39, 40]．わが国の地域在住高齢者においては，1.0m/s以下を歩行速度低下とするものが多く，筆者らの研究グループでもフレイルの基準の歩行速度低下に1.0m/sを採用している[39, 57]．また，研究においてはコホートの特性を考慮してコホート内における性，年齢別に算出された平均値から1.0SD以下を歩行速度低下とするものもある[58〜60]．

歩行速度低下は，転倒や転倒に伴う骨折のリスク評価[61, 62]，障害発生[15]，入院リスク[15]，死亡リスクや生命予後の判定に用いられ[63, 64]，近年では認知症または軽度認知症（mild cognitive Impairment；MCI）発症や認知機能障害の発生リスクの評価[65, 66]にも有用であることが報告されている．1.0m/sを基準値に用いた例では，歩行速度が1.0m/sを下回ると，下肢機能障害の発生，死亡，入院のリスクが上昇すると報告された[15]．死亡リスクや生命予後については，メタアナリシスによって歩行速度が低ければ低いほど予後が悪いことが示された[63, 64]．

臨床的には，退院後の生活機能を考慮すると，わが国の信号付きの横断歩道では1.0m/sであれば渡りきれるように設定されていることが多いため，1.0m/sが外出の安全性の評価基準として用いられることもしばしばである．

＜代表的な基準値またはカットオフ値＞

　フレイルの判定の下位項目：1.0m/s未満（NCGG-

SGS)[39].

サルコペニア判定の下位項目：1.0m/s未満（Asian Working Group for Sarcopenia[40]），0.8m/s未満（European Working Group on Sarcopenia in Older People[56]）．

❸ 解釈のポイント

歩行速度を測定する条件については本項のように快適速度で測定するものが一般的であるが，最大努力での測定や二重課題を用いるdual-task条件下での測定も快適速度条件と同様に評価方法として有用であることが報告されている[61]．さらに，歩行速度は特殊な機械を必要とせず，場所もとらないためさまざまな臨床場面において計測が可能である．歩行速度の測定はさまざまな距離において測定されているが，臨床的には10m以下の計測路が妥当であると考えられる．

歩行速度は，下肢機能，神経機能，高次脳機能などさまざまな因子が影響を及ぼしているため，スクリーニングやリスク評価として非常に有用であり，フレイル[12,39]やサルコペニア[40,56]判定の基準の1つに位置づけられている．さらに，歩行速度の低下が生じている場合には，さまざまな要因が想定されるため適切に評価し，適切な介入を行うべき事象である．近年では高次脳機能との関連性が示唆され，特に遂行機能との関連性が注目を浴びている．歩行能力の改善や自立歩行の獲得は理学療法の目標設定において頻繁に挙げられる項目であるが，関連する要因が多岐にわたるため患者の特性に応じて適切な介入をすることが理学療法には求められている[67]．また，介入効果指標としても頻繁に用いられるため，再現性を担保できる測定方法で実施することが重要である．

4 Timed Up and Go Test（TUG）[72]

(1) 測定のポイント

❶ 準備

必要な器具：椅子，目印用のカラーコーン，ストップウォッチ．

椅子から3m先にミニコーンなどの目標物を設置する．器具の設置と測定の様子は図5のとおりである．

❷ 測定方法・教示（表4）

測定項目：所要時間（秒）．
〈計測開始：体が動き始めた瞬間．計測終了：お尻が座面に着く瞬間〉
開始肢位：背中を垂直にして椅子に座り，両足が床に着く，手は大腿に置いた姿勢とする．

椅子から立ち上がり3m先の目印を折り返し（回り方は対象者の自由），再び椅子に座るまでの時間（秒）を計測する．歩行を含めた動作は快適（通常）速度で行ってもらう．

測定回数：1回（複数回測定する場合は，平均値もしくは最良値を代表値とする）．

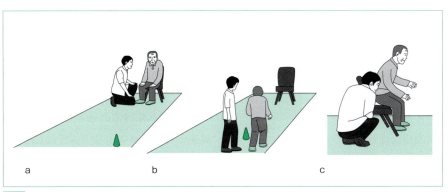

図5　TUGの測定の様子
　a：座位（開始肢位）で教示を行う．
　b：方向転換時に転倒に備えたリスク管理を実施する．
　c：計測終了時に着座を確認できる姿勢を検者がとる．

表4 TUGの教示例

「合図とともに，椅子から立ち上がり，あちらのコーン（目印）を回って，椅子まで戻り，最後に座っていただきます」

「コーン（目印）を回る向きは，どちら向きから回っていただいても構いません」

「歩く速さは，普段どおりの速さでお願いします」
（教示内容に対し理解が不足している場合など必要に応じて，検者が説明しながら一連の動作を行い，目で確認してもらう）

「スタート」

❸注意点

- 原則，靴を履いて行う．
- 歩行時に必ず杖を使用する場合（家屋内でも使用する場合など）は，杖を使用した状態で測定を行い，備考を残しておく．
- 椅子からの立ち上がりや歩行ができない場合は不可とする．
- 安全のため，対象者が着座する際に，検者が椅子を固定する．また，つまずく危険性があるため，コーンは床に固定しない．
- 最後の着座動作を行わずに途中で終了してしまう場合，方向転換を行わずに直進する場合や中断した場合のように，明らかに実施内容が誤っている場合は再測定を実施する．
- 立ち上がる際，目印を方向転換する際，勢いよく座る際などの転倒には十分留意する．

(2) 評価指標の信頼性

TUGは，地域在住高齢者はもちろんのこと，さまざまな疾患を有する高齢者に対しても高い信頼性を有している評価方法であることが報告されている．信頼性が検討されている疾患は整形疾患，脳血管障害，認知症，内部障害など多岐にわたる．さらに，検者間の変動についても同様に多くの疾患において信頼性が確認されている．

❶検者内変動または再現性

検者内の級内相関係数は次のとおりである．
- 高齢者：$0.99^{55)}$，$0.96^{47)}$．
- 変形性股関節症または変形性膝関節症患者：$0.75^{68)}$．
- 変形性膝関節症患者：$0.97^{69)}$．
- 脳卒中患者（慢性期）：$0.95^{70)}$．
- AD患者：$0.99^{49)}$．
- 認知症患者：$0.94^{28)}$，$0.97^{48)}$．
- 2型糖尿病を有する高齢者：$0.98^{27)}$．

❷検者間変動

検者間の級内相関係数は次のとおりである．
- 高齢者：$0.99^{55)}$．
- 変形性股関節症患者：$0.87^{71)}$．
- 変形性膝関節症患者：$0.96^{69)}$．
- 脳卒中患者（慢性期）：$0.95^{70)}$．

❸基準関連妥当性

- Berg Balance Scaleとの相関係数（高齢者）：$r = -0.81^{72)}$．
- 歩行速度との相関係数（高齢者）：$r = -0.61^{72)}$．
- ADL評価（Barthel Index）との相関係数（高齢者）：$r = -0.78^{72)}$．
- ADL評価（FIM）との相関係数（高齢者）：$r = -0.59^{73)}$．

(3) 解釈のポイント

❶情報の特性

TUGは，椅子からの立ち座り動作，歩行，方向転換から構成され，移動能力だけでなくバランス能力や筋力なども要し，移動能力を総合的に評価するテストである．計測時間が長ければ長いほど，移動能力が低いことを意味する．

❷予測妥当性と基準値またはカットオフ値

転倒リスク評価として，地域在住高齢者に対しては13.5秒のカットオフが用いられることが多く（感度$0.31^{74)}$，特異度0.74；感度$0.87^{75)}$，特異度0.87），メタアナリシス（多くの研究結果を統合したもの）によると地域在住高齢者で転倒予測に用いられる基準値は8.1秒から16秒で$^{76)}$，転倒発生に対するオッズ比は1.02（AUC：0.61）であったとの報告された$^{77)}$．対象者特性により測定値ならびにカットオフ値はばらつきがあり，転倒リスクにおけるTUGのカットオフは施設入所者を対象にしたメタアナリシスでは13秒から32.6秒と報告された$^{76)}$．疾患を有すものを対象にした転倒リスク評価では，脳卒中患者を対象した報告では14秒（感度0.50，特異度0.78）$^{78)}$や19秒（感度0.61，特異度0.67）$^{79)}$，パーキンソン病患者を対象にした報告では15.2秒（感度0.63，特異度

0.74)[80]であった．さらに，転倒リスク評価を行うためにTUGと筋力や二重課題処理能力を組み合わせることが重要であるとも考えられている[81]（詳細は6章－1，384頁参照）．

ADLの予後予測として，地域在住高齢者において12秒のカットオフ値で評価するとIADL低下に対してはオッズ比が1.23であったという報告や，TUGの生データがADL低下に対するオッズ比は1.02（AUC：0.61）であった[77]．

<代表的な基準値またはカットオフ値>
　転倒リスクの判別：12秒以上[76]や13.5秒以上[74]でリスクあり（10秒～30秒のものが多くさまざまな報告がある[76]）．
　ADL機能低下のリスク判別：12秒以上[77]でリスクあり．

❸解釈のポイント
　TUGは，移動能力の評価方法として歩行速度とならび代表的なテストとして位置づけられ，歩行の要素だけでなく椅子からの立ち座りや方向転換を要素に含むため，通常歩行測定よりは難易度の高い課題であるといえる．通常歩行速度にて測定することが一般的であるが，最大努力速度や認知課題を同時行うdual-task条件などで測定された研究も散見される[75, 82]．

予測妥当性として転倒リスクやADL機能低下の予後予測に有益であると報告されているが，対象者層によって得られる値はばらつきがあり，疾患はもちろんのこと機能状態によっても変化が生じる．実際，転倒者が非転倒者に比べてどのくらいTUGが遅いのかをメタアナリシスによって検討した報告では，地域在住で機能が高い（元気な）高齢者では0.63秒（95% CI：0.14～1.12秒）とわずかであったが，施設入所者では3.59秒（95% CI：2.18～4.99秒）と比較的大きな差であったと報告されている[76]．

さらに，介入効果指標としても用いられ，たとえば運動介入の効果や転倒予防プログラムの効果検証における副次アウトカムとして用いられている．さらに，実施対象者は疾患のない地域在住高齢者はもちろんのこと，脳卒中[78, 83]やパーキンソン病[80, 82, 84, 85]などの中枢疾患や変形性膝関節症の者や関節置換術後の患者など幅広く実施されており，臨床的に実施しやすいテストであることがわかる．

4．持久力（運動耐容能）評価

1 持久力評価の目的

　高齢者の持久力または運動耐容能を評価することは，運動機能，呼吸・循環器機能，代謝機能，神経機能を総合的に評価することができ，高齢者の機能評価の1つとして重要である．持久力を構成する機能を包括的に評価することができるため，地域在住高齢者はもちろんのこと，運動器疾患，神経疾患，呼吸器ならびに循環器疾患などの疾患を有する高齢者の機能評価として実施される．

2 持久力評価の方法

　持久力評価の標準的な方法の1つとして，$\dot{V}O_2$maxやpeak $\dot{V}O_2$を呼気ガス分析により算出する方法が広く知られているが，特殊な機器を要することで測定環境が限定されること，さらには運動の実施自体にリスクがある高齢者に対しては実施することが難しいことをふまえ，本項では臨床的に実施しやすい「6分間歩行距離テスト」を紹介する．類似の評価方法として実施されるものとしては，連続歩行距離の測定や測定時間の異なる12分間歩行距離テストや2分間歩行距離テストがある．さらにSpO_2（経皮的動脈血酸素飽和度）などの生理学的指標を合わせて評価することで，詳細な運動時の循環応答を評価する場合もある．

3 6分間歩行距離（6-minutes walking distance：6MD）テスト[86]

(1) 測定のポイント

❶準備

必要な器具：ストップウォッチ，Borg scale（確認用の紙），椅子（説明時），（必要に応じて：コーン，養成テープ，パルスオキシメータ）．

歩き終わった地点にテープを貼り後で距離を計測する．

歩行コースの設定：環境に応じて，安全かつできるだけ長い距離をとれる周回コースを設定．

❷測定方法・教示（表5，6）[86]

測定回数：1回．

検者の役割として，1人は記録，教示，距離測定，タイムキーパーを行い，さらに他の者が測定中のリスク管理を行うことが望ましい（可能であれば対象者の後方をついて歩く）．

表5 6分間歩行距離の計測前の教示例

「この試験の目的は，6分間にできるだけ距離を長く歩くことです．この片道を今から往復します．6分間は長いですが，努力してください．途中で息切れがしたり，疲れたりするかもしれません．必要に応じてペースを落としたり，立ち止まったり休んでもかまいませんが，できるだけ速く歩き始めてください」

コースの説明（コーンを設置して実施する場合）
「コーンで方向転換し往復歩行します．コーンを素早く回り，往復してください．（必要に応じて）これから私が実際にやってみるのでみていてください」
（他の方法でコースを設定する場合は，それに則った説明を行う）

「準備はよろしいですか．往復回数を計算するためにこのカウンターを使います．あなたがこのスタートラインで方向転換するごとに，カウンターを押します．この歩行試験の目的は6分間にできるだけ距離を長く歩くことだということをもう一度思い出してください．決して走らないでください」

「それでは検査を始めます」

「スタート」

（文献86より引用）

表6 6分間歩行距離の計測中の教示例

試験中の声掛け（これ以外の声掛けはしない）
1分経過時：うまく歩けていますよ．残り時間はあと5分です．
2分経過時：その調子を維持してください．残り時間はあと4分です．
3分経過時：うまく歩けていますよ．半分が終了しました．
4分経過時：その調子を維持してください．残り時間はもうあと2分です．
5分経過時：うまく歩けていますよ．残り時間は，もうあと1分です．

残り15秒：「もうすぐ立ち止まってくださいと言います．私がそう言ったら，すぐに立ち止まってください」

終了時：「止まってください」

（文献86より引用）

❸注意点

- 教示方法によって結果のばらつきが大きくなることが考えられるため，American Thoracic Society（ATS）のガイドラインが提唱しているものを使用することが推奨される[86]．
- 測定前にトイレに行かなくてよいか尋ねる．
- 対象者が6分経過しないうちに中断したり，検査の継続を拒否する場合は対象者が座れるように椅子を移動し，検査を中断する．そして記録用紙に距離，中断した時間，中止理由を記録する．

6MDテスト中止基準

- SpO_2が87以下の状態が何回か確認される（SpO_2の値は報告によってばらつきがある）．
- 胸痛．
- 多量の発汗．
- ふらつき．
- 顔面蒼白あるいはチアノーゼの出現．
- 下肢の痙攣．

(2) 評価指標の信頼性

6MDテストの評価指標としての信頼性については，比較的多くの報告がなされており，再現性を中心に検者内ならびに検者間の信頼性の高いテストとなっている．さらに，持久力の評価として標準的方法である最大酸素摂取量との高い関連妥当性が認められており，持久力を評価するテストとして広く用いられている．

❶検者内変動または再現性

検者内の級内相関係数は次のとおりである．
・高齢者：0.94[47]．
・慢性心不全患者：0.98〜0.99[87]，0.88〜0.91[88]．
・慢性閉塞肺疾患（chronic obstructive pulmonary disease, COPD）患者：0.88[89]．
・2型糖尿病患者：0.98[27]．
・AD患者：0.98[49]．

❷検者間変動

検者間の級内相関係数は0.91であったと報告された[90]．

❸基準関連妥当性

・peak $\dot{V}O_2$ との相関係数（慢性心不全患者）：r=0.88[87]．
・peak $\dot{V}O_2$ との相関係数（肺がん患者）：r=0.73[91]．
・peak $\dot{V}O_2$ との相関係数（脳卒中患者）：r=0.84[92]．
・New York Heart Association functional class との相関係数（心不全患者）：r=−0.43[88]．
・$\dot{V}O_2$ maxとの相関係数（高齢者）：r=0.97[93]．
・TUGとの相関係数（高齢者）：r=−0.75[94]．

(3) 解釈のポイント

❶情報の特性

6 MDは，長ければ長いほど持久性（運動耐用能）が高いことを意味する．呼吸器疾患や循環器疾患患者に対し生理学検査の一種として実施する際には，パルスオキシメータなどを用い，計測時における循環動態の変化や計測を中止した場合の状況なども評価として重要な意義をもつ．

❷予測妥当性と基準値またはカットオフ値

6 MDテストを用いることで死亡リスク評価に有用であると報告されたものが数多くある．COPD患者では350mの基準値により死亡リスクの判定に有用であるとされ（感度0.68，特異度0.70），びまん性実質性肺疾患[95]でも同様の有用性が得られている．他にも，特発性肺線維症では207mの基準値で死亡リスクの判定に用いられたり（感度0.74，特異度0.73）[96]，原発性肺高血圧[97]などの呼吸器疾患を有する者においても6 MDテストの結果が死亡リスクの判定に有用であるとされている．さらに，心不全[98,99]を有する高齢者を対象にした研究でも同様に6 MDテストが死亡リスクの判定に有用であるとされ，390mの基準値によって死亡リスクが判定できるとされている（感度0.75，特異度0.77）．

また，地域在住高齢者を対象にした研究では，転倒リスクの評価としても有意な予測妥当性を有していることが報告されている[94]．さらに，40歳〜80歳までを対象に実施した研究より提唱されている標準値の算出式は以下のとおりである[100]．

・男性：$(7.57 \times height [cm]) - (5.02 \times age) - (1.76 \times weight [kg]) - 309m$
・女性：$(2.11 \times height [cm]) - (2.29 \times weight [kg]) - (5.78 \times age) + 667m$

❸解釈のポイント

6 MDテストは，最大酸素摂取量と高い相関関係をもつことから持久力を評価するパフォーマンステストとして代表的に実施されている．類似したテストと比較すると，12分間距離は対象者への負担が大きいことから，高齢者を対象に実施したものでは6分間歩行距離や2分間歩行距離を持久力の評価として実施することが一般的である[86,101]．

6 MDテストの実施は，地域在住高齢者はもちろんであるが，特に呼吸器疾患や循環器疾患患者における運動耐用能の評価としても用いられる．6 MDテストは，運動機能，呼吸・循環器機能，代謝機能，神経機能を包括的に評価しているため，退院時の予後評価や日常生活動作能力の評価としても有用であると考えられている[102〜105]．介入効果の指標として高齢者を初め各疾患を有する患者を対象に広く用いられているため[106,107]，持久性を評価したい場合は評価すべき項目の1つであると考えられる．

5. バランス評価

1 バランス評価の目的

　高齢者のバランスを評価することは，平衡機能，筋力などの下肢機能，神経機能を統合的に評価することであり，バランス機能低下は，転倒リスクの上昇や転倒恐怖感の増加に直結する．バランス機能を評価することは，単なる機能評価だけでなく歩行の自立度の見極めや転倒リスク評価としても重要である．

2 バランス評価の方法

　バランスの評価としては，機器（重心動揺計や加速度計など）を用いて詳細な解析結果に基づく定量的評価が標準的であると考えられている．実施環境に制限が生じにくい測定方法として，開眼条件の片脚立位テストが挙げられる．測定方法として，試行回数，測定上限時間の設定，実施条件が異なるさまざまな報告が今までになされている．特に問題となるのは，地域在住高齢者での測定における天井効果である．そのため，本項では測定上限の時間を60秒にしたものを紹介する．

3 片脚立位テスト（One-Leg Standing Test）[138]

(1) 測定のポイント

❶準備

必要な器具：ストップウォッチ，視線の目標物（見やすい大きさの印を視線の高さに接地）．

測定の様子は図6のとおりである．

❷測定方法・教示（表7）

測定項目：片足立ち持続時間（秒）．

　片脚立ちを行い，以下のいずれかになるまでの時間を測定する．

- 挙げた足が床に着いたり，支持脚に触れたりした場合．
- 軸足の位置がずれた場合，および支持脚以外の体の一部が床に触れた場合．

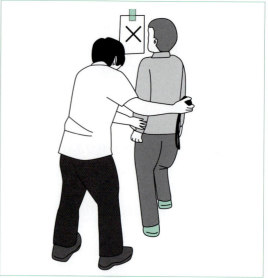

図6 片脚立位テストの測定の様子

検者は被検者の邪魔にならない位置でバランスを崩したときに支えられるような位置どりを行う．

測定回数：2回（1回の測定でも可．上限を60秒間とし，最良値を測定値として採用する）
　　　　　1回目の計測で上限60秒を達成した場合，2回目は実施しない．

※支持脚（軸足）は立ちやすい側とする（2回とも同側で測定）．

表7 片脚立位テストの教示例

「片足で立っていられる時間を計ります．どちらの足が立ちやすいですか？」
（ここで対象者に実際にやってもらうことで練習にもなる）

「足を挙げる位置は前でも横でも後ろでも構いませんが，挙げた足が立っている足についたり，立っている足の位置がずれたりするとその時点で測定終了になりますので，できるだけ長く片足で立っていてください」

「最大で60秒間立っていただきます．両腕は力を抜いて軽くおろしておいてください」

「それでは前方の印を見て，準備ができたら足を挙げてください」

❸注意点

- 立ちやすい支持脚を確認してから練習，測定を行う．
- 練習後に実施するが，テストの特性上，明らかなアクシデントやエラーによる失敗があるため，そのような場合は試行から除くのが望ましい．
- 検者は，対象者が転倒しそうになったらすぐに支えられるように後ろで準備しておく．
- 手は力を抜いて軽く下ろしておいてもらう．

（2）評価指標の信頼性

片脚立位時間は，教示方法や測定方法を遵守すれば高い信頼性が得られており，下肢の機能障害が生じやすい運動器疾患や中枢疾患を有する高齢者においても信頼性が認められている．しかし，対象者の教示に対する理解や測定時の緊張によって再現性が容易に低くなるので注意が必要である．

❶検者内変動または再現性

検者内の級内相関係数は次のとおりである．
- 高齢者：0.86[108]．
- 骨折（股関節）後の高齢者：0.75（患側），0.83（健側）[109]．
- 変形性膝関節症患者：0.91[110]．
- 脳卒中患者（慢性期）：0.92（患側），0.88（健側）[111]．

❷検者間変動

検者間の級内相関係数は次のとおりである．
- 高齢者（障害なし）：0.75[112]．
- 高齢者（障害あり）：0.85[112]．

❸基準関連妥当性

- Berg Balance Scaleとの相関係数（脳卒中患者：慢性期）：0.7～0.77[111]．
- BESTestとの相関係数（中年を含む高齢者）：0.67（mini-BESTestとの相関係数：0.68, brief BESTestとの相関係数：0.77）[113]．

（3）解釈のポイント

❶情報の特性

片脚立位の解釈としては，得られた値（秒）が大きければ大きいほど，バランス能力が高いことを意味する．地域在住高齢者においては，顕著な下肢機能低下がみられないものであれば，多くの場合に上限値の60秒まで実施できる．

❷予測妥当性と基準値またはカットオフ値

高齢者に対して，バランスの評価を転倒リスク評価のために実施することは，一般的で臨床においても頻繁に実施される．片脚立位テストが地域在住高齢者に対して転倒リスク評価として有用であるとの報告や[94,114]，慢性期の脳卒中患者における転倒リスク評価としての有用性が報告されている〔基準値を患側において0.9秒（感度0.56，特異度0.78），健側において3.6秒（感度0.40，特異度0.84）〕[79]．他にもADL障害発生のリスク評価として有用であることが報告された[115,116]．また，わが国においては運動器疾患を有する高齢者においてスクリーニングに使われることが多く，運動器不安定症の診断基準の一部として15秒未満という基準値が用いられるものや，運動機能障害のリスクが高い高齢者の選定に20秒未満という基準値を用いることが報告された[117,118]．

＜代表的な基準値またはカットオフ値＞

運動機能低下の基準：15秒未満（運動器不安定症の基準の一部）もしくは20秒未満[117,118]．

❸解釈のポイント

バランスの評価方法はさまざまなものが存在し，立位保持の肢位が異なるタンデム肢位でのバランス評価や，同じ片脚立位でも閉眼条件で実施するものなど多岐にわたる．地域在住高齢者に対する評価を行うことを考慮すると，片脚立位が課題の難易度としては適切であると考えられる．バランスにおける能力低下は転倒リスクに直結するため，リスク評価として他のパフォーマンステストと同様に実施されることが多い．また，転倒予防を目的とした運動介入研究において，バランストレーニングを含むものはある一定の効果が認められており[119]，バランス機能改善のために片脚立位が取り入れられたり，効果検証のための指標として片脚立位テストが用いられることもしばしばである[118]．

6. 柔軟性評価

1 柔軟性評価の目的

　高齢者における柔軟性は，関節の可動性を評価するために行われ，関節可動域の評価に加え，筋，腱，皮膚や皮下組織など組織の伸張性をあわせて評価する必要がある．柔軟性の低下によりバランス低下や動作の円滑性低下が生じるため，適切に評価し必要に応じて介入を実施する必要がある．

2 柔軟性評価の方法

　高齢者の柔軟性評価としては，長座体前屈，立位体前屈やそれらのテストから派生したテストがいくつか存在する．高齢者に対しては，安全に実施できる座位での長座体前屈テストを実施することが一般的で，文部科学省の体力テストにおいても採用されているため，本項でも長座体前屈テストを紹介する．

3 長座体前屈テスト(Sit and Reach Test)[120]

(1) 測定のポイント

❶準備

　必要な器具：測定用スケール（メジャーか定規），測定台（必要に応じて）．

　測定の様子は図7のとおりである．

❷測定方法・教示（表8）

　測定項目：初期肢位から最大前屈時における手（測定台）の移動距離．

　開始肢位：長座姿勢をとり，壁に背部がそうようにする．

　測定回数：2回実施（平均値または最良値を指標として採用．1回の測定でも可）．

　計測に際しては測定台などの道具を用いることが望ましい[120]．

表8 長座体前屈テストの教示例

> 「今からゆっくり前屈し，測定台をまっすぐにできるだけ遠くまで押してもらいます」
>
> 「身体を伸ばしている間，息は止めないようにしてください．膝は曲げないように気をつけ，身体に痛みが出ない程度に行ってください」
>
> 「それでは始めます」
>
> 「スタート」

❸注意点

- 前屈姿勢をとる際に膝が屈曲しないようにする．
- 前屈方向が正面になるように注意する．
- 事前にストレッチなどで筋の伸張を行うと結果に影響が出るため，測定時の条件は揃える必要があり，基本的にはストレッチなしで計測する．
- 測定を使用する場合には，床面上の摩擦に注意し円滑に測定できる環境を選ぶ必要がある．
- 原則，裸足での測定を実施する．

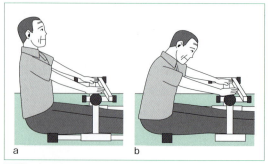

図7 長座体前屈の測定の様子
a：開始肢位．b：最大努力時に測定．

(2) 評価指標の信頼性

　他のテストに比べ，信頼性，妥当性の評価は比較的少ないが，高い信頼性が報告されている．しかし，開始肢位における殿部や腰部のポジションにばらつきが出ると信頼性が下がるので注意が必要である．

❶検者内変動または再現性

　検者内の級内相関係数は次のとおりである．

- 成人：$0.92^{121)}$，$0.97^{122)}$．

❷検者間変動

- 高齢者：$0.92^{123)}$．

❸基準関連妥当性

- ハムストリングスの伸張性との相関係数（高齢者）：$r=0.71-0.74^{123)}$．
- SLRとの相関係数（高齢者）：$r=0.60^{124)}$．

（3）解釈のポイント

❶情報の特性

長座体前屈テストは，前屈できる距離を測定し指標とする（cm）．距離が長ければ長いほど柔軟性が高いことを示す．長座体前屈テストは，腰部ならびに大腿後面における柔軟性を主に評価していると考えられている．

❷予測妥当性と基準値またはカットオフ値

高齢者に対し長座体前屈テストを評価として実施した研究報告は他の体力評価テストに比べると少ないが，わが国においては文部科学省が推奨している「新体力テスト」の一項目に該当し，高齢者における基準点が公表されている．65歳以上の男女別の基準点としては表9[120]に示すとおりである．

❸解釈のポイント

高齢者における柔軟性は他の体力テストと同様に身体機能の評価項目として用いられることがしばしばである．一方で，リスク評価や介入効果の指標として用いられる例は他の体力指標に比べて報告例が少ない．介入効果として用いられている例を挙げると，要介護高齢者に対し運動プログラムを1年間実施しその効果検証を行ったところ，長座体前屈テストにて評価された柔軟性をはじめ下肢筋力や歩行速度に効果が認められたと報告された[125]．

表9 高齢者における長座体前屈の標準値

得点	男（cm）	女（cm）
10	56以上	56以上
9	51～55	51～55
8	46～50	47～50
7	41～45	43～46
6	36～40	39～42
5	31～35	35～38
4	26～30	30～34
3	21～25	24～29
2	14～20	18～23
1	13以下	17以下

（文献120より引用）

7．総合的評価－評価バッテリー

❶ 総合的評価の目的

高齢者の体力はさまざまな要素から構成されており，可能な限り多角的に評価することが望ましい．その中でも，いくつかの評価方法を組み合わせて点数化することで，高齢者の体力の全体像をつかむことが可能になる．複数の評価を組み合わせることで，評価方法の予測妥当性が向上することも期待できる．また，総合的評価の中でも得点化可能な方法は，各測定指標の値そのものでは解釈が難しいものも得点化されることで，被験者にとって理解しやすいという利点があると考えられる．

❷ 総合的評価の方法

高齢者の体力として総合的評価方法としてはさまざまなものが存在し，複数のパフォーマンス評価を実施して得点化するものや，パフォーマンス評価だけでなく検者による主観的評価も含めて評価するものなど多岐にわたる．本項では，できるだけ簡素に構成され，環境による制限も受けにくい歩行測定，バランス，下肢筋力の測定を組み合わせた「Short Physical Performance Battery」を紹介する．

❸ Short Physical Performance Battery（SPPB）[9]

（1）測定のポイント

SPPBは，前述の5回椅子立ち座りテスト，歩行速度，バランス検査から構成される．5回椅子立ち座りテスト，歩行速度の測定については，116頁，121頁を参照．

❶準備

必要な器具：ストップウォッチ．

測定項目：各下位テストにおける姿勢保持時間．

❷ 測定方法・教示

バランステストについて以下に述べる．

測定項目：各立位テストにおける保持時間．

バランステストは評価結果に応じて実施内容が異なり，Semi-Tandem立位テスト（どちらかの踵部を，もう一方の足部の第1趾に接触させ立位をとる）を実施後，10秒保持できたか否かによって，Tandem立位テストもしくはSide-by-Side立位テストを実施する．Semi-Tandem立位が10秒以上保持できない場合は，Side-by-Side立位テストを実施する．Semi-Tandem立位を10秒以上保持できるものは，Tandem立位テストを行う．各テストにおける足部の位置設定は図8の通りである．

❸ 教示

A.［Semi-Tandem立位］（表10）

表10 Semi-Tandem立位の教示例

> 「今から，どちらか片方の踵をもう一方の足の親指に付けて10秒立っていられるか見させていただきます」
>
> 「前に出す足は，行いやすい方を選んでください．（手本を見せながら，）こんなふうに床のテープになるべく足を合わせて，足の位置は動かさないでください」
>
> 「まず一度，練習してみましょう．危ないと感じましたら，私の腕をつかんでください」
>
> 「では本番は，この姿勢で10秒立っていられるか見させていただきます．バランスが取れて，手を放した瞬間から開始します」

測定項目：Semi-Tandem立位を保持できた時間を記録する（保持不可能な場合は0秒と記録）．

計測開始：足部がSemi-Tandem立位をとり，検者が手を放したときから測定を開始．

検者は対象者の後側方へ立ち，Semi-Tandem立位を取るための手助けを行う．

10秒間保持不可能であった場合，Side-by-Side立位でテストを行う．

10秒間保持可能であった場合，Tandem立位でテストを行う．

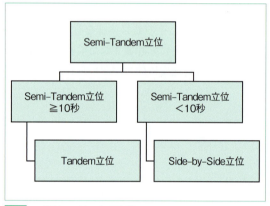

図8 バランステストの実施フロー

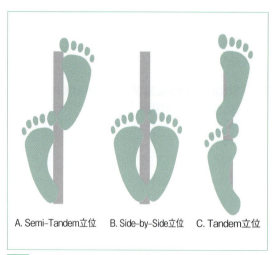

A. Semi-Tandem立位　　B. Side-by-Side立位　　C. Tandem立位

図9 各バランステストの開始肢位における足部の位置

B.［Side-by-Side立位］（表11）

表11 Side-by-Side立位の教示例

> 「今から，両方の足を真横に密着させて10秒立っていられるか見させていただきます」
>
> 「手本を見せますので，見ておいてください．（手本を見せながら，）こんなふうに床のテープになるべく足を合わせて，足の位置は動かさないでください」
>
> 「まず一度，練習してみましょう．危ないと感じましたら，私の腕をつかんでください」
>
> 「では本番は，この姿勢で10秒立っていられるか見させていただきます．バランスがとれて，手を放した瞬間から開始します」

検者は対象者の後側方へ立ち，Side-by-Side立位を取るための手助けを行う．

測定項目：Side-by-Side立位を保持できた時間を記録する（保持不可能な場合は0秒と記録）.

計測開始：足部がSide-by-Side立位を取り，検者が手を放したタイミングで測定を開始.

C．［Tandem立位］（表12）

表12　Tandem立位の教示例

「今から，どちらかの踵部ともう一方の足部のつま先を付けた姿勢で10秒立っていられるか見させていただきます」

「前に出す足は，行いやすい方を選んでください．（手本を見せながら，）こんなふうに床のテープになるべく足を合わせて，足の位置は動かさないでください」

「まず一度，練習してみましょう」

「では本番は10秒立っていられるか見させていただきます．バランスが取れて，手を放した瞬間から開始します」

測定項目：Tandem立位を保持できた時間を記録する（保持不可能な場合は0秒と記録）.

計測開始：足部がTandem立位を取り，検者が手を放したタイミングで測定を開始.

（2）SPPBを点数化する方法

SPPBは3種類の測定項目の結果に基づき，それぞれ点数をつけ，合計点で評価を行う.

点数付けの方法は，各テストにおいて図10～12のとおりである.

5回椅子立ち座りテストScore：	点
0	不可
1	＞16.7秒
2	13.7秒〜16.6秒
3	11.2秒〜13.6秒
4	＜11.1秒

図10　5回椅子立ち座りテスト

バランステストScore：	点
0	Side-by-Side立位で0〜9秒，もしくは不可
1	Side-by-Side立位で10秒，Semi-Tandem立位で10秒未満
2	Semi-Tandem立位で10秒，Tandem立位で0〜2秒
3	Semi-Tandem立位で10秒，Tandem立位で3〜9秒
4	Tandem立位で10秒

図11　バランステスト

歩行時間：	秒
歩行Score：	点
0	不可
1	＞5.7秒
2	4.1〜5.6秒
3	3.2〜4.0秒
4	＜3.1秒

図12　歩行速度のテスト

注意：SPPBの原本どおり8 feet（2.4384……m）での測定では上記の表に基づき点数を付け，異なる歩行距離で測定の場合には，上記の表を速度に換算して点数化する.

❸注意点

・バランステストの教示を理解しづらい対象者も多いため，必要に応じて見本をみせたり，開始肢位を図示してみてもらうことが望ましい.
・明らかに失敗したり，アクシデントにより計測が終了した場合は，再計測を行うことが望ましい.

（3）評価指標の信頼性

SPPBの下位テストとして，5回椅子立ち座りテストと歩行測定は別項のとおり高い信頼性を得ている．また，点数化した合計点においても高い信頼性ないし妥当性が得られており，有用なテストであると考えられる.

❶検者内変動または再現性
・高齢者：$0.81^{47)}$，$0.88〜0.92^{126)}$，$0.83〜0.89^{127)}$．
・認知症患者：$0.88^{128)}$．

❷検者間変動
・高齢者：$＞0.9^{129)*}$．

※文献内では別名のテストで扱われているが，実施項目はSPPBと同じである.

❸ 基準関連妥当性
- ADL低下との相関係数（高齢者）：r=−0.33〜−0.54[130].
- 入院日数との相関係数（高齢者）：β=−0.54[130].
- 6MDとの相関係数：r=0.76（脳卒中患者）[131]，r=0.75（股関節骨折患者）[132].

（4）解釈のポイント

❶ 情報の特性

SPPBは，実施不可の項目があった場合も含めると0〜12点の値を取り，点数が高いほど下肢機能が高いことを意味する．下位項目の各テスト（5回椅子立ち座りテスト，通常歩行速度）は，別項のとおり（116頁，121頁）である．

❷ 予測妥当性と基準値またはカットオフ値

障害発生（下肢機能障害）に対して10点未満だとリスクありと判定され[133]，死亡リスク，ADL障害や入所のリスク判定にも有用であることが報告されている[9,133〜135]．これらの結果は，さまざまなコホートの結果を統合しても同様の結果が得られたと報告された[133]．地域在住高齢者において機能が高い対象者に対してもフレイル，障害，死亡の各発生に対し有意な関連性を示すことが報告されている[136]．また，一部の報告ではコホートに合わせて4分位の値と照らし合わせて基準値を再考しているものもあり，9点未満で転倒リスク評価に有用であるとの報告もあり[137]，コホート特性に合わせた解釈も必要であると考えられる．

＜代表的な基準値またはカットオフ値＞
　身体機能低下：10点未満[133].

❸ 解釈のポイント

SPPBは下肢機能を総合的に判断するバッテリーテストであるが，バランス，筋力，移動能力といった各構成要素のテストそれぞれが信頼性ならびに妥当性の高いものが使われている．一方で，SPPBの点数基準については，作られた当初は施設入所している高齢者も対象にした研究により算出されているため[133]，わが国における地域在住高齢者に対しては基準値がそぐわないかもしれない可能性があり，今後再考の余地があるといえる．しかし，各構成要素であるテストは単一で用いられることもしばしばであるため，SPPBの各測定項目をスクリーニングとして実施しておけば，各テストによる評価に加え総合的評価として得点化もできるという付加価値を生み，SPPBにかかる労力（所要時間や負担）はバッテリーテストにしては低いと考えられるため，有用なバッテリーテストといえるだろう．

（土井剛彦）

文献

1) Bohannon RW：Test-retest reliability of the five-repetition sit-to-stand test：a systematic review of the literature involving adults. *J Strength Cond Res* **25**：3205-7，2011.
2) Lord SR et al：Sit-to-stand performance depends on sensation, speed, balance, and psychological status in addition to strength in older people. *J Gerontol A Biol Sci Med Sci* **57**：M539-M543，2002.
3) Lin YC et al：Tests for physical function of the elderly with knee and hip osteoarthritis. *Scand J Med Sci Sports* **11**：280-286，2001.
4) Mong Y et al：5-repetition sit-to-stand test in subjects with chronic stroke：reliability and validity. *Arch Phys Med Rehabil* **91**：407-413，2010.
5) Shumway-Cook A, Woollacott MH：Motor Control：Translating Research into Clinical Practice. 3rd ed. Lippincott Williams & Wilkins. 2006.
6) Whitney SL et al：Clinical measurement of sit-to-stand performance in people with balance disorders：validity of data for the Five-Times-Sit-to-Stand Test. *Phys Ther* **85**：1034-1045，2005.
7) McCarthy EK et al：Repeated chair stands as a measure of lower limb strength in sexagenarian women. *J Gerontol A Biol Sci Med Sci* **59**：1207-1212，2004.
8) Bohannon RW et al：Sit-to-stand test：Performance and determinants across the age-span. *Isokinet Exerc Sci* **18**：235-240，2010.
9) Guralnik JM et al：A short physical performance battery assessing lower extremity function：association with self-reported disability and prediction of mortality and nursing home admission. *J Gerontol* **49**：M85-M94，1994.
10) Ensrud KE et al：Comparison of 2 frailty indexes for prediction of falls, disability, fractures, and death in older women. *Arch Intern Med* **168**：382-389，2008.
11) 大内尉義，荒井秀典：フレイルに関する日本老年医学会からのステートメント老年医学会，2014：http://www.jpn-geriat-soc.or.jp/info/topics/pdf/20140513_01_01.pdf
12) Fried LP et al：Frailty in older adults：evidence for a phenotype. *J Gerontol A Biol Sci Med Sci* **56**：M146-M156,

13) Tiedemann A et al : The comparative ability of eight functional mobility tests for predicting falls in community-dwelling older people. *Age Ageing* **37** : 430-435, 2008.
14) Buatois S et al : Five times sit to stand test is a predictor of recurrent falls in healthy community-living subjects aged 65 and older. *J Am Geriatr Soc* **56** : 1575-1577, 2008.
15) Cesari M et al : Added value of physical performance measures in predicting adverse health-related events : results from the Health, Aging And Body Composition Study. *J Am Geriatr Soc* **57** : 251-259, 2009.
16) Bohannon RW : Sit-to-stand test for measuring performance of lower extremity muscles. *Percept Mot Skills* **80** : 163-166, 1995.
17) Buatois S et al : A simple clinical scale to stratify risk of recurrent falls in community-dwelling adults aged 65 years and older. *Phys Ther* **90** : 550-560, 2010.
18) Gill TM et al : Assessing risk for the onset of functional dependence among older adults : the role of physical performance. *J Am Geriatr Soc* **43** : 603-609, 1995.
19) Pollock A et al : Interventions for improving sit-to-stand ability following stroke. *Cochrane Database Syst Rev* **5** : CD007232, 2014.
20) Liu CJ, Latham NK : Progressive resistance strength training for improving physical function in older adults. *Cochrane Database Syst Rev* : CD002759, 2009.
21) Gillespie LD, Robertson MC, Gillespie WJ, Lamb SE, Gates S, Cumming RG, et al. Interventions for preventing falls in older people living in the community. *Cochrane Database Syst Rev* : CD007146, 2009.
22) Roberts HC et al : A review of the measurement of grip strength in clinical and epidemiological studies : towards a standardised approach. *Age Ageing* **40** : 423-429, 2011.
23) Shechtman O et al : Using the BTE Primus to measure grip and wrist flexion strength in physically active wheelchair users : an exploratory study. *Am J Occup Ther* **55** : 393-400, 2001.
24) Jenkins ND et al : Reliability and relationships among handgrip strength, leg extensor strength and power, and balance in older men. *Exp Gerontol* **58** : 47-50, 2014.
25) Wang CY, Chen LY : Grip strength in older adults : test-retest reliability and cutoff for subjective weakness of using the hands in heavy tasks. *Arch Phys Med Rehabil* **91** : 1747-1751, 2010.
26) Chen HM et al : Test-retest reproducibility and smallest real difference of 5 hand function tests in patients with stroke. *Neurorehabil Neural Repair* **23** : 435-440, 2009.
27) Alfonso-Rosa RM et al : Test-retest reliability and minimal detectable change scores for fitness assessment in older adults with type 2 diabetes. *Rehabil Nurs* **39** : 260-268, 2014.
28) Blankevoort CG et al : Reliability of six physical performance tests in older people with dementia. *Phys Ther* **93** : 69-78, 2013.
29) Peolsson A et al : Intra- and inter-tester reliability and reference values for hand strength. *J Rehabil Med* **33** : 36-41, 2001.
30) Bevier WC et al : Relationship of body composition, muscle strength, and aerobic capacity to bone mineral density in older men and women. *J Bone Miner Res* **4** : 421-32, 1989.
31) Budziareck MB et al : Reference values and determinants for handgrip strength in healthy subjects. *Clin Nutr* **27** : 357-362, 2008.
32) Weeks BK et al : Muscle size not density predicts variance in muscle strength and neuromuscular performance in healthy adult men and women. *J Strength Cond Res* **30** : 1577-1584, 2016.
33) Kaburagi T et al : Nutritional status is strongly correlated with grip strength and depression in community-living elderly Japanese. *Public Health Nutr* **14** : 1893-1899, 2011.
34) Raji MA et al : Cognitive status, muscle strength, and subsequent disability in older Mexican Americans. *J Am Geriatr Soc* **53** : 1462-8, 2005.
35) Newman AB et al : Strength, but not muscle mass, is associated with mortality in the health, aging and body composition study cohort. *J Gerontol A Biol Sci Med Sci* **61** : 72-77, 2006.
36) Leong DP et al : Prognostic value of grip strength : findings from the Prospective Urban Rural Epidemiology (PURE) study. *Lancet* **386** : 266-273, 2015.
37) Buchman AS et al : Grip strength and the risk of incident Alzheimer's disease. *Neuroepidemiology* **29** : 66-73, 2007.
38) Bullain SS et al : Poor physical performance and dementia in the oldest old : the 90+ study. *JAMA Neurol* **70** : 107-113, 2013.
39) Shimada H et al : Combined prevalence of frailty and mild cognitive impairment in a population of elderly Japanese people. *J Am Med Dir Assoc* **14** : 518-524, 2013.
40) Chen LK et al : Sarcopenia in Asia : consensus report of the Asian Working Group for Sarcopenia. *J Am Med Dir Assoc* **15** : 95-101, 2014.
41) Shimada H et al : Impact of cognitive frailty on daily activities in older persons. *J Nutr Health Aging* 1-7, 2016.
42) Norman K et al : Hand grip strength : outcome predictor and marker of nutritional status. *Clin Nutr* **30** : 135-42, 2011.
43) Paton NI et al : Randomized controlled trial of nutritional supplementation in patients with newly diagnosed tuberculosis and wasting. *Am J Clin Nutr* **80** : 460-465, 2004.
44) Ha L et al : Individual, nutritional support prevents undernutrition, increases muscle strength and improves QoL among elderly at nutritional risk hospitalized for acute stroke : a randomized, controlled trial. *Clin Nutr* **29** : 567-573, 2010.
45) Carmen L et al : Evaluation of walking speed tests as a measurement of functional limitations in elderly people : A structured review. *Int J Clin Health Psychol* **10** : 359-378, 2010.
46) Mijnarends DM et al : Validity and reliability of tools to measure muscle mass, strength, and physical performance in community-dwelling older people : a systematic review. *J Am Med Dir Assoc* **14** : 170-178, 2013.
47) Mangione KK et al : Detectable changes in physical performance measures in elderly African Americans. *Phys Ther* **90** : 921-927, 2010.
48) van Iersel MB et al : Validity and reliability of quantitative gait analysis in geriatric patients with and without dementia. *J Am Geriatr Soc* **55** : 632-634, 2007.
49) Ries JD et al : Test-retest reliability and minimal detectable change scores for the timed "up & go" test, the six-minute walk test, and gait speed in people with Alzheimer disease. *Phys Ther* **89** : 569-579, 2009.
50) Faria CD et al : Performance-based tests in subjects with stroke : outcome scores, reliability and measurement errors. *Clin Rehabil* **26** : 460-469, 2012.
51) Green J et al : Reliability of gait speed measured by a timed

51) walking test in patients one year after stroke. *Clin Rehabil* **16**：306-314, 2002.
52) Fransen M et al：Reliability of gait measurements in people with osteoarthritis of the knee. *Phys Ther* **77**：944-953, 1997.
53) Fransen M, Edmonds J：Gait variables：appropriate objective outcome measures in rheumatoid arthritis. *Rheumatology (Oxford)* **38**：663-667, 1999.
54) Esser P et al：Validity and inter-rater reliability of inertial gait measurements in Parkinson's disease：a pilot study. *J Neurosci Methods* **205**：177-181, 2012.
55) Creel GL et al：Concurrent and construct validity of scores on the Timed Movement Battery. *Phys Ther* **81**：789-798, 2001.
56) Cruz-Jentoft AJ et al：Sarcopenia：European consensus on definition and diagnosis：Report of the European Working Group on Sarcopenia in Older People. *Age Ageing* **39**：412-423, 2010.
57) Shimada H et al：Impact of cognitive frailty on daily activities in older persons. *J Nutr Health Aging* 1-7, 2016：
58) Verghese J et al：Motoric cognitive risk syndrome：multicountry prevalence and dementia risk. *Neurology* **83**：718-726, 2014.
59) Verghese J et al：Motoric cognitive risk syndrome：Multicenter incidence study. *Neurology* **83**：2278-2284, 2014.
60) Doi T et al：Motoric Cognitive Risk Syndrome：Prevalence and Risk Factors in Japanese Seniors. *J Am Med Dir Assoc* **16**：1103, e21-25, 2015.
61) Menant JC et al：Single and dual task tests of gait speed are equivalent in the prediction of falls in older people：a systematic review and meta-analysis. *Ageing research reviews* **16**：83-104, 2014.
62) Dargent-Molina P et al：Fall-related factors and risk of hip fracture：the EPIDOS prospective study. *Lancet* **348**：145-149, 1996.
63) Cooper R et al：Objectively measured physical capability levels and mortality：systematic review and meta-analysis. *BMJ* **341**：c4467, 2010.
64) Studenski S et al：Gait speed and survival in older adults. *JAMA* **305**：50-58, 2011.
65) Buracchio T et al：The trajectory of gait speed preceding mild cognitive impairment. *Arch Neurol* **67**：980-986, 2010.
66) Verghese J et al：Abnormality of gait as a predictor of non-Alzheimer's dementia. *N Engl J Med* **347**：1761-1768, 2002.
67) Brown CJ, Flood KL：Mobility limitation in the older patient：a clinical review. *JAMA* **310**：1168-1177, 2013.
68) Kennedy DM et al：Assessing stability and change of four performance measures：a longitudinal study evaluating outcome following total hip and knee arthroplasty. *BMC Musculoskelet Disord* **6**：3, 2005.
69) Alghadir A et al：The reliability and minimal detectable change of Timed Up and Go test in individuals with grade 1-3 knee osteoarthritis. *BMC Musculoskelet Disord* **16**：174, 2015.
70) Hiengkaew V et al：Minimal detectable changes of the Berg Balance Scale, Fugl-Meyer Assessment Scale, Timed "Up & Go" Test, gait speeds, and 2-minute walk test in individuals with chronic stroke with different degrees of ankle plantarflexor tone. *Arch Phys Med Rehabil* **93**：1201-1208, 2012.
71) Wright AA et al：A comparison of 3 methodological approaches to defining major clinically important improvement of 4 performance measures in patients with hip osteoarthritis. *J Orthop Sports Phys Ther* **41**：319-327, 2011.
72) Podsiadlo D, Richardson S：The timed "Up & Go"：a test of basic functional mobility for frail elderly persons. *J Am Geriatr Soc* **39**：142-148, 1991.
73) Brooks D et al：Validity of 3 physical performance measures in inpatient geriatric rehabilitation. *Arch Phys Med Rehabil* **87**：105-110, 2006.
74) Barry E et al：Is the Timed Up and Go test a useful predictor of risk of falls in community dwelling older adults：a systematic review and meta-analysis. *BMC Geriatr* **14**：14, 2014.
75) Shumway-Cook A et al：Predicting the probability for falls in community-dwelling older adults using the Timed Up & Go Test. *Phys Ther* **80**：896-903, 2000.
76) Schoene D et al：Discriminative ability and predictive validity of the timed up and go test in identifying older people who fall：systematic review and meta-analysis. *J Am Geriatr Soc* **61**：202-208, 2013.
77) Lin MR et al：Psychometric comparisons of the timed up and go, one-leg stand, functional reach, and Tinetti balance measures in community-dwelling older people. *J Am Geriatr Soc* **52**：1343-1348, 2004.
78) Andersson AG et al：How to identify potential fallers in a stroke unit：validity indexes of 4 test methods. *J Rehabil Med* **38**：186-191, 2006.
79) Tsang CS et al：Psychometric properties of the Mini-Balance Evaluation Systems Test (Mini-BESTest) in community-dwelling individuals with chronic stroke. *Phys Ther* **93**：1102-1115, 2013.
80) Almeida LR et al：A Comparison of Self-report and Performance-based Balance Measures to Predict Recurrent Falls in People With Parkinson Disease：A Cohort Study. *Phys Ther* 2016.
81) Yamada M et al：Dual-task walk is a reliable predictor of falls in robust elderly adults. *J Am Geriatr Soc* **59**：163-164, 2011.
82) Vance RC et al：Dual tasking with the timed "up & go" test improves detection of risk of falls in people with Parkinson disease. *Phys Ther* **95**：95-102, 2015.
83) Hollands KL et al：Kinematics of turning 180 degrees during the timed up and go in stroke survivors with and without falls history. *Neurorehabil Neural Repair* **24**：358-367, 2010.
84) Foreman KB et al：Testing balance and fall risk in persons with Parkinson disease, an argument for ecologically valid testing. *Parkinsonism Relat Disord* **17**：166-171, 2011.
85) Huang SL et al：Minimal detectable change of the timed "up & go" test and the dynamic gait index in people with Parkinson disease. *Phys Ther* **91**：114-121, 2011.
86) ATS statement：guidelines for the six-minute walk test. *Am J Respir Crit Care Med* **166**：111-117, 2002.
87) Kervio G et al：Intensity and daily reliability of the six-minute walk test in moderate chronic heart failure patients. *Arch Phys Med Rehabil* **85**：1513-1518, 2004.
88) Demers C et al：Reliability, validity, and responsiveness of the six-minute walk test in patients with heart failure. *Am Heart J* **142**：698-703, 2001.
89) Sciurba F et al：Six-minute walk distance in chronic obstructive pulmonary disease：reproducibility and effect of walking course layout and length. *Am J Respir Crit Care Med* **167**：1522-1527, 2003.
90) Goldman MD et al：Evaluation of the six-minute walk in multiple sclerosis subjects and healthy controls. *Mult Scler* **14**：383-390, 2008.
91) Cahalin L et al：The relationship of the 6-min walk test to maximal oxygen consumption in transplant candidates with end-

stage lung disease. *Chest* **108**: 452-459, 1995.
92) Kelly JO et al: Cardiorespiratory fitness and walking ability in subacute stroke patients. *Arch Phys Med Rehabil* **84**: 1780-1785, 2003.
93) Kervio G et al: Reliability and intensity of the six-minute walk test in healthy elderly subjects. *Med Sci Sports Exerc* **35**: 169-174, 2003.
94) Cho BL et al: Tests of stepping as indicators of mobility, balance, and fall risk in balance-impaired older adults. *J Am Geriatr Soc* **52**: 1168-1173, 2004.
95) Kawut SM et al: Exercise testing determines survival in patients with diffuse parenchymal lung disease evaluated for lung transplantation. *Respir Med* **99**: 1431-1439, 2005.
96) Lederer DJ et al: Six-minute-walk distance predicts waiting list survival in idiopathic pulmonary fibrosis. *Am J Respir Crit Care Med* **174**: 659-664, 2006.
97) Miyamoto S et al: Clinical correlates and prognostic significance of six-minute walk test in patients with primary pulmonary hypertension. Comparison with cardiopulmonary exercise testing. *Am J Respir Crit Care Med* **161**: 487-492, 2000.
98) Opasich C et al: Six-minute walking performance in patients with moderate-to-severe heart failure; is it a useful indicator in clinical practice? *Eur Heart J* **22**: 488-496, 2001.
99) Rostagno C et al: Prognostic value of 6-minute walk corridor test in patients with mild to moderate heart failure: comparison with other methods of functional evaluation. *Eur J Heart Fail* **5**: 247-252, 2003.
100) Enright PL, Sherrill DL: Reference equations for the six-minute walk in healthy adults. *Am J Respir Crit Care Med* **158**: 1384-1387, 1998.
101) Morice A, Smithies T: Two-, six-, and 12-minute walking test in respiratory disease. *Br Med J* (Clin Res Ed) **285**: 295, 1982.
102) Ko V et al: The six-minute walk test is an excellent predictor of functional ambulation after total knee arthroplasty. *BMC Musculoskelet Disord* **14**: 145, 2013.
103) Tabata M et al: Six-minute walk distance is an independent predictor of hospital readmission in patients with chronic heart failure. *Int Heart J* **55**: 331-336, 2014.
104) Wang CY et al: Mobility-related performance tests to predict mobility disability at 2-year follow-up in community-dwelling older adults. *Arch Gerontol Geriatr* **52**: 1-4, 2011.
105) Zainuldin R et al: Optimal intensity and type of leg exercise training for people with chronic obstructive pulmonary disease. *Cochrane Database Syst Rev*: CD008008, 2011.
106) Fukuta H et al: Effects of drug and exercise intervention on functional capacity and quality of life in heart failure with preserved ejection fraction: A meta-analysis of randomized controlled trials. *Eur J Prev Cardiol* **23**: 78-85, 2016.
107) Witham MD, Avenell A: Interventions to achieve long-term weight loss in obese older people: a systematic review and meta-analysis. *Age Ageing* **39**: 176-184, 2010.
108) Goldberg A et al: Minimum detectable change for single-leg-stance-time in older adults. *Gait Posture* **33**: 737-739, 2011.
109) Sherrington C, Lord SR: Reliability of simple portable tests of physical performance in older people after hip fracture. *Clin Rehabil* **19**: 496-504, 2005.
110) Takacs J et al: Validity and reliability of the community balance and mobility scale in individuals with knee osteoarthritis. *Phys Ther* **94**: 866-874, 2014.
111) Flansbjer UB et al: The reproducibility of Berg Balance Scale and the Single-leg Stance in chronic stroke and the relationship between the two tests. *Pm r* **4**: 165-170, 2012.
112) Giorgetti MM et al: Reliability of clinical balance outcome measures in the elderly. *Physiother Res Int* **3**: 274-283, 1998.
113) O'Hoski S et al: Construct validity of the BESTest, mini-BESTest and briefBESTest in adults aged 50 years and older. *Gait Posture* **42**: 301-305, 2015.
114) Muir SW et al: Balance impairment as a risk factor for falls in community-dwelling older adults who are high functioning: a prospective study. *Phys Ther* **90**: 338-347, 2010.
115) Shinkai S et al: Walking speed as a good predictor for the onset of functional dependence in a Japanese rural community population. *Age Ageing* **29**: 441-446, 2000.
116) Onder G et al: Measures of physical performance and risk for progressive and catastrophic disability: results from the Women's Health and Aging Study. *J Gerontol A Biol Sci Med Sci* **60**: 74-79, 2005.
117) 岩谷 力・他：ロコモティブシンドローム 概念と操作定義に基づく治療戦略 ロコモティブシンドロームの操作的定義. 日整会誌 **88**: 731-738, 2014.
118) Kita K et al: A simple protocol for preventing falls and fractures in elderly individuals with musculoskeletal disease. *Osteoporos Int* **18**: 611-619, 2007.
119) Sherrington C et al: Effective exercise for the prevention of falls: a systematic review and meta-analysis. *J Am Geriatr Soc* **56**: 2234-2243, 2008.
120) 文部科学省：新体力テスト実施要項.
http://www.mext.go.jp/a menu/sport/stamina/0304901.htm
（2016年3月31日閲覧）
121) Ayala F et al: Reproducibility and criterion-related validity of the sit and reach test and toe touch test for estimating hamstring flexibility in recreationally active young adults. *Phys Ther Sport* **13**: 219-226, 2012.
122) Lopez-Minarro PA et al: A comparison of the sit-and-reach test and the back-saver sit-and-reach test in university students. *J Sports Sci Med* **8**: 116-122, 2009.
123) Jones CJ et al: The reliability and validity of a chair sit-and-reach test as a measure of hamstring flexibility in older adults. *Res Q Exerc Sport* **69**: 338-343, 1998.
124) Miyazaki J et al: Relationship between the Sit-and-Reach Distance and Spinal Mobility and Straight Leg Raising Range. *Rigakuryoho Kagaku* **25**: 683-686, 2010.
125) Taguchi N et al: Effects of a 12-month multicomponent exercise program on physical performance, daily physical activity, and quality of life in very elderly people with minor disabilities: an intervention study. *J Epidemiol* **20**: 21-29, 2010.
126) Ostir GV et al: Reliability and sensitivity to change assessed for a summary measure of lower body function: results from the Women's Health and Aging Study. *J Clin Epidemiol* **55**: 916-921, 2002.
127) Freire AN et al: Validity and reliability of the short physical performance battery in two diverse older adult populations in Quebec and Brazil. *J Aging Health* **24**: 863-878, 2012.
128) Fox B et al: Relative and absolute reliability of functional performance measures for adults with dementia living in residential aged care. *Int Psychogeriatr* **26**: 1659-1667, 2014.

129) Studenski S et al : Physical performance measures in the clinical setting. *J Am Geriatr Soc* **51** : 314-322, 2003.
130) Volpato S et al : Performance-based functional assessment in older hospitalized patients : feasibility and clinical correlates. *J Gerontol A Biol Sci Med Sci* **63** : 1393-1398, 2008.
131) Stookey AD et al : The short physical performance battery as a predictor of functional capacity after stroke. *J Stroke Cerebrovasc Dis* **23** : 130-135, 2014.
132) Latham NK et al : Performance-based or self-report measures of physical function : which should be used in clinical trials of hip fracture patients? *Arch Phys Med Rehabil* **89** : 2146-2155, 2008.
133) Guralnik JM et al : Lower-extremity function in persons over the age of 70 years as a predictor of subsequent disability. *N Engl J Med* **332** : 556-561, 1995.
134) Ostir GV et al : Measures of lower body function and risk of mortality over 7 years of follow-up. *Am J Epidemiol* **166** : 599-605, 2007.
135) Guralnik JM et al : Lower extremity function and subsequent disability : consistency across studies, predictive models, and value of gait speed alone compared with the short physical performance battery. *J Gerontol A Biol Sci Med Sci* **55** : M221-M231, 2000.
136) Verghese J et al : Mobility stress test approach to predicting frailty, disability, and mortality in high-functioning older adults. *J Am Geriatr Soc* **60** : 1901-1905, 2012.
137) Sun DQ et al : Race and fall risk : data from the National Health and Aging Trends Study (NHATS). *Age Ageing* **45** : 120-127, 2016.
138) Bohannon RW et al : Decrease in timed balance test scores with aging. *Phys Ther* **64** : 1067-1070, 1984.

3章 3 認知機能の評価

> **KEY ポイント**
>
> **❶ 評価の目的を理解する**
> 認知機能の評価には，記憶や注意，実行機能，空間認知機能などのさまざまな領域の機能評価を目的とした検査が多数に存在する．認知機能の評価の際には，検査の目的を理解したうえで評価して，それらの検査結果を統合して解釈することが望まれる．
>
> **❷ 評価方法を理解する**
> 認知機能の評価は，全般的な認知機能状態を把握することを目的とした検査と認知機能の構成要素（たとえば，記憶や注意，空間認知機能など）を個々に評価することを目的とした検査とに大別することができる．また，面接式で被験者が質問に答える，もしくは与えられた課題を被験者が回答して検査者が正誤を判断する方法のほか，被験者の行動を観察する，もしくは介護者からの情報を基にして検査者が被験者の認知機能状態を判断する方法がある．
>
> **❸ 結果を解釈する**
> 検査の目的や意義を理解したうえで認知機能検査の結果を解釈する必要がある．多くの認知機能検査で検査結果は得点化され，参考となる参照値や基準値が報告されている．認知機能検査の特性上で年齢や教育年数の影響を受けやすい検査もあるため，必ずしも得点のみで判断せずに，臨床的な意義についても考慮したうえで解釈することが望ましい．また，検査結果の変化をとらえる際にも，得点の増減のみによる安易な判断は避け，その変化の程度や日常生活への影響なども考慮した解釈が必要である．

認知機能の評価方法は非常に多様であり，検査の内容も多岐にわたる．高齢期における認知機能については，加齢に伴う認知機能の低下と認知症などの疾患に起因する可能性のある認知機能の低下を整理する必要があるが，理学療法の場面において詳細な評価を実施して認知機能の状態を把握することは容易ではない．本項では，とりわけ高齢期の理学療法に関連して，利用頻度の高い，または評価指標として活用の可能性が高いと思われる検査を取り上げて紹介する．多職種との連携による支援を推進するうえでも，理解しておきたい内容である．

1. Mini-Mental State Examination (MMSE)

Mini-Mental State Examination（MMSE）は，見当識，記名力，注意・計算，言語機能，口頭命令動作，図形模写などの複数の側面から全般的な認知機能を評価する指標であり，総得点は30点となる．Folsteinら（1975）によって作成され[1]，それ以降，研究および臨床で国際的に広く活用されている．数多くの研究，臨床データが報告されており，最も代表的な認知機能の評価指標である．

(1) 評価のポイント（準備，方法，教示，注意点など）

MMSEによる評価は面接式のインタビューにて10分程度で実施が可能である．記録用紙，筆記用具，物品呼称のための物品（鉛筆，時計など）を準備する．

時間の見当識（5点），場所の見当識（5点），即時想起（3点），計算（5点），遅延再生（3点），物品呼称（2点），文の復唱（1点），口頭

指示（3点），書字指示（1点），自発書字（1点），図形模写（1点）のそれぞれを面接式で正誤を評価し，自発書字と図形模写については，被験者に文章の書字，図形の模写をしてもらい，正誤を判定する．

（2）信頼性

検者内の再検査信頼性：（24時間）級内相関係数（intraclass correlation coefficients；ICC）0.88（多様な疾患患者を含む）[1]．

検者間の再検査信頼性：（24時間）級内相関係数 0.83（多様な疾患患者を含む）[1]．

（1週間以内）級内相関係数 0.69（施設高齢者）[2]．

（3）妥当性・基準値（カットオフ値）

健常高齢者や認知，感情の障害を有する高齢者，多様な疾患患者を含む対象者でIQ（知能指数）との関連が報告されている[1]．

ウェクスラー知能検査の言語性IQとの相関係数 0.78．
ウェクスラー知能検査の動作性IQとの相関係数 0.66．

カットオフ値に関しては，多くの先行研究で検証されているが，23点以下で認知機能障害[3]，21点以下でアルツハイマー型認知症[4]を判別できる可能性が高いことが報告されている．7,754名（地域在住高齢者97.9％，施設入所高齢者2.1％）を対象として，年齢と教育年数を考慮した参照値が報告されている（表1）[5]．また，認知症患者524名を対象に図1に示すような得点分布が報告されている[6]．

表1 MMSEの年代別・教育年数別の参照値

教育年数（年）	65〜69歳 人数	平均点（SD）	70〜74歳 人数	平均点（SD）	75〜79歳 人数	平均点（SD）	80〜84歳 人数	平均点（SD）	85歳以上 人数	平均点（SD）
0〜4年	78	25.7(3.4)	85	25.7(2.7)	93	25.4(1.9)	78	24.5(2.8)	65	24.3(2.6)
5〜8年	495	26.9(2.8)	422	27.0(2.5)	556	26.4(2.0)	277	25.8(2.0)	239	25.2(1.8)
9〜12年	942	27.9(2.2)	752	27.7(2.1)	921	27.3(1.5)	455	26.8(1.7)	332	26.2(1.4)
13年以上	581	28.4(1.9)	375	28.2(2.0)	535	27.7(1.8)	236	27.3(1.7)	208	26.9(1.3)
全体	2098	27.7(2.5)	1638	27.5(2.3)	2112	27.1(1.8)	1051	26.5(2.0)	853	25.9(1.8)

（文献5を元に作表）

コラム①

加齢によるもの忘れと認知症による記憶障害

記憶機能は加齢に伴い低下することが知られているが，その低下が正常の加齢低下による範疇であるか，認知症を背景とした障害であるか（もしくはその疑いが強いか）を理解しておくことは認知機能を評価して解釈するうえで重要となる．表に加齢によるもの忘れと認知症による記憶障害の違いの一例をまとめた．

表 加齢によるもの忘れと認知症の記憶障害との違い

加齢によるもの忘れ	認知症の記憶障害
経験したことが部分的に思い出せない	経験したこと全体を忘れている
目の前の人の名前が思い出せない	目の前の人が誰なのかわからない
物の置き場所を思い出せないことがある	置き忘れ・紛失が頻繁にある
何を食べたか思い出せない	食べたことじたいを忘れている
約束をうっかり忘れてしまった	約束したことじたいを忘れている
物覚えがわるくなったように感じる	数分前の記憶が残らない
曜日や日付を間違えることがある	月や季節を間違えることがある

（認知症サポーター養成講座標準教材より）

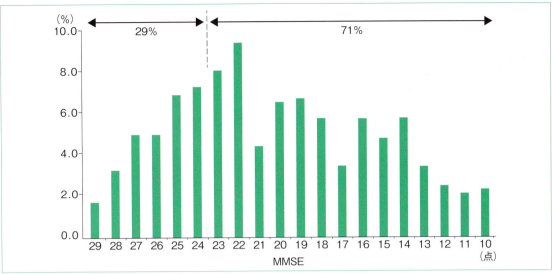

図1　認知症患者524名を対象としたMMSE得点の分布　　　（文献6を元に作図）

（4）解釈のポイント

認知症の疑いを判断するいくつかのカットオフ値が報告されており，その利用の簡便性からも臨床的な有用が高いものと考える．しかしながら，各構成要素の得点配分が粗いために，認知機能改善の有無を判断することには限界を有する．また，軽度な認知機能低下を判別するには，より詳細な検査項目が含まれる指標の活用が望まれる．

2. Montreal Cognitive Assessment (MoCA)

Montreal Cognitive Assessment（MoCA）は2005年にNasreddineら[7]によって報告された注意機能，視空間認知，記憶，注意，言語，概念的思考，計算，見当識などといった多領域の認知機能を30点満点で評価する指標である．MoCAは多数の言語で翻訳されており，日本語版Montreal Cognitive Assessment（MoCA-J）も報告されている（図2）[8,9]．各国版の検査用紙と教示方法はMoCAのホームページ（http://mocatest.org）でダウンロードが可能である．

（1）評価のポイント（準備，方法，教示，注意点など）

MoCA-Jは個別面接式の認知機能検査であり，10分程度で実施が可能である．検査用紙，筆記用具を準備する．

Trail Making（1点），図形模写（立方体）（1点），時計描写（3点），命名（3点），注意（順唱，逆唱，Target Detection，計算）（6点），言語（文の復唱，語想起）（3点），抽象的思考（2点），遅延再生（5点），見当識（6点）のそれぞれを面接式で正誤を30点満点で評価し，教育年数が12年以下の場合には検査終了後に1点を加える．

（2）信頼性

検者内の再検査信頼性（MoCA）：2回繰り返し（間隔平均35日）による相関係数（r）0.92（軽度認知障害患者）[7]．

検者内の再検査信頼性（MoCA-J）：2回繰り返し（間隔8週間）によるICC　0.88．

（3）妥当性・基準値（カットオフ値）

日本語版であるMoCA-Jは，MoCAと同様に26点以上を健常範囲とする報告がなされており，25点以下でMCIのスクリーニングに有効であるとされている（感度93%，特異度87%）[9]．また，MoCA-Jは，国際的に汎用されている認知機能検

The MONTREAL COGNITIVE ASSESSMENT (MOCA-J)　　教育年数:　　生年月日:
性別:　　検査実施日:

視空間／実行系

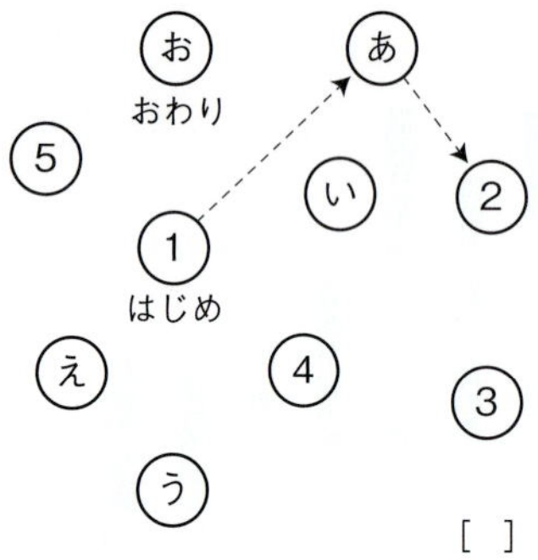

[ ]

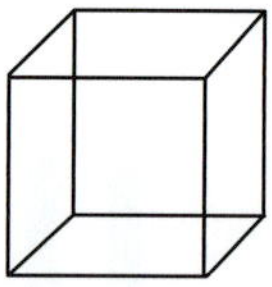

図形模写 [ ]

時計描画（11時10分）（3点）

[ ] 輪郭　[ ] 数字　[ ] 針　__/5

命　名

[ ]　[ ]　[ ]　__/3

記　憶

単語リストを読み上げ, 対象者に復唱するよう求める. 2試行実施する. 5分後に遅延再生を行う.

	顔（かお）	絹（きぬ）	神社（じんじゃ）	百合（ゆり）	赤（あか）
第1試行					
第2試行					

配点なし

注　意

数唱課題（数字を1秒につき1つのペースで読み上げる）　順唱[ ]21854　逆唱[ ]742　__/2

ひらがなのリストを読み上げる. 対象者には“あ”の時に手を叩くよう求める. 2回以上間違えた場合には得点なし
[ ]きいあうしすああくけこいあきあけえおあああくあしせきああい　__/1

対象者に100から7を順に引くよう求める.　[ ]93　[ ]86　[ ]79　[ ]72　[ ]65
4問・5問正答: 3点, 2問・3問正答: 2点, 1問正答: 1点, 正答0問: 0点　__/3

言　語

復唱課題　太郎が今日手伝うことしか知りません.　[ ]
犬が部屋にいるときは, 猫はいつもイスの下にかくれていました.　[ ]　__/2

語想起課題／対象者に“か”で始まる言葉を1分間に出来るだけ多く挙げるよう求める.　[ ]______11個以上で得点　__/1

抽象概念

類似課題　例: ミカン・バナナ＝果物　[ ]電車・自転車　[ ]ものさし−時計　__/2

遅延再生

自由再生（手がかりなし）	顔 [ ]	絹 [ ]	神社 [ ]	百合 [ ]	赤 [ ]	自由再生のみ得点の対象	__/5
参考項目 手がかり（カテゴリ）							
手がかり（多肢選択）							

見当識

[ ]年　[ ]月　[ ]日　[ ]曜日　[ ]市（区・町）[ ]場所　__/6

©Z.Nosreddine MD　Version 7.0　www.mocatest.org　健常≧26/30

合計得点　__/30
教育年数12年以下なら1点追加

図2 MoCA-J検査用紙　（文献9より引用）

査との相関関係から検査の妥当性が報告されている[9].

MMSEとの相関係数　0.83.
長谷川式簡易知能評価スケールとの相関係数　0.79.
CDRとの相関係数　−0.79.

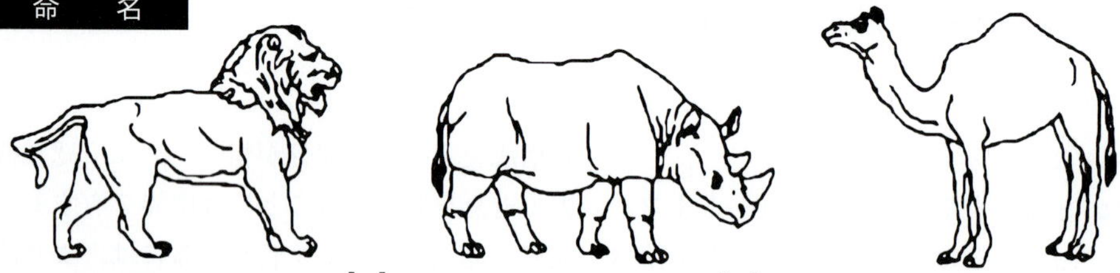

表2　MoCAの年代別・教育年数別の参照値

教育年数(年)	40～50歳		50～60歳		60～70歳		70～80歳	
	人数	平均点(SD)	人数	平均点(SD)	人数	平均点(SD)	人数	平均点(SD)
12年未満	77	21.36(3.73)	62	19.94(4.34)	57	19.30(3.79)	14	16.07(3.17)
12年未満	227	22.26(3.94)	172	22.25(3.46)	113	20.89(4.50)	23	20.35(4.91)
13年以上	418	25.09(3.16)	424	24.34(3.38)	246	24.32(3.04)	42	23.60(3.47)
全体	723	23.80(3.80)	659	23.37(3.78)	418	22.69(4.12)	79	21.32(4.78)

(文献10を元に作表)

また，年齢および教育年数で層化した参照値が報告されている（表2）[10]．

(4) 解釈のポイント

MoCAによる評価では軽度認知機能低下のスクリーニングが主たる目的となり，MMSEでは判定が困難である軽度の認知機能障害（mild cognitive impairment；MCI）の検出に適しているとされる．MoCA-Jでは26点以上を健常範囲とすることが多く，MCIの鑑別において高い感度と特異度が示されている．スクリーニングが主となるため，得点の変化による認知機能改善の有無を判断するためには，慎重に解釈する必要がある．

3. 臨床的認知症尺度 (Clinical Dementia Rating；CDR)

臨床的認知症尺度（Clinical Dementia Rating；CDR）は，観察法により認知機能状態を把握する指標であり，その評価表は世界各国で広く利用されている[11,12]．被験者に質問をして得られた回答によって認知機能状態を判定するのみならず，日常の生活を観察することによって，その基盤にある認知機能の状況を判定するのが特徴的である．日本語版の評価表も報告されている[13]．CDRは0，0.5，1，2，3の5段階で評価される．

(1) 評価のポイント(準備，方法，教示，注意点など)

記憶，見当識，判断力と問題解決，地域社会の活動，家庭生活および趣味・関心，介護状況の6項目について，被験者からの回答や遂行してもらう反応だけでなく，被験者の情報提供者（主たる介護者など）に前述の6項目についての状況を評価してもらい，認知機能低下の重症度を判断する．半構造化面接でのワークシートの結果を基にCDRの判定表から評価する（図3）．

コラム②

スクリーニング (screening) とアウトカム (outcome)

認知機能を評価する際には，その検査の特性によって，スクリーニング（screening）指標として適した評価と，介入などの効果の検証にも活用可能なアウトカム（outcome）指標となり得る評価を理解しておくことが望ましい．スクリーニング指標では，ある基準を下回ることで認知機能の低下を有しているリスクを抽出することには適しているかもしれないが，比較的に短期間での介入による効果を検証するには適していないといえよう．たとえば，MMSEが23点以下では認知機能の低下をスクリーニングする指標としては適しているが，3カ月間や6カ月間の介入でMMSEが数点増減したことによって，認知機能の改善の有無を議論することは慎重にすべきであろう．

A～Fの項目ごとに5段階で評価し，該当する欄に○をつける

	健常 (CDR 0)	痴呆の疑い (CDR 0.5)	軽度痴呆 (CDR 1)	中等度痴呆 (CDR 2)	重度痴呆 (CDR 3)
A. 記憶	記憶障害なし．時に若干のもの忘れ 0	一貫した軽いもの忘れ．不完全な想起．"良性"健忘 0.5	中等度の記憶障害．とくに最近の出来事に対して日常生活に支障 1	重度の記憶障害．高度に学習した記憶は保持．新しいものはすぐに忘れる 2	重度の記憶障害．断片的記憶のみ残在 3
B. 見当識	見当識障害なし 0	時間的関連性に軽度の障害がある以外は，見当識障害なし 0.5	時間的関連性に中等度の障害．質問紙による検査では場所の見当識はあるが，他では地誌的失見当がみられることがある 1	時間的関連性に重度の障害がある．通常時間の失見当がみられ，しばしば場所の失見当がある 2	人物への見当識のみ 3
C. 問題解決と判断	日常生活での問題解決に支障なし．過去の行動についての判断も適切 0	問題解決および類似・相違の理解に軽度の障害 0.5	問題解決および類似・相違の理解に中等度の障害．社会的判断は通常保たれている 1	問題解決および類似・相違の理解に重度の障害．社会的判断は通常障害されている 2	問題解決不能．判断不能 3
D. 社会生活	仕事・買い物・商売・金銭の管理・ボランティア・社会的グループで，普段の自立した機能を果たせる 0	これからの活動で軽度の障害がある 0.5	これらの活動のいくつかには参加できるが，自立した機能を果たすことはできない．表面的は普通にみえる 1	家庭外では自立した機能を果たせない．一見，家庭外の活動にかかわれるようにみえる 2	家庭外では自立した機能を果たせない．一見して，家庭外の活動に参加できるようにはみえない 3
E. 家庭生活と趣味・関心	家庭での生活，趣味や知的関心は十分に保たれている 0	家庭での生活，趣味や知的関心は軽度に障害されている 0.5	家庭での生活に軽度であるが明らかな障害がある．よりむずかしい家事はできない．より複雑な趣味や関心は喪失 1	単純な家事はできる．非常に限られた関心がわずかにある 2	家庭で意味のあることはできない 3
F. パーソナルケア	セルフケアは完全にできる 0		時に励ましが必要 1	着衣・衛生管理・身繕いに介助が必要 2	本人のケアに対して多大な介助が必要．しばしば失禁 3

図3 日本語版CDR評価表 （文献13より引用）

（2）信頼性

評価者間の一致率[14]：(CDR経験者) 83%，(CDR未経験者) 74%，(CDR = 0) 66%，(CDR = 0.5) 66%，(CDR = 1) 83%，(CDR = 2) 96%，(CDR = 3) 97%．

（3）妥当性・基準値（カットオフ値）

健常（CDR=0），認知症疑い（MCI）（CDR=0.5），軽度認知症（CDR=1），中等度認知症（CDR=2），重度認知症（CDR=3）として，6項目の観察結果から総合的に判定する．

コラム③

軽度認知障害（mild cognitive impairment；MCI）とは

　MCIは認知症ではないが軽度な認知機能の低下を有する状態であり，認知症の前駆状態としてとらえられ（図）[21]，認知機能が正常な高齢者と比較して認知症になる危険性が高い[22]．一方，MCIを有する高齢者において，数年後に正常レベルへと改善している割合が30〜45%程度は存在する[23]．そのため，なるべく多くの地域高齢者に対して認知機能のスクリーニングを実施してMCIを早期に発見し，予防が期待できる取り組みの促進が可能となるような体制の構築が望まれる．

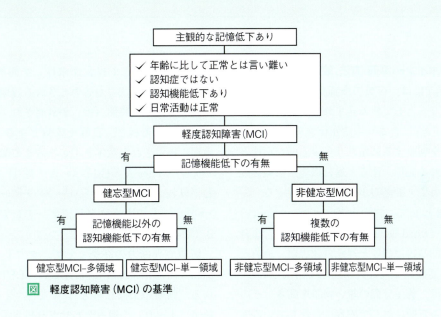

図　軽度認知障害（MCI）の基準

（4）解釈のポイント

　日常生活から評価できるため，年齢や教育年数の影響を受けにくいという利点があるものの，介護者の観察や意見に基づく評価となるため，客観性が十分に担保されているとは言い難い．また，臨床的にはCDRが0（健常）でもアルツハイマー病の病変が生じている可能性は否定できない．年間でCDR 0の5%程度は，認知症に移行することが報告されている[15]．CDRによる評価は，認知機能の状態を判定すること自体が目的ではなく，被験者のマネジメントに関するプランニングを考えるための手段としての活用が推奨されている[15]．

4. National Center for Geriatric and Gerontology-Functional Assessment Tool (NCGG-FAT)

　National Center for Geriatric and Gerontology-Functional Assessment Tool（NCGG-FAT）は，タブレット型PCにインストールしたアプリケーション（2016年6月現在，iOSのみ対応）を使用した検査であり，複数の多面的な認知機能検査がバッテリーとして組み込まれている．記憶，注意・遂行（実行）機能，処理速度を基本として，視空間認知，ワーキングメモリなどの追加評価が可能なオプションも含まれる．地域での大規模コホート（集団）を対象として，特殊な知識や技術が必ずしも必要とせずに実施が可能となるように国立長寿医療研究センターで開発された[16]．

コラム④

Stops walking when talking: 歩いているときに話しかけられると立ち止まってしまう!?

2つ以上の課題に注意を配分する必要がある場合，その配分を適切に行うことが困難となると，課題の遂行に支障をきたしてしまう．たとえば，歩行している最中に話しかけられた場合，歩行に対しても会話に対しても注意を配分できれば両方を遂行可能であるが，安全な歩行が困難な場合は話しかけられると立ち止まってしまう．このような現象が生じると将来に転倒を発生する危険が増大するといわれている[24]．このような二重課題下でのパフォーマンスの出来高を測定することも認知機能の一部を評価している．

（1）評価のポイント（準備，方法，教示，注意点など）

NCGG-FATには，複数の多面的な認知機能検査がバッテリーとして組み込まれている．本書では，NCGG-FATに含まれる認知機能検査のうち，MCIの疑いを判断するにあたり，中心的な指標として利用される記憶，注意・遂行機能，情報処理の検査について，評価のポイントを概説する．

記憶課題として，物語記憶（story memory）と単語記憶（word list memory）の課題が含まれ，物語記憶は即時再認課題と遅延再認課題，単語記憶は即時再認課題と遅延再生課題で構成される．物語記憶では，約1分間の短い物語を聞き，その内容に関する質問に対して内容に合致している回答を選択肢から選択する（最低0点，最高10点）．物語を聞き終えた直後に実施する即時再認課題（story memory-I）と一定時間（通常，約20分程度）を空けた後に再度同様の質問を提示し，物語を思い出して回答してもらう遅延再認課題（story memory-II）で構成される．単語記憶では，10個の単語（2秒の間隔で提示）をなるべく多く覚えてもらい，その直後に提示される30個の単語リストから先ほど覚えた正解となる10個の単語を選定する．即時再認課題（word list memory-I）として，3回繰り返して行い，3回の平均正解個数を算出する（最低0点，最高10点）．一定時間を空けた後に，10個の単語を思い出して書き出してもらう遅延再生課題（word list memory-II）を実施し，正答数を得点とする（最低0点，最高10点）．

タブレット式のTrail Making Test（TMT）が含まれ，注意・遂行（実行）機能の評価を行う．TMTは持続注意や視覚探求性，空間的識別能，注意変換などの能力が必要とされる課題で，課題完遂までの所要時間（秒）が計測され，短い時間で達成できるほど，良好な成績となる．TMTは画面に提示された数字を①から⑮まで順にタッチしていくPart A（TMT-A）と，数字（①～⑧）と平仮名（あ～き）を「①→あ→②→い→③→う……」のように交互にタッチしていくPart B（TMT-B）で構成される．

情報処理能力の評価として，タブレット式のSymbol Digit Substitution Task（SDST）が含まれる．画面の上段に符号（「v」，「=」など）と数字（1～9）の組み合わせが9組表示されており，画面中央に提示される符号と対になる数字を画面下段の数字の列から回答する．制限時間内（通常90秒）になるべく多く回答するように求め，制限時間内で多く正答できることが良好な成績となる．

（2）信頼性

NCGG-FATに含まれる以下の検査については，再検査信頼性が報告されている[16]．

物語記憶（story memory）（即時再認）：級内相関係数 0.76．

物語記憶（story memory）（遅延再認）：級内相関係数 0.81．

単語記憶（word list memory）（即時再認）：級内相関係数 0.79．

単語記憶（word list memory）（遅延再生）：級内相関係数 0.79．

タブレット式TMT-A：級内相関係数　0.84.
タブレット式TMT-B：級内相関係数　0.85.
タブレット式SDST：級内相関係数　0.94.
図形認識：級内相関係数　0.82.

（3）妥当性・基準値（カットオフ値）

NCGG-FATに含まれる以下の検査については，国際的に汎用されている代表的な神経心理検査との相関関係から検査の妥当性が報告されている[16]．詳細な基準値やカットオフ値は公表されていないが，地域在住の約10,000名の高齢者におけるこれらの検査結果を基準として，年齢および教育歴を考慮したうえでの平均値からの1.5×標準偏差の低下を認める場合，MCIの疑いとして報告されている[17]．

物語記憶（story memory）（即時）：ウェクスラー記憶検査（論理的記憶）（即時再生）との相関係数　0.58.

物語記憶（story memory）（遅延再認）：ウェクスラー記憶検査（論理的記憶）（遅延再生）との相関係数　0.50.

単語記憶（word list memory）（即時再認）：Alzheimer's Disease Assessment Scale-cognitive subscale（ADAS-cog）の単語記憶検査（即時再認）との相関係数　0.55.

単語記憶（word list memory）（遅延再生）：ADAS-cogの単語記憶検査（遅延再生：変法）との相関係数　0.57.

タブレット式TMT-A：TMT-A（書面オリジナル版）との相関係数　0.61.

タブレット式TMT-B：TMT-A（書面オリジナル版）との相関係数　0.55.

タブレット式SDST：ウェクスラー成人知能検査（WAIS-Ⅲ）のDigit Symbol-Coding subtestとの相関係数　0.84.

図形認識：WAIS-ⅢのBlock Design subtestとの相関係数　0.72.

（4）解釈のポイント

検査結果は，年齢および教育年数を考慮した独自のアルゴリズムに基づいて，相対的な5段階評価にて算出可能である．また，各検査の得点や課題達成時間（秒）による表出が可能であるため，スクリーニングのみならず，介入によるアウトカム指標としての活用も可能である．ただし，繰り返し検査による学習効果が懸念されるため，短期間での繰り返し検査では注意が必要である．また，認知症もしくはMCIの確定診断を行うツールではないため，結果の解釈および被験者へのフィードバックに際しては十分に注意が必要である．NCGG-FATの利用するためには規定の研修（国立長寿医療研究センター主催）を修了することを要件としている（2016年6月現在）．

5. その他

本項で取り上げた認知機能の評価以外にもわが国で利用されている検査は多様である．たとえば，アルツハイマー病患者の包括的な認知機能の評価を目的としたAlzheimer's Disease Assessment Scale-cognitive subscale（ADAS-cog）[18]の他，前頭葉機能（抑制課題や反応選択課題など）の評価を目的としたFrontal Assessment Battery（FAB）[19]，言語性記憶検査として使用頻度の高いWechsler記憶検査（論理的記憶）[20]など，評価する目的によって検査の種類は多岐にわたっており，目的に応じた選択が必要となる．また，複雑な条件下で動作を遂行する課題を実施することで，その課題遂行の出来高の変化を評価する（たとえば，二重課題条件下での歩行の変化）ことも，高次な認知機能の側面を評価する目的として理学療法の臨床場面では活用可能性が高い．

（牧迫飛雄馬）

文献

1) Folstein MF et al : "Mini-mental state". A practical method for grading the cognitive state of patients for the clinician. *J Psychiatr Res* **12** : 189-198, 1975.
2) Molloy DW, Standish TI : A guide to the standardized Mini-Mental State Examination. *Int Psychogeriatr* **9** : 87-94 ; discussion 143-150, 1997.
3) Holsinger T et al : Does this patient have dementia? *JAMA* **297** : 2391-2404, 2007.
4) Kim KW et al : Diagnostic accuracy of mini-mental status examination and revised hasegawa dementia scale for Alzheimer's disease. *Dement Geriatr Cogn Disord* **19** : 324-330, 2005.
5) Bravo G, Hebert R : Age- and education-specific reference values for the Mini-Mental and modified Mini-Mental State Examinations derived from a non-demented elderly population. *Int J Geriatr Psychiatry* **12** : 1008-1018, 1997.
6) Brugnolo A et al : The factorial structure of the mini mental state examination (MMSE) in Alzheimer's disease. *Arch Gerontol Geriatr* **49** : 180-185, 2009.
7) Nasreddine ZS et al : The Montreal Cognitive Assessment, MoCA : a brief screening tool for mild cognitive impairment. *J Am Geriatr Soc* **53** : 695-699, 2005.
8) 鈴木宏幸, 藤原佳典 : Montreal Cognitive Assessment (MoCA) の日本語版作成とその有効性について. 老年精医誌 **21** : 198-202, 2010.
9) Fujiwara Y et al : Brief screening tool for mild cognitive impairment in older Japanese : validation of the Japanese version of the Montreal Cognitive Assessment. *Geriatr Gerontol Int* **10** : 225-232, 2010.
10) Rossetti HC et al : Normative data for the Montreal Cognitive Assessment (MoCA) in a population-based sample. *Neurology* **77** : 1272-1275, 2011.
11) Hughes CP et al : A new clinical scale for the staging of dementia. *Br J Psychiatry* **140** : 566-572, 1982.
12) Morris JC : The Clinical Dementia Rating (CDR) : current version and scoring rules. *Neurology* **43** : 2412-2414, 1993.
13) 音山若穂・他 : Clinical Dementia Rating (CDR) 日本語版の評価者間信頼性の検討. 老年精医誌 **11** : 521-527, 2000.
14) Morris JC et al : Clinical dementia rating training and reliability in multicenter studies : the Alzheimer's Disease Cooperative Study experience. *Neurology* **48** : 1508-1510, 1997.
15) 目黒謙一 : 臨床的痴呆尺度 (CDR) 判定の基本. 認知神経科学 **6** : 77-79, 2004.
16) Makizako H et al : Evaluation of multidimensional neurocognitive function using a tablet personal computer : test-retest reliability and validity in community-dwelling older adults. *Geriatr Gerontol Int* **13** : 860-866, 2013.
17) Shimada H et al : Impact of cognitive frailty on daily activities in older persons. *J Nutr Health Aging* **20** : 729-735, 2016.
18) Mohs RC et al : The Alzheimer's disease assessment scale : an instrument for assessing treatment efficacy. *Psychopharmacol Bull* **19** : 448-450, 1983.
19) Dubois B et al : The FAB : a Frontal Assessment Battery at bedside. *Neurology* **55** : 1621-1626, 2000.
20) Wechsler D : Wechsler Memory Scale - Revised. The Psychological Corporation, New York, 1987.
21) Petersen RC et al : Current concepts in mild cognitive impairment. *Arch Neurol* **58** : 1985-1992, 2001.
22) 佐々木恵美, 朝田 隆 : 茨城県利根町研究の結果から―ADへのコンバージョンを考察する. 老年精医誌 **17** (増刊-Ⅱ) : 55-60. 2006.
23) Brodaty H et al : Mild cognitive impairment in a community sample : the Sydney Memory and Ageing Study. *Alzheimers Dement* **9** : 310-317, e1, 2013.
24) Beauchet O et al : Stops walking when talking : a predictor of falls in older adults? *Eur J Neurol* **16** : 786-795, 2009.

3章 4 心理・精神機能の評価

KEY ポイント

① 評価の目的を理解するポイント

高齢者の医療やリハの目標は，疾病の治療や身体機能の回復だけでなく，全般的な生活の質を改善することである．特に高齢期には，身体的な要因とうつなどの心理的な要因が相互に強く影響し合う．また，理学療法の効果は，意欲の低下などの心理状態によっても大いに影響を受ける．したがって，対象となる個人の心理・精神機能を適切に把握しながら，介入や治療を進めることが重要である．

② 評価の方法や信頼性を理解するポイント

高齢者の心理・精神機能の評価には，自己評定式の質問票を用いることが多い．評価の方法を選択する際，まず大切なことは，高齢者に実施する場合の信頼性と妥当性が確認されていることである．質問項目の数や選択肢が多かったり，内容が難しかったりする場合には，回答の負担が大きくなり，正確な心理状態を把握できない可能性がある．また，視力低下などの身体的な障害，あるいは認知機能の障害がある場合には，正確な評価のために，項目を読み上げて回答を聞き取る，内容の理解を助けるなどの工夫を必要とする．

③ 評価の結果を解釈するポイント

心理・精神機能の評価の結果は，診断として用いるものではなく，対象者の心理状態のおおよその水準を把握するものである．検査の陽性（疾患），陰性（非疾患）を分類する基準値が示されている評価方法もあるが，これらはあくまでもスクリーニングテストであり，診断には，その後の臨床的な面接や診断が不可欠であることに留意が必要である．また，回答に対して，萎縮したり拒否的になったりしている場合には，正確な心理状態を反映できない可能性もあり，対象者が回答した際の状況についても考慮して結果の解釈を行う必要がある．

1. うつの評価

1 評価の目的

うつは，抑うつ気分（気分がふさぐ，落ち込む），精神運動制止（つまらない，興味が湧かない），不安焦燥感（1人でいるのが怖い，ソワソワと落ち着かない）などの症状を特徴とする．「うつ病とは過去の肥大と未来の萎縮」ともいわれるように[1]，他の年代と比較して高齢者ではうつが生じる頻度が高い．高齢者の約15％が，何らかのうつ症状を有するという報告もあり[2]，治療中や入院中の高齢者ではその頻度がさらに高くなると指摘されている．高齢者のうつ症状はそれ以前の成人期うつと異なり，無価値感などの認知感情の症状が出やすい[3]とともに，記憶や集中力の低下や身体の不調を主な訴えとする場合も多い．

高齢期のうつは，身体の合併症を併発することが多く[5]，認知症や認知機能低下のリスクファクターとなる[6]ことが報告されている．また，うつの状態は，全般的なモチベーションや注意力の低下と関係する[7]ことから，うつの症状がある場合，同じ内容のリハを受けてもその効果が低くなる可能性がある．一方，身体的な運動にはうつを予防

表1 老年期うつ病評価尺度（GDS簡易版）

以下の質問に　はい，いいえのいずれかを○で囲んでください．		
1．毎日の生活に満足していますか．	はい	いいえ
2．毎日の活動力や周囲に対する興味が低下したと思いますか．	はい	いいえ
3．生活が空虚だと思いますか．	はい	いいえ
4．毎日が退屈だと思うことが多いですか．	はい	いいえ
5．たいていは機嫌よく過ごすことが多いですか．	はい	いいえ
6．将来への漠然とした不安にかられることがありますか．	はい	いいえ
7．多くの場合は自分が幸福だと思いますか．	はい	いいえ
8．自分が無力だなあと思うことが多いですか．	はい	いいえ
9．外出したり何か新しいことをするよりも，家にいたいと思いますか．	はい	いいえ
10．なによりもまず，物忘れが気になりますか．	はい	いいえ
11．いま生きていることが素晴らしいと思いますか．	はい	いいえ
12．生きていてもしかたがないという気持ちになることがありますか．	はい	いいえ
13．自分が活力にあふれていると思いますか．	はい	いいえ
14．希望がないと思うことがありますか．	はい	いいえ
15．回りの人が，あなたより幸せそうにみえますか．	はい	いいえ
	合計	

項目1，5，7，11，13は「いいえ」を1点，「はい」を0点，項目2，3，4，6，8，9，10，12，14，15は「はい」を1点，「いいえ」を0点として，合計得点を求める．

（文献13より引用）

したり，軽減したりする効果があることも注目されており[8]，理学療法は高齢者の身体機能の維持や回復だけではなく，メンタルヘルスの向上にも役立つ．これらのことから，高齢者のうつの状態を正確に評価して，適切な介入や働きかけを行っていくことは，対象となる個人全体の生活の質を高めるためにも，理学療法をより効果的に進めていくためにも重要である．

2　評価の方法

高齢者のうつを評価するテストとして，老年期うつ病評価尺度（Geriatric Depression Scale；GDS）[9]，うつ病（抑うつ状態）自己評価尺度（The Center for Epidemiologic Studies Depression Scale；CESD）[10,11]，簡易抑うつ症状尺度（Quick Inventory of Depressive Symptomatology；QIDS-J）[12] などがある．以下では，GDS簡易版[13]を紹介する．

GDS簡易版は，高齢者を対象とするうつ尺度であり，15項目の質問に対して「はい」「いいえ」の二択で回答する簡便なテストである（**表1**）．重要な特徴は，選択肢が少なく回答しやすいことに加えて，睡眠や身体症状に関する質問項目がないことである．不眠や身体の不調を訴えることの多い高齢者（しかし，必ずしもうつではない）におけるうつの状態を評価する方法として，多くの臨床あるいは研究の場面で用いられており，高い妥当性が確認されている[14]．

GDS簡易版は自己評定形式の質問票であり，対象となる高齢者が自分で記入することが可能である．しかしながら，視力低下などの身体的な認知機能の障害がある場合には，正確に評価するために，項目を読み上げて対象者の回答を聞き取ったり，内容の理解を助けたりすることが必要である（コラム①）．

コラム①

高齢者の心理・精神機能の評価を行う際の留意点

高齢者の心理・精神機能の評価を行う場合には，医療チームの専門家（精神科医や臨床心理士）とともに進める．さらに，以下の点に留意が必要である[15]．

1. 自己評定で質問票を記入させる場合には，項目の内容を理解して記入しているかどうか，自分で記入することが負担になっていないかどうかを確認する．その際には，事前の情報や声かけに加えて，逆転項目（内容の方向が逆の項目．毎日の生活に満足していますか，という項目への回答を逆転してうつを測定するなど）への回答傾向も参考になる．
2. 項目を読み上げて回答を聞き取る場合，教示や説明は丁寧に，わかりやすく行う．大きな声でゆっくりと話し，同時に2つ以上の指示をしないことが重要である．
3. テストを施行している間には行動観察を行い，取り組み方や反応についての情報をしっかりと把握する．このことは，結果を解釈するうえで重要である．
4. テストが終わったときには，ねぎらったり，結果を不安に思う気持ちを和らげたりするような態度を示す．
5. テストのフィードバックについては，対象者本人とその家族（場合によっては施設スタッフ等）に，わかりやすく具体的に，誠実に説明を行う．

3 評価の解釈

GDS簡易版の合計得点が5点以上の場合，臨床的に有意なうつの状態であると評価する[13]．しかしながら，GDS簡易版は，あくまでもスクリーニングテストであることに留意が必要である．すなわち，GDS簡易版を実施してうつの状態が示された場合には，それに対して早急な治療を必要とするかに関して，日常生活の様子をふまえてさらに詳細に検討する必要がある．

また，GDSは，「感情の低下（項目番号1，5，7，11）」，「うつ気分（項目番号2，3，4，6，8，12，14，15）」，「エネルギー減退（項目番号9，10，13）」の3つの内容を含むことが確認されている[16]．それぞれの得点を求めて，プロフィールを書いてみることも，高齢者のうつの状態の理解に役立つ．

2. 意欲の評価

1 評価の目的

意欲とは，「積極的に何かをしようとする気持ち」であり，積極的な行動を引き起こす原動力ともなるものである（コラム②）．これまでに，意欲が高い場合には生命予後がよいこと[17]や，意欲の高さが日常生活活動（activities of daily life；ADL）の自立に大きくかかわることが報告されている[18]．逆に，意欲が低いことは，社会復帰への意欲の低さと深く関連することも指摘されている．高齢者では，身体の衰えへの気づきや，周りの人との人間関係の煩わしさ，環境の変化に適応することの難しさなどから，意欲が低下することが多い．理学療法を行う場合，対象となる個人がもっている意欲の状態を適切に評価し，意欲が低い場合にはそれを高めていく支援を行うことが重要である．

コラム②

意欲の低い状態と高い状態

　意欲の低い状態と，意欲的に取り組んでいる状態を比べてみよう．意欲のありようは，このように周りの環境や人々の影響を受けやすいことがわかる[19]．

〈意欲の低い状態〉

　認知症のAさんは，もともと社交的な性格でした．施設に入所した後も，自分から積極的に談話室に行き，おしゃべりを楽しんでいました．しかしながら，車椅子を使用することになり，車椅子の使い方を覚えられず移動が全介助になったときから，様子が変わりました．自分から談話室に行きたいということがなくなり，談話室に連れて行かれても，周りの人達とかかわろうとしなくなったのです．

〈意欲の高い状態〉

　認知症のAさんは，もともと社交的な性格でした．施設に入所した後も，自分から積極的に談話室に行き，おしゃべりを楽しんでいました．しばらくして車椅子を使用することになり，理学療法士の指導で，時間をかけて車いすのホイールの回し方とブレーキのかけ方を覚え，1人で動かすことができるようになりました．その後は，理学療法士に，車椅子への移乗の手助けや談話室までの付き添いをお願いするようになり，現在も談話室で，いろいろな人とのおしゃべりを楽しんでいます．

2 評価の方法と解釈

　高齢者の意欲を評価するテストとして，「Vitality Index：意欲の指標」[20]，「やる気スコア」[21,22]，「MCL-S.1」[23]などが開発されている．以下では，「Vitality Index：意欲の指標」と「やる気スコア」を紹介する．

(1) Vitality Index—意欲の指標

　Vitality Indexは，「起床」，「意思疎通」，「食事」，「排泄」，「リハビリテーション，活動」の5項目からなり，虚弱高齢者のリハや介護の場面での意欲を測定するものである（**表2**）．生活の順番に沿って，家族あるいは介護者などが客観的に評価する．寝たきりの高齢者の生命予後とよく相関すること，リハによる感度がよく，適切な介入によって得点が上昇することがわかっている[20]．得点範囲は0～10点であり，高得点ほど意欲が高いことを示す．また，Vitality Indexは7点以下の場合，生命予後に影響を及ぼすといわれている．

　ただし，Vitality Indexは天井効果（得点の分布が高いほうに偏ること）があり，高い生活機能を有する場合の意欲を評価することは難しい．生活機能が比較的維持されている高齢者の場合には，後述の「やる気スコア」など他の評価方法を使う必要がある．

(2) やる気スコア

　やる気スコアは，やる気を客観的に測定するテストである（**表3**）．自己評定形式の質問票であり，対象となる高齢者が自分で記入することが可能である．全14項目の質問について，0～3の4段階の回答の中から1つを選択して，それらの合計得点（42点満点）を求める．

　16点以上を示した場合，意欲が低下した状態と判断する[21]．やる気スコアの質問票を適応できるのは，項目の内容を理解して適切な回答ができる知的なレベルと言語能力を有する高齢者である．高度に意欲が低下している場合，認知機能が低下している場合，自分で適切に回答できない高齢者の場合には，先述のVitality Indexなど他の評価方法を使う必要がある[24]．

表2 意欲の指標（Vitality Index）

設問 （点数）	質問内容	回答	得点
1 （2点）	起床（wake up） ・いつも定時に起床している ・起こさないと起床しないことがある ・自分から起床することがない	2 1 0	
2 （2点）	意思疎通（communication） ・自分から挨拶する，話しかける ・挨拶，呼びかけに対し返答や笑顔がみられる ・反応がない	2 1 0	
3 （2点）	食事（feeding） ・自分で進んで食べようとする ・促されると食べようとする ・食事に関心がない，まったく食べようとしない	2 1 0	
4 （2点）	排泄（on and off toilet） ・いつも自ら尿意，便意を伝える，あるいは自分で排尿，排便を行う ・時々尿意，便意を伝える ・排泄にまったく関心がない	2 1 0	
5 （2点）	リハビリテーション，活動（rehabilitation, activity） ・自らリハビリテーションに向かう，活動を求める ・促されて向かう ・拒否，無関心	2 1 0	
		合計得点	/10

（文献20より引用）

〈判断上の注意〉
1. 薬物の影響（睡眠薬など）を除外．起座できない場合，開眼し覚醒していれば2点．
2. 失語の合併がある場合，言語以外の表現でよい．
3. 器質的消化器疾患を除外．麻痺で食事の介護が必要な場合，介助により摂取意欲があれば2点（口まで運んだ場合も積極的に食べようとすれば2点）．
4. 失禁の有無は問わない．尿意不明の場合，失禁後にいつも不快を伝えれば2点．
5. リハビリテーションでなくとも散歩やレクリエーション，テレビでもよい．寝たきりの場合，受動的理学運動に対する反応で判定する．

（西田裕紀子）

文献
1) 笠原 嘉：軽症うつ病―ゆううつの精神病理，講談社現代新書，1996．
2) Blazer DG：Depression in late life：review and commentary. *J Gerontol A Biol Sci Med Sci* **58**：M249-M265, 2003.
3) Gallo JJ et al：Age differences in the symptoms of depression：A latent trait analysis. *J Gerontol* **49**：P251-264, 1994.
4) 高橋祥友：新訂老年期うつ病，日本評論社，2009．
5) 西田 朗，堀口 淳：老年期うつ．脳とこころのプライマリケア1―うつと不安（日野原重明，宮岡 等監），シナジー，2010, pp562-568．
6) Ownby RL et al：Depression and risk for Alzheimer disease：systematic review, meta-analysis, and metaregression analysis. *Arch Gen Psychiatry* **63**：530-538, 2006.
7) Bassuk SS et al：Depressive symptomatology and incident cognitive decline in an elderly community sample. *Arch Gen Psychiatry* **55**：1073-1081, 1998.
8) 石田和人・他：抑うつ状態に対する理学療法効果の検証ならびに病態生理学に基づいた作用機序の基礎的検討．理学療法学 **43**：154-155, 2016.
9) Yesavage JA et al：Development and validation of a geriatric depression screening scale：a preliminary report. *J Psychiatr Res* **17**：37-49, 1983.
10) Radloff LS：The CES-D Scale：A self-report depression scale for research in the general population. *Applied Psychological Measurement* **1**：385-401, 1977.

表3 やる気スコア

	全くない	少し	かなり	大いに
1．新しいことを学びたいと思いますか？	3	2	1	0
2．何か興味を持っていることがありますか？	3	2	1	0
3．健康状態に関心がありますか？	3	2	1	0
4．物事に打ち込めますか？	3	2	1	0
5．いつも何かをしたいと思っていますか？	3	2	1	0
6．将来のことについての計画や目標を持っていますか？	3	2	1	0
7．何かをやろうとする意欲はありますか？	3	2	1	0
8．毎日張り切って過ごしていますか？	3	2	1	0
	全く違う	少し	かなり	まさに
9．毎日何をしたらいいか誰かに言ってもらわなければなりませんか？	0	1	2	3
10．何事にも無関心ですか？	0	1	2	3
11．関心を惹かれるものなど何もないですか？	0	1	2	3
12．誰かに言われないと何もしませんか？	0	1	2	3
13．楽しくもなく，悲しくもなくその中間位の気持ちですか？	0	1	2	3
14．自分自身にやる気がないと思いますか？	0	1	2	3

各項目の得点を合計し，16点以上をapathyありと評価する． （文献22より引用）

11) 島 悟：NIMH原版準拠/CES-D Scale，千葉テストセンター，1998.
12) 藤澤大介・他：日本語版自己記入式簡易抑うつ尺度（日本語版QIDS-SR）の開発．ストレス科 **25**：43-52, 2010.
13) 松村公蔵，小澤利男：総合的日常生活機能評価法－Ⅰ評価の方法．d. 老年者の情緒に関する評価．*Geriatric Medicine* **32**：541-546, 1994.
14) Riemann D, Voderholzer U：Primary insomnia：a risk factor to develop depression? *J Affec Disor* **76**：255-259, 2003.
15) 稲谷ふみ枝，宮原英種：高齢者理解の臨床心理学，ナカニシヤ出版，2003.
16) 矢冨直美：日本における老人用うつスケール（GDS）短縮版の因子構造と項目特性の検討．老年社会科学 **16**：29-36, 1994.
17) 阿曽洋子・他：在宅寝たきり老人の自立意欲と生命予後．厚生の指標 **42**：17-23, 1995.
18) 村上雅也・他：高齢者の意欲と生活動作能力の関連．理学療法－臨床・研究・教育 **14**：58-62, 2007.
19) 山本淳一：リハビリテーション「意欲」を高める応用行動分析：理学療法での活用．理学療法学 **41**：492-498, 2014.
20) Toba K et al：Vitality index as a useful tool to assess elderly with dementia. *Geriatrics and Gerontology Intern* **2**：23-29, 2002.
21) 岡田和悟・他：やる気スコアを用いた脳卒中後の意欲低下の評価．脳卒中 **20**：318-323, 1998.
22) Okada K et al：Poststroke apathy and regional cerebral blood flow. *Stroke* **28**：2437-2441, 1997.
23) 橋本公雄，徳永幹雄：運動中の感情状態を測定する尺度（短縮版）作成の試み―MCL-S.1尺度の信頼性と妥当性．健科学 **18**：109-114, 1996.
24) 松谷綾子：やる気スコアapathy rating scale：ARS．理療ジャーナル **50**, 587, 2016.

3章 5 生活の質の評価

> **ポイント**
>
> **① 評価の目的を理解するポイント**
> 　QOLは患者立脚アウトカムの一つであることから，今までの医学では捉えきれなかった「患者にとって意味のあるアウトカム」を明らかにすることができる．QOL尺度は，健康状態への価値付け（選考に基づく尺度）と，多次元的に測定するプロファイル型尺度に分類され，プロファイル型尺度はさらに包括的尺度と疾患特異的尺度に分類される．
>
> **② 評価の方法や結果を解釈するポイント**
> 　SF-36はプロファイル型尺度のうちの包括的尺度で，8つの健康概念を測定するために36個の質問項目から成り立っており，健康状態について死亡を0，完全な健康を1とした効用値換算表を用いて効用値へ換算することにより使用可能となる．RDQはプロファイル型尺度のうち腰痛に対する疾患特異的尺度であり，RDQは腰痛のために日常の生活行動が障害されるか否かを尋ねる24の項目に対して，「はい」「いいえ」で答え得点化を行う．

1. 生活の質の評価の目的

　これまでの多くの疫学研究のアウトカム指標としては罹患率，死亡率，奏効率などが，その普遍性，定義の明確さ，個人・社会にとっての重大性などの理由からよく用いられてきた．しかし，慢性疾患の増加に伴い競合する治療の選択肢が増えてきたことなどから，社会保障費の増加に伴う費用対効果として，死亡率や奏効率だけでなく個人の価値観も重要となってきた．Litwin MS[1]は前立腺がん患者の手術後日常生活機能評価について検討し，疲労／活力のように主観的なアウトカムでは，70％の患者が悩んでいるにもかかわらず，10％未満の医師しか問題だとは思っていないという結果であったと述べている．これは，医師と患者の間で，健康状態や日常生活機能の評価に乖離があるということであり，罹患率，死亡率だけでない患者の視点に立脚したアウトカム（Patient-Reported Outcomes）を測定する必要性が認識された．

　Quality of life（QOL）は患者立脚アウトカムの一つであることから，QOLは，今までの医学では捉えきれなかった「患者にとって意味のあるアウトカム」を明らかにすることができる．しかし，QOLの範囲は幅広くさまざまな定義があり，使用目的に依存している．近年，健康や医療の領域では「生きがい」や「満足度」などのように医療介入によって改善しにくい領域ではなく，本人の健康状態に主に由来し，医療介入によって改善できる可能性のある領域に限定したQOLを特に健康関連QOL（Health-related QOL）と分類し（図1），医療や健康分野におけるQOLとして国際的にコンセンサスを得ている（以降のQOLは健康関連QOLのことをいう）[2]．現在，QOLの評価は，①治療効果の指標，②疾患あるいは症状の患者へのburdenを定量化，③QOLに影響する要因の同定，④将来のアウトカムの予測因子，⑤疾患・病態のスクリーニングツール，⑥患者と医療者が協同して治療選択肢を決定する際の情報源，⑦診療場面で用いられている[3]．

　QOL尺度は，健康状態への価値付け（選考に基づく尺度）と，多次元的に測定するプロファイ

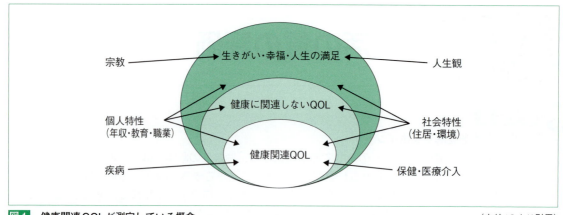

図1　健康関連QOLが測定している概念　　　　　　　　　　（文献12より引用）

ル型尺度に分類される（図2）．選考に基づく尺度とは，現在の健康状態に本人の価値付けを加えた効用値を測定する単次元尺度である．広く使用されている選考に基づく尺度としてEQ-5D（EuroQol 5D）やHUI（Health Utility Index）がある．プロファイル型尺度はQOLに含まれる多次元の構成概念をプロファイルあるいはドメインとして別個に測定するものである．プロファイル型はさらに，包括的尺度と疾患特異的尺度に分類することができる[4]．包括的尺度は疾患の有無や疾患の種類に限定されない尺度であり，病気にかかっている人のQOLから一般的に健康といわれる人のQOLまでを連続的に測定することができる．また，疾病が異なっていても健康状態の比較が可能である．しかし，包括的尺度は，ある疾患に特有の症状を測定する際には疾患特異的尺度と比べると情報量が少なくなり，経時的な健康状態の変化に対する感度（反応性）が疾患特異的尺度に比べて低いことが多い．広く使用されている包括的尺度として，SF-36（MOS Short Form 36-Item Health Survey）[5,6]やSIP（Sickness Impact Profile）[7]，NHP（Nottingham Health Profile）[8]などがある．一方で，疾患特異的尺度は，その対象となる疾患に対する介入の効果を捉える場合に，より鋭敏な尺度であるが，対象外の疾患で測定する意味はない．代表的な尺度として腎疾患患者のQOL尺度であるKDQOL（Kidney Disease Quality of Life）[9]，腰痛患者のQOL尺度である

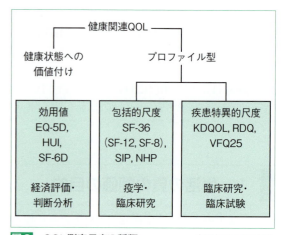

図2　QOL測定尺度の種類　　　　　　　（文献12より引用）

RDQ（Roland-Morris Disability Questionnaire）[10]，視覚に関連したQOL尺度であるVFQ（Visual Function Questionnaire）[11]などがある．

QOLは幅広く使用可能であるが，QOLの評価が困難な場合もある．信頼性の高いQOLを得るには，測定する対象者の状態が比較的安定している必要がある．そのため，日内変動などがあるパーキンソン病や，症状の再発と寛解を繰り返す多発性硬化症などはQOLによる評価が適切でないと考えられている．また，認知症や精神疾患などで本人から信頼のあるデータ収集が難しい場合も，QOLによる評価が適切でないと考えられている[12]．

以下に，選考に基づく尺度，プロファイル型尺度において代表的なQOL尺度について概説する．

2. 生活の質の評価の方法

1 SF-36（SF-12，SF-8，SF-6D）

❶測定のポイント

SF-36は世界で最も広く使用されているプロファイル型尺度のうちの包括的尺度で，8つの健康概念を測定するために36個の質問項目から成り立っている．8つの概念は，①身体機能，②日常役割機能（身体），③体の痛み，④全体的健康感，⑤活力，⑥社会生活機能，⑦日常役割機能（精神），⑧心の健康である．SF-36は1980年代にアメリカで開発検証され，計量心理学的に十分な特性であることが証明されている[5, 6]．日本では1992年に福原が，日本の生活や文化に合った表現，計量心理学的検討を行い（SF-36 v1.2）[13, 14]，2004年からは改定版であるSF-36 v2が頒布されている．

日本語版は使用申請をすれば使用可能で，使用申請方法や日本語版マニュアル[15]などの入手方法については以下より情報が得られる（http://www.sf-36.jp/）．日本語版SF-36は年齢16歳以上を対象に自己記入式，電話聞き取り方式，面接式などの方法で実施することが可能である．計測時，対象者によっては（解釈が難しいなどの理由で）質問項目について説明を求めることがあるが，設問の意味についての解釈は加えず，対象者の解釈に基づいて答えるように促さなくてはならない．

❷解釈のポイント

SF-36は，①身体機能，②日常役割機能（身体），③体の痛み，④全体的健康感，⑤活力，⑥社会生活機能，⑦日常役割機能（精神），⑧心の健康の8つの下位尺度と「身体的な側面のQOLを表すサマリースコア（Physical Component Summary；PCS）」と「精神的な側面のQOLを表すサマリースコア（Mental Component Summary；MCS）」の2つのサマリースコアに要約することができる（図3）．しかし，日本や中国，シンガポールなどアジア圏ではPCSとMCSに寄与する8つの下位項目の因子負荷量が欧米と異なっている．そのため，日本においてはPCSとMCSを算出・使用するときには，日本と欧米のどちらの係数を使ってスコアを算出し，結果をどのように解釈するか注意が必要である．近年，日本人に適したSF-36のサマリースコアが開発された[16]．これはPCSとMCSに加え，役割／社会的な側面のQOLを表すサマリースコア（Role/social Component Summary；RCS）の3因子のモデルであり，今後活用されることが期待される．

得点化の方法は8つの下位尺度と2つまたは3つのサマリースコアごとに，0〜100点の範囲または国民標準値に基づいたスコアリング（norm-based scoring；NBS）で表され，得点が高いほどよいQOLを表している．0〜100点は逆転項目等を再コード化後，同じ下位尺度に属する項目の点数を合計し（尺度素点），0〜100点に変換する．NBS得点は0〜100得点を，日本の国民標準値を50点，標準偏差を10点とした値へ変換する．実際の得点化については成書[15]のアルゴリズムを使用してコンピュータ処理する方法と，市販されているプログラムを用いる方法がある（http://www.sf-36.jp/manual/scrong-prog.html）．

2群比較など臨床研究においては0〜100得点，NBS得点ともに使用可能である．一方で，0〜100得点は下位尺度の素点そのものに臨床的意味をもたない．また，8つの下位尺度ごとに基準となる平均値が異なり，最も平均値が高いのは日常役割機能（身体）の89.2点で，最も平均値が低いのは活力の62.8点である（SF-36各尺度の2007年日本国民標準値[15]）．つまり，日常役割機能（身体）の62点と活力の62点は同じ得点でも意味が全く異なる（日常役割機能（身体）では平均値よりかなり下であるが，活力ではほぼ平均値である）ため，疾患が下位尺度に与えるインパクトの解釈が難しい．一方，NBS得点は8つの下位尺度，サマリースコアともに国民標準値を50点，その標準偏差を10点として得点化されている．そのため，NBS得点が50点以下の場合は平均以下の健康状態であり，10点は1標準偏差を示し，1点は標準偏差の10分の1だということがわかる．また，NBS得点では下位尺度同士の得点差が疾患のインパク

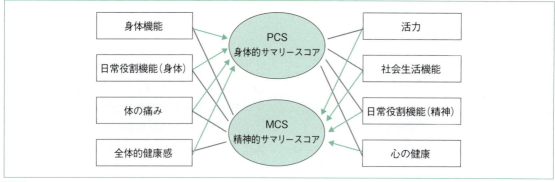

図3　SF-36の下位尺度とサマリースコア

トを反映している．つまり，8つの下位尺度において平均からどの程度離れているかで，疾病がQOLのどの概念に影響を与えているのかという解釈ができる．

SF-36の下位項目の一つである心の健康は抑うつ尺度として解釈することも可能である．山崎らは心の健康の5項目の0〜100得点において52点をカットオフ点とした場合，日本語版Self-rating Depression Scaleで測定された重度抑うつ症状の判定は感度91.8％，特異度84.6％であると報告した[17]．

2　SF-12

SF-12はSF-36の①身体機能2項目，②日常役割機能（身体）2項目，③体の痛み1項目，④全体的健康感1項目，⑤活力1項目，⑥社会生活機能1項目，⑦日常役割機能（精神）2項目，⑧心の健康2項目の計12項目より構成される短縮版である[15, 18]．質問の数が12項目と少ないので短時間で回答が可能であり，大規模な調査に向いている．SF-12 v2より8つの下位尺度，2つまたは3つのサマリースコアともに算出が可能となっている．

SF-12は，SF-36，SF-8（次項説明）と同じ測定基準で得点されるように構成されており，SF-12，SF-8，SF-36，それぞれから得られた結果は他方と比較することが可能である．しかし，SF-12から得られた得点は，SF-36より狭い範囲しか測定できていないので，SF-36に比べて精度が低い．

3　SF-8

SF-8はSF-36の8つの下位尺度ごとに1項目質問が設定され，計8項目で構成されている[19]．各項目の質問はSF-36に含まれる項目とよく似ているが，全く同じものは一つもない．SF-8で得られる得点は該当する各項目の回答で選択したカテゴリごとに，SF-36v2の得点が割り振られ，すべてNBS得点化されている．SF-36と同じものさしで得点化されているので，SF-36で測定された研究結果と比較することも可能である．一方，SF-36に比べて狭い範囲しか測定できていないので，小規模な集団での使用は推奨されていない（どれくらいの規模かについては今後の研究に期待されている）[20]．

4　SF-6D

SF-6Dは選考に基づく尺度で一次元の概念として0-1の数値で表される．現在，SF-36 v2の項目からSF-6Dの算出が可能となっており[21]，今後一般へのアルゴリズムの頒布が期待されている．

5　EQ-5D

❶測定のポイント

EQ-5Dは選考に基づく尺度として世界的に汎用されている自記式質問紙の一つである．日本語版は日本語版EuroQol開発委員会によって開発され[22]，1997年にEuroQol Groupより認定を受けた．表1に示す「移動の程度」「身の回りの管理」「ふだんの活動」「痛み／不快感」「不安／ふさぎ込み」といった5つの健康状態について，それぞれ3段

表1 EQ-5D日本語版

- 移動の程度
  - 私は歩き回るのに問題はない …1
  - 私は歩き回るのにいくらか問題がある …2
  - 私はベッド（床）に寝たきりである …3
- 身の回りの管理
  - 私は身の回りの管理に問題はない …1
  - 私は洗面や着替えを自分でするのにいくらか問題がある …2
  - 私は洗面や着替えを自分でできない …3
- ふだんの活動（例：仕事，勉強，家族・余暇活動）
  - 私はふだんの活動を行うのに問題はない …1
  - 私はふだんの活動を行うのにいくらか問題がある …2
  - 私はふだんの活動を行うことができない …3
- 痛み／不快感
  - 私は痛みや不快感はない …1
  - 私は中程度の痛みや不快感がある …2
  - 私はひどい痛みや不快感がある …3
- 不安／ふさぎ込み
  - 私は不安でもふさぎ込んでもいない …1
  - 私は中程度に不安あるいはふさぎ込んでいる …2
  - 私はひどく不安あるいはふさぎ込んでいる …3

（文献22より引用）

階の選択肢をみずから選択する[4]．

❷ 解釈のポイント

EQ-5Dでは5つの健康状態について3段階の選択肢があるため，3の5乗である243の健康状態が存在する．これに「意識不明」と「死」を加え，245の健康状態を設定し，この健康状態について死亡を0，完全な健康を1とした効用値へ換算することによって間隔尺度として使用可能となる．効用値換算表は，持続期間10年の時間得失法（Time Trade-Off）の設問に対する回答の平均値をもとに作成され，わが国固有の効用値に換算する換算表も公表されている．たとえば，5つの健康状態において「11233」であれば効用値換算表から効用値は「0.498」となり，「21333」であれば「0.334」である[4]．

EQ-5Dの選択肢が3段階では感度が十分とはいえないことや，回答が高得点に集まってしまう天井効果が課題とされていたため各項目をそれぞれ3段階から5段階に変更したEQ-5D-5Lが開発された[23]．EQ-5D-5Lにおいて得られた効用値は大きさが逆転するなどの不整合はなく，測定可能な3125の健康状態において換算表を得ることができた．また，天井効果は3段階より改善されており，今後臨床での使用が期待できる．

6 RDQ

❶ 測定のポイント

RDQはプロファイル型尺度のうち腰痛に対する疾患特異的尺度であり，1983年にRoland MとMorris Rによって開発された自記式質問紙である[10]．わが国においても2003年に日本語版RDQが開発された[24,25]．

RDQは腰痛のために「立つ」「歩く」「座る」「服を着る」「仕事をする」などの日常の生活行動が障害されるか否かを尋ねる24の項目に対して，「はい」「いいえ」で答え，「はい」と回答した場合は1点，「いいえ」と回答した場合は0点とし，得点範囲は0～24点である（表2）．

❷ 解釈のポイント

RDQは得点が高いほど，腰痛によって生活が

表2 日本語版RDQ

		はい	いいえ
1	腰痛のため，大半の時間，家にいる	1	0
2	腰痛を和らげるために，何回も姿勢を変える	1	0
3	腰痛のため，いつもよりゆっくり歩く	1	0
4	腰痛のため，ふだんしている家の仕事をまったくしていない	1	0
5	腰痛のため，手すりを使って階段を上る	1	0
6	腰痛のため，いつもより横になって休むことが多い	1	0
7	腰痛のため，何かにつかまらないと，安楽椅子（体を預けて楽に座れる椅子，深く腰掛けた姿勢）から立ち上がれない	1	0
8	腰痛のため，人に何かしてもらうよう頼むことがある	1	0
9	腰痛のため，服を着るのにいつもより時間がかかる	1	0
10	腰痛のため，短時間しか立たないようにしている	1	0
11	腰痛のため，腰を曲げたりひざまずいたりしないようにしている	1	0
12	腰痛のため，椅子からなかなか立ち上がれない	1	0
13	ほとんどいつも腰が痛い	1	0
14	腰痛のため，寝返りが打ちにくい	1	0
15	腰痛のため，あまり食欲がない	1	0
16	腰痛のため，靴下やストッキングをはくとき苦労する	1	0
17	腰痛のため，短い距離しか歩かないようにしている	1	0
18	腰痛のため，あまりよく眠れない（痛みのために睡眠薬を飲んでいる場合は「はい」を選択してください）	1	0
19	腰痛のため，服を着るのを誰かに手伝ってもらう	1	0
20	腰痛のため，一日の大半を，座って過ごす	1	0
21	腰痛のため，家の仕事をするとき力仕事をしないようにしている	1	0
22	腰痛のため，いつもより人に対していらいらしたり，腹が立ったりする	1	0
23	腰痛のため，いつもよりゆっくり階段を上る	1	0
24	腰痛のため，大半の時間，ベッド（布団）の中にいる	1	0

（文献25より引用）

障害されている程度が大きいことを示している（欠損値は「いいえ」と同様であるとみなして0点として扱う）．得点は腰痛有訴者に限定されるが，横断・縦断研究，介入研究などさまざまな研究デザインによって群間比較を行う場合に使用可能である．一方，日本語版RDQではわが国における代表性のある集団から性・年代別の基準値が算出されており[26]，日本国民における腰痛有訴者のRDQ基準値や同じような年齢集団の基準値と比較して，どの程度低いか，高いかということを検討することができる．

RDQの臨床的最小有意差は，障害が少ない人で1～2点，障害が大きい人で7～8点，一般的には5点が示されている[27]．原著者であるRoland MによるとRDQの臨床試験におけるサンプルサイズ計算に使用する臨床的最小有意差は2-3点とすることを推奨している[28]．

（小野　玲）

文献

1) Litwin MS et al：Differences in urologist and patient assessments of health related quality of life in men with prostate cancer. Results of the CaPSURE database. J Urol **159**：1988-1992, 1998.
2) Guyatt GH et al：Measuring health-related quality of life. Annals of Internal Medicine **118**：622-629, 1993.
3) Fukuhara S et al：Measuring health-related quality of life in patients with end-stage renal disease：why and how. Nat Clin Pract Nephrol **3**：352-353, 2007.
4) 池上直己・他：臨床のためのQOLハンドブック，医学書院，2001.
5) McHorney CA et al：The MOS 36-Item Short-Form Health Survey（SF-36）：II. Psychometric and clinical tests of validity in measuring physical and mental health constructs. Med Care **31**：247-263, 1993.
6) McHorney CA et al：The MOS 36-item Short-Form Health Survey（SF-36）：III. Tests of data quality, scaling assumptions, and reliability across diverse patient groups. Med Care **32**：40-66, 1994.
7) Bergner M et al：The Sickness impact profile; development and

final revision a health status measure. *Med Care* **19**: 787-805, 1981.
8) Hunt SM et al: The Nottingham health profile; subjective health status and medical consultation. *Soc Sci Med* **15**: 221-229, 1981.
9) Hays RD et al: Development of the kidney disease quality of life (KDQOL) instrument. *Qual Life Res* **3**: 329-338, 1994.
10) Roland M, Morris R: A study of natural history of back pain; part I. development of a reliable and sensitive measure of disability in low-back pain. *Spine* **8**: 141-144, 1983.
11) Mangione CM et al: Psychometric properties of the National Eye Institute Visual Function Questionnaire (NEI-VFQ). NEI-VFQ Field Test Investigators. *Arch Ophthalmol* **116**: 1496-1504, 1998.
12) 竹上未紗, 福原俊一: 誰も教えてくれなかったQOL活用法, 第2版, 健康医療評価研究機構, 2012.
13) Fukuhara S et al: Psychometric and clinical tests of validity of the Japanese SF-36 Health Survey. *J Clin Epidemiol* **51**: 1045-1053, 1998.
14) Fukuhara S1 et al: Translation, adaptation, and validation of the SF-36 Health Survey for use in Japan. *J Clin Epidemiol* **51**: 1037-1044, 1998.
15) 福原俊一, 鈴鴨よしみ: SF-36v2 TM 日本語版マニュアル: 健康医療評価機構, 2004.
16) Suzukamo Y et al: Validation testing of a three-component model of Short Form-36 scores. *J Clin Epidemiol* **64**: 301-308, 2011.
17) Yamazaki S et al: Usefulness of five-item and three-item Mental Health Inventories to screen for depressive symptoms in the general population of Japan. *Health Qual Life Outcomes* **3**: 48, 2005.
18) Ware J Jr et al: A 12-Item Short-Form Health Survey: construction of scales and preliminary tests of reliability and validity. *Medical Care* **34**: 220-233, 1996.
19) 福原俊一, 鈴鴨よしみ: SF-8TM 日本語版マニュアル: NPO健康医療評価機構, 2004.
20) 福原俊一, 鈴鴨よしみ: 健康関連QOL尺度・SF-8とSF-36, 医学の歩み **213**: 133-136, 2005.
21) Brazier JE et al: Estimating a preference-based index from the Japanese SF-36. *J Clin Epidemiol* **62**: 1323-1331, 2009.
22) 日本語版EuroQol開発委員会: 日本語版EuroQolの開発. 医療と社会 **8**: 109-123, 1998.
23) 池田俊也・他: 日本語版EQ-5D-5Lにおけるスコアリング法の開発. 保健医療科学 **64**: 47-55, 2015.
24) Suzukamo Y et al: Validation of the Japanese version of the Roland-Morris Disability Questionnaire. *J Orthop Sci* **8**: 543-548, 2003.
25) 紺野愼一・他: Roland-Morris Disability Questionnaire (RDQ) 日本版の作成と文化的適合. 整形外科 **54**: 958-963, 2003.
26) 福原俊一・他: RDQ (Roland-Morris Disability Questionnaire) 日本語JOA版マニュアル. 日本リサーチセンター, 2003.
27) Stratford PW et al: Sensitivity to change of the Roland-Morris Back Pain Questionnaire: part 1. *Phys Ther* **78**: 1186-1196, 1998.
28) Roland M, Fairbank J: The Roland-Morris Disability Questionnaire and the Oswestry Disability Questionnaire. *Spine* **25**: 3115-3124, 2000.

3章 6 社会状況の評価

> **ポイント**
>
> ❶ **評価の目的を理解するポイント**
>   社会状況の評価は，高齢者の生活機能の社会的側面を知るとともに，生活機能全般の維持・向上に向けた社会的側面のサポートにつながる．
>
> ❷ **評価の方法を理解するポイント**
>   社会状況には，高齢者の家族，住まい，生活環境のほか，さまざまな社会的機能（外出頻度や生活空間，ソーシャル・ネットワーク／サポート，社会参加活動，社会関係資本）が含まれ，それぞれ評価尺度が開発されている．
>
> ❸ **評価の結果を解釈するポイント**
>   高齢者がおかれている社会状況は，個人要因だけでなく外的な環境要因によっても大きく影響を受けるため，まずは，現在の状況に至った背景を十分に把握する．次いで，今後，健康状態を安定化し質の高い生活を確保するために，サポートが可能な社会的機能とその方法を考える．

1. 社会状況の評価の目的

社会状況を客観的に評価することは，高齢者の社会的機能の状態を把握し，生活機能全体を維持・促進するうえで重要である．生活機能は，社会的機能（social functioning），身体機能（physical functioning），認知機能（cognitive functioning），心理機能（psychological functioning）などを含む[1]．それぞれの機能は相互に影響し合う関係にある．

高齢者の社会参加を促進し，意味のある社会的役割を担うための機会を提供することは，高齢者の社会的機能のみならず，生活機能全体の低下を防ぐ対策として重要である[2]．そのためには，まず高齢者の社会状況を評価し，社会的機能の低下に早めに気づいて対処することが求められる．

コラム①

機能的能力とは

生活機能の自立のためには，機能的能力（functional ability）が確保されることが重要である．機能的能力とは，「自分が重要と考えることを実行でき，望ましい状態であることができるような，健康に関する特性」と定義される[2]．高齢者自身の心身機能が低下しても，家族の助けがあったり，安価な福祉機器や利便性のある交通機関を利用したりすれば，買い物や用足しといった日常生活を維持することができるだろう．このように，機能的能力とは，高齢者の心身機能の高低のみでなく，家族や社会システムといった広い意味での環境によっても規定される．

コラム②

閉じこもり

社会的機能が低下した生活像の一つに「閉じこもり」(homebound/ housebound) がある．「閉じこもり」とは，身体的な障害の有無にかかわらず，「一日のほとんどを家の中あるいはその周辺（庭先程度）で過ごし，ふだんの外出頻度が極端に少ない状態」と定義されている[3]．身体的な障害が主な原因で閉じこもっているタイプを「タイプ1の閉じこもり」，心理・社会的な要因が主な原因で閉じこもっているタイプを「タイプ2の閉じこもり」と呼ぶこともある[4]．概して，閉じこもりは，身体的，心理的，社会・環境の3要因が相互に関連して生じる（図）．

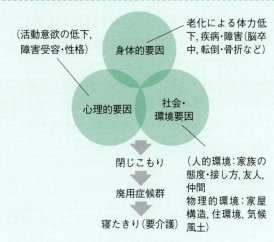

図　閉じこもりの要因と要介護との関連

（文献5より引用，一部改変）

コラム③

「閉じこもり」と「引きこもり」

「閉じこもり」とまぎらわしい言葉に，「引きこもり」がある．前者は高齢者に対して用いられるが，後者は思春期から成人に対して用いられる．閉じこもりは加齢による影響を強く受ける生活像であり，年齢が80歳を超える頃から急増してくる[4]．

2. 社会状況の評価の方法

1 「しているADL」と「できるADL」

いわゆるパフォーマンスを評価するやり方は「遂行する能力」[6]，もしくは「できる能力」をみるものであり，それに対して日常生活において実際にしているか否かを評価するやり方は「している能力」をみるものである．一例として，「友人の家を訪ねることがありますか」と「友人の家を訪ねることができますか」という質問は，それぞれ「しているADL」と「できるADL」を評価するものである．ICF（国際生活機能分類）においては，実行状況（「している能力」）と，ある課題や行為を（支援なし，もしくは支援ありで）遂行する能力（「できる能力」）を，それぞれ評価している[7]．社会的機能についても，いわゆる「しているADL」と「できるADL」のどちらを評価するのかは区別すべきである．

2 情報源と評価者

高齢者の社会状況についての情報を，当事者である本人から入手するのか，家族を含めた関係者から入手するのか，さらには評価を行う評価者についても，理学療法士などの専門職が行うのか，あるいは非専門職が行うのかによって，得られる情報の量や質が異なる．もちろん，情報源や評価者の選択は，評価を行う目的によって決まってくる．なお，自己評価法で行う場合は，高齢者本人の身体・心理状況を考慮する必要がある．

3 評価方法

評定は，「はい（あり）」「いいえ（なし）」などの有無の判断や，「ややあてはまる」「あてはまらない」などの異なる段階評価，「毎日」「週2～3回」などの行動頻度の評価などによって行われる．また，自記式質問紙調査を用いた高齢者や家族による自己評定と，専門家などによる面接による評定がある．

4 適切な評価尺度の利用

高齢者の社会状況についてどういった情報を得たいのか，すなわち評価の目的に応じて，用いる尺度や尺度の構成は異なってくる．

5 さまざまな社会生活領域

住まい状況（living arrangement），家族構成，仕事の有無，歩行可能かどうかなどの身体状況に依存して，高齢者にとって社会生活領域の重みが異なってくる．ここでは，社会生活領域を家庭・自宅や近隣における狭義の個人レベルと，近隣や地域・社会における広義の地域社会レベルに分け（図1），それぞれの領域で評価が可能な要素および代表的な評価指標を紹介する．

(1) 個人レベル

社会とのつながりは概して高齢者の身体的・精神的健康を高めるが，ストレスの多い社会的人間関係は逆に健康を害する危険要因にもなる．また，社会とのつながりが希薄になると，社会的孤立や孤独感を生じる[9]．社会とのかかわり（social engagement）に関する領域として，生活空間（life space），家族構成，閉じこもり（homebound/housebound），社会的孤立（social isolation），社会参加（social participation），ソーシャル・ネットワーク（social network），ソーシャル・サポート（social support）などがあげられる．

生活空間は，ふだん生活している空間的広がりのことで[5]，高齢者の身体機能や日常生活活動能力，虚弱の予測因子であることが明らかにされている[10]．生活空間の評価として，life space assessment（LSA）が用いられる（表1：①）．家族構成については，配偶者の有無，同居家族人数（一人暮らしの有無を含む）に加え，介護が必要になったときに頼れる（介護をしてくれる）人がいるかどうかという情報も重要である．閉じこもりの評価には，新開（2000）が開発した「閉じこもりアセスメント表」（表1：②）がある[11]．本アセスメント表では，閉じこもりを状態像として把握する観点から，外出頻度が測定尺度として採用されている．高齢者の外出目的では，買い物・用足し，通院（医療機関），散歩，知人と会うなどが多く挙げられた[3]．閉じこもりと近い概念に社会的孤立がある．社会的孤立を評価するうえで，対面および非対面交流の頻度を測る質問項目（表1：③）がよく用いられている[12]．

社会参加状況を評価する指標としては，橋本ら（1997）の「社会活動性指標」がある[13]．同指標は，4つの社会参加の側面〔仕事（収入を伴う），社会・奉仕活動（ボランティア団体，町内会・自治会の活動，地域行事の参加など），個人活動（友人・親戚を訪問，近所づきあいなどの私的交流，旅行，スポーツなど），学習活動（老人大学；生涯学習施設，市民講座への参加など）〕のそれぞれについて，参加頻度を調べる[14,15]．同指標では年齢別の基準値も示されている．一方で，何を社会参加活動に含めるのか，その概念規定については一致した見解が得られているわけではない[16]．また，時代とともに社会参加活動の種類や基準値も変化してきている．したがって，具体的な活動項目や参加頻度については，研究目的に応じて適時変更されているのが現状である．

ソーシャル・サポートは，社会的結びつきの機能的側面と主観的特性を表しており[17]，家族，友

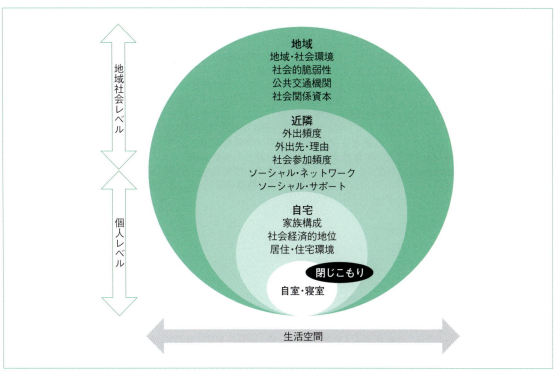

図1 評価可能な社会生活領域

人，知人などから得る情緒的サポートおよび手段的サポート（私的サポート），行政機関などによる相談サービス（公的サポート）の利用の可能性などを含んでいる[18]．一方，ソーシャル・ネットワークは，社会的結びつきの構造的側面，規模・頻度・密度などの客観的特性を表しており[17]，その評価指標として代表的なものは日本語版 Lubben Social Network Scale 短縮版（LSNS-6）（表1：④）である．

社会参加が活発で心身機能が高い高齢者は，社会経済的地位（socio-economic status）が高い[19]．社会経済的地位は，学歴（教育年数），収入状況，主観的な経済的状況（経済的ゆとり感，経済的困窮度）で評価される．収入状況については，具体的な年間収入額をもとに客観的に評価することもある．また，同居の有無などを含む家族構成，住まい状況の情報は，社会状況の評価として有用である．

（2）地域社会レベル

社会関係資本（social capital）は，ネットワークを通じて得られる資源といわれ，ネットワークは強制力を伴う信頼関係をつくり出すと考えられる[21]．社会関係資本においてはさまざまな評価方法があるが，その構成要素である「ネットワーク」，「人々の信頼」，「規範」[22]を測定するものが多い．社会的脆弱性（social vulnerability）は，社会的弱者とされる人々や地域社会の災害に対する居住リスクなどが評価対象となる．日本においては今のところ代表的な指標はないが，今般の大震災や急速な高齢化に伴う社会環境の変化などから，有用な指標の開発が求められる．地域環境（community environment）や社会環境（social environment）は，高齢者の生活領域に位置付けられる．家の近くに安価で利用しやすい公共交通機関があるかなど高齢者が外出しやすい環境かどうかの評価は，生活状況を把握する要素となる．また，地域・社会環境のほかに，福祉機器を含む住宅環境・施設環境なども評価の対象となり，高齢者の生活環境へのニーズ・特性の把握，政策・制度などに役立てられる[23]．高齢者の生活領域を評価する代表的な指標は今のところないが，福祉機器を含む高齢者の住宅環境に関する研究は蓄積されてきており，評価ツールの開発・普及が望まれる．

表1 代表的な社会的状況評価領域および評価指標

評価領域	評価指標	特　徴	評価項目	結果の解釈
生活空間 (life space)	①Life space assessment (LSA)	身体活動を生活空間といった概念でとらえ，生活空間の範囲での活動の有無，頻度，自立度を評価する指標．障害を有する者から健常な高齢者まで適応可能．調査時間は10分程度であり，各種フィールドにおいて適用しやすい[10]．	生活空間は個人の寝室からの距離で示され，以下の5つのレベルで説明される．レベル0）寝室での移動制限，1）住居内の移動制限，2）居住空間のごく近くの空間での移動制限，3）自宅近隣での移動制限，4）町内での移動制限，5）町外での移動制限[24]．	各レベルにおいて，生活空間の程度（「はい」，「いいえ」），頻度（「週1回未満」，「週1～3回」，「週4～6回」，「毎日」），自立度（「誰かの助けを要する」，「補助具を使用」，「一人でできる」）を掛け合わせ，さらに生活範囲レベル1～5に対応して1～5の重み付けの得点を乗じる．合計点は生活範囲レベル1～5までの5段階合計で0点から120点の範囲をとる．その総合得点が高い値ほど，生活空間が広いことを示す[24]．
閉じこもり (homebound/housebound)	②「閉じこもり」アセスメント表[11]	「閉じこもり」は「1日のほとんどを家の中あるいはその周辺（庭先程度）で過ごし，ふだんの外出頻度が極端に少ない状態」と定義される．新開は外出の困難性に着目し，「身体に障害があって外出が困難あるいはできない」タイプ1と，「身体に障害がないかあっても軽度なものであるにもかかわらず外出しようとしない」タイプ2に大別し，閉じこもりの類型化を図った．	アセスメント表（30項目）は4つの質問グループからなる．閉じこもり状態の判定，閉じこもりの原因（身体的・精神的要因，心理・社会的要因，環境的要因），日常生活の困難性，対象者が利用したいサービスや参加したい事業についてそれぞれ調査する項目が含まれる．質問項目を減らした簡略版（20項目）もある．	本アセスメントは4つの質問グループから構成されるため，30項目をひとまとめにして得点化するのではなく，それぞれの回答結果を質的にみる．閉じこもり状態の判定では，項目3の「ふだん買い物，散歩，通院などで外出する頻度はどれくらいですか」の回答が「1週間に1回程度」あるいは「ほとんど外出しない」であれば，「閉じこもり」状態と考える．外出頻度は「週1回程度」をcut-off値とし，それ以下の外出頻度しかない場合は外出頻度が極端に少ないとみなしている．さらに，項目5の「外出するにあたっては，どなたかの介助が必要ですか」が「はい」であれば「タイプ1の閉じこもり」，「いいえ」であれば「タイプ2の閉じこもり」と判定する．それぞれの項目の解釈については，新開（2000）を参照[11]．
社会的孤立 (social isolation)	③対面交流と非対面交流頻度の質問項目	別居の家族や親戚，および友人のそれぞれについて，会う頻度（対面交流）と手紙・電話・メールなどで連絡する頻度（非対面交流）を測定し，社会的孤立を評価する[12]．	次の2項目について，家族や親戚，および友人のそれぞれについて尋ねる（計4項目）．「別居のご家族や親戚［友人やご近所の方］と会ったり，一緒に出かけたりすることはどのくらいありますか」，「別居のご家族や親戚［友人やご近所の方］と電話で話すことはどのくらいありますか（電子メールやファックスのやり取りも含みます）」．	回答は，「ほとんど毎日」，「週2～3回」，「週に1回」，「月1～2回」，「年に数回」，「ほとんどない」の7件法で行い，得点化はそれぞれの選択肢に重みをつける（重みづけの方法については，斎藤ら（2015）を参照）．別居家族・親戚および友人それぞれとの対面交流頻度と非対面交流頻度を単純加算する[12]．

（次頁つづく）

表1 代表的な社会的状況評価領域および評価指標（つづき）

領域	評価指標	概要	項目	評価方法
ソーシャル・ネットワーク（social network）	④日本語版 Lubben Social Network Scale 短縮版（LSNS-6）	Lubbenが1988年に開発した高齢者のためのソーシャルネットワーク尺度であり，ネットワークのサイズや接触頻度とともに，情緒的・手段的サポートに関する項目について評価している[17]．	情緒的・手段的サポートとして，家族ネットワークに関する3項目，非家族ネットワークに関する3項目の計6項目について，それぞれ6件法でネットワークの人数を回答するものである．次の3項目について，家族・親戚および友人・近隣の人についてそれぞれ尋ねる（計6項目）．「少なくとも月に1回，会ったり話をしたりする家族や親戚［友人・近隣の人］は何人いますか？」，「あなたが，個人的なことでも話すことができるくらい気楽に感じられる家族や親戚［友人・近隣の人］は何人いますか？」，「あなたが，助けを求めることができるくらい親しく感じられる家族や親戚［友人・近隣の人］は何人いますか？」．	それぞれの項目について，次の6件法でネットワークの人数を回答する．「0＝いない」，「1＝1人」，「2＝2人」，「3＝3,4人」，「4＝5〜8人」，「5＝9人以上」．これらの6項目の各点数を均等に加算して求める．総得点の範囲は0点〜30点で，得点が高いほうがソーシャルネットワークは大きく，12点未満は社会的孤立を意味するとされている[17]．

コラム④

高齢者の社会参加のステージ

　高齢者の社会参加のステージは，求められる生活機能により高次から低次へと階層構造をなすと考えられる（図）．たとえば生活機能が高いときは収入を伴う就労に携わり，生活機能が少し落ちてきたと感じたらボランティア活動へ移行する．高齢期の社会参加は，生活機能レベルに応じて対象や形態を変えながらシームレスに継続されることが推奨される[20]．

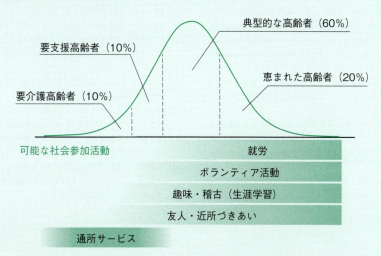

図　生活機能からみた高齢者の健康度の分布と社会参加の推移

（文献20より引用）

3. 評価結果の利用

　高齢者の社会状況は，高齢者本人の健康度のみならず，家族，住まい，経済状況のほか，これまでの生活歴（学歴や婚姻，職業歴）や生活信条によって大きな影響を受けており，われわれはその善悪を判断できるものではない．しかし，その社会状況が，のちの高齢者の健康や生活の質（QOL）を左右することもまた事実である．一般の高齢者では，社会状況は包括的な健康と関係し，社会的機能が高い人は生活の質（QOL）や健康度が高い．社会的機能を維持・増進することは老化の先送りや予防につながる．また，心身に障害がある高齢者では，地域に社会参加の場があることが障害の回復につながり，社会的役割や生きがいの保持に重要である．したがって，高齢者の社会状況を評価する目的は，現在の社会状況に至った背景を十分ふまえつつも，今後，健康状態を安定化し，より質の高い生活が確保できるよう，社会面からのサポートへとつなげることにある．なお，用いた評価指標においては，カットオフ値（cut-off point）を設定することで，ハイリスクアプローチを行うことが可能となろう．

（池内朋子，新開省二）

文献

1) 西真理子：社会的フレイルの意義. Modern Physician **35**：827-830，2015.
2) World Health Organization：World Report on Aging and Health. 2015：http://apps.who.int/iris/bitstream/10665/186463/1/9789240694811_eng.pdf?ua=1（2016年6月26日閲覧）
3) 新開省二・他：地域高齢者における"タイプ別"閉じこもりの出現頻度とその特徴. 日公衛誌 **52**：443-455，2005.
4) 新開省二：高齢者の閉じこもり. 日老医誌 **45**：117-125，2008.
5) 竹内孝仁：閉じこもり，閉じこもり症候群. 介護予防研修テキスト. 社会保険研究所，128-140，2001.
6) 池淵恵美：統合失調症の社会的機能をどのように測定するか. 精神神経学 **115**：570-585，2013.
7) 世界保健機関（WHO）：ICF国際生活機能分類－国際障害分類改訂版，中央法規，2002.
8) 新開省二：介護予防の戦略. 日農医誌 **61**：826-829，2013.
9) Berkman LF, Glass T：Social integration, social networks, social support and health. In :Social epidemiology LF Berkman, I Kawachi (Eds.), New York：*Oxford Press*，2000，pp137-173.
10) 島田裕之・他：地域在住高齢者の生活空間の拡大に影響を与える要因－構造方程式モデリングによる検討. 理学療法学 **36**：370-376，2009.
11) 新開省二：「閉じこもり」のアセスメント表の作成とその活用法. ヘルスアセスメントマニュアル―生活習慣病・要介護状態予防のために―（ヘルスアセスメント研究委員会監），厚生科学研究所，2000，pp113-141.
12) 斉藤雅茂・他：健康指標との関連からみた高齢者の社会的孤立基準の検討　10年間のAGESコホートより. 日公衛誌 **62**：95-105，2015.
13) 橋本修二・他：高齢者における社会活動状況の指標の開発. 日公衛誌 **44**：760-768，1997.
14) 金貞任・他：地域中高年者の社会参加の現状とその関連要因―埼玉県鳩山町の調査から―. 日公衛誌 **51**：322-334，2004.
15) 長田久雄・他：高齢者の社会的活動と関連要因　シルバー人材センターおよび老人クラブの登録者を対象として. 日公衛誌 **57**：279-290，2010.
16) 岡本秀明：高齢者向けの「社会活動に関連する過ごし方満足度尺度」の開発と信頼性・妥当性の検討. 日公衛誌 **57**：514-525，2010.
17) 栗本鮎美・他：日本語版Lubben Social Network Scale短縮版（LSNS-6）の作成と信頼性および妥当性の検討. 日老医誌 **48**：149-157，2011.
18) 小林江里香・他：孤立高齢者におけるソーシャルサポートの利用可能性と心理的健康　同居者の有無と性別による差異. 日公衛誌 **58**：446-456，2011.
19) 近藤克則：健康格差社会を生き抜く. 朝日新聞出版，2010.
20) 藤原佳典：高齢者のシームレスな社会参加と世代間交流―ライフコースに応じた重層的な支援とは―. 日世間交流誌 **4**：17-23，2014.
21) カワチ イチロウ：社会関係資本と災害に対するレジリエンス. 学術の動向 **18**：95-99，2013.
22) 市田行信・他：マルチレベル分析による高齢者の健康とソーシャルキャピタルに関する研究. 農村計画誌 **24**：277-282，2005.
23) 児玉桂子：高齢者福祉と都市住宅の境界領域における研究動向と展望. 都市住宅学 **5**：46-48，1994.
24) 理学療法士学会. 理学療法診療ガイドライン. 2011：http://jspt.japanpt.or.jp/upload/jspt/obj/files/guideline/00_ver_all.pdf（2016年6月26日閲覧）

3章 7 生活機能の評価

> **KEY ポイント**
>
> ❶ **評価の目的を理解するポイント**
> 　生活機能は基本的日常生活活動（BADL）だけでなく，手段的日常生活活動能力（IADL）に大別される．低下がみられるBADLおよびIADLの具体的な内容に対して直接介入をすることはもちろん，介入・治療効果を検証するための指標としても用いられる．
>
> ❷ **評価の方法や信頼性を理解するポイント**
> 　使用する評価指標が対象患者にとって適切であるか，あるいは使用する目的が適切であるかどうかを吟味することが重要であり，可能な限り実際の生活場面の中で評価を行うことが望ましい．
> 　観察式の評価による評価指標の場合には検者間信頼性や基準関連妥当性が，自己記入（回答）式の評価尺度の場合には内部一貫性や適正な期間で実施された再テスト法によって検討された信頼性などが重要となる．
>
> ❸ **評価の結果を解釈するポイント**
> 　使用した評価尺度によってその結果がもつ意味を正しく理解する必要がある．
> 　対象の経時的変化や介入効果を検討する場合には，予測妥当性が確認された基準値を参照すること，詳細な項目を含むような変化を捉えやすい評価尺度を使用して比較することが重要である．
> 　「何がどのくらいできるのか」だけではなく，「どのように行っているのか」，「なぜそのように行っている（あるいは，行えない）のか」を念頭において評価することで，介入プログラムの立案などにつなげていくことが重要である．

1．生活機能の評価のポイント

1 評価の目的の理解

　高齢期においては自立した生活を維持する能力が非常に重要であり，WHOは生活機能の自立を高齢期の健康の指標とすることを提唱している．生活機能には基本的日常生活活動（Basic Activity Daily Living；BADL）だけでなく，手段的日常生活活動能力（Instrumental ADL；IADL）と呼ばれる，より複雑な生活関連活動，さらには状況に対応する能力や社会的役割を担う能力などさまざまな水準がある．各評価の具体的な内容に対して直接介入をすることはもちろん，介入・治療効果を検証するための指標としても用いられるため，各評価尺度の利点および欠点を的確に把握し，評価する対象に応じて適切な評価指標を使用することが重要である．

2 評価の方法や信頼性

　高齢者の生活機能を評価する際には，使用する評価指標が対象患者にとって適切であるか，あるいは使用する目的が適切であるかどうかを吟味することが重要である．対象患者の状態をより的確に把握できるように，基準に応じて正しく評価されることが必要であり，また可能な限り実際の生活場面の中で評価を行うことが望ましい．信頼性という観点からは，観察式の評価による評価指標

の場合には，検者間信頼性や基準関連妥当性が特に重要であり，一方で自己記入（回答）式の評価尺度の場合には内部一貫性や適正な期間で実施された再テスト法によって検討された信頼性などが重要となる．

3 評価結果の解釈

生活機能の評価結果を適切に解釈するためには，使用した評価尺度によってその結果がもつ意味を正しく理解する必要がある．対象の経時的変化や介入効果を検討する場合には，予測妥当性が確認された基準値を参照することが重要であり，また詳細な項目を含むような変化を捉えやすい評価尺度を使用して比較すべきである．初回評価が入院中であるならば，入院（発症）前のADL遂行状態についても評価すべきである．入院中であっても活動度を評価する意味から，退院前よりIADLも評価対象とすべきである．「何がどのくらいできるのか」だけではなく，「どのように行っているのか」，「なぜそのように行っている（あるいは，行えない）のか」を念頭において評価することで，介入プログラムの立案などにつなげていくことが重要である．

2. BADLの評価

1 BADLの評価の目的

ADL評価の目的は対象者のADLに対する遂行能力を把握することである．中でも，入院患者や施設入所中の障害者など特定の環境下で生活している人々に対しては，主にBADLの自立度が評価されることが中心となる．

BADLを評価することは，ADLを遂行する際の阻害因子を明確化し，治療プログラム作成の資料となるだけでなく，ADLに対する遂行能力の経時的変化を捉え，治療効果の判定や予後予測の資料となる．

2 BADLの評価尺度

一定の基準に従って評価することで，その結果および患者の状態を共有することができる．また，既存の評価尺度を用いることで，臨床研究において疾患や年齢別，あるいは国別の群比較など，より詳細に患者の状態を把握することができる．評価尺度としては，Barthel Index，Katz Index，Kenny Self-care Evaluation，PULSES Profile，Functional Independence Measure（FIM）などがあげられるが，本項では，臨床場面において使用頻度の高い代表的なBADLの評価尺度を紹介する．

(1) Barthel Index（表1）

Barthel Index（BI）は米国の医師Florence Mahoneyと理学療法士Dorothea Barthelによって1965年に発表された評価尺度である[1]．その後，Grangerらによって2度の改訂がなされたものも，現在よく用いられている[2,3]．対象患者の各項目に対する遂行能力を評価するため，いわゆる「できるADL」を評価する．

❶評価方法

主に医療従事者による観察，面接を通じて評価されるが，電話による聴取[4]や自己回答式で評価されたものも報告されている．

評価項目は，食事，車いすからベッドへの移動，整容，トイレ動作，入浴，歩行，階段昇降，着替え，排便コントロール，排尿コントロールの10項目から構成されており，各項目を0，5，10，15点（各項目で点数配分が異なる）で評定する．

❷評価指標の信頼性

①検者間変動（級内相関係数）
　急性期脳卒中患者：0.94[5]，
　その他の疾患を有する高齢者：0.97[6]，0.89[7]
②基準関連妥当性（相関係数）
　急性期脳卒中患者におけるFIMの運動項目：0.92[5]，0.73-0.77[8]
　神経疾患患者におけるFIMの運動項目：0.84[9]

表1 Barthel Index

	項目	点数	質問内容
1	食事	10	自立,自助具などの装着可,標準的時間内に食べ終える
		5	部分介助(たとえば,おかずを切って細かくしてもらう)
		0	全介助
2	車椅子からベッドへの移動	15	自立,ブレーキ,フットレストの操作も含む(非行自立も含む)
		10	軽度の部分介助または監視を要する
		5	座ることは可能であるがほぼ全介助
		0	全介助または不可能
3	整容	5	自立(洗面,整髪,歯磨き,ひげ剃り)
		0	部分介助または不可能
4	トイレ動作	10	自立(衣服の操作,後始末を含む,ポータブル便器などを使用している場合はその洗浄も含む)
		5	部分介助,体を支える,衣服,後始末に介助を要する
		0	全介助または不可能
5	入浴	5	自立
		0	部分介助または不可能
6	歩行	15	45m以上の歩行,補装具(車椅子,歩行器は除く)の使用の有無は問わず
		10	45m以上の介助歩行,歩行器の使用を含む
		5	歩行不能の場合,車椅子にて45m以上の操作可能
		0	上記以外
7	階段昇降	10	自立,手すりなどの使用の有無は問わない
		5	介助または監視を要する
		0	不能
8	着替え	10	自立,靴,ファスナー,装具の着脱を含む
		5	部分介助,標準的な時間内,半分以上は自分で行える
		0	上記以外
9	排便コントロール	10	失禁なし,浣腸,坐薬の取り扱いも可能
		5	ときに失禁あり,浣腸,坐薬の取り扱いに介助を要する者も含む
		0	上記以外
10	排尿コントロール	10	失禁なし,収尿器の取り扱いも可能
		5	ときに失禁あり,収尿器の取り扱いに介助を要する者も含む
		0	上記以外

(文献1より引用)

❸解釈のポイント

①情報の特性:総点は最高100点,最低は0点であり,点数が高いほどBADLの自立度が高いことを示す.

②予測妥当性と基準値またはカットオフ値:総点が60点以上では基本的ADLの自立度が高く,40点以下ではかなり介助を必要とし,20点以下ではほぼ全介助を示すといわれている.また,脳卒中患者において,60点以上の者は60点未満の者と比較して入院日数が短い[3].

カットオフ値としては,急性期脳卒中患者において報告がある.脳梗塞の判定基準であるmodified Rankin Scale(mRS)との関連性が報告されており,BIが95点でmRSスコアが1(症候はあっても明らかな障害はない,感度85.6%,特異度91.7%),90点でスコアが2(軽度の障害,感度90.7%,特異度88.1%),75点でスコアが3(中等度の障害,感度95.7%,特異度88.5%)というカットオフ値としている[10].

③解釈のポイント:BIは普及度が高く,比較的

簡単に評価が行えるという利点があるが，比較的採点が粗くBADL能力の細かな変化が反映されにくいといわれているため，対象患者の経時的変化を追うためにはやや不十分だという指摘がある．また，高齢者に対する自己回答式による評価は実際の能力よりも高い点数になるという報告や[11]，面接式による評価において対象の認知機能によって信頼性が異なるという報告[12]もあり，評価対象によっては使用が適さない場合も存在する．

（2）Katz Index of ADL（表2，3）

Katz Indexは，1963年にKatzらによって発表された評価尺度である[13]．各項目に対して「できるかできないか」ではなく，「行っているかいないか」の観点で評価を行い，機能的自立か依存（要介助）かを判定する．

❶評価方法

Katz Indexは，入浴，更衣，トイレ，移動，排尿・排便自制，食事の6項目の評価に基づき，A～Gの評定はで判定されるものである．なお，

表2 Katz Index of ADLの評定

評定	定義
A	食事，排尿・排便自制，移乗，トイレ，更衣および入浴において自立
B	上記の1つを除いてすべて自立
C	入浴および1つを除いてすべて自立
D	入浴，更衣および1つを除いてすべて自立
E	入浴，更衣，トイレおよび1つを除いてすべて自立
F	入浴，更衣，トイレ，移乗および1つを除いてすべて自立
G	6つの機能すべて介助
その他	2つ以上の機能が介助．ただしC，D，E，またはFに分類できないもの

表3 Katz Index of ADLにおける特記事項

入浴	スポンジで洗う，シャワーを使う，または浴槽に入る
自立	背中や障害のある手足が1箇所だけ洗うための手助けが要るかまたは完全に1人で入浴可能な場合．
介助	1箇所以外にも洗えないところがある．浴槽の出入りが1人でできない．
更衣	
自立	箪笥や引き出しから衣類を出し，服や外套，装具を身に着ける．ファスナーを絞める．靴ひもを結ぶことは除外．
介助	全部または一部更衣動作ができない．
トイレ	
自立	トイレに行く．便器に近づき，離れる．衣類を操作する．後始末する．（夜間だけはベッドで便器を使うこと可．自助具の使用はかまわない）
介助	いつでもベッドで便器使用またはトイレの使用に介助が必要．
移動	
自立	自力でベッドに入り，ベッドから離れる．椅子に腰掛け，椅子から離れる（自助具の使用はかまわない）．
介助	ベッドや椅子への移動が1つまたはそれ以上できない．
排尿・排便自制	
自立	排尿・排便操作が完全に自分でできる．
介助	完全または不完全な失禁状態．浣腸，カテーテル，便器，尿器使用について部分的介助または管理・監視が必要．
食事	
自立	食物を皿からとり，口に入れる．（あらかじめ食物を切ったり，ほぐしたり，パンにバターをぬったりすることは評価にはいらない．）
介助	上記の行為に介助が必要．一部または全部の摂食行為ができない．

「自立」とは表3に示す特記事項以外の監視，指導，介助のないことを意味する．これは実際に行われた状態であり，能力を指すものではない．動作の遂行を拒否する患者は，自分ではできると思っていても遂行されないとみなされる．

❷ 評価指標の信頼性

① 検者間変動：有用性は高いが，検者間信頼性は低い[14]（統計的処理は実施されていない）
② 基準関連妥当性（相関係数）：短期施設入所者や，入院患者，脳卒中者における機能低下との外的妥当性が示されている[15]．
③ 内的整合性
　Cronbach' α：$0.87^{[16]}$，$0.94^{[17]}$

❸ 解釈のポイント

① 情報の特性：すべての項目が自立している場合，グレードAと判定される．自立項目の数が減るに従いB～Gへとグレードが下がる．また，動作の拒否に関しても評価対象となる．
② 予測妥当性：本尺度による評価によって，退院に対しては感度90％，特異度63％，死亡に対しては感度73％，特異度80％であると報告している．さらに，脳卒中患者，股関節骨折患者やリウマチ患者の外来治療における長期的かつ社会への適応に対しても予測妥当性を有しているとしている[18]．
③ 解釈のポイント：この評価尺度は，患者における評価項目機能の改善の機序が，人間の発達過程の機序ときわめて類似しており，高齢者のADL能力の向上（あるいは低下）には一定の順序性があるという理論的背景に基づき作成されている．また，健康状態の悪化に対しては鋭敏ではあるが，リハ過程におけるBADL能力の細かな変化を捉えることは難しい．本評価尺度に対して高い信頼性を報告したものはみられないが，一方で検者の訓練によって検者間信頼性が上昇することを示唆している．

(3) FIM（表4）

FIM（機能的自立度評価表）は，1986年にGrangerらによって開発されたADL評価尺度である[19]．特に介護負担度の評価が可能であり，ADL評価法の中でも，最も信頼性と妥当性があるといわれ，脳卒中，外傷性脳損傷，脊髄損傷などの疾患を有する患者や高齢者など，リハ分野で幅広く活用されている．

❶ 評価方法

食事や移動などの"運動ADL"13項目と"認知ADL"5項目から構成される．FIMはどの疾患にも適応ができ，評価者もリハ専門職である必要がない．自立はその程度によって「完全自立」と「修正自立」の2つに分けられる．介助は必要な介助の程度により「監視」，「最小介助」，「中等度介助」，「最大介助」，「全介助」の5段階に分類される（表5）．なお，詳細な評価手順は成書を参照されたい．

❷ 評価指標の信頼性

① 検者間変動（級内相関係数）：さまざまな疾患

表4 FIMの評価項目

大項目	中項目	小項目
運動項目	セルフケア	食事
		整容
		清拭
		更衣（上半身）
		更衣（下半身）
		トイレ
	排泄	排尿コントロール
		排便コントロール
	移乗	ベッド，椅子，車椅子
		トイレ
		浴槽・シャワー
	移動	歩行・車椅子
		階段
認知項目	コミュニケーション	理解（聴覚・視覚）
		表出（音声・非音声）
	社会認識	社会的交流
		問題解決
		記憶

表5 採点基準

	点数	介助量
自立	7点	完全自立
	6点	修正自立
介助	5点	監視・準備・指示・促しが必要
	4点	75％以上自分で行う
	3点	50％以上75％未満は自分で行う
	2点	25％以上50％未満は自分で行う
	1点	25％未満しか自分で行わない・もしくは全介助

を対象とした報告のメタアナリシスによる．平均値：0.95[20]

②基準関連妥当性（相関係数）

急性期脳卒中患者におけるBarthel Index：0.92[5]，0.73-0.77（運動項目）[8]

神経疾患患者におけるBarthel Index：0.84（運動項目）[9]

③検者内変動（級内相関係数）

運動項目：0.90[21]，0.95[22]

認知項目：0.80[21]，0.89[22]

総得点：0.98[22]

④内的整合性

Cronbach' α：0.93[23]

❸解釈のポイント

①情報の特性：総点は完全自立で最高126点満点，全介助では最低点の18点であり，点数が高いほどBADLの自立度が高いことを示す．また，FIMの合計点と介助時間の間には高い相関関係が認められており，FIMの1点が介護時間1.6分の介助時間に相当されている．

②予測妥当性と基準値またはカットオフ値：神経疾患患者において，入院時の運動項目（$β=0.55$）および認知項目（$β=0.38$）の得点が退院時のFIM総得点に対して強い影響を与える[24]．脳卒中患者において，入院時のFIM総得点が37〜72点の者は，73点以上，36点以下の者と比較して高い回復を示した[25]．また，入院時の運動項目の得点が入院日数に対して最も強い予測因子であると報告している[26]．

③解釈のポイント：各項目の評価が1〜7点と点数の範囲があり変化を捉えやすいという利点があるため，臨床場面においては広く用いられている．さらに，実際に「している」状況を記録することで，患者の自立度だけでなく介助量という観点も評価していることが重要な点である．ただし，評価項目は日常生活活動すべての内容をチェックするものではなく，生活を営んでいくために必要最小限の項目である．また，判定の難しさや評価に時間がかかることなどが指摘されている．

3. IADLの評価

1 IADLの評価の目的

IADLは，個人が社会的環境に適応するための活動能力を反映しており，また地域で自立した生活を送るために必要な活動能力を指すものである．そのため，評価項目は家の中の動作だけでなく，より広い生活空間である地域における自立生活に必要な最低限度の日常活動を想定しており，それらの評価によって個人の日常生活における機能的状態が簡潔に表現できることに加え，障害が軽い場合でも鋭敏な指標として用いられる．ただし，IADLのような高次の生活機能の内容は，文化や年齢，性別によって差異が生じるため，使用する評価指標で比較する際には注意が必要である．

2 IADLの評価尺度

本項では，IADLの概念の基礎となったLawtonらによる評価指標や，わが国において使用頻度の高いTMIG- Index of Competenceなどの評価尺度を紹介する．

（1）Lawton IADL（表6）

1969年に，LawtonとBrodyは，8項目からなるIADL尺度を開発した[27]．初期の研究ではBADLとIADLは別の尺度として構成された．Lawtonは人間の活動を生命維持，機能的健康，知覚認知，身体的自立，手段的自立，エフェクタンス（効力性），社会的役割の7つの階層的カテゴリーに分類した[28]．その第4水準と第5水準を評価する尺度としてPSMS（physical self-maintenance scale）とIADL尺度を作成したが，第5水準に対する評価尺度が本尺度である．

❶評価方法

評価項目は，「電話の使用」，「買い物」，「食事の支度」，「家事」，「洗濯」，「交通手段」，「服薬」，「家計管理」の8項目である．各項目に対して，

表6 Lawton IADL

			男性	女性
A	電話の使用			
	1	自分から積極的に電話をかける(番号を調べたり,ダイヤル番号を回すなど)	1	1
	2	2,3のよく知っている番号をかける	1	1
	3	電話を受けるが,自分からはかけない	1	1
	4	電話を全く使用しない	0	0
B	買い物			
	1	すべての買い物を一人で行う	1	1
	2	小さな買い物は一人で行う	0	0
	3	すべての買い物に付き添いを要する	0	0
	4	買い物はまったくできない	0	0
C	食事の支度			
	1	献立,調理,配膳を適切に一人で行う		1
	2	材料があれば適切に調理を行う		0
	3	調理済食品を温めて配膳する.また調理するが栄養的配慮が不十分		0
	4	調理,配膳を他者にしてもらう必要がある		0
D	家事			
	1	自分で家屋を維持する.または重度作業のみときどき援助を要する		1
	2	皿洗い,ベッドメーキング程度の軽い作業を行う		1
	3	軽い作業を行うが十分な清潔さを維持できない		1
	4	すべての家屋維持作業に援助を要する		1
	5	家屋維持作業にはまったくかかわらない		0
E	洗濯			
	1	自分の洗濯は自分で行う		1
	2	靴下程度の小さなものは自分で行う		1
	3	すべて他人にしてもらう		0
F	交通手段			
	1	1人で公共交通機関を利用する.または自動車を運転する	1	1
	2	タクシーを利用し,他の公共交通機関を使用しない	1	1
	3	介護人または道連れがいるとき公共交通機関を利用する	1	1
	4	介護人つきでのタクシーまたは自動車の利用に限られる	0	0
	5	全く利用しない	0	0
G	服薬			
	1	適正量,適正時間の服薬を責任をもって行う	1	1
	2	前もって分包して与えられれば正しく服薬する	0	0
	3	自分の服薬の責任をとれない	0	0
H	家計管理			
	1	家計管理を自立して行う(予算,小切手書き,借金返済,請求書支払,銀行へ行くこと)	1	1
	2	日用品の購入はするが,銀行関連,大きなものの購入に関しては援助を要する	1	1
	3	貨幣を扱うことができない	0	0

(文献27より引用)

「可能」であれば1点,「不可能」もしくは「一部可能」で0点と採点するが,項目によって「可能」となる範囲が異なる.また,性別によって評価に含む項目および得点が異なる.自己報告式および代理人による情報提供により評価することが可能である.

❷ 評価指標の信頼性
① 検者間変動（級内相関係数）
　0.85[29]
② 基準関連妥当性（相関係数）
　原著により，Physical Self-Maintenance Scale，Physical Classification，Mental Status Questionnaire，Behavior and Adjustment rating scaleなどとの関連が報告されている[27]．
❸ 解釈のポイント
① 情報の特性：総点は最高得点8点（男性は5点），最低得点0点で，点数が高いほど機能が高い（自立度が高い）ことを示す．
② 予測妥当性と基準値またはカットオフ値：8項目のうち，3項目以上0点の項目を有する者は，退院時（3.06倍）および退院後6カ月の時点（2.21倍）の死亡や施設入所などのさらなる悪化に対してオッズ比が有意に高いことを報告している[30]．また，本尺度の得点が1点上昇することで，作業療法介入の処方のオッズ比が0.41倍となる[31]．
③ 解釈のポイント：本尺度はADLとIADLをはじめから独立の次元として扱ったため，ADLとIADLとの関係は明らかにされていないが，これらを一体として使用することが重要であることを強調した．本尺度は10～15分程度での評価が可能であり，比較的簡便な尺度である．しかし，自己報告式および代理人による情報提供をもとに評価するため，過大評価，または過小評価する可能性が考えられる．また，能力の細かな変化を捉えることは難しい．さらに，IADLを男女別のIADL尺度としたため使用が煩雑で結果の比較が困難であるという問題が存在する．

（2）老研式活動能力指標（表7）

老研式活動能力指標（TMIG- Index of Competence）は，Lawtonの活動能力の体系に依拠して，BADLの測定では捉えられない高次の生活能力を評価するために，1987年に古谷野らによって開発された13項目の多次元尺度である[32]．本評価尺度は，厳密にはIADLのみを評価対象としていないが，手段的ADL項目を含んだ尺度であり，高齢者の活動能力を評価するものとして広く使用されている．

❶ 評価方法
「手段的自立」「知的能動性（状況対応の語を内容に即して改変）」「社会的役割」の3つの活動能力を測定するもので，各質問項目の因子所属は，項目1～5が「手段的自立」，項目6～9が「知的能動性」，項目10～13が「社会的役割」である．このうち，項目1～5がIADL能力の評価に該当する．

各項目に対し，「はい」「いいえ」のいずれかに回答し，「はい」の回答の数を合計して得点とする．自記式の尺度として開発されたものであるため，知的機能の著しく低下した高齢者を除き調査票への自己記入や，家族など日常をよく知っている者による評価も可能である．なお質問には，「いますか」「ありますか」という問いのほかに「できますか」という問いが含まれている．これは，「できること」は「していること」と同義ではないという高次の活動の特性に配慮したものである．そのため，「できますか」という問いの場合，できるのであれば，本人が現在しているかどうかにかかわりなく回答は「はい」でなければな

表7　老健式活動能力指標

1	バスや電車を使って一人で外出できますか	はい	いいえ
2	日用品の買い物ができますか	はい	いいえ
3	自分で食事の用意ができますか	はい	いいえ
4	請求書の支払いができますか	はい	いいえ
5	銀行預金・郵便貯金の出し入れが自分でできますか	はい	いいえ
6	年金などの書類が書けますか	はい	いいえ
7	新聞を読んでいますか	はい	いいえ
8	本や雑誌を読んでいますか	はい	いいえ
9	健康についての記事や番組に関心がありますか	はい	いいえ
10	友だちの家を訪ねることがありますか	はい	いいえ
11	家族や友だちの相談にのることがありますか	はい	いいえ
12	病人を見舞うことができますか	はい	いいえ
13	若い人に自分から話しかけることがありますか	はい	いいえ

（文献32より引用）

らない点に注意が必要である．

❷評価指標の信頼性

①検者間変動

級内相関係数：0.765[33]

②検者内変動

級内相関係数：0.859[33]

再テスト法（1カ月間）による総得点の一致率（得点変化が1点以内）：95.1％[34]

再テスト法（1カ月間）による「手段的自立」の一致率（得点変化なし）：95.1％[34]

③内的整合性

Cronbach' α：0.913[33]

❸解釈のポイント

①情報の特性：総点は最高得点13点，最低得点0点であり，点数が高いほど機能が高い（自立度が高い）ことを示す．また，第1～5項目が「手段的自立」に該当し，第6～9項目が「知的能動性」，第10～13項目が「社会的役割」の因子にそれぞれ該当する．なお，本指標作成者である古谷野らにより，性別，年齢階級別の平均値が示されている（**表8**）．

②予測妥当性と基準値またはカットオフ値：本指標の得点の低下に伴って死亡率が顕著に上昇することが示されており，具体的には得点が1点低下することにより1年後の死亡のオッズ比が1.215倍になるとしている[33]．さらに，「電話の使用」，「健康情報に対する関心」，「家族や友人の相談にのること」，「若い人へ話しかける」の自立が，寝たきり度が軽いこと（準寝たきり）と関連することが報告されている[36]．また，明確なカットオフ値として報告したものはないが，平井らによる縦断研究によって，総点が13点の者と比較して，12点以下の者は3年間の追跡期間中に要支援以上の認定を受けるハザード比が1.35倍，要介護2以上の認定を受けるハザード比が1.87倍であったと報告している[37]．

③解釈のポイント：前述のとおり，TMIG-ICはIADLだけでなく，さらに高次なレベルである「知的能動性」，「社会的役割」までを含んだ評価尺度である．尺度全体だけでなく，所属因子ごとに構成された下位尺度についても十分な信頼性が担保されているため，高齢者の活動能力を評価するにあたって有用な尺度である．ただし，古谷野らは，本尺度の限界として，使用した項目はより地域で自立した成人が行う一般的な活動に限ったため，加齢による経験や成熟さ，あるいは余暇活動などを組み込めていない点をあげている．

また，生活機能のほぼ自立した高齢者においては，総点および「知的能動性」と「社会的役割」における1点の変動は，測定誤差範囲である可能性が示唆されている．言い換えると，総点とこれらの2つの下位尺度では2点以上，「手段的自立」では1点以上の変動は測定誤差を超える変化である可能性が考えられる．

（3）NCGG-ADL（表9）

NCGG-ADLは，National Center for Geriatrics and Gerontology-Activities of Daily Living Scaleの略であり，2013年に島田らによって開発された新しいIADL評価尺度である[38]．従来のIADL評価尺度は，健常高齢者を対象として検討されたものが多数を占めていたのに対し，本尺度は，健常高齢者，要支援高齢者，要介護高齢者の分類を目的

表8 老健式活動能力指標の性別・年齢平均得点

年齢階級	男			女			全体		
	人数	平均値	SD	人数	平均値	SD	人数	平均値	SD
65～69歳	316	11.4	1.9	352	11.8	2.0	668	11.8	2.0
70～74歳	236	11.1	2.8	301	11.0	2.4	537	11.0	2.6
75～79歳	134	10.4	3.2	211	10.5	2.9	345	10.5	3.0
80歳以上	96	8.7	4.2	163	7.6	4.2	259	8.0	4.2
全体	782	11.0	3.0	1027	10.6	3.1	1809	10.8	3.0

（文献35より引用）

表9　NCGG-ADL

1	足の爪を自分で切れますか	はい	いいえ
2	一人で外出できますか	はい	いいえ
3	バスや電車を使って移動できますか	はい	いいえ
4	日用品の買い物ができますか	はい	いいえ
5	請求書の振込（窓口，ATMなど）ができますか	はい	いいえ
6	電話番号を調べることができますか	はい	いいえ
7	掃除機かけができますか	はい	いいえ
8	お金の管理ができますか	はい	いいえ
9	薬の管理ができますか	はい	いいえ
10	家の鍵の管理ができますか	はい	いいえ
11	食事を作れますか	はい	いいえ
12	電子レンジを使えますか	はい	いいえ
13	ガスコンロ（ガスレンジ）を利用できますか	はい	いいえ

（文献38より引用）

に開発されたものである．本尺度に用いられたIADL項目は，狭義の手段的活動に留まらず，日常生活活動の構成概念を拡大して多様な社会活動を含む内容（家庭内役割，地域との接点，他者との交流など）とした．

❶評価方法

各項目に対し，「はい」「いいえ」のいずれかに回答し，「はい」の回答の数を合計して得点とする．評価は自記式および観察によって実施されることが望ましい．

各項目の内容において，「ふだん行っていないが，しようと思えばできる」場合や，「実施に際して補助具（手すりや杖など）を使用すれば一人でできる」場合には，回答は「はい」となる．一方で，「質問内容の一部はできるがすべてはでき

ない」場合や，「家族がいればできるが自分だけではできない」場合には，回答は「いいえ」となる．その他，詳細な判定基準に関しても設定されているため引用元を参照されたい[38]．

❷評価指標の信頼性

①検者間変動

　検討されていない

②基準関連妥当性（相関係数）

　検討されていない

③内的整合性

　Cronbach' α : 0.937[38]

❸解釈のポイント

①情報の特性：総点は最高得点13点，最低得点0点であり，点数が高いほど機能が高い（自立度が高い）ことを示す．

②予測妥当性と基準値またはカットオフ値：要支援の危険に関するカットオフ値は12点以下であり，13点の者と比較して要支援認定のオッズ比が19.8である（95%信頼区間：16.2～24.2）と報告している．また，要介護の危険に関するカットオフ値は7点以下であり，8点以上の者と比較して要介護認定のオッズ比が6.0（95%信頼区間：5.5～6.6）であると報告している[38]．

本尺度を用いたIADL評価を行うことで，健常高齢者より日常生活上の介護や支援を必要とする要支援，要介護高齢者のIADL能力の低下部分を明らかにすることで目的を明確化した個別機能訓練の策定を支援することが可能である．ただし，報告されたカットオフ値は横断的調査によるものであるため，その後のIADLの低下に対するカットオフ値として妥当であるかについては明らかとなっていない．

4．その他の生活機能評価（基本チェックリスト）

1　基本チェックリスト（表10）

基本チェックリストは，生活機能評価を行う自記式の評価尺度であり，2006年4月介護保険制度の改正に伴い開発された[39]．基本チェックリストは，介護予防生活機能が低下し要支援・要介護状態になるおそれのある「二次予防事業の対象となる者」を早期に把握し，その後の適切な介護予防プログラムの判定を行うために活用することを目的としている．

❶評価方法

評価項目は，IADL（3項目），社会活動性（4

表10 基本チェックリスト

No.	質問項目	回答（いずれかに○をお付け下さい）	
1	バスや電車で一人で外出していますか	0. はい	1. いいえ
2	日用品の買い物をしていますか	0. はい	1. いいえ
3	預貯金の出し入れをしていますか	0. はい	1. いいえ
4	友人の家を訪ねていますか	0. はい	1. いいえ
5	家族や友人の相談にのっていますか	0. はい	1. いいえ
6	階段を手すりや壁をつたわらずに昇っていますか	0. はい	1. いいえ
7	椅子に座った状態から何もつかまらずに立ち上がっていますか	0. はい	1. いいえ
8	15分位続けて歩いていますか	0. はい	1. いいえ
9	この１年間に転んだことがありますか	1. はい	0. いいえ
10	転倒に対する不安は大きいですか	1. はい	0. いいえ
11	６カ月間で２〜３kg以上の体重減少がありましたか	1. はい	0. いいえ
12	身長　　　　cm　体重　　　　kg（BMI＝　　　　）（注）		
13	半年前に比べて固いものが食べにくくなりましたか	1. はい	0. いいえ
14	お茶や汁物等でむせることがありますか	1. はい	0. いいえ
15	口の渇きが気になりますか	1. はい	0. いいえ
16	週に１回以上は外出していますか	0. はい	1. いいえ
17	昨年と比べて外出の回数が減っていますか	1. はい	0. いいえ
18	周りの人から「いつも同じ事を聞く」などの物忘れがあると言われますか	1. はい	0. いいえ
19	自分で電話番号を調べて，電話をかけることをしていますか	0. はい	1. いいえ
20	今日が何月何日かわからない時がありますか	1. はい	0. いいえ
21	（ここ２週間）毎日の生活に充実感がない	1. はい	0. いいえ
22	（ここ２週間）これまで楽しんでやれていたことが楽しめなくなった	1. はい	0. いいえ
23	（ここ２週間）以前は楽にできていたことが今ではおっくうに感じられる	1. はい	0. いいえ
24	（ここ２週間）自分が役に立つ人間だと思えない	1. はい	0. いいえ
25	（ここ２週間）わけもなく疲れたような感じがする	1. はい	0. いいえ

（注）BMI（＝体重（kg）÷身長（m）÷身長（m））が18.5未満の場合に該当とする．

（文献39より引用）

項目），運動器の機能（５項目），栄養（２項目），口腔機能（３項目），認知症（３項目），うつ（５項目）の25項目で構成され，各項目に対して「はい」「いいえ」のいずれかに回答する．項目によって加点となる回答が異なる．12. Body Mass Index（BMI）< 18.5（kg/m²）については，記入された身長・体重の値からBMIを算出し，18.5未満に該当するかどうかを判定する．

自記式の評価尺度であり，対象者には深く考えずに主観に基づき回答してもらうが，それが適当な回答であるかどうかの判断は，基本チェックリストを評価する者が行う必要がある（12. 身長，体重など）．期間を定めていない項目については，現在の状況について回答してもらい，また習慣を問う項目については，頻度も含め，本人の判断に基づき回答してもらう．基本チェックリストの考え方や各項目の趣旨については厚生労働省によって明記されている[40]．

❷評価指標の信頼性
①検者間変動（級内相関係数）
　明確に提示した報告はない
②基準関連妥当性（相関係数）
　各リスクの有無により，BADL，老研式活動能力指標およびその下位尺度，うつ症状，主観的健

表11　基本チェックリストから評価されるリスクとその該当基準

該当リスク	判定方法	要介護認定発生に対するオッズ比※
全般的低下傾向	項目1〜20のうち10項目以上に該当	6.54(5.31-8.04)
運動機能	項目6〜10の5項目のうち3項目以上に該当	3.44(2.80-4.22)
低栄養	項目11〜12の2項目すべてに該当	1.93(1.59-2.34)
口腔機能	項目13〜15の3項目のうち2項目以上に該当	2.44(1.83-3.26)
二次予防事業対象者	上記のいずれかに該当	3.80(3.02-4.78)

その他の予防支援となるとなる対象

閉じこもり予防支援	項目16に該当，問17も該当の場合は要注意	2.20(1.80-2.70)
認知症予防支援	項目18〜20の3項目のうちいずれかに該当	2.81(2.28-3.45)
うつ予防支援	項目21〜25の5項目のうち2項目以上に該当	2.94(2.41-3.58)

※性・年齢によって補正された多重ロジスティックモデルの結果
（文献42より引用）

康観，主観的幸福感に有意な群間差がみられた[41]．

❸解釈のポイント

①情報の特性：総点は最高得点25点，最低得点0点であり，点数が高いほど要支援・要介護のリスクが高いことを示す．全般的生活機能の低下傾向や，運動機能，口腔機能，低栄養のリスクとなる項目とその該当基準を表11に示す．いずれかに該当した者は二次予防事業対象者とし，さらに，実際の地域支援事業を行う際には，二次予防事業候補者について，閉じこもり，認知症，うつの予防支援のプログラムに併せて参加することを配慮する際にも活用されている（表11）．

②予測妥当性と基準値またはカットオフ値：要介護認定の新規発生に対して，二次予防事業対象者に該当する者を区分値とした場合，鈴木らは感度73.5％，特異度57.8％[42]，遠又らは感度78.1％，特異度63.4％[43]といずれも比較的良好であったと報告している．また，遠又らは本尺度の各分野の該当基準における要介護認定発生のオッズ比を報告し（表11），さらにROC分析により，全般的低下傾向の該当基準である20項目のうち，7項目以上をカットオフ値とした場合が最適であったと報告している（感度77.0％，特異度75.6％）[43]．要介護認定発生に対するカットオフ値としてはさらなる検討・改善の余地があると考えられる．

また，近年ではフレイルのスクリーニングに対する有用性も報告されており，Cardiovascular Health Study frailty criteria[44]に準じて判定されたプレフレイルに対しては，20項目のうち4項目以上該当（感度70.3％，特異度78.3％），フレイルに対しては8項目以上該当（感度89.5％，特異度80.7％）をカットオフ値とした場合に最適であったという報告[45]や，6項目以上該当（感度60.0％，特異度86.4％）をカットオフ値とした報告[46]もあるため，こちらも依然として検討の余地があると考えられる．

③解釈のポイント：基本チェックリストは，あくまで一次スクリーニングとして有用な評価尺度であるため，病歴などの問診や身体測定，血液検査など実測を伴う評価指標と組み合わせることによってより詳細に高齢者の生活機能を評価することができる．たとえば，横断的検討ではあるが，握力をはじめとした運動機能測定と本尺度を組み合わせることで要支援・要介護高齢者に該当するオッズ比が上昇することが示唆されている[47]．

（中窪　翔）

文献

1) Mahoney FI, Barthel DW: Functional Evaluation: The Barthel Index. *Md State Med J* 14: 61-65, 1965.
2) Granger CV et al: Measurement of outcomes of care for stroke patients. *Stroke* 6: 34-41, 1975.
3) Granger CV, Dewis LS et al: Stroke rehabilitation: analysis of repeated Barthel index measures. *Archives of physical medicine and rehabilitation* 60: 14-17, 1979.
4) Della Pietra GL et al: Validity and Reliability of the Barthel Index Administered by Telephone. *Stroke* 42: 2077-2079, 2011.
5) Hsueh IP et al: Psychometric characteristics of the Barthel activities of daily living index in stroke patients. *J Formos Med Assoc* 100: 526-532, 2001.
6) Edwards M FJ, Goldsmith CH. Inter-rater reliability of assessments by individuals with and without a background in health care. *Occup Ther J Res* 15: 103-110, 1995.
7) Korner-Bitensky N et al: Health-Related Information Postdischarge: telephone versus face-to-face interviewing. *Arch Phys Med Rehabil* 75: 1287-1296, 1994.
8) Wade DT, Hewer RL: Functional abilities after stroke: measurement, natural history and prognosis. *J Neurol Neurosurg Psychiatry* 50: 177-182, 1987.
9) Hobart JC, Thompson AJ: The five item Barthel index. *J Neurol Neurosurg Psychiatry* 71: 225-230, 2001.
10) Uyttenboogaart M et al: Optimizing cutoff scores for the Barthel index and the modified Rankin scale for defining outcome in acute stroke trials. *Stroke* 36: 1984-1987, 2005.
11) Sinoff G, Ore L: The Barthel activities of daily living index: Self-reporting versus actual performance in the old-old (>= 75 years). *J Am Geriatr Soc* 45: 832-836, 1997.
12) Ranhoff AH, Laake K: The Barthel ADL index: scoring by the physician from patient interview is not reliable. *Age Ageing* 22: 171-174, 1993.
13) Katz S et al: Studies of Illness in the Aged. The Index of Adl: a Standardized Measure of Biological and Psychosocial Function. *JAMA* 185: 914-919, 1963.
14) Brorsson B, Asberg KH: Katz index of independence in ADL. Reliability and validity in short-term care. *Scand J Rehabil Med* 16: 125-132, 1984.
15) Katz S et al: Progress in development of the index of ADL. *Gerontologist* 10: 20-30, 1970.
16) Ciesla JR et al: Reliability of Katz's Activities of Daily Living Scale when used in telephone interviews. *Evaluation & the health professions* 16: 190-203, 1993.
17) Lindmark B, Hamrin E: Evaluation of Functional-Capacity after Stroke as a Basis for Active Intervention - Presentation of a Modified Chart for Motor Capacity Assessment and Its Reliability. *Scandinavian Journal of Rehabilitation Medicine* 20: 103-109, 1988.
18) Hulter Asberg K: Disability as a predictor of outcome for the elderly in a department of internal medicine. A comparison of predictions based on index of ADL and physician predictions. *Scand J Soc Med* 15: 261-265, 1987.
19) Granger CV HB et al: Advances in functional assessment for medical rehabilitation. *Top Geriatr Rehabil* 1: 59-74, 1986.
20) Ottenbacher KJ et al: The reliability of the functional independence measure: A quantitative review. *Arch Phys Med Rehabil* 77: 1226-1232, 1996.
21) Pollak N et al: Reliability and validity of the FIM for persons aged 80 years and above from a multilevel continuing care retirement community. *Arch Phys Med Rehabil* 77: 1056-1061, 1996.
22) Hobart JC et al: Evidence-based measurement: Which disability scale for neurologic rehabilitation?. *Neurology* 57: 639-644, 2001.
23) Dodds TA et al: A Validation of the Functional Independence Measurement and Its Performance among Rehabilitation Inpatients. *Arch Phys Med Rehabil* 74: 531-536, 1993.
24) Ng YS et al: Results from a prospective acute inpatient rehabilitation database: Clinical characteristics and functional outcomes using the functional independence measure. *Ann Acad Med Singap* 36: 3-10, 2007.
25) Inouye M et al: Influence of admission functional status on functional change after stroke rehabilitation. *Am J Phys Med Rehab* 80: 121-125, 2001.
26) Heinemann AW et al: Prediction of rehabilitation outcomes with disability measures. *Arch Phys Med Rehabil* 75: 133-143, 1994.
27) Lawton MP, Brody EM: Assessment of older people: self-maintaining and instrumental activities of daily living. *Gerontologist* 9: 179-186, 1969.
28) Lawton MP: Assessment, integration, and environments for older people. *Gerontologist* 10: 38-46, 1970.
29) Hokoishi K et al: Interrater reliability of the Physical Self-Maintenance Scale and the Instrumental Activities of Daily Living Scale in a variety of health professional representatives. *Aging Ment Health* 5: 38-40, 2001.
30) Dent E et al: Frailty and functional decline indices predict poor outcomes in hospitalised older people. *Age Ageing* 43: 477-484, 2014.
31) Mao HF et al: Developing a Referral Protocol for Community-Based Occupational Therapy Services in Taiwan: A Logistic Regression Analysis. *Plos One* 11: e0148414, 2016.
32) 古谷野亘・他：地域老人における活動能力の測定—老研式活動能力指標の開発—. 日公衛誌 34：109-114, 1987.
33) 古谷野亘：老研式活動能力指標の交差妥当性—因子構造の不変性と予測妥当性—. 老年社会科学 14：34-42, 1992.
34) 藤原佳典・他：自立高齢者における老研式活動能力指標得点の変動 生活機能の個別評価に向けた検討. 日公衛誌 50：360-367, 2003.
35) 古谷野亘・他：地域老人の生活機能—老研式活動能力指標による測定値の分布. 日公衛誌 40：468-474, 1993.
36) 石崎達郎・他：在宅要介護高齢者における高次生活機能の自立状況. 日老医誌 37：548-553, 2000.
37) 平井寛・他：地域在住高齢者の要介護認定のリスク要因の検討—AGESプロジェクト3年間の追跡研究—. 日公衛誌 56：501-512, 2009.
38) 平成24年度厚生労働省老人保健事業推進費等補助金（老人保健健康増進等事業分）．要支援者・要介護者のIADL等に関する状態像とサービス利用内容に関する調査研究事業報告書（主任研究者 島田裕之），2013.
39) 『介護予防のための生活機能評価に関するマニュアル』分担研究班（主任研究者 鈴木隆雄）. 介護予防のための生活機能評価に関するマニュアル（改訂版）. 2009：http://www.mhlw.go.jp/topics/2009/05/dl/tp0501-1c.pdf
40) 厚生労働省：基本チェックリストの考え方について：http://www.mhlw.go.jp/topics/2007/03/dl/tp0313-1a-11.pdf
41) Fukutomi E et al: Relationships between each category of 25-item frailty risk assessment (Kihon Checklist) and newly certified

older adults under Long-Term Care Insurance：A 24-month follow-up study in a rural community in Japan. *Geriatr Gerontol Int* **15**：864-871，2015.
42) 平成19年度厚生労働省老人保健事業推進費等補助金（老人保健健康増進等事業分）．今後の生活機能評価（介護予防健診）のあり方に関する研究─基本チェックリストの予測妥当性についての研究（主任研究者鈴木隆雄）．日本公衆衛生協会．pp9-15, 2008．
43) 遠又 靖丈・他：1年間の要介護認定発生に対する基本チェックリストの予測妥当性の検証　大崎コホート2006研究．日公衛誌 **58**：3-13, 2011．
44) Fried LP et al：Frailty in older adults：Evidence for a phenotype. *J Gerontol a-Biol* **56**：M146-M156, 2001．
45) Satake S et al：Validity of the Kihon Checklist for assessing frailty status. *Geriatr Gerontol Int* **16**：709-715, 2016．
46) 小川貴志子・他：「基本チェックリスト」を用いた虚弱判定と虚弱高齢者の血液生化学・炎症マーカーの特徴．日老医誌 **48**：545-552, 2011．
47) 根本みゆき・他：虚弱高齢者の身体機能の把握および基本チェックリストの有効性．体力科学 **60**：413-422, 2011．

3章 8 老年症候群の評価

KEY ポイント

① 評価の目的を理解するポイント

老年症候群（geriatric syndrome）は，高齢者に多く，加齢とともに増加する臨床症状の総称で，症候の総数が50項目以上にわたる症候群である．老年症候群は，症状が出現した初期では日常生活への影響が少なく，症状が致命的ではないが，症状の進行とともに虚弱のリスクが高まる．老年症候群を対象とした早期の理学療法を実践することによって症候を改善・抑制する可能性があるため，老年症候群のリスクを早期に発見するためのスクリーニング検査が必要になる．

② 評価の方法や信頼性を理解するポイント

本来，老年症候群における幾多の症候を厳密かつ具体的に評価するためには数多くの検査を網羅的に行う必要があるが，老年症候群の該否や程度を1次的に評価する場合はスクリーニング検査が有用である．実際には，選択する検査の特性（信頼性や妥当性など），検査対象となる高齢者の特性，そしてスクリーニングの目的と優先順位を十分に考慮して実行可能性の高い検査を選択し，必要に応じて複数の検査を組み合わせて実施する．

③ 評価の結果を解釈するポイント

老年症候群のスクリーニング検査を行った後に得られた結果は，これまでに報告されてきた基準値，参考値，あるいは対象者の以前のスクリーニング検査の結果などと比較し，各種の老年症候群の該否や程度を解釈する．ただし，その解釈の際には，スクリーニング検査は得られる結果の情報量が限られやすいこと，複数の所見と併せて総体的に対象者の障害像を解釈する必要があること，より厳密な診断のためには詳細な次の精査や専門医の受診が必要であることに留意する．

1. 老年症候群の評価のポイント

1 評価の目的

老年症候群（geriatric syndrome）とは，「高齢者に多い，あるいは特有な治療が必要な症状所見の総称[1]」，あるいは「明確な病気と分類するには馴染みにくい虚弱，転倒，尿失禁，せん妄，めまい，失神などを共通の要素とする高齢者の状態[2,3]」であり，症状の総数が50項目以上にわたる症候群で，症候によって顕在化しやすい時期（前期高齢者で増加，後期高齢者で増加，時期によらない）が異なる[4]．特に地域在宅高齢者の老年症候群は，①明確な疾病ではない，②症状が致命的ではない，③日常生活への障害が初期には小さいといった特徴がある一方で，身体機能の改善によって症候を改善・抑制する可能性があるため，幾多の老年症候群のうちリスクを有する症候を早期に発見し早期の対処を実践するためのスクリーニング検査が必要になる[5]．また，病院や地域で理学療法の対象となる高齢者では，疾病や障害の背景に，加齢変化とともに老年症候群が存在することを考慮して理学療法を実施することが重要であり[3]，老年症候群の包括的なスクリーニングは障害像の把握と予防理学療法の実践に役立つ．

2 評価の方法と信頼性

　数多く存在する老年症候群の有無・種類・重症度を正確かつ具体的に評価するためには，多岐にわたる多数の検査・調査・測定を実施する必要があるが，老年症候群の評価の第一段階で老年症候群の該否を確認する際には，特別な時間・場所・機器・技術がなくとも短時間で実施可能で，より効率的で簡便かつ対象者本人の負担が少ないスクリーニング検査が有用になる．実施するスクリーニング検査を選択する際には，評価尺度としての信頼性および妥当性が高い，検出目的の感度および特異度が高い，参考値や基準値が提示されている，といった要件をどれだけ満たしている検査であるかを考慮し，評価目的に合致し実行可能性の高い検査を選択する．また，老年症候群のスクリーニング検査を実施する主な対象者は高齢者であり，対象者によっては，スクリーニング検査を実施する中で，今までできていたことが十分にできないという困難な現実に直面したり，自尊心や自信や意欲が低下したり，改善が困難な病気にかかったのかもしれないという怒りや不安で検査に集中できなくなることがありうる．したがって，対象者の心情を十分に考慮せず，いきなり検査を開始し，機械的に課題を提示すると不正確な検査結果を招く可能性がある．特に質問票を用いたスクリーニング検査では，検査中も一貫してカウンセリングマインドをもって対象者に接し，対象者の心情を考慮しつつ必要に応じて訴えに傾聴し，正確な情報を収集するよう努める．実際に高齢者を対象にしたスクリーニング検査では，対象者の疲労や覚醒・意欲・注意の低下による回答内容の正確性低下や迂遠した回答による検査所要時間の延長などが生じる場合も少なくないため，複数のスクリーニング検査を組み合わせて実施する際には検査の優先順位を考慮する．

3 評価結果の解釈

　老年症候群のスクリーニング検査は，各種の老年症候群の症候の有無を判別するために用いられるが，簡便なスクリーニング検査ほど情報量は限られやすい．単一の検査だけでスクリーニングするのではなく，いくつかの検査を組み合わせて実施することが老年症候群のリスク検出精度を向上させる可能性がある．また，老年症候群の1つの症候が他の症候と密接にかかわり重畳して生活機能障害を構築している場合があるため，単一の検査結果だけでなく複数の検査結果と併せて，総体的に対象者の障害像を解釈する必要がある．リスクが検出された症候の細かな種類や具体的な重症度を判断するためには，目的に応じた詳細な次の精査や専門医の受診へつなげる必要があることにも留意する．

2．代表的な老年症候群のスクリーニング

(1) 評価の目的

　基本チェックリストは，高齢者の生活機能を評価し，要介護状態となるリスクを予測することを目的に開発された25項目の質問票である（3章-7，179頁参照）[6]．要介護状態に移行する可能性が高い高齢者のスクリーニングをする評価指標であり，厚生労働省の介護予防二次予防事業の対象者の選定に用いられている．また，下位項目ごとに，手段的日常生活活動低下，運動器機能低下，低栄養，口腔機能低下，閉じこもり，認知機能低下，うつ傾向といった主だった老年症候群のリスクの有無をスクリーニングすることができる．

(2) 評価の方法
❶測定のポイント
①準備
　質問票と筆記用具を用意する．
②測定方法
　各質問項目について対象者が回答を記入する（自記式）．
③注意点
　対象者が自記不可能な場合は評価者が聞き取り

評価を行う．回答時には各質問項目の趣旨を参照し，各質問項目の表現は変えずに評価する．対象者には，あまり深く考えず自身の主観に基づいた回答を求め，それが適当な回答であるかどうかは評価者が判断する．期間を定めていない質問項目は現在の状況について回答を求め，習慣を問う質問項目は頻度も含めて対象者本人の判断に基づいた回答を得る．

❷評価指標の信頼性
①検者内変動または再現性
②検者間変動
　十分に検証されていない．
③基準関連妥当性
　基本チェックリストが評価する6領域中5領域（運動器の機能，栄養改善，閉じこもり予防，うつ予防，もの忘れ予防）と日常生活動作の自立度（食事，失禁，更衣，座位，立ち上がり，歩行，移乗，屋内移動，屋外移動）の相関係数：$rs = 0.24 \sim 0.39$ [7]
　基本チェックリスト全25項目と虚弱（Cardiovascular Health Studyの基準）との相関係数：$rs = 0.655$ [8]

❸解釈のポイント
①情報の特性：質問票は「はい」または「いいえ」の2件法による質問24項目とbody mass index（BMI）を算出するために身長・体重を記入する1項目を含む全25項目で構成されている．質問項目の配点は設問によって異なっており，No9〜15・17・18・20〜25は「はい」1点，「いいえ」0点，No1〜8・16・19は「はい」0点，「いいえ」1点，合計25点，範囲0〜25点で，合計得点が高いほど生活機能が低いことを示す．下位項目の合計点ごとに，No1〜5は手段的日常生活活動（社会生活を営むうえで基本となる行為），No6〜10は運動器機能，No11・12は栄養，No13〜15は口腔機能，No16・17は閉じこもり，No18〜20は認知機能，No21〜25はうつ，の各リスクの有無をそれぞれ評価することができる．
②予測妥当性と基準値またはカットオフ値：各老年症候群の判定基準は，No1〜20までの20項目のうち10項目以上に該当する者（10点以上）は生活機能低下，No6〜10までの5項目のうち3項目以上に該当する者（3点以上）は運動器機能低下，No11・12の2項目すべてに該当する者（2点）は低栄養，No13〜15までの3項目のうち2項目以上に該当する者（2点以上）は口腔機能低下のリスクがあり，要介護状態となるおそれの高い状態にあると判定され，厚生労働省の介護予防二次予防事業の対象者となる．また，No16に該当する者は閉じこもり，No18〜20のいずれかに該当する者は認知機能低下，No21〜25までの項目のうち2項目以上に該当する者はうつ傾向のリスクが高いと判定される．

基本チェックリストによる1年間の要介護認定発生の予測妥当性については，基本チェックリストの点数とともにその後要介護認定発生率が上昇し，基本チェックリストの各項目で「該当あり」となった人では要介護認定発生リスクが有意に上昇すると報告されている（オッズ比$1.45 \sim 6.54$）[9]．また，「うつに関する5項目を除く20項目：10点以上」，「運動器機能：3点以上」，「栄養：2点」，「口腔機能：2点以上」，「閉じこもり：No16に該当」，「認知機能低下：1点以上」，「うつ：2点以上」の各該当基準に「該当あり」となった人では要介護認定発生リスクが有意に上昇し（オッズ比$1.9 \sim 6.5$倍），特に「うつに関する5項目を除く20項目：10点以上」，「運動器機能：3点以上」，「栄養：2点」，「口腔機能：2点以上」の4つのいずれかの基準に該当した人（二次予防事業対象者）の要介護認定発生リスクは該当しなかった人の3.8倍とされている（感度0.781，特異度0.634）[9]．

また，基本チェックリストによる虚弱の判定基準について，うつに関する5項目を除く20項目の合計点で判断する場合は6点以上で虚弱（感度0.600，特異度0.864）[10]，全25項目の合計点で判断する場合は4〜7点で前虚弱（感度0.703，特異度0.783）[8]，8点以上で虚弱（感度0.895，特異度0.807）[8]であるとされている．
③解釈のポイント：基本チェックリストは主な老年症候群のリスクをスクリーニングするが，数多く報告されている老年症候群のすべてを評価

することはできない．また，基本チェックリストはほかの評価を組み合わせて実施することによって目的とするスクリーニングの精度が高まる．基本チェックリストNo 6 ～10の情報のみよりも，基本チェックリストNo 6 ～10の情報に握力，functional reach test，Timed Up and Go Test，5 m通常歩行時間などの情報を加えることによって，要介護状態の前段階の者をスクリーニングしうる可能性が高まるため[11]，目的に応じて複数の検査を組み合わせて実施することが望ましい．

また，将来的に要介護状態となりやすい高齢者を簡便にスクリーニングする評価指標として「介護予防チェックリスト」[12]が開発され，その信頼性と妥当性が報告されている．介護予防チェックリストは，高齢者の要介護リスクとして重要な「閉じこもり」，「転倒」，「低栄養」の個別リスクおよびそれらに共通する「虚弱」のリスクの有無とその程度をスクリーニングする質問票である（**表1**）．質問票は，閉じこもりに関する5項目，転倒に関する6項目，低栄養に関する4項目，合計15項目の質問項目で構成され，各質問において否定的な回答1点，肯定的な回答0点，合計15点，範囲0～15点で，合計得点が高いほど要介護リスクが高いことを示す．介護予防チェックリストは，4年以内のADL障害，要介護認定発生に対する予測妥当性[12]，虚弱および4年後のADL障害，介護保険サービス利用開始に対する予測妥当性[13]が報告されており，介護予防チェックリストでは4点以上であると「虚弱」と判定される（感度0.700，特異度0.893）[13,14]．

表1 介護予防チェックリスト

(1) 一日中家の外には出ず，家の中で過ごすことが多いですか．
　　　1．はい　　0．いいえ
(2) ふだん，仕事（農作業も含める），買い物，散歩，通院などで外出する（家の外に出る）頻度はどれくらいですか．注）庭先のみやゴミ出し程度の外出は含まない
　　　0．2～3日に1回程度以上　　1．1週間に1回程度以下
(3) 家の中あるいは家の外で，趣味・楽しみ・好きでやっていることがありますか．
　　　0．はい　　1．いいえ
(4) 親しくお話ができる近所の人はいますか．
　　　0．はい　　1．いいえ
(5) 近所の人以外で，親しく行き来するような友達，別居家族または親戚はいますか．
　　　0．はい　　1．いいえ
(6) この一年間に転んだことがありますか．
　　　1．はい　　0．いいえ
(7) 1 kmぐらいの距離を続けて歩くことができますか．
　　　0．不自由なくできる　　1．できるが難儀する・できない
(8) 目は普通に見えますか．注）眼鏡を使った状態でもよい
　　　0．普通に見える（本が読める）　　1．あまり見えない・ほとんど見えない
(9) 家の中でよくつまずいたり，滑ったりしますか．
　　　1．はい　　0．いいえ
(10) 転ぶことが怖くて外出を控えることがありますか．
　　　1．はい　　0．いいえ
(11) この一年間に入院したことがありますか．
　　　1．はい　　0．いいえ
(12) 最近食欲はありますか．
　　　0．はい　　1．いいえ
(13) 現在，どれくらいのものが噛めますか．注）入れ歯を使ってもよい
　　　0．たいていのものは噛んで食べられる　　1．あまり噛めないので食べ物が限られる
(14) この6カ月間に3 kg以上の体重減少がありましたか．
　　　1．はい　　0．いいえ
(15) この6カ月間に，以前に比べてからだの筋肉や脂肪が落ちてきたと思いますか．
　　　1．はい　　0．いいえ

3. 転倒のスクリーニング：転倒スコア

(1) 評価の目的

　転倒は，骨折をはじめとする外傷や，転倒後の自信喪失と転倒への恐怖感から活動が低下する転倒後症候群を引き起こし，生活機能低下や要介護状態を招くため，高齢者の転倒予防は重要である[15]．効果的に転倒予防を図るためには多因子の転倒リスクをスクリーニングし，そのリスクに応じた介入を行うことが必要である[16]．転倒の原因となるリスクは数多く多彩で[17]，内的要因（対象者本人の疾病や心身機能），外的要因（対象者本人を取り巻く物的環境・人的環境），活動要因（対象者が遂行した直接転倒の引き金となる身体活動）に分類されるが[18]，中でも過去の転倒経験と筋力・姿勢バランス・歩行の障害は転倒と密接に関連する主要なリスクであり[19]，多要因の転倒リスク評価に含められることが推奨されている[20]．

　これまでに数多く検討されてきた転倒リスクのスクリーニング検査のうち，厚生労働科学研究「転倒ハイリスク者の早期発見の評価方法作成ワーキンググループ」による「転倒スコア」は，主要な転倒リスクを評価し，転倒ハイリスク者を早期発見することを目的に開発された全22項目の質問票である（表2）[21]．転倒スコアでは，過去1年間の転倒経験に関する1項目と転倒リスクとなる代表的な内的要因・外的要因に関する21項目から転倒のリスクをスクリーニングすることができる．また，転倒スコアの中で特に転倒と高い関連が認められた5項目（過去1年間に転んだことがありますか，歩く速度が遅くなってきましたか，杖を使っていますか，背中が丸くなってきましたか，毎日お薬を5種類以上飲んでいますか）で構成される質問票「簡易転倒スコア」[22,23]も転倒のスクリーニング検査として提唱されている．

(2) 評価の方法

❶測定のポイント（準備，測定方法・教示，注意点）
①準備
　質問票と筆記用具を用意する．
②測定方法

表2　転倒スコア

1.	過去1年間に転んだことがありますか	はい・いいえ
	はいの場合転倒回数（　回/年）	
2.	つまずくことがありますか	はい・いいえ
3.	手すりにつかまらず，階段の昇り下りができますか	はい・いいえ
4.	歩く速度が遅くなってきましたか	はい・いいえ
5.	横断歩道を青のうちに渡りきれますか	はい・いいえ
6.	1キロメートルくらい続けて歩けますか	はい・いいえ
7.	片足で5秒くらい立っていられますか	はい・いいえ
8.	杖を使っていますか	はい・いいえ
9.	タオルを硬く絞れますか	はい・いいえ
10.	めまい，ふらつきがありますか	はい・いいえ
11.	背中が丸くなってきましたか	はい・いいえ
12.	膝が痛みますか	はい・いいえ
13.	目が見えにくいですか	はい・いいえ
14.	耳が聞こえにくいですか	はい・いいえ
15.	物忘れが気になりますか	はい・いいえ
16.	転ばないかと不安になりますか	はい・いいえ
17.	毎日お薬を5種類以上飲んでいますか	はい・いいえ
18.	家の中で歩くとき暗く感じますか	はい・いいえ
19.	廊下，居間，玄関によけて通るものがおいてありますか	はい・いいえ
20.	家の中に段差がありますか	はい・いいえ
21.	日常生活で階段を使わなくてはなりませんか	はい・いいえ
22.	生活上，家の近くの急な坂道を歩きますか	はい・いいえ

問2〜22の21問のうちpositiveな5質問（3，5〜7，9）に対しては，「はい」0点，「いいえ」の1点を，そのほかのnegativeな16質問（2，4，8，10〜22）に対しては，「はい」に1点，「いいえ」に0点を配して加算した合計を転倒スコア〜21点）と定義する．

各質問項目について対象者が回答を記入する（自記式）．
③注意点
　対象者が自記不可能な場合は評価者が聞き取り評価を行う．
❷評価指標の信頼性
①検者内変動または再現性
②検者間変動
　初回調査と1カ月後調査の級内相関係数：r＝0.74[21]
　初回調査と1カ月後調査の級内相関係数：ICC＝0.74[22]
　夏季調査と冬季調査の相関係数：r＝0.675[21]
③基準関連妥当性
　geriatric depression scaleとの相関係数：rs＝0.53[24]
　簡易転倒スコアによる転倒リスクの該否と基本

チェックリストの6領域のリスクの該否とのロジスティック回帰分析：オッズ比＝1.55～6.03[25]

❸ 解釈のポイント

①情報の特性：転倒スコアの質問票は「はい」または「いいえ」の2件法による質問全22項目で構成されているが，設問No1「過去1年間の転倒経験」を目的変数として除いた21問で合計点が算出される．質問項目の配点は設問によって異なっており，No3・5～7・9は「はい」0点，「いいえ」1点，No2・4・8・10～22は「はい」1点，「いいえ」0点が配され，合計21点，範囲0～21点で，合計得点が高いほど転倒リスクが高いことを示す．

簡易転倒スコアの質問票は転倒スコアの全22項目のうちNo1・4・8・11・17の5項目で構成され，各項目に該当する場合はNo1が5点，その他の4項目はそれぞれ2点，各項目非該当の場合はそれぞれ0点が配され，合計13点，範囲0～13点で，合計得点が高いほど転倒リスクが高いことを示す．

②予測妥当性と基準値またはカットオフ値：転倒スコアでは，10点以上の場合に転倒リスクが高いと判定され（感度0.74，特異度0.75）[26]，簡易転倒スコアでは，6点以上の場合に転倒リスクが高いと判定される（感度0.68，特異度0.70）[22]．

③解釈のポイント：幾多の転倒リスクの中でも特に「過去の転倒経験」は，歩行や姿勢バランスの障害の徴候と考えられており[16]，その後の転倒に対する非常に重要な強い予知因子[17]となるため，転倒経験に関するスクリーニングは転倒予防に重要である．また，多要因の転倒リスクの評価では，過去の転倒経験とともに主要な転倒リスクである歩行や姿勢バランスの障害についてTimed Up and Go Test，berg balance scale，performance oriented mobility assessmentといった評価を含めて実施することが推奨されている[16]．

また，実際の転倒予防の方策に関しては，2010年の米国・英国老年学会整形外科医委員会による転倒予防ガイドラインにおいて転倒予防のアセスメントとマネジメントのアルゴリズムが示されており（図1）[16,27]，この過程で認識された転倒リスクに対して多因子・多要素の介入を具体的に示し，対象者の転倒リスクに応じた介入方法を選択して個別の介入を実施することが推奨されている．

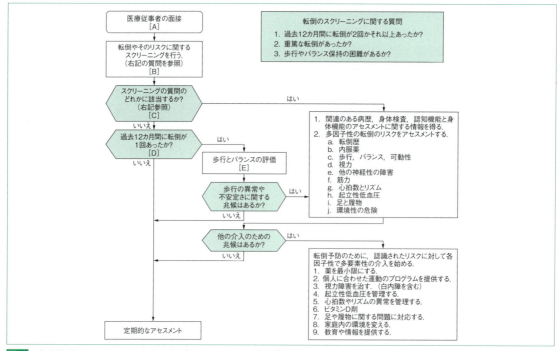

図1 転倒予防のアセスメントとマネジメントのアルゴリズム

4. 疼痛・ロコモティブシンドロームのスクリーニング：GLFS-25

(1) 評価の目的

関節痛や腰痛のような疼痛は，老年症候群の1症候であり[28]，主たる要介護原因である関節疾患（変形性関節症など）や骨折・転倒に関連する骨粗鬆症などの運動器疾患の主症状である．運動器とは「身体運動にかかわる骨，関節，靱帯，筋，神経といった組織器官[29,30]」であり，これらの運動器の機能・構造が疾患によって病的な状態に陥る，または，加齢によって運動器の機能不全に陥ることによってロコモティブシンドローム（locomotive syndrome，運動器症候群，ロコモ）が発症する．ロコモは，「運動器の障害により日常生活に制限をきたし，要介護の状態または要介護の危険のある状態[29,31]」であり，高齢者の老年症候群としての疼痛や加齢による心身機能低下と密接にかかわり，筋力低下，姿勢バランス障害，関節可動域制限など運動器機能不全による移動能力低下をきたす可能性が高まる．そして，さらなる生活機能低下や不活動状態による廃用症候群を惹起し，虚弱の進行を助長させる要因となるため，疼痛やロコモの改善と予防は高齢者の介護予防の観点でも重要であり，ロコモの早期発見・早期対応を図るためのスクリーニングが必要となる．

疼痛を評価しロコモの有無と重症度をスクリーニングする指標である25-question geriatric locomotive function scale（GLFS-25）（表3）[32,33]は，身体の痛み，日常生活，社会的機能，精神的健康状態に関する合計25項目の質問票であり，運動器障害によって要介護状態に移行する可能性が高い高齢者のスクリーニングに用いられる．

表3 25-question geriatric locomotive function scale（GLFS-25）

「お身体の状態」と「ふだんの生活」について，手足や背骨のことで困難なことがあるかどうかをおたずねします．この1カ月の状態を思い出して以下の質問にお答えください．それぞれの質問に，もっとも近い回答を1つ選んでください．

	この1カ月の身体の痛みなどについてお聞きします．					
Q1	頸・肩・腕・手のどこかに痛み（しびれも含む）がありますか．	痛くない	少し痛い	中等度痛い	かなり痛い	ひどく痛い
Q2	背中・腰・お尻のどこかに痛みがありますか．	痛くない	少し痛い	中等度痛い	かなり痛い	ひどく痛い
Q3	下肢（脚のつけね，太もも，膝，ふくらはぎ，すね，足首，足）のどこかに痛み（しびれも含む）がありますか．	痛くない	少し痛い	中等度痛い	かなり痛い	ひどく痛い
Q4	ふだんの生活で身体を動かすのはどの程度つらいと感じますか．	つらくない	少しつらい	中等度つらい	かなりつらい	ひどくつらい
	この1カ月のふだんの生活についてお聞きします．					
Q5	ベッドや寝床から起きたり，横になったりするのはどの程度困難ですか．	困難でない	少し困難	中等度困難	かなり困難	ひどく困難
Q6	腰掛けから立ち上がるのはどの程度困難ですか．	困難でない	少し困難	中等度困難	かなり困難	ひどく困難
Q7	家の中はどの程度困難ですか．	困難でない	少し困難	中等度困難	かなり困難	ひどく困難
Q8	シャツを着たり脱いだりするのはどの程度困難ですか．	困難でない	少し困難	中等度困難	かなり困難	ひどく困難
Q9	ズボンやパンツを着たり脱いだりするのはどの程度困難ですか．	困難でない	少し困難	中等度困難	かなり困難	ひどく困難
Q10	トイレで用足しをするのはどの程度困難ですか．	困難でない	少し困難	中等度困難	かなり困難	ひどく困難
Q11	お風呂で身体を洗うのはどの程度困難ですか．	困難でない	少し困難	中等度困難	かなり困難	ひどく困難
Q12	階段の昇り降りはどの程度困難ですか．	困難でない	少し困難	中等度困難	かなり困難	ひどく困難
Q13	急ぎ足で歩くのはどの程度困難ですか．	困難でない	少し困難	中等度困難	かなり困難	ひどく困難
Q14	外に出かけるとき，身だしなみを整えるのはどの程度困難ですか．	困難でない	少し困難	中等度困難	かなり困難	ひどく困難
Q15	休まずにどれくらい歩き続けることができますか．（最も近い回答を選んでください）	2～3km以上	1km程度	300m程度	100m程度	10m程度
Q16	隣・近所に外出するのはどの程度困難ですか．	困難でない	少し困難	中等度困難	かなり困難	ひどく困難
Q17	2kg程度の買い物（1リットルの牛乳パック2個程度）をして持ち帰ることはどの程度困難ですか．	困難でない	少し困難	中等度困難	かなり困難	ひどく困難
Q18	電車やバスを利用して外出するのはどの程度困難ですか．	困難でない	少し困難	中等度困難	かなり困難	ひどく困難
Q19	家の軽い仕事（食事の準備や後始末，簡単なかたづけなど）は，どの程度困難ですか．	困難でない	少し困難	中等度困難	かなり困難	ひどく困難
Q20	家のやや重い仕事（掃除機の使用，ふとんの上げ下ろしなど）は，どの程度困難ですか．	困難でない	少し困難	中等度困難	かなり困難	ひどく困難
Q21	スポーツや踊り（ジョギング，水泳，ゲートボール，ダンスなど）は，どの程度困難ですか．	困難でない	少し困難	中等度困難	かなり困難	ひどく困難
Q22	親しい人や友人とのお付き合いを控えていますか．	控えていない	少し控えている	中等度控えている	かなり控えている	全く控えている
Q23	地域での活動やイベント，行事への参加を控えていますか．	控えていない	少し控えている	中等度控えている	かなり控えている	全く控えている
Q24	家の中で転ぶのではないかと不安ですか．	不安はない	少し不安	中等度不安	かなり不安	ひどく不安
Q25	先行き歩けなくなるのではないかと不安ですか．	不安はない	少し不安	中等度不安	かなり不安	ひどく不安
	回答数	0点＝	1点＝	2点＝	3点＝	4点＝
	回答結果を加算	合計　　　　／100　点（16点以上でロコモ）				

(2) 評価の方法

❶ 測定のポイント (準備, 測定方法・教示, 注意点)

①準備
質問票と筆記用具を用意する.

②測定方法
各質問項目について対象者が回答を記入する(自記式).

③注意点
対象者が自記不可能な場合は評価者が聞き取り評価を行う.

❷ 評価指標の信頼性

①検者内変動または再現性
②検者間変動
　内的整合性:Cronbach's α = 0.961[32]
　各25項目の初回調査と2週間後調査の級内相関係数:ICC=0.712〜0.924[32]
③基準関連妥当性
　European quality of life scale-5 dimensionsの相関係数:rs=0.85[32]
　腰痛 (visual analogue scale) との相関係数:男性r=0.441, 女性r=0.581, 全体r=0.526[34]
　膝痛 (visual analogue scale) との相関係数:男性r=0.623, 女性r=0.552, 全体r=0.576[34]
　片脚立位保持時間との相関係数:男性r=−0.469, 女性r=−0.460, 全体r=−0.458[34]
　Timed Up and Go Testとの相関係数:男性r=0.528, 女性r=0.729, 全体r=0.688[34]
　functional reach testとの相関係数:男性r=−0.420, 女性r=−0.343, 全体r=−0.380[34]
　最大重複歩距離との相関係数:男性r=−0.401, 女性r=−0.430, 全体r=−0.408[34]
　10m歩行時間との相関係数:男性r=0.481, 女性r=0.674, 全体r=0.634[34]
　握力との相関係数:男性r=−0.266, 女性r=−0.335, 全体r=−0.280[34]
　日本整形外科学会腰痛評価質問票との相関係数:疼痛関連障害r=−0.436, 腰椎機能障害r=−0.649, 歩行機能障害r=−0.693, 社会生活障害r=−0.659, 心理的障害r=−0.583[35]
　疼痛 (visual analogue scale) との相関係数:腰痛r=0.484, 下肢痛r=0.412, 右膝痛r=0.506, 左膝痛r=0.523[35]
　Roland Morris disability questionnaireとの相関係数:r=0.612[35]
　short form 36との相関係数:身体機能r=−0.702, 日常役割機能(身体)r=−0.547, 体の痛みr=−0.529, 全体的健康観r=−0.443, 活力r=−0.401, 社会生活機能r=−0.260, 日常役割機能(精神)r=−0.526, 心の健康r=−0.388, 身体的側面のQOLサマリースコアr=−0.662, 精神的側面のQOLサマリースコアr=−0.300[35]
　Zung self-rating depression scaleとの相関係数:r=0.432[36]

❸ 解釈のポイント

①情報の特性:GLFS-25は, 過去1カ月間における身体の痛みに関する4項目, 日常生活に関する16項目, 社会的機能に関する3項目, 精神的健康状態に関する2項目, 合計25項目の質問について, 「障害がない (0点)」から「障害が重度である (4点)」までの5段階で調査し, 合計100点, 範囲0〜100点で, 合計得点が高いほどロコモのリスクが高いことを示す.

②予測妥当性と基準値またはカットオフ値:年代別のGLFS-25の参考値[37]は, 40歳代4.4点, 50歳代5.5点, 60歳代7.1点, 70歳代12.7点と報告されており, GLFS-25が16点以上であるとロコモと判定される (感度0.800, 特異度0.717)[32]. なお, GLFS-25以外の指標によるロコモ判定の参考値[38]は, 男性ではTUG6.7秒(感度0.81, 特異度0.65), OLS21秒(感度0.71, 特異度0.73), 10m歩行時間5.5秒(感度0.59, 特異度0.70), 最大重複歩距離119cm(感度0.71, 特異度0.57), 握力34kg(感度0.58, 特異度0.68), 女性では, TUG7.5秒(感度0.73, 特異度0.83), OLS15秒(感度0.69, 特異度0.74), 10m歩行時間6.2秒(感度0.72, 特異度0.84), 最大重複歩距離104cm(感度0.65, 特異度0.79), 握力22kg(感度0.67, 特異度0.63), と報告されている.

③解釈のポイント:GLFS-25よりもさらに簡便なロコモのスクリーニングとして日本整形外科学会はロコモーションチェック(ロコチェック)を提唱している[39,40]. 実際には, 日常生活において必要とされる運動機能の障害の有無にかかわる7項目 (①片足立ちで靴下がはけない, ②

家の中でつまずいたり滑ったりする，③横断歩道を青信号で渡りきれない，④階段を昇るのに手すりが必要である，⑤15分くらい続けて歩けない，⑥2kg程度の買い物をして持ち帰るのが困難である（1リットルの牛乳パック2個程度），⑦家のやや重い仕事が困難である（掃除機の使用，布団の上げ下ろしなど））の該否を確認し，7項目中のいずれか1つ以上該当する場合にロコモの疑いがあると判定される．ロコチェックでは，前述した基本チェックリストや転倒スコアと共通した内容の質問項目が採用されており[41]，ロコモによる早期の障害の検出に有用であるとされている[42]．

また，運動器疾患に罹患しロコモが進行すると，運動器不安定症（musculoskeletal ambulation disorder symptom complex）に陥る．運動器不安定症は，「高齢化により，バランス能力および移動歩行能力の低下が生じ，閉じこもり，転倒リスクが高まった状態[43]」であり，ロコモの中に内包され，運動機能低下をきたす疾患の既往または罹患，日常生活自立度，片脚立位保持時間，Timed Up and Go Testの評価結果から判定される（**表4**）．

（橋立博幸）

表4 運動器不安定症
（musculoskeletal ambulation disorder symptom complex: MADS）の判定基準

●下記の運動機能低下を来す疾患の既往があるかまたは罹患している者で，日常生活自立度あるいは運動機能が以下に示す機能評価基準1または2に該当する者．

【運動機能低下を来す疾患】
① 脊椎圧迫骨折および各種脊柱変形（亀背，高度脊柱後弯・側弯など）
② 下肢の骨折（大腿骨頸部骨折など）
③ 骨粗鬆症
④ 下肢の変形性関節症（股関節，膝関節など）
⑤ 腰部脊柱管狭窄症
⑥ 脊髄障害
⑦ 神経・筋疾患
⑧ 関節リウマチおよび各種関節炎
⑨ 下肢切断
⑩ 長期臥床後の運動器廃用
⑪ 高頻度転倒者

【機能評価基準】
1. 日常生活自立度：ランクJまたはA（要支援＋要介護1，2）
2. 運動機能：1）開眼片脚起立時間　　：15秒未満
　　　または　2）3m Timed Up and Go Test：11秒以上

文献

1) 鳥羽研二：老年症候群とは何か．治療学 38：716-719, 2004.
2) Inouye SK et al：Geriatric syndromes：clinical, research, and policy implications of a core geriatric concept. *J Am Geriatr Soc* 55：780-791, 2007.
3) 古名丈人：理学療法関連用語　正しい意味がわかりますか？老年症候群．理学療法ジャーナル 42：595, 2008.
4) 大内尉義，鳥羽研二：高齢者の新しい総合的機能評価方法の開発とその応用．日老医誌 37：469-471, 2000.
5) 鈴木隆雄：老年症候群―要介護への原因―．理学療法科学 4：183-186, 2003.
6) 厚生労働省：基本チェックリストの考え方について．介護予防マニュアル（改訂版：平成24年3月）について．
7) 井上ező博，濱崎未央：要支援高齢者における基本チェックリスト（介護予防プログラム6領域）と神奈川県モニタリング実践評価項目（日常生活動作17項目）との関連．日本在宅ケア学会誌 13：77-84, 2010.
8) Satake S et al：Validity of the Kihon Checklist for assessing frailty status. *Geriatr Gerontol Int* 16：709-715, 2016.
9) 遠又靖丈・他：1年間の要介護認定発生に対する基本チェックリストの予測妥当性の検証 大崎コホート2006研究．日本公衛誌 58：3-13, 2011.
10) 小川貴志子・他：「基本チェックリスト」を用いた虚弱判定と虚弱高齢者の血液生化学・炎症マーカーの特徴．日老医誌 48：545-552, 2011.
11) 根本みゆき・他：虚弱高齢者の身体機能の把握および基本チェックリストの有効性．体力科学 60：413-422, 2011.
12) 新開省二・他：要介護状態化リスクのスクリーニングに関する研究　介護予防チェックリストの開発．日本公衛誌 57：345-354, 2010.
13) 新開省二・他：『介護予防チェックリスト』の虚弱指標としての妥当性の検証．日本公衛誌 60：262-274, 2013.
14) 西真理子・他：地域在宅高齢者における「虚弱（Frailty）」の疫学的特徴．日老医誌 49：344-354, 2012.
15) 大高洋平：高齢者の転倒予防の現状と課題．日本転倒予防学会誌 1：11-20, 2015.
16) Panel on Prevention of Falls in Older Persons, American Geriatrics Society and British Geriatrics Society：Summary of the Updated American Geriatrics Society/British Geriatrics Society clinical practice guideline for prevention of falls in older persons. *J Am Geriatr Soc* 59：148-157, 2011.
17) 鈴木隆雄：転倒の疫学．日老医誌 40：85-94, 2003.
18) 島田裕之：長期ケア施設の理学療法―介護老人保健施設における機能評価と転倒予防の方法―．理学療法科学 17：141-148, 2002.
19) Tinetti ME, Kumar C：The patient who falls："It's always a trade-off". *JAMA* 303：258-266, 2010.
20) Bradley SM：Falls in older adults. *Mt Sinai J Med* 78：590-595, 2011.
21) 鳥羽研二・他：転倒リスク予測のための「転倒スコア」の開発と妥当性の検証．日老医誌 42：346-352, 2005.
22) Okochi J et al：Simple screening test for risk of falls in the elderly. *Geriatr Gerontol Int* 6：223-227, 2006.
23) 鳥羽研二・他：転倒のリスクとその評価．ねむりと医療 2：23-

26, 2009.
24) Wada T et al : Community-dwelling elderly fallers in Japan are older, more disabled, and more depressed than nonfallers. *J Am Geriatr Soc* **56** : 1570-1571, 2008.
25) 枡本妙子・他：地域在住自立高齢者における転倒リスクの関連要因とその性差　亀岡スタディ. 日本公衛誌 **62**：390-401, 2015.
26) 和田泰三，松林公蔵：主要な老年症候群の診断，治療とケア　転倒・歩行障害. *Geriatric Medicine* **46**：731-734, 2008.
27) 鈴木みずえ，金森雅夫：認知症高齢者の転倒予防におけるエビデンスに基づくケア介入. 日本転倒予防学会誌 **1**：3-9, 2015.
28) 大内尉義，鳥羽研二：高齢者の新しい総合的機能評価方法の開発とその応用. 日老医誌 **37**：469-471, 2000.
29) Nakamura K : A "super-aged" society and the "locomotive syndrome". *J Orthop Sci* **13** : 1-2, 2008.
30) 帖佐悦男. ロコモティブシンドローム：運動器疾患を取り囲む新たな概念—ロコモ予防とリハビリテーション—. リハ医学 **50**：48-54, 2013.
31) 中村耕三：ロコモティブシンドローム（運動器症候群）. 日老医誌 **49**：393-401, 2012.
32) Seichi A et al : Development of a screening tool for risk of locomotive syndrome in the elderly : the 25-question Geriatric Locomotive Function Scale. *J Orthop Sci* **17** : 163-172, 2012.
33) 松井康素，原田敦：高齢者におけるリハビリテーションの意義. 高齢者におけるリハビリテーションの阻害因子とそれに対する一般的対応. *Geriat Med* **52**, 841-847, 2014.
34) Muramoto A et al : Physical performance tests are useful for evaluating and monitoring the severity of locomotive syndrome. *J Orthop Sci* **17** : 782-788, 2012.
35) Hirano K et al : The influence of locomotive syndrome on health-related quality of life in a community-living population. *Mod Rheumatol* **23** : 939-944, 2013.
36) Ikemoto T et al : Locomotive syndrome is associated not only with physical capacity but also degree of depression. *J Orthop Sci* **21** : 361-365, 2016.
37) Seichi A et al : Epidemiologic survey of locomotive syndrome in Japan. *J Orthop Sci* **21** : 222-225, 2016.
38) Muramoto A et al : Threshold values of physical performance tests for locomotive syndrome. *J Orthop Sci* **18** : 618-626, 2013.
39) Nakamura K : The concept and treatment of locomotive syndrome : its acceptance and spread in Japan. *J Orthop Sci* **16** : 489-491, 2011.
40) 松井康素，原田敦：高齢者におけるリハビリテーションの意義. 高齢者におけるリハビリテーションの阻害因子とそれに対する一般的対応. *Geriat Med* **52**：841-847, 2014.
41) 石橋英明：運動機能低下に気付くためのチェック法「ロコチェック」. *Modern Physician* **30**：473-477, 2010.
42) Sasaki E et al : Evaluation of locomotive disability using loco-check a cross-sectional study in the Japanese general population. *J Orthop Sci* **18** : 121-129, 2013.
43) 星野雄一：運動器不安定症（MADS：マーズ）. 日老医誌 **48**：630-632, 2011.

3章 9 身体活動の評価

KEY ポイント

① 身体活動を評価する目的を理解するポイント

身体活動とは，安静時よりも多くのエネルギーを消費するすべての動作のことを指し，運動だけではなく，生活活動も含まれる．これまで多くの研究で確認されているように，高齢期の健康増進には高齢者の身体活動を評価し，適切な支援を行うことが重要である．

② 評価の方法を理解するポイント

METs・時，強度段階別の活動時間，歩数などが，身体活動量を表す指標として用いられることが多い．これらの指標を推定する方法として，機器（歩数計や加速度計）を装着する方法と，質問紙を使用する方法の2種類が広く採用されている．

③ 評価の結果を解釈するポイント

結果を解釈するうえでは，世界保健機関や厚生労働省による目標値や推奨値を参考に，状況に合わせて柔軟に対応すべきだろう．また，質問紙の場合は，欠損値が多く思い出しバイアスが含まれる点などに，機器の場合は，装着時間や分析単位によって推計量が変化する点などに留意する必要がある．

1. 身体活動を評価する目的

1 身体活動とは（図1）

身体活動（physical activity）とは，安静時よりも多くのエネルギーを消費するすべての動作のことを指す[1]．類似用語として，運動が挙げられる．運動は，身体活動の中でも，体力の維持向上を目的として構造的に行われる行動のみを指す．一方，身体活動には，運動だけではなく徒歩や自転車による移動，家事，体を使う仕事などの生活活動も含まれる．そのため，身体活動は，運動よりも範囲の広い概念である．1990年代以降の健康科学分野では，「生活活動を活性化することも健康づくりのために重要であり，必ずしも運動に限定する必要はない」という考え方が主流となっている．そのため，「運動」よりも「身体活動」という用語のほうが，今日の健康科学分野で用いられることが多い．

2 身体活動の重要性

高齢期の健康づくりにおける身体活動の重要性は，これまで多くの研究で確認されている．そこで，国内外の公衆衛生施策では，身体活動の実施が推奨されている．たとえば，世界保健機関（WHO）が2010年に発表した「健康のための身体活動に関する国際勧告」[2]では，身体活動は，冠動脈疾患，脳卒中，糖尿病，高血圧，がん，うつ，身体機能，認知症などさまざまな健康問題の予防に効果的であると述べている．わが国でも，厚生労働省が2013年に発表した「健康づくりのための身体活動基準2013」（専門家向け）[3]と「健康づくりのための身体活動指針（アクティブガイド）」（一般向け）[4]では，身体活動を行うことで，糖尿病，心臓病，脳卒中，がん，ロコモティブ・シンドローム，うつ，認知症などになるリスクが下がると明記されている．

しかし，必ずしも多くの高齢者が，身体活動を積極的に行っているわけではない．厚生労働省は，70歳以上の歩数の目標値を男性で7,000歩，女性で6,000歩と設定している．しかし，国民健康・栄養調査（厚生労働省）[5]によると，70歳以上の歩数はここ20年間でほぼ横ばい状態が続いており，目標値には達していない（図2）．

したがって，身体活動を通じた高齢者の健康づくりを促すためには，高齢者の身体活動を評価し，適切な支援を行うことが重要である．

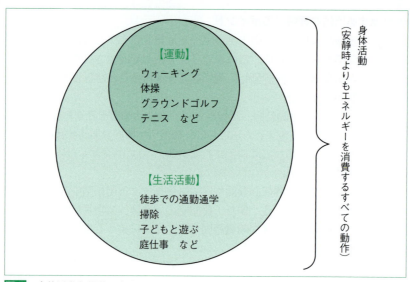

図1　身体活動と運動の違い

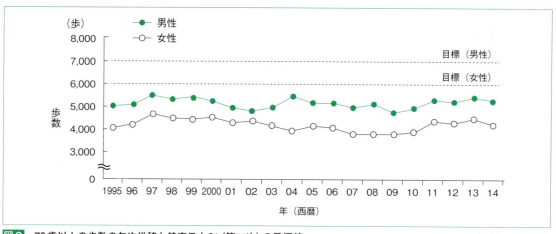

図2　70歳以上の歩数の年次推移と健康日本21（第二次）の目標値

（文献5より引用）

2．評価の方法を理解するポイント

1 身体活動評価の概要

（1）基本的な考え方

身体活動は安静時よりもエネルギーを消費する動作を指す．したがって，どのくらいエネルギーを消費したのかを評価することが，身体活動評価の最も基本的な考え方である．身体活動によるエネルギー消費量は，次のように推計できる．

エネルギー消費量（kcal）＝行った身体活動の強度（METs）×身体活動を行った長さ（時間）×体重（kg）×係数1.05

※計算が煩雑になることから，1.05は省略して計算されることも多い．

この式の身体活動の強度（METs；メッツ）について説明すると，身体活動には，ストレッチやヨガなど身体への負荷が比較的低いものから，ジョギングや水泳など負荷の高いものまで，さまざまなものがある．これらの負荷の程度は，身体活動の強度とよばれ，安静時と比較して，何倍くらいエネルギーを消費するかによって表現される（単位：メッツ；metabolic equivalents；METs）．

個々の身体活動が，どの程度の強度（METs）に該当するのかはAinsworthら[6]によってまとめられている．Ainsworthら[6]の和訳は，国立健康・栄養研究所のホームページ[7]にも公開されている．個々の身体活動の強度について，たとえば，普通歩行は3METs，テニス（シングルス）は7.3METsである．これは，普通歩行は安静時と比較して3倍，テニス（シングルス）は7.3倍，それぞれエネルギーを消費することを意味する．したがって，この式は，「どのくらいの強度の身体活動（METs）を，どのくらいの時間行ったのか？」の総計を，体重と係数とで調整したものと読み取れる．

身体活動の強度は，座位行動（1〜1.5METs），低強度（1.6〜2.9METs），中強度（3〜5.9METs），高強度（6METs以上）の4段階に分類される（図3）．一般的に，身体活動の強度によって，健康効果や支援方策が異なると考えられている．低強度，中強度，高強度の身体活動は，長く実施するほど，健康づくりに効果的であるとみなされており，特に，中強度と高強度の身体活動を行うことの重要性が指摘されている．厚生労働省が発表した「健康づくりのための身体活動基準2013」[3]では，65歳未満の人は，中強度以上の身体活動を行うことが推奨されている．世界保健機関[2]は，65歳以上の人に対しても，中強度以上の身体活動を推奨している．一方，座位行動は，実施時間が長いと，さまざまな健康指標に悪影響を及ぼすことが明らかにされ始めている．

（2）実際の評価で用いられる主な指標

実際の身体活動評価で用いられることの多い指標を表1にまとめた．エネルギー消費が身体活動の最も基本的な考え方であるものの，前述のとおり，エネルギー消費量（kcal）は体重によって左右される．そこで，体重による個人間の差異を除去するため，「行った身体活動の強度（METs）×身体活動を行った長さ（時間）」の部分のみを取り出すことが多い．取り出した部分は，「METs・時」という単位で表される．

また，身体活動の強度によって健康効果，支援方策が異なるという考え方に基づき，身体活動強度の段階別に，活動時間を算出（例：座位行動が1日○分，低強度活動が1日○分など）する方法も頻繁に用いられる．強度に加えて，身体活動が行われる場面（余暇場面，移動場面，家事場面など）にさらに分類して，身体活動時間を算出することもある．

その他の代表的な指標として，歩数が挙げられる．歩数を使用することの利点は，直感的にわかりやすい点と，測定機器が安価で入手可能である点が挙げられる．また，歩数によって，METs・時や，中強度以上の身体活動時間の約70％を説明できる[8]．

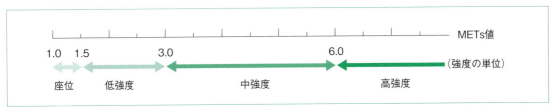

図3　身体活動の強度の区分

表1 身体活動評価で用いられる主な指標

	内　容
エネルギー消費量 （kcal）	・身体活動の定義に従った，最も基本的な表現. ・体重による影響を強く受けるため，個人間で単純比較できない.
METs・時	・エネルギー消費量から，体重の影響を取り除いたもの. ・身体活動の強度（METs）と時間（時）の乗算.
強度段階別の 活動時間	・座位，低強度，中強度，高強度別に，身体活動時間を算出. ・強度によって，健康効果や支援方策が異なるという考え方に基づく.
歩数	・直感的にわかりやすく，測定機器が安価. ・METs・時や，中強度以上の身体活動時間と強く相関.

2 身体活動評価の手続き

日常生活での身体活動の最も正確な評価方法は，二重標識水法である．二重標識水法は，水素と酸素の安定同位体を含んだ水を飲んだ後，定期的に尿を採取し，尿中の安定同位体を分析する方法である．二重標識水法によって，エネルギー消費量を正確に推定できる．ただし，非常に高価な測定法であるため，専門的な研究を除き，ほとんど普及していない．

そこで今日では，二重標識水法ではなく機器（歩数計や加速度計）を装着して評価する方法と，質問紙によって評価する方法の2種類が広く採用されている．本項では，これら2種類の評価法を概説する．

（1）機器（歩数計や加速度計）による評価

機器による身体活動評価は，機器を装着して日常生活下での身体の動きを計測，解析することで，身体活動量を推計する方法である．身体の動きの計測には，振り子式センサで計測する方法（歩数の算出に使用）と，加速度センサで計測する方法（歩数，強度の算出に使用）の2種類があるが，後者のほうが正確である．また，加速度センサで計測する方法の中でも，1軸の加速度センサを使用する方法と，3軸の加速度センサを使用する方法があり，後者のほうが正確である．歩数のみを評価できる機器を歩数計，身体活動の強度も計測できる機器を加速度計（または活動量計）とよぶことが多い．なお，万歩計®は，山佐時計計器株式会社の登録商標である．加速度計は，身体活動の強度の情報が得られるため，エネルギー消費量，METs・時，強度段階別の活動時間を求めることができる．歩数計は，強度の情報がないため，これらを求められない．加速度計の仕組みの詳細は，他稿を参照されたい[9]．

機器を使用した身体活動評価の利点は，質問紙よりも正確に評価できる点に集約される（**表2**）．また，自己報告よりも情報量が多く，たとえば，1日ごとの身体活動量の変動も把握できる．一方，欠点としては，どのような場面での身体活動なのか（例：移動中，家事，余暇場面）や，身体活動の内容の詳細を把握できない点が挙げられる．加えて，睡眠時と入水時以外は1日中，対象者に機器の装着を求めるため，評価に対する動機づけの低い対象者にとっては，負担が大きい．

表2 機器（歩数計や加速度計）と質問紙による身体活動評価の比較

	機器（歩数計や加速度計）	質問紙
正確性	正確性が高い．	正確性が低い．
情報	1日ごとの変動など細かい変化がわかるが，身体活動を行う場面や，身体活動の内容の詳細はわからない．	1日ごとの変動など細かい変化はわからないが，身体活動を行う場面や，身体活動の内容を把握できる質問紙が多い．
対象者の負担	入水時と睡眠時以外は1日中装着する必要があるため，特に評価への動機づけの低い対象者には負担が大きい．	数頁程度の項目に回答するだけで評価を終えることができるため，負担が少ない．

機器を使用した身体活動を行う際に考慮すべきポイントを表3にまとめた．まず，歩数に注目するのか，その他の指標に注目するのかによって，歩数計と加速度計のどちらを使用するのかが決まる．

次に，評価を行う時期と日数も，検討する必要がある．たとえば，Yasunagaら[10]によると，測定月によって，月平均最大1,000歩以上の差が生じる．また，評価に必要な測定日数も議論なされている．たとえば，Hartら[11]は，加速度計の場合は3日（座位行動にも着目する場合は5日），歩数計の場合は4日間の測定日数が必要と主張している．現実の身体活動評価では，さまざまな制約が含まれると予想されるため，理想的な評価時期，日数を採用することは難しいかもしれない．ただし，これらによって評価値が変化する点は考慮すべきである．

評価に使用する機器について，今日では，一般向けの加速度計や，加速度計の機能を内蔵したスマートフォンが広く普及している．ただし，加速度センサの情報から身体活動指標を算出するアルゴリズムは，各機能によって極めて多様であり，個々の機器によって値が変動する[9]．そのため，できる限り，妥当性が確認された機器を採用することが望ましい．

また，歩数などの測定値が機器の画面に表示されると，数値が動機づけとなり，本来よりも身体活動量が高くなることが知られている．日常生活における身体活動を評価したい場合は，記録が表示されない設定とすべきである．近年販売されている研究向けや医療機関向けの加速度計は，通常，表示画面の設定を変更できるようになっている．

（2）質問紙による評価

質問紙による身体活動評価は，普段，どの程度身体活動を行っているのかについて，各質問項目に従って対象者が回答し，回答に基づいて身体活動を推計する方法である．回答の際は，評価者が聞き取りを行い，評価者が記入する場合もある．特別な事情がない限り，質問紙の文言は変えてはならない．

質問紙による身体活動評価の利点として，対象者への負担を抑えられる点が挙げられる（表2）．また，身体活動の場面ごと（例：移動中，家事，余暇場面）や，身体活動の内容ごと（歩行，筋力トレーニングなど）に実施状況を尋ねる質問紙を用いれば，どのような場面，内容の身体活動を行っているのか把握できる．これらは，効果的な身体活動支援を行う手がかりとなり得る．一方，正確性の低い点が，質問紙の最大の欠点である．また，身体活動量の詳細な変化を把握することはできない．

質問紙評価で留意すべきポイントを，表4にまとめた．現在開発されている質問紙は，いくつかの種類があるが，項目数や所要時間にばらつきがある．ほかの評価も同時に行う場合などは，分量が適切かどうかを吟味すべきである．また，たとえば「仕事中の身体活動に注目したい」「歩行を評価したい」など，注目したい具体的な身体活動の場面，内容がある場合は，それらを評価できる質問紙を採用する必要がある．加えて，正確な評価のためには，信頼性，妥当性の高い質問紙を用いたほうがよい．

3 わが国の身体活動評価で用いられる主な機器，質問紙

今日，わが国の身体活動評価で用いられている機器は，加速度計が主流である．なお，厚生労働省の国民健康・栄養調査では，山佐時計計器株式会社の歩数計〔アルネス200®（AS200）〕が使用

表3 機器（歩数計や加速度計）を使用した身体活動評価を行う際に考慮すべきポイント

- 評価したい指標は何か？
- 評価を行う時期はいつか？　評価期間は何日か？
- どの機器を使用するか？
- 画面に計測値を表示させるか？

表4 質問紙を使用した身体活動評価を行う際に考慮すべきポイント

- 質問紙の分量は適切か？
- 注目したい身体活動の場面・内容がある場合，その項目が含まれているか？
- 信頼性・妥当性はどの程度か？

されている．笹井ら[9]によると，わが国で主に使用されている加速度計は，Lifecorder®（スズケン），Active style Pro®（オムロンヘルスケア），Actimarker®（パナソニック電工），ActivTracer®（GMS），ViM®（マイクロストーン）である．ViMは手首に装着するタイプであるが，その他はすべて腰部に装着するタイプである．これらの各機器の妥当性は，笹井ら[9]に詳述されている．

質問紙の中は，国際標準化身体活動質問票（International Physical Activity Questionnaire；IPAQ）[12,13]が最も頻繁に使用されている．成人での信頼性，妥当性は村瀬ら[13]が，高齢者での信頼性，妥当性はTomiokaら[14]が検証している．IPAQは，高強度の身体活動，中強度の身体活動，歩行，座位行動の4段階の実施状況を評価し，段階別の実施時間や全体のMETs・時を算出できる．また，IPAQはShort版とLong版の2種類があり，Long版では，高強度の身体活動，中強度の身体活動，歩行の3つについては，それぞれ4つの場面別（移動，仕事中，家事，余暇）の実施状況を尋ねる形式である．Short版では，これらの場面は設定されていない．IPAQは，質問紙本文（日本語）[15]や，スコアリングマニュアル（英語）[16]が，Web上でそれぞれ無料公開されている．

また，高齢者向けの質問紙として，Physical Activity Questionnaire for Elderly Japanese（PAQ-EJ）[17]や，Physical Activity Scale for the Elderly（PASE）[18,19]が開発されている．PAQ-EJは，場面別や全体のMETs・時を算出できる．PASEは，場面別の活動の実施状況や，独自のアルゴリズムによる総身体活動量のスコアを算出できる．PAQ-EJの質問紙本文の入手は開発者へ連絡が，PASEの質問紙本文の入手はNew England Instituteからの購入が必要である．

その他の質問紙として，今日，世界標準化身体活動質問票（Global Physical Activity Questionnaire；GPAQ）日本語版[20,21]や，日本動脈硬化縦断研究身体活動量質問票[22]（Japan Arteriosclerosis Longitudinal Study Physical Activity Questionnaire；JALSPAQ）などの開発が進んでいる．ただし，筆者の知る限り，GPAQやJALSPAQは尺度開発の論文化が完了していないため，利用に際しては開発者へ連絡されたい．

4 その他の評価法－行動記録票を用いた評価

機器や質問紙以外の評価法として，行動記録票による評価法がある．これは，一定時間ごと（例：15分ごと）の行動を何日間か記録票に記入し，その記録内容から身体活動量を推計するものである．質問紙が普段の状況を振り返って記入する形式であるのに対し，行動記録票は，随時，行動内容を記録していく形式である．そのため，質問紙よりも，正確に身体活動量を推計できる．また，身体活動の場面や内容も把握できる．

わが国では，Nambaら[23]が，15分ごとの行動をWeb上に記録し，Web上の記録から身体活動を評価できるシステム（Lifestyle24®）を開発している．このシステムは，Web上で無料登録して利用できる．このシステムの妥当性は，成人[23]や女子大学生[24]を対象とした研究で確認済みである．また，高齢者に対しては，Webではなく，紙ベースでの行動記録票の妥当性[25]が確認されている．今日，Webに親和性の高い高齢者が増えていることから，今後は高齢者に対しても，Webでのシステムの利用可能性が広がっていくだろう．

3．評価の結果の解釈

1 身体活動量の目標値や推奨量

表5に，世界保健機関や，厚生労働省が掲げる身体活動量の目標値，推奨量をまとめた．

世界保健機関の勧告[2]では，65歳以上の人は，週に150分の中強度の身体活動，または，週に75分の高強度の身体活動，または，同等の中～高強度の活動の組み合わせを行うことが推奨されている．健康上の理由でこの推奨量を満たせない場合は，可能な範囲で，できるだけ活動的でいること

表5 身体活動量の目標値や推奨量

組織	内容	身体活動量
世界保健機関	健康のための身体活動に関する国際勧告のうち，65歳以上に対する推奨（抜粋）．	・週に150分の中強度の身体活動，または，週に75分の高強度の身体活動，または，同等の中～高強度の活動の組み合わせを推奨． ・健康状態によってこの推奨量を満たせない場合は，可能な範囲でできる限り活動的でいることを推奨．
厚生労働省	健康づくりのための身体活動基準2013のうち，65歳以上の基準．	・強度を問わず，身体活動を週に10METs・時． ・現在の身体活動量を，少しでも増やす（全年齢層に共通）．
厚生労働省	健康づくりのための身体活動指針2013のうち，65歳以上の指針．	・1日40分，身体を動かす． ・今よりも10分多く，身体を動かす．
厚生労働省	健康日本21（第二次）における70歳以上の歩数の目標値．	・男性7,000歩． ・女性6,000歩．

も推奨されている．

厚生労働省は，「健康づくりのための身体活動基準2013」（専門家向け）[3] では，65歳以上の人は，強度を問わず身体活動を週に10METs・時行うことを基準にしている．また，全年齢層に共通の方向性として，現在の身体活動量を少しでも増やすことも提示している．同基準を一般向けにした情報である「健康づくりのための身体活動指針（アクティブガイド）」[4] では，1日40分身体を動かすことと，今よりも10分多く，身体を動かすことが推奨されている．

また，厚生労働省は，「健康日本21（第二次）」[26] で，2022年までの70歳以上の目標値として，男性7,000歩，女性6,000歩を掲げている．

なお，身体活動支援の現場では，これらの目標値，推奨値は参考値にとどめるべきであろう．厚生労働省の推奨にもあるように，身体活動量が増えれば増えるほど，より多くの健康効果が得られると考えられている．そのため，WHOの推奨のように，身体活動量の解釈や目標設定などは，個々人の状態や生活に合わせて柔軟に対応することが求められる．

2 質問紙による評価の解釈

本項では，質問紙による身体活動評価を解釈するうえでの留意点として，欠損値と，思い出しバイアスについて言及する．各質問紙のデータクリーニングの具体的な方法や得点化の方法に関しては，それぞれのマニュアル等を参照されたい．

自記入で質問紙への回答を求めた場合などは，回答に欠損がないか，丁寧に確認する必要がある．高齢者を対象に，IPAQを用いて郵送調査を行った場合，男性の29.0%，女性の35.8%に欠損のある回答が認められ，高年代になるほど，欠損率は上昇するという報告[27] もある．そのため，できる限り記入漏れなどが生じぬよう，最善を尽くすべきである．

また，質問紙は，自分の日常生活を振り返って回答をするため，「思い出しバイアス（出来事の思い出しやすさによって結果が歪められる現象）」が生じる．質問紙による身体活動量の評価には，過大評価/過小評価が含まれる点を考慮すべきである．たとえば，IPAQに関する海外の研究では，多くの人々は身体活動量を過大評価する傾向（実際よりも多く活動を行っていると報告する傾向）にあることが指摘[28] されている．

3 機器による評価の解釈

機器（歩数計や加速度計）を用いて評価を行った場合は，装着時間や分析単位などによって，推計される身体活動量が変化する点に留意する必要がある．装着時間が短いほど，測定できていない時間帯が長くなり，活動量が少なく見積もられてしまう．そのため，十分な装着時間が得られた日のみを，評価の対象とすることが通常である．評価の対象日とする装着時間の長さや，装着時間/非装着時間の定義は議論の分かれるものである．これまでの研究では，10時間以上装着していた日を身体活動評価の対象とすることが，また，連続1時間以上活動量がない状態を装着していない状態とすることが多い[29]．

身体活動量を推定する際は，分析する最小単位

の設定によって，推定量に差が生じることが知られている．分析の最小単位は，epochとよばれる．たとえば，epochが2分とは，17時0分〜2分の2分間の身体活動強度は4.5METs，17時3分〜4分の2分間の身体活動強度は5.1METsというように，2分間ごとに，身体活動の強度が評価されることを意味する．国内の主な加速度量計の場合，epochの単位は，2秒〜2分程度の幅があり[9]，設定を変更できる機種もある．中田ら[30]は，epochが長くなると，中強度以上の身体活動時間が短く評価される傾向にあることなどを指摘している．

（原田和弘）

文献

1) Caspersen CJ et al : Physical activity, exercise, and physical fitness : definitions and distinctions for health-related research. *Public Health Rep* 100 : 126-131, 1985.
2) World Health Organization : Global recommendations on physical activity for health :
http : //apps.who.int/iris/bitstream/10665/44399/1/9789241599979_eng.pdf（2016年6月20日閲覧）
3) 厚生労働省：健康づくりのための身体活動基準2013：
http : //www.mhlw.go.jp/stf/houdou/2r9852000002xple-att/2r9852000002xpqt.pdf（2016年6月20日閲覧）
4) 厚生労働省：健康づくりのための身体活動指針（アクティブガイド）：
http : //www.mhlw.go.jp/stf/houdou/2r9852000002xple-att/2r9852000002xpr1.pdf（2016年6月20日閲覧）
5) 厚生労働省：国民健康・栄養調査：
http : //www.mhlw.go.jp/bunya/kenkou/kenkou_eiyou_chousa.html（2016年6月20日閲覧）
6) Ainsworth BE et al : 2011 Compendium of Physical Activities : a second update of codes and MET values. *Med Sci Sports Exerc* 43 : 1575-1581, 2011.
7) 国立健康・栄養研究所：改訂版「身体活動のメッツ（METs）表」：
http : //www0.nih.go.jp/eiken/programs/2011mets.pdf（2016年6月20日閲覧）
8) Cao ZB et al : Steps per day required for meeting physical activity guidelines in Japanese adults. *J Phys Act Health* 11 : 1367-1372, 2014.
9) 笹井浩行・他：加速度計による活動量評価と身体活動増進介入への活用．運動疫学研 17 : 6-18, 2015.
10) Yasunaga A et al : Sex, age, season, and habitual physical activity of older Japanese : the Nakanojo study. *J Aging Phys Act* 16 : 3-13, 2008.
11) Hart TA et al : How many days of monitoring predict physical activity and sedentary behavior in older adults? *Int J Behav Nutr Phys Act* 8 : e62, 2011.
12) Craig CL et al : International physical activity questionnaire : 12-country reliability and validity. *Med Sci Sports Exerc* 35 : 1381-1395, 2003.
13) 村瀬訓生・他：身体活動量の国際標準化―IPAQ 日本語版の信頼性，妥当性の評価．厚生の指標 49 : 1-9, 2002.
14) Tomioka K et al : Reliability and validity of the International Physical Activity Questionnaire in elderly adults : the Fujiwara-kyo study. *J Epidemiol* 21 : 459-465, 2011.
15) 東京医科大学公衆衛生学分野：身体活動・運動健康づくり環境：
http : //www.tmu-ph.ac/index.php?cat=health（2016年6月20日閲覧）
16) International Physical Activity Questionnaire : IPAQ scoring protocol :
https : //sites.google.com/site/theipaq/scoring-protocol（2016年6月20日閲覧）
17) Yasunaga A et al : Development and evaluation of the Physical Activity Questionnaire for Elderly Japanese : the Nakanojo study. *J Aging Phys Act* 15 : 398-411, 2007.
18) Washburn RA et al : The Physical Activity Scale for the Elderly (PASE) : development and evaluation. *J Clin Epidemiol* 46 : 153-162, 1993.
19) Hagiwara A et al : Validity and reliability of the Physical Activity Scale for the Elderly (PASE) in Japanese elderly people. *Geriatr Gerontol Int* 8 : 143-151, 2008.
20) World Health Organization : Global Physical Activity Questionnaire (GPAQ) Analysis Guide :
http : //www.who.int/chp/steps/resources/GPAQ_Analysis_Guide.pdf（2016年6月20日閲覧）
21) 井上 茂・他：プロジェクト研究の概要とGPAQ日本語版の作成．体力科学，65 : 155, 2016.
22) 内藤義彦：日本動脈硬化縦断研究（JALS）の紹介．運動疫学研究 14 : 47-56, 2012.
23) Namba H et al : Validation of Web-based physical activity measurement systems using doubly labeled water. *J Med Internet Res* 14 : e123, 2012.
24) 難波秀行・他：WEBを用いた身体活動測定システムの3軸加速度計による妥当性．運動疫学研，17 : 19-28, 2015.
25) Yamada Y et al : Association between lifestyle and physical activity level in the elderly : a study using doubly labeled water and simplified physical activity record. *Eur J Appl Physiol* 113 : 2461-2471, 2013.
26) 厚生労働省：国民の健康の増進の総合的な推進を図るための基本的な方針：
http : //www.mhlw.go.jp/bunya/kenkou/dl/kenkounippon21_01.pdf（2016年6月20日閲覧）
27) 根本裕也・他：国際標準化身体活動質問票（IAPQ）の地域高齢者に対する適応上の問題．第19回日本運動疫学会総会プログラム，45, 2016.
28) Rzewnicki R et al : Addressing overreporting on the International Physical Activity Questionnaire (IPAQ) telephone survey with a population sample. *Public Health Nutr* 6 : 299-305, 2003.
29) Gorman E et al : Accelerometry analysis of physical activity and sedentary behavior in older adults : a systematic review and data analysis. *Eur J Appl Physiol* 113 : 2461-2471, 2013.
30) 中田由夫・他：3軸加速度計Active Style Proを用いた身体活動量評価においてepoch lengthが解析結果に及ぼす影響．運動疫学研 14 : 143-150, 2012.

3章 10 基本動作の評価

ポイント

❶ 基本動作を評価する目的を理解するポイント
基本動作の評価は，対象者が日常生活で行う基本的な姿勢の変換や身体移動といった動作を，さまざまな環境や条件で自由にタイミングよく実施できるかを判断することである．そして，評価によって対象者が実施できない動作を実施可能にするための効果的な治療や介入計画を作成することにつなげる．

❷ 評価の方法を理解するポイント
基本動作はFIMやBirthel IndexなどのADL評価に組み込まれているが，これらの評価では基本動作の実施可否や介助量を判定することしかできない．対象者の基本動作能力を評価するには，対象者が基本動作を実施できない理由について，なぜできないのか，どの部分にどれくらいの介助量が必要かを明らかにするための方法として，動作観察や分析が必要になる．

❸ 評価の結果を解釈するポイント
高齢者では筋力の低下，バランス能力の低下，これまでに起こった骨・関節の変形やアライメント異常など，生理的な加齢変化が基本動作の遂行に対して影響を及ぼす．また個人によって異なるが，何らかの疾病をもつか複数の疾病を抱えるため，疾患による障害と加齢変化による運動・動作の障害が相互に作用することに留意する．

1. 基本動作の理解と評価の方法

基本動作とは

高齢者が自立して生活するためには，日常生活活動（ADL）が保持されていなければならない．ADLの中に含まれる基本動作は，主として寝返り，臥位での移動，起き上がり，座位，立ち上がり，歩行などがある[1]．疾患や障害により移動が制限される場合は，移乗動作や車椅子操作を含める．

2 基本動作の評価の方法

基本動作の評価は，準備，動作の観察，動作の分析の順で進め，最終的には治療内容の計画を立てる（図1）．まず，基本動作の評価の前に，あらかじめ各種運動機能の評価を行い，対象者の運動機能を把握しておく．医師の処方および医学的情報（診断名，障害名，既往歴など）から，対象者の各基本動作の可否と動作特性を予測しておく．

準備
①あらかじめ各種運動機能の評価を行っておく
②基本動作を評価する環境を記録しておく
③必要に応じて動画撮影機器の準備をする
④運動機能と機能障害の程度から動作の可否の予測をしておく

基本動作の観察
①各基本動作の可否を評価する
②各基本動作のレベルを評価する
③遂行時間の測定を行う
④安定性，安全性，実用性を判断する

動作の分析
①制限のある動作について機能障害との関連付けを行う
②問題点を列挙する
③心身機能・障害構造の障害特性を考察する
④問題点が治療介入や環境設定によって解決可能か否かを分類する

⬇

目標の設定と治療プログラムの決定

 図1　基本動作の評価の流れ

動作の観察では，各基本動作の可否とそのレベルを評価する．各レベルの判定は，定義付けされたものはないが，FIM[3]の運動項目の7段階評価に従うと記載しやすい．さらに，対象者のどこに，どのような介助が必要かの記載をする．また，動作の遂行時間を計測し，安定性，安全性，実用性を判断しておく．基本動作の観察では現象だけを記述し，観察者の考察は含めない．

本動作について，なぜできないのか，機能障害との関連付けを行うとともに，問題点を列挙する．最も重要なのは，対象者が健常者の正常パターンと異なる特徴的な動作パターンを行っていた場合，それが異常な動作で基本動作の自立を阻害している問題点なのか，あるいは実行のために必要な動作なのかを弁別し，治療対象となる問題点を明らかにすることである[*1]．問題点が治療介入や環境設定によって解決可能なものであれば，目標設定と治療プログラムを考える．

3 観察の結果の分析

基本動作の分析では，特に自立できていない基

2. 高齢者の基本動作の総合的評価

1 評価の目的

基本動作の評価では，まず対象者の動作観察から開始し，各基本動作が「できる」か「できない」か，またそのレベルを評価しなければならない．その際，評価者間で結果に違いがあると，第三者が動作レベルを誤って解釈してしまうことにつながり，適切な理学療法の提供が難しくなる．基本動作の総合的評価は，誰が測定しても同じ評価結果が得られ，また第三者に動作能力を客観的に伝えられる方法が望ましい．

2 評価の方法

基本動作はADLに含まれる項目で，全体的な評価としてBarthel IndexやFunctional Independence Measure（FIM）（3章-7，169頁参照）を用いてスコア化するのが一般的である．これらは，寝返りや起き上がりといった個別の評価はできず，基本動作に特化したものではない．本項では，基本動作に特化した総合評価として，Motor Assessment Scale（MAS）[4]と，2015年に開発されたBasic Motor Scale（BMS）第1版[5,6]を取り上げる．MASは脳卒中患者を対象としているため，基本動作（寝返り，起き上がり，座位バランス，立ち上がり，歩行）以外の項目（上肢機能）も含まれるが，それを除くことで基本動作の総合評価に応用できる．BMSは開発されてからの期間が短く，まだメジャーな方法ではないものの，基本動作に特化した内容であり，5段階評定およびイラストによって能力の視覚化が図れるため，活用しやすく汎用性がある．

(1) MAS
❶測定のポイント

ストップウォッチ，40cmの高さの台か椅子，ベッド，評価表（**表1**）[7]を用意する．すべての基本動作の所用時間を計測し，各項目は0〜6の7段階評価で評点を付ける．各レベルに該当せず，いずれも困難な場合には「0」と判定する．

[*1] 基本動作の障害は，理学療法評価における活動制限の問題点の中核をなす．基本動作の評価は，臨床において動作分析として位置付けられるが，この分析に関する標準化は未だ確立されていない現状があり，治療体系や施設間によって捉え方や方法に関して相違が大きい実情がある[2]．そのため，学生や初学者は動作分析を実施することに難渋し，多くの時間を費やしている可能性があり，評価するだけで完結したと思い込んでしまいがちである．重要なのは，治療対象となる問題点を明らかにし，目標設定と治療プログラムを考えることであることに注意する．

表1 Motor Assessment Scale（修正版）の評価判定基準

① 健側方向に背臥位から側臥位へ寝返る（開始肢位：背臥位）

（2～6について所要時間を測定する）
1. 上肢または下肢のいずれかを介助すれば側臥位がとれる．
2. 自ら側臥位までとれる（患者は健側の上肢で背臥位から側臥位へ引っ張り，健側の下肢とともに患側下肢を動かす．すなわち，患側上下肢を用いずに健側肢のみを使用．ベッドの端や柵の使用は許可する）．
3. 患側下肢を健側下肢に交差させるように動かし，上半身全体があとに続く（上肢は後方に残ったままである）．
4. 一方の上肢を他方上肢とともに身体を横切るように持ち上げる．下肢を積極的に動かすが身体はひとかたまりとなってこれに続く．
5. 上肢と下肢を動かし側方への寝返りが可能だが，側臥位でのバランスを失いやすい（肩は前方突出し，上肢は前方に屈曲する）．
6. 3秒以内に側臥位になれる（いずれの上肢も用いてはならない）．

② 背臥位から起き上がりベッドの端に座る（2～6について所要時間を測定する）

1. 頭部を側方に持ち上げるが，起き上がることはできない（介助により側臥位をとらせ，下肢をベッドに下ろすようにする）．
2. 自力で側臥位になり，ベッドの端に下肢を下ろすことができるが，頭部を側方へ起こすことができない（健側の肘による上半身の保持は可）．
3. 側臥位からベッドの端に座ることができる（セラピストは患者の動きを介助する．患者はこの間ずっと頭部の位置をコントロールできる）．
4. 介助なしで側臥位から起き上がり，ベッドの端に座ることができる．
5. 介助なしで背臥位から起き上がり，ベッドの端に座ることができる．
6. 介助なしで10秒以内に背臥位から起き上がり，ベッドの端に座ることができる．

③ 座位でバランスをとる（原則として，40cmの高さの台または椅子を使用し，膝関節角度を90°とする）

1. 支えがある場合にのみ座位がとれる（セラピストは座位を介助する）．
2. 支えなしで10秒間座位がとれる（両膝と両足をそろえたままでなく，両足は床につけて支えてよい）．
3. 支えなしで座ることができ，体重を十分前方にしかも左右均等にかけることができる（体幹を十分に伸展させ，頭部を正中位に保つことができる．外部からの軽い力に抗して保持できる）．
4. 支えなしで座ることができ，顔を振り向け後方をみることができる（両足で床上に支える．両下肢が外転したり，両足が動かないようにする．両手を大腿の上に置く場合には手がベッドの台座に動かないようにする）．

5. 支えなしで座ることができ，前後・左右にそれぞれ5秒間体幹を傾け，再び元に戻ることができる（両足は床につけておく．患者がどこかにつかまらないようにする．また両下肢と足部を動かさないようにする）．
6. 支えなしで座ることができ，前方や側方（左右）に手を伸ばしてその手を床につけることができる．さらにそこから元に戻ることができる（両足は床につけたままとし，患者がどこにもつかまらないようにする．手は両足の少なくとも10cm前方につかなければならない）．

④ 座位から立位になる（4～6について各所要時間を測定する）

1. セラピストの介助で立位がとれる（介助方法は患側から腰部や上肢を保持するなど）．
2. 近位監視下で立位がとれる（体重が両足に均等にかかっていなければ，両手で支えて立つようにする）．
3. 自力で立位になる（体重が両足に均等にかかっており，両手または片手による支持があれば可）．
4. 股と膝をまっすぐに伸ばして5秒間立つことができる（両足に均等に体重がかかっていなくてはならない．支持なしで自力にて保持が可）．
5. 介助なしで座位から立位になり，また座位に戻る（両足に均等に体重がかかっていなくてはならない．また股と膝が完全に伸展していなくてはならない）．
6. 介助なしで10秒以内に3回，座位から立位になり，また座位に戻る（両足に均等に体重がかかっていなくてはならない）．

⑤ 歩行

1. 介助により，患側下肢で体重を支え，健側の下肢を前方に踏み出すことができる（平行棒や手すりへの支持は許可するが，体重支持している側の股関節は伸展していなくてはならない）．
2. 1名の介助者による近位の監視下で歩行ができる（平行棒も可）．
   ＊歩行距離と歩行時間を測定する．
3. 監視なしに3m歩行可能（歩行補助具の使用の有無は問わない）．
   ＊3m歩行時の所要時間を測定する．
4. 30秒間に10m歩行可能または15秒間に5m歩行可能（歩行補助具の有無は問わない）．
   ＊歩行時の所要時間を測定する．
5. 10mの距離を歩くこととし，30秒間に一度方向を変え，床から小さな砂袋を拾い元に戻ってくることができる（どちらの手を用いてもよい）．
   ＊10m歩行時の所要時間を測定する．
6. 30秒間に10段の階段を手すりを使わずに3回上り下りできる（歩行補助具の使用の有無は問わない）．
   ＊3回の上り下りの所要時間を測定する．

注：各レベルに該当しない場合，すなわち1～6のいずれも困難な場合には0と判定する．

（文献7より引用）

❷評価指標の信頼性

　MASは脳卒中患者を対象とした再試験信頼性と検者内信頼性がある[5]．一方，歩行を除く動作項目で天井効果がある[8]．基準関連妥当性では，Fugl-Meyer Assessment[9]，Barthel Index[10]，Berg Balance Scaleなど[8]と関連性が高く，脳卒中患者対象の評価ではあるが，脳血管疾患のない高齢者にも有用であると考える．

❸解釈のポイント

　各項目に従う必要があり，障害などをもつ対象者がMASに記述されている動作方法と著しく異なるパターンで動作を行う場合，評点の判定が難しくなる．MASを使用する際，天井効果が問題となるが，基本動作能力が高い者はそもそも本評価の対象となりにくい．

（2）BMS

❶測定のポイント

　ストップウォッチ，40cmの高さの椅子，L字手すり，ベッド，評価表（文献6よりダウンロード）（図2）を用意する．端座位保持，立位保持では姿勢保持時間を計測する．各項目は1～5の5段階評価で評点をつける．

❷評価指標の信頼性

　BMSの基準関連妥当性の検討では，Barthel IndexやFIMとの関連性が高く，また検査の信頼性において感度89%，特異度34%であり，再現性も良好である[5]．BMSで変化がない一方で，セラピストの主観的評価で変化があったと解釈する部分については，BMSが介助の量を考慮しておらず，判定の偏りが生じる可能性があるため，この点については対策が必要かもしれない．信頼性や妥当性についてもまだ十分とはいえないため，今後の発展が期待される評価法である．

❸解釈のポイント

　BMSは，対象者が普段行っている基本動作を必ずしも反映しているわけではなく，課題や行為を遂行する個人の能力（capacity）を評価しているとされる[5]．そのため，BMSの評価において対象者が動作を実施できても，日常生活においてその動作を必ずしも実行しているとは限らない．また，設定された環境で実施できても，ほかの環境で実施できるかどうかはわからないため，注意が必要である．それでも，イラスト化された評価尺度は理学療法士以外の医療関係者にも理解しやすく，対象者自身や他職種間での共通理解に用いやすい．介入により評点が改善した場合は，基本動作能力の向上があったと客観的に解釈することができる．

3．基本動作の観察と分析

1 寝返り動作

❶測定のポイント

　寝返り動作は，背臥位で制止している状態から側臥位，もしくは腹臥位に移行する動作で，肩甲帯や骨盤から開始した分節的な寝返る方向への回旋運動が身体全体に波及し，重心が移動するとともに支持基底面が背面から側面に移る動作である[11]．

　測定のポイントとして，どのような環境で行うのかを示す．たとえば，ベッド上であれば，柵が設置してある場合，実際には上肢把持が必要でないにもかかわらず，対象者が意図せずベッド柵を把持して動作を行ってしまうことがある．あるいはエアマットなど床面が不安定な場合は下肢で床面を押しても十分な反力が得られないために寝返りが困難になることがある．また，寝返る側に十分なスペースを確保するために初期姿勢の位置をずらすなど，環境設定を行っておく．

❷解釈のポイント

　健常成人における寝返り動作のパターン分類は多様であるが[12~14]，上肢先行型，下肢（骨盤）先行型，複合型（上肢と下肢が同時に動き出す）の3つに分類し，対象者の寝返り動作の可否にかかわらず，およそどのパターンに分類されるのかを判別する（図3）．

	寝返り		
	区分	イメージ	状態
↑High 5	上肢を使わなくてもできる	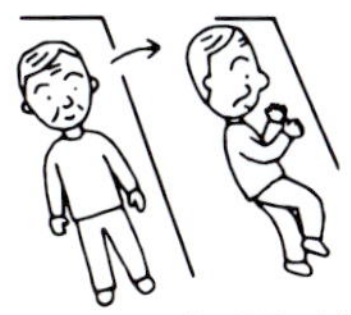 つかまらないで無理なく横向きになれる	上下肢の反動を利用したり，物につかまらなくても楽に側臥位になれる．毎回できる．
4	上肢を使わなくてもできるが毎回ではない	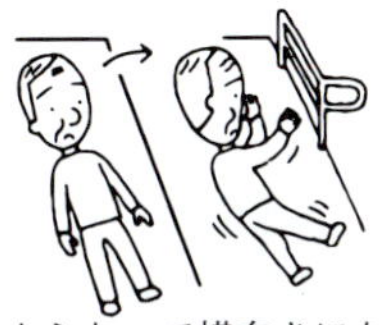 つかまらないで横向きになれるができない時がある	上下肢の反動を利用したり，物につかまらなくても側臥位になれるが，毎回はできない．
3	上肢を使うとできる	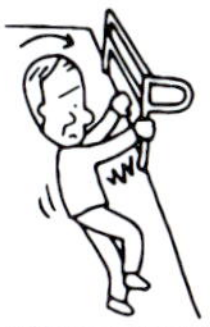 つかまれば横向きになれる（つかまらないと横向きになれない）	上下肢の反動を利用したり，物につかまれば側臥位になれる．毎回できる．
2	上肢を使うとできるが毎回ではない	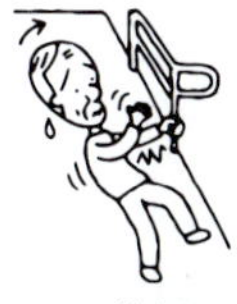 つかまっていても横向きになれない時がある．途中までなら何とかできる	上下肢の反動を利用したり，物につかまれば側臥位になれるが毎回ではない．または，肩や骨盤を床から離せるが側臥位にはなれない．
1 ↓Low	できない	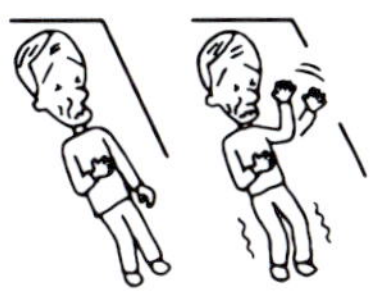 横向きになれない	動けない．または，上下肢の反動を利用したり物につかまっていても肩や骨盤を床から少し離せるだけで直ぐに仰臥位に戻る．

注）この動作には動作方向が2通り（左右）あります．
日常的に最も多く行う方向を「実用側」，それとは反対方向を「非実用側」とし，共通言語として使用して下さい．

図2 Basic Movement Scale第1版の一例　　　　　　　　　　　　　　　　　（文献6より引用）

　上肢先行型で寝返りができない対象者の場合，寝返る側と反対側の上肢や肩甲帯の動きが不十分で残存してしまうことが多く認められる．このような対象者は，ベッド柵を寝返る側と反対の上肢で保持し，柵を引き付けて上部体幹の重心を寝返る方向へ誘導すると実施可能なことが多い．したがって，上肢や肩甲帯の関節可動域や柔軟性の評価，自動運動と筋力の評価が必要である．下肢先

A. 上肢先行型

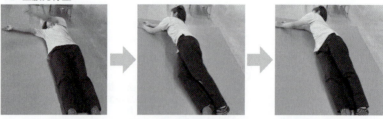

上肢，肩甲帯，骨盤，下肢へと順に回旋力が波及していく．上部体幹が十分に回旋した後，骨盤の回旋力が不足する場合は寝返る側と反対側の下肢で床面を蹴って回旋力を生み出す．

B. 下肢（骨盤）先行型

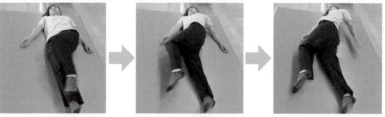

寝返る側と反対側の下肢を挙上するか，膝を立てて床面を蹴ることで下肢から上部体幹へと回旋力が波及していく．体幹と骨盤間の回旋が大きい．

C. 複合型

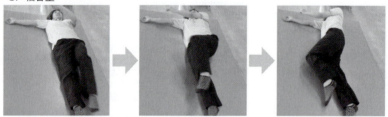

上肢と下肢の動きが同時に生じ，体幹の回旋も少ない．高齢者で多くみられる動作パターンである

図3 寝返り動作のパターン分類例

行型は体幹と骨盤の回旋が最も大きい動作であると考えられる[14]．そのため，体幹回旋や股関節の関節可動域，柔軟性，下肢伸展挙上（SLR；straight leg raise）で足部を床面から挙上させることができるか，といった股関節周囲の筋力の評価が必要である．寝返る方向と反対側の股関節を屈曲，内転，内旋し，下肢で床面を蹴って骨盤回旋の推進力を得る動作が困難な対象者は，背臥位で殿部挙上を行うブリッジ動作ができるかどうかもあわせて評価しておく．

2 起き上がり動作

❶測定のポイント

起き上がり動作は，一般的に背臥位からベッド上端座位，もしくは長座位へと移行する動作であり，側臥位やon elbowの肢位を経由するものと，背臥位から体幹屈曲動作によりすぐに長座位へと移行する動作の2種が臨床でよく観察される．前者は高齢者で最もよく観察される起き上がり動作で，後者は腹筋で抗重力運動を行うため難易度が高い．

寝返り動作と同様に，どのような環境で実施す

るのかを記載し，開始肢位と終了肢位を明らかにする．背臥位からベッド上端座位へ移行する起き上がり動作は，寝返りをしながら上半身が離床し，殿部を支点として身体が回転する動作が連続して組み合わさる．一方で，高齢者の場合は側臥位までの寝返り動作と，on elbow肢位を経由し，on elbowによる前腕支持までの上肢，体幹の重心移動と，前腕支持から肘伸展による体幹を起こす動作などが連続性を欠いて分離しやすい．そのため，高齢者では起き上がりに要する時間が延長しやすくなる[15,16]（表2）．動作観察の際は，一連の動作が分離している傾向にあるかどうかを見ておくことと，動作の所要時間を計測することが必要となる．

❷解釈のポイント

若年者と高齢者の起き上がり動作の運動パターンの違いを分析した研究において，高齢者は若年者と比較して，動作時間の延長，運動パターンのバリエーションの減少，動作パターンの違いがみられるとされている[17]．動作パターンの違いのうち，下肢においては体幹屈曲位で下肢を挙上し，体幹を回旋させずに殿部を軸に体幹と両下肢が側方移動を伴うパターンが高齢者で多く，また上肢においてはベッド上やベッド端を掴んで押しながら起き上がる動作の2つが高齢者で多く認められている（図4）．高齢者で多くみられる起き上がりパターンを戦略として用いる背景に，加齢に伴う腹筋群や股関節屈曲筋力の低下があるとされている[17]．背臥位からon elbowまでの上体を起こす動作において，寝返る側の肩関節周囲筋の筋力や関節可動域も必要である[18,19]．動作遂行時間と体幹の筋力や側方動的バランス能力（座位での側方リーチ範囲）が関連するとされている[20]．

まとめると，起き上がりの動作能力は，体幹や四肢近位部の筋力，柔軟性，動的バランス能力に影響されるため，これらの評価が必要となる．

3 起立・着座動作

❶測定のポイント

起立動作は，体幹を前傾して体重心を殿部から両足部で囲まれた支持基底面に移動させる相，体幹前傾，股関節屈曲が最大となり膝関節が伸展することで離殿が生じる相，離殿後に重心が上方向への移動へ切り替わり，体幹と股関節が伸展して立位になるまでの相の3つに分けて観察すると起立の戦略を掴みやすい[21,22]．

特に着目するポイントとして，体幹の前傾角度量，速度，初期姿勢の足部位置（膝屈曲角度），起立時の上肢運動の有無（前方に挙上する，座面を押す，膝に手を当てるなど），動作時間が挙げられる．

❷解釈のポイント

通常，立ち上がりの際は体幹前傾を素早く行うことで体重心の前方加速を利用するため，体幹の前傾角度が不十分でも起立が可能であるが，虚弱な高齢者では体重心の前方加速を利用できないため，体幹の前傾角度を増加したり，座位姿勢における足部位置をあらかじめ後方に引いたりして対応する[23]（図5）．したがって，体幹，股関節屈曲，膝関節屈曲，足関節背屈の関節可動域，股関節伸展と膝関節伸展の筋力を評価する必要がある．

表2 ベッドからの起き上がり動作の所要時間

群分け	対象者数	平均年齢と範囲	起き上がり所要時間 ±SD
若年者	n = 17	23.5歳（20〜27）	2.6±0.5秒
高齢者（地域在住）	n = 12	71.2歳（64〜80）	3.2±0.6秒
高齢者（高齢者集合住宅）	n = 29	84.0歳（73〜93）	4.4±2.4秒
高齢者（介護施設）	n = 20	77歳（60〜90）	9.8±9.5秒

筆者注）若年者と高齢者（地域在住）は文献16，高齢者（高齢者集合住宅）と高齢者（介護施設）は文献17より引用し筆者が作表した．なお，高齢者（介護施設）はリハビリテーションを実施している対象者である．

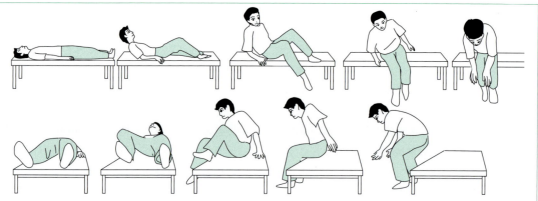

a. 若年者（20名の若年男性のうち20％が行う動作パターン）
左上肢：プッシュアップ動作：左上肢がベッド上を押す．
右上肢：ベッド端を掴みながらのプッシュアップ動作：右上肢がベッドを掴み，掴みながらベッドを押す．
頸部－体幹：片側坐骨支持への移動：右殿部に重心を移動しながら，端座位に移動する．
下肢：両下腿下方移動による離床：体幹が右回旋を伴い，下肢が端座位に移動する．

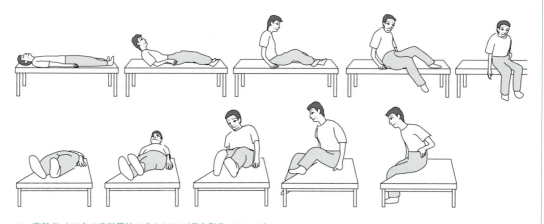

b. 高齢者（12名の高齢男性のうち25％が行う動作パターン）
左上肢：プッシュアップ動作：左上肢がベッド上を押す．
右上肢：プッシュアップ動作：右上肢がスライドしないで，ベッドを押す．
頸部－体幹：体幹屈曲位での坐骨支持への移動：両殿部が軸となり，体幹と下肢が対称的な位置を保ちながら，端座位に移動する．
下肢：両下肢側方移動を伴う離床：両下肢が挙上し，右側方に移動する．端座位に移行する際も両下肢ともに移動する．

図4 若年者と高齢者の起き上がり動作の違い　　　　　　　　　　　　　　　　　　　　　　（文献18より引用，一部改変）

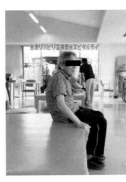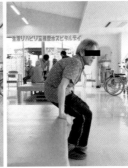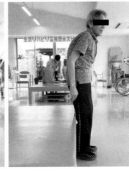

図5 高齢者で多くみられる起立パターン

円背があり，骨盤後傾位の座位である．体幹の前傾角度が不足し，また体幹前傾速度も遅く重心の前方加速を利用できないために両足部で囲まれた支持基底面に重心を十分に移せず，上肢で座面を押さなければ離殿ができない．起立直後は身体重心が後方に変位しやすい．

（越智　亮）

文献

1) 木林 勉：第13章 理学療法の基本用語．理学療法概論（奈良 勲編著），第6版，医歯薬出版，2013，pp325-345．
2) 木村貞治：理学療法における動作分析の現状と今後の課題．理学療法学 33：394-403，2006．
3) 道免和久：機能的自立度評価法（FIM）．総合リハ 18：627-629，1990．
4) Carr JH et al：Investigation of a new motor assessment scale for stroke patients. Phys Ther 65：175-180, 1985.
5) 森 勇・他：基本動作能力を測定するための基本動作指標（Basic Movement Scale）第1版の開発．理学療法学 42：434-441, 2015.
6) Isamu Mori：基本動作能力を測定するための指標, Basic Movement Scale（BMS）―基本動作指標：http://www.imorimo.com/（2016年6月閲覧）
7) 潮見泰藏：動作分析と検査バッテリー．標準理学療法学，臨床動作分析（高橋正明編），第1版，医学書院，2001，pp112-118．
8) English CK et al：The sensitivity of three commonly used outcome measures to detect change amongst patients receiving inpatient rehabilitation following stroke. Clin Rehabil 20：52-55, 2006.
9) Poole JL, Whitney SL：Motor assessment scale for stroke patients：concurrent validity and interrater reliability. Arch Phys Med Rehabil 69：195-197, 1988.
10) Loewen SC, Anderson BA：Reliability of the Modified Motor Assessment Scale and the Barthel Index. Phys Ther 68：1077-1081, 1988.
11) 田中幸子：寝返り動作の生体力学的特性と臨床への応用．理学療法 27：297-303, 2010.
12) Richter RR et al：Description of adult rolling movements and hypothesis of developmental sequences. Phys Ther 69：63-71, 1989.
13) 角 博行・他：健常成人の寝返り動作における検討．理学療法学 2：455, 1995.
14) 三木啓嗣, 新田 収：健常者における寝返り動作の定量的類型化．理学療法学 41：282-289, 2014.
15) Alexander NB et al：Quantitative assessment of bed rise difficulty in young and elderly women. J Am Geriatr Soc 40：685-691, 1992.
16) Alexander NB et al：Bed mobility task performance in older adults. J Rehabil Res Dev 37：633-638, 2000.
17) 金子純一朗・他：起き上がり動作における運動パターン分類の検討―若年者と高齢者の比較．総合リハ 31：473-479, 2003.
18) 江口英範・他：側臥位からの起き上がり―異なる前腕位置での腹筋及び肩関節周囲筋群の筋活動．理療：進歩と展望 22：32-37, 2008.
19) 西本勝夫・他：背臥位，側臥位そして腹臥位からの起き上がり動作における表面筋電図的分析．理学療法学 16：317-322, 1989.
20) Kaneko J et al：Relationship between movement patterns and physical fitness elements during rising from the supine to sitting position in community-dwelling elderly persons. J Phys Ther Sci 15：87-91, 2003.
21) Millington PJ et al：Biomechanical analysis of the sit-to-stand motion in elderly persons. Arch Phys Med Rehabil 73：609-617, 1992.
22) Roebroeck ME et al：Biomechanics and muscular activity during sit-to-stand transfer. Clin Biomech（Bristol, Avon）9：235-244, 1994.
23) Hughes MA et al：Chair rise strategies in the elderly. Clin Biomech（Bristol, Avon）9：187-192, 1994.

3章 11 生活環境の評価（住環境を中心に）

> **ポイント**
>
> **① 評価の目的を理解するポイント**
> 　高齢者の生活環境を評価することは，その人の生活を知るうえでも，そしてその生活をふまえた支援を行ううえでも重要である．生活環境を評価する際には，建物の間取りや構造といったハード的側面における評価と，その中で実際に行われる動作の実施方法に代表されるソフト的側面を評価し，理学療法士としての支援につなげていく姿勢が求められる．
>
> **② 評価の方法や信頼性を理解するポイント**
> 　高齢者の生活環境を評価する際に，まず重要なことは，高齢者の話に真摯に耳を傾け，そして「意図的な」観察を行うことである．さらに，そこから導き出される仮説をより妥当性の高いものとするために，家族や関係者から話を聞くとともに，高齢者に実際に動作を行ってもらい，その整合性を確認していくことが大切であると考える．
>
> **③ 評価結果を解釈するポイント**
> 　評価結果を適切に解釈するためには，実施した生活環境の評価結果が，現在の生活にどのように影響を及ぼしているのかを知る必要がある．また，生活環境の評価はすべてが数値化できるものとは限らない．本人や家族の訴えや，行動の理由をしっかり文脈として把握し解釈したうえで理学療法に反映する必要がある．

1. 生活環境の評価のポイント

1 評価の目的

　医療機関（施設）を退院（退所）して在宅生活を新たに送ろうとする場合，あるいは，心身機能の変化に折り合いをつけながら現在過ごしている場所での生活を継続しようとする場合，対象者の生活機能を最大限に高める必要性がある．そのためには，対象者の心身機能や活動の側面への働きかけはもちろんのこと，それらの側面に大きな影響を及ぼす「環境因子」への働きかけも大切となる．環境因子は，「物理的要因」「人的要因」，そして「制度的要因」に大別されるが，ここでは「物理的要因（住環境要因）」にポイントをしぼることとする．

　環境要因を評価する目的は，大きく2つあげられる．1つは，対象者が生活する住環境そのものの安全性や建築基準に照らし合わせて適切な状況になっているのかを情報収集し，課題などを整理するということである．もう1つは，その住環境下で高齢者が生活する場合，住環境と対象者の心身機能などとのマッチングから，生活機能拡大や今後起こりうる可能性のある事故などを予測するということである．

　これらの目的を達成するために，住環境についてさまざまな側面から評価を行う必要がある．

2 評価方法（信頼性）の理解

　生活環境（住環境）の評価方法を理解するためには，建物そのものの構造やありようといった建築物のハード的側面についての基本的知識を理解しておく必要がある．行政等が提示している住宅に関する基準や各種の「目安」についても理解しておく必要もあろう．また，対象者が生活を送ることになる住環境の中で，実際に生活する場合に

どのような影響（好影響と悪影響）が生じる可能性があるのかを，動作（行為）分析的側面から整理する必要もある．さらには，対象者のライフヒストリーや現在の生活に対する思いなどについての情報収集の技術も必要となろう．動作分析や情報収集等については，数値化されているものは少なく，かつ客観的な評価バッテリーは少ないのが現状である．したがって，丁寧な観察や聞き取りが必要になることは言うまでもない．

これら評価の信頼性を高めるために，とりわけ動作分析や情報収集においては，高齢者が行う動作や話す内容などを吟味し，ときに間隔をあけて確認する中で整合性を再度確認するなどの工夫が必要となる．

3 評価結果の解釈

家屋（生活環境）評価の目的

家屋評価の目的は，家屋構造としての不具合や健康への悪影響の有無などを確認し，環境改善による事故防止や健康への悪影響の軽減に向けた効果的支援につなげるための材料とするためである．

2．ハード面に関する全般的な評価

高齢者の割合が増加していく社会に対応した住宅ストックの形成を目的に，高齢者が居住する住宅設計にかかる指針が示されてきた．バリアフリー化のための設計指針として，「高齢者が居住する住宅の設計に係る指針（平成13年）」があげられる．この指針では，高齢者が生活する住宅において，加齢に伴う心身機能低下が生じた場合であっても快適に生活が継続できるよう，住宅設計上の一般的な配慮事項を示したものである．この指針では，高齢者が生活する住宅内と屋外部分について，移動などに伴う転倒・転落防止のための基本的対応や，心身機能低下に伴いさまざまな介助が必要になった場合に，介助者が基本的な生活行為を容易に行うために必要な対応などについての事項が示されている．また，2001（平成13）年には「住宅性能表示基準」[1]が定められ，性能表

表1 高齢者等配慮対策等級

性能表示等級		性能等級の概要
等級5	a	移動等に伴う転倒，転落等の防止に特に配慮した措置が講じられている．
	b	介助が必要となった場合を想定し，介助式車いす使用者が基本生活行為を行うことを容易にすることに特に配慮した措置が講じられている．
等級4	a	移動等に伴う転倒，転落等の防止に配慮した措置が講じられている．
	b	介助が必要になった場合を想定し，介助式車いす使用者が基本生活行為を行うことを容易にすることに配慮した措置が講じられている．
等級3	a	移動等に伴う転倒，転落等の防止のための基本的な措置が講じられている．
	b	介助が必要になった場合を想定し，介助式車いす使用者が基本生活行為を行うことを容易にするための基本的な措置が講じられている．
等級2	a	移動等に伴う転倒，転落等の防止のための基本的な措置が講じられている．
等級1	a	移動等に伴う転倒，転落等の防止のための建築基準法に定める措置が講じられている．

（文献1より改変）

高齢者など，ADLに支障を生ずる可能性がある人々に対し，住環境の安全性の度合い，住みやすさのための配慮や対策の程度を5段階に分けて整理．等級5が最も高水準にあり，安全な移動はもちろんのこと，介助用車いすを使用しての生活を基本とした配慮の行き届いた住宅が相当．

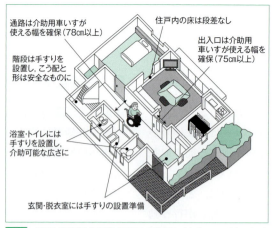

図1 高齢者等配慮対策等級3の概要 （文献1より引用改変）

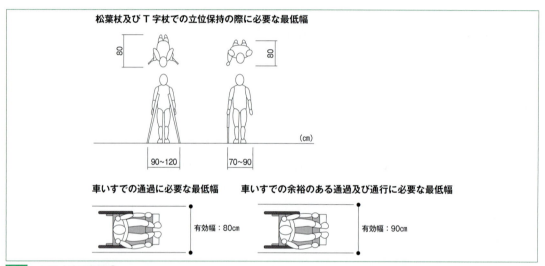

図2 必要寸法の整理①
（高齢者，障害者等の移動等の円滑化の促進に関する法律（バリアフリー新法）による建築物移動等円滑化誘導基準より一部引用）

示事項の中で「高齢者等への配慮に関すること」という区分を設け，高齢者等に配慮した建物の工夫や改善の度合い（高齢者等配慮対策等級；**表1**）を5段階で表示することとしている．具体的なバリアフリー基準について，部屋の段差や配置，手すりの高さなど部位ごとに言及されている．参考までに「バリアフリー性に関する基準（高齢者等配慮対策等級3）」の概要について図示する（**図1**）．この基準は，「住宅の品質確保の促進等に関する法律（平成11年法律第81号）」に基づく評価方法基準（平成13年国土交通省告示第1347号．以下「評価方法基準」という）の9-1高齢者等配慮対策等級（専用部分）及び9-2高齢者等配慮対策等級（共用部分）に定められている「等級3」の基準であり，移動等に伴う転倒・転落等の防止ならびに介助用車いすの使用者が基本的な生活行為を行うことを容易にするための基本的な措置が確保された住宅とするためのものである．

また，ハード面に関する全般的な評価として，移動動線や空間の広さの把握も大切となる．住宅内で生活することとなる高齢者の移動手段やその際に使用する福祉用具等を考えながら，それらに必要な基本スペースが確保されているのか否かを確認する．

（1）評価のポイントと注意点

住宅性能表示基準や高齢者等配慮対策等級は，一つひとつを細かく現状の住まいに照らし合わせ

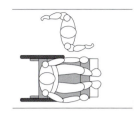
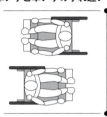
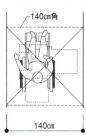

図3 必要寸法の整理②
(高齢者, 障害者等の移動等の円滑化の促進に関する法律 (バリアフリー新法) による建築物移動等円滑化誘導基準より一部引用)

て評価するのではなく, 後述する「住環境と高齢者の動作・活動状況の関係性の評価」とあわせて実施することと, まずは俯瞰的に本人や家族からの聞き取りを通じて家屋状況の把握を行い, その他の評価結果と統合しながら, 全体的な支援方針を定めるための基本情報とする. あくまで目安として捉え, 状況把握は行いつつも, 今後住宅改修を行う場合への参考情報として提供することを基本とし, 現状の住宅と配慮対策等級結果との乖離を提示して, 高齢者本人や家族に強要しないように留意する必要があろう.

基本スペースが確保されているか否かの確認には, 目安となる寸法をもとに実際の住宅状況を照らし合わせるとよい. その目安の一つとして,「高齢者, 障害者等の移動等の円滑化の促進に関する法律 (バリアフリー新法) による建築物移動等円滑化誘導基準」を提示する (図2, 3).

3. 住環境と高齢者の動作・活動状況の関係性の評価

1 ライフエピソードや価値観の把握

(1) 評価のポイント

評価のポイントは, 本人が「困っていること (主訴)」や,「こうなればよいと考えていること (デマンド)」を聞き取ることである. そのためには, 質問の仕方に工夫が必要となる. 開かれた質問で焦点を少しずつしぼり込み, 閉ざされた質問で状況の特定を行う, といったように聞き取り手順の相違により得られる情報が異なることに留意する. また, 主訴やデマンドを単に聞き出すだけではなく,「なぜ, そのように思うのか (考えるのか)」といった, 発言の背景についても掘り下げる必要がある.

(2) 評価方法や教示

・情報収集する際に, これからどんなことを尋ねるのか, 質問に要する時間はどのくらいかなど, 答える側が具体的なイメージを抱けるように説明する. そのうえで, 一つずつ, 質問を行う.
・高齢者がうまく答えられないような場合や,「困っていることは特にない」という回答が得られた場合でも, 即座に鵜呑みにせず, 例をあげながら高齢者が答えやすいように工夫する.

(3) 注意点

前述したように, 高齢者は常に自分が困っていることをこちら側に的確に伝えてくれるとは限らない.「頷き」や「要約」といった面接技法を意

識しながら高齢者から情報収集を行うようにする．家族が同席するような場合には，ときに家族の意見や主張が強く表出されてしまう場合があるため，そこに大きく影響されないように留意する必要もあろう．

2 本人の心身機能や動作と住環境との適合状況の把握（タスク分析）

（1）評価のポイント

評価のポイントは，まず，目的とするADLタスクに関して，動作や行為を細分化したうえで，各々の細分化した動作や行為において住環境との適合状況を評価する．

（2）評価方法や教示

細分化の例として，トイレでの排泄行為を例示する（図4，5）

（3）注意点

動作や行為を細分化し，住環境との適合状況を把握するだけではなく，現状として遂行能力（行えるのか－行えないのか）や遂行状況（行っているのか－行っていないのか）についても確認を行

居間からトイレへの移動・トイレスイッチの操作
トイレドアの開閉
スリッパを履く
トイレ内の移動
便ふたを開ける
トイレ内での方向転換
ズボンやスカート（下着）を下げる
着座する
排泄をする
ウォシュレットの操作
トイレットペーパーの巻き取り
ふき取り
便座からの立ち上がり
ズボンやスカート（下着）を上げる
立位のまま向きを変えて流す
再び向きを変えてトイレ内移動
ドアを開ける・スリッパを脱ぐ
扉を通過し，ドアを閉める，電気を消す
居間への移動

図4　排泄行為のタスク分析①

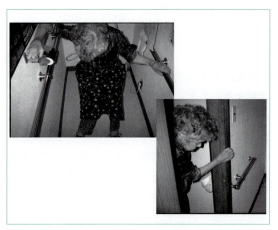

図6　家族が取り付けた高さの合わない手すりを使用して肩の痛みが増悪したケース

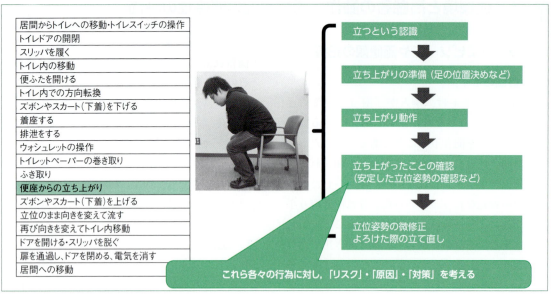

図5　排泄行為のタスク分析②

う必要がある．動作遂行時に，痛みの増悪や転倒の危険性といった新たな問題が生じる可能性がないか否かに関しても検討する（図6）．

なお，遂行能力や遂行状況を確認するために，可能な範囲で実際の生活場面において実際に行ってもらうとよいが，その際に高齢者に過度な緊張を強いることがないように配慮し，日常の状況を再現できるよう雰囲気づくりをするとよい．さらに，1回の状況のみで判断するのではなく，場合によっては複数回動作を実施してもらい，その際の状況のばらつきを確認する．

3 本人の心身機能や動作と住環境との適合状況の把握（住宅改修理由書を用いた評価）

（1）評価のポイント

公的介護保険制度（以下，介護保険制度）における住宅改修制度活用のために住環境の評価を行う場合には，各々の自治体が定める住宅改修理由書（図7，8）を活用するのも一案である．本理由書の作成を通じ，高齢者本人や家族，介護支援専門員，さらには住宅改修業者等が，日常生活における問題（課題）となる場面や住宅改修の必要性や目的，さらには具体的改修内容についての共

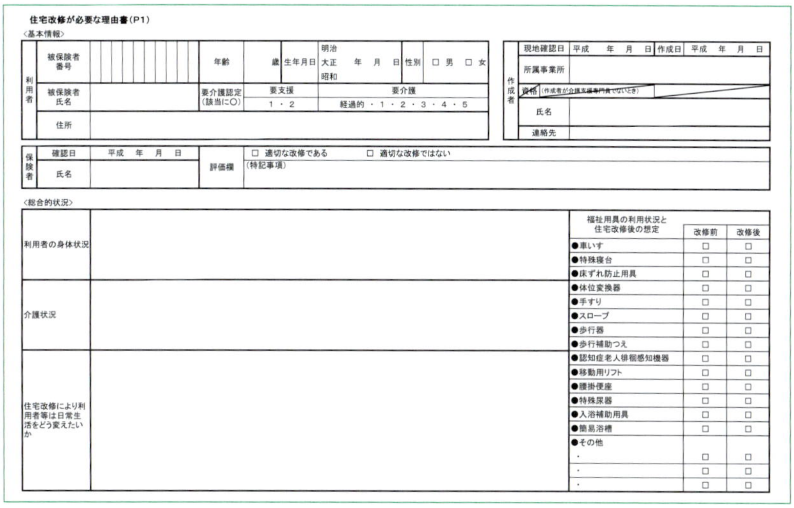

住宅改修が必要な理由書（P1）

〈基本情報〉

利用者							
被保険者番号		年齢	歳	生年月日	明治 大正 昭和 年 月 日	性別	□男 □女
被保険者氏名		要介護認定（該当に○）	要支援 1・2		要介護 経過的・1・2・3・4・5		
住所							

作成者			
現地確認日	平成 年 月 日	作成日	平成 年 月 日
所属事業所			
資格	（作成者が介護支援専門員でないとき）		
氏名			
連絡先			

保険者			
確認日	平成 年 月 日	評価欄	□ 適切な改修である □ 適切な改修ではない
氏名			（特記事項）

〈総合的状況〉

		福祉用具の利用状況と住宅改修後の想定	改修前	改修後
利用者の身体状況		●車いす	□	□
		●特殊寝台	□	□
		●床ずれ防止用具	□	□
		●体位変換器	□	□
介護状況		●手すり	□	□
		●スロープ	□	□
		●歩行器	□	□
		●歩行補助つえ	□	□
住宅改修により利用者等は日常生活をどう変えたいか		●認知症老人徘徊感知機器	□	□
		●移動用リフト	□	□
		●腰掛便座	□	□
		●特殊尿器	□	□
		●入浴補助用具	□	□
		●簡易浴槽	□	□
		●その他		
		・	□	□
		・	□	□
		・	□	□

図7 介護保険における住宅改修理由書　1ページ目（札幌市の様式）

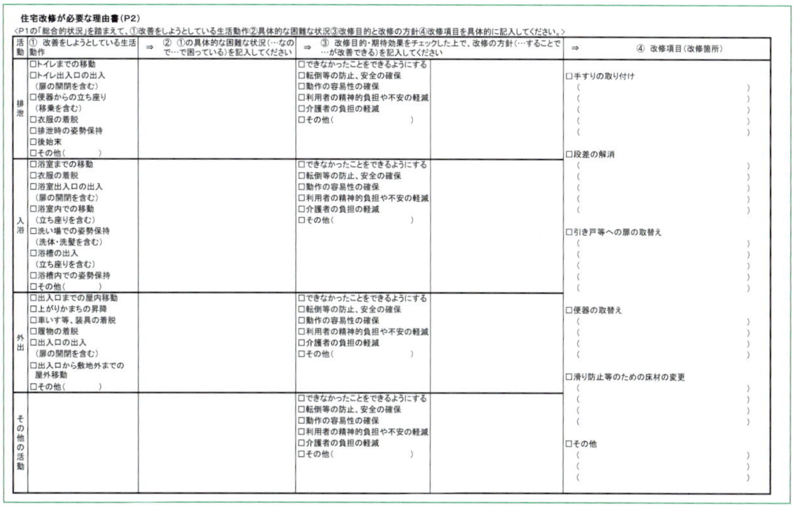

住宅改修が必要な理由書（P2）

<P1の「総合的状況」を踏まえて、①改善をしようとしている生活動作②具体的な困難な状況③改修目的と改修の方針④改修項目を具体的に記入してください。>

活動	① 改善をしようとしている生活動作	⇒ ② ①の具体的な困難な状況（…なので…で困っている）を記入してください	⇒ ③ 改修目的・期待効果をチェックした上で、改修の方針（…することで…が改善できる）を記入してください		⇒ ④ 改修項目（改修箇所）
排泄	□トイレまでの移動 □トイレ出入口の出入（扉の開閉を含む） □便器からの立ち座り（移乗を含む） □衣服の着脱 □排泄時の姿勢保持 □後始末 □その他（　）		□できなかったことをできるようにする □転倒等の防止、安全の確保 □動作の容易性の確保 □利用者の精神的負担や不安の軽減 □介護者の負担の軽減 □その他（　）		□手すりの取り付け （　） （　） （　） （　） （　） □段差の解消 （　） （　） （　） （　） （　） □引き戸等への扉の取替え （　） （　） （　） （　） （　） □便器の取替え （　） （　） （　） （　） □滑り防止等のための床材の変更 （　） （　） （　） （　） □その他 （　） （　） （　）
入浴	□浴室までの移動 □衣服の着脱 □浴室出入口の出入（扉の開閉を含む） □浴室内での移動（立ち座りを含む） □洗い場での姿勢保持（洗体・洗髪を含む） □浴槽の出入（立ち座りを含む） □浴槽内での姿勢保持 □その他（　）		□できなかったことをできるようにする □転倒等の防止、安全の確保 □動作の容易性の確保 □利用者の精神的負担や不安の軽減 □介護者の負担の軽減 □その他（　）		
外出	□出入口までの屋内移動 □上がりかまちの昇降 □車いす等、装具の着脱 □履物の着脱 □出入口の出入（扉の開閉を含む） □出入口から敷地外までの屋外移動 □その他（　）		□できなかったことをできるようにする □転倒等の防止、安全の確保 □動作の容易性の確保 □利用者の精神的負担や不安の軽減 □介護者の負担の軽減 □その他（　）		
その他の活動			□できなかったことをできるようにする □転倒等の防止、安全の確保 □動作の容易性の確保 □利用者の精神的負担や不安の軽減 □介護者の負担の軽減 □その他（　）		

図8 介護保険における住宅改修理由書　2ページ目（札幌市の様式）

> **コラム①**
>
> **介護保険制度における住宅改修と高齢者住宅改造費助成事業**
>
> 　住宅のハード面や心身機能とのマッチングについての評価は重要であるが，それ以外にも，対象となる高齢者が住宅改修を行おうとする際，どのような制度活用が可能なのかを把握しておくことも大切である．住環境整備に関する制度活用の具体例として，介護保険制度による「住宅改修費の支給」と，市町村が費用助成を行う「高齢者住宅改造費助成事業」等があげられる．
>
> 　介護保険制度を活用して住宅改修を行う際には，制度の概要はもちろんのこと，住宅改修の範囲や運用方法（要介護度の認定変更や転居に伴うリセット制度等）について理解しておく必要がある．平成28年度現在の住宅改修費支給対象項目は以下のとおりである．
> 　①手すりの設置
> 　②段差の解消，傾斜の解消
> 　③滑りの防止及び移動の円滑化等のための床または通路面の材料の変更
> 　④引き戸等への扉の取り替え，扉の撤去
> 　⑤洋式便器等への便器の取り替え
> 　⑥その他前各項目の住宅改修に付帯して必要となる住宅改修，段差解消におけるスロープ設置に伴う転落や脱輪防止を目的とする柵や立ち上がりの設置
>
> 　市町村が費用助成を行う「高齢者住宅改造費助成事業」については，その限度額や対象となる項目が市町村ごとに異なっていたり，市町村によっては事業自体を行っていない場合もあるので留意する必要がある．

有が可能となる．

（2）評価方法や教示

　各々の自治体が定める住宅改修理由書の記載項目に沿いながら評価を進める．

（3）注意点

　基本的には，タスク分析で述べた注意点に準ずる．また，記載上の注意点については各自治体が提示するホームページ等を参考にされたい．

　　　　　　　　　　　　　　　　　（鈴木英樹）

文献

1) 厚生労働省：日本住宅性能表示基準 平成十三年八月十四日国土交通省告示第千三百四十六号 最終改正 平成二十八年一月二十九日 消費者庁・国土交通省告示第一号：
http://www.mlit.go.jp/common/001124702.pdf
2) 柳川洋一・他：所沢市におけるトイレでの疾患発生状況，日本救急医学会雑誌 **15**：587-592，2004．
3) 岡野泰久・他：インターネット調査を用いた夜間のヒートアイランド現象による睡眠障害の影響評価，日本ヒートアイランド学会論文集 **3**：22-33，2008．
4) Brian Mullen BS et al：Exploring the Safety and Therapeutic Effects of Deep Pressure Stimulation Using a Weighted Blanket. Occupational Therapy in Mental Health, *Issue* **24**：65-89, 2008.

コラム②

住環境の評価ポイント

①これらも住環境？

住環境面への働きかけは，手すりを設置したり，段差を解消したり，起居移動を安全快適に行えるようにすることで十分なのか？ 答えは「否」である．住宅の構造的要素以外にも，居住スペースの室温やほかの部屋との温度差，湿度，睡眠環境といったように住環境が健康や生活行動に影響を及ぼすことが報告されている[2〜4]．高齢者が健康で生活を継続させていくためにはこのような住環境についても確認しておく必要がある．

②自分だったら掴まる場所はどこか？（図A）

住環境を評価する際に，高齢者本人や家族からの情報収集や，本人に実際に動作を行ってもらうだけではなく，「推察」することも大事な思考過程だと考えられる．本人に実際に動作を行ってもらう前に，本人の心身状況をふまえ，どこに掴まるのか（どの場所に触るのか）を予想したうえで，実際に行ってもらい，予想と結果のすりあわせを行う．予想と結果との間に相違が生じた場合にはその理由について考察を行う．図Aを見て，写真手前から奥の出口に出ようとした場合，どこに掴まるだろうか？

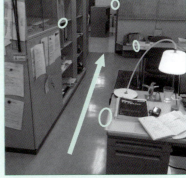

図A どこに掴まるだろうか？
腰が痛くて，伝い歩きをしなければならないと仮定した場合，どこに掴まるか想像してみよう．

③高さ160cmの手すり？

図Bは，筆者が老人保健法の訪問指導に携わって間もない頃に出会った高齢者宅の風景である．その高齢者の方は90歳，持ち家一軒家で介護サービス等を利用しながら独居生活を送っていた．同行した保健師の依頼は「本人が取り付けている櫓（やぐら）？のような手すりが適切か否かを評価してほしい」というものであった．訪問し，本人から，手すり設置の経緯や高さ・形状へのこだわり（従前設置されていた低い手すりよりも，高い位置にある手すりに掴まることで背筋が伸び，足の運びがよくなる；本人談）についての話を聴き

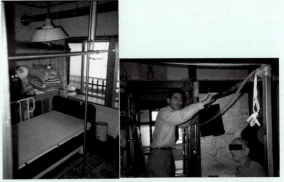

図B 筆者が老人保健法の訪問指導に携わって間もない頃に出会った高齢者宅の様子

進むにつれ，「教科書的には手すりの高さは○cm」という既成概念はどこかに吹き飛んでしまった．大前提として「あるべき論」をおさえておくことは大切であるが，同時に，本人なりの試行や考え，さらには経緯にも十分に耳を傾け，評価を行うことが大切であると気づかされた一例である．

④空間スペースについて考える

高齢者が住宅内を移動したり，特定の場所で立ち座りや方向転換をする場合，どの程度の空間スペースを要するのか，ということも住環境評価時には重要な視点である．廊下幅が狭く，歩行車や車いす使用が難しくなってしまったり，トイレ便座の最前部と壁との距離が狭く立ち上がりにくいといったようなケースはその典型ともいえ，住環境評価時には，確認が必須となる（図C）．

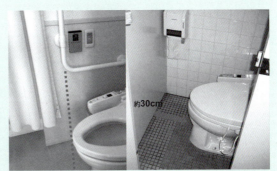

図C 便座と前壁，あるいは便座と手すり位置が不適切な例
（撮影；北海道内某所）

4章

高齢者理学療法における管理

4章 1 理学療法中のバイタルサインの管理

> **KEY ポイント**
>
> ❶ **高齢者のバイタルサインの基礎的ポイント**
>   人を生命体としてとらえた場合，今この瞬間を把握する最も重要な項目である．基準値に頼らず高齢者の特性に十分に配慮する．
>
> ❷ **バイタルサイン判読のポイント**
>   すべての項目，値の成り立ちには各々意味があり，数字そのものだけでは判断できない．個々人の状況を把握したうえで逸脱した結果（異常）を評価する．
>
> ❸ **理学療法アプローチにおけるバイタルサインの活用ポイント**
>   リスク管理だけにとどまらず，予備能力の評価，ADL指導，活動と参加促進などの自立支援に活用することが肝要である．

1. 高齢者に特有なバイタルサインの基礎知識

バイタルサインとは，vital＝生命とsign＝徴候の組み合わせで"生命の証（あかし）"と解釈できる．そもそも「生きている」という状態とは，心臓が鼓動して血圧が一定値以上に保たれ，呼吸をし，体温を維持し，排尿・排便し，意識状態に応じて反応することといえる．一般的には呼吸，血圧，脈拍，体温の4項目をバイタルサインとよぶ．さらに，意識レベル，顔色を加えることがある．いずれにしてもバイタルサインは，さまざまな心身機能を把握する評価項目の中で「生命維持に必要な」「命にかかわる」という意味で最も重要で頻回に使用する基本項目である．高齢者のバイタルサインを評価するうえでおさえておかなければいけないポイントは，個人差が大きい，多くの合併症を有する，症状が非典型的，変化のパターンが特異的である，各臓器の機能不全が潜在する，医療以外のさまざまな要因に左右されやすい[1]ことである．つまり，高齢者の基準値はあくまでも基準値であり，個々人の特性，疾患，環境に十分配慮する必要がある．

2. 理学療法に必要な視点

バイタルサインは，万能な評価項目ではない．だからこそ，各々の成り立ちや意味を十分に理解して，そのうえで高齢者の特性に配慮した理学療法士の視点をもつことが望ましいと考える．

1 呼吸

空気中から酸素を取り入れ，細胞の代謝によって生じた二酸化炭素を排出するガス交換を呼吸，肺の動きにより空気が出し入れすることを換気という．肺の動きを支配しているのは，横隔膜や肋間筋などのいわゆる呼吸筋である．これらの呼吸筋が収縮・弛緩を繰り返すことで，肺を囲む容積が変化し，その結果，肺に空気が出入りする（胸郭が拡張し胸腔内がさらに陰圧になって吸気になる．主に肺胞の弾性力により胸郭が元に戻って呼気になる）[2]．

（1）呼吸の型

横隔膜の働きで行う呼吸が腹式呼吸，肋間筋の働きで行う呼吸が胸式呼吸である．乳幼児は横隔膜から発達してくるので腹式呼吸が優位であるが，成長とともに胸式呼吸が同調してくる（胸腹式呼吸）．特に女性は胸郭が柔軟なため胸式呼吸が優位になりやすい．高齢者は胸郭の可動性が縮小化（肋軟骨の硬化，脊柱変形などの影響）するので，再び腹式呼吸が主となる．もう一方の視点として，上記以外の補助的な動きの有無を確認することも重要である．呼吸補助筋といわれる頸部周囲筋や腹筋群の収縮である．胸鎖乳突筋や斜角筋などの頸部周囲筋は吸気の呼吸補助筋である．腹筋群は，呼気の呼吸補助筋である．

（2）呼吸数

呼吸数は成長とともに減少し，成人で15〜20回/分，高齢者ではさらに低下する．20回/分以上を頻呼吸，12回/分以下を徐呼吸という．呼吸数が30回/分以上は運動療法の中止基準であり，40回/分以上または6回/分以下はドクターコールが推奨される．

（3）呼吸のリズム

呼吸のリズムとは，呼吸の規則性のことである．正常な呼吸は規則的に行われ，胸式呼吸と腹式呼吸も同時に行われる．また，吸気時間と呼気時間の比は1：2で，息を吐き出す時間のほうが長くなるのが一般的である．

（4）呼吸数の異常
❶頻呼吸

呼吸数が24回/分以上の場合を頻呼吸という．いわゆるハカハカしているような状態である．このとき，呼吸は浅くなる（1回換気量が減る）ことがほとんどである．心不全や肺炎の他，さまざまな呼吸疾患でみられる．また，緊張や興奮などの心理的な状態の変化によっても起こる．

❷徐呼吸

呼吸数が12回/分以下の場合を徐呼吸という．車をゆっくり運転するときに「徐行」という言葉が使われるように，「徐」にはゆっくり，という意味がある．つまり，徐呼吸とは「ゆっくりした呼吸」のことである．このとき，呼吸は深くなる（1回換気量が増加する）ことが多い．脳圧亢進時，麻酔時にみられる．

❸無呼吸

無呼吸とは，鼻，口からの気流が10秒以上停止する状態である．無呼吸では，安静呼気位（普通の呼吸で息を吐ききったとき）の状態で呼吸が止まる（睡眠時無呼吸症候群）．

（5）呼吸の深さの異常
❶過呼吸

過呼吸とは，呼吸が深くなった（1回換気量が増えた）状態である．いわゆる深呼吸のような呼吸といえる．過呼吸の状態が続くと，必要以上に換気をしてしまうことで体の中に酸素が増えすぎてしまい，その結果，二酸化炭素が減り過ぎて体がアルカリ性になり，息苦しくなる（過呼吸症候群）．たとえば，陸上や水泳などのスポーツの後に見られることが多い．一般的に「過呼吸」というと，過換気症候群と混合されがちな用語だが，過換気症候群はその原因が精神的なものであるという点が過呼吸（過呼吸症候群）と異なる．

❷低呼吸

低呼吸とは，呼吸が浅くなった（1回換気量が減った）状態である．睡眠中などにみられる．

（6）呼吸数・呼吸の深さの異常
❶多呼吸

呼吸数も呼吸の深さも増えてしまった状態である．大きな呼吸でハカハカしている．過呼吸症候群や肺血栓塞栓症などでみられる．また，健康な人でも運動をした後などでみられる．

❷少呼吸

呼吸数も呼吸の深さも減ってしまった状態である．亡くなる前の呼吸などがこれに当たる．

> **コラム①**
>
> ### 胸腔内圧の役割
>
> 　胸郭の内部は，2つの膜（胸膜）で覆われている．胸壁（胸郭の壁のこと）に張り付いている膜を壁側胸膜，肺に張り付いている膜を臓側胸膜という．そして，この2つの胸膜の間には空間が存在しており，この空間を，胸膜腔（胸腔）という．ちなみにこの空間（胸腔）は，少量のリンパ液で満ちている．胸腔は常に陰圧で保たれている．安静時の胸腔内圧は－5cmH$_2$O～－10cmH$_2$Oである．ちなみに陰圧とは，大気圧よりも圧が低い状態である．圧は，高いほうの圧から低いほうの圧へと移動していく性質があり，逆にいうと低いほうの圧は空気を引っ張る力がある．胸腔内は陰圧，つまり空気を引っ張る力があるために，肺は引っ張られて膨張し，その形を保つことができている．胸腔内圧の単位はcmH$_2$O（水柱センチメートル）で表される．ちなみに，1cmH$_2$Oは1cmの水の柱を支えることのできる圧力で表す．ここでいう「1cmの水の柱」とは，現実的に考えると，水深1cmのときの水圧とも言い換えられる．

2 血圧

　血圧とは，心臓から拍出された血液が血管の側壁を押す力（圧力）である．血圧は，心拍出量，循環血液量，血液の粘性，動脈の弾性，末梢血管抵抗，興奮，緊張，温度差に影響される．たとえば，動脈硬化が進むと収縮期血圧は上昇し，拡張期血圧は低下する．また，腎臓や神経（中枢神経や自律神経），内分泌系（腎臓や副腎などのホルモン），血管内皮細胞からの血管収縮もしくは拡張を進める物質など，多くの因子によって調節されている．さらに，血圧の変動は精神・身体活動によるところが大きく，これらの活動が高まれば上昇する．朝の目覚めとともに血圧は上昇し，日中は比較的高く，夜になると下がり，睡眠中は最も低くなる．季節によっても変動し，冬は高く夏は低くなる．したがって，いつ（時間），どこで（場所），どのように（姿勢，測定機器），誰（本人，家族，医療者）が測定したかが重要である．

（1）血圧が高い場合

　リハ中止基準は，収縮期血圧が200mmHg以上，拡張期血圧が120mmHgとなっているが，普段の血圧よりも収縮期血圧が40mmHg，または拡張期血圧が20mmHg以上高い場合には，いつもより慎重な対応が必要である[3]．

（2）血圧が低い場合

　収縮期血圧が100mmHg未満を低血圧とする．90％以上の低血圧は，原因疾患に起因するものか，起立性低血圧（立位や座位のとき，収縮期血圧が20mmHg以上低下）によるものである．通常は，抗重力位にて血液の環流量が低下し心拍出量が減少しても，圧受容器反射で交感神経が活性化し血管収縮物質も多く分泌され，心収縮力や心拍数・末梢血管の抵抗が増加することで，過度の血圧低下を防いでいる．しかし，高齢者では圧受容器反射が低下しているうえ，多数の疾患に罹患し，多数の薬剤を内服中のことがあるため起立性低血圧をきたす可能性が高く，注意が必要である[3]．

コラム②

脈圧のとらえ方

　脈圧とは，収縮期血圧と拡張期血圧の差のことである．脈圧の平均値は，40〜50mmHgである．では，脈圧が40〜50mmHgを超えてしまった場合はどのようなことが考えられるのか？

　血圧は，心臓と血管という2つの因子によって決まる．つまり，脈圧の変化は，この2つの因子のどちらか，もしくはその両方が，平常時とは違う働きをしていると解釈できる．

　心臓（1回拍出量）の変化：脈圧が大きいとき，1回拍出量は増加している．つまり，1回に送り出す血液の量が増えている．具体的にどのようなときに1回拍出量が増加するのかというと，運動時，甲状腺機能亢進症，貧血の場合などである．

　血管（大きな血管）の変化：大きな血管の弾力性は低下，すなわち，血管が硬くなり，抵抗が大きくなると，脈圧が大きくなる．大きな血管が硬くなると，それだけ心臓はより強く血液を拍出しなければいけない．すなわち，収縮期血圧は上昇する．収縮期血圧が上昇すると，反射的に末梢血管を拡張するような反応が起こる．これにより末梢の抵抗が減り，拡張期血圧はむしろ低下する．それにより脈圧が大きくなる．大動脈が広範囲に動脈硬化を起こしてしまっている場合などに起こる．

　脈圧が小さいときはどのようなとき？：臨床的によくみられるのは，末梢血管が硬くなることで，収縮期血圧も拡張期血圧も上昇し，拡張期血圧のほうがより上昇するために脈圧が小さくなるときである．本態性高血圧（原因不明の高血圧．高血圧患者全体の90％を占めている）などでみられる．

3　脈拍

　脈は，大動脈壁の伸展と内圧の上昇が動脈系沿いに波動として伝播し末梢血管で触知する脈波である．つまり，脈拍そのものは血液の流れではない．したがって，血管の硬さ（動脈硬化）や筋緊張，姿勢にも影響を受ける．脈の正常範囲はおよそ毎分50〜60回で，50回以下を徐脈，100回以上を頻脈という．脈拍は律動的に拍動している場合は，数秒間測って1分当たりになるように乗数を出す方法があるが，高齢者の場合は不整脈なども多い〔一般総合病院受診者1,291例（70歳以上）の中で上室性期外収縮8.2％，心室性期外収縮6.1％，心房細動4.7％，房室ブロック3.3％〕[4]ので注意が必要である．以上より，脈拍測定のポイントは，律動は正常か，頻脈か徐脈か，脈拍数と心拍数の差，左右・上下肢の脈拍の差，脈拍の強弱，必ず1分間測定である．

（1）徐脈

　徐脈の原因は，迷走神経の過緊張，急性心筋梗塞（特に下壁や後壁），心筋炎，心筋症などの心疾患，甲状腺機能低下症などの代謝性疾患，電解質異常，βブロッカーやジキタリスなどによる薬剤性のものなどさまざまに存在する．そもそも，心臓内における洞結節からの興奮伝導は，加齢に伴い刺激伝導系および周辺組織の変性，線維化，石灰化などが原因で障害が生じやすい．つまり，徐脈は，高齢者の特徴的な不整脈といえる．

　高齢者に多い徐脈は[5]，次のとおりである．

❶洞性徐脈（sinus bradycardia）

　洞性徐脈は，刺激伝導経路が正常にもかかわらず，洞結節からの刺激発生頻度が低い状態で，心拍数が50回/分以下の規則的な徐脈のことをいう．

❷洞不全症候群（sick sinus syndrome；SSS）

　SSSは，洞結節および周囲心房組織の異常によりP波が徐拍化または欠如し，徐脈や洞停止による種々の臨床症状を認める症候群である．

❸房室ブロック（atrio-ventricular block；AVB）

　AVBは，房室結節からヒス束，脚（脚枝）に至る刺激伝導系の機能障害により，一過性または永続性の伝導遅延や伝導途絶を来した状態のこと

をいう．

（2）頻脈

頻脈は，発生機序と発生部位により上室性と心室性に分けられ，発生原因が身体運動や精神的興奮など生理的な現象によるものから，急性心筋梗塞や心不全など基礎疾患に起因するものまでさまざまに存在する．

高齢者の特徴的な不整脈ではないが，臨床上遭遇しやすい頻脈[5]をまとめると次のとおりである．

❶洞性頻脈（sinus tachycardia）

洞性頻脈は，刺激伝導経路が正常にもかかわらず，洞結節からの刺激発生頻度が高い状態で，心拍数が100回/分以上の規則的な頻脈のことをいう．心臓では，収縮期と拡張期ともに短縮するが，拡張期の短縮比率のほうがはるかに大きい．また，心室の拡張は，すぐに短縮せず，まず拡張期の時間が短縮する．心拍数は増加傾向を示すが，150回/分を超えることは少ない．

❷発作性上室頻拍（paroxysmal supra ventricular tachycardia；PSVT）

PSVTは，突然100～180回/分の頻拍となる（洞性頻脈は比較的徐々に心拍が上昇）ものをいう．PSVTは，上室側（主に房室接合部周辺）に頻拍を起こすリエントリー回路が形成されることで発生し，原因となる心疾患を有する場合と明らかな心疾患を伴わない場合がある．

❸心房粗動（atrial flutter；AF）

AFは，心房に250～350回/分の頻度で規則的に異所性興奮が発生するものをいう．AFは，心房内に機能的または器質的に伝導が遮断され，興奮が旋回するリエントリー回路が形成されることにより発生する．この頻繁な心房内の興奮は，心室に2つに1つあるいは4つに1つのような間欠的な伝わり方をする．したがって，心房の異所性興奮が心室へ伝導する割合が4：1で75回/分，3：1で100回/分，2：1で150回/分と心拍数が変化する．稀にすべての心房内の興奮が心室に伝わることがあり，その場合には高度な頻拍となる．AFは，心房細動（atrial fibrillation：Af）と比較し頻拍発作を起こしやすい点が特徴である．

❹心室頻拍（ventricular tachycardia；VT）

VTは，心室内に発生した異所性興奮が旋回することや心筋細胞の自動能が亢進することで発生する．心室期外性収縮が3連発以上発生するとVTと定義される．心室の興奮頻度は，100～250回/分となる．VTは，30秒以上持続する持続型（sustained VT）と30秒以内に自然に治まる非持続型（none sustained VT）に分類される．

4 体温

体温の定義は「深部温度」，つまり身体の芯の部分の温度のことである．実際は口腔温，腋下温，直腸温，鼓膜温などを測ることで，体温として代用している．そもそも体温は，食物の栄養素（糖質，たんぱく質，脂質）を代謝することによって産生されている．日本人の平均体温は36.89±0.342℃で37℃以上が40%と報告されている．

（1）年齢差

乳児（およそ生後120日まで）は，37℃～37.5℃が平熱である．乳児は熱産生が活発なのにもかかわらず体温調節機能が未熟なため，熱の放散がうまくいかずに体温が高めになってしまう．一方，高齢者はその反対で，熱の産生が弱まり，また体温調節機能も低下してくるために体温が低くなる．

（2）日差

体温は1日中ずっと安定しているわけではなく，変動する．たとえば睡眠中は，代謝が低くなるために体温もやや低めになる．一般的に，1日のうちで1番体温が低くなるのは，先に挙げた睡眠中の午前2～6時．逆に，1番体温が高くなるのは活動時間帯である午後3～8時となる．しかし，その差は1℃未満で，これ以上の日差があると，それは「弛張熱」とよばれる病的な状態である．

（3）行動差

長距離マラソンの後で体温が上昇するように，熱の産生が急激に多くなったにもかかわらず熱の放散が追いついていないために起こる発熱もある．このように，同じ人物で同じ時間帯であっても，行った行動により体温に差が生じることがある．

3. 理学療法における管理・指導の実際

　理学療法では，"バイタルに始まり，バイタルで終わる"といっても過言ではないほどに，バイタルは身近な項目である．特にリスクの高い高齢者に対する理学療法では，生命にかかわるバイタルサインの異変を速やかに察知し適切な対応を行うことが求められる．一方，リスク管理だけではなく理学療法の効果判定としてバイタルサインを使用することや，日常生活動作がどの程度身体に影響を及ぼすのか，予備能力はどの程度なのか，などを評価する場合にも利用が可能であり，活動の機会を拡大したり参加を促す場合にも利用できる．以上より，バイタルサインは簡便に行える循環動態のスクリーニング検査でもある．特別な道具を必要とせず，被検者に負担をかけず，短時間でどこでも行えるという点で非常に優れている．

　しかし，あくまでもスクリーニング検査であり，詳細の特定には至らないことを常に意識する必要がある．心臓の状態を正確に判断するためには心電図検査などの精密検査が必要不可欠であり，バイタルサインの評価のみで患者のリスクを判断することは不可能である．実際の臨床場面では，自覚症状のない不整脈は緊急性の高い問題でないことがほとんどであるが，重篤な病態が潜んでいる可能性も否定はできない．安易に判断せず慎重に対応することや場合によっては医師や看護師への速やかな報告を心がけることは，すべてに共通して必要なことである[6]．

　また，最も重要なことは，普段との違いをとらえることである．したがって，対象者の普段のバイタルサインを把握していることがさまざまな状況を判断する際の大前提となる．これは自覚症状に関しても同様で，自覚症状を伴う不整脈には緊急性の高い病態が潜んでいる可能性が高い．普段から対象者の訴えによく耳を傾けておく必要がある．

〈阿部　勉〉

文献
1) 折茂 肇：新老年学，東京大学出版会，2002, p13.
2) 石川 朗：内部障害理学療法学 呼吸，中山書店，2010, p22.
3) 阿部 勉・他：フィジカルアセスメント リスク管理ハンドブック，合同会社gene，2014, p34.
4) 常田孝幸：高齢者の不整脈とその管理．日老医 42：261-270, 2005.
5) 丸岡 弘：リハビリテーションのためのパッとみてわかる心電図，中山書店，2009, p137.
6) 石黒友康，大森 豊：在宅・訪問リハビリテーション リスク管理実践テキスト，診断と治療社，2011, p72.

4章 2 栄養管理

> **KEY ポイント**
>
> ① **高齢者の栄養管理の基礎的ポイント**
>   リハの対象となる高齢者においては，低栄養に対するリスク管理が重要である．特にリハ病棟では栄養障害の患者の割合が高い．
>
> ② **多職種による栄養管理のポイント**
>   リハ中の活動量は機能練習の量や内容により大きく変動する．理学療法士は栄養を，管理栄養士はリハを理解し合う機会を作り，高齢者の栄養管理に，チーム医療として理学療法士も関与することが患者のADL改善，QOL向上につながる．
>
> ③ **栄養管理がもたらすリハ効果のポイント**
>   栄養状態と身体機能の維持・向上がかみ合えば，治療効果は増す．栄養状態や食事摂取量は，予想以上にリハ効果に影響を及ぼす．

1. 高齢者の栄養の基礎知識

　近年，リハビリテーション（以下リハ）対象となる高齢者の栄養管理において，理学療法士も基本的な栄養の知識を身に付け，管理栄養士らとともにチーム医療として患者にかかわることが求められている．その主な理由は，リハ対象患者には栄養状態が悪い者が相当数含まれていることと，栄養状態の改善と身体機能の改善は相互に影響し合っており，両者の管理（療法）がかみ合ってこそ，治療効果が大きくなるためである．

　リハ対象となる高齢者の栄養障害は，大きく低栄養と過栄養に分けられる．米国栄養士会と米国静脈経腸栄養学会では，2012年に成人低栄養の原因を病態別に，社会的要因によるもの（飢餓），慢性疾患によるもの（慢性炎症，悪液質），急性疾患・外傷によるもの（急性炎症，侵襲）に分類した（**図1**）[1]．これらの低栄養を診断する際は，「不十分なエネルギー摂取量（摂食量不足）」，「体重減少」，「筋肉量減少」，「皮下脂肪量減少」，「浮腫」，「握力低下（機能低下）」の6つの（指標の）うち，（少なくとも）2つ以上の項目が該当することを確認することが米国栄養士会と米国静脈経腸栄養学会のコンセンサスとして推奨されている．

　低栄養も過栄養も予後と強く関連するが，特にリハ対象となる高齢者においては，低栄養に対するリスク管理が重要である．栄養状態の指標として，わかりやすい体格指数の肥満度Body Mass Index（BMI：kg/㎡）と総死亡率の関連では，欧米人において20〜30歳代の若中年期では肥満度が高いほど総死亡のリスクが高く，年齢群が上がるほど，肥満度の低い「やせ」の総死亡に対するリスクが上昇することが示されている（**図2**）[2]．日本人高齢者（65歳以上）においても肥満度が20〜23 kg/㎡未満の群に比べ，それより肥満度が低い群では総死亡リスクが上昇したことが報告されている[3]．

　低栄養を有する高齢者の割合は，自立した在宅高齢者で1〜5％，在宅の要介護認定者では20〜30％，老人施設などの入所者では30〜50％と推定されている[4,5]．亜急性期病院，リハ病院の栄養障害有病割合は50％以上という報告もあり[6]，日本を含む12カ国の病院，リハ施設，高齢者施設，地域での低栄養の頻度を比較した論文では，病院

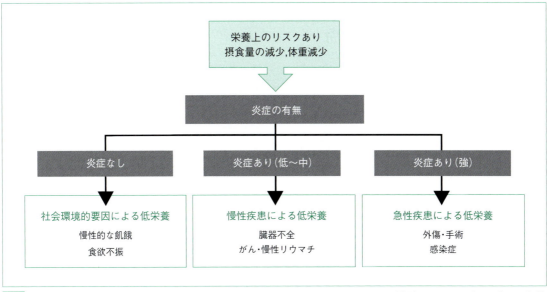

図1 低栄養の原因 （文献1より図1と表1を参照し作成）

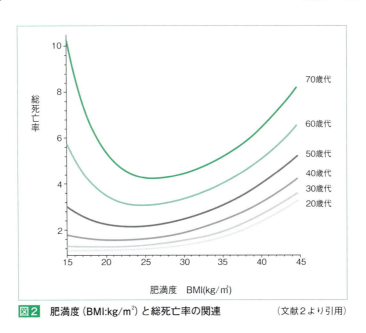

図2 肥満度（BMI:kg/m²）と総死亡率の関連 （文献2より引用）

よりリハ病棟で栄養障害を合併している患者が多いことが報告されている[6,7]．

このようなことから，高齢者の割合（リハ対象患者数）の増加とともに，理学療法士も栄養を理解し管理栄養士と連携するなど，リハ栄養管理に積極的に貢献する重要性が年々高まっている．

2. 理学療法に必要な視点

1 理学療法士は常に栄養管理のアウトカム（患者）をみる

われわれの体は，全く動かなくても生きている限りエネルギーを消耗している．摂取エネルギーが基礎代謝や身体活動量による消費エネルギーを下回ると，体内の脂肪や蛋白質がエネルギー源となり消費され，体重は減少する．つまり，目の前の患者の体格（体組成）は，これまでの栄養管理のアウトカムであると常に観察する眼が重要である．また今日の栄養管理が，明日以降の患者の体格（体組成）や病態，予後を左右するという視点が必要である．

2 栄養状態や食事摂取量は，予想以上にリハ効果に影響を及ぼす

リハと栄養管理の対象は，常に一人の患者である（図3）．栄養状態に見合わないリハは患者の体力が伴わないために行われることは少ないが，リハでのエネルギー消費量を考慮した栄養管理は，リハと栄養管理が連携していないと適切に行うことは難しい．リハ内容に見合う栄養管理が行われていない場合は，長期間の機能練習により易疲労性，体重減少，さらなる機能低下をきたすこともある．一方，こまめなモニタリングと医療従事者間の情報共有，およびリハ内容と健康状態を考慮した栄養管理を行うことで，予想以上のリハ効果が得られることがある．リハ効果を最大限に引き出す栄養管理が必要である．

3 チーム医療のポイント

リハスタッフの多くは栄養状態に関心をもっているが，栄養管理は管理栄養士に委ねているケースが少なくない．一方，管理栄養士は，訓練室などで個別に行われているリハ（施術内容）を栄養学的視点からどのように評価したらよいか，十分な知識，技量をもち合わせてないことが多い．医療従事者がチームとしてみているのは個々の患者一人ひとりである．患者の回復，日常生活活動（ADL）向上を目指すうえで，理学療法士は，医師や看護師，作業療法士，言語聴覚士らと行うリハカンファレンスの機会や，病棟での管理栄養士との情報共有を通して，チームとして連携のとれた医療を行うことが重要である．回復期の患者に対しては，多職種で協働し，在宅（退院後）の機能改善を見据えた病院内でのリハ，栄養管理を行

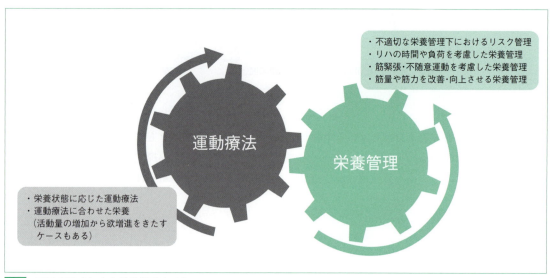

図3 運動療法（リハ）と栄養管理のバランス

うことが好ましい．なぜなら患者やその家族は，病院でのリハや栄養指導，医学的管理で得た知識や経験をベースに，その後の在宅療法を行うことが多いからである．

3. 理学療法における管理・指導の実際

1 栄養状態の評価

リハ開始にあたり，栄養状態を適切に把握する．一般に全対象患者に対し栄養スクリーニングを行い，栄養障害がある可能性が高い者，今後栄養障害に陥る可能性がある者を抽出する．次に，これら栄養障害のリスクが高いと判定された者の栄養状態をより詳細に評価するための栄養アセスメントを行う．

（1）栄養スクリーニング

代表的なスクリーニングツールとして，主観的包括的評価（Subjective Global Assessment；SGA），簡易栄養状態評価法（Mini Nutritional Assessment；MNA®），在宅ではMalnutrition Screening Tool；MUSTなどがある[8〜11]．SGAは，米国のオリジナルをもとに日本語版がつくられており，検査者の主観で栄養状態を評価するものである[8,9]．またヨーロッパを中心に広く活用されている栄養アセスメントツールとして，18項目から成るMNA®がある[10]．これは主観的ならびに客観的評価を合わせた指標で低栄養の評価に優れており[12]，日本人高齢者にも適応可能であることが報告されている[13,14]．またMNA®のスクリーニングA〜Fの6項目から成るMNA®-SF（Short Form）は，MNA®得点との相関が高く，およそ4分で施行可能な簡易質問票であり，スクリーニング用の調査票としては優れている．栄養スクリーニングの重要性と，調査票の趣旨を理解している医療従事者であれば，これらはいずれも日常業務の中で取り入れやすい簡易質問票である．

血清アルブミンは総蛋白質の約6割を占め，半減期が17〜23日と比較的長いこともあり，慢性疾患や安定した時期での栄養評価に適している．しかし感染症や外傷のように炎症状態がある場合は，血清アルブミン値は低下する．一方，高齢者に多くみられる脱水状態では，血清アルブミン値は高値を示すことがあり，血清アルブミン値のみで，低栄養のスクリーニングを行うことは難しい．

（2）栄養アセスメント

栄養アセスメントでは，栄養ケア，リハ計画を作成するために，栄養障害に陥った原因は何かを分析し，解決すべき栄養問題を明確にする目的で行う．リハ栄養における栄養アセスメントのポイントとして，若林らは，栄養障害の有無とその原因，サルコペニアの有無とその原因，摂食嚥下障害の有無など，5つのポイントを提案している（**表1**）[15]．栄養アセスメントの主体は管理栄養士であることが多いが，近年では栄養アセスメントとして，下腿周囲長，機能的自立度評価（FIM），ADLなど，理学療法士が中心となり評価する身体機能評価も重要視されてきている．また適切な栄養管理を行ううえで，定期的な栄養モニタリングが必須であるが（**図4**）[16]，この際も栄養摂取量，体重，血液検査データに加え，身体機能評価が，栄養療法とリハ効果の評価指標となる．

このように栄養アセスメントは管理栄養士だけでなく，リハスタッフも協働すべき内容である．理学療法士にはリハカンファレンスやNSTカン

表1 リハビリテーション栄養アセスメントの5つのポイント

- 栄養障害を認めるか評価する．
  認める場合，何が原因でどの程度か評価する．
- サルコペニア（広義）を認めるか評価する．
  認める場合，なにが原因でどの程度か評価する．
- 摂食嚥下障害を認めるか評価する．
- 現在の栄養管理は適切か，今後栄養状態はどうなりそうかを判断する．
- 機能改善を目標としてリハを実施できる栄養状態か評価する．

（文献15より引用）

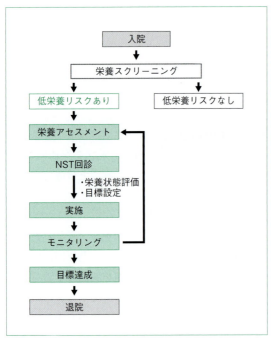

図4 スクリーニングおよびNSTによるサポートの流れ
（文献16より引用改変）

ファレンスにおいて，身体機能やADL評価の報告とチーム内での情報共有，患者のADL向上に向けてディスカッションに積極的に参加することが望まれる．

2 指導の実際

理学療法士が行うべき重要な役割として，リハでのエネルギー消費を考慮した栄養ケアプランの作成に貢献することがある．この際，リハを含む自発的な運動だけでなく，筋緊張の亢進や不随意運動によるエネルギー消費も加味する必要があり，理学療法士は栄養を理解し，効果的なケアプラン作成に参加することが期待されている．特に，エネルギー出納に影響する代謝や神経学的評価，運動や活動等の把握では，理学療法士の専門性をいかすことが可能であり，NST等で患者のADLや身体機能について随時報告する．そして多職種で活動係数を考える．

不十分な栄養摂取量のままリハが行われると，医療者の手で「低栄養」を作り出す可能性がある．それを防ぐためにもリハで消費されるエネルギー量を考慮した，十分な栄養補給を行うことが必要である．

消費エネルギー量を加味した必要エネルギー量の計算方法には，活動係数を増加させることによる方法と，METs（メッツ）を用いる方法がある．前者は「安静時エネルギー消費量×活動係数（1.3～2.0）」で求められ，後者は「METs×体重（kg）×運動時間（h）×係数1.05」により算出できる．たとえば，60kgの男性に対し，訓練室で3METsのリハを40分間行ったとすると，約130kcal消費する．これは，牛乳200ml分のエネルギーに相当する．なお，3METsとは台所での活動全般（3.3METs）や，犬の散歩（3.0METs）程度の強度の運動である[17]．

リハの強度が上がるほど栄養必要量が上昇するが，さらに体重増加をはかりたければ，1kg増加に対し約7,000kcalのエネルギーを必要とするといわれている．1カ月での増加を目標にすれば，リハで消費するエネルギーに加え約230kcal/日を要することになる．先ほどの60kgの男性を例にとると，360kcal/日の増量になるが，これは牛乳200ml＋ご飯軽く1杯分のエネルギーに相当する．近年では，筋肉量増加や筋力向上にはビタミンDやロイシン（必須アミノ酸のひとつ），十分なたんぱく質摂取の有効性について報告されている[18～22]．栄養素の内容に配慮した栄養補助食品も多く市販されており，これらの活用も有効である．理学療法士には，患者個々のリハ強度や日常活動強度に関する情報の提供が望まれる．栄養補給内容について管理栄養士との連携がなされれば，患者の早期回復をチームで目指すことができる．

患者によっては回復とともに，日々ADLが改善し，活動量が増加し，体重減少をきたすこともある．したがって，リハスタッフは訓練時以外の患者の行動量にも関心をもち，総合的に患者の活動量を評価する必要がある．

栄養状態に応じた運動療法の作成においては，飢餓や体重減少が亢進している際の筋力増強練習は危険である．一方で，必要以上の安静は，廃用性筋萎縮を促す．このため，不要な安静は避ける．回復期リハ病棟では集中的なリハによる最大限の機能回復と在宅復帰が目標とされており，リハ効果を最大限に引き出す栄養管理が求められる．リハをすればするほど，時間をかければかけるほど

消費エネルギーは増大するが，提供エネルギーは通常初設定のまま継続されがちである．エネルギーがマイナスバランスとなると，異化亢進状態に陥り，易疲労性の増強，耐久性の低下，体重減少，最悪の場合，リハ困難という経過をたどる[23]．機能維持を目的とするか，機能改善を目指すか，随時リハ内容を検討する必要がある．

口渇を感じやすいリハの後は，自然なかたちで栄養補助飲料を摂ることができる好機ともいえる．運動（リハ）後の栄養補助食品の摂取は，筋肉量や筋力の増加に寄与し，リハ効率が向上する可能性がある．ただし，長期間にわたって同じ栄養補助食品を摂取すると，味に飽き，摂取意欲が減退することもあるため，摂取状況について把握し，管理栄養士らと小まめな情報交換を行う配慮も大事である．

さらに一医療従事者として，多職種のスタッフと日常的に患者の食欲や食事内容，食形態，摂食量などに関する情報を共有することが大切である．

患者によっては，機能練習の休憩時などに食事や食嗜好・食欲について会話をし，患者を理解し，可能な場合は食欲を促す試みも意義がある（コラム参照）．その際，口腔機能についてもあらかじめ把握しておきたい．義歯装着群と義歯未使用群では半年で体重に差が生じたとする報告もあり[24]，口腔機能もリハ効果に影響すると考えるべきである．

その他，食事をより快適に食べる手助けとして，理学療法士は嚥下リハや呼吸リハを通して，あるいは姿勢改善などにより，患者の栄養補給を促すことが可能である．

病院での栄養指導・リハ（運動機能・身体機能改善）は，在宅療養につながっており，患者の病態，身体状況，栄養状態に加えて活動にも注目し，家庭復帰や社会復帰を支援する心がけが重要である．

（大塚　礼，木下かほり）

コラム

理学療法士による患者さんの食事の楽しみ・おいしさを増やすお手伝い

皆さんも毎日ご飯を食べていますね．健康なときは食事もおいしく，毎日の食事が楽しみ，という方も多いと思います．患者さんも健康なときはきっと同じだったでしょう．病院食はふつう，決められた材料費とそれに見合う食材の範囲で，管理栄養士が栄養価を考えて献立作成します．そのため，残念ながら患者さんの好きな食材ばかり出てくることはありませんし，味付けも自宅とは異なります．食器も機能性を重視した割れにくい素材が多いようです．病院という性質上，これらは致し方ないことですが，ちょっとしたアイデアで，いつもの病院食がより楽しめるかもしれません．

食事は単に「食べる」という行為だけではなく，「おいしく」「たのしく」「安全に」食べることで，よりその価値を増します．理学療法士の皆さんは，食事の姿勢の改善，嚥下リハや呼吸リハを介して，患者さんの食を支えていますが，それらの専門技術以外にも，患者さんがおいしく食べられるちょっとした心がけがありそうです．

たとえば，景色の良い場所で食事をとってもらうことや，理学療法士も患者さんの献立に関心をもち，摂食量を把握したり，おいしかった献立を聞いてみたり，普段の好きな食べ物を聞いてもよいかもしれません．病院食という制限付きの食事であっても，患者さんに提供した献立の中にあった季節の食材をもとに四季の会話を膨らませることも可能です．リハを通して「運動するとご飯がおいしくなること」や，「栄養が体に入ると体が元気になろうとすること」「体は栄養を欲していること」をさりげなく伝えられるとよいかもしれません．

限られた環境で，よりおいしく食べられる環境を整えるお手伝いができると，患者さんの食欲は向上し，リハ効果も予想以上の手ごたえが得られるようになるのではないでしょうか．皆さんのオリジナリティあふれるアイデアで，ぜひ試みてください．

文献

1) White JV et al : Consensus Statement : Academy of Nutrition and Dietetics and American Society for Parenteral and Enteral Nutrition : Characteristics Recommended for the Identification and Documentation of Adult Malnutrition (Undernutrition). *JPEN J Parenter Enteral Nutr* **36** : 275-283, 2012.

2) Childers DK, Allison DB : The 'obesity paradox' : a parsimonious explanation for relations among obesity, mortality rate and aging? *Int J Obes* (Lond) **34** : 1231-1238, 2010.

3) Tamakoshi A et al : BMI and all-cause mortality among Japanese older adults : findings from the Japan collaborative cohort study. *Obesity* (Silver Spring) **18** : 362-369, 2010.

4) 葛谷雅文：栄養. 日老医誌 **50** : 46-48, 2013.

5) Vandewoude MF et al : Malnutrition-sarcopenia syndrome : is this the future of nutrition screening and assessment for older adults? *J Aging Res* **2012** : 651570, 2012.

6) Kaiser MJ et al : Frequency of malnutrition in older adults : a multinational perspective using the mini nutritional assessment. *J Am Geriatr Soc* **58** : 1734-1738, 2010.

7) 吉村芳弘：病院〜回復期リハビリテーション病棟. 栄養・運動で予防するサルコペニア（葛谷雅文, 雨海照祥編）, 医歯薬出版, 2013, pp34-40.

8) Detsky AS et al : Evaluating the accuracy of nutritional assessment techniques applied to hospitalized patients : methodology and comparisons. *JPEN* **8** : 153-159, 1984.

9) Young et al : Malnutrition screening tools : comparison against two validated nutrition assessment methods in older medical inpatients. *Nutrition* **29** : 101-106, 2013.

10) Bollwein J et al : Nutritional status according to the mini nutritional assessment (MNA (R)) and frailty in community dwelling older persons : a close relationship. *J Nutr, Health Aging* **17** : 351-356, 2013.

11) Stratton RJ et al : Malnutrition in hospital outpatients and inpatients : prevalence, concurrent validity and ease of use of the 'malnutrition universal screening tool' ('MUST') for adults. *Bri J Nutr* **92** : 799-808, 2004.

12) Diekmann R et al : Screening for malnutrition among nursing home residents - a comparative analysis of the mini nutritional assessment, the nutritional risk screening, and the malnutrition universal screening tool. *J Nutr, Health Aging* **17** : 326-331, 2013.

13) Kuzuya M et al : Evaluation of Mini-Nutritional Assessment for Japanese frail elderly. *Nutrition* **21** : 498-503, 2005.

14) Izawa S et al : The nutritional status of frail elderly with care needs according to the mini-nutritional assessment. *Clin Nutr* **25** : 962-967, 2006.

15) 若林秀隆：PT・OT・STのためのリハビリテーション栄養, 医歯薬出版, 2010.

16) 開登志晃, 田村聡子：リハビリテーションにおける栄養管理の効果判定. 静脈経腸栄養 **26** : 1359-1363, 2011.

17) 国立健康・栄養研究所ホームページ：改訂版　身体活動のメッツ（METs）表：
http://www0.nih.go.jp/eiken/programs/2011mets.pdf

18) Bauer JM et al : Effects of a Vitamin D and Leucine-Enriched Whey Protein Nutritional Supplement on Measures of Sarcopenia in Older Adults, the PROVIDE Study : A Randomized, Double-Blind, Placebo-Controlled Trial. *J Am Med Dir Assoc* **16** : 740-747, 2015.

19) Rondanelli M et al : Whey protein, amino acids, and vitamin D supplementation with physical activity increases fat-free mass and strength, functionality, and quality of life and decreases inflammation in sarcopenic elderly. *Am J Clin Nutr* **103** : 830-840, 2016.

20) Kobayashi H : Age-related sarcopenia and amino acid nutrition. *J Phys Fitness Sports Med* **2** : 401-407, 2013.

21) Kim HK et al : Effects of exercise and amino acid supplementation on body composition and physical function in community-dwelling elderly Japanese sarcopenic women : a randomized controlled trial. *J Am Geriatr Soc* **60** : 16-23, 2012.

22) Esmarck B et al : Timing of postexercise protein intake is important for muscle hypertrophy with resistance training in elderly humans. *J Physiol* **535** : 301-311, 2001.

23) 嶋津さゆり：回復期リハビリテーション病棟でのあるべき常食. 臨床栄養 **125** : 499, 2014.

24) Kanehisa Y et al : Body weight and serum albumin change after prosthodontic treatment among institutionalized elderly in a long-term care geriatric hospital. *Community Dent Oral Epidemiol* **37** : 534-538, 2009.

4章 3 服薬管理

> **KEY ポイント**
>
> ① **高齢者の服薬管理の基礎的ポイント**
>   高齢者では薬物の体内濃度が高くなりやすいことから，投薬量の調整を行わなければならないことが多くなる．特に，腎機能低下のある高齢者においては，多くの薬剤において投与量を少なくする必要がある．高齢者では，多病に伴う多剤併用や認知機能低下の者が多くなることなどを背景に，服薬アドヒアランスが低下している場合が多い．安全で有効な薬物治療のためには，服薬管理を十分に行うことが重要である．
>
> ② **理学療法に必要な視点のポイント**
>   有効な服薬管理のためには，認知機能，手指の巧緻性，握力，嚥下機能などさまざまな機能が必要であり，これらの評価は服薬管理のためにも重要である．
>
> ③ **理学療法における服薬管理の実際のポイント**
>   高齢者に新たな症状・症候が生じた場合，薬剤が原因であることが稀ではない．たとえば，意識レベルの変化や起立性低血圧を含む血圧の低下などは理学療法士が気づきやすい症状・症候であろう．こうした症状・症候が薬剤に起因していることも稀ではなく，医師との情報共有が必要である．

1. 高齢者の服薬管理の基礎知識

1 高齢者の薬物動態

　高齢者においては，薬物動態（薬物の体内濃度の変化）が若年者とは異なる．薬物動態は，吸収，分布，代謝，排泄によって規定されるため，これらの加齢変化が薬物動態の変化を規定することになる．吸収については，加齢に伴って，酸の分泌が減少するために鉄剤の吸収が低下することやビタミンB_{12}の吸収が低下することが知られているが，多くの薬剤の吸収については加齢による変化はあまりない．

　薬剤の分布としては，加齢によって体内の水分量が減少し，脂肪が増加するために，水溶性の薬剤の血中濃度は上昇し，脂溶性薬剤も体内に蓄積しやすくなる．また，高齢者では，血清アルブミン値が低下していることが多いが，薬剤の多くは血中で蛋白質に結合しているために，遊離型の薬剤が増加する．

　代謝は，多くの場合肝臓によって行われるが，加齢によって薬剤の代謝機能は低下する．排泄は主に腎臓から尿中に行われるが，加齢に伴って腎血流量は低下するために，腎排泄型の薬剤は排泄が低下する．

　これら薬物動態の加齢変化によって，総じて薬剤の体内濃度は高くなりやすくなる．

2 投与量の調整，腎機能

　高齢者では，薬物の体内濃度が高くなりやすいことから，投薬量の調整を行わなければならないことが多くなる．特に，腎機能低下のある高齢者においては，多くの薬剤において投与量を少なくする必要がある．

　腎機能の評価としては，一般に血清クレアチニンやestimated glomerular filtration rate（eGFR）

が使われることが多いが，これらの指標による評価は，筋肉量の減少があると，実際の機能よりも過大な評価になってしまう．高齢者では，サルコペニアや低栄養によって筋肉量が減少している者も多く，評価には注意が必要であり，クレアチニンクリアランス（creatinine clearance；Ccr）やシスタチンCなども参照することが勧められる．

3 有害事象

高齢者は薬物有害事象による入院のリスクが，若年者に比べて7倍にもなるとされ，報告によっては，薬物有害事象による入院が，入院の原因の3割を占めるとの報告もある[1]．

4 多剤併用

高齢者では，薬物の体内濃度が高くなりやすいことから，投薬量の調整を行わなければならないことが多くなる．特に，腎機能低下のある高齢者においては，多くの薬剤において投与量を少なくする必要がある．

さらに，多剤併用の状態では，処方，調剤の誤りが起こりやすいだけでなく，服用のアドヒアランスが不良となりやすくなるため，飲み忘れや過剰内服による有害事象の頻度も増える[2]．また，多剤併用は高齢者の転倒を増加させるとの報告もある[3]．

5 高齢者の服薬アドヒアランス

高齢者では，多病に伴う多剤併用や認知機能低下の者が多くなることなどを背景に，服薬アドヒアランスが低下している場合が多い．服薬アドヒアランス不良は，いうまでもなく治療効果が減少することにつながり，残薬も増加し医療経済的にも好ましくない．また，服薬アドヒアランス不良状態を基準に治療の強化が図られた場合には，逆にアドヒアランス改善時に治療効果が強く出過ぎるといった問題もある．たとえば，糖尿病患者が服薬アドヒアランス不良のために高血糖状態となり，それに合わせて治療薬が増量され，その後何かのきっかけで服薬アドヒアランスが改善すると低血糖となってしまうようなことが起こり得る．したがって，安全で有効な薬物治療のためには，服薬管理を十分に行うことが重要である．

6 服薬管理能力に影響する因子と評価

服薬管理に影響する能力としては，第一に認知機能が挙げられる．その他，視力，手指の巧緻性，薬剤の薬効理解のための聴力など幅広く多様な能力が必要であり，高齢者の服薬管理能力の評価のためには，広く多様な能力の評価が必要である．

高齢者においては，身体機能，認知機能，生活機能に個人差が大きくなることが特徴である．また，家族背景，家族関係，経済状況などを含む個人を取り巻く状況にも個人差が大きく，それぞれの事情に応じた個別の対応が求められる．こうした個人の状況を包括的に把握するためには，高齢者総合機能評価（Comprehensive Geriatric Assessment；CGA）が有用である．CGAは身体機能，認知機能，生活機能など多方面から高齢者の機能を評価する手法である（3章－1，109頁参照）．

7 服薬アドヒアランス維持・改善のための方策

服薬アドヒアランスの維持・改善のためには，さまざまな工夫がなされる．医師は，できるだけ服薬錠数を少なくすることを考慮し，飲み方も朝食後にまとめるなど，できるだけ単純にわかりやすくすることを目指す．薬剤を1つの薬袋にまとめる一包化も有用である．また，服薬カレンダーやお薬ケースといった服薬支援ツールも利用される．さらに，患者本人や家族の薬剤の薬効や副作用の理解なども服薬アドヒアランスの維持・改善に重要である．アドヒアランスをよくする工夫を表1に示す[1]．

8 高齢者の不適切処方

日本老年医学会は，「高齢者の安全な薬物療法ガイドライン2015」を作成した[2]．このガイドラインでは，高齢者において，重篤な有害事象が出やすい，もしくは有害事象の頻度が高い薬剤について，「慎重な投与を要する薬剤」としてそのリストが提示されている．高齢者の安全な薬物療法のためには，こうしたガイドラインなどを参照す

表1 アドヒアランス（患者の理解・意志決定・治療協力に基づく内服遵守）をよくするための工夫

①服薬数を少なく	降圧薬や胃薬など同効果2〜3剤を力価の強い1剤か合剤にまとめる．
②服用法の簡便化	1日3回服用から2回あるいは1回への切り替え． 食前，食直後，食後30分などの服薬方法の混在を避ける．
③介護者が管理しやすい服用法	出勤前，帰宅後などにまとめる．
④剤形の工夫	口腔内崩壊錠や貼付剤の選択．
⑤一包化調剤の指示	長期保存できない，途中で用量調節できない欠点あり． 緩下剤や睡眠薬など症状によって飲み分ける薬剤は別にする．
⑥服薬カレンダー，薬ケースの利用	

（文献1より引用）

ることが望ましい．ガイドラインには75歳以上の高齢者，もしくは75歳以下でもフレイルや要介護状態の高齢者に，慎重な投与を要する薬剤がその根拠とともに掲載されており，高齢者の多剤併用の解消を考慮する場合や，新規に薬剤を処方する際に参考とすべきである．

たとえば，高齢者で頻度が高い不眠の訴えに対して，睡眠薬の投与がなされている場合は多いが，ベンゾジアゼピン系の睡眠薬，抗不安薬については，「長時間作用型は使用すべきでなく，ほかの薬剤も可能な限り使用を控え，使用する場合は最低必要量をできるだけ短期間使用する」とされ，非ベンゾジアゼピン系睡眠薬についても，「漫然と長期投与せず，減量，中止を検討する」と記載されている．

2．理学療法に必要な視点

有効な服薬管理のために，高齢者にはさまざまな能力が求められる．最も重要なものは，記憶を代表とする認知機能であろう．決められた時間に決められた用量の薬剤を服用するためには，記憶や見当識が維持されている必要がある．必要に応じて，長谷川式簡易知能評価スケールやMini Mental State Examination（MMSE）などの認知機能スクリーニングテストによる評価が必要である（3章-3，139頁参照）．

また，服薬のためには，薬袋を開けたり，press through pack（PTP）包装やヒートシール包装から取り出したり，薬剤をつまむための巧緻な指先の動きも求められる．高齢者では，指先をうまくつかえず，薬剤を落としてしまい紛失するなどの事例も多い．わが国の処方薬剤にはビンにいれられたものはあまりないが，サプリメントなどではビン入りのものもあり，ビンの開封には握力なども必要である．

さらに，実際に薬剤を口に含み，嚥下するための機能が求められる．特に水分と固体などのテクスチャーの異なる物質とを同時に誤嚥なく嚥下するためには，嚥下の機能がある程度維持されている必要がある．

また，薬剤の確認や説明文書の読解のためには視力がある程度維持されている必要があるし，医療関係者，薬剤師，家族などからの薬剤に関する説明などを理解するためには，聴力も重要であろう．

> **コラム**
>
> ### アドヒアランス不良への気づき
>
> 　服薬管理の支援は，まず患者の服薬状況の把握から始まる．しかしながら，医師の外来診察のみから，服薬状況を正確に把握することは困難な場合が多い．したがって，理学療法士も訪問時に患者の残薬が多いことや，残薬数が薬剤によって大きく異なることに気づいた場合には，医師，看護師に報告することも必要である．こうした情報が服薬アドヒアランス不良の発見につながり，対応がなされることもあろう．抗パーキンソン病薬の服薬アドヒアランスが不良の場合には，パーキンソン病の悪化や変動などがみられ，理学療法士が気づくこともある．
>
> 　理学療法実施時の血圧の測定の変化などから，降圧剤の服薬アドヒアランス不良の可能性を考慮するような事例もある．こうした情報を必要に応じて，医師，看護師などと共有することが，服薬アドヒアランス不良の発見，さらに改善につながる．

3. 理学療法における服薬管理の実際

　高齢者に新たな症状・症候が生じた場合，薬剤が原因であることが稀ではない．たとえば，意識レベルの変化や起立性低血圧を含む血圧の低下などは理学療法士が気づきやすい症状・症候であろう．こうした症状・症候が不適切な薬剤処方の発見につながることもある．

　意識レベルの変化，特に意識レベルの低下は，薬剤の影響であることも稀ではない．表2に示すように多様な薬剤が意識レベル低下を引き起こし得る．起立性低血圧の原因にも薬剤が関与していることが多い．降圧剤はもちろん，血管内のボリュームを減少させる利尿剤や血管を拡張させる作用のある薬剤も起立性低血圧の原因になり得る（表3）．

表2　意識障害の原因薬

バルビツール酸系薬剤
オピオイド系薬剤（モルヒネを含む）
鎮静薬（ジアゼパムなど）
抗糖尿病薬
アルコール

表3　起立性低血圧の原因薬

硝酸薬
カルシウム拮抗薬
アンジオテンシン変換酵素（ACE）阻害薬
アンジオテンシンII受容体拮抗薬
アルファ遮断薬
アルコール
抗うつ薬

表4　転倒の原因薬

脱力，筋緊張低下	筋弛緩薬，抗不安薬，睡眠薬
眠気，ふらつき，集中力・注意力低下	抗不安薬，睡眠薬，抗てんかん薬，抗うつ薬，精神神経用薬，麻薬抗ヒスタミン薬，抗アレルギー薬
失神，起立性低血圧めまい	降圧薬（カルシウム拮抗薬，α遮断薬，β遮断薬，ＡＣＥ阻害薬など） 利尿薬，抗うつ薬，精神神経用薬
せん妄状態	抗パーキンソン薬，ジギタリス製剤，麻薬，H_2遮断薬，β遮断薬
視覚障害	抗コリン薬，抗うつ薬，非ステロイド薬，抗結核薬
パーキンソン症候群	制吐薬，抗うつ薬，精神神経用薬

表5 薬剤性パーキンソニズムの原因薬

1. フェノチアジン系	クロルプロマジン(ウィンタミン, コントミン, ベゲタミン)	
	レボメプロマジン(ヒルナミン, レボトミン)	
	プロクロルペラジン(ノバミン)	
	プロペリシアジン(ニューレプチル)	
2. ブチロフェノン系	ハロペリドール(セレネース, ネオペリドール, ハロステン, リントン, レモナミンなど)	
	ブロムペリドール(インプロメン, プリペリドール, ルナプロン, メルカイック)	
3. ベンザミド系	スルピリド(ドグマチール, アビリット, ベタマック, マーゲノールなど)	
	チアプリド(グラマリール, グリノラート, チアラリードなど)	
4. 非定型精神病薬	オランザピン(ジプレキサ)	
	リスペリドン(リスパダール)	
5. 三環系抗うつ薬	イミプラミン(トフラニール)	
	アミトリプチリン(トリプタノール)	
	アモキサピン(アモキサン)	
6. 四環系抗うつ薬	マプロチリン(ルジオミール, マプロミール, ノイオミールなど)	
	ミアンセリン(テトラミド)	
7. その他の抗うつ薬	パロキセチン(パキシル)	
	フルボキサミン(ルボックス, デプロメール)	
	ミルナシプラン(トレドミン)	
8. 消化性潰瘍薬	ラニチジン(ザンタック, ザメック, セオトタック, ツルデックなど)	
	スルピリド(ドグマチール, アビリット, ベタマック, マーゲノールなど)	
9. 制吐薬	メトクロプラミド(プリンペラン, テルペラン, ネオプラミールなど)	
	オンダンセトロン(ゾフラン, オンダンセトロン)	
10. 血圧降下薬	レセルピン(アポプロン, ベハイド)	
11. その他	頻尿改善薬, 免疫抑制剤, 抗がん剤, 認知症治療薬, 抗てんかん薬	

※括弧内は薬剤製品名

また,易転倒性(表4)や筋力の低下,薬剤性パーキンソニズム(表5)をきたす薬剤も多く,これらの症状・症候が薬剤の副作用であることも稀ではなく,医師との情報共有が必要である.

高齢者では,多剤併用状態の患者が多く,薬物の有害事象も出やすいため,服薬管理が重要である.理学療法士も高齢者の安全で有効な服薬管理の実現に貢献すべきである.

(梅垣宏行)

文献

1) 日本老年医学会編:健康長寿診療ハンドブック, メジカルビュー, 2011.
2) 日本老年医学会編:高齢者の安全な薬物療法ガイドライン2015, メジカルビュー, 2015.
3) Salvi F et al:Adverse drug events as a cause of hospitalization in older adults. *Drug Saf* **35**:29-45, 2012.
4) Obreli Neto PR et al:Prevalence and predictors of potential drug-drug interactions in the elderly: a cross-sectional study in the brazilian primary public health system. *J Pharm Pharm Sci* **15**:344-354, 2012.
5) Ziere G et al:Polypharmacy and falls in the middle age and elderly population. *Br J Clin Pharmacol* **61**:218-223, 2006.

4章 疼痛管理

> **KEY ポイント**
>
> ❶ **高齢者の疼痛管理の基礎的ポイント**
> 　痛みは①組織損傷に起因する急性痛と，②組織損傷や外傷イベントが明確でない，または治癒した後にもかかわらず残存・増悪する慢性痛に分類される．急性痛と慢性痛は全く異なる病態であり，それぞれに対応した対処法を選択する必要がある．
>
> ❷ **疼痛管理における評価のポイント**
> 　痛みを有する患者は，多面的な問題が複雑に関与して疼痛関連障害を形成している．そのため，痛みの強度や性質，画像所見だけで疼痛の評価を行うのではなく，痛みによる患者の身体・心理・社会的障害（苦痛）などを包括的にとらえられるよう複数の評価バッテリーを組み合わせて評価することが重要である．
>
> ❸ **高齢者の疼痛管理のポイント**
> 　疼痛管理は薬物療法と非薬物療法の組み合わせで行う．その中でも，身体活動量の向上は高齢者の疼痛管理の中心となる．急性痛，慢性痛とも安静を最小限に留め活動性を継続・向上させるために，理学的所見の評価とそれにもとづいた運動療法の指導を行うとともに，痛みの認知的・情動的特徴を捉え，患者の自己効力感やモチベーションを高め，セルフマネジメントを促す必要がある．

1．高齢者の疼痛の基礎知識

1 痛み（疼痛）の定義

　痛みは「実質的または潜在的な組織損傷に結びつく，あるいはそのような損傷を表す言葉を使って表現される不快な感覚・情動体験（An unpleasant sensory and emotional experience associated with actual or potential tissue damage, or described in terms of such damage)」と定義されている[1]．
　この定義に表されている痛みの重要な特徴として，組織損傷や病態生理学的な原因が明らかである場合も，そうでない場合も，本人が「痛い」と感じていれば痛みは確かに存在するということである．痛みは常に主観的な訴えであり，その訴えが組織損傷によって生じているのか，その程度に見合ったものなのかを厳密に見分けることは不可能である．患者が自らの経験を「痛い」と表現するのであれば，それを「痛み」とみなして我々は対応すべきである．
　もう一つの特徴として，痛みは身体の感覚であると同時に，常に情動的な価値判断を伴い，感情や思考・行動へ影響を与えうることである．つまり，疼痛管理を考えるうえでは，痛みを感覚的側面のみでなく，痛みによって引き起こされる情動の変化や痛みに対する認知の偏りなどを多面的に捉えることが重要となる．

2 急性痛と慢性痛

　痛みにはさまざまな分類の仕方がある（コラム①）が，急性痛と慢性痛の分類（図1）は特に重要である．急性痛は組織損傷に伴って生じる痛みであり，身体の異常を知らせる警告信号としての

コラム①

痛みの原因による分類

　痛みをその機序で分類すると，①侵害受容性疼痛，②神経障害性疼痛，③非器質的疼痛がある．侵害受容性疼痛は，末梢の侵害受容器が刺激されることで生じる痛みであり，身体の異常を知らせる警告信号としての生理的意義がある．侵害的な機械刺激や熱刺激，化学刺激が外部から加わることや，組織損傷，炎症によって生じる．神経障害性疼痛とは末梢神経から脊髄，脳に至る体性感覚神経系の損傷や疾患に起因する痛みとされており，侵害受容器が刺激を受けていないにもかかわらず生じる病的な痛みといえる．非器質的疼痛は，説明しうる器質的病変が存在しないにもかかわらず訴えられる痛みや，器質的病変は存在するものの，それによって十分説明ができない痛みをさす．非器質的疼痛には心因性疼痛や機能性疼痛症候群，中枢機能障害性疼痛などが含まれる．侵害受容性疼痛，神経障害性疼痛，非器質的疼痛は病態が異なるため，治療で使用を推奨される薬物や対処法も異なるが，実際の患者の痛みはこれらが混在していることが多い．患者の痛みにおける侵害受容性疼痛，神経障害性疼痛，非器質的疼痛の各要素のバランスを考えることは，具体的な疼痛管理の方針や使用する薬物を決定するうえで重要となる．

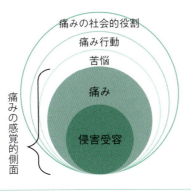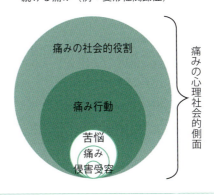

図1　急性痛と慢性痛の違い　　　　　　　　　　　　　　　　　　　　　　　　　　　（文献11を参考，改変）

生理的意義のある痛み，つまり誰にでも生じうる痛みである．急性痛の多くは，組織損傷が治癒するにつれて軽減・消失する．一方で慢性痛は，警告信号としての役割を必ずしも果たさない病態生理的な痛みであり，組織損傷が十分に治癒している，または存在しないと考えられるのに持続する痛みや，変形性関節症のような長期間にわたり侵害刺激が加わり続ける痛みがこれにあたる．つまり，急性痛と慢性痛は単純に時間的経過で分類されるものではなく，異なった病態によって生じるものであり，それぞれに対応した対処法を選択する必要がある．

3　高齢者と疼痛

　高齢者では加齢に伴うさまざまな身体機能や認知機能の変化が生じており，痛みの感受性も変化している可能性がある．例えば，末梢の受容器や神経の密度は加齢とともに減少しており[2-4]，侵害刺激に対する閾値は高齢者では若年者よりも高い[5]．一方で，侵害刺激の強度を上げたときに，

コラム②

がん疼痛

　がん疼痛はがん自体による痛みに加えてがんの治療に伴う痛みがあり，①皮膚や骨，関節，骨格筋，結合組織など体性組織への機械的刺激によって生じる体性痛，②食道，胃，小腸などの管腔臓器の炎症や閉塞，臓器被膜の急激な伸展で生じる内臓痛，③末梢神経や中枢神経の直接的な損傷による神経障害性疼痛に分類される．

　また，痛みのパターンによって，持続痛と突出痛に分類される．持続痛は24時間のうち12時間以上経験される平均的な痛みであり，突出痛は一過性に生じる痛みの増強で，その対処方法は異なる．

　がん疼痛は薬物療法，放射線治療，神経ブロックなどで痛みの軽減を図るが，がんが根治できない場合には終末期まで疼痛管理を継続する必要があり，病態に応じた苦痛の緩和が求められる．

どの程度耐えられるか（耐性値）については，若年者よりも低い強度までしか耐えることができないといった特徴があり[5]．高齢者では下行性疼痛調整系[*1]の機能低下が生じている可能性が指摘されている[6-8]．

　また，痛み，特に慢性痛では栄養・睡眠障害，薬剤依存，不安・恐怖，苛立ち・抑うつなどの心理変化，家族・社会との関係性，就労問題，経済的負担といった問題の影響が非常に大きく，高齢者でもこれらの問題を有している場合が多く，疼痛管理を行ううえで配慮が必要である．ただし，このような加齢に伴う変化やその影響は個人差が非常に大きい[9]ことにも注意が必要であろう．

2. 理学療法に必要な視点

1 疼痛管理の原則

　疼痛管理の基本的な考え方として，痛みそのものや局所に対する対症療法（生物医学的モデル[*2]）ではなく，痛み患者を"一人の個"とした包括的アプローチ（生物心理社会的モデル[*3]）が主体となっている．その特徴は，患者が主体的に取り組み，自己の意思決定にもとづき，セルフマネジメントを可能とすることである．理学療法においても，心理・社会的特性を含めた包括的な評価を行い，受動的な介入（what we do to the patient）ではなく患者自身が痛みに対して適切に向き合って対処する方法（what the patient can do）を早く身につけられるように支援することが重要である．

　実際の疼痛管理では急性痛と慢性痛の鑑別が最

[*1] 下行性疼痛調整系：中脳中心灰白質（periaqueductal grey：PAG）を起始核として，下行性に疼痛を調整する神経系．PAGからの出力は吻側延髄腹内側部（rostroventromedial medulla：RVM）と背外側橋中脳被蓋（dorsolateral pontmesenchephalic tegmentum：DLPT）に分かれ，RVMに含まれる縫線核からのセロトニンニューロンによる下行性疼痛調整をセロトニン系，DLPTに含まれる青斑核からのノルアドレナリンニューロンによるものをノルアドレナリン系という．

[*2] 生物医学的モデル：病気や痛みといった健康から逸脱した状態には，その特定の原因が身体に存在し，原因を取り除くことが治療となる，という考え方．このモデルでは器質的要因のみに原因を求め，心理社会的要因による影響は考慮されない．

[*3] 生物心理社会的モデル：健康には生物学的（器質的）要因，心理的要因，社会的要因が複雑に関与している，という考え方．生物医学的モデルに基づいた治療では慢性疾患や慢性痛などへの対応が十分に行えないことから，1977年にEngelによって提唱された（参考文献：Engel, GL：The need for a new medical model：a challenge for biomedicine. *Science*. 196:129-136, 1977）．

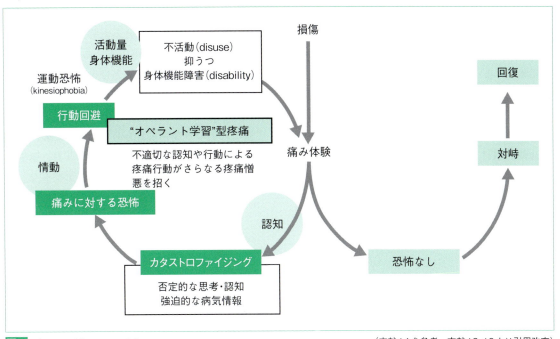

図2 fear-avoidance model

（文献14を参考，文献12,13より引用改変）

も重要である（図1）[10-12]．急性痛は，侵害刺激の受容により刺激部から発せられる痛みであり，因果関係が明らかで組織損傷の治癒に伴い寛解が期待でき，それによって痛み行動[*4]や痛みのもつ社会的役割も収束することが多い．一方で，生物学的所見を伴わず通常の組織治癒期間（3カ月間）を超えて持続する慢性痛は，機能障害や心理・社会的問題が重なり合い，痛みの因果関係がしだいに明確さを失い，代わって痛み行動や痛みのもつ社会的な意味の占める割合が増していく．痛み行動により，周囲からの注目などの何らかの報酬を得ることにより，痛みの存在が患者にとって意味をもつようになり，この過程が繰り返し学習・強化されることで，痛み行動が維持・増悪し，オペラント学習[*5]型疼痛として慢性化すると考えられている．「恐怖－回避モデル（fear-avoidance model）」（図2）[12-14]は痛みを持続・増悪させる悪循環モデルを示し，オペラント学習型疼痛が生み出される過程が理解できる．そのなかで，悪循環に陥るか否かを決定する因子はカタストロファイジング[*6]のような疼痛認知ならびに恐怖，不安，抑うつのような疼痛情動である．このように痛みの捉え方に歪みや偏りがあると，疼痛情動やそれに伴う回避行動から活動性低下・不活動，機能障害，抑うつ，社会的な適応障害など身体・心理・社会的問題がさらに痛みを維持・増悪させることになる[11]．したがって，慢性痛の場合には，痛みそのものの軽減よりも，不適切な痛み行動や疼痛認知，疼痛情動，二次的な活動性低下・不活動，機能障害などを是正することが疼痛管理の目標となる．

2 痛みの評価

痛みは主観的なものであり，これを客観的に評価するのは非常に困難である．また，痛みが慢性・難治化した患者においては，痛みと組織損傷の対応が明らかでないため，痛みの程度や局所の

[*4] 痛み行動：痛みを訴える，鎮痛薬を服薬する，病院へ行く，仕事を休む，表情を歪める，体位を変える，痛みを回避する行動をとる，などの痛みや苦悩から生じる観察可能な行動すべて．

[*5] オペラント学習：自ら起こした行動にたまたま随伴した結果を好ましく感じ，それが報酬として作用することで，たまたま起こした行動を随意的に起こし報酬を得ようとする学習．

[*6] カタストロファイジング：現在および将来の痛みに起因する障害を過大評価するとともに，そのような考えからも離れられなくなっていく過程，状態．日本語では破局化（思考）．

所見を評価しただけでは具体的な疼痛管理の方法の選択につながらない．疼痛管理のためには，患者の心理・社会的特性を含めた包括的な評価が必要である．また，ADLやQOLの阻害要因の検討や，具体的な運動療法プログラムの立案のために患者の運動器の状態や身体活動量を評価することも理学療法士の重要な役割である．包括的な痛み評価の具体的項目を表1に示す．患者の痛みの特徴，痛みによるADLやQOLへの影響，痛みに関わる認知や情動の偏りに加え，痛みに影響を与える心理・社会的特性を問診や質問紙により評価する．患者の痛みを全人的に捉えるためには多くの項目について評価することが必要であるが，一方で，一度に複数の評価を行うことは患者の負担が大きくなることや，高齢者の場合は認知機能の問題（コラム③）により患者本人からだけでは正確な情報が入手できない場合もある．そのため，複数の医療スタッフによる評価と情報の共有，家族などのケアをする人からの情報収集も重要となる．

表1 包括的な痛み評価の具体的項目

痛みについての問診	・痛みの部位「どこが痛いのか」 ・痛みの性質「痛みはどのような言葉で表現できるか」 ・痛みの変化「常時痛いのか？どのようなときに痛みが生じるのか？痛みはどれくらい持続するのか？どのようなときに痛みが楽になるのか，または強くなるか？」
痛みの強さ	・視覚的アナログスケール (visual analog scale：VAS) ・数値評価スケール (numerical rating scale：NRS) ・語句評価スケール (verbal rating scale：VRS，またはverbal description scale：VDS) ・face rating scale (FRS)
痛みの性質	・短縮版マクギル疼痛質問票 (short-form McGill pain questionnaire 2：SF-MPQ2)
痛み関連機能障害	〈痛みによるADL障害〉 ・疼痛生活機能障害尺度 (pain disability assessment scale：PDAS) ・pain disability index (PDI) 〈疾患特異的機能障害・QOL尺度〉 〈腰痛〉 ・日本整形外科学会腰痛疾患質問票 (JOA back pain evaluation questionnaire：JOABPEQ) ・Roland-Morris disability questionnaire (RDQ) ・Oswestry disability index (ODI) 〈頸部痛〉 ・Neck disability index (NDI) 〈頸髄症〉 ・日本整形外科学会頸部脊髄症評価票 (JOA cervical myelopathy evaluation questionnaire：JOACMEC) 〈膝痛〉 ・日本語版変形性膝関節症機能評価尺度 (Japanese knee osteoarthritis measure：JKOM)
痛みに関わる認知や情動の偏り	〈カタストロファイジング〉 ・pain catastrophizing scale (PCS) 〈恐怖回避思考〉 ・fear avoidance belief questionnaire (FABQ) ・Tampa scale of kinesiophobia (TSK) 〈セルフエフィカシー〉 ・pain self-efficacy questionnaire (PSEQ)
心理的因子のスクリーニング	〈不安と抑うつ〉 ・hospital anxiety and depression scale (HADS)
身体活動量	・国際標準化身体活動質問票 (International Physical Activity Questionnaire：IPAQ) ・活動量計 (歩数計)
包括的QOL評価	・日本語版EQ-5D (EuroQol 5 Dimension) ・SF-36® (MOS Short-Form 36-Item Health Survey)

コラム③

認知症高齢者の痛み評価

　認知症高齢者では自己に生じている痛みを適切に表現することや，質問に答えることが困難な場合がある．認知症の程度に応じて，本文表1に挙げた評価を行うことが望ましいが，難しい場合には，家族やケアを行っている者からの情報収集や，患者を観察して痛みを評価する方法がある．日本語版アビー痛みスケール（Japanese version of Abbey Pain Scale：APS-J）（図）は，痛み行動と身体的所見の観察から患者の痛みを評価する尺度で，信頼性および妥当性が確認されている[24]．ただし，認知機能が低下している者ほど得点が高くなる傾向があることに留意が必要である．

```
Appendix The Japanese version of the Abbey Pian Scale

                    日本版アビー痛みスケール
          言葉で表現することができない認知症の方の疼痛測定のために

スケールの用い方：入所者を観察しながら問1から6に点数をつける
入所者名：_____
スケールに記入した観察者とその職種：_____
日付：　　　　年　　　月　　　日　　　　時間：_____
最後の疼痛緩和は　　　年　　　月　　　日　　　時に　　　　　　　を実施した

問1．声をあげる
　　　例：しくしく泣いている，うめき声をあげる，泣きわめいている
　　　0：なし　　1：軽度　　2：中程度　　3：重度

問2．表情
　　　例：緊張して見える，顔をしかめる，苦悶の表情をしている，
　　　　　おびえて見える
　　　0：なし　　1：軽度　　2：中程度　　3：重度

問3．ボディランゲージの変化
　　　例：落ち着かずそわそわしている，体をゆらす，体の一部をかばう，
　　　　　体をよける
　　　0：なし　　1：軽度　　2：中程度　　3：重度

問4．行動の変化
　　　例：混乱状態の増強，食事の拒否，通常の状態からの変化
　　　0：なし　　1：軽度　　2：中程度　　3：重度

問5．生理学的変化
　　　例：体温，脈拍または血圧が正常な範囲外，発汗，顔面紅潮または蒼白
　　　0：なし　　1：軽度　　2：中程度　　3：重度

問6．身体的変化
　　　例：皮膚の損傷，圧迫されている局所がある，関節炎，拘縮，傷害の既往
　　　0：なし　　1：軽度　　2：中程度　　3：重度

問1から6の得点を合計し，記入する　　　　　　　総合疼痛得点

総合疼痛得点にしるしをつける
                       | 0-2     | 3-7   | 8-13   | 14以上 |
                       | 痛みなし | 軽度  | 中程度 | 重度   |

最後に疼痛のタイプにしるしをつける
                       | 慢性 | 急性 | 慢性疼痛の急性憎悪 |
```

図　日本版アビー痛みスケール（APS-J）　　　　　（文献24より引用）

3. 理学療法における高齢者の疼痛管理の実際

1 高齢者の疼痛管理のポイント

　高齢者の場合であっても，疼痛管理の原則は生物心理社会的モデルに基づいた全人的アプローチであり，患者自身が痛みをセルフマネジメントできるように促すことが基本となる．ただし，高齢者の場合には加齢に伴う退行性の変化や，合併症の存在，多剤併用，睡眠・栄養障害，社会的役割の喪失，経済的不安を有していることが多く，これらは痛みに影響を及ぼし，疼痛管理の阻害因子となりうる．認知機能の低下などで，患者のみではセルフマネジメントが困難な場合には，家族などのケアを行う人を含めた疼痛管理の指導や患者教育を行うこと，さらに，地域コミュニティや社会資源を利用した介入について検討することも必要となる．高齢者の疼痛管理におけるポイント[15,16]を表2に挙げる．理学療法士は疼痛管理のうちの非薬物的な介入を担当するが，疼痛管理は薬物療法を併用していることがほとんどであり，薬物療法の副作用については十分に注意しなければならない．特に，運動療法を行ううえではオピオイドやプレガバリンなど鎮痛補助薬の使用による転倒リスク増大への配慮が不可欠である．また，傾眠や認知機能の低下が疑われる患者の中には薬物療法の副作用が主な原因となっている場合がある．ADL，QOLの拡大のためには薬物療法の効果と副作用による日常生活機能への影響のバランスを考慮する必要があり，薬物療法を行う医師など他のメディカルスタッフやケアを行う人との十分な情報共有が欠かせない．

2 理学療法士の役割

　理学療法士は疼痛管理の中でも非薬物的な介入を担当する．急性痛と慢性痛では疼痛管理および理学療法の方針が異なり，急性痛に対しては損傷部位の治癒を進め，痛みを長引かせないことが基本的な考え方となる．具体的には，安静期間を最小に留め，早期から活動性を高く保つように指導を行う．また，必要に応じて種々の物理療法や徒手療法を用いて損傷組織の治癒を促進する[17]（図3）．痛みの長期間の持続や必要以上の安静（不活動）はその後の慢性痛を発生させる可能性があり，急性痛の時点で適切にマネジメントすることは慢性痛の予防という観点からも重要といえる．一方，慢性痛に対しては，痛みの除去や軽減に固執することなく，ADLやQOLを向上させることが基本的な考え方となる．そのためには，包括的な痛み評価とADL改善のための具体的な運動療法プログラムの作成・指導および身体活動やライフ・スタイル改善の指導を行う．また，患者

表2　高齢者の疼痛管理におけるキーポイント

- 患者の合併症，認知および身体機能，治療（介入）のゴールと本人や家族の希望，家族や社会的なサポート体制を介入前に把握する．
- 疼痛管理は薬物療法と非薬物療法の組み合わせで行う．その中でも，身体活動量の向上（運動療法やその他の身体活動を伴うあらゆる介入）は高齢者の疼痛管理プログラムの中心となる．
- メディカルスタッフと患者（できれば家族も含め）との間で治療（介入）のゴールを共有する．患者に希望を与え，勇気づけることは重要であるが，非現実的な期待（痛みが0になる，など）をもたせない．
- 適用があると考えられる場合には，以前に行った（そのときには十分な効果が得られなかった）治療を再度試すことをためらわない．
- 新しい治療を行ったら，その効果や耐性，アドヒアランスを確認する仕組みをつくる．
- 治療のアドヒアランス向上や治療の継続のために，家族などのケアをする人を含めた指導・教育や地域密着型プログラム（community-based program）への参加を促す．
- 毎回の介入の中で前回までからの良い変化を強調して患者（と家族）にフィードバックする．

（文献15, 16より引用改変）

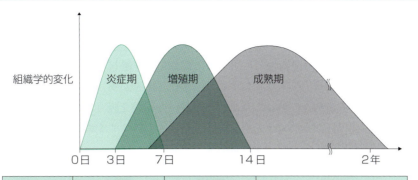

図3 急性痛に対する理学療法（リハビリテーション）方針　　　　　　　　　（文献17より引用）

コラム④

身体活動と痛みの関係

　痛みの生理学的な意味として，組織損傷や炎症反応が身体に生じていることを知らせる警告信号としての役割がある．そのため，急性痛の場合に損傷部位を安静にすることが必要になる場面がある．しかし，必要以上の安静はその後の機能障害のリスクとなること[25]や，不活動由来の痛みを引き起こすこと[26-29]が近年明らかにされており，患部外の運動も含めて，可能な限り早期から身体活動を高く保つことが重要である．また，ランニングの運動習慣がある者とない者を14年間追跡調査した報告では，運動習慣のある者は筋骨格系の痛みが少なくなるが，その傾向は62歳以降から差がつき始め，75歳でその差が大きくなることが知られている[30]．また，年齢層別に運動頻度と慢性痛の有訴率を調べた報告では，65歳以上の高齢者においては，運動頻度が高いほど慢性痛の有訴率が低くなることが示されている[31]．恐怖－回避モデルにおいても，不活動は痛みの悪循環を形成する一要因とされており，不活動の是正は疼痛管理で最も重要なポイントのひとつである．一方で，実際に疼痛を訴える患者では身体機能にそぐわない運動を過度に行うことで，かえって疼痛を悪化させてしまうことは少なくなく，そのような経験から「身体を動かすこと＝痛いこと＝避けるべきこと」という運動恐怖（kinesiophobia）[14]に陥り，恐怖－回避モデルの悪循環に陥る危険性がある．このように，身体活動量は低すぎても高すぎても痛みのリスクとなる[32]ため，身体機能や身体活動の適切な評価とそれに基づいた管理が必要になる．

が疼痛をセルフマネジメントするための患者教育[18,19]や近年では認知行動療法*7理論を踏襲した介入[20-22]も理学療法士の役割となっている．

　急性痛，慢性痛ともに安静を最小限に留め活動性を継続・向上させることが重要であるが，そのためには，身体活動と痛みの関係（コラム④）に

---

*7　認知行動療法：人間の気分や行動が認知のあり方（ものの考え方や受け取り方）の影響を受けることから，認知の偏りを修正し，問題解決を手助けすることによって（主に精神）疾患や問題を改善することを目的とした構造化された精神療法．

ついて，患者に十分に説明・教育し，「痛いときには安静にしなければならない」という誤った考えを修正する必要がある．ただし，やみくもに「身体を動かす」ように伝えるのではなく，患者の現在の身体機能や身体活動量，ライフ・スタイルを評価したうえで，患者個々にあった身体活動の内容と活動量の目標設定ならびに運動療法が重要となる．運動療法の内容について，非特異的腰痛を例にとった場合，患者個別にデザインされた運動内容で理学療法士によるフォローアップに基づく管理下での運動をホームエクササイズとして実施させ，合計20時間以上の運動時間が必要とされている[23]．つまり，患者の身体機能や運動能力を評価し，患者が行える運動内容を理学療法士とともに試行，修正，指導を繰り返し，自宅などでホームエクササイズとして実施させることが必要である．特に，慢性痛の場合には運動療法による身体機能面への影響だけでなく，運動によって必ずしも痛みが悪化するわけではないことを理解し，理学療法士とともに設定した目標やホームエクササイズを達成することで，運動や身体活動と痛みを切り離し（動くと悪化するという誤解を解き），「痛みがあってもこれだけのことはできる」という経験を繰り返すことで自己効力感を高め，カタストロファイジングを改善することが重要である．

疼痛管理における理学療法は，身体運動を介して患者自身が痛みをセルフマネジメントすることの学習ともいえ，セラピストは姿勢や運動をはじめとした理学的所見の評価およびそれにもとづいた運動療法の指導はもちろんのこと，痛みの認知・情動的特徴を捉え，患者の自己効力感やモチベーションを高めるとともに医療者への依存心を減らす取り組みを行う必要がある．

（下　和弘，松原貴子）

文献

1) IASP Toxonomy Working Group："Part III：Pain Terms, A Current List with Definitions and Notes on Usage" Classification of Chronic Pain, 2nd ed, IASP Press, Seattle, 1994, pp 209-214.
2) O'Sullivan DJ, Swallow M：The fibre size and content of the radial and sural nerves. *J Neurol Neurosurg Psychiatry* 31：464-470, 1968.
3) Ochoa J, Mair WG：The normal sural nerve in man. II. Changes in the axons and Schwann cells due to ageing. *Acta Neuropathol* 13：217-239, 1969.
4) Rafalowska J, et al：Histological and electrophysiological changes of the lower motor neurone with aging. *Pol Med Sci Hist Bull* 15：271-280, 1976.
5) SJ G：Pain and aging：the pain experience over the adult lifespan. In：J D, D C, M K, eds. Proceedings of the 10th World Congress on Pain. Seattle：IASp Press, 2003, pp767-790.
6) Washington LL et al：Age-related differences in the endogenous analgesic response to repeated cold water immersion in human volunteers. *Pain* 89：89-96, 2000.
7) Edwards RR et al：Age-related differences in endogenous pain modulation：a comparison of diffuse noxious inhibitory controls in healthy older and younger adults. *Pain* 101：155-165, 2003.
8) Riley JL et al：Lack of endogenous modulation and reduced decay of prolonged heat pain in older adults. *Pain* 150：153-160, 2010.
9) Lowsky DJ et al：Heterogeneity in healthy aging. *J Gerontol A Biol Sci Med Sci* 69：640-649, 2014.
10) Turk DC et al：Behavior aspects of low back pain. In：Taylor J, Twome L, eds. Physical therapy of the low back. New York, Saunders, 2000, pp351-368.
11) 松原貴子：痛みの基礎．ペインリハビリテーション（松原貴子・他編著）三輪書店，2011, pp2-47.
12) 松原貴子・他：痛みを有する患者に対するリハビリテーションセラピストの役割．*MB Med Reha* 177：7-16, 2014.
13) 松原貴子・他：ペインリハビリテーションの概念．麻酔 64：709-717, 2015.
14) Vlaeyen JW, Linton SJ：Fear-avoidance and its consequences in chronic musculoskeletal pain：a state of the art. *Pain* 85：317-332, 2000.
15) Makris UE et al：Management of persistent pain in the older patient：a clinical review. *JAMA* 312：825-836, 2014.
16) Reid MC et al：Management of chronic pain in older adults. *BMJ* 350：h532, 2015.
17) 沖田　実：末梢組織に対するリハビリテーション．ペインリハビリテーション（松原貴子・他編）．三輪書店，2011, pp304-326.
18) Louw A et al：The effect of neuroscience education on pain, disability, anxiety, and stress in chronic musculoskeletal pain. *Arch Phys Med Rehabil* 92：2041-2056, 2011.
19) 下　和弘：疼痛に対する理学療法の基礎的背景とエビデンス，疼痛に関する患者教育の基礎的背景とエビデンス．理学療法 33：448-454, 2016.
20) Bryant C et al：Can physical therapists deliver a pain coping skills program? An examination of training processes and outcomes. *Phys Ther* 94：1443-1454, 2014.
21) Bennell KL et al：Physical Therapist-Delivered Pain Coping Skills Training and Exercise for Knee Osteoarthritis：Randomized Controlled Trial. *Arthritis Care Res* (Hoboken) 68：590-602, 2016.
22) 井上雅之, 松原貴子：疼痛に対する理学療法の基礎的背景とエビデンス，疼痛に対する認知行動療法の基礎的背景とエビデンス．理学療法 33：440-447, 2016.
23) Hayden JA et al：Systematic review：strategies for using exercise therapy to improve outcomes in chronic low back pain. *Ann Intern Med* 142：776-785, 2005.
24) Takai Y et al：Abbey Pain Scale：development and validation

of the Japanese version. *Geriatr Gerontol Int* **10**：145-153, 2010.
25) Verbunt JA et al：André Knottnerus J：A new episode of low back pain：who relies on bed rest? *Eur J Pain* **12**：508-516, 2008.
26) Okamoto T et al：Sensory afferent properties of immobilised or inflamed rat knees during continuous passive movement. *J Bone Joint Surg Br* **81**：171-177, 1999.
27) Ushida T, Willis WD：Changes in dorsal horn neuronal responses in an experimental wrist contracture model. *J Orthop Sci* **6**：46-52, 2001.
28) Guo TZ et al：Substance P signaling contributes to the vascular and nociceptive abnormalities observed in a tibial fracture rat model of complex regional pain syndrome type I. *Pain* **108**：95-107, 2004.
29) Terkelsen AJ et al：Experimental forearm immobilization in humans induces cold and mechanical hyperalgesia. *Anesthesiology* **109**：297-307, 2008.
30) Bruce B et al：Aerobic exercise and its impact on musculoskeletal pain in older adults：a 14 year prospective, longitudinal study. *Arthritis Res Ther* **7**：R1263-1270, 2005.
31) Landmark T et al：Associations between recreational exercise and chronic pain in the general population：evidence from the HUNT 3 study. *Pain* **152**：2241-2247, 2011.
32) Heneweer H et al：Physical activity and low back pain：a U-shaped relation? *Pain* **143**：21-25, 2009.

4章 5 術後管理

> **KEY ポイント**
>
> **❶ 高齢者の術後管理に必要な基礎的ポイント**
> 　高齢者の特徴として，①多くの臓器機能が低下しており，種々の潜在的な病気を合併している，②侵襲に対する生体反応が鈍く，主訴が明確でない（非特異的な主訴），③臓器機能の予備力が小さく，侵襲により急性悪化しやすく，多臓器障害に陥りやすいことが挙げられる[1]．
>
> **❷ 術後管理の評価のポイント**
> 　高齢者の特徴と術前合併症に留意して，さまざまな評価機器を用いてリスク管理を行うことが重要である．
>
> **❸ 理学療法アプローチのポイント**
> 　リスクに十分配慮しながら，可能な限り早期離床を行うことが根本的な術後合併症の予防につながるため，それをふまえた理学療法プログラムを立案する必要がある．

1. 高齢者の術後管理の基礎知識

　社会の高齢化と医療技術の進歩に伴い，高齢者の手術症例は近年増加の一途をたどっている．高齢者は加齢により生体機能が変化しており，以下の特徴が示されている．①多くの臓器機能が低下しており，種々の潜在的な病気を合併している．②侵襲に対する生体反応が鈍く，主訴が明確でない（非特異的な主訴）．③臓器機能の予備力が小さく，侵襲により急性悪化しやすく，多臓器障害に陥りやすい[1]．

　手術は年齢に関係なく，組織，神経の損傷や出血，ストレスなど心身に大きな侵襲を及ぼす．手術侵襲とは外科的侵襲の一つであり，侵襲の大きさは手術の種類，手術時間（麻酔時間），出血量，手術の範囲・程度などに影響を受ける．高齢者であること自体が直接侵襲を大きくする要因ではないが，前述の特徴などにより合併症を起こす基盤となりうる．

　周術期における理学療法の目的は，リスクを回避しながら，早期離床，早期歩行を獲得することにより，患者の生活の質を向上させることのみでなく，理学療法により合併症を予防することも含まれる．よって，高齢者の特徴を十分にふまえたうえで，それぞれの手術の特徴を考慮し，理学療法を行う必要がある．

■1　術後管理に影響を及ぼす高齢者の特徴

　1章で述べられたように，身体の組織は加齢により変化する．特に，循環器系，呼吸器系の機能低下は生命の予後に影響を及ぼすため重要である．循環器系では心拍出量が低下しており，臓器への血流の低下や循環不全を起こしやすい．また，呼吸器系では肺活量や動脈血酸素分圧（arterial oxygen tension；PaO_2）が低下し，これに呼吸筋力や咳嗽反射の低下が加わり，肺合併症を容易に引き起こす．さらに，神経系の変化やストレスに対する反応の低下により，術後せん妄やうつ傾向などの精神症状も出現する場合もある．

　高齢者は生体反応が鈍く，明確な症状を呈さない場合も多い．よって，医師とともにバイタルサインや画像所見の確認を行い，加齢による臓器機能の低下が合併症につながりやすいことを考慮し

ながら，理学療法プログラムを立案することが重要である．また，臓器の予備能力の低下は，わずかな侵襲で急性の臓器不全を発症しやすく，回復力の低下に関連している．

2. 理学療法に必要な視点

術前合併症

高齢者によく認められる術前合併症として，循環器疾患，呼吸器疾患，神経疾患，代謝性疾患，骨関節疾患，血液疾患，泌尿器疾患，摂食嚥下障害などが挙げられる[2,3]（表1）．

（1）循環器疾患

高齢者では，動脈硬化の進展に伴い，高血圧，不整脈，心不全などの循環器疾患を合併している場合が多い．胸部X線検査や心電図検査などにより評価され，心エコー評価により心房内の血栓の有無や心拍出量の評価が必要となる．

（2）呼吸器疾患

呼吸器疾患，特に慢性閉塞性肺疾患を合併している高齢者は多い．呼吸器疾患を併存していると肺炎を起こしやすく注意を要する．スパイロメータにより閉塞性か拘束性障害の有無を評価し，血液ガスにより呼吸不全を評価する．

（3）神経疾患

術後の早期離床，早期歩行を獲得するうえで，認知機能の障害は転倒防止の危険因子であり，予後増悪因子である．評価バッテリーを用いて，詳細に評価する必要がある．また，転倒を繰り返している症例では，画像評価にて，慢性硬膜下血腫や正常圧水頭症の有無を確認する必要がある．

（4）代謝疾患

糖尿病は，比較的症状が出にくいため，放置されている例や入院後に判明する例も多い．よって，入院時の血糖値検査は不可欠であり，血糖値が高い場合には手術までに血糖値をコントロールしなくてはならない．糖尿病を合併していると，易感染状態となるため，気道感染症，尿路感染症や創部感染症には十分に注意しなくてはならない．

（5）骨関節疾患

転倒歴や骨折歴がある高齢者では，骨粗鬆症の存在を確認する必要がある．離床時の転倒の予防に十分に配慮し，大腿骨頸部骨折や脊椎圧迫骨折による二次的合併症を予防することが重要である．

（6）血液疾患

骨折に対する手術が予定されている場合，骨折による内出血が予測される際には，ヘモグロビン値を確認し，貧血の評価を行う必要がある．高齢者はしばしば脱水傾向にあり，ヘモグロビン値が正常範囲内の場合もある．尿量や尿比重のチェックも必要である．

表1 高齢者によくみられる術前の合併症

1. 循環器障害
   高血圧・虚血性心疾患・不整脈・心不全・動脈瘤・深部静脈血栓症等
2. 呼吸器疾患
   喘息・（誤嚥性）肺炎・肺気腫・気管支炎・肺線維症・肺水腫等
3. 神経疾患
   脳卒中・認知症・圧迫性脊髄症・パーキンソン病（症候群）・うつ病・慢性硬膜下（外）血腫等
4. 骨関節疾患
   変形性関節症（股関節・膝関節）・変形性脊椎症・骨粗鬆症等
5. 代謝性疾患
   糖尿病・高脂血症等
6. 血液疾患
   貧血・凝固系異常疾患等
7. 消化器疾患
   胃潰瘍・膵炎・胆嚢炎（結石）・肝疾患等
8. 泌尿器疾患
   尿路感染症・腎不全・前立腺肥大等
9. 内分泌疾患
   甲状腺機能低下症（亢進症）・ビタミンD欠乏型副甲状腺機能亢進症・尿崩症等
10. 摂食嚥下機能
    誤嚥性肺炎

（文献2より引用）

（7）泌尿器疾患

腎機能障害があると，骨粗鬆症になるため骨折を起こしやすい．腎機能障害を有している患者に対しては，水分量の制限とカリウムのコントロールに留意する．

（8）摂食嚥下障害

家族から詳細な問診を行い，これまでの食生活や口腔内の状態と構音障害の有無を確認する．経口可能と判断される場合でも，スクリーニングテストを行い，言語聴覚士に嚥下能力を評価してもらう必要がある．

2 術後合併症

起こり得る術後合併症は数多く存在し，代表的なものに呼吸不全，無気肺，肺炎，高血圧，低血圧，不整脈，縫合不全，創感染，消化器疾患，せん妄，廃用症候群，褥瘡，深部静脈血栓症などがある．

（1）呼吸不全

術後低酸素血症の原因は多岐にわたっている．低酸素血症の原因を分類すると，①肺胞低換気，②換気血流比不均等，③拡散障害，④シャントに分類される．術後低酸素血症の原因として最も多いのは，換気血流比不均等である[4]．肺胞低換気は麻酔薬の残存による呼吸抑制や換気ドライブ低下，神経筋遮断効果の残存などにより起こる．動脈血ガス分析で動脈血炭酸ガス分圧（arterial carbon dioxide tension；$PaCO_2$）の上昇，pH低下があれば肺胞低換気と診断できる[5]．

（2）無気肺

気道内分泌物や血液，異物などにより気管支が塞がれ，閉塞部位から末梢側の肺に空気が入らず肺の一部が虚脱した状態を無気肺という[6]．

胸部や腹部における比較的侵襲の大きい手術では，術翌日に一時的に肺活量が術前値の50％程度まで大きく低下する[6]．術後疼痛による深呼吸の欠如や咳嗽力の低下に加え，麻酔の影響による気道内分泌物の増加と気管支上皮の繊毛運動の低下などにより，気道内に分泌物が溜まりやすくなる．この分泌物により気管支が閉塞すると，この末梢側の肺は含気を失い無気肺を生じる．無気肺は換気血流比不均等と肺内シャントを引き起こし，低酸素血症をきたす．発症時期は術後48時間以内が多く，無気肺に細菌感染が続発し，肺炎を引き起こす場合が多い．呼吸音の減弱・消失，血液ガス所見の悪化，胸部X線での無気肺像などにより診断される．

（3）肺炎

肺の組織に炎症をきたす疾患を総称して肺炎とよぶ．その原因はさまざまであり，細菌，ウイルス，真菌などの感染性肺炎や誤嚥性肺炎などの機械的肺炎，薬剤性肺炎，アレルギー性肺炎などがある．周術期では細菌性肺炎と間質性肺炎が多い[6]．

❶細菌性肺炎

麻酔中に気道内に分泌物が貯留した状態で，術後疼痛により咳嗽力の低下から痰の喀出が不十分となると，気道内感染を生じやすい．手術侵襲による免疫能の低下や術後の臥床により細菌感染が起こりやすくなる．術後の肺炎は細菌性肺炎が多く，高齢者や慢性閉塞性肺疾患を有する患者では，もともと気道内の分泌物が多く，咳嗽能力が低下しており，感染を起こしやすい．また，術後の意識レベルの低下や咽頭反射の減弱は誤嚥性肺炎を引き起こしやすい．

臨床症状は，発熱，咳嗽，膿性痰などであるが，高齢者では，このような自覚症状を欠く場合も多く，注意が必要である．血液検査による白血球の増加やCRPの上昇，胸部X線による浸潤影などにより診断される．

❷間質性肺炎

肺の間質組織（肺胞隔壁）を中心とした炎症をきたす疾患の総称で，肺コンプライアンスの低下とガス交換能の低下をきたし，治療抵抗性である．さまざまな原因があるが，明らかな原因をもたないものは突発性間質性肺炎とよばれ，特定疾患に指定されている．術後の間質性肺炎は，手術侵襲，高濃度酸素の曝露，投与薬剤などさまざまな要因で発症しうる．

微熱，咳嗽，呼吸困難が主症状である．しかし，

これらの三徴候が揃うことは少なく，高齢者では自覚症状に乏しい場合もある．

間質性肺炎の急性増悪の早期発見において，PaO_2の低下が最も鋭敏な指標である．さらに，胸部聴診による捻髪音の存在，胸部X線による擦りガラス状陰影，血液検査などにより診断される．

(4) 不整脈

周術期においては，正常な心臓であっても二次的な要因（脱水，電解質異常，低酸素血症，疼痛）などで，不整脈が起こりやすい状態になっている．よって，まず，これらの要因に問題がないかを確認し，治療が行われる．

(5) 創感染

創感染のリスクには，長期入院者，高齢者，低栄養，慢性呼吸器疾患の合併，糖尿病，長期間ステロイド投与された状態など，いわゆる易感染性の状態がある．また，長時間の手術もリスクとなる[6]．

(6) 消化器疾患

骨折の術後などの臥床によるストレスや非ステロイド性消炎鎮痛剤による消化器出血や胆嚢炎に注意が必要である[2]．胆嚢炎では，高齢女性で発熱や血液検査でALP値やビリルビン値に異常があれば，絶食下の腹部エコーが有用である．

(7) せん妄

術後に起こるせん妄を術後せん妄という．術直後の清明な精神状態を経て，数日後に発症する．

術後せん妄は，①素因として，60歳以上，脳疾患，慢性の身体疾患，依存癖がある場合，②心理・環境面からみた促進因子としてのICUなどでの隔離，睡眠障害を起こす環境下，身体拘束やストレス下にある場合，③身体的側面からみた促進因子としての低酸素血症，電解質異常，呼吸障害，心機能低下，感染などがある場合に発症しやすい[1]．

症状は，初めは家族が「いつもと違う」と表現するわずかな変化から，不眠，多弁からじっとしていられない，輸液チューブや酸素マスクを意味もなく触る，説明に反応はあるが理解できないなど，徐々に症状が悪化し，幻覚，幻聴があり，激しい体動や見当識障害が起こる．

(8) 廃用症候群

狭義の廃用症候群とは，運動をしないことによって生じる退行性変化である．安静臥床によって生じる広義の廃用症候群には，運動量の低下による生理学的変化の他に，臥位，知覚刺激の剥奪，さらに不良姿勢によって生じる病態生理も含まれる[7]．よって，これまで述べた術後合併症の多くは，広義には廃用症候群に含まれる．廃用症候群は，予防をしなければ時間経過とともに進行し，累加され，そのスピードは年齢，疾患の重症度などにより異なる．

臥床の時間が長期化するほど，さまざまな変化が起こり，全身的な機能低下はさらに活動量の低下を引き起こすことになり，いわゆる悪循環が生じる．長期臥床が継続された場合，原疾患による障害よりも，廃用症候群の影響のほうが上回るという自体になりかねない．

(9) 褥瘡

身体に加わった外力は骨と皮膚表層の間の軟部組織の血流を低下，あるいは停止させる．この状況が一定時間持続されると組織は不可逆的な阻血性障害に陥り褥瘡となると定義されている[8]．発生メカニズムとして，阻血性障害，再灌流障害，リンパ系機能障害，および機械的変形による細胞死の結果生じる組織障害があると考えられている[8]．好発部位として，仙骨部，尾骨部，踵部，大転子部などが挙げられる．

(10) 深部静脈血栓症

下肢の骨折や人工関節置換術後に起こる深部静脈血栓症のリスクは高く[9,10]，肺塞栓を引き起こすと生命に影響を及ぼす．静脈の内壁の損傷，血液が凝固しやすい状態，血流速度の低下が主な要因とされ，術後の臥床により起こりやすい[11]．浮腫，腫脹，疼痛，色調変化などの臨床所見に注意する．Homans徴候やDダイマー値，超音波検査にて診断される．

3. 理学療法における管理・指導の実際

（1）リスク管理

　周術期における理学療法では，広い範囲の疾患が対象となる．術後の高齢者に対する理学療法を施行するうえで最も重要なことは，リスク管理であり，指標として日本リハビリテーション医学会，および関連団体により，『リハビリテーション医療における安全管理・推進のためのガイドライン』[12]が作成された．これまで，Andersonの基準が多く用いられていたが，最新のガイドラインの基準を参考にするべきである．新しいリハの中止基準は，①積極的なリハを実施しない場合，②途中でリハを中止する場合，③いったんリハを中止し，回復を待って再開，④その他，注意が必要な場合の4段階に対応を分類している[12]（**表2**）．

　リスク管理において情報収集は重要である．術前を含めて，一般的に注意するべき情報として，脈拍，血圧，心電図，肺機能検査，パルスオキシメータ，画像所見，血液検査，看護記録，栄養状態，薬剤などがある[13]．

（2）肺合併症の予防

　術後の呼吸理学療法の目的は，無気肺や肺炎な

表2 リハビリテーションの中止基準

積極的なリハを実施しない場合	・安静時脈拍40/分以下または120/分以上 ・安静時収縮期血圧70mmHg以下または200mmHg以上 ・安静時拡張期血圧120mmHg以上 ・労作性狭心症の場合 ・心房細動のある方で著しい徐脈または頻脈がある場合 ・心筋梗塞発症直後で循環動態が不良の場合 ・著しい不整脈がある場合 ・安静時胸痛がある場合 ・リハ実施前にすでに動悸・息切れ・胸痛のある場合 ・座位でめまい，冷や汗，嘔気などがある場合 ・安静時体温38℃以上 ・安静時酸素飽和度（SpO_2）90％以下
途中でリハを中止する場合	・中等度以上の呼吸困難，めまい，嘔気，狭心痛，頭痛，強い疲労感などが出現した場合 ・脈拍が140/分を超えた場合 ・運動時収縮期血圧が40mmHg以上，または拡張期血圧が20mmHg以上上昇した場合 ・頻呼吸（30回/分以上），息切れが出現した場合 ・運動により不整脈が増加した場合 ・徐脈が出現した場合 ・意識状態の悪化
いったんリハを中止し，回復を待って再開	・脈拍数が運動前の30％を超えた場合．ただし，2分間の安静で10％以下に戻らないときは以後のリハを中止するか，または極めて軽労作のものに切り替える ・脈拍が120/分を超えた場合 ・1分間10回以上の期外収縮が出現した場合 ・軽い動悸，息切れが出現した場合
その他，注意が必要な場合	・血尿の出現 ・喀痰量が増加している場合 ・体重が増加している場合 ・倦怠感がある場合 ・食欲不振時・空腹時 ・下肢の浮腫が増加している場合

（文献2より引用）

どの肺合併症を予防し，術前後の呼吸の状態を良好に保ち，早期離床，早期歩行を目指すことである．術後の肺合併症を予防するためには，術前からの介入が重要であるが，すべての症例に対して漫然と行うべきではない．手術部位や手術侵襲，術直後の状態を総合的に判断して，適応症例を選択するべきである．

具体的には換気改善のための呼吸介助，咳嗽・排痰の促進，治療的体位変換などを行う．詳細な適応，手技に関しては成書を参考にされたい．また，早期に身体を動かすことにより，換気血流比不均等が改善する，気道内分泌物の移動を促進する，組織での酸素の拡散を増加させるなどの効果がある．早期に座位やポータブルトイレへの移乗など，離床を促して歩行につなげることは，合併症の予防にも重要である．

（3）深部静脈血栓症の予防

深部静脈血栓症の付加的な危険因子として，静脈塞栓血栓症の既往，血栓性素因，下肢麻痺，ギプスによる下肢固定，高齢，長期臥床などがある[14]．特に，頻度の高い大腿骨頸部骨折の術後や人工股関節置換術，人工膝関節置換術後は高リスクであり，注意が必要である[14]．診断にHomans徴候が用いられる場合が多いが，深部静脈血栓症に対する感度は10〜54％，特異度は39〜89％といわれているため[15]，Dダイマー値や超音波検査と合わせて判断される．

理学療法としては，術前から深部静脈血栓症の予防について説明し，足関節の自動運動，弾性ストッキングや間欠的空気圧迫法を行う．

（4）褥瘡の対応

褥瘡は一旦完成すると治療に長期を有するため，予防が重要である．褥瘡予防の基本は，①体圧を測定する，②体圧を下げる，③剪断応力を下げる，④栄養を管理する，⑤皮膚を清潔に保つことであるといわれている[16]．具体的には頻回の体位変換，除圧用具やエアマットレスの使用により，圧の分散を行うが，早期に端坐位がとれる工夫をすることが最も重要である．

（山田英司）

文献

1) 岡元和文・他：合併症のある高齢者．周手術期看護（森田孝子監），学習研究社，2003，pp132-136．
2) 石田健司，川満由紀子：手術前に施行すべきリハビリテーション．MB Med Reha 84：15-21，2007．
3) 村木重之，山本精三：大腿骨頸部骨折の合併症と予後．MB Med Reha 36：41-46，2003．
4) 小林弘祐：呼吸生理の基礎と最新の話題．LiSA 13：20-29，2006．
5) 西 憲一郎，新宮 興：周術期の呼吸障害について．MB Med Reha 78：51-54，2007．
6) 島田順一：呼吸器合併症．外科周術期マニュアル（岩井直躬，大辻英吾編），金芳堂，2010，pp51-61．
7) 栢森良二，三上真弘：救急救命センターにおけるリハビリテーションの適応．MB Med Reha 9：10-13，2001．
8) 仲上豪二朗：新しい褥瘡発生メカニズムの考え方．MB Med Reha 159：5-11，2013．
9) Powers PJ et al：A randomized trial of less intense postoperative warfarin or aspirin therapy in the prevention of venous thromboembolism after surgery for fractured hip. Arch Intern Med 149：771-774，1989．
10) Gillespie W et al：Risks and benefits of prophylaxis against venous thromboembolism in orthopaedic surgery. J Bone Joint Surg Br 82：475-479，2000．
11) 宮越浩一：深部静脈血栓症（DVT）・肺塞栓（PE）．リハビリテーションリスク管理ハンドブック，改訂第2版，（亀田メディカルセンター編），メジカルビュー社，2012，pp169-176．
12) 日本リハビリテーション医学会診療ガイドライン委員会編：リハビリテーション医療における安全管理・推進のためのガイドライン，医歯薬出版，2006．
13) 宮越浩一：リスク管理のための情報収集．リハビリテーションリスク管理ハンドブック 改訂第2版，（亀田メディカルセンター編），メジカルビュー社，2012，pp25-43．
14) 日本循環器学会・他：肺塞栓症および深部静脈血栓症の診断，治療，予防に関するガイドライン（2009年改訂版）：http://www.j-circ.or.jp/guideline/pdf/JCS2009andohh.pdf
15) McGee S：Evidence-Based Physical Therapy Diagnosis, 2nd ed, Saunders, 2007．
16) 仲上豪二朗：褥瘡発生をどう予測し，どう予防するか．MB Med Reha 159：12-21，2013．

4章 6 訪問リハビリテーションにおけるリスク管理

> **KEY ポイント**
>
> **① 訪問リハのリスク管理に必要な基礎的ポイント**
>
> 　わが国では高齢者の増加に伴い，循環器や呼吸器などの内部障害を有する患者が増加している．また，これらの患者は障害の重複化や重症化により，複雑な障害像を呈している．これらのことから，訪問リハ介入時に病状の変化や急変などを生じる可能性が高く，全身状態管理や急変対応などのリスク管理が求められる．
>
> **② 訪問リハのリスク管理に必要な情報収集のポイント**
>
> 　地域・在宅では，医師や看護師との接点が少なく，最新の医療情報を入手しずらい傾向にある．そのため，訪問理学療法士は，多職種から患者の病状や生活に関する情報を収集するとともに，内部障害系のスクリーニングも実施する．また，リスク管理に必要な機器・備品を持参し，フィジカルアセスメントなどを駆使して，全身状態の把握に努める．
>
> **③ 訪問リハのリスク管理実践のポイント**
>
> 　リスク管理の実践に際し，訪問理学療法士は，患者の病状や全身状態を把握し，その情報をもとに運動実施の可否判断や運動に伴う病態変化の予測，緊急性の判断およびその対応ができるように努める．また，リスクの層別化を行い，そのリスクの程度に見合った最適なリスク管理方法や治療戦略の選択につなげる．それとともに，リスクにかかわる情報を他職種と共有し，安全な包括的医療を提供する．

1. 訪問リハビリテーションにおけるリスク管理の基礎知識

1 訪問リハビリテーション受給者の動向

　わが国は，世界でも類を見ない超高齢社会に突入している．2015年9月現在の65歳以上の高齢者人口は，3,384万人と報告されている[1]．また，介護保険の認定を受けた要介護者は2016年2月現在で約619万人である[2]．これらの要介護者のうち，訪問リハビリテーション（以下リハ）受給者は年々増加し，その需要は益々高まっている[3]．また，これら訪問リハ受給者の介護が必要になった主な原因として，脳血管疾患，認知症，高齢による衰弱があげられる[4]．しかし，近年，加齢に伴う認知機能低下や身体機能低下に加え，循環器や呼吸器などの内臓器の障害（以下，内部障害）を有する者が増加している[5]．このことからも，昨今の要介護高齢者は障害の重複化や重症化により，個々の障害像が複雑化しているといえる．

　内部障害は，内臓器の障害であることから生命に直結する障害であり，病気の進行に伴い，症状の増悪や急変などをきたしやすく，訪問リハの介入中に医療機関に入院となることも少なくない[6]．訪問リハサービスが終了となる理由としては，医療機関への入院，施設入所，本人の希望が多いことが報告されている[7]．また，緊急入院や訪問リハが中止となる疾患は，肺炎や呼吸器感染症，消化器疾患，循環器疾患，悪性腫瘍などの内部障害をきたす疾患があげられており[8,9]，訪問理学療法士は，訪問リハ介入時に患者の病状の急変や何らかのインシデントに遭遇する可能性が高くなっている．

表1 訪問リハビリテーション実施時に生じることの多いインシデント（アクシデント）

運動療法，身体介助関連	医師からの指示変更の確認忘れや間違い（安静度，荷重など），酸素投与量の間違い（安静時と運動時の違いなど），酸素ボンベの酸素切れ，内服薬の副作用，術創部の乖離，圧迫による発赤（褥瘡），足部の潰瘍や壊疽，転倒，骨折，打ちつけ（内出血），表皮剥離，腱損傷，脱臼，出血，ショック症状，過度な疲労，意識レベル低下，気分不快（嘔吐など），痛みの発症や増強，発熱，血圧変動（起立性低血圧など），低酸素血症（過度な経皮的酸素飽和度の低下），チアノーゼ，胸痛，心不全増悪，心停止，不整脈の出現，心筋梗塞，脳血管疾患などの発症，呼吸苦悪化，脱水症状，うつ熱（熱中症），消化器系症状（下痢など），低血糖症状，誤嚥，窒息，低温火傷など
医療・福祉機器関連	喀痰吸引の誤操作（粘膜損傷，嘔吐，低酸素状態，痰詰まりなど），人工呼吸器の設定の間違いや回路トラブル，気管カニューレの圧迫，引っ張りによる裂傷，抜去，物理療法機器の取り扱い，車いすや歩行器，ベッドなどの操作間違い（挟み込みなど），福祉機器の破損，メンテナンス不備（ネジのゆるみ，空気圧の低下，ブレーキのゆるみ）など
シャント，ルート系管理関連	中心静脈栄養法などのドレーン，バルーンカテーテルなどの抜去または閉塞，シャントトラブル（シャント閉塞，シャント瘤，感染など），胃ろうや人工肛門のトラブルなど
感染関連	インフルエンザ，結核，ノロウィルス，腸管出血性大腸菌，帯状疱疹，流行性角結膜炎，人工呼吸器関連肺炎などの感染，感染防護服や手袋の着用不備など

（インシデントの発見を含む）

表1に訪問リハ実施時に生じることが多いインシデント（アクシデント）を示した．筆者らが訪問リハ提供時に生じた利用者の病状変化について調査した結果，なかでもバイタルサインの変化，熱中症・脱水症症状，循環器疾患の再発・病状変化などが多かった[10]．特に，地域・在宅では，病院と違って医療職の介入や監視の目が少なくなる．そのため，訪問理学療法士は，身体機能に関するインシデントのみならず，全身状態や食事・内服薬の管理，活動や参加などをふまえた生活全般のインシデントにも注意が必要である．

2 訪問リハビリテーションにおけるリスク管理

リスク管理（リスクマネジメント）とは，「事象の発生防止だけでなく，発生時や発生後一連の取り組みであり，医療の質の確保を通して組織を損失から守ることを目的とする取り組みである」とされる[11]．近年，医療法や厚生労働省関連の各種指針などでは"医療安全"という名称が使われることも多くなっている．医療安全に対する取り組みは，質のよい医療サービスを提供するうえでの最重要課題であり，組織のみならず患者参加による対策も進められており，訪問リハにおいても例外ではない．

特にここ数年は，入院期間の短縮に伴い，早期退院を余儀なくされ，介護保険サービスを活用しながら在宅で療養されている高齢者が増加している[12]．これらの高齢者は，亜急性期から回復期に位置する者も多く，病状が不安定で，病状変化や急変をきたす可能性が高い者も含まれている．このことから，訪問リハの実践にあたっては，"病状が安定していないかもしれない"ことを前提に，患者の病状や全身状態を把握してリスク管理に努めることが必要である．それとともに，訪問理学療法士は，運動実施の可否判断や運動に伴う病態変化の予測，緊急性の判断および対応ができなければならない．

2. 理学療法に必要な視点

1 リスク管理に必要な情報の収集と持参すべき機器・備品

　安全で有効な理学療法を実践するために訪問理学療法士に求められることは，患者のリスクをどれだけ詳細に把握し，その対応策をいかに具体的に構築できるかということである．特に，地域・在宅では医学的情報が乏しく，血液検査や画像診断などの検査データ，医師や看護師からの最新の情報などを入手しずらいことも多い．したがって，リスク管理に必要な情報が乏しい場合には，患者を取り巻く介護福祉士や介護支援専門員など他職種からの情報収集も行うとともに，臨床の現場において実施可能な検査や評価を駆使し，理学療法士自らの手でリスク管理に必要な情報を入手しなければならない．

　図1に訪問リハのリスク管理に必要な機器・備品を示した[13]．訪問理学療法士は，生体の反応などの医学的な情報収集に必要な機器・備品以外に，緊急連絡や画像・動画の撮影，薬剤の確認といったことにも活用できるスマートフォンや，福祉用具のメンテナンスのための工具類なども持参するとよい．

　前述したが，近年は高血圧や糖尿病，呼吸器や循環器疾患などの内部障害をきたす疾患を合併している患者が増加している．よって，これらの診断の記載がなくても，加齢に伴う内部障害系の症状を呈する患者も存在する．そのため，リスク管理の第一歩として内部障害系のスクリーニングを実施することが推奨される．

　図2は，訪問リハ介入時に活用できる携帯型心電計である．循環器系のリスク管理として，訪問理学療法士が不整脈のアセスメントを行う場合，一般的に聴診や触診で確認できることは，概ね脈波の欠損やリズム不正の有無までであり，不整脈の種類の特定や重症度の判断までには至らないことが多い．しかし，心電計があれば不整脈の種類をある程度特定し，その後の運動継続の可否判断も可能となる．また，万が一何らかの急変や病状

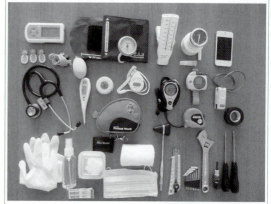

図1　訪問リハのリスク管理に必要な機器・備品
・血圧計　・体温計　・聴診器　・携帯型心電計　・肺活量計
・パルスオキシメーター　・熱中症計　・弾性包帯　・工具類
・メジャー　・ストップウォッチ　・ピークフローメーター
・ポケットマスク（フェイスシールド）　・感染防止具（手袋，マスク，消毒液など）　・携帯電話（スマートフォン）など

（文献13より引用）

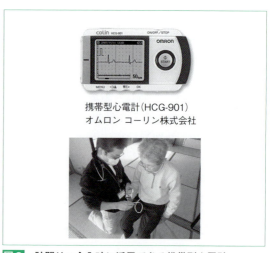

図2　訪問リハ介入時に活用できる携帯型心電計

変化が生じた際でも，その時に生じた不整脈の波形や心拍数などを記録することが可能である．それにより，後の医師による診断や治療の客観的な情報にもなる．

　以上より，訪問理学療法士は介入に先立ち，何についてリスク管理を行うのかを明確にしたうえで，その管理やスクリーニングに必要な機器を持参し，最適なアセスメントを選択して実施することが必要である．

2 フィジカルアセスメント

フィジカルアセスメント（physical assessment）とは，「患者を観察し，可能ならばインタビューによって健康歴の主観的情報を聞き，観察と科学的な検査，さらにフィジカルイグザミネーション（身体検査）（physical examination）を行い，これらの情報を統合して患者の健康問題について評価すること」[14]である．フィジカルイグザミネーションは，視診，触診，打診，聴診などの身体にアプローチして情報を得る一連の作業であり，バイタルサインの確認なども含まれる．

図3に在宅でも実施可能なアセスメント項目を示した[13]．訪問理学療法士は，これらのアセスメントを行い，患者の健康状態や療養上の問題点を明確にし，具体的な全身状態管理に努める．前述したように，昨今は病状変化や急変をきたす可能性が高い患者も訪問リハ対象となることが多くなっている．これらの患者の急変や死亡を予測する因子（症状）としては，意識レベルの低下，心拍数増加，昏睡の発症，徐呼吸，動脈血酸素飽和度の低下，血圧低下，徐脈などが有益な因子[15〜18]とされる．このため，訪問理学療法士はこれらの因子を中心にアセスメントを行い，病状変化や急変の兆候を早期に発見し，適切な対応がとれることが必要となる．

看護分野ではバイタルサイン，意識レベル，皮膚観察，浮腫，循環器系の聴診，触診といったアセスメントが臨床業務において重要とされる[19,20]．しかし，訪問リハ分野におけるフィジカルアセスメントに関する臨床報告はほとんどなく，また訪問理学療法士のなかでフィジカルアセスメントに精通している者は極めて少ない．

筆者らは，訪問リハの臨床において，患者の全身状態の把握や病状変化を把握するためのアセスメントとして，訪問リハアセスメント（表2）[10]を作成し，臨床で活用しているが，このアセスメントのなかでもバイタルサインや視診，呼吸音聴診などの実施が，患者の病状変化の気づきに関連することがわかっている[21]．

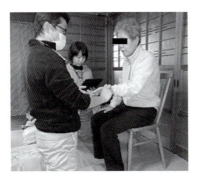
脈拍

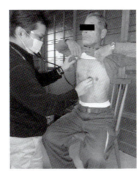
呼吸音

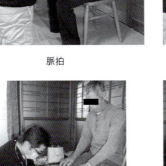
浮腫

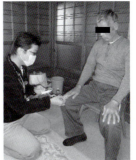
経皮的酸素飽和度

図3 在宅でも実施可能なアセスメント項目 （文献13より一部改変）

表2 訪問リハビリテーションアセスメント

A. 心理・精神に関する項目
 1. うつに関するアセスメント
 2. せん妄に関するアセスメント
 3. 不安・情緒に関するアセスメント
 4. 認知機能に関するアセスメント

B. 生命・身体に関する項目
 5. バイタルサイン(体温, 脈, 血圧, 呼吸数)
 6. 意識レベル
 7. 経皮的酸素飽和度（SpO_2）
 8. 運動に伴うバイタルサインの変動
 9. 起立性低血圧
 10. 浮腫
 11. 視診(表情, 肌の色, 皮膚の症状, 四肢の形状など)
 12. 眼球運動
 13. 瞳孔対光反射
 14. 四肢の動脈触診(頸動脈, 上腕動脈, 橈骨動脈, 大腿動脈, 足背動脈など)
 15. 頸静脈怒張
 16. 胸部触診(可動性, 呼吸パターン, 左右差, 呼吸筋疲労など)
 17. 胸部打診(空気の入り具合, 胸水・無気肺の有無, 痰の有無など)
 18. 呼吸音聴診(異常呼吸音の有無, 空気の入り具合, 気道狭窄, 痰の有無など)
 19. 息切れ(主観的または客観的, 頻度, 程度など)
 20. 心尖拍動触診
 21. 心音聴診(異常心音の有無, リズム, 脈拍との乖離の有無など)
 22. 心電図変化(不整脈の有無, ST変化など)
 23. 腹部聴診(腸蠕動音, イレウスの有無, 血管雑音など)
 24. 腹部触診(腹部の張り, ガスの有無など)
 25. 腹部打診(腹水の有無, ガスの有無など)
 26. 視力(視力低下, 視野欠損など)
 27. 聴力(聴力低下, 難聴など)
 28. 脱水(のどの渇き, 汗の量, ツルゴールなど)
 29. ショック症状(末梢循環不全, チアノーゼ, 冷汗, 虚脱など)
 30. 体重(水分過多, 栄養, 心不全増悪など)
 31. 自覚症状(気分不快, めまい, 倦怠感など)
 32. 疲労の程度(易疲労, ボルグスケールなど)
 33. 非がん性の痛み(痛みの程度, 鎮痛薬など)
 34. がん性の痛み(がんの進行度, 部位, 痛みの程度, 姿勢・体動, 鎮痛薬の影響など)

C. 生活に関する項目
 35. 食事(食欲, 量, 食形態, 水分量など)
 36. 排便(便意, 便通頻度, 便秘の有無など)
 37. 排尿(尿意, 頻度, 量, 色など)
 38. 睡眠(不眠, 内服, 昼夜逆転, 活動量など)
 39. 内服薬(薬効, 副作用, 内服管理など)
 40. 生活環境(温度, 住環境, 衛生状態など)
 41. 転倒(転倒, 移動自立度, 福祉用具など)
 42. 保清(清式, 入浴, 着替え, おむつ交換など)

(文献10より引用)

一方, 現段階においては, 頸静脈怒張, 心尖拍動や腹部の触診, 心電図などの内部障害系のアセスメントはあまり重要とされておらず, 実施も少ない[10]. よって, 訪問理学療法士は内部障害系のアセスメントの重要性を再認識し, これらの能力を向上させる取り組みが必要となる.

3. 理学療法における管理指導の実際

1 リスクの層別化と運動実施(中止)の判断

リスク管理の実践にあたって, 訪問理学療法士は患者のリスクの程度を評価・分析した後, その結果や臨床経過からリスクの順序づけ（層別化）を行う. リスクの層別化とは運動療法などを行うにあたって, その適応や安全性を明確にし, 軽度～重度のリスク群に段階化するものである.

リスクの層別化を行うことで, 理学療法士自身が患者に対するリスク管理の意識を向上させ, そのリスクの程度に見合った最適な管理方法や治療戦略の選択につながる. リスク管理能力は, 理学療法士の経験年数や疾患経験, 急変対応経験などに左右される. 新入職員や経験の少ない理学療法士でも質の高いリスク管理が行えるようにするためには, 客観化された判断基準とそのマニュアルの作成が必要である. 客観化された判断基準には, その基準の示す意義やその基準を用いた際の効果などの科学的根拠が必要であり, 標準化された基準を活用することが望まれる.

表3 リハビリテーション中止基準

1．積極的なリハビリテーションを実施しない場合
　①安静時脈拍40／分以下または120／分以上
　②安静時収縮期血圧70mmHg以下または200mmHg以上
　③安静時拡張期血圧120mmHg以上
　④労作性狭心症の方
　⑤心房細動のある方で著しい徐脈または頻脈のある場合
　⑥心筋梗塞発症直後で循環動態が不良な場合
　⑦著しい不整脈がある場合
　⑧安静時胸痛がある場合
　⑨リハビリテーション実施前にすでに動悸・息切れ・胸痛のある場合
　⑩座位でめまい，冷や汗，嘔吐等がある場合
　⑪安静時体温が38度以上
　⑫安静時酸素飽和度（SpO_2）90％以下
2．途中でリハビリテーションを中止する場合
　①中等度以上の呼吸困難，めまい，嘔気，狭心痛，頭痛，強い疲労感等が出現した場合
　②脈拍が140／分を超えた場合
　③運動時収縮期血圧が40mmHg以上，または拡張期血圧が20mmHg以上上昇した場合
　④頻呼吸（30回／分以上），息切れが出現した場合
　⑤運動により不整脈が増加した場合
　⑥徐脈が出現した場合
　⑦意識状態の悪化
3．いったんリハビリテーションを中止し，回復を待って再開
　①脈拍数が運動前の30％を超えた場合．ただし2分間の安静で10％以下に戻らないときは以降のリハビリテーションを中止するか，または極めて軽労作のものに切り替える
　②脈拍が120／分を超えた場合
　③1分間10回以上の期外収縮が出現
　④軽い動悸，息切れが出現
4．その他の注意が必要な場合
　①血尿の出現　　　②喀痰量が増加している場合　　③体重が増加している場合
　④倦怠感がある場合　⑤食欲不振時・空腹時　　　　⑥下肢の浮腫が増加している場合

（文献11より引用）

表4 在宅リハビリテーションの実施判断基準

■在宅リハビリテーションを実施しないほうが良い場合

・安静時心拍数120拍以上（瞬時の上昇は含まない）
・血圧が不安定（体位変換だけで低血圧症状が出現）
・血行動態の安定しない不整脈（新たに出現した心房細動，LOWN Ⅳb以上の心室性期外収縮（VPC））
・安静時から頻呼吸，酸素化不良（$SpO_2<90\%$）
・乏尿で体重が増加している（＞1.8kg/3日）
・全身の倦怠感，疲労感が取れない
・最低限のモニタリング機器が使用できない
・決められた薬を内服していない

■在宅リハビリテーションを中止したほうが良い場合

・収縮期血圧の過上昇（＞180mmHg以上）
・めまいや冷感などの低血圧症状を伴う血圧低下
・頻呼吸（30回以上），過度の息切れ（RPE＞15）
・胸痛，全身疲労，下肢関節痛などの自覚症状出現
・運動による不整脈の増加（VPC10回/分以上）
・運動による心電図変化（虚血性ST下降1mm以上）
・患者が拒否した場合
・安全なモニタリングができない時（機器不具合など）

（文献13より一部改変）

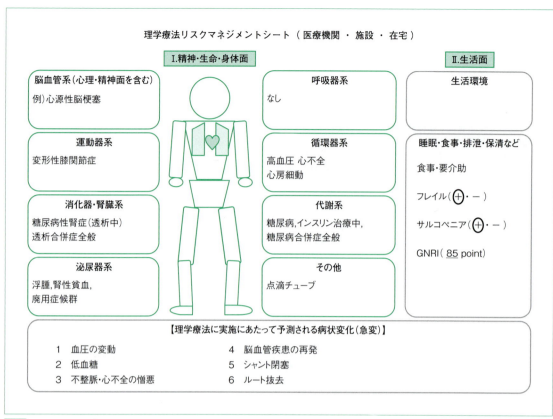

図4 リスクマネジメントシート　　　　　　　　　　　　　　　　　　　　（文献22より一部改変）

訪問リハの実践に活用できる判断基準としては，日本リハビリテーション医学会診療ガイドライン委員会が編集しているリハ中止基準（**表3**）[11]）や在宅リハの実施判断基準（**表4**）[13]）などを活用するとよい．

2　リスク管理の実践

適切なリスク管理の実践には，介入時間や治療環境などが影響し，担当理学療法士のみでは十分な管理が行き届かないことも多々ある．このため，患者のリスクの層別化を行い，効率のよいリスク管理を実践する必要がある．また，昨今はチーム医療が推奨され，他職種介入による包括的医療が進められている．よって，リスク管理に関する情報を整理し，その情報を他職種やチーム全体で共有することが重要である．その情報共有ツールとして，リスクマネジメントシート（**図4**）は有効となる可能性がある[22]．このシートは，臨床場面において対象となる患者のリスクの洗い出しや情報の整理が行いやすく，層別化されたリスクを短時間で把握することが可能であることから，リスク管理計画や治療戦略の立案に寄与できる．また，このシートを活用することで，他職種のリスク認識を促し，互いに情報を共有することで，安全な包括的医療の実践につながる可能性がある．

近年の訪問リハ対象者の動向から，訪問理学療法士は身体機能の改善以外に，全身管理や急変対応などにも精通しておかなければならない．また，地域包括ケアシステムを円滑に進めるためには，訪問理学療法士は"活動（運動）と参加"を前提とした在宅生活に対する指導・支援が重要となる．これらのことから，今後は活動と参加の視点をもち，これらの実践にあたっての具体的なリスク管理が行える理学療法実践者の育成が急務である．

（平野康之，井澤和大）

文献

1) 総務省統計局：統計トピックスNo.90. 統計からみた我が国の高齢者（65歳以上）-「敬老の日」にちなんで：
http://www.stat.go.jp/data/topics/pdf/topics90.pdf（2016年6月3日閲覧）
2) 厚生労働省：介護保険事業状況報告　月報（暫定版）平成28年2月分：
http://www.mhlw.go.jp/topics/kaigo/osirase/jigyo/m16/1602.html（2016年6月3日閲覧）
3) 厚生労働省老健局：高齢者の地域におけるリハビリテーションの新たな在り方検討会報告書：
http://www.mhlw.go.jp/file/05-Shingikai-12301000-Roukenkyoku-Soumuka/0000081900.pdf（2016年6月3日閲覧）
4) 内閣府：平成27年度高齢社会白書：
http://www8.cao.go.jp/kourei/whitepaper/w-2015/zenbun/27pdf_index.html（2016年6月3日閲覧）
5) 松田一浩・他：当通所リハビリテーション利用者における内部障害の罹患率と課題．理学療法兵庫 18：7-9，2013.
6) 日本訪問リハビリテーション協会：2011年度訪問リハビリテーション実態調査報告．
7) 日本リハビリテーション医学会：平成22年度老人保健事業推進費等補助金（老人保健健康増進等事業分）リハビリテーションの提供に係わる総合的な調査研究事業報告書（抜粋版）：
http://square.umin.ac.jp/jarm-db/download/H22_rehareport.pdf（2016年6月3日閲覧）
8) 小串哲生，椿原宏典：当クリニックにおける在宅療養患者の緊急入院について．日在医誌 15：19-22，2013.
9) 前山愛実，中田隆文：訪問リハビリを施行した慢性閉塞性肺疾患患者の急変について．東北理学療法学 25：49-54，2013.
10) 平野康之・他：訪問リハビリテーション実践における要介護利用者の病状把握に重要なアセスメントの検討．理学療法科学 30：569-576，2015.
11) 日本リハビリテーション医学会診療ガイドライン委員会編：リハビリテーション医療における安全管理・推進のためのガイドライン，医歯薬出版，2006，p6.
12) 川越雅弘：要介護高齢者に対する自宅退院支援の現状と課題．静岡県医師会報 第1493号：6-9，2012.
13) 高橋哲也：循環障害に対する理学療法の理論と実際．理学療法福岡 24：33-38，2011.
14) 三浦稚郁子編：フィジカルアセスメント徹底ガイド　循環，中山書店，2011，piv.
15) Buist M et al：Association between clinically abnormal observations and subsequent in-hospital mortality: a prospective study. *Resuscitation* **62**：137-141，2004.
16) Schutte R et al：Within-subject blood pressure level-not variability--predicts fatal and nonfatal outcomes in a general population. *Hypertension* **60**：1138-1147，2012.
17) Goldhill DR, McNarry AF：Physiological abnormalities in early warning scores are related to mortality in adult inpatients. *Br J Anaesth* **92**：882-884，2004.
18) Hillman KM et al：Antecedents to hospital deaths. *Intern Med J* **31**：343-348，2001.
19) Yamauchi T：Correlation between work experiences and physical assessment in Japan. *Nurs Health Sci* **3**：213-224，2001.
20) Giddens JF：A survey of physical assessment techniques performed by RNs：: lessons for nursing education. *J Nurs Educ* **46**：83-87，2007.
21) 平野康之・他：訪問リハビリテーション実践における要介護利用者の病状変化の気づきに影響する要因についての検討.日本保健科学会誌 18：127-137，2015.
22) 竹谷晋二・他：【卒後教育】当院における卒後教育　新人教育を中心に．理学療法：技術と研究 37：25-28，2009.

4章 7 住宅改修

> **KEY ポイント**
>
> **① 高齢者の住宅改修の基礎的ポイント**
> 　　生活空間の構成モデルを理解し，本人のADLとともに，介護者の負担軽減を含め提案することが重要となる．
>
> **② 理学療法士の視点のポイント**
> 　　日本の家屋構造も旧来のものから変化してきているが，加齢や障害によって身体機能が低下した生活者が安全に自立した生活を地域で継続するためには，家屋内の環境調整を必要とする場合が多い．
>
> **③ 住宅改修にあたる際のポイント**
> 　　住宅改修における標準的な指標と，それ以外の実践的な工夫例を参考に在宅生活支援に役立てたい．

1. 福祉住環境の基礎知識

　現在整備が進められている地域包括ケアシステムにおいて，「住まい」はその中心に位置づけられている．自宅やサービス付き高齢者住宅等，その形態はさまざまだが，住まいは生活の基盤であり，その環境は重要なものである．

　自宅での生活を考えた場合，日本家屋には欧米と比較してさまざまな特徴がある．畳の部屋があり，敷居などの段差が多く存在すること，尺貫法による寸法基準が採用されており廊下幅や開口幅員が狭いこと，土間や高い上がり框が存在することなどが挙げられる[1]．

　生活空間の構成モデルを示す（**図1**）[2]．生活の基盤となる住戸空間の中にも個人空間，接客空間，生理衛生，家事サービス，家族空間などさまざまな要素が含まれており，私達医療スタッフが住宅改修について提案を行う際にも，これらの要素をふまえて提案をすることが重要である．住宅改修を行うことで本人が日常生活活動を行いやすくなることは重要であるが，家族も住みやすく，介護者の介護負担が軽減するなどの効果を考えて提案することも重要である．また高齢者は身体機能の低下により生活空間が狭小化していくことも大きな問題であるため，住戸空間以外の空間へのアプローチを含めて，住戸空間を考えることも重要である．

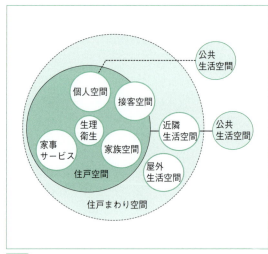

図1 生活空間の構成モデル　　　　（文献2より引用）

2. 高齢者の住環境に対する意識

内閣府が60歳以上を対象として2010（平成22）年に実施した「高齢者の住宅と生活環境に関する意識調査」内の「虚弱化したときの居住形態」に関する項目では，「現在の住宅に，特に改造などはせずそのまま住み続けたい」が37.1％と最も高く，次いで，「現在の住宅を改造し住みやすくする」が26.7％となっており[3]，半数以上が現在の住宅で暮らし続けることを望んでいるが，住宅改修にはあまり積極的ではないことが読みとれる．改修を望まない理由には，金銭的な問題や家族に迷惑をかけたくないという意識など，さまざまな要因が関係している．

また，同調査内の「くつろぎのスタイル」に関する項目では，約半数の高齢者が「畳や床に座ったり寝転んだりする」と回答している（図2）[3]．しかし，主観的な身体状況別にみると，手や足に不自由さを感じていながら床上でのくつろぎのスタイルを好んでいる高齢者が約40％ずついることがわかる（表1）．この調査はあくまでも主観的な不自由さとスタイルの関係を表しているが，この中には身体機能，日常生活活動能力とくつろぎのスタイルのミスマッチがある高齢者が含まれていることも考えられる．

このため住宅改修を考える際には，前述のような高齢者の特徴をふまえて考えることが必要である．改修のみが改善策とは考えず，家具の配置を変えることや介護保険における福祉用具のレンタルで対応できることはないのかをふまえることが重要であり，本人の意向を尊重しつつ，本人の能力に合った，安全な環境を提案することが重要である．

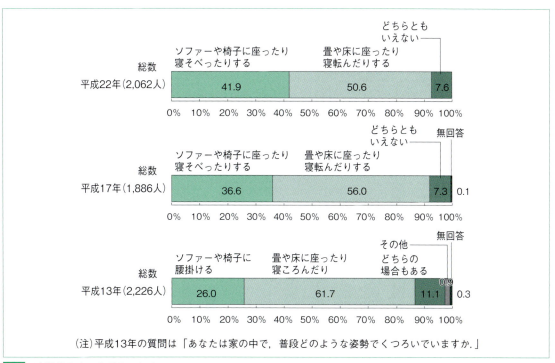

図2　高齢者のくつろぎのスタイル　　　　　　　　　　　　　　　　（文献3より引用）

表1 高齢者のくつろぎのスタイル (%)

	総数	ソファーや椅子に座ったり寝そべったりする	畳や床に座ったり寝転んだりする	どちらともいえない
【身体状況別】				
手の不自由さを感じる	124	46.8	44.4	8.9
足に不自由さを感じる	343	51.0	42.0	7.0
目に不自由さを感じる	227	42.3	52.9	4.8
耳に不自由さを感じる	190	40.5	47.9	11.6
特に不自由さを感じない	1449	40.4	52.0	7.6

(文献3より引用改変)

3. 高齢者の住環境と転倒発生

内閣府が60歳以上を対象として2010（平成22）年に実施した「高齢者の住宅と生活環境に関する意識調査」の結果によると，転倒した場所は「庭」が36.4％，「居間・茶の間・リビング」が20.5％，「玄関・ホール・ポーチ」が17.4％，「階段」が13.8％，「寝室」が10.3％の順であった．2001（平成13）年，2005（平成17）年の同様の調査と比較すると，「居間・茶の間・リビング」，「階段」，「寝室」が増加傾向にある[3]．また，在宅要介護高齢者を対象とした調査によると，転倒のうち，重篤な外傷に至った転倒の発生場所は「居間」の割合が多く，次いで「道路」，「台所」，「寝室」であった（図3）[4]．また重篤な外傷に至った転倒の発生状況の結果において，どんな時に発生したかについては，約40％が「歩行中」であり，「歩きだす」を加えると半数以上であった．また，どのように転倒したかについては，66％がバランスを崩してであった（図4）[4]．

上記より，転倒は屋内でも多く発生しており，「居間」という1日のうち多くの時間を過ごす場所で発生していることが読みとれる．また，「移動中」や「移動の開始時」の転倒が重篤な外傷につながることを念頭に，家屋内での動線を考慮して環境を考えることが重要である．

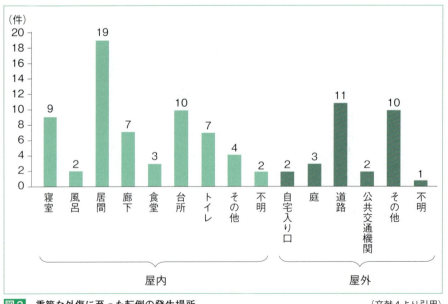

図3 重篤な外傷に至った転倒の発生場所

(文献4より引用)

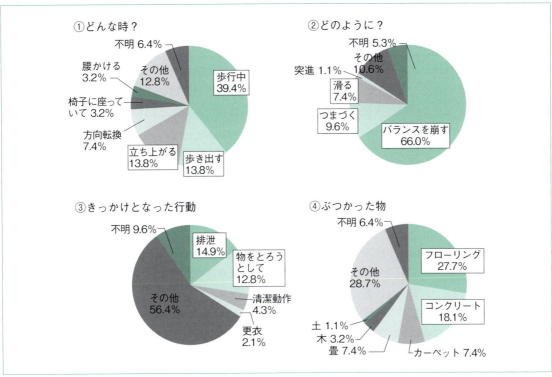

図4 重篤な外傷に至った転倒の発生状況
(文献4より引用)

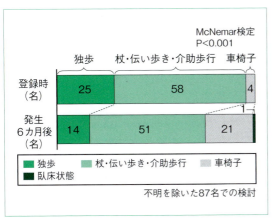

図5 重篤な外傷発生6カ月後の移動能力の変化
(文献4より引用)

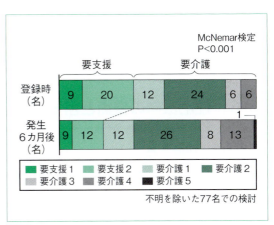

図6 重篤な外傷発生6カ月後の要介護度の変化
(文献4より引用)

さらに重篤な外傷を負った後,移動能力は低下し,要介護度は悪化することも多い(**図5,6**).

よって「転倒を予防する」という観点で環境を考えることは重要である.

4. 住環境整備の意義

住環境整備の意義は，①心身機能が衰えた場合でも生活者の意思を尊重したうえで自立した生活を支えること，②これまでに住み続けてきた生活環境の居住継続を支えること，③事故を予防すること，④生活者に介護が必要となった場合に無理なく対応できること，である[5]．

5. 住宅改修の手順

住宅改修の手順を示す（図7）．理学療法士は基本動作を主として「動作」を確認することができる職種である．実際の動作を確認し，現在の環境でどのような動作が不自由となっているのか，行うことができていても安全性の低い動作はないかを確認する．本人，家族のニーズを把握し，住宅改修の具体的な内容を検討する．その際，家具の配置換えで対応できることや福祉用具の導入によって解決できる課題がないのかも含め，住宅改修の適応を考える．施工中も可能であれば現場を確認する．工事終了後には，改修後の環境での動作を実際に確認し，不都合がないかを確認する．また介助が必要な高齢者の場合，介助者の動作も確認し，介助方法についても助言を行う．その後も動作能力に変化がないかを確認し，動作能力に変化が生じ，動作の安全性が低くなった場合には，改善策を再検討する．

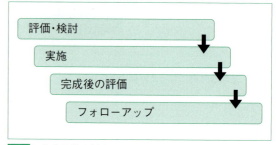

図7 住宅改修の流れ

6. 住宅改修の視点と目安となる寸法

1 動線を把握する

日常の生活を最低限確保するために必要とされる空間である「基本生活空間」の「寝室」「トイレ」「浴室」「洗面室」「居間」「食堂」「玄関」[1]の移動をどのように，どの程度行うのかを考えることが重要である．そのためには，1日の生活の流れを把握することが重要である．

2 段差・階段

敷居などの小さな段差については，すりつけ板を設置するのが簡便な方法である．すりつけ板のみであると躓きの原因となることもあるため，その際には手すりの設置などを組み合わせて考える．階段については，高齢者等配慮対策等級5，4では階段勾配を6/7以下，$550 \leq 2R+T \leq 650$（R：Rise蹴上げ，T：Tread踏面）に設定することを推奨している（図8）[6]．

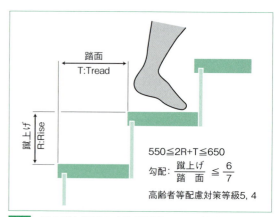

図8 蹴上げと踏面の寸法の関係　　（文献6より引用）

3 手すり

　手すりの目的は，歩行での移動中や重心移動時，姿勢を保持する際に体を支持することなどである．移動中に体重を支持するには横手すり，立ち上がり時に体を支持するには縦手すりが適している．よってトイレ動作のように立ち上がり，姿勢保持を含む動作ではL字型など，動作に合わせて手すりを選定することが重要である．

4 スペース・幅員

　移動手段によって，必要な廊下の幅員は変わる．伝い歩きであれば通常の廊下幅で問題ないが，特に車椅子を使用し部屋へ直角にアプローチをする必要がある場合には多くのスペースを要する（図9）[6]．伝統的基準寸法に用いられている910mm（3尺）の廊下では，有効幅員は最大で780mm程度となるため[6]，実際に使用する車椅子のサイズと自走か介助かの移動方法を含めて，幅員が十分であるかを検討する必要がある．

5 その他

　廊下の材質や手すりの材質では滑りにくいものを選定し，足元の状況が確認しやすいように足元灯を設置するなどの工夫も必要な場合がある．また段差が認識しやすいように色彩を工夫する，循環系の変動を起こしにくくするため，温度変化が少ないように空調を工夫することも重要である．

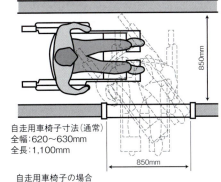
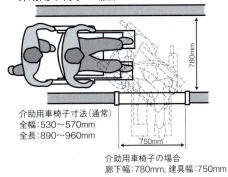

図9 蹴上げと踏面の寸法の関係　　（文献6より引用）

7．実際の改修例

　歩行器歩行での移動を目標としているが，将来的には車椅子生活を考慮して改修した例を示す．リビングや寝室の床面をフローリングとし，生活空間が直線的に配置されており，洗面室を広くすることで，トイレと浴室へのアプローチを行いやすくしている．また，バルコニーへのアプローチを可能とするためにスノコを敷き詰めて段差を解消している．また屋外へのアプローチを行うために，可動式のスロープを設置している（図10）[7]．

　高齢者の動作能力は変動しやすく，将来の生活像を予測することは難しい．しかし，将来像を見据えて住環境を考えることは重要である．また訪問リハ時などに生活動作を日々評価し，必要であれば改修以外の方法で調整を行っていくことが重要である．「生活動作を評価する」ということにおいて重要な役割を担っているのが，理学療法士ではないかと考える．

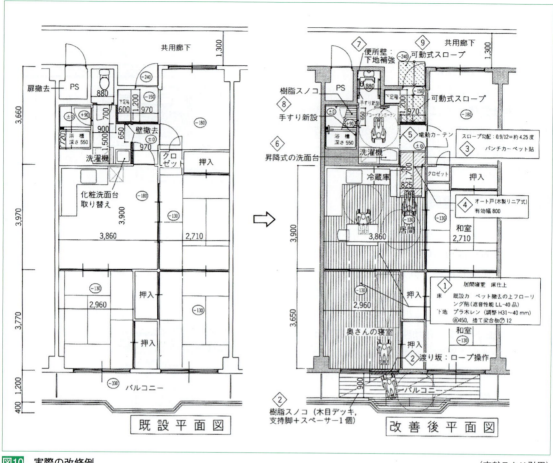

図10　実際の改修例　　　　　　　　　　　　　　　　　　　　　　　　　　　　　（文献7より引用）

（小林聖美）

文献
1) 千住秀明監修：生活環境論，神陵文庫，2006.
2) 日本建築学会編：コンパクト設計資料修正バリアフリー，丸善，2002.
3) 内閣府調査：高齢者の住宅と生活環境に関する意識調査，2010.
4) 饗場郁子・他：要介護者における転倒による重篤な外傷の発生頻度および特徴～医療・介護を要する在宅患者の転倒に関する他施設共同前向き研究（J-FALLS）～．日転予防学誌2：19-33, 2015.
5) 大野隆司・他：福祉住環境，市ヶ谷出版，2004.
6) 福祉住環境コーディネーター検定2級テキスト，第4版，東京商工会議所，2003.
7) 馬場昌子，福医健研究会著：福祉医療建築の連携による高齢者・障害者のための住宅改善，学芸出版，2001.

参考文献
1) 高齢者住まい研究会：実践高齢者の住まい　医療・介護・住宅からのアプローチ，創樹社，2010.
2) 松本正富：高齢者の福祉住環境，川崎医療福祉誌増刊号，79-88，2010.
3) 牧田光代，金谷さとみ編：標準理学療法学地域理学療法学，第3版，医学書院，2012.
4) 木村哲彦監：生活環境論，第5版，医歯薬出版，2007.
5) 野村みどり編：バリアフリーの生活環境論，第3版，医歯薬出版，2004.
6) バリアフリーデザイン・ガイドブック，三和書籍，2014.
7) 細田多穂監修：地域リハビリテーション学テキスト，南江堂，2008.

4章 8 退院時指導

> **KEY ポイント**
>
> **❶ 退院時指導に必要な基礎的ポイント**
>   退院時指導は退院直前に行うものでなく，入院中より計画的に行う．介入の対象は患者本人や家族，住環境など多岐にわたる．また，医療と介護の橋渡しとして，さまざまな社会資源を理解しておく必要がある．
>
> **❷ 退院時の評価のポイント**
>   患者の医学的背景に加え，家族や住環境などの社会的背景を評価しておくことが必要である．入院前の生活状況を把握しておくことは退院後の生活を構築する際に重要である．効果的な退院時指導のためには多職種連携が重要であり，情報共有が必要である．
>
> **❸ 理学療法介入のポイント**
>   退院後安心して安全な生活を営めるよう，患者および患者を取り巻く環境など包括的に評価し，多面的に介入することが重要である．介入にあたっては，その目的と目標を患者，家族と共有し，入院中より十分なシミュレーションを行っておくことが大切である．

1. 高齢者の退院時指導の基礎知識

1 退院時指導の定義

　退院時指導は，退院計画の一部であり，包括的かつ組織的に行われるものである．退院計画は，入院中の患者とその家族を対象に退院後の生活における諸問題を解決するためにケアプランを立案し，実践し，評価する一連の流れのことを指す[1]．つまり，退院時指導は「患者またその家族などに対して，退院後の生活を見据えて入院中に行う指導」と定義することができる．その内容は動作指導，自主トレーニングなど患者に対して直接的に行われることに加え，家族や住環境，また地域へ引き継ぐための働きかけなど間接的に行われることなど多岐にわたる．

　患者・家族にとって退院は，病院といった守られた環境で行われていたさまざまなことを実際の生活場面で自ら行う必要性がでるなど状況が一転する．つまり，退院は患者・家族にとって，ゴールでなくスタートである．特に高齢者は，多種多様な疾患を抱えていることが多いことや，慢性的な活動性の低下によりQOL (Quality of life) やADL (Activities of daily living) が低下するなど，いわゆる老年症候群[2]と呼ばれる状態にある．こうした背景からも，患者また患者を取り巻く環境を入院早期より把握し，退院後遭遇すると思われるいくつものハードルを想定し，解決もしくは回避する能力・手段を入院中より計画的に身につける必要がある．

　退院時指導は，飛行機の飛行前準備に似ている（図1）．一度飛び立った飛行機は，雨に打たれようが，突風に吹かれようが，次の目的地まで飛び続けなければならない．どんな状況においても安全に飛行できるように，事前に綿密な計画を立て，それを実現するために多くの職種が関わり準備をする．この光景は，退院時指導と重なる部分がある．患者・家族が退院後安心して安全に生活できるように，多職種が協力し計画的な退院時指導を行っていくことが重要である．

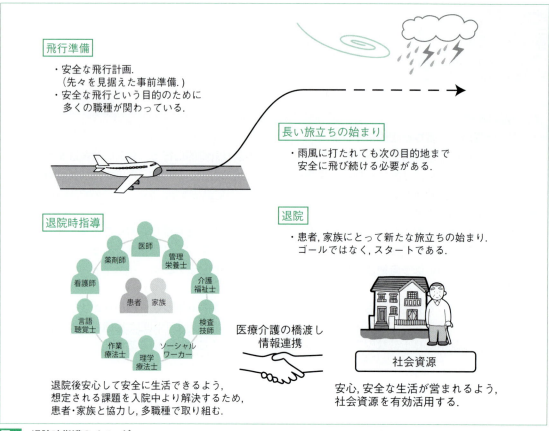

図1 退院時指導のイメージ

2 知っておきたい社会資源

　社会資源は，地域生活を送るうえで社会的ニーズを充足するために活用できる制度的・物的・人的資源の総称である．社会資源は，法律や制度などに基づく介護保険や身体障害者手帳などで給付される「フォーマルサービス」と，法律や制度などに基づかない家族，親戚，友人，老人会，町内会，ボランティアなどからなる「インフォーマルサービス」に分類でき，さらにサービス提供主体によって表1のように分類できる[3]．なお，社会資源はさまざまな制度があるが，利用するサービスが重複する場合には，現状では介護保険が優先されることが多い．高齢者の退院時指導にあたり，知っておきたい介護保険サービスを表2に示す[3]．

　それぞれのサービスの効果として，たとえば，訪問リハビリテーション（以下リハ）はADLの改善やQOLの向上が得られることが報告されている[4]．サービスの性質上，環境変化が著しい退院直後より導入されることが望まれ，医療と介護の橋渡しとして期待される[5]．通所リハ（以下デイケア）の効果としては，利用していない要支援・要介護者は1年間に平均0.11の介護度悪化[6]が生じるのに対し，デイケア利用者は要介護者のみのデータであるが0.089の悪化に留まっている

表1　サービス提供主体による社会資源の分類

人的社会資源	物的社会資源	施設資源
家族，住民，ボランティア，専門職（訪問看護師・訪問リハビリスタッフ，ヘルパーなど）	医療機器，補装具，日常生活用具，情報など	通所施設，短期入所施設，介護保険施設（特養，老健，介護療養型医療施設），サービス付き高齢者向け住宅など

（文献3より引用改変）

表2 介護保険のサービス種類

居宅サービス		
訪問系サービス		
	訪問看護	看護師などが訪問し,主治医と連携しながら看護サービスを行う
	訪問リハビリテーション	理学療法士,作業療法士,言語聴覚士が訪問し,リハビリを行う
	訪問介護(ホームヘルプサービス)	ホームヘルパーが身体介護や生活支援を行う 身体介護:食事,排泄,着脱,入浴(清拭),移乗・移動,通院介助 生活支援:料理,掃除,洗濯,買い物など
	訪問入浴介護	介護職員や看護師などが自宅に浴槽や機材を持ち込んで入浴の介助を行う
	居宅療養管理指導	医師,歯科医師,看護師,薬剤師,管理栄養士などが訪問し,療養上の管理や指導を行う
通所系サービス		
	通所リハビリテーション(デイケア)	介護老人保健施設や病院などに通い,必要なリハビリを行う
	通所介護(デイサービス)	デイサービスセンターなどに通い,入浴・食事などの介護や機能訓練を行う
短期入所(ショートステイ)		
	短期入所生活介護 短期入所療養介護	介護保険施設などに短期間宿泊して介護サービスなどを行う.家族の急用や急な用事で留守にする時などに利用する
住環境整備		
	福祉用具貸与	福祉用具のレンタルが受けられる.要支援1・2,要介護1の場合は一部利用できない品目(車いす,特殊寝台など)がある.
	特定福祉用具販売	入浴や排泄に使用するなどレンタルになじまない品目について,購入費の9割または8割が支給される
	住宅改修	手すりや段差解消など,一定の工事に対して住宅改修費の9割または8割を支給される(限度額20万円まで).事前に市町村の許可が必要
	特定施設入居者生活介護	介護保険の指定を受けた有料老人ホームなどに入所している方に対して介護,日常生活上の世話,機能訓練などを行う
居宅介護支援(ケアマネジメント) :介護保険サービス,そのほかの保健・医療・福祉サービスを適切に利用できるようケアプランを作成し,調整する		
地域密着型サービス(具体的な説明は省略する)		
定期巡回・随時対応型訪問介護看護,夜間対応型訪問介護,認知症対応型訪問介護,小規模多機能型通所介護,認知症対応型共同生活介護,地域密着型特定施設入居者生活介護,地域密着型介護老人福祉施設入所者生活介護,複合型サービス		

(文献3より引用改変)

と報告されている[7].また,維持期(生活期)においても,デイケアの利用を継続することで歩行速度や筋力などが向上し,活動量についても向上すると報告されている[8].その他に,医療への依存度が高い患者は訪問看護,身体介護や生活支援を要す場合には訪問介護の利用が望まれ,時に短期入所などを利用できるように設定しておくこと

も安心・安全な生活につながる.福祉用具貸与や住宅改修などの住環境の整備は,入院中より行う退院時指導として最も頻度が高く,個別性が高い.サービスを単独で利用するか,組み合わせるかは,患者や患者を取り巻く背景により大きく異なる.

一方,これらのサービス供給量には地域によって差がある[9].これは退院時指導の戦略にも大き

く影響する．それぞれの地域にどのような社会資源が存在するか，常日頃より把握するように心掛けたい．

3 切れ目のない連携

一般的に患者の身体活動は，入院中よりも退院後に低下することが報告されており[10]，中には一度獲得した日常生活活動能力が低下することがある．このような事態を防ぐために，患者にとって必要なサービスが退院後速やかに利用開始されることが重要であり，入院中に調整しておく．

サービス担当者会議は，退院する目途がたった時点で開催されることが多い．会議の目的は，患者・家族が退院後安心して安全に生活できるよう，さまざまな課題や目標を把握し，支援方針などを協議することである[11]．参加者は患者，家族，医療関係者，ケアマネジャー，また各種サービス担当者などである．すべての参加者が医療の知識を充分にもっているわけではないため，専門用語の使用には一定の配慮が必要である．

退院後，切れ目なくサービスが展開されるためには，会議でしっかり話し合い，報告書など書類を提示することも重要であるが，実際に患者の状態を確認してもらう機会を作れれば，より正確に患者の状態を把握してもらうことにつながる．「百聞は一見にしかず」である．

2. 理学療法に必要な視点

1 評価

患者を知らずして，退院時指導はできない．理学療法は「評価に始まり評価に終わる」といわれるほど，評価は重要である[12]．患者の医学的背景（疾病・障害・残存機能・能力など），患者を取り巻く社会的背景（家族・住環境・入院前の生活状況など）を評価・確認する．特に，入院前の生活状況を評価することは，患者の最近の状態や生活リズム，行動範囲，家族との関係性，サービス利用状況など，退院時指導を行ううえで必要な多くの情報を得ることができる．評価の過程により課題が整理されるため，入院中に行うべき事柄が明確になり，具体的な計画を立案し介入することができる．その際，評価で知り得た情報をICF (International Classification of Functioning, Disability and Health) の形式で整理し，ジェノグラム（家族の人間関係を図式化したもの）やエコマップ（患者と家族・社会資源などの関係を描き出したもの）を用いて視覚的に患者の背景を整理しておくとよい[13]．ジェノグラムおよびエコマップを用いた概念図の例を図2に示す．これらの作業により，患者をより客観的に把握でき，事前評価では見えていなかった課題を見つけだすことにもつながり，きめ細かな計画を立案できる．

2 多職種連携

練習場面で可能となった動作など「できるADL」は，「しているADL」として生活場面で行われなければ意味がない．「しているADL」の拡大は，退院に向けての第一歩である．

入院中の移動能力が向上する過程は，峠にたとえるとわかりやすい[14]．入院中には2つの大きな峠があり，車椅子での生活が自立する時期と，歩行が自立する時期がある．それぞれの時期を越えると峠を越えたように活動性は大きく向上する．この2つの大きな峠以外にも，介助者（療法士や看護師，家族）や介助量（介助，見守り），補助具（福祉用具や装具，歩行補助具）の細かな設定の違いにより，活動度が不連続に変化する無数の峠が存在する（図3）．各時期において動作の自立度を検討する場合，普段から統一された方法で行われる必要があり，多職種との協力が重要である．一度自立してしまえば，スムーズに活動度は広がる．共通した指導を行うためには，「できるADL」を多職種へ見える化し[15]，目標を共有しておくことが重要である．移動が，車椅子であるか，歩行であるか，また家族介助であるかなどによって，他職種が行う退院時指導のあり方にも影響を与える．

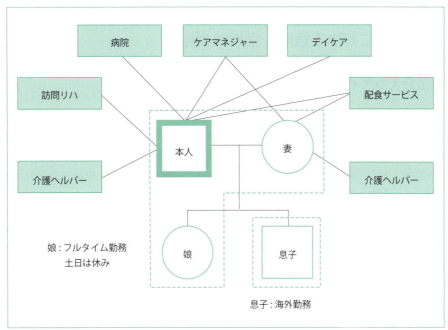

図2　ジェノグラムとエコマップを用いた概念図の例
患者を取り巻く複雑な環境が可視化されるため，具体的な計画を立案する一助となる．

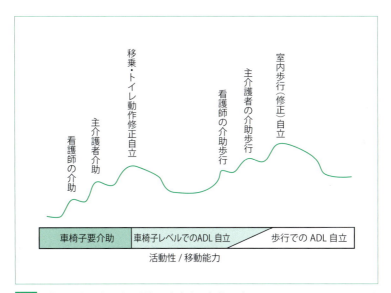

図3　移動能力が向上する過程に存在する無数の峠　　　（文献14より引用改変）
移動能力が向上する過程では，介助者や補助具，介助量などが変化する．目標を達成するためには，多職種で連携し統一した動作方法で指導していくことが重要である．

3. 理学療法における管理・指導の実際

1 理学療法介入のポイント

(1) セルフマネジメント

　高齢者に対する運動のメリットとして，転倒リスクの軽減や歩行速度の増加，平均寿命の延長などが報告されている[16〜18]．退院時指導の1つに患者へ自主トレーニングを指導することがある．しかし，運動のメリットを理解していながらも継続できないことがある[19]．運動の必要性，その目的，具体的目標を患者と共有しておくことで継続性を向上させることにつながる[20]．また，指導する時期が退院直前では，正しく行えるかフィードバックする時間がなく，正確に行えない状態で退院となってしまうこともある．早い段階から計画的に介入することが必要である．

　その他，セルフマネジメントとして，障害により禁忌動作や特殊な動作方法の習得，体重コントロールなどが必要となることがある．広義に言えば，患者が行うすべての活動であり，一つひとつの動作方法や身につける着衣，履物の形状，使用する福祉用具の取り扱い，内服薬の自己管理などである．理学療法士は常に患者と目標を共有し，入院中から正しい習慣が身につくように指導することが大切である．

(2) 家族指導

　自宅退院に影響を与える要因の一つに介護力が挙げられるため，主な介護者となることの多い家族の存在は大きい[21〜23]．入院中に主介護者へ計画的な技術指導，教育が行われた場合，疾患に対する知識の理解が進み退院後に患者が抱く不安やうつ病の発生率が減少し，また介護者自身の介護負担感の軽減につながる[24〜26]．さらには，主介護者が患者に合わせた練習プログラムを継続することで，患者の身体機能向上につながるという報告もある[27]．これらの研究の多くは脳卒中患者を対象としているが，疾患を抱える高齢者においても，同様のことがあてはまると考えられる．

　近年，家庭を取り巻く環境は大きく変化し，独居や核家族，共働き，高齢者世帯などによる介護力の低下が懸念されている．こうした背景がある中では，ますます計画性のある家族指導が求められる．場当たり的な家族指導は，介護者の不安や負担感をあおるばかりか，家庭崩壊をまねきかねない．理学療法士は，家族指導を行ううえで介護者がすべての役割を背負い込むことがないよう，技術指導だけでなく社会資源の活用についても検討し，提案することが重要である．

(3) 住環境調整

　加齢とともに生理機能や運動機能に変化が生じることについては周知の通りである．長寿社会対応住宅設計指針は，加齢に伴う変化が生じた場合においても住宅に住み続けることができるよう，旧建設省が発表した住宅バリアフリー化のための設計指針である[28]．住環境評価や家屋改修案を提示する機会が多い理学療法士にとって参考にすべき基準である．一方で，高齢者は加齢変化に加えて多種多様な疾患や障害を抱えている背景もあることから，これらの特性に応じた住環境を個別に調整する必要がある．住環境を検討するうえで考慮すべき点を**表3**に示す[29]．

　住環境設定にあたり住宅改修や福祉用具を導入する場合は，目的を明確にし，事前に生活状況の充分なシミュレーションを行い，その必要性を確認しておくことが重要である．充分に事前のシミュレーションが行われていない場合，導入した住宅改修や福祉用具が，退院後使用されていないことにつながりかねない[30,31]．たとえば，"念のため"設置する手すりや福祉用具は使用されない場合も多い．入浴サービスを利用する患者に手すりを導入して不要となってしまうという事例もある．また，患者本人にとって便利なものでも，同居家族にとっては邪魔になってしまうなど，住環境調整にあたっては，患者本人のみならず同居する家族の生活についても十分に配慮したい．

　環境調整には，住宅改修や福祉用具などの物的環境整備と各種サービスなど人的環境整備があ

表3 在宅環境設定を行ううえで加齢変化や各種障害に対応して個別に検討すべき点

	加齢変化および各種障害	個別に検討すべき主な点
生理機能面	・視覚機能低下(老眼,暗所や眩し過ぎることによる視覚低下,視野の狭小化,物の識別困難)	・照度,明るさの均一性の検討 ・照明方法の検討
	・聴力低下(難聴)	・玄関ベル,電話音量の検討
	・嗅覚低下 ・皮膚感覚低下(感覚鈍麻)	・ガス漏れ,換気への配慮
	・循環機能低下(高血圧,起立性低血圧,調節機能低下) ・体温調整機能低下(体温の日内リズムの振幅低下) ・呼吸機能低下(最大酸素摂取量の低下) ・排尿機能低下(排尿困難,尿失禁,頻尿) ・内分泌機能低下(骨形成低下:骨粗鬆症)	・室温均一化の検討(特に廊下・トイレ・浴室等) ・日常生活活動における動作の高低差の検討 ・動線に配慮した移動距離の少ない家屋配置の検討(寝室とトイレの配置) ・段差の許容範囲の検討(段差解消が基本) ・換気,日照,通風への配慮
運動機能面	・学習能力低下 ・高次脳機能低下 ・睡眠困難,浅い眠り	・分かりやすい器具類(福祉機器含む)導入の検討 ・施設内見取り図等の設置の検討 ・遮音性能の高い壁素材の検討(寝室) (非常ベル音の検討)
	・身体寸法が小さい	・納まり寸法検討(棚・スイッチ・台所など) ・動作上の必要寸法(スペース)の検討
	・全体的に虚弱 ・バランス機能(平行機能)低下 ・持久力低下(易疲労性) ・下肢筋力低下(麻痺,失調等含む) ・転倒しやすい,骨折しやすい ・歩行能力低下(歩幅狭小,爪先・床距離狭小) ・活動(動作)パターンの狭小化,画一化	・手すり設置の検討 ・動線に配慮した移動距離の少ない家屋設計の検討 ・段差の許容範囲の検討(段差解消が基本) ・滑りにくい床材の検討 ・段差の踏面の検討 ・蹴り上げの寸法の検討 ・活動(動作)パターンに対応した家屋設計の検討
	・敏捷性低下	・自動ドア等の自動化された環境の時間設定の検討
	・上肢,ピンチ力低下	・水栓,スイッチ,把手の形状の検討 ・軽い力でできる水栓類の操作の検討

(文献29より引用)

る[32]. これらは介護保険制度等で補うことができるが,限度額が定められており無限ではない.繰り返しになるが,限られた資源を有効活用するためにも,環境整備の目的を明確にし,入院中に充分なシミュレーションをしておくことが重要である.

(4) 指導内容の理解を助けるツール

患者や家族に対する教育指導において,パンフレットなどの小冊子を配布することは有効な手段である.脳卒中患者において,個別の指導内容を含んだ小冊子を配布することで,疾患に対する知識や危険因子の認識が向上することが報告されている[33]. 退院時指導において自宅で気を付けるべき点や自主トレーニング,介助方法など指導した内容は,理解を深めるためにパンフレットや図にして提示する工夫をしたい.

(井上靖悟)

文献

1) 福島道子：事例から学ぶ退院計画．ナース専科 23：6-8，2003．
2) 神崎恒一：老年症候群とは．臨床栄養 119：750-754，2011．
3) 浦野秀雄：社会資源と介護保険のキホン．ブレインナーシング 29：1090-1096，2013．
4) 伊藤隆夫：訪問リハビリテーションに求められる役割と日常生活支援の実際．メディカルリハビリテーション 151：25-29，2012．
5) 鈴木 修：医療と介護の橋渡し．日本訪問リハ協会機関誌 4：3-7，2016．
6) 厚生労働省：平成24年度 介護給付費実態調査の概況：
http://www.mhlw.go.jp/toukei/saikin/hw/kaigo/kyufu/12/（2016年5月閲覧）
7) 三菱総合研究所：平成23年度老人保健事業推進事業 介護サービスの質の評価に関する利用者実態等を踏まえた介護報酬モデルに関する調査研究事業報告書：
http://www.mri.co.jp/project_related/hansen/uploadfiles/h23_06.pdf（2016年5月閲覧）
8) 鈴木 研・他：短時間の通所リハビリテーションの存在意義．地域リハ 7：273-277，2012．
9) 菊澤佐江子，澤井 勝：介護サービス資源の地域格差と要介護高齢者のサービス利用―介護保険レセプトデータに基づく実証分析．老年社会科学 34：482-490，2013．
10) 細井俊希・他：回復期リハビリテーション病棟入院患者の活動量の変化―退院前後1ヶ月での活動量の比較．理学療法科学 26：111-115，2011．
11) 厚生労働省：サービス担当者会議の位置づけと目的：
http://www.mhlw.go.jp/shingi/2009/03/dl/s0313-4a_0002.pdf（2016年5月閲覧）
12) 内山 靖：標準理学療法学 専門分野 理学療法評価学，第2版，医学書院，2006，pp2-11．
13) 藤井由紀代：回復期リハビリテーション病棟における退院支援成功への道！リハビリナース 9：8-15，2016．
14) 大高洋平：回復期リハビリテーション病棟の退院プロセス再考．臨床リハ 23：624-628，2014．
15) 井上靖悟：回復期リハビリテーションの実践戦略 活動と転倒 リハ効果を最大にリスクを最小に（大高洋平編著），医歯薬出版，2016，pp73-84．
16) Robertson MC et al：Economic evaluation of a community based exercise programme to prevent falls. J Epidemiol Community Health 55：600-606，2001．
17) Hauer K et al：Intensive physical training in geriatric patients after severe falls and hip surgery. British Geriatrics Society 31：49-57，2002．
18) Keller C et al：Managing cardiovascular risk reduction in elderly adults：by promoting and monitoring healthy lifestyle changes, health care providers can help older adults improve their cardiovascular health. J Gerontol Nurs 29：18-23，2003．
19) Forkan R et al：Exercise adherence following physical therapy intervention in older adults with impaired balance. Phys Ther 86：401-410，2006．
20) Levack WM et al：Is goal planning in rehabilitation effective? A systematic review. Clin Rehabil 20：739-755，2006．
21) 二木 立：脳卒中患者が自宅退院するための医学的・社会的諸条件．総合リハ 11：895-899，1983．
22) 近藤克則，安達元明：脳卒中リハビリテーション患者の退院先決定に影響する因子の研究 多重ロジスティックモデルによる解析．日本公衛誌 46：542-550，1999．
23) 植松海雲，猪飼哲夫：高齢脳卒中患者が自宅退院するための条件 ―Classification and regression trees（CART）による解析．リハ医学 39：396-402，2002．
24) Kalra L et al：Training carers of stroke patients：randomised controlled trial. BMJ 328：1099．
25) Lincoln NB et al：Evaluation of a stroke family support organiser：a randomized controlled trial. Stroke 34：116-121，2003．
26) Forster A et al：Information provision for stroke patients and their caregivers. Cochrane Database Syst Rev 11：CD001919，2012．
27) Wang TC et al：Caregiver-mediated intervention can improve physical functional recovery of patients with chronic stroke：a randomized controlled trial. Neurorehabil Neural Repair 29：3-12，2014．
28) 長寿社会対応住宅設計指針：
http://www.mlit.go.jp/jutakukentiku/house/torikumi/sisin02.htm（2016年5月閲覧）
29) 田口孝行・他：高齢者の安全管理のための環境設定．理学療法 28：1486-1494，2011．
30) 若林孝明・他：住宅改修における現状と課題―住宅改修を指導した後，有効に使われていますか？．理学療法湖都 29：49-55，2010．
31) 須藤ゆきみ・他：住宅改修を行い退院した患者の追跡調査-使用状況および満足度について．秋田理学療法 10：51-54，2002．
32) 重森健太：在宅患者の環境調整に対する理学療法の関わり．理学療法 30：902-906，2013．
33) Lowe DB et al：The CareFile Project：a feasibility study to examine the effects of an individualised information booklet on patients after stroke. Age Ageing 36：83-89，2007．

4章 9 チームケアを行う際の留意点

> **KEY ポイント**
>
> ❶ **高齢者に特有なチームケアの基礎的ポイント**
>   チームケアとは医療,保健,福祉等,各領域の専門職がそれぞれの地域でネットワークを構築して,地域住民と協力しながらチームでケアを行う,いわゆる専門能力を補完的に協働するチームであると考えられる.
>
> ❷ **チームケアと理学療法士の視点のポイント**
>   理学療法士は対象者の動作分析を通じて,環境要因も絡ませて家族の介助負担などを複合的に分析して専門性を発揮することができる職種といえる.関係者全員がリーダーシップとメンバーシップの両側面をもってチームに参画することをマネジメントしていく視点はさらに重要である.
>
> ❸ **チームケアをマネジメントする際の留意点のポイント**
>   対象者を分析的に考えることが得意であることから,多職種のチームも同様に評価し,チームの最大能力の発揮に向けたマネジメントをすることも,地域で求められる理学療法士には必要な留意点である.

　一人の生活者に対して高度な知識・技術をもつ単一職種による専門的サービスの提供は必要ではあるが,多様なニーズに応えていくためには限界もあり,多職種間での連携が必須である.本項では高齢者に特有なチームケアの基礎知識,病院・在宅でのチームケアと理学療法士の視点,チームケアをマネジメントする際の留意点について,これからの地域包括ケアシステムの中で求められている理学療法士について私見を加えて述べる.

1. 高齢者に特有なチームケアの基礎知識

1 「連携」「協働」「チーム」とは

　「連携」と関連する用語として,「協働」や「チームワーク」があるが,その使い方を混同してしまうこともある.筆者は吉池らの定義[1]が整理しやすいと考えている.

　同じ目的をもつ複数の人および機関が協力関係を構築して目的達成に取り組むことを「協働」として,協働を実現するための過程を含む手段的概念が「連携」であり,協働における「連携」の実態として「チーム」を位置付けている(**図1**).また,連携をcooperation,協働をcollaborationとして用いており,概念として理解しやすい.

　山中ら[2]は「連携」形成の展開過程を,「打ち合わせ→専門的助言→協力→チームワーク」の4段階に示している.地域で必要とされる理学療法士の働き方として,専門的助言や協力にとどまらない,連携の展開過程を意識した協働ができることが求められる.さらにチームの一員としての行動にとどまらず,チームをマネジメントする場面も増えてきている.

　「マネジメント」とは,限られた資源(人,者,金,情報など)を有効に活用して組織を機能させ,目標を効率よく達成させることと解釈している.

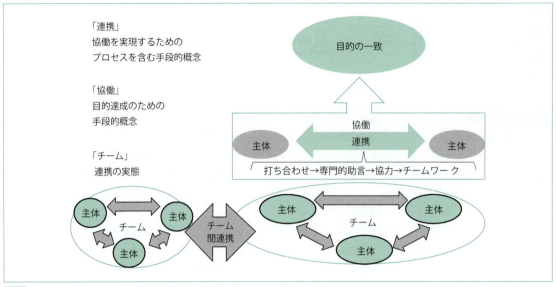

図1 「連携」「協働」「チーム」の各概念の関係 （文献1, 2より引用改変）

2 チーム医療とは

チーム医療とは,「医療に従事する多種多様な医療スタッフが, 各々の高い専門性を前提に, 目的と情報を共有し, 業務を分担しつつも互いに連携・補完し合い, 対象者の状況に的確に対応した医療を提供すること」と定義されている[3]. 病院内にはさまざまな職種のスタッフが働いており, 異なる職種が目的達成のために, それぞれの専門スキルを発揮することで, 対象者の生活の質（Quality Of Life；QOL）の維持・向上, 人生観を尊重した療養の実現をサポートしている. チームの構成員として, 対象者・家族を含まず, 専門職（保健・医療・福祉・法律・教育など）によって構成されるとする立場[4]と, 対象者・家族も一員であり, 相談と説明を行うだけではなく, 能動的に医療提供に関わることで, 医療提供の質の向上, 機能低下や入院の予防が期待できるとする立場[5]もあるが, 対象者・家族が参画する領域は以下の3つのチーム形態においても変化していくと考えられる.

2. 医療分野で提供されるチームの形態

医療分野の多職種で形成されるチームは3つのチーム形態（表1）に分けられる[6〜8].

❶Multidisciplinary team model（多職種連携モデル, 権威モデル：マルチモデル）

人命に関わる可能性がある緊急な課題を達成するために課せられたチームの機能である. 一人の医師の指示により, チームの中で与えられた専門職としての役割を果たすことに重点が置かれているため, 医師と他職種との間での情報交換や協働を行うため医師の責任が明確であるが（図2a）, 他職種同士の議論は最小限であるため運営は効率的である. 並立している専門職種が個々の職務を独立して達成するため（図3a）,「連携」形成の展開過程としては3段階目の「協力」段階である. 対象者・家族にとって良質な医療を受ける権利や自己決定権や選択の自由はあるが, 緊急性が高いため, 選択肢を挙げるのはあくまでも医師であり, 対象者・家族はチームの構成員として参画する領域は狭いと考える.

表1 チームワークモデルの特徴

	相互作用性	役割の解放性	階層性
マルチモデル (権威モデル)	<小> 独立実践が基本	<無> 専門職の役割の明確化 高度な専門性の駆使	<有> 医学モデルに基づく課題は 専門職別に達成
インターモデル (コンセンサスモデル)	<大> 専門職相互の意思決定	<一部あり> 役割の重複・平等主義	<無> 異なるスキルを用いて専門 職が協働
トランスモデル (マトリックスモデル)	<大> 他専門性の知識技術の相互 吸収	<有> 役割の代替可能性 高度な技術使用の可能性は 低い	<無> 意思決定過程における専門 職の知識技術の寄与・相互 依存性と平等性

(文献7より一部改変)

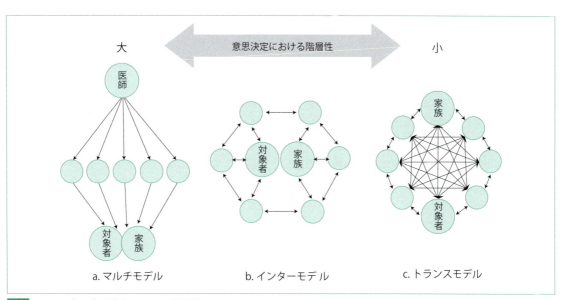

図2 チーム内の意思決定における階層性

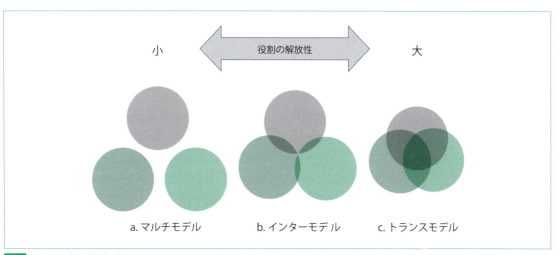

図3 チーム内の役割の解放性

❷Interdisciplinary team model（多職種相互連携モデル，コンセンサスモデル：インターモデル）

チームに課せられた複雑であるが緊急性がなく直接人命に関わることが少ない課題を達成するために，各専門職種がチームの中で果たすべき役割を分担したチームの機能である．目標を共有しプランを作成し，問題の解決，治療方針の決定，職務の実行と評価までを相互依存的に行う．診療科や部門の枠組みを超えてカンファレンスを行うなど，職種間で定期的な意思疎通が行われる（図3b）．ただし，専門職種の個々の役割・機能は決まっており，協働する職種も限られるため（図2b），やはり「連携」形成の展開過程としては3段階目の「協力」段階であり，対象者の状態にあわせて，対応する職種が決まる．緊急性が緩和されたことで対象者・家族はチームの中心に位置し，自己決定権や選択の自由が拡がり，構成員として参画する場面も増えてくると考える．

❸Transdisciplinary team model（多職種統合連携モデル，マトリックスモデル：トランスモデル）

チームに課せられた課題を達成するために，各専門職種がチームの中で果たすべき役割を意図的・計画的に専門分野を超えて，横断的に共有したチームの機能（役割解放＝role release）であり，「連携」形成の展開過程としては4段階目の「チームワーク」段階であると考える．包括的治療を行う場合に有効であり，職種の役割と責任は共有され，職種間の機能の継ぎ目は少ない（図3c）．そのために対象者側からは各専門職種の専門性が見えにくいこともある．各専門職は独自の専門性を発揮しながら互いの領域に関する知識や情報も共有する．このチーム形態においては，より高度なコミュニケーションが求められる[9]．対象者の目標がまず存在し（目標指向性），その目標に関連が大きい職種から区分して担当する．専門職種は状況に応じて役割が変動するため，専門性に揺らぎを感じることもある．対象者・家族がチームの一員となっていることから，最も自己決定権や選択の自由が拡がり，チームの構成員としても明確である（図2c）．

この3つのチーム形態モデルの中で対象者の立ち位置も変化するが，理学療法士の立ち位置は職場の役割や文化によっても異なるため，今の職場がどのモデルに属するのかを意識したマネジメントの視点も必要である．

3. 高齢者に特有なチームケアとは

高齢者は複数の疾患に罹患していることが多く[10〜12]，また多病のため，複数の医療機関から断片的かつ重複した医療提供を受ける可能性が高い[13〜16]．さらに身体状況もさまざまなら，精神・心理状態もさまざまである．障害のある高齢者が日常的に普通の生活を送るためには，医療関係者だけではなく多くの関連職種の関わりが必要であり，生活の場として快適である場所，QOLを最も高く維持できる場所で可能な限り長く過ごせるように医療，保健，福祉による包括的で総合的なケアを目指すことが求められる．

厚生労働省は2025年を目途に，高齢者の尊厳の保持と自立生活の支援を目的に，可能な限り住み慣れた地域で，自分らしい暮らしを人生の最期まで続けることができるよう，地域の包括的な支援・サービス提供体制（地域包括ケアシステム）の構築を推進している．関係機関が連携し，医療・介護を一体的に提供できる体制を構築するため，市町村が中心となって，地域の医師会等と緊密に連携しながら，地域の関係機関の連携体制の構築を図ることが求められている（図4）．地域包括ケアシステム[17]の中では多職種のネットワークが最も重要な要素である．異なるサービス種類の提供事業者間でチームを構成して調整を図るネットワークを構築することによって，利用者に応じて複数のサービスが統合的な目標や方針をもって提供され，より質の高いサービス提供が可能となる．もはやケアを介護福祉士やホームヘルパー

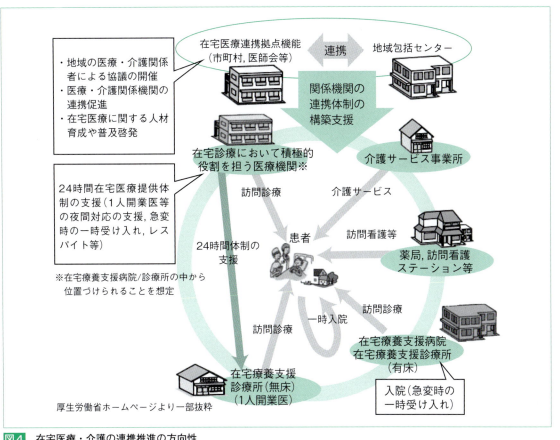

図4　在宅医療・介護の連携推進の方向性

が単独で行うものではなく，地域包括ケアシステムで求められているのはチーム医療の職域や関わる人をさらに拡大した，「チームケア」であるといえる．

チームケアとは医療，保健，福祉等，各領域の専門職がそれぞれの地域でネットワークを構築して，地域住民と協力しながらチームでケアを行う，いわゆる専門能力を補完的に協働するチームである．これは，前述のTransdisciplinary team model（トランスモデル）が望ましい形であると考えられる．また，鷹野は[18]「新たなチームケア論」として，「利用者の日常性に根ざした必要（needs）に対して過不足なく，効率的かつ効果的にサービスを提供するために編成され機能する，各種ケア提供者の協働による，地域包括ケアの提供形態・方法」と定義している．「利用者と家族の幸福の実現」という目標とそれを具体化するための方法論を共有し，機能分担と相互干渉のバランスをとりながら，利用者情報を完全に共有する仕組みをチームケアと呼んでいる．

チームケアは簡単ではない．まずは自分の領域を理解し，相手の領域を理解する必要がある．自分が何を求められているのか，相手に何を任せて何を協働していくのかの判断を適切にしていく必要がある．ただしこの領域に関しては領域が異なるから無関心でいいというものではなく，チームでの対応は双方のスキルミクスの要素も必要であることは言うまでもない．サッカーにたとえるとフォワード（攻撃）は一切ディフェンス（守備）をしなくてもいいわけではなく，自分のポジション（専門性）以外の役割もチームとして補っていくことが強いチームの条件である．

自分の専門性の領域を他の職種や対象者・家族に理解してもらえる伝え方がチームケアでは重要なスキルとなる．チームケアにおいては必ずしもリーダーが医師に固定される必要はなく，対象者・家族のニーズに依存して変化することもある．対象者の存在なしにケアチームが活動することは

ないことから，他律的な専門職集団の機能ともいえる．

その中で理学療法士は，対象者の動作分析を通じて，環境要因もからませて家族の介助負担などを複合的に分析して専門性を発揮することができる職種といえる．関係者全員がリーダーシップとメンバーシップの両側面をもってチームに参画することをマネジメントしていく視点はさらに重要である．

4. 病院におけるチームケアと理学療法士

病院において理学療法士が専門的な発言を求められる場面として，退院時の移動手段の予後予測は多いであろう．また現状の歩行能力に対する病棟での設定に関しては，安全かつ早期に能力をいかした設定が求められる．筆者の勤務する病院では以前，担当理学療法士によるリハ室での最大能力の評価に加えて，病棟生活の場面で危険な場面がないかの評価期間を数日設けていたが，病棟歩行自立と評価した後に転倒してしまうエピソードがあった．転倒時の状況を調査したところ，トイレ関連の動作が最も多いものの，立位での更衣中の転倒や椅子からの立ち上がり直後など状況はさまざまであり，時間帯もさまざまであった．時間帯別の具体的な評価項目の設定が必要と考え，医師・看護師・介護福祉士・理学療法士・作業療法士・言語聴覚士の11名で集まり，歩行自立に必要と考えられる，病棟内における日常的な生活活動における評価項目を列挙し，さらに99名の多職種のスタッフで必要性を検討した10項目に絞って歩行自立アセスメントシートとして試用した（表2）．

多職種の視点で作成された評価項目は，対象者の運動機能のみならず認知機能やケアスタッフの危険感覚まで含んだ立体的な評価となった．試用

表2 歩行自立アセスメントシート

した結果，自立と評価した後の転倒が導入前は約16%あったが，導入後は約2%まで減少することができた．評価表はあくまでもツールではあるが，対象者のどの動作は安全にできて，どの動作には危険性が残存しているか，など評価する視点を職種間で共通してもつことができる．このように，病棟歩行の設定に関しても，理学療法士の分析的な思考は病院におけるチームケアにとって有効なマネジメント能力を発揮できると考える．

歩行自立アセスメントシートはあくまでも一例であるが，「連携」形成の展開過程について考えてみると，「打ち合わせ → 専門的助言 → 協力 → チームワーク」の4段階目にたどり着いて結果につながった例といえる．チームワークまでたどり着くためには，「目的」の共有は必須条件である．目的がずれている状態で「打ち合わせ」や「専門的助言」をしても，「協力」する段階に進めないのである．理学療法士の目的がその人らしく生きることを援助するために，自宅退院時の「歩行自立」を目標と定め，病棟でトイレに向かう時にケアスタッフに歩行介助を伝達し，協力を依頼しても，ケアスタッフの目的が「今日1日を転倒せずに安全に過ごすこと」を目的に効率よく業務をこなすことを目標としているのであれば，車いすで安全に早くトイレをすませることが最優先になる．「チームワーク」の段階にならないのである．今日1日の思考に限らず，退院時にどんな能力で帰ってもらいたいのか，未来をイメージする姿勢で協力段階以上の連携をしてもらいたい．

対象者は，自分のケアや生活に関する情報は，その関わるチームのメンバー全員が共通・理解しているだろうと期待しており，それによりチームとして機能しているかどうか，信頼してよいかどうかを評価しているのである．その期待に応えるためには，カンファレンスやミーティングの場面での「目的」の共有が必要である．また，その「目的」を達成するために，今の時期に必要な「目標」は何なのかを関連職種で確認することが必要である．また病棟での視点として，わかりやすいケア設定表を工夫するなど（表3），スタッフ側の効率重視・安全第一のみの視点にならない，統一したケアによる目標指向をマネジメントする必要がある．

5．在宅のチームケアと理学療法士

重度の要介護者に対する直接関与，軽度の要介護者に対する評価と他職種への情報提供など，その人の住環境と身体の状況に応じた生活機能全般のマネジメントなど，体の「動き」に関するサポートが求められる．しかし，いまだにリハを「訓練」という意味でとらえているケアスタッフや利用者・家族もいる．そして訪問リハを利用すれば，単純に機能維持は大丈夫と錯覚してしまう．在宅でのチームケアのマネジメントの軸となっているのは介護支援専門員であるが，もっている資格としては看護師，介護福祉士，社会福祉主事，ホームヘルパー，社会福祉士などさまざまである．さらに，介護支援専門員として働く前の職場も異なり，文化としての価値観が多岐にわたっている．連携をとっていくにはさまざまな工夫が必要であるが，こちらも，「連携」形成の展開過程が基本である．関わっている介護支援専門員との段階が「打ち合わせ → 専門的助言 → 協力 → チームワーク」の4段階のどの段階なのかを考えてみる．そこで大切なのが，やはり「目的」の共有である．介護支援専門員が考える利用者本人や家族の希望の捉え方と理学療法士が考える捉え方を近づけていくことで，本当の目的が共有できるかをマネジメントする必要があると考える．

訪問リハのリハマネジメント加算として，「指定訪問リハビリテーション事業所の理学療法士，作業療法士，言語聴覚士が，介護支援専門員に対しリハに関する専門的な見地から，利用者の有する能力，自立のために必要な支援方法および日常生活上の留意点に関する情報提供を行うこと．」が要件として明示されており，「お世話型介護」ではなく，「自立支援型介護」のための協働する

表3 ADL設定表の表示例

> 入院から今まで更新した頻度

| 記載日 | 11月25日(水) | 入院日 | 09月04日(金) | ◀ 59/59 |

項目	明細	介助度・状態	必要物品・備品等	コメント
リスク	スタッフコール	確実		
	夜間		ベッド柵	L字柵，長柵，ベッド高34cm固定
	その他	その他		○T点杖で病棟内歩行自立11/10～ ○終日車いす院内自立 ○左肩関節の亜脱臼に対し本人用スリング導入． ○臥位時に左肩関節，足関節中間位保持のためクッション入れる
コミュニケーション	コミュニケーション	可能		
起居	起居	監視		●寝返り・起き上がりは見守り ※腕を抱えた状態で足を組み側臥位になる手順で起居する．
	備品等		介助バー	L字柵
移乗	移乗	自立		○終日車いす院内自立(臥床時の上肢のポジショニング介助)窓際管理
移動	移動	自立		○T点杖で病棟内歩行自立11/10～ ○院内車いす棟内自立(臥床時の上肢のポジショニング介助) ○T点杖で病棟内歩行自立評価7日8:30～10日8:30まで
	歩行/車いす	車いす		●フットプレートの管理促し 窓際管理
	備品等		T字杖 四点杖	 自室管理
食堂	食堂への移動	歩行		○T点杖で病棟内歩行自立11/10～ ●見守りにてフリーハンド歩行(自室～自席)
	動作	自立		普通箸提供．白エプロンを膝上に敷く
	その他	嗜好品		間食 間食：1週間に1回ケーキ摂取可(自己管理)
口腔ケア	口腔ケア	自立		
整容	整容	自立		
更衣(上)	更衣(上衣)	自立		
更衣(下)	更衣(下衣)	自立		
排泄(昼)	排泄(昼)	自立		○本人希望時T字杖歩行見守り ○T点杖で病棟内歩行自立11/10～ ○終日車いす院内自立(臥床時の上肢のポジショニング介助) 窓際管理
	トイレへの移動	歩行		○T点杖で病棟内歩行自立
排泄(夜)	排泄(夜)	自立		車いすで自立 T字杖歩行自立
	トイレへの移動	車いす		終日車いすフリー 床にランプ設置 ○T点杖で病棟内歩行自立
入浴	入浴	介助		○洗髪：見守り ○洗体：洗体タオル使用し見守り ○浴槽移乗：立ち跨ぎ．INが浴槽に対して正面向きになり左足を浴槽縁に上げ，その後壁向きになり浴槽の中に入れる．OUTは壁向きになり，右足を出した後に浴槽に対し正面向きで左足を浴槽縁に上げ，その後左向きなり足を下ろす． ○更衣：見守り
	浴室の移動	歩行		壁伝い歩き
自主トレ	自主トレ	介助		○集団自主トレ 食堂いす＋クッション1つ補高，フリーハンドにて AFO装着 ※午前中のみ

> 最新の更新箇所

チームを形成するマネジメントをすることが求められている．さらに，「リハ会議を開催し，利用者の状況等に関する情報を，会議の構成員である医師，理学療法士，作業療法士，言語聴覚士，居宅介護支援専門員，居宅サービス計画に位置づけられた指定居宅サービス等の担当者，その他関係者と共有し，当該リハ会議の内容を記録すること．」とされており，チームケアにとって有効なアドバイスやチームとして協業していけるようにマネジメントができるかどうかによって，その地域でのリハの評価が変化するのである．専門用語を控え他職種にも通じるわかりやすい表現で，具体的なリハ目標をわかりやすく説明するなどの工夫が必要である．

さらに，理学療法士の最大能力の評価から「こんな力があったのか」と発見することにより，家族や他のサービス，専門職種に波及することで，ケアチームの意識が変化することが求められる．他のサービス提供者は訪問リハの理学療法士による専門性に基づく納得の得られる発言を待っている．そして，それを自分たちのサービスの中に役立たせようとしていることを意識すべきである．

筆者の所属する病院がある船橋市では，医療・介護関連22団体，市民活動団体1団体，行政1団体で構成している船橋在宅医療ひまわりネットワークという組織がある．この組織では地域包括ケアシステムの重要なネットワークキーである「行政」と「医師会」が連携している強みがある．組織の委員会の一つであり，当法人が積極的に参画している地域リハ推進委員会の活動では，年1回の市民公開講座，年2回の研究大会，年2回の摂食栄養サポート勉強会，年3回の地区勉強会，年10回の介護職員向け勉強会など，スタッフが教える立場だけではなく，地域の住民やチームケアのスタッフと一緒に学ぶ機会となっている．この顔が見える協働学習体験が継続的な連携にとっては欠かせない重要な要素であり，多職種の場での理学療法士としてのマネジメント能力のトレーニングになっていると実感している．

理学療法の直接的な目的は，運動機能の回復である．そのために理学療法士は運動学的な視点から動作分析を行い，対象者の最大能力を評価することが基本となる．しかし，一人の生活者に対して高度な知識・技術をもつ単一職種による専門的サービスの提供は必要ではあるが，多様なニーズに応えていくためには限界もあり，多職種間での連携が必須である．超高齢社会を迎える日本において，地域包括ケアシステムの中で病院でも在宅でも直接的な治療者としての関わりのみならず，チームケアをマネジメントする視点が必要とされている．

多職種チームの構造と機能及び関連する要因の統合モデル[4]では，環境要因，組織的要因，個人レベルの要因，個人間レベルの要因，チームレベルの要因，リーダー／ケアマネジャーの要因の6要因が挙げられている．対象者の機能を分析的に考えることが得意であることから，多職種のチームの状態を機能要因として俯瞰して，どの要因は弱みであるが，どの要因は強みであるということを分析し，チームの最大能力の発揮に向けたマネジメントをすることも，地域で求められる理学療法士には必要な留意点である．

退院前カンファレンス，サービス担当者会議，リハビリテーション会議，地域ケア会議など理学療法士が他施設の地域医療のスタッフと顔を合わせる機会は増えてきている．その場での言動が波及し，チームケアをマネジメントできるかどうか，理学療法士が地域で今後も求められる人材で職域を拡大できるかが左右されると考える．

（加辺憲人）

文献

1) 吉池毅志, 栄セツコ：保健医療福祉領域における「連携」の基本的概念整理〜精神保健福祉実践における「連携」に着目して. 桃山学院大総合研紀要 **34**：109-122, 2009.
2) 山中京子：医療・保健・福祉領域における「連携」概念の検討と再編成. 社会問題研究 **53**：2, 2003.
3) 厚生労働省医政局・チーム医療に関する検討会：チーム医療の推進について. 2010, http://www.mhlw.go.jp/shingi/2010/03/dl/s0319-9a.pdf. Accessed April, 2016.
4) 菊池和則：チームトレーニング導入に関する展望と課題. リハ連携科学 **15**：3-11, 2014.
5) 高齢者に対する適切な医療提供に関する研究班：高齢者に対する適切な医療提供の指針. 日老医誌 **51**：89-96, 2014
6) 菊池和則：多職種チームの3つのモデル；チーム研究のための基本的概念整理. 社会福祉学 **39**：273-290, 1999.
7) 松岡千代：ヘルスケア領域における専門職間連携〜ソーシャルワークの視点からの理論的整理〜. 社会福祉学 **40**：17-38, 2000.
8) Crawford GB, Price SD：Team Working；palliative care as a model of interdisciplinary practice. Med J Aust **179**：32-34, 2003.
9) 大阪 厳：緩和医療におけるチーム医療. 癌と化学療法, **40**：444-447, 2013.
10) van den Akker M et al：Multimorbidity in general practice：prevalence, incidence, and determinants of co-occurring chronic and recurrent diseases. J Clin Epidemiol **51**：367-375, 1998.
11) Barnett K et al：Epidemiology of multimorbidity and implications for health care, research, and medical education：a cross-sectional study. Lancet, **9**：2012.
12) Wolff JL et al：Prevalence, expenditures, and complications of multiple chronic conditions in the elderly. Arch Intern Med **162**：22692276, 2002.
13) Boyd CM et al：Clinical practice guidelines and quality of care for older patients with multiple comorbid diseases；implications for pay for performance. JAMA **294**：716-724, 2005.
14) Salisbury C et al：Epidemiology and impact of multimorbidity in primary care；a retrospective cohort study. Br J Gen Pract **61**：12-21, 2011.
15) France EF et al：Multimorbidity in primary care；a systematic review of prospective cohort studies. Br J Gen Pract **62**：297-307, 2012.
16) Bower P et al：Multimorbidity, service organization and clinical decision making in primary care：a qualitative study. Fam Pract **28**：579-587, 2011.
17) 厚生労働省：地域包括ケアシステム, 2015, http://www.mhlw.go.jp/stf/seisakunitsuite/bunya/hukushi_kaigo/kaigo_koureisha/chiiki-houkatsu/. Accessed April 29, 2016.
18) 鷹野和美：チームケア論―医療と福祉の統合サービスを目指して―. 株式会社ぱる出版, 2008, p15-16.

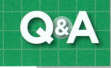

高齢者への物理療法の適応および留意点は？

　物理療法は，温熱，電気，電磁波などの物理的エネルギーを人体へ適用し，炎症や疼痛の緩和，末梢循環の改善，軟部組織の伸張性向上，リラクセーションなど多彩な目的で実施される．既に多くの成書が出版されているため，一般的な物理療法の解説はそれらに譲り，運動療法との関連で最近注目されているいくつかの知見を紹介するとともに，物理療法実施上の留意点を述べる．

■高齢者への物理療法の適応

①筋力増強や筋量増大を目的とした神経筋電気刺激や温熱刺激の可能性

　サルコペニアとは骨格筋量および骨格筋力が減少していることであり，筋力増強練習はサルコペニアの予防および改善を図るうえで重要である．しかし，筋力を増強させるためには，最大筋力（MVC）の60〜80％程度の高負荷を加える必要があり，既にサルコペニアや体力低下を呈している高齢者では十分な筋力増強練習を実施できない場合も少なくない．このような場合，神経筋電気刺激（NMES）や温熱刺激を活用することで，筋力を効果的かつ効率的に増強させられる可能性がある．NMESについては，Hasegawaら[1]は前十字靱帯再建術後の理学療法に20分間のNMESを併用することで，術後4週での下肢筋の筋萎縮や筋力低下の有意な抑制と術後3カ月での筋力回復率の有意な向上を報告している．また，Benjaminら[2]は，高齢者の下肢筋に対して60分間のNMESを実施することで，筋蛋白合成が惹起されることをはじめて報告した．温熱刺激については，Gotoら[3]は週4回の頻度で10週間継続される低負荷運動（概ね50％MVC未満）に60分間の温熱刺激（蒸気温熱シート）を併用することで，筋力増強や筋肥大の効果をより高められたと報告している．この背景として，温熱刺激により誘導される熱ショック蛋白質（HSP）の分子シャペロン機能の関与が考えられている．刺激条件の詳細については各文献を参照していただきたいが，これらの報告はNMESや温熱刺激が筋力増強や筋量増大に有効である可能性を示唆しており，今後サルコペニアを呈する高齢者での効果検証が必用である．

②疲労耐性向上に対する温熱療法の可能性

　湯浅ら[4]は，運動前に20分間の温熱刺激（ホットパック）を筋に対して加えることで筋疲労耐性が向上することを筋電図学的観点から報告している．また，伊藤ら[5]は，運動前の40分間の全身性の温熱刺激（遠赤外線照射）により，その後の有酸素運動中に疲労物質である血中乳酸濃度の上昇が抑えられたと報告している．この背景として，運動前の温熱刺激により誘導されるHSPの細胞保護機能や筋血流量増加に伴う乳酸代謝促進などの関与などが考えられている．以上から，筋力増強練習や有酸素運動の実施前に局所または全身へ温熱刺激を負荷することで疲労耐性が向上し，虚弱高齢者等への運動プログラムの導入が容易になると期待される．

■高齢者に対する物理療法の留意点

　高齢者に物理療法を適用する場合，加齢や疾病に起因した生理機能低下の影響に注意しなければならない．特に注意が必要なのは温熱療法であり，以下の点を常に念頭におく．

①シャント反応に伴う腎機能への影響

　シャント反応は，温熱刺激が加えられた部位の損傷（熱傷）を回避するために，他の部位の血流を抑えることで温熱刺激を受けた部位の血流量を増大させるシステムのことである．特に全身性の

温熱負荷時には腎血流量が抑えられるため，腎不全を有する高齢者では老廃物の排泄が妨げられて電解質異常やアシドーシスを招く危険がある．腎不全合併例については，事前に主治医と相談すべきである．

②発汗機能および皮膚感覚の変化

65歳以上の高齢者は，エクリン腺での温熱性発汗に伴う発汗量が低下するだけでなく，温度変化に対する皮膚の感度も低下し，1.0～5.0℃の温度差となって初めて弁別可能となる[7]．したがって，高齢者へ温熱療法を実施する際には，うつ熱や熱傷のリスクが増大していることを常に念頭におく必要がある．

（吉田英樹）

文献

1) Hasegawa S et al：Effect of early implementation of electrical muscle stimulation to prevent muscle atrophy and weakness in patients after anterior cruciate ligament reconstruction. *J Electromyogr Kinesiol* **21**：622-630, 2011.
2) Benjamin T et al：Neuromuscular electrical stimulation increases muscle protein synthesis in elderly type 2 diabetic men. *Am J Physiol Endocrinol Metab* **303**：E614-E623, 2012.
3) Goto K et al：Skeletal muscle hypertrophy induced by low-intensity exercise with heat-stress in healthy subjects. *Jpn J Aerospace Environ* **44**：13-18, 2007.
4) 湯浅敦智・他：運動前の温熱刺激が筋疲労耐性に与える影響．理療科 **27**：623-627, 2012.
5) 伊藤要子・他：マイルド加温により誘導されるHSP70による運動能力の向上．日臨生理会誌 **38**：13-21, 2008.
6) 篠原英記：熱物理学・温熱の生理学的作用．物理療法学（網本 和編），第3版，医学書院，2008, pp50-61.
7) 北川公路：老年期の感覚機能の低下：日常生活への影響．駒澤大学心理学論集：KARP **6**：53-59, 2004.

5章

疾患における高齢者理学療法

5章 1 変形性関節症に対する理学療法

> **KEY ポイント**
>
> **❶ 病態・疫学・特徴を理解するポイント**
>   変形性関節症の罹患患者数は加齢とともに増加する．本項では主に膝OAについて述べ，膝OA罹患患者の身体活動と日常生活活動に起こる問題に焦点を絞る．高齢膝OA患者では，膝関節運動機能の改善よりも，身体活動量の維持と日常生活活動における問題解決が理学療法には求められている．
>
> **❷ 評価のポイント**
>   膝OAと診断名がついても，多くの器質的変化と病態が混在している．症状が強い場合は，理学療法が禁忌である病態が存在している可能性があるため，鑑別診断が必要な場合もある．高齢膝OA患者の場合は，膝関節運動機能を重視するのではなく，日常生活活動と疼痛との関連性から評価を展開する必要がある．
>
> **❸ 理学療法アプローチのポイント**
>   高齢膝OA患者の場合は，膝関節運動機能の改善を目指した積極的な理学療法アプローチよりも，患者の生活を成り立たせるための包括ケアの視点が重要である．また，膝関節痛を消失させるのではなく，いかに軽減し，それと付き合っていくかを患者自身が管理していくような教育アプローチが重要である．

1. 高齢者の内側型変形性膝関節症の病態・疫学・特徴

　加齢に伴う身体組織と器官の退行変化は，死を迎える生命体においては避けることはできない．特に，人間の尊厳をつかさどる運動を生成する運動器の退行変化は深刻であり，Vosら[1,2]によると筋骨格疾患と障害は，障害調整生命年数（Disability-adjusted life years；DALYs）の上位を占め，能力障害（disability）の原因として2010年は1990年より45％上昇した（図1）．運動器の中でも下肢関節は2足歩行を行う人間にとってかなりのメカニカルストレスが立位・歩行を通して加わり，下肢関節の退行変化は，移動能力を低下させ健康寿命と生命寿命を脅かす．股関節，膝関節，足関節は代表的な下肢関節であるが，足関節と股関節の中間に位置する膝関節はもっとも退行変性が進行しやすく，それは一般的に変形性膝関節症という病理学的診断がされる．本項では，変形性関節症の中でも最も罹患者の多い内側型変形性膝関節症（以下，膝OA）について概説する．

　膝OAは多くの生化学的要因と生体力学的要因が混在して，関節軟骨の消失，骨棘形成，軟骨下骨の骨硬化像と骨粗鬆化，半月板の退行変性と断裂，膝関節靱帯の弛緩，膝関節滑膜と膝蓋下脂肪体の変化，膝関節周囲筋萎縮などの膝関節構成体すべての退行変化を引き起こす疾患である（図2）[3]．多くの理学療法士が誤解しているが，OAは単なる膝関節軟骨の摩擦によって起こるのではなく，関節軟骨を含む関節構成体の退行変化を主病態とする全身疾患であると同時に炎症性疾患であり[3]，加齢，肥満，遺伝的因子，力学的負荷など多くの原因が関与して発症する多因子疾患である[4]．

　膝OAの罹患率は，50〜55歳頃より指数関数的に増加する（図3）[5]．厚生労働省の平成19（2007）年度国民生活基礎調査[6]の結果と，2005年より開始されたROAD（Research on Osteoarthritis

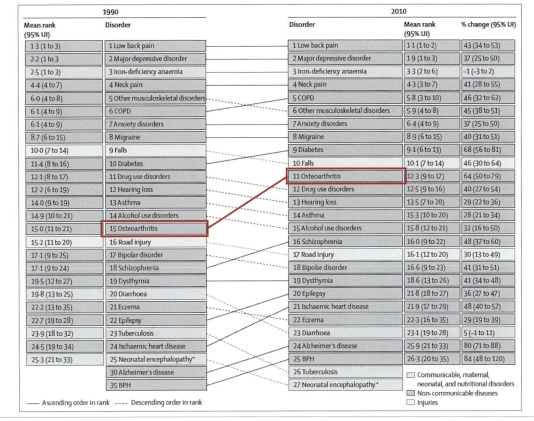

図1 筋骨格疾患と障害は，障害調整生命年数（Disability-adjusted life years（DALYs））の上位を占める（文献1より引用）

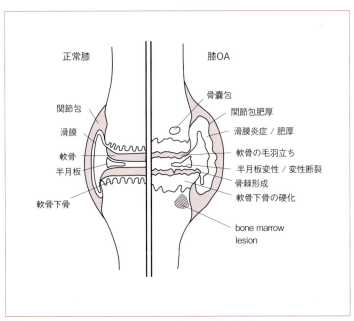

図2 正常な膝関節と膝OAにおける膝関節構成体の変化

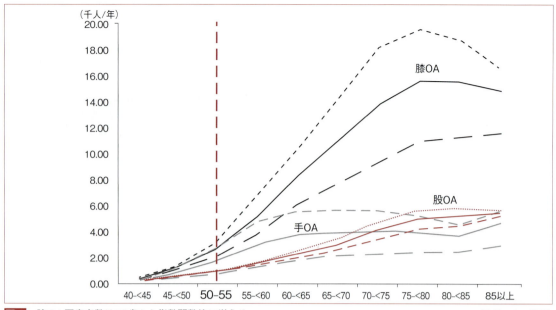

図3 膝OA罹患者数は55歳から指数関数的に増える

(文献5より引用)

Against Disability）プロジェクト[7,8]より以下のことが明らかとなった．高齢者が要支援になる原因の1位，要介護になる原因の4位が関節疾患であり，運動器の障害が高齢者の生活の質（quality of life：QOL）を著しく障害している．日本の膝OA患者数（40歳以上）を推定すると，X線像により診断される患者数は2,530万人（男性860万人，女性1,670万人）となり，膝OAの有症状患者数は約800万人と推定され．膝OAは身体的QOLの指標であるphysical component summary値を有意に低下させる．

2014年にOsteoarthritis Research Society Internationl（OARSI）が報告した非外科的治療のガイドライン[9]では，膝OAを4つの亜型に分類し，それぞれに亜型に応じた治療を推奨している（図4）．まず，膝だけに症状を有する（膝OA単独）のか，もしくは膝以外の他関節（たとえば股関節，手，脊椎など）にも症状を有する（多関節OA）のかに分類される．次の分類は，併存疾患が存在しているか否かである．moderate co-morbidity riskは，糖尿病，高血圧，中枢神経疾患，腎不全，消化管出血，うつ，肥満を含む活動を制限する身体機能障害などの健康状態に影響を与える疾患である．high co-morbidity riskは，消化管出血，心筋梗塞，慢性腎不全の既往が存在する場合をいう．OARSIの非外科的治療のガイドラインは，4つの亜型すべてに共通するコア治療を推奨している．コア治療は，陸上での運動，水中運動，体重管理，自己管理と患者教育，筋力増強運動である．また，膝OAに罹患する高齢者が多く，その根本的治療法が確立していない中で軟骨代謝や関節疾患を専門とする整形外科医と基礎研究者は早期膝OAの診断基準の確立を目指している．骨粗鬆症や関節リウマチは早期診断基準が明確になったために治療法が飛躍的に進歩した典型的な例であろう．

高齢者の膝OA患者の場合，膝関節構造障害が深刻でX線での病期もⅢ以上の場合が多い．そして，近年良好な治療成績が報告されている人工膝関節置換術をかたくなに拒否する高齢者も未だに多い．さらに，併発する内科疾患や低栄養状態が深刻であり，それにより身体活動量の減少が日常生活活動能力低下の原因になっていることもある．ゆえに，単に膝関節疼痛減少や膝関節運動機能向上を目的とした介入を行うのではなく，高齢者の生活活動能力，身体活動量をアウトカムにした包括的ケアを視野に入れた理学療法介入が必要となる．

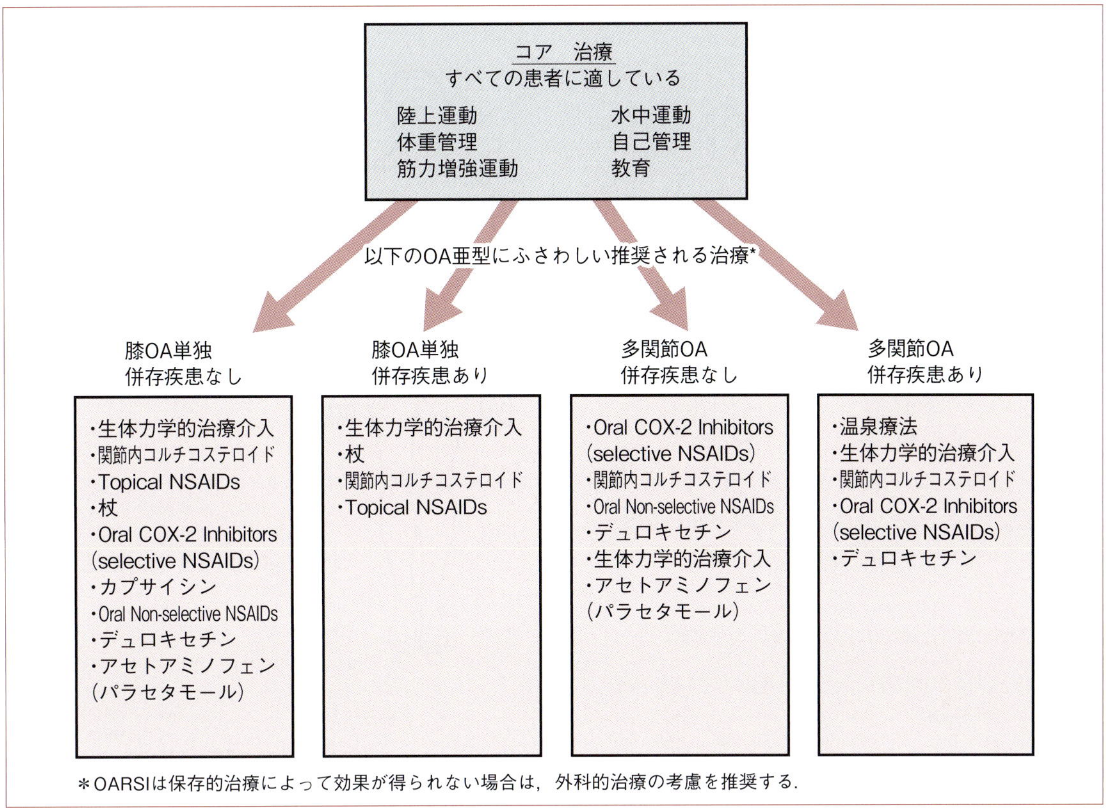

```
                    コア  治療
                 すべての患者に適している
         陸上運動           水中運動
         体重管理           自己管理
         筋力増強運動        教育
```

以下のOA亜型にふさわしい推奨される治療*

膝OA単独 併存疾患なし	膝OA単独 併存疾患あり	多関節OA 併存疾患なし	多関節OA 併存疾患あり
・生体力学的治療介入 ・関節内コルチコステロイド ・Topical NSAIDs ・杖 ・Oral COX-2 Inhibitors (selective NSAIDs) ・カプサイシン ・Oral Non-selective NSAIDs ・デュロキセチン ・アセトアミノフェン（パラセタモール）	・生体力学的治療介入 ・杖 ・関節内コルチコステロイド ・Topical NSAIDs	・Oral COX-2 Inhibitors (selective NSAIDs) ・関節内コルチコステロイド ・Oral Non-selective NSAIDs ・デュロキセチン ・生体力学的治療介入 ・アセトアミノフェン（パラセタモール）	・温泉療法 ・生体力学的治療介入 ・関節内コルチコステロイド ・Oral COX-2 Inhibitors (selective NSAIDs) ・デュロキセチン

＊OARSIは保存的治療によって効果が得られない場合は，外科的治療の考慮を推奨する．

図4 Osteoarthritis Research Society Internationl (OARSI) が報告した膝OAの非外科的治療のガイドライン

（文献8より引用）

2. 高齢膝OA患者に対する理学療法評価とアプローチ

1 理学療法評価

　一般的に膝関節痛を訴え，X線での膝関節内側関節裂隙減少が確認されると膝OAと診断名がつく．ひとえに膝OAといっても，大腿骨遠位と脛骨近位の膝関節面の輪郭変化，半月板の変性もしくは損傷，膝関節靱帯損傷，滑膜炎，関節包肥厚，関節水症などの多くの器質的変化と病態が混在している．そして，疼痛を主訴とする症状にどの器質的変化，病態，または運動機能障がいが関与しているかは不明である．そこで，理学療法を行うための適応判断が必要である．特に，軟骨下骨の脆弱性骨折，滑膜の炎症，関節水症などの病態が症状に大きく関与している場合は，理学療法は禁忌であり，安静やその他の医学的管理が必要である．
　高齢者の場合は，1週間および1日のライフスタイルを把握する．ライフスタイルに関する情報を得ながら，心身の健康状態を維持するために必要な栄養，睡眠，衛生面，そして身体活動量が十分に確保されているかを評価する．また，日常生活活動の中での活動制限，参加制約を整理しながら，患者の現時点での問題点を明らかにしていく．そのときは，Functional Independent Measure (FIM) などを用いる．重要なことは点数化するのではなく，日常生活活動の中で何が問題かを明らかにすることである．
　膝関節痛は，膝OA患者の訴える症状として最も頻度は高く，日常生活活動に及ぼす影響も大きい[10]．疼痛の評価としてbody chart（図5）を用いて，痛みの部位，痛みの性質（鈍痛，鋭痛，だるい感じ），痛みの拡がり（neuropathic painの存在の判断）を聴取する．また，痛みの日内・週内変動と痛みがいつ・どのようなとき・どのように生じるか知るために患者自身に3日から1週間

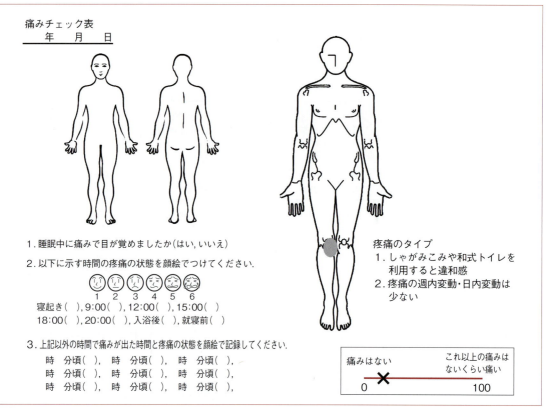

図5 疼痛の評価としてbody chart（左）と記載例（右）

連続してbody chartを付けてもらうことが望ましい．さらに，痛みが憎悪または軽減する姿勢・動作についても確認する．膝関節痛に中枢性神経感作が影響を与えている可能性がある場合は，Pain Catastrophizing Scaleや自己効力感などの質問紙，心理的側面の検査・測定を行うことを勧める．臨床で遭遇する頻度が高いのはうつ状態を伴った膝OA患者である．この場合は，医師と相談し精神科または心療内科を受診し，うつ状態の改善を図ることが必要である．

視診・触診の目的は，目の前にある患者に対して理学療法の適応判断を行うための最初の評価である．炎症や組織損傷が存在する場合，理学療法の適応については慎重に検討しなければならない．視診によって発赤や腫脹，触診（図6）によって熱感が存在する場合は，炎症の存在を疑う．炎症が存在する場合は，急性関節炎，結晶沈着性膝関節炎，化膿性膝関節炎，色素絨毛結節性滑膜炎などの病態の存在が推測され，理学療法の適応範囲か否か判断が必要となる．原則として，炎症が存在する場合は理学療法を積極的に行うことは禁忌である．関節水症の存在自体は，炎症の存在を示唆するものではない．しかし，膝関節水症が存在すると関節原性抑制によって大腿四頭筋筋力低下や萎縮を引き起こす[11]．膝関節水症の有無を判断するために膝蓋跳動テストを行う（図7）．膝関節水症が存在し，運動時の違和感と疼痛の訴えを有する患者は，医師と相談し関節穿刺などを検討する必要がある．

膝関節運動機能の評価としては，膝蓋骨の可動性，股関節・膝関節・足関節可動性，下肢筋の筋量測定を目的とした大腿・下腿周径，下肢筋力測定が最低限必要な検査・測定である．

膝OAに特化した疾患特異的・患者立脚型QOL評価，身体活動に関するperformance-based testなども必要性に応じて使用できる．身体活動に関するperformance-based testとして，膝OA患者は椅子からの立ち上がり動作，短距離の歩行，階段昇降動作，動作の変換，有酸素活動（長距離歩行）に制限が認められ，それに基づいてOARSI

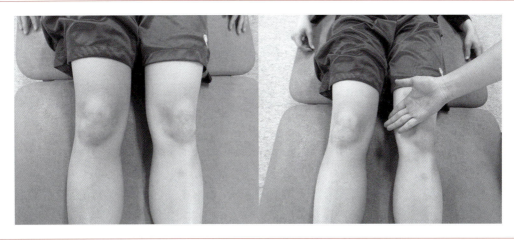

図6 膝関節の視診（左図）と触診（右図）

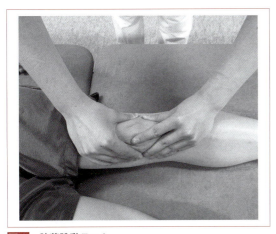

図7 膝蓋跳動テスト
（関節水症と関節血症の存在を確認する）

は30秒椅子からの立ち上がりテストと40mの努力性歩行をコアセットとし，さらに必要に応じてtimed up and go test，6分間歩行テストを推奨している[12]．疾患特異的・患者立脚型QOL評価は，主観的症状と患者が感じている活動制限と参加制約を質問紙によって客観的に評価する方法である．代表的なものとして，WOMAC（The Western Ontario and McMaster Universities Arthritis Index）[13]，日本人を対象としたものとして変形性膝関節症患者機能評価尺度；JKOM（Japanese Knee Osteoarthritis Measure）[14]，膝外傷と変形性関節症評価点数；J-KOOS（Japanese-Knee injury and Osteoarthritis Outcome Score）[15]などが報告されている．個人的な見解ではあるが，高齢者の場合は，これらの検査よりも上述した評価を重要視すべきである．これらの検査は，介入のアウトカムとして用いる場合は有効であろう．

2 目標設定

高齢膝OA患者の目標設定は，治療方針によって大きく異なる（図8）．人工膝関節置換術などの手術を視野に入れていない高齢膝OA患者にとっては，現在生じている活動制限・参加制約されている日常生活活動での問題について優先順位をつけて解決することを目標にすることが望ましい．また，必要な身体活動量をいかに確保するかも重要である．

3 高齢膝OA患者に対するアプローチの考え方

高齢膝OA患者の場合は，以下のようなアプローチは，治療者側の自己満足に陥る可能性が高く，患者の満足度や効果が得られないことが多いと経験的に思っている．①膝関節運動機能を改善する，②正常歩行パターンの獲得を目指す，③膝関節伸展筋力，股関節外転筋力の漠然とした強化．

高齢膝OA患者を以下のグループに分けて，介入の目的をまとめる（表1）．

①評価によって明らかにされた日常生活活動制限と参加制約の解決を目指すグループ．このグループは，重度膝OAを有し日常生活活動に支障があるが，人工膝関節置換術の予定はない者が当

処方時の状況	理学療法の目的
重度膝OAを有し日常生活活動, 特に移動に関する活動が困難. 人工膝関節置換術は行う予定はない. 屋内での移動能力の改善を目的に理学療法が処方された.	生活環境の改善 身体活動量の改善
重度膝OAを有し日常生活活動はすべて自立. 人工膝関節置換術は行う予定はない. 移動時の膝関節痛の軽減を目的に理学療法が処方された.	身体活動量の維持・改善 歩行支援機器使用の教育 膝関節装具, サポータ
中等度膝OAを有し日常生活活動はすべて自立. 人工膝関節置換術は行う予定. 術前の膝関節可動域改善と下肢筋力増強を目的に理学療法が処方された.	可能な限りの関節可動域改善 下肢筋力強化 身体活動量の向上
軽度膝OAを有し日常生活活動はすべて自立. 観血的治療の予定なし. 症状軽減のための保存的治療を行い, 主に疼痛軽減を目的として理学療法が処方された.	膝関節痛に関係する運動機能障害の改善 歩行支援機器使用の教育 必要であれば膝装具・サポータ

図8 高齢膝OA罹患者における理学療法の目標設定

表1 高齢膝OA患者のグループと介入の目的

膝OAのグループ	介入の目的
重度膝OA 日常生活活動に支障あり 人工膝関節置換術の予定なし	日常生活活動を行ううえでの活動制限と参加制約に対し問題解決を目指す
重度から中等度膝OA 日常生活活動に支障あり 身体活動量が低下	リスク管理 身体機能に応じた身体活動量の確保
重度な膝OA 日常生活活動に支障なし 身体活動量は維持	教育アプローチ(膝関節痛の一般的なことに関して理解したうえで, 患者個々に応じた痛みの対処方法の習得) 杖, 必要であれば装具などの適切な使用方法などの指導
中等度もしくは軽度の膝OAで, 日常生活活動は可能 膝関節痛の軽減が必要	膝OAに関する教育アプローチ(膝関節痛の一般的なことに関して理解したうえで, 患者個々に応じた痛みの対処方法の習得) 症状と関連がある膝関節運動機能障がいの改善

てはまる. 理学療法士は患者の日常生活活動を行ううえでの問題解決を図る包括的ケアの一部分として機能する. 特に身体機能に応じた環境的アプローチが重要となる.

②重度から中等度膝OA罹患者で, 日常生活活動に支障があり身体不活動の状態が著しいグループ. 低栄養その他の内科的合併症によって医学的リスクが高い場合は, 理学療法士はリスク管理のもとに, 医師, 看護師と協力して身体機能に応じた身体活動量の確保を目的に包括的ケアの一部分として機能する.

③重度な膝OA罹患者で日常生活活動に支障なく, 身体活動量は維持されており, 膝関節痛に対する対処を目指すグループ. 膝OAに関する教育アプローチが必要であり, 膝関節痛の一般的なことに関して理解したうえで, 患者個々に応じた痛みの対処方法の習得を目指す. 杖, 必要であれば装具などの適切な使用方法などの指導も重要となる. このグループの膝OA患者は, すでに移動能力が低下している患者が多いので, ①, ②のアプローチも併用する.

④身体活動量も十分保たれている中等度もしくは軽度の膝OAで, 膝関節痛に対する対処を目指すグループ. 膝OAに関する教育アプローチが必要であり, 膝関節痛の一般的なことに関して理解したうえで, 患者個々に応じた痛みの対処方法の

習得を目指す．そのうえで，症状と関連がある膝関節運動機能障がい，たとえば膝蓋骨可動性の低下，関節可動性の減少，筋緊張亢進，筋緊張低下，筋力低下などを，物理療法，徒手療法，運動療法によって改善を図る．

介入アプローチのベースになるのがサイエンスである．たとえば，何を目的として，いつ，どのように，どの程度の治療を行っていくか，そうした治療計画は科学的な裏付けに基づいていなければならない．ただし，治療計画を四角定規に患者に提供しようとすると臨床においては問題に直面する．つまり，期待どおりの反応を示す患者もいれば，そうでない患者も存在するであろう．また，むしろ症状が悪化する患者もいる．科学は治療計画のベースであり，それに基づいて行うのであれば，生物学的には正しいことをしている．しかし，生命体，特に人間は心理・社会・生物学側面を有するため，生物学的には正しくても心理的・社会的に受け入れられない場合は負の影響を与え，ネガティブ行動として現れる．臨床では基礎医学，臨床医学とともに行動科学，認知科学，そして心理学の知識も重要であり，患者が治療計画を受け入れ実行するために，どのように治療を理解させ提供していくかを考える必要がある．患者の個々の治癒能力，問題解決能力を引き出すためには，どのようにコミュニケーションをとり，科学的事実をどのような形で調理して患者に提供するか，そこには唯一の正しい方法ではなく，数え切れないよい方法が存在する．「科学的事実，つまりサイエンスをアートに調理し提供する」，これこそが，臨床における醍醐味である．

3. 高齢膝OA患者に対する理学療法の実際

本項では主に2-3で述べた①から③の患者グループに対する理学療法介入についてガイドランを参考にして報告する．

1 日常生活活動の活動制限と参加制約の問題の解決の実際

多くの高齢膝OA患者は日常生活活動の活動制限と参加制約はすべて膝OAが原因であり，膝OAが改善されない限り，活動制限と参加制約は改善しないと思っていることが多い．評価の中で，問題となっている行為と動作を明確にし，それに対し環境的アプローチを行うことで日常生活活動が改善することを多く経験した．たとえば，トイレからの立ち上がり時に膝関節痛が強い患者では，トイレ座面を高くし，手すりを設置することで立ち上がり動作時の膝関節痛が減少し，動作自体が苦痛ではなくなった．別の患者では，浴槽への出入り時に膝関節痛が出現して入浴行為が少なくなり，衛生面が保たれていなかった．この場合は，浴槽内での台の設置で座面を高くし，浴槽からの出入り時の手すりの設置を行った．さらに，週2度は訪問介護サービス，週1回はデイサービスを利用することで入浴を行い，衛生面の改善を行った．浴槽内への台の設置と手すりの利用，そして介護によって浴槽で出入り時の膝関節痛の主観的強度も改善した．別の患者は膝関節痛のため，屋内での座位・臥床時間が長くなり，身体活動量が著しく低下していた．本人は膝関節痛が原因と考えていたが，歩行時のふらつき，転倒しそうになることが臥床時間に影響していると判断した．そこで，患者の動線上の手すりの設置，屋内歩行器の使用，訪問看護の利用によって臥床時間を短くすることを目的として介入した．その結果，日常生活活動時の膝関節痛は変化していないが，デイサービスに通うようになり，まだ，目的とする活動量獲得にはいたっていないが臥床時間は減少した．

2 膝関節痛軽減を目的とした理学療法の実際

（1）生体力学的環境変化を目的とした治療

装具などの生体力学的介入は，膝関節に加わるメカニカルストレスを軽減することで，膝関節痛と膝OAのこわばりの減少が得られる可能性が高

いと報告した[16]．しかし，膝OA装具は高齢者では使用時の装着感が悪く，皮膚の問題などを併発しやすいため，コンプライアンスは低いのが問題である[17]．膝のサポータに関する膝関節痛軽減効果についての明確なエビデンスはなく，否定的な報告が多い[18]．しかし，患者の主観的効果が得られる場合は使用することを排除すべきではない．

（2）患者教育による膝関節痛軽減を目的とした治療

膝OA患者は疼痛に対して恐怖心を有しており，効果的な対処法を知らないことが不安となり，主観的症状を複雑にしている[19]．疼痛がいつ，どこで，どのように生じるかを理解させ，それに対する対処法を教育することが効果的である[20]．評価時に膝関節痛の増悪因子と軽減因子に関する情報が得られれば，増悪因子は行わないように，膝関節痛が出現した場合は軽減因子を積極的に行うことを指導する．膝OA患者が疼痛を理解し，それに対する対処方法を学習する過程で膝関節痛の頻度と主観的強度が減少することは多いと感じている．

3 歩行支援機器の使用

OARSIガイドライン[9]では，単独膝OAに対し歩行支援機器の使用は，膝関節痛の軽減や機能改善につながり推奨されている．一方，松葉杖については使用による効果を検討する研究はない．高齢者では松葉杖の使用は難しい場合もあるため，その処方については十分吟味する必要がある．杖やロフトランド杖などの歩行支援器具の使用は，膝関節痛が強い場合，または跛行が顕著に認められる症例では一時的に使用することが望ましい．

4 身体活動量の獲得

高齢膝OA患者は健康的な高齢者よりも著しく座位と臥床時間が長い[21]．そのため，心身の健康状態に関係する身体活動量が確保されていない．一日に必要な歩数は8,000から1万歩といわれているが，冨岡らは[22]，身体機能と健康関連QOLを維持するためには女性高齢者では5,500歩必要であると報告した．高齢膝OA患者では，強い膝関節痛を有していることが多く，5,500歩の歩数を確保することは難しい．よって，その歩数に相当する身体活動量を全身運動として処方することが必要である．

健康づくりのための身体活動基準2013[23]では，65歳以上の身体活動（生活活動・運動）の基準を【強度を問わず，身体活動を10メッツ・時/週行う．具体的には，横になったままや座ったままにならなければどんな動きでもよいので，身体活動を毎日40分行う】と設定した．3メッツ未満の身体活動（生活活動・運動）を表2に示す．デイサービスなどの利用時の理学療法士による運動処方，そして日常生活活動を行うことで十分に達成可能で

表2 3メッツ未満の生活活動と運動の例

メッツ	3メッツ未満の生活活動の例
1.8	立位（会話，電話，読書），皿洗い
2.0	ゆっくりした歩行（平地，非常に遅い＝53m/分未満，散歩または家の中），料理や食材の準備（立位，座位），洗濯，子どもを抱えながら立つ，洗車・ワックスがけ
2.2	子どもと遊ぶ（座位，軽度）
2.3	ガーデニング（コンテナを使用する），動物の世話，ピアノの演奏
2.5	植物への水やり，子どもの世話，仕立て作業
2.8	ゆっくりした歩行（平地，遅い＝53m/分），子ども・動物と遊ぶ（立位，軽度）

メッツ	3メッツ未満の運動の例
2.3	ストレッチング，全身を使ったテレビゲーム（バランス運動，ヨガ）
2.5	ヨガ，ビリヤード
2.8	座って行うラジオ体操

（文献21より引用）

あると考えられる．

5 自己管理と教育

膝OA患者の症状は，生物学的側面だけではなく，心理面と社会面が大きく影響する[20]．自己管理の方法は，疼痛日誌をつけて疼痛に対してどのような対応をしたのか確認し，その対応が適切であったか，他の対応としてどのようなことがあるかを説明している．疼痛に対する破局的思考を有している患者，感作が疑われる患者に対しては，電子メールや電話などですぐに対応し，対処法を指導することも重要となることもある．

（木藤伸宏）

文献

1) Vos T et al：Years lived with disability (YLDs) for 1160 sequelae of 289 diseases and injuries 1990-2010：a systematic analysis for the Global Burden of Disease Study 2010. *Lancet* **380**：2163-2196，2012.
2) Murray CJ et al：Disability-adjusted life years (DALYs) for 291 diseases and injuries in 21 regions, 1990-2010：a systematic analysis for the Global Burden of Disease Study 2010. *Lancet* **380**：2197-2223，2012.
3) 斉藤知行・他：変形性膝関節症の臨床病理と滑膜病変．整形外科 **55**：1227-1232，2004.
4) Felson DT et al：Osteoarthritis：new insights. Part 1：the disease and its risk factors. *Ann Intern Med* **133**：635-646，2000.
5) Prieto-Alhambra D et al：Incidence and risk factors for clinically diagnosed knee, hip and hand osteoarthritis：influences of age, gender and osteoarthritis affecting other joints. *Ann Rheum Dis* **73**：1659-1664，2014.
6) 厚生労働省：平成19年度国民生活基礎調査の概況：http://www.mhlw.go.jp/toukei/list/20-19-1.htm1（2015年12月20日）
7) 吉村典子：一般住民における運動器障害の疫学―大規模疫学調査ROADより．THE BONE **24**：39-42，2010.
8) 村木重之・他：腰椎圧迫骨折は他の慢性疾患よりもQOLを低下させる―ROAD study. オステオポローシス・ジャパン **18**：33-37，2010.
9) McAlindon TE et al：OARSI guidelines for the non-surgical management of knee osteoarthritis. *Osteoarthritis Cartilage* **22**：363-388，2014.
10) Blagojevic M et al：Risk factors for onset of osteoarthritis of the knee in older adults：a systematic review and meta-analysis. *Osteoarthritis Cartilage* **18**：24-33，2010.
11) Hortobágyi T et al：Aberrations in the control of quadriceps muscle force in patients with knee osteoarthritis. *Arthritis Rheum* **51**：562-569，2004.
12) Dobson F et al：OARSI recommended performance-based tests to assess physical function in people diagnosed with hip or knee osteoarthritis. *Osteoarthritis Cartilage* **21**：1042-1052，2013.
13) Bellamy N et al：Validation study of WOMAC：a health status instrument for measuring clinically important patient relevant outcomes to antirheumatic drug therapy in patients with osteoarthritis of the hip or knee. *J Rheumatol* **15**：1833-1840，1988.
14) Akai M et al：An outcome measure for Japanese people with knee osteoarthritis. *J Rheumatol* **32**：1524-1532，2005.
15) Nakamura N et al：Cross-cultural adaptation and validation of the Japanese Knee Injury and Osteoarthritis Outcome Score (KOOS). *J Orthop Sci* **16**：516-523，2011.
16) Bennell KL et al：Osteoarthritis year in review 2015：rehabilitation and outcomes. *Osteoarthritis Cartilage* **24**：58-70，2016.
17) Duivenvoorden T et al：Braces and orthoses for treating osteoarthritis of the knee. *Cochrane Database Syst Rev* **16**：CD004020，2015.
18) Yates AJ Jr et al：AAOS appropriate use criteria：optimizing the non-arthroplasty management of osteoarthritis of the knee. *J Am Acad Orthop Surg* **22**：261-267，2014.
19) Fingleton C et al：Pain sensitization in people with knee osteoarthritis：a systematic review and meta-analysis. *Osteoarthritis Cartilage* **23**：1043-1056，2015.
20) Kittelson AJ et al：Future directions in painful knee osteoarthritis：harnessing complexity in a heterogeneous population. *Phys Ther* **94**：422-432，2014.
21) Gay C et al：Educating patients about the benefits of physical activity and exercise for their hip and knee osteoarthritis. Systematic literature review. *Ann Phys Rehabil Med* **59**：174-183，2016.
22) 冨岡公子・他：高齢者の1日歩数と身体機能および健康関連QOLに関する横断研究―適正歩数の設定の試み．健康医科学研究助成論文集：**24**：1-11，2009.
23) 厚生労働省：「健康づくりのための身体活動基準2013」及び「健康づくりのための身体活動指針（アクティブガイド）」について：http://www.mhlw.go.jp/stf/houdou/2r9852000002xple.html，（2016年10月1日閲覧）

5章 2 大腿骨頸部/転子部骨折に対する理学療法

KEY ポイント

❶ 病態・疫学・特徴を理解するポイント
　大腿骨頸部/転子部骨折の新規骨折患者数は年間17万人を超えており，超高齢社会であるわが国にとって社会的問題ともいえる．内側骨折では頸部の血行が断たれていることが多いことから人工骨頭置換術が選択される．外側骨折ではγネイルによる内固定術が選択されることが多い．いずれも，術式を理解したうえで，早期離床と早期荷重による加速的リハを図ることが推奨されている．

❷ 理学療法評価のポイント
　術後の歩行再獲得に与える因子として，術前歩行能力と認知症の有無は重要な因子である．また，近年では栄養状態の評価が重要視されており，血清アルブミン値やヘモグロビン値の値に注意し，低栄養状態を把握することが重要である．低栄養状態のおそれがある場合には，理学療法における運動負荷量の調整を図るとともに，栄養介入の必要性を検討する必要がある．

❸ 理学療法介入のポイント
　急性期理学療法については，術前からの呼吸練習と筋力強化による介入が有効であり，術後は早期離床と歩行再獲得に向けた積極的な理学療法を行う．また，回復期理学療法においては，歩行の安定性や持久力の拡大とともに，退院後の生活に向けた指導を行う．そのうえで再転倒を防ぐための転倒リスクの評価を行うことが重要である．そして，二次骨折予防としての運動療法や骨粗鬆症に対する治療を行うことが重要である．

1. 大腿骨頸部/転子部骨折の病態・疫学・特徴

　高齢者に多く発生する四大骨折として椎体骨折，上腕骨近位端骨折，橈骨遠位端骨折，大腿骨頸部/転子部骨折が挙げられる．その中でも，大腿骨頸部/転子部骨折はQuality of life（QOL）を著しく阻害する代表的な疾患と考えることができる．疫学調査については，折茂らが1987年から定期的に全国規模調査を行っている．その後20年間にわたって5回の調査が行われており，最新の報告によると，2012年の1年間の新規発生率は約175,700件であり，発生数は25年間で3.3倍に増加していることが報告されている（図1）[1]．また，年齢別の発生率では40歳から年齢とともに増加し，70歳を過ぎると急激に増加することが報告されている．また，骨粗鬆症を背景とし，その80%が転倒によって発症することが知られている．高齢化対策や転倒予防などの取り組みが行われているが，本骨折の発生数はますます増加傾向にあり，転倒予防や骨折に対する取り組みだけでなく，骨折の直接的な因子である骨粗鬆症そのものに対する積極的な治療が必要であるといわれている．

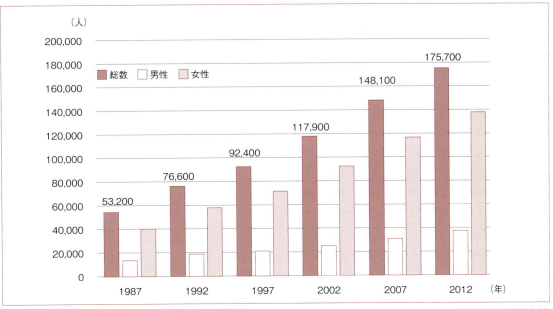

図1　大腿骨近位部骨折の年間発生件数の推移
(文献1より引用改変)

2. 理学療法評価とアプローチ

1 分類と診断

　一般に、高齢者が転倒し股関節周囲の疼痛と歩行困難を訴えたという現病歴において、多くの場合で本骨折の診断が疑われる。診断は股関節部の疼痛とX線写真により行われ、正面像に加えてCross-table lateral viewが撮影される。大腿骨頸部/転子部骨折は大きく分けて内側骨折と外側骨折に分けられ、内側骨折ではGarden分類、外側骨折ではEvans分類を用いて骨折のタイプの分類が行われる。この骨折のタイプ分類は診断だけでなく、その後の治療方針の決定としても重要な指標となる。頸部骨折に対しては図2に示すようなGarden分類が用いられる[2]。Garden分類では転位の程度によりStageⅠ～Ⅳの4段階に分類される。StageⅠは不完全骨折、StageⅡは完全骨折であるが転位はなし、StageⅢは転位のある完全骨折であり、StageⅣは転位が高度な完全骨折である。判読のポイントとしては主圧縮骨梁の連続性を確認し、転位の程度から判定される。

　頸部骨折に対する手術方法はスクリューやピンを内固定材料とした骨接合術と人工骨頭置換術などの人工物置換術に分けられ、年齢、受傷前の活動性、全身状態に加えて骨折のタイプによって判断される。一般的に頸部骨折では、転位型（Garden StageⅢ, Ⅳ）に対しては人工骨頭置換術が第1に選択され、非転位型（Garden StageⅠ, Ⅱ）に対しては、ハンソンピンやスクリューによる内固定材料による骨接合術が選択される。

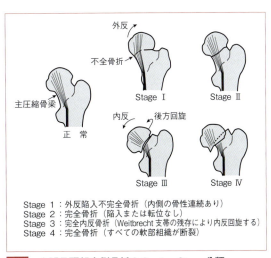

図2　大腿骨頸部内側骨折のGarden Stage分類
(文献2より引用)

大腿骨転子部骨折に対してはEvans分類が一般的に用いられる．図3に示すように，Evans分類では大きく安定型と不安定型に分けられ[5]，転位があり内側骨皮質の粉砕を認めるものをgroup 3-4と定義される[4]．転子部骨折に対しては手術療法が第1に選択され，骨折を固定するために内固定材料としてはsliding hip screwのCHSタイプとshort femoral nailのGammaタイプが用いられている．

いずれも，骨折のタイプと術式を十分に理解し，早期離床から歩行の力を再獲得するための早期理学療法を行うことが重要である．そのためには，主治医や術者に術中の所見を詳細に聞き，整復状態や固定性に加えて，荷重時期の確認を怠ってはならない．

2 診療ガイドラインと歩行再獲得に与える因子

診療ガイドラインとして，「大腿骨頸部/転子部骨折診療ガイドライン」が日本整形外科学会診療ガイドライン委員会・大腿骨頸部/転子部骨折ガイドライン策定委員会によって2005年に冊子として発行され，2011年に第2版として改定が行われている[5]．大腿骨頸部/転子部骨折は高齢者に多く発生するため，ベッド上での臥床状態が長く続くと容易に廃用症候群を引き起こす．そのため，早期離床・早期荷重を目的とした手術方法を選択し，早期リハビリテーション（以下リハ）を開始することが必要である．しかし，受傷後に適切な手術やリハを行っても，すべての症例が受傷前の日常生活を送れるほどに回復できるわけではない．市村らの調査では[6]，歩行能力再獲得率は68%であり，危険因子として，年齢，性別，受傷前所在地，受傷前歩行能力，認知症，神経疾患，貧血であったと報告している．また，退院後の歩行能力に関して，Kitamuraらの報告では，受傷後1年時の歩行能力再獲得に与える因子として，80歳未満，受傷前歩行能力，術後2週時のADL自立度，認知症なし，反対側の骨折なしが有用であると述べている．このように，大腿骨頸部/転子部骨折は高齢者に多く発生するため，下肢筋力が機能的

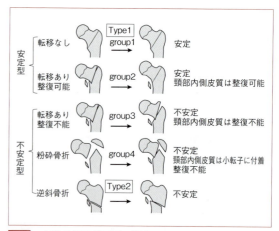

図3 大腿骨転子部骨折に対するEvans分類

（文献2より引用）

表1 入院時情報と歩行獲得との関連

	β	オッズ比	95%信頼区間	p値
脳卒中の既往	-1.09	0.33	0.14-0.79	*
認知症	-2.33	0.09	0.04-0.21	**
受傷前歩行能力	1.64	5.16	2.27-11.82	**
年齢	-0.05	0.95	0.91-0.99	*
入院時Alb値	1.64	5.18	2.17-12.33	**
判別的中率＝80.2%				

*$p<0.05$, **$p<0.01$, Alb: Serum albumin.
入院時Alb値は歩行獲得を説明する変数としてオッズ比5.18と，受傷前歩行能力と同様に有用な指標である．

（文献8より引用）

な予後に与える影響は大きい．萩原らの入院患者を対象とした報告では，歩行能力の自立に与える要因として下肢筋力のみが有意であったと報告している[7]．なお，近年では高齢者におけるサルコペニアやフレイルが問題となっている．岡本らは入院時栄養状態と歩行獲得に関する調査を行っており，表1に示すように入院時Alb値は歩行獲得へ与えるオッズ比が5.18であり，従来からいわれていた受傷前歩行能力や認知症と同様に歩行獲得に重要な予後決定因子であり，栄養状態を考慮した運動負荷量の設定を図ることの重要性を述べている[8]．このように，術後の歩行機能の再獲得に与える因子として，受傷前歩行能力と認知症の有無に加えて下肢筋力が重要であるといえる．

表2 術前に必要な情報

1. 画像所見，検査所見
   - □ X線画像所見（骨折部位，骨折のタイプ）
   - □ 骨量や骨萎縮の程度
   - □ 血液データ
     炎症値（CRP），栄養状態（Alb），ヘモグロビン（Hb）など
2. カルテから
   - □ 併存疾患や既往歴，転倒歴
   - □ 受傷機転（いつ，どこで，どのようにして受傷したのか）
   - □ 受傷から入院，手術，理学療法開始までの経過
3. スタッフから
   - □ 担当医師より，骨折部の整復の程度や固定性，荷重時期
   - □ （人工骨頭置換術）の場合，脱臼肢位と術中の角度
   - □ 看護師より，病棟生活での安静度
   - □ 術後，二次的合併症予防のための外転枕，フットポンプ，弾性ストッキングの有無，尿カテーテルの有無

3 理学療法評価項目

術前にカルテなどから収集する情報について表2に示す．股関節のX線画像所見は骨折のタイプを確認するだけでなく，外側骨折では第3骨片の有無を確認し，骨折部の固定性や荷重時期を確認することがポイントとなる．また，高齢者ではすでに他の関節や脊椎に問題を抱えていることも多いことから，必要に応じて脊椎や膝・足部のX線画像所見も必要となる．検査データでは炎症所見としてのCRP（正常値0.6mg/dl以下）や白血球数（WBC：正常値4500～9000個μl以下）だけでなく，ヘモグロビン値（Hb：正常値　男性13g/dl，女性12g/dl）も把握すべきである．本骨折では人工関節置換術に比べて貧血状態に陥る患者は少ないが，既往に鉄欠乏性貧血や老人貧血，慢性疾患に伴う二次性貧血があれば注意を払うべきである．また，前述したように高齢者においては栄養状態として血清アルブミン値（Alb）は重要な指標であり，3.5g/dl以下は低たんぱく質状態と考えることができる．歩行再獲得に与える因子として筋力が重要であることを述べたが，筋力の向上のためには運動と骨格筋を構成するたんぱく質が必要である．低たんぱく質の状態で運動を行っても，骨格筋の合成が低下していることから，筋力改善にはつながらない．低たんぱく状態のおそれがある症例に対しては，栄養改善のための介入と並行して理学療法の負荷量を考える必要がある．また，高齢者における低栄養状態については，急性期だけでなく回復期リハでは「低栄養状態のリスクの判断基準」として栄養スクリーニングが行われている．そのスクリーニングツールとしては，表3に示すように，BMI（Body Mass Index），体重減少率，Alb値，食事摂取量などで，「低リスク」「中リスク」「高リスク」と判断し，あわせて栄養状態を把握することが求められている[9]．

カルテ情報からは併存する合併症に加えて，本骨折の受傷機転を詳細に把握し転倒不安感の存在を把握する．担当医師からは術中所見として，外側骨折であれば骨折部の整復の程度や固定性，術後の荷重量と荷重時期を確認することを怠ってはいけない．また，内側骨折に対する人工骨頭置換術では，手術侵襲方法の確認と脱臼肢位，術中の可動域を必ず聴取することは重要である．看護師からはバイタルサインに加えて，病棟での安静度が守られているかについて聴取する．また，二次的合併症予防のための外転枕の使用，フットポン

表3 低栄養状態のリスクの判断基準

リスク分類	低リスク	中リスク	高リスク
BMI	18.5～29.9kg/㎡	18.5kg/㎡未満	―
体重減少率	変化なし （減少3％未満）	1ヵ月に3～5％未満 3ヵ月に3～7.5％未満 6ヵ月に3～10％未満	1ヵ月に5％以上 3ヵ月に7.5％以上 6ヵ月に10％以上
血清アルブミン値	3.6g/dl 以上	3.0～3.5g/dl	3.0g/dl 未満
食事摂取量	良好（76％～100％）	不良（75％以下）	
栄養補給法	―	経腸栄養法 静脈栄養法	
褥瘡	―	―	褥瘡

（有限責任中間法人日本健康システム学会 介護保険施設における栄養ケア・マネジメントの実務のために2005）

プの有無や弾性ストッキングの有無についても聴取する．

理学療法評価項目を**表4**に示す．バイタルサイン，疼痛評価，可動域評価，筋力評価については，術後の経過に合わせて経時的に評価することが望ましい．また，筋力についてはMMTによる評価も重要であるが，握力の測定は全身の筋力状態を反映するといわれており，重要な指標となる．歩行能力評価としては歩行距離，最大歩行速度（MWSに加えて，6分間歩行距離（6 MD）も有用である．バランス評価としてはTUGとFRTについては，転倒リスクの把握として重要である．また，Berg Balance Scale（BBS）は14項目で構成されている．高齢者に対する転倒スクリーニングのための基準や杖の使用を判定するための基準値としては45点といわれている[10]．日常生活活動については術後においてはBI（Barthel index）やFIM（Function Independence Measure）といった基本的ADLが重要であるが，退院後の生活を把握するためにはLawtonの手段的日常生活活動尺度（IADL）の評価を含めるべきである[11]．また，本骨折が転倒を原因としていることが多いことから，転倒恐怖心の把握も重要である．転倒恐怖感の存在が身体活動量や運動機能，移動能力と関連することが報告されており，Fall Efficacy Scale：FESを用いた評価の重要性が報告されている[12]．

表4 大腿骨頸部骨折術後理学療法評価のチェックポイント

☐ バイタルサイン(血圧，脈拍，呼吸数)
☐ 疼痛(VAS，NRS)
☐ 関節可動域(ROM-T)
☐ 筋力(MMT，握力)
☐ 起居動作，姿勢保持
☐ 歩行能力評価(MWS，6MD)
☐ バランス能力評価(TUG，FRT，BBS)
☐ 応用動作・歩行(階段，段差，屋外歩行)
☐ 日常生活動作(BI，FIM，IADL)
☐ 転倒恐怖心(FES)
☐ QOL(SF-36，HRSQOL)
☐ 認知機能(HDS-R，MMSE)

3．理学療法の進め方

1 急性期の理学療法

骨折後の患者に対しては，術前からの上肢や健側下肢の筋力強化，また患肢足関節の機能練習を行うだけでなく，呼吸理学療法や口腔内ケアも行うことが望ましいといわれている．一般的には，術後は翌日から座位をとらせ，早期から起立・歩行の獲得を目指して下肢の筋力強化練習および可動域練習を開始する．また，歩行練習は平行棒歩行から開始し，歩行器，松葉杖，T字杖歩行と段階的に進めることが多い．「大腿骨頸部/転子部骨折診療ガイドライン（第2版）」において，クリニカルパスは受傷前ADLが高い症例に対しては，入院期間の短縮と術後合併症の防止に有効であるといわれている．そのため，理学療法は術前から積極的に介入することが望ましい．術後のリハに対するクリニカルパスを**表5**に示す．術前の理学療法は健側下肢や骨折側の足部などの可動域練習や筋力強化を図り，必要に応じて呼吸リハを行い合併症の予防に努める．合併症の中でも深部静脈血栓症（deep vein thrombosis；DVT）の発生率は0.84％〜42.5％と報告されており[13,14]，術直後にはフットポンプや弾性ストッキングの着用が行われているが，積極的な足関節の運動を促すことが必要である．また，予防法として循環血流量維持のための下肢筋のトレーニングを積極的に行うだけでなく，Homans徴候の有無を確認することが重要である．

なお，従来では人工骨頭置換術の症例では術後の脱臼が問題となっていた．特に後方アプローチの手術においては，股関節屈曲・内転・内旋位の複合肢位が危険肢位といわれていた．股関節が屈曲・内転・内旋位となる姿勢は，日常生活において和式トイレなどの深いしゃがみ込み動作や，靴や靴下の着脱時など比較的とりやすい姿勢である．そのため，屈曲位で膝を内側に向ける動作などをとらないように，退院時指導のポイントとして重要視されてきた．しかし，現在では**図4**に示すよ

表5 大腿骨頸部骨折の標準的なクリニカルパス

	入院当時〜手術前	手術前日	手術当日	1病日	2病日	3〜4病日	5〜10病日	11〜17日	18〜24日
主治医	□安静度指示 □患者，家族への説明 □入院治療計画書 □採血 □X線検査 □心電図 □動脈血液ガス検査 □投薬指示 □抗生物質皮内テスト □手術麻酔申し込み □輸血オーダー □リハオーダー □術前患者連絡表 □服薬指導依頼 □MSW依頼	□不眠時指示	□術前術後点滴指示 □術後X線 □術後採血 □疼痛時指示 □発熱時指示 □尿量低下時指示 □血圧変動時指示 □嘔吐嘔気時指示 □酸素指示 □術後説明	□ガーゼ交換 □採血 □内服薬再開指示	□ガーゼ交換 □ドレーン抜去	□ガーゼ交換 □採血 □X線 □抗生物質内服指示 □抗凝固剤内服指示	□ガーゼ交換 □抜糸 （10〜14日） □ケース会議	□X線 □退院先検討	□退院日，退院先決定 □再来予約 □診療情報提供 □退院時処方 □退院療養計画書
麻酔科医		□禁飲食指示 （21時以降禁飲食）	□内服薬指示						
看護師	□術前オリエンテーション □絆創膏パッチテスト □バルーンカテーテル留置 □清拭 □食事入力 □退院先，退院時ADL確認 □ネームバンド作成	□浣腸 □入浴 □身長体重測定 □輸液伝票確認 □X線，心電図確認 □爪切り □禁食札作成 □外転保持枕準備	□OPE室持参品確認 □OPE前バイタル確認 □OPE衣着用 □術後状態確認	□状態観察 □清拭 □脱臼予防 □術後指導	□状態観察 □清拭 □パジャマ □バルーンカテーテル抜去 □禁忌肢位確認	□状態観察 □清拭 □退院先再確認 □食堂で食事 □日中は車椅子座位	□状態観察 □清拭 □夜間ポータブルトイレ	□状態観察 □入浴 □退院先必要物品検討	□状態観察 □病棟トイレ使用 □入浴 □看護サマリー
理学療法士	□術前評価 □下肢筋力運動 □呼吸リハ		□術後チェック（Homans徴候） □呼吸リハ □下肢筋力運動	□呼吸リハ □SLR運動	□呼吸リハ □端座位 □ギャッジ座位 □車椅子移乗	□車椅子座位	□起立練習 □平行棒内歩行 □歩行器歩行	□4点杖歩行 □杖歩行 □退院必要物品の検討	□応用動作練習 □体力増強運動 □退院指導
薬剤師	□初回服薬指導	□服薬指導			□服薬指導	□服薬指導	□服薬指導		□退院時服薬指導
安静度	床上，痛みに応じてベッドアップ可		外転保持枕			車椅子	歩行器歩行	杖歩行	

うな前方アプローチや前側方アプローチによる手術方法が行われることが多くなっている．この術式では筋組織の切開をほとんど行わず，股関節後方の筋肉も温存されるという利点がある．なお，前側方アプローチでの脱臼肢位は，股関節伸展・内転・外旋であるが，日常生活においてこのような肢位をとることは少なく，人工骨頭置換術だけでなく，人工股関節全置換術においても股関節脱臼は減少しているといわれている．

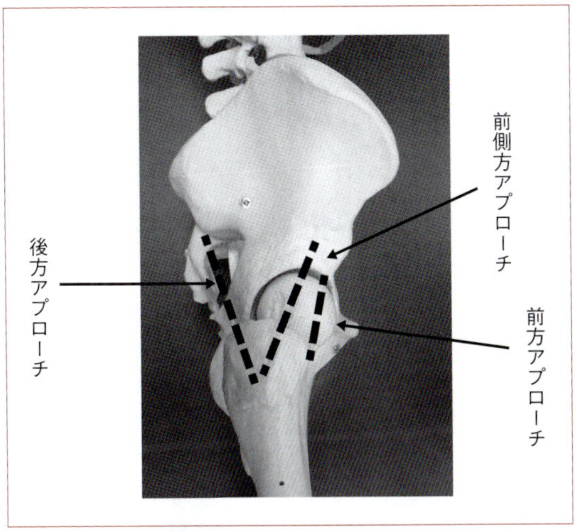

2 退院時から回復期理学療法

現在の医療機関では急性期と回復期医療機関に分けられ，特に特定機能病院では入院期間が限られている．そのため，手術と急性期を担当する急性期病院と回復期病院との連携が重要視されている．「地域連携パス」とは，急性期病院から回復期病院を経て，早期に自宅退院へとつなげるための診療計画を，治療を受けるすべての医療機関で共有して用いるものである．表6に地域連携パスの例を示すが，急性期，回復期から診療所を含めて，一人の患者の診療にあたる複数の医療機関がそれぞれの役割分担を含めて，あらかじめ診療内容を提示し説明することにより，患者とその家族が安心して医療を受けることができるメリットがある．特に回復期病院では，患者がどのような状態で転院してくるのかを把握することができる．そのため，改めて患者の状態を観察することなく，

図4 人工骨頭置換術の侵入方法

従来は後方アプローチで行われることから，股関節屈曲・内転・内旋の複合運動は脱臼の危険肢位といわれていた．現在では前方アプローチや前側方アプローチが多く，股関節伸展・内転・外旋が脱臼肢位である．

表6 大腿骨頸部骨折の地域連携パスの例

大腿骨頸部骨折地域連携診療計画書　　　　　　　　　　　　　患者氏名　　　　　　様

	(急性期)入院から術後1・2週間					(回復期)　　　　病院	
経過	手術前日	手術当日	術後1〜3日目	術後7日目	転院の基準	術後約　週	退院の基準
達成目標	治療に関する目標				・手術創の状態が良い ・38度以上の発熱がない ・X線の結果が良い	・受傷前の状態に近くのが目標です ・在宅, 施設に向けての準備を進めます	退院の準備ができている
処置	(手術前のオリエンテーションを行います)主治医・麻酔科医より説明	手術衣に着替えます 術後肺塞栓症防止の措置	回診があります	回診があります 抜糸は通常7〜14日目です	抜糸前に転院した場合は,転院先で抜糸します		
点滴・内服	普段飲まれている薬を確認	(　時頃)点滴が始まります		朝夕2階抗生剤を点滴します			
検査		手術室でX線撮影を行います	採血を行います	採血, X線撮影		適宜, 採血とX線撮影を行います	
食事 安静度	「ベッド上安静」が基本です	手術から翌朝まではベッド上安静です	・人工骨頭置換術を受けられた方は,術後　週間は外転枕を使用して下さい ・通常1-3日後に車イス, トイレが可能です			・転倒に注意しながら, ご本人の状態に合わせてリハビリを進めていきます ・リハビリテーションのゴールを設定します ・状態に合わせて生活環境を整備しましょう	必要に応じて, 通所リハ(デイケア), 訪問看護などの介護保険サービスを利用しましょう
リハビリ			ベッド上でリハビリを開始します	車イスから歩行練習へ順次進めます			
清潔 排泄	シャワーまたは清拭		看護婦がお手伝いします	シャワーに入ることができます		ご本人の状態に合わせて, 入浴・排泄ができることを目標とします	
その他	・歩行についてはご本人の状態に合わせてリハビリを進めてゆきます. ・転院についてはご本人, ご家族と主治医が相談して決めますが, 通常術後　　週目が目安となります					・必要に応じてソーシャルワーカーが退院の調整を行います	

転院早々からリハを開始できることも特徴であり, 地域完結型医療を具体化できるといわれている. このような地域連携を進めることは, 今後の地域包括ケアにおいてもますます重要となると考える[15].

早期理学療法により歩行能力を獲得し, 退院に向けた時期では退院後の生活指導と二次骨折予防が必要である. そのため, 再転倒予防として患者のバランス能力や歩行持久力の確認が重要となる. バランス評価としてはFRT (Functional Reach Test) やTUG (Timed up and Go Test) によるスクリーニング評価に加えて, BBS (Berg Balance Scale) のような総合的なバランス能力の評価が行われてきた. 近年, Horakらが提唱するように, バランス能力の程度を評価するだけでなく, バランス能力が低下している原因を特定するため, BESTest (Balance Evaluation-Systems Test) やMini-BESTestが開発されている. Mini-BESTestは4つのサブシステムに分けられ, 姿勢変化−予測的姿勢制御, 反応的姿勢制御, 感覚機能, 動的歩行で構成され, 各0〜2点, 合計28点満点で評価される. 大高らによって日本語訳も行われ[16], その妥当性が検証されており, 転倒の有無を判別するカットオフ値として14.5点と報告されている[17].

4. 二次骨折予防としての骨粗鬆症対策

大腿骨頸部/転子部骨折患者の80%に椎体骨折が認められるとの報告があり[18], 初回の椎体骨折患者においては大腿骨頸部/転子部骨折を発生するリスクが高いことを示唆している. しかし, わが国において骨粗鬆症の治療を受けている患者は4〜10%程度といわれている[19]. これは骨粗鬆症そのものが骨折を契機としてみつけられることが多い「沈黙の疾患」としての特徴ともいえる. そのため, 日本骨粗鬆症学会では「骨折の連鎖を断つ」ことを目指し, 骨粗鬆症に対する検診の普及と治療の必要性を提唱している. 骨粗鬆症に対する治療は薬物療法と運動療法の2つに大別され, 運動療法だけでなく薬物療法が行われているか, 服薬の継続が行われているかに注意する必要があ

表7 骨粗鬆症治療薬の有効性の評価一覧

分類	薬物名	骨密度	椎体骨折	非椎体骨折	大腿骨近位部骨折
カルシウム薬	L−アスパラギン酸カルシウム	B	B	B	C
	リン酸水素カルシウム	B	B	B	C
女性ホルモン薬	エストリオール	C	C	C	C
	結合型エストロゲン※1	A	A	A	A
	エストラジオール	A	B	B	C
活性ビタミンD3薬	アルファカルシドール	B	B	B	C
	カルシトリオール	B	B	B	C
	エルデカルシトール	A	A	B	C
ビタミンK2薬	メナテトレノン	B	B	B	C
ビスフォスフォネート薬	エチドロン酸	A	B	C	C
	アレンドロン酸	A	A	A	A
	リセドロン酸	A	A	A	A
	ミノドロン酸	A	A	C	C
	イバンドロン酸	A	A	B	C
SERM	ラロキシフェン	A	A	B	C
	バゼドキシフェン	A	A	B	C
カルシトニン薬※2	エルカトニン	B	B	C	C
	サケカルシトニン	B	B	C	C
副甲状腺ホルモン薬	テリパラチド(遺伝子組換え)	A	A	A	C
	テリパラチド酢酸塩	A	A	C	C
抗RANKL抗体薬	デノスマブ	A	A	A	A
その他	イプリフラボン	C	C	C	C
	ナンドロロン	C	C	C	C

※1:骨粗鬆症は保険適用外　※2:疼痛に関して鎮痛作用を有し,疼痛を改善する　(骨粗鬆症の予防と治療ガイドライン2015年版より)

る.

骨粗鬆症治療薬の種類と推奨グレードについて表7に示す.代表的なものとしては,骨吸収を抑制する薬であるビスフォスフォネート薬があり,アレンドロン酸やリセドロン酸は椎体骨折だけでなく大腿骨に対する治療効果が高い薬剤である.近年では骨の形成を促進する甲状腺ホルモン薬であるテリパラチドが開発され,その有効性が報告されている[20].理学療法士としても骨粗鬆症リスクとともに骨粗鬆症治療が開始されているのか,薬物療法の継続がなされているのかについて,フォローすることが重要である.

また,運動療法を行うことにより骨粗鬆症を予防するとともに,筋力やバランス能力などの向上から転倒リスクを低減させることなどが報告されている.阪本らのダイナミックフラミンゴ療法は,開眼片足立ちを左右1分間ずつ行うものであり,大腿骨頸部の骨密度の増加を認め,骨密度の改善と転倒予防に有用であると報告している[21].

このように,大腿骨頸部/転子部骨折に対しては,骨折に対する手術前後の理学療法だけでなく,退院後の運動療法の継続や活動性の維持を図ることが重要であり,二次骨折予防にも目を向けるべきである.さらには本骨折そのものを減少させるための骨粗鬆症に対する治療の開始,服薬継続にも注意することが重要である.

大腿骨頸部/転子部骨折は理学療法士にとって関わりの多い疾患である.そのためにも,診療ガイドラインに目を通し最新のエビデンスを理解することが必要であるが,現在のところ本疾患に対する理学療法診療ガイドラインは存在しない.そ

のため,実際には各施設によって手術方法や術後のリハの進め方には若干の違いが生じていると考える.近年は多くの施設で電子カルテが導入されており,X線所見や手術所見が簡単に閲覧できるという利便性にあやかっている.しかし,術中初見や日々改良が行われる手術方法は,主治医や術者とのコミュニケーションによって得られることが多いと考える.また,高齢者に多く発生する本疾患において,栄養状態の評価は必須となっている.早期に歩行再獲得を目指すためにも,栄養状態を把握し全身状態に目を向けながら理学療法を進めることが重要である.

(藤田博曉)

引用文献

1) Orimo H et al: Hip fracture incidence in Japan: Estimates of new patients in 2012 and 25-year trends. Osteoporos int 27: 1777-1784, 2016.
2) 日本整形外科学会/日本骨折治療学会:大腿骨頸部/転子部骨折診療ガイドライン,改訂第2版.南江堂,2011, pp12-14.
3) 酒井建雄,松村讓兒(監訳):プロメテウス解剖学アトラス解剖学総論/運動器系,第2版,医学書院,2011, pp383.
4) 日本整形外科学会/日本骨折治療学会:大腿骨頸部/転子部骨折診療ガイドライン,改訂第2版.南江堂,2011, pp15-17.
5) 大腿骨頸部/転子部骨折診療ガイドライン,第2版.南江堂,2011.
6) 市村和徳,石井佐宏:高齢者大腿骨近位部骨折の退院時歩行能力に影響を与える因子—ロジスティック回帰分析を用いた解析.整形外科 52: 1340-1342, 2001.
7) 萩原祥子・他:大腿骨頸部骨折患者の歩行能力と膝伸展筋力の関係—ロジスティック解析による検討.理学療法学 25: 82-85, 1998.
8) 岡本伸仁・他:高齢大腿骨頸部骨折患者の栄養状態と歩行能力予後との関連性について.理学療法科学 30: 53-56, 2015.
9) 回復期リハビリテーション病棟連絡協議会栄養委員会:回復期リハビリテーション病棟における栄養管理マニュアル,2010.
10) Berg KO et al: Measuring balance in the elderly: preliminary development of an instrument. Physiothre Can 41: 304-311, 1989.
11) Lawton MP, Brody EM: Assessment of older people: Self Maintaining and instrumental activities of daily living. Geroulologist 9: 179-168, 1969.
12) 福尾実人,田中 聡:運動器疾患を有する高齢者の身体活動量に関連する要因の検討.ヘルスプロモーション理学療法研究 5 (4): 199-204, 2016.
13) 河井秀夫・他:大腿骨近位部骨折における深部静脈血栓症の発症率に関する疫学調査.骨折 29: 173-175, 2007.
14) Eneroth M et al: Nutritional supplementation decreases hip fracture-related complications. Clin Orthop Relat Res 451: 212-217, 2006.
15) 鮫島浩司・他:鹿児島市北地区と南地区における大腿骨近位部骨折地域連携パスの合併について.整形外科と災害外科 60; 488-490, 2011.
16) 大高恵莉・他:日本語版Balance Evaluation Systems Test (BESTest) の妥当性の検討.Jpn Rehabil Med 51: 565-573, 2014.
17) 宮田一弘・他:BEST Test, Mini-BEST Test, Brief-BEST Testにおける得点分布の特性と転倒予測精度に関する検討—前向きコホート研究.理学療法学 43: 118-126, 2016.
18) Hagino H et al Nationwide one-decade survey of hip fractures in Japan. J OrthoP Sci; 15: 737-45 ,2010.
19) 遠藤直人:骨粗鬆症における骨折の特徴と治療・予防.Osteoporosis Jpn 15: 7475, 2007.
20) 重信恵一・他:骨粗鬆症治療薬が新鮮脊椎体骨折患者において,疼痛や日常生活動作,QOLならびに骨代謝や骨癒合に及ぼす影響の検討—週1回テリパラチド製剤とビスホスホネート製剤を比較して.オステオポローシス・ジャパン 22: 117-121, 2014.
21) Sakamoto K et al: Effects of unipedal standing balance exercise on the prevention of falls and hip fracture among clinically defined high-risk elderly individuals: a randomized controlled trial. J Orthop Sci 1: 467, 2006.

5章 3 脳血管疾患に対する理学療法

> **KEY ポイント**
>
> **① 病態・疫学・特徴を理解するポイント**
> 脳血管疾患患者の8割以上は高齢者である．脳血管疾患による死亡率は減少傾向にあるが，後遺症により重度の介助を必要とする患者の割合は，他疾患と比較して多く，心身機能の維持・向上を目的とした理学療法が求められている．
>
> **② 評価のポイント**
> 脳画像から起こりうる症状を予見し，汎用性・信頼性・妥当性の高い心身機能評価を的確に選択することが重要である．高齢患者の予後予測においては，併存疾患，発症前ADL能力など多くの情報をもとに総合的に判断する必要がある．
>
> **③ 理学療法アプローチのポイント**
> 脳血管疾患患者の理学療法においては，獲得目標とする課題を反復して行う課題指向型トレーニングを，可能な限り多く提供することが，下肢機能，歩行能力，ADL能力の向上につながる．

1. 高齢脳血管疾患の病態・疫学・特徴

脳血管疾患（cerebral vascular disease；CVD）とは脳の血管病変が原因で引き起こされる疾患を総称する言葉である．米国NINDS（National Institute of Neurological Disorders and Stroke）は脳血管疾患を「無症候性」，「局所性脳機能障害」，「血管性認知症」，「高血圧性脳症」に分類し，脳卒中は局所性脳機能障害のうちの一疾患として位置付けている[1]．脳卒中とは，「卒＝突然」，「中＝あたる」という言葉が意味するように，脳血管あるいは脳血流動態に突然破綻をきたし，意識障害や片麻痺などの症状が突発的に出現する状態を示す[2]．つまり，脳血管疾患と脳卒中は同義語ではない．一方，わが国の脳血管疾患患者に占める脳卒中患者の割合は80％以上であり[3,4]，脳血管疾患患者の中で理学療法の対象となる患者の多くは脳卒中であることを考慮し，本項では脳血管疾患の中の脳卒中に焦点をあてた理学療法について概説する．

厚生労働省の公表によると，2014年10月時点で脳血管疾患の総患者数は1,179,000人（男性592,000人，女性587,000人）であり，このうち，65歳以上の患者数は1,006,000人で全体の85％を占めている[5]．すなわち，脳血管疾患は高齢者特有の疾患といえる．

わが国の死因別死亡率は，1970年代以前は脳血管疾患が第1，2位であったが，その後は減少し，2014年には，がん，心疾患，肺炎に次いで第4位となっている[6]．一方で，介護保険制度の要介護度認定において重度の介護を必要とする要介護4および5認定者の原因疾患は脳血管疾患が最も多く[7]，脳血管疾患患者の救命率は上昇しているものの，救命後の後遺症を抱えた患者への対策が大きな課題となっている（図1）．

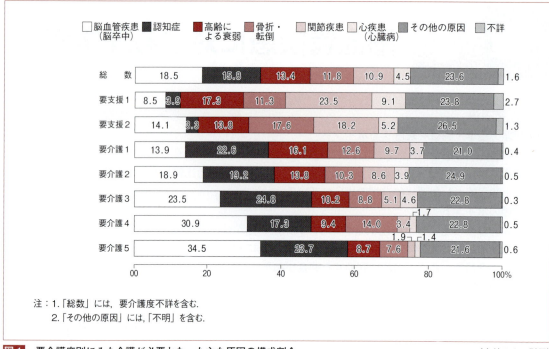

図1 要介護度別にみた介護が必要となった主な原因の構成割合 （文献7より引用）

2. 高齢脳血管疾患患者に対する理学療法評価とアプローチ

　脳血管疾患患者に対するリハビリテーション（以下リハ）の目的は，種々の神経学的症状により生じたADLや社会参加への制限，QOLの低下に対し，最大限の回復を目指すことである．「脳卒中治療ガイドライン2015」では，発症直後から，急性期，回復期，維持期にわたって一貫した流れでリハがなされることが推奨されている[8]．急性期のstroke unit（SU）での治療は，一般病棟での治療よりも死亡，介護状態，在宅復帰でみた長期予後を良好にすることが報告されている[9]．また，発症後の早期離床は，1週間超過後の離床と比較し，退院時ADLを犠牲にすることなく入院期間を短縮する傾向があることが報告されており[10]，脳血管疾患に対する理学療法は，急性期より厳重にモニタ管理された中で可及的早期に開始することが重要である．損なわれたADL，QOLが急性期の段階で十分に克服できない場合には，回復期へと引き継がれ集中的かつ包括的なアプローチを行い，維持期では回復期で獲得した能力を長期に維持，向上するためのアプローチを行う．

1　リスク管理

　顔色，血圧，呼吸，脈拍，意識状態などの変動については常に注意を払う必要がある．高血圧症，呼吸器疾患，心疾患は高齢者に多い疾患であり[11]，高齢脳血管疾患患者において，これらのモニタリングは特に重要である．

（1）血圧

　急性期においては病型にかかわらず血圧が上昇する．脳梗塞例においては虚血領域の血流量を確保するために血圧は高めにコントロールされており[12-14]，血栓溶解療法を施行された脳梗塞例[15]，高血圧性脳出血例[16]においては，出血リスクを低減するために降圧される（表1）．

　健常人の場合，脳血流自動調節能により身体の血圧が変動しても脳血流量は一定に保たれているが，脳血管疾患の急性期では調節能は破綻してお

表1 脳血管疾患を合併する高血圧の治療

			降圧治療対象	降圧目標	降圧薬
超急性期 (発症24時間以内)	脳梗塞	発症4.5時間以内	血栓溶解療法予定患者[*1]. SBP＞185mmHgまたはDBP＞110mmHg	血栓溶解療法施行中および施行後24時間＜180/105mmHg 前値の85-90%	ニカルジピン, ジルチアゼム, ニトログリセリンやニトロプルシドの微量点滴静注
		発症24時間以内	血栓溶解療法を行わない患者 SBP＞220mmHgまたはDBP＞120mmHg		
	脳出血		SBP＞180mmHgまたはMBP＞130mmHg SBP150-180mmHg	前値の80%[*2] SBP140mmHg程度	
	くも膜下出血 (破裂脳動脈瘤で発症から脳動脈瘤処置まで)		SBP＞160mmHg	前の80%[*3]	
急性期 (発症2週以内)	脳梗塞		SBP＞220mmHgまたはDBP＞120mmHg	前値の85-90%	ニカルジピン, ジルチアゼム, ニトログリセリンやニトロプルシドの微量点滴静注. または経口薬 (Ca拮抗薬, ACE阻害薬, ARB, 利尿薬)
	脳出血		SBP＞180mmHgまたはMBP＞130mmHg SBP150-180mmHg	前値の80%[*2] SBP140mmHg程度	
亜急性期 (発症3-4週)	脳梗塞		SBP＞220mmHgまたはDPP＞120mmHg SBP＞180-220mmHgで頸動脈または脳主幹動脈に50%以上の狭窄のない患者	前値の85-90% 前値の85-90%	経口薬(Ca拮抗薬, ACE阻害薬, ARB, 利尿薬)
	脳出血		SBP＞180mmHg　MBP＞130mmHg SBP＞150-180mmHg	前値の80% SBP140mmHg程度	
慢性期 (発症1カ月以後)	脳梗塞		SBP≧140mmHg	＜140/90mmHg[*4]	
	脳出血 くも膜下出血		SBP≧140mmHg	＜140/90mmHg[*5]	

(文献14より引用)

SBP：収縮期血圧, DBP：拡張期血圧, MBP：平均動脈血圧

[*1] 血栓回収療法予定患者については, 血栓溶解療法に準じる.
[*2] 重症で頭蓋内圧亢進が予想される症例では血圧低下に伴い脳灌流圧が低下し, 症状を悪化させるあるいは急性腎障害を併発する可能性があるので慎重に降圧する.
[*3] 重症で頭蓋内圧亢進が予想される症例, 急性期脳梗塞や脳血管攣縮の併発例では血圧低下に伴い脳灌流圧が低下し症状を悪化させる可能性があるので慎重に降圧する.
[*4] 降圧は緩徐に行い, 両側頸動脈高度狭窄, 脳主幹動脈閉塞の場合には, 特に下げすぎに注意する. ラクナ梗塞, 抗血栓薬併用時の場合は, さらに低レベル130/80mmHg未満を目指す.
[*5] 可能な症例は130/80mmHg未満を目指す.

り[17]．慢性期の脳血管疾患患者や高血圧症患者においては，調節能血圧下限値は右方へ偏位している[12,13]．このことは，血圧の下降により脳血流量は容易に減少し，その程度によっては脳虚血に陥ることを意味する（図2）．血圧管理は非常に重要である．

（2）呼吸

意識障害患者，球麻痺，仮性球麻痺により嚥下反射や咳嗽反射が低下している患者は誤嚥を招き，肺炎，喀痰貯留による無気肺，窒息を生じる可能性がある[18]．呼吸障害が疑われる場合には，視診，触診により呼吸パターンや胸郭運動を診て，聴診により呼吸音を確認する．介入する必要があると判断されれば，パルスオキシメータによる血中酸素飽和度をモニタリングしつつ排痰介助，呼吸介助を行う．動脈血液ガスや胸部画像の確認も行う．

（3）脈拍

安静時の脈拍数が120/分以上，運動中の脈拍数が140/分以上である場合，徐脈や不整脈が出現する場合（アンダーソン・土肥の運動療法中止基準[19,20]）には医師への確認が必要である．

2 理学療法評価

（1）脳画像

CT，MRIから脳の損傷部位を確認することにより，起こりうる症状を予見しておくことで，適切な理学療法評価の選択が可能となる．また，脳画像は予後予測をするうえでも貴重な情報源となる．理学療法士は運動機能障害を扱うことが多く，皮質脊髄路の走行部位は特に熟知しておく必要がある．皮質脊髄路は，中心前回の一次運動野（ブロードマン脳地図の第4野）からはじまり，放線冠，内包後脚，中脳の大脳脚，橋の底部を走行し，延髄の錐体で大部分が交差して脊髄の側索を下降する．臨床では脳の水平断面で病変部位を確認することが多く，これらの構造物と皮質脊髄路との位置関係を把握しておくことで評価が可能となる（図3）．

（2）各種評価法

急性期，回復期，慢性期へと患者が移行していくにあたり，セラピスト間で確かな情報伝達がなされる必要があり，また，治療の効果検証を行ううえでも，評価手法は汎用され，信頼性・妥当性が検証されている評価尺度を用いる必要がある．代表的な評価項目と評価スケールを表2に示す．

3 目標設定

目標設定をするうえで，機能回復の予後予測が必要である．「脳卒中治療ガイドライン」において，予測にはすでに検証の行われている予測手段を使用することが推奨されている[8]．予測に用いる情報（評価内容），評価した時期，歩行自立度など予測したい帰結内容を，帰結研究に照らし合わせるとよい．ただし，高齢患者の予測においては，参考にした帰結研究の内容と必ずしも一致しないということを念頭におく必要がある．年齢は機能予後に影響を与える因子の1つで，高齢であるほど機能予後が不良となる[22-24]．高齢脳血管疾患患者の目標設定に際しては，併存疾患，病前のADL能力を含む多くの情報からの総合的な判断が求められる．

4 アプローチ

脳血管疾患患者の機能障害に対する理学療法は，損傷した脳部位の機能を補うための脳内の可塑的変化を促すことが第1の目標である．そのためには獲得目標とする課題を反復して行う課題指向型トレーニングが最適である．課題指向型トレーニ

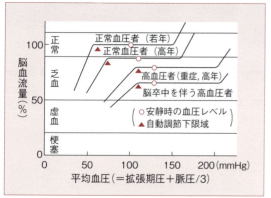

図2 正常血圧者，高血圧者，脳卒中を伴う高血圧者の脳血流量と脳血流自動調節域

（文献12より引用）

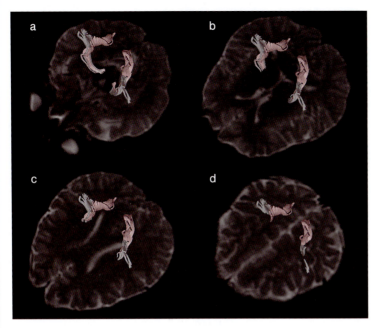

図3 拡散テンソルtractographyによる皮質脊髄路の描出

a：大脳脚レベル
b：Monro孔レベル
c：側脳室体部レベル
d：半卵円中心レベル

下肢の領域からの投射線維を青，上肢の領域からの投射線維をグレーで表示．本結果は，増谷佳孝氏により開発された拡散MRI解析ソフトウェア「dTV」によるものである．dTVは以下のURLより入手可能である．
(http://www.medimg.info.hiroshima-cu.ac.jp/dTV.II.15g/index.html)

ングは立ち上がり動作や歩行能力，ADL能力を改善することが報告されている[25]．また，トレーニング量も機能向上には重要な要素であり，トレーニング量の増大は，筋力，歩行能力，ADL能力の向上に有効であることが報告されている[26,27]．脳血管疾患患者に対するアプローチは「課題指向型」であることが望ましく，それを反復し「十分なトレーニング量」を提供することが重要である．

3．高齢脳血管疾患患者に対する理学療法の実際

　脳血管障害後の片麻痺患者に対する基本動作練習について概説する．

1 寝返り

（1）ポイント

　通常，非麻痺側への寝返り動作の獲得を優先する．非麻痺側への寝返りが可能になれば，非麻痺側上肢を用いた起き上がり動作へとつながるためである．動作開始時には麻痺側上肢を身体の正中線を越えて非麻痺側方向へ移動する．上肢の質量が非麻痺側へ移動することで本動作が容易になり，かつ，肩関節の亜脱臼を合併する症例の二次的損傷や疼痛の発生を予防する目的がある．

（2）練習の実際

　非麻痺側上肢で麻痺側上肢を把持し，身体の正中線を越える位置（胸部や腹部）まで移動する．非麻痺側足部を麻痺側の膝窩部へ滑り込ませ，麻痺側下肢を寝返る方向へ移動させる．両上肢を寝返る方向へ伸ばしていきつつ，頭部も挙上して同方向へ回転し，続いて体幹も回転する．体幹の回転が困難な場合には，麻痺側肩甲帯から体幹の回転を補助する．背部に枕を設置し半側臥位の状態から回転する練習を行うなど環境設定により課題難易度を調整してもよい．

表2 代表的な理学療法評価項目と評価スケール

評価項目	評価スケール
意識	Japan Coma Scale (JCS) Glasgow Coma Scale (GCS)
総合評価	Fugl-Meyer Assessment Stroke Impairment Assessment Set (SIAS) National Institutes of Health Stroke Scale (NIHSS)
認知機能	Mini-Mental State Examination (MMSE) 改訂長谷川式簡易知能評価スケール (HDS-R)
運動機能	Brunnstrom Stage Motricity Index
筋緊張	modified Ashworth Scale (MAS)
半側空間無視	Behavioural Inattention Test (BIT)
姿勢定位	Clinical Assessment Scale for Contraversive Pushing (SCP)
遂行機能	Frontal Assessment Battery (FAB) Trail Making Test (TMT)
精神	脳卒中うつスケール (JSS-D)
痛み	Visual Analog Scale (VAS)
筋力	Manual Muscle Test (MMT)
運動失調	Scale for the Assessment and Rating of Ataxia (SARA)
歩行・バランス	6分間歩行距離テスト (6MD) Timed Up and Go Test (TUG) Berg Balance Scale (BBS)
ADL	Functional Independence Measure (FIM) Barthel Index (BI)

2 起き上がり

(1) ポイント

動作パターンは多様であり，患者ごとに獲得しやすいパターン，および住環境に適したパターンを検討する．重症例の場合，起き上がり，立ち上がり動作は床面からよりもベッドを利用したほうが容易となる．

(2) 練習の実際

背臥位から側臥位となった後，非麻痺側足部を麻痺側の膝窩部へ滑りこませ，両下腿をベッド端から外へおろす．頸部を屈曲し，体幹を非麻痺側へ回旋させる．非麻痺側の肘を支点にした非麻痺側肩関節の伸展運動，体幹の屈曲，回旋運動により体幹が挙上し，非麻痺側前腕部で体幹を支持する（on elbow）．さらに重心を前方に移動し手部で体重を支持しながら肘関節を伸展する（on hand）．セラピストの鼻や目を追視させながら動作を行うことで運動方向を誘導しやすくなるため，セラピストは介助中のみずからの頭部の位置にも注意を払う．一連の動作の中で苦手としている相のみを反復して練習するのもよい．

3 座位

(1) ポイント

血圧管理が難しい場合には，ベッドアップ，ベッド上長座位，下腿をベッドから下垂した端座位へと段階的に進める．ヒトの股関節（寛骨大腿関節）の屈曲角は約70°であるため，正して座る直座位で骨盤は20°後傾しており，安楽座位では40〜50°後傾している[28]．つまり，骨盤をより正中位で保持するためには大腰筋の随意的な筋活動が必要であり，随意運動が困難な片麻痺例では，骨盤が後傾し体幹が伸展せず姿勢が不安定となる．

(2) 練習の実際

骨盤が後傾，体幹が屈曲し，抗重力姿位を保てない場合には，殿部後面にウェッジを挿入したり，座面を高くして立位姿勢に近い状態にすることで，骨盤の後傾が是正され体幹の伸展活動の誘発が容易になる．座面を高くする際には，麻痺側膝関節の支持性を装具で補償し転倒に注意する．静的座位保持が可能であれば，リーチ動作などを取り入れた動的な保持練習へとすぐに進める．

4 立ち上がり

(1) ポイント

端座位姿勢から体幹を前傾して殿部を離床し，体幹は前傾位のまま重心がさらに前方へ移動して，最終的に体幹，下肢が協調的に伸展し立位姿勢となる．このように動作をいくつかの相に分け，どの相に問題があるのかを観察する．

(2) 練習の実際

非麻痺側下肢に優位に荷重した動作練習と，麻痺側下肢に積極的に荷重した動作練習を並行して行う．前者は，本動作の獲得から車椅子移乗動作の獲得へとつなげADLの早期拡大を図ることが目的であり，後者は，麻痺側下肢の強化が目的である．一般的な椅子の高さからでは動作が困難な場合には，高い座面からの動作練習を行う．これにより，骨盤，体幹の前傾がしやすくなり重心の前方移動が容易になる．その高さからの動作が可能となれば徐々に座面の高さを低くし，課題難易度を上げていく．

5 立位

(1) ポイント

下肢の支持力低下やバランス不良により姿勢保持が困難な場合には，装具や手すりの使用を検討する．意識障害，認知症，非麻痺側の重度の筋力低下などにより，練習が困難な場合には起立台を利用した立位練習から開始する．

(2) 練習の実際

麻痺が重度である場合には，膝関節の支持性を補うために長下肢装具を装着する．手すりを使用した練習や，壁へ寄りかかっての練習など課題難易度を調整しながら静的保持能力の獲得を目指す．静的保持が可能となれば，リーチ動作も追加した動的保持練習を実施し，トイレでの下衣操作練習などADL場面を想定した練習へと進める．

6 歩行

(1) ポイント

歩行練習は，前述の基本動作練習と並行し早期から開始する．脊髄損傷者を対象に他動的に歩行様運動をさせた研究[29, 30]では，立脚期に股関節のダイナミックな屈伸運動と足部への荷重情報を提供することで，歩行運動に同調した筋活動が観察されることが報告されている．歩行には自動的な歩行制御機構と随意的な歩行制御機構が存在し，自動的な歩行制御機構は脳卒中で損傷される領域よりも下位であり損傷を免れている可能性が高い．よって，皮質脊髄路損傷による重度片麻痺例にも応用できる可能性がある．麻痺肢の股関節運動と荷重を提供するためには，下肢の倒立振り子運動（図4）を形成した歩行練習である必要がある．ただし，高齢者においては，脊柱や下肢の筋骨格系の加齢変化などに起因し，発症以前より倒立振り子運動とは異なる歩容を呈している場合もあるため，十分な情報収集をしたうえで治療方針を決定する．上肢の麻痺が重度である場合には，肩関節の亜脱臼，疼痛を予防するために装具やスリングを装着する（図5）．

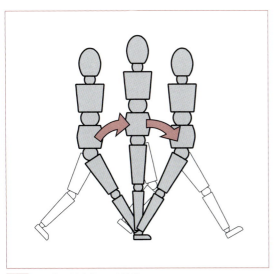

図4　下肢の倒立振り子運動

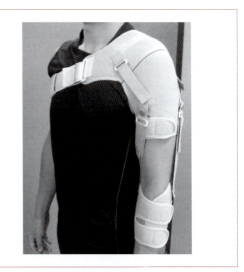

図5　上肢懸垂用肩関節装具Omo Neurexa（Otto Bock社製）

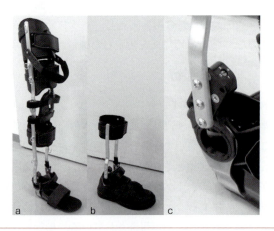

a：Gait Solution足継手付き長下肢装具
b：Gait Solution足継手付き短下肢装具
c：Gait Solution足継手

図6 Gait Solution足継手付き下肢装具

（2）練習の実際

　重度片麻痺例では，下肢に十分に荷重できる環境を提供するため長下肢装具の使用を検討する．倒立振り子運動による股関節の屈伸運動を引き出すうえでは，装具の足継手はGait Solutionのような底屈制動（制限ではない），背屈遊動であるものが望ましい（図6）．底背屈を制限すると倒立振り子運動を再現することはできない．バランス不良，股関節の固定性低下がみられる場合には手すりや杖，部分免荷トレッドミルなどの補助器具を利用する．膝関節の支持性や，立脚終期での股関節伸展運動が改善されてきたならば，長下肢装具から短下肢装具への変更を試みる．回復期や維持期では練習としての歩行と並行して，生活に適応するための歩行手段も模索しなければならない．

その際の装具の選定としては，現状の下肢機能や生活環境に適合したものであるか吟味する必要がある．たとえば，前述のGait Solution足継手の装具を装着しても，股・膝関節が屈曲位で，あたかも床にスタンプするかのように接地し支持する患者の場合，この装具は立脚期の補助として作用していない．この継手は，装着することで，踵からの初期接地が確保され，股関節が伸展して立脚終期へと移行する歩容へと改善が得られるならば，その機能を生かせていると判断できるだろう．このような変化がみられない患者には，底背屈をある程度強固に制動・制限する装具が適している可能性がある．

（関　崇志，阿部浩明）

文献

1) Classification of cerebrovascular diseases III：Special report from the national institute of neurological disorders and stroke. *Stroke* **21**：637-676, 1990.
2) 山浦　晶・他編：標準脳神経外科学．第9版，医学書院，2004, pp219-255.
3) 厚生労働省：平成21年地域保健医療基礎統計　II時系列編（都道府県別にみた患者及び医療資源の年次推移）6　脳血管疾患　第30表　脳血管疾患の総患者数の年次推移，傷病中分類・都道府県（患者住所地）別：
http://www.mhlw.go.jp/toukei/saikin/hw/hoken/kiso/xls/21-2-30.xls
4) 厚生労働省：平成26年患者調査（疾病分類編）上巻　第63表：
http://www.e-stat.go.jp/SG1/estat/List.do?lid=000001141596
5) 厚生労働省：平成26年患者調査（疾病分類編）上巻　第62表：
http://www.e-stat.go.jp/SG1/estat/List.do?lid=000001141596
6) 厚生労働省：平成28年我が国の人口動態（平成26年までの動向）：
http://www.mhlw.go.jp/toukei/list/dl/81-1a2.pdf
7) 厚生労働省：平成25年国民生活基礎調査　介護（第2巻・第2章）介護が必要となった主な原因　第18表：
http://www.e-stat.go.jp/SG1/estat/List.do?lid=000001119740
8) 日本脳卒中学会脳卒中ガイドライン委員会編：脳卒中治療ガイドライン2015, 協和企画，2015.
9) Stroke Unit Trialists' Collaboration：Organised inpatient (stroke unit) care for stroke. *Cochrane Database Syst Rev*（9）：CD000197, 2013.
10) 出江紳一：脳卒中急性期リハビリテーション　総合病院での急性期リハビリテーション確立　大学病院の経験から　早期座位の効果に関する無作為対照試験．リハ医学 **38**：535-538, 2001.
11) 海老原　覚・他：特集　超高齢社会の脳卒中リハビリテーション—高齢者の特徴．*J Clin Rehabil* **24**：234-240, 2015.
12) 藤島正敏：脳血管障害の治療—診断と治療の進歩　III．脳血管障害の治療　2．脳血管障害の血圧管理（急性期−慢性期）．日内誌 **80**：49-54, 1991.

13) 松村 潔, 阿部 功：高血圧―診断と治療の進歩 Ⅱ. 治療の実際 8. 脳血管障害を有する高血圧. 日内誌 96：73-78, 2007.
14) 日本高血圧学会高血圧治療ガイドライン作成委員会編：高血圧治療ガイドライン2014, 日本高血圧学会, 2014.
15) 舩津世絵良・他：脳卒中急性期治療の最前線―脳梗塞の治療 超急性期血栓溶解療法. 総合リハ 41：1089-1093, 2013.
16) 伊藤義彰：脳卒中急性期治療の最前線―高血圧性脳出血の治療 保存的療法. 総合リハ 41：1099-1106, 2013.
17) Lassen NA：Control of cerebral circulation in health and disease. *Circ Res* **34**：749-760, 1974.
18) 野添匡史・他：特集 老年症候群と理学療法 3. 理学療法で息切れ, 嚥下困難は改善するのか？. PTジャーナル 48：413-422, 2014.
19) Anderson AD：The use of the heart rate as a monitoring device in an ambulation program：a progress report. *Arch Phys Med Rehabil* **45**：140-146, 1964.
20) 土肥 豊：脳卒中リハビリテーション―リスクとその対策. *Medicina* **13**：1068-1069, 1976.
21) 青木茂樹・他編著：新版 これでわかる拡散MRI, 秀潤社, 2005.
22) 二木 立：脳卒中リハビリテーション患者の早期自立度予測. リハ医学 19：201-223, 1982.
23) 佐伯 覚・他：脳卒中患者の退院時日常生活動作能力の予測. リハ医学 30：717-720, 1993.
24) 藤野雄次・他：脳卒中急性期での歩行の予後に関与する因子の検討. 理学療法科学 27：421-425, 2012.
25) French B, et al：Repetitive task training for improving functional ability after stroke? A Cochrane systematic review and meta-analysis. *J Rehabil Med* **42**：9-14, 2010.
26) Kwakkel G, et al：Effects of intensity of rehabilitation after stroke -A research synthesis. *Stroke* **28**：1550-1556, 1997.
27) 石田 暉・他：リハビリテーション患者の治療効果と診療報酬の実態調査. リハ医学 41：133-136, 2004.
28) 原 寛美, 吉尾雅春編：脳卒中理学療法の理論と技術―Ⅳ脳卒中患者の痛みと理学療法, メジカルビュー社, 2016, pp320-335.
29) Dietz V et al：Locomotor activity in spinal man:significance of afferent input from joint and load receptors. *Brain* **125**：2626-2634, 2002.
30) Kawashima N et al：Alternate leg movement amplifies locomotor-like muscle activity in spinal cord injured persons. *J Neurophysiol* **93**：777-85, 2005.

5章 4 パーキンソン病に対する理学療法

> **KEY ポイント**
>
> **① 病態・疫学・特徴を理解するポイント**
>
> パーキンソン病は，進行性の神経変性疾患である．疾患特異的症状には，固縮，安静時振戦，姿勢反射障害，寡動があり，その他にもさまざまな運動症状と幻覚やうつなどの精神症状，便秘や起立性低血圧などの自律神経症状を呈する．発症リスクの一つには加齢があり，パーキンソン病者の多くが疾患特異的症状に加えて，加齢や廃用による身体機能や能力低下を伴っている．
>
> **② 評価のポイント**
>
> 評価は，疾患特異的な尺度を用いての評価，認知機能やうつおよび自律神経症状などの非運動機能に対する評価，身体機能や動作能力などの運動機能の評価，さらに転倒歴や日内変動などの情報収集を行う．運動症状の評価は，onの状態に行うことが基本であるが，offの状態もまたパーキンソン病者の生活の一部であり，介護者の協力を得てonとoffの状態を把握する．
>
> **③ 理学療法アプローチのポイント**
>
> 「根拠に基づいた最善の実践」のためには，ガイドラインや先行研究を参考に疾患の重症度に応じて理学療法目標とアプローチを立案する．姿勢や運動機能などには個人差があるため，立案した運動が対象者にとって実行可能なのかを確認する．実行不可能なプログラムでは効果が得られないことを念頭におき，運動方法を工夫し，実行可能な方法を提示することが重要である．

1. 高齢パーキンソン病の病態・疫学・特徴

パーキンソン病（Parkinson's disease；PD）は進行性の変性疾患である．発症リスクの一つに加齢があり[1]，わが国の罹病者数は増加が予想されている[2]．出現する症状は，特徴となる筋固縮，無動，姿勢反射障害，静止時振戦の4大徴候に加え，多様な運動症状を呈する．さらに非運動症状として，うつや幻覚などの精神症状と便秘や起立性低血圧といった自律神経症状も出現する．また パーキンソン病者は高い転倒リスクを有することが報告[3]されている．このようにパーキンソン病者の症状は多彩かつ長期的に進行するため，パーキンソン病者の生活範囲となる場は自宅のみならず病院や施設などさまざまである．わが国では，「国民の健康寿命が延伸する社会」を構築する取り組みが推進されており[4]，多くの理学療法士がパーキンソン病者の健康寿命延伸の重要な責務を担っている．

パーキンソン病の特徴とされる運動症状には，すくみ足，日内変動と逆説的運動がある．日内変動はwearing offのほか，on-off，no on，delayed onなどが含まれ[5]，身体を動かすことができる時間と，できない時間が生じる．逆説的運動は，視覚キューや聴覚キューなどの外的キューが与えられることにより，その運動，動作が改善する現象である[6]．すくみ足によって歩行困難な者であっても床上の線を見ればたちまち歩けるようになるような現象である[7]．

2. 高齢パーキンソン病者に対する理学療法評価とアプローチ

1 パーキンソン病者に対する心構え

　パーキンソン病者に対して理学療法サービスを提供するうえでの心構えとして，保健医療職がパーキンソン病者とその家族に臨む際の態度の和訳が示されている（表1）[8]．これら12項目の心構えは，対象者および社会の求める責任ある理学療法の提供を行ううえで非常に有用である．十分な理解とともに，必要に応じて読み返すことが必要と考える．

2 パーキンソン病者の障害と理学療法の捉え方

　Shenkmanら[9]は，パーキンソン病の障害を神経解剖学的病理，一次性機能障害，二次性機能障害，複合的機能障害，能力低下として捉えている（図1）[9]．ここで注目すべきことは，能力低下が，関節可動域制限や筋力低下といった二次的機能障害に戻り，さらには複合的機能障害，そして能力低下につながるループが形成されていることである．すなわちパーキンソン病者では身体活動量の低下によって廃用が生じ，それがさらに動作障害，能力低下をもたらすといった負の連鎖となることである．二次的機能障害にある筋骨格系の障害，すなわち関節可動域制限や筋力低下は運動療法の適応である．パーキンソン病者の障害に対する理学療法は，二次性機能障害が複合的機能障害に，さらには能力低下をもたらす負の連鎖を断ちきるための運動療法，そして疾患特異的な症状による動作障害に対応した動作練習と動作方法の指導と教育が基本である．

3 パーキンソン病者の評価

（1）疾患特異的評価

　Unified Parkinson's Disease Rating Scale（UPDRS）は，パーキンソン病の包括的な評価指標であり，検査に時間を要するが，多くの研究で用いられており，時間が許す限り評価が望まれる．

表1　保健医療職がパーキンソン病者とその家族に臨む態度

1．パーキンソン病とその患者，家族，コミュニティ，ヘルスケア専門職への影響についてあなたができるすべてを学んでください．
2．患者への治療介入を考慮する際に，ベストエビデンスを用いなさい．
3．薬物療法のオン・オフサイクルに注意深くなりなさい．オンの時期における専門的治療と介入を試みてください．
4．慢性病に対処する不確実性，予測不可能性，曖昧さを認識してください．
5．内科医，他のヘルスケア専門職からの，特に薬物療法，運動療法，心理的支持に関連した勧めに従うよう患者を励ましてください．
6．患者や家族が圧倒されるうつ状態や孤立化，疲労として表出する徴候に注意を払ってください．
7．教育と社会的サポートを行うサポートグループへの参加を促してください．
8．国家や地域の組織及び定期的に開催されるパーキンソン病の運動プログラムやカンファレンスへの参加を促してください．
9．患者に自己管理のスキルを教示し，可能であれば正式な講習を紹介してください．セルフ・エフィカシーのツールを用い，適切で前向きな行動を強化してください．
10．医学的情報についてのアラートを知らせるブレスレットや使用可能な機器，地域の資源，患者教育媒体についての情報をシェアしてください．
11．内科医，理学療法士，作業療法士，言語聴覚士，看護師，ソーシャルワーカー，他のチームメンバーを含むカンファレンスを実施してください．
12．治療セッションには家族，親しい人を招いてください．

（文献8より引用）

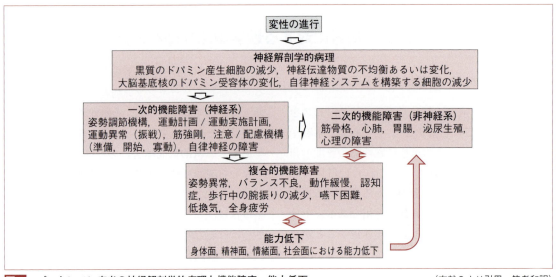

図1 パーキンソン病者の神経解剖学的病理と機能障害，能力低下　　　　　（文献9より引用，筆者和訳）

日本理学療法士協会による「パーキンソン病の診療ガイドライン」[10]では，推奨グレードAの評価指標である．またMovement Disorder Societyが改定版としてMDS‐UPDRSを作成している[11]．これらの評価には振戦，筋緊張，無動に関する項目も含まれている．

Hoehn&Yahrの重症度分類[12]は，進行性疾患であるパーキンソン病の重症度を表すものである．後述する理学療法の目標と内容は，この重症度ごとに示されており，UPDRSとともに確認しておきたい評価である．

すくみ足は，後述するFreezing of gait questionnaire（FOG）[13]という質問紙で評価できる．すくみ足の出現機会や持続時間が評価でき，この結果は歩行動作指導に役立つ．

Parkinson's disease questionnaire[14]は，パーキンソン病者に対するQOLの評価指標であり，ガイドライン[10]では，推奨グレードAに位置する．

（2）非運動症状に対する評価

自律神経症状は，起立性低血圧，便秘，末梢循環を確認する．起立性低血圧は，離床に伴う収縮期血圧とともに本人の自覚症状を評価する．起立性低血圧がみられる場合には，弾性包帯を使用したり練習時間の変更をしたりしながら評価を行う．便秘は問診を行う．便秘がある場合には，トイレに長時間を要することが少なくないため，定めたトレーニング時間を有効に活用するために状態を把握する．末梢循環は，四肢の視診，触診を行い，皮膚の状態を確認する．

うつは，患者本人や家族との会話において，抑うつ傾向がありそうならば評価を行う．定量的な尺度にはGeriatric Depression Scale[15]がある．

認知機能は，Mini-Mental State Examination[16]などの認知機能評価指標を用いて評価する．特にパーキンソン病者は，並行して別の課題を実行すること（二重課題）が，困難になりやすい．このため歩行などの動作時に引き算を行ったり，グラスを運んだり，という別の課題を二重課題として与え，動作所要時間を課題のありなしの条件で比較する．

（3）運動機能に対する評価

姿勢は，定点撮影によって定量的に経時的変化が評価できる．

姿勢反射は，評価時の転倒の危険を減らすため，Push Testではなく，Pull Testを用いる．

関節可動域は，特有の前傾姿勢をきたすため，四肢のみならず，頸部と体幹も評価する．

筋力は，Manual Muscle Testingによって全体の筋力を把握するとともに，握力や大腿四頭筋力をダイナモメーターによって測定することで経時的変化が把握できる．

全身持久力は，歩行が可能なパーキンソン病者であれば2分間あるいは6分間歩行距離で評価する．
　歩行は，10m歩行所要時間とその際の歩数を，視覚や聴覚の手がかりのありなし条件や二重課題のありなし条件，方向転換を時計回り条件と反時計回りの条件などで計測する．この結果，良好な成績が得られる条件を日常生活でいかす．
　バランス能力は，Berg Balance Scale[17]，Functional Reach[18]，Timed up &Go Test（TUG）[19]，Falls Efficacy Scale[20]の評価指標が勧められる[10]．
　情報収集では，転倒歴，処方薬，日内変動，血液データ，画像所見を確認する．転倒事例では，転倒の場所，時間，動作を確認する．また転倒時に欠心を伴ったか，あるいはつまずいたかなどを聴取する．これらを確認することで転倒の原因を具体的に予測し，予防につなげることができる．また，現在の処方薬を把握するとともに，変更がある場合には，その前後で機能・動作，体調のよい時間と不良な時間を評価する．日内変動については本人と家族からも合わせて情報を確認する．血液データと胸部画像では，血液炎症所見と肺炎像を確認する．パーキンソン病者の死亡の直接原

表2 パーキンソン病者の病期別基本的理学療法目標

病期 (H&Y Stage)	主な理学療法目標
Ⅰ	・健康増進と有酸素運動能力，筋力，軟部組織の伸張性の維持． ・パーキンソン病者と介護者に対しての，疾病と二次合併症の予防方法の教育． ・認知が保たれている病期における，パーキンソン病者に対する，進行時に用いる身体の動かし方の教育．
Ⅱ	・寡動，動作緩慢，無動，ディスキネジアに対しての，必要に応じた日常生活活動中の身体の動かし方の教育． ・パーキンソン病者と介護者に対しての，薬効の観察方法についての指導． ・パーキンソン病者と介護者に対しての，障害の特徴，二次合併症予防，有酸素運動能力および筋力と軟部組織伸張性の維持方法の教育． ・転倒予防および活動性向上のための環境評価と環境整備．
Ⅲ	・姿勢の不安定，寡動，動作緩慢，無動，ディスキネジアに対しての，必要に応じた日常生活活動中の身体の動かし方の教育． ・転倒の予防 ・パーキンソン病者と介護者に対しての，投薬周期に応じたOn-Off現象の理解と適切な反応の指導．（On時，Off時それぞれに応じた動作戦略）． ・健康増進，有酸素運動と持久力運動を伴った規則的な身体活動の維持． ・介護者に対しての，在宅および地域での理学療法方略を強化することの指導．
Ⅳ	・介護者に対しての，日常生活中の転倒予防と，寡動，動作緩慢，無動，ディスキネジアへの理学療法方略を用いた対処の教育． ・パーキンソン病者と介護者に対しての，転倒発生時の対処方法の教育． ・パーキンソン病者あるいは介護者が服薬を正しく管理，薬効を観察できるようにし，寡動や認知機能が突然悪化したときの電話の方法を知って頂くことを確認． ・長距離歩行，持久力，有酸素運動能力，筋力，軟部組織の伸張性の維持． ・パーキンソン病者と介護者に対しての，二次的な筋骨格系統発症の予防方法を確認．
Ⅴ	・活動および参加の維持，安らぎおよび生活の質の向上． ・転倒の予防． ・歩行，ベッド上の移動，上肢リーチおよび把持，立ち上がり，歩行時方向転換の支援時の可能な範囲での身体の動かし方の強化． ・介護者および看護スタッフに対しての，抱き上げ，移乗動作，排泄動作，洗体，衣服着脱，摂食が安全に実施できるための教育． ・皮膚の損傷と圧迫の予防． ・気道確保および肺活量の維持． ・パーキンソン病者と介護者，看護スタッフに対しての，座位，臥位時における定期的体位変換の教育． ・適切であれば，パーキンソン病者のニーズや権利を擁護するための役割を遂行．

※H&Y Stage；Hoehn & Yahr stage

（文献23より引用，筆者和訳）

因は，嚥下障害に伴った肺炎が多い．血液炎症所見のみによって，肺炎があるとは限らないが，高い場合には，食事の際の呑み込みの困難さやムセの状況を確認し，必要に応じて，嚥下の評価を行う．

4 パーキンソン病者に対する理学療法のガイドライン

パーキンソン病者の理学療法に関連するガイドラインは，日本神経学会[5]と日本理学療法士協会[10]，オランダ理学療法士協会[21]，Canadian Neurological Sciences Federation[22]などから出されており，理学療法に活用できる．日本神経学会[5]は，運動療法が運動症状の改善に強い科学的根拠があるとし，行うように強く勧めている．具体的には，運動療法が身体機能，健康関連QOL，筋力，バランス，歩行速度の改善に有効であり，また外部刺激として特に聴覚刺激下での歩行練習を行うように強く勧められている．オランダ理学療法士協会のガイドライン[21]は，理学療法評価と理学療法介入の推奨グレード，パーキンソン病の定義や疫学，予後，各病期における理学療法士の役割，理学療法の適応，効果指標，治療計画，非適応，治療回数と頻度，治療方略，measuring instrumentsなどパーキンソン病者に対する理学療法を包括的に示しており，非常に有用である．

5 パーキンソン病者に対する理学療法アプローチの実際

理学療法評価の結果とパーキンソン病者個人の希望や家族背景をもとに理学療法の目標と内容を考える．この際，Hoehn&Yahr[12]の各ステージにおける目標と内容（表2，3）[23]に照らし合わせ，内容に抜けがないかを確認する．すべてのステージにおいて共通した内容は，①関節可動域改善や

表3 パーキンソン病者のHoehn & Yahr病期別の理学療法の内容

I
- 定期的な身体活動を維持する．
  - ①長いストライド，地面との十分なクリアランスを維持することに集中した歩行を1週間に少なくとも3回，40分間実施する．
  - ②さまざまな路面状況での歩行練習．
  - ③縁石での足のあげさげと障害物をまたぐ練習．
  - ④ゴルフ，芝生・ボウリング，ダンス，空手，太極拳，ヨガを継続する．
- ①意識して垂直に立つように気を配る，②鏡で姿勢をチェックする，③背筋群と股関節伸展筋群の強化をすることによって，まっすぐな姿勢を維持する．
- 大きく，均等な文字を書くことに集中し，少なくとも毎日文字を1ページ書き，小字症の悪化を最小限にする．
- 下肢筋力を維持するために，種々の高さの座面から立ち上がる，スクワット，階段の上りを実施する．
- 注意，外的手がかりの方略を用いて，立ち上がり，歩行，仰臥位からベッド上端座位までの動作を実施する．

II
- 定期的な身体活動を維持する．
  - ①長いストライド，地面との十分なクリアランスを維持することに集中した歩行を1週間に少なくとも3回，40分間実施する．
  - ②さまざまな路面状況での歩行練習（必要に応じて監視）．
  - ③縁石での足のあげさげと障害物をまたぐ練習．
  - ④ゴルフ，芝生・ボーリング，ダンス，空手，太極拳，自転車エルゴメーターを継続する．
- ①意識して垂直に立つように気を配る，②鏡で姿勢をチェックする，③背筋群と股関節伸筋群の強化をすることによって，まっすぐな姿勢を維持する．
- 大きく，均等な文字を書くことに集中し，少なくとも毎日文字を1ページ書き，小字症の悪化を最小限にする．
- 注意，外的手がかりの方略を用いて，立ち上がり，歩行，仰臥位からベッド上端座位までの動作を実施する．
- 転倒予防に向け住居を整備する（例；見通しのよい廊下，ゆるんだ電源コードや敷物を取り除く，手すりを浴室や階段に設置，平坦でない舗道を補修する）．
- 筋のストレッチとポジショニングを実施する（例；1日30分間腹臥位をとる，下腿三頭筋ストレッチ）．

（つづく）

表3 つづき

Ⅲ

- 定期的な身体活動を維持する.
  ①外的刺激あるいは注意戦略を用いて,ストライドを長くとりかつ地上から1.5cm以上のクリアランスを保持した歩行を毎日少なくとも100m行う.
  ②さまざまな路面状況下での歩行練習,介護者の介助において障害物を越える.
  ③慎重に縁石への足のあげさげと障害物をまたぐ練習をする.
  ④可能な範囲でゴルフ,芝生・ボーリング,ダンス,空手,太極拳,自転車エルゴメーター,トレッドミル歩行を楽しみながら継続する.
- 転倒が起こった日付,時間,位置,動作を転倒日誌に記録する.
  ①転倒予防のために家の改修をする.
  ②転倒の原因となる要素を知る.
- 歩行,立ち上がり,ベッド周りの移動,方向転換,リーチ動作,握る,物の操作,書字時における動作緩慢,姿勢の不安定性を克服するための理学療法方略を実施する(方略例;注意,外的手がかり,メンタル・リハーサル,単一課題).
- ①意識して垂直に立つように気を配る,②鏡で姿勢をチェックする,③背筋群と股関節伸展筋群の強化,④異なる高さの座面から立ち上がる,スクワットのトレーニングをすることによって,まっすぐな姿勢を維持する.
- 筋のストレッチとポジショニングを実施する.(例;1日30分間腹臥位をとる,立位での楔状板を用いた下腿三頭筋ストレッチ).

Ⅳ

- 介護者,友人,協力者とともに,定期的な身体活動を維持する.
  ①注意,外的手がかりの方略を用いて,ストライドを長くとる歩行を毎日少なくとも100m実施する.
  ②慎重に縁石への足のあげさげと障害物をまたぐ練習をする.
  ③可能な範囲で,身体活動と社会との交流を継続する.
- 介護者とともに,歩行,立ち上がり,ベッド周りの移動,方向転換,リーチ動作,握る,物の操作,書字時における無動,すくみ足,ディスキネジア,動作緩慢を克服するための理学療法方略を実施する(方略例;注意.外的手がかり,メンタル・リハーサル,単一課題).
- 転倒が起こった日付,時間,位置,動作を転倒日誌に記録する.
  ①転倒予防のために住居を整備する.
  ②転倒の原因となる要素を知る.
- 意識して垂直に立つように気を配る,②鏡で姿勢をチェックする,③背筋群と股関節伸展筋群の強化をすることによって,まっすぐな姿勢を維持する.
- 下肢筋力を維持するために,種々の高さの座面から立ち上がる,スクワットを実施する.
- 筋のストレッチとポジショニングを実施する(例;1日30分間腹臥位をとる,立位において楔を利用した下腿三頭筋ストレッチ,座位でのハムストリングスのストレッチ).

Ⅴ

- 可能であれば毎日,監視あるいは介助で歩行する(必要に応じて歩行器).
- 可能であれば毎日,監視あるいは軽介助で立位をとる.
- 可能であれば毎日2回,15分間の背臥位をとる.もしくは,股関節,膝関節,体幹中間位での側臥位をとる.
- 転倒を防ぐために転倒日誌への記録を介護者,看護職員が続ける.
- 必要に応じ適切な車椅子,椅子,ベッド,その他の補助具を処方する.
- ①安全な抱き上げと移乗動作方法,②ベッド上の移動介助の方法,③動きと安全を向上するための環境の整備のために,介護者と看護職員の教育をする.
- ①必要に応じ規則的な姿勢変換,②適切な体位変換,③皮膚の手入れについて,パーキンソン病者,介護者,看護職員の教育をする.

(文献23より引用,筆者和訳)

表4 仮想事例の歩行関連の評価結果

Freezing of Gait Questionnaire結果

1．最も悪い状態のときに歩けますか	2	遅いが一人で歩ける
2．歩行障害は日常生活動作や自立度に影響していますか	2	中等度の影響がある
3．歩行中，方向転換時，歩き始めに足が床に張り付いた感じがありますか	4	歩くたびにいつも感じる
4．最も長いすくみはどの程度続きますか	2	3～10秒
5．歩き始めのすくみは普段どの程度続きますか	2	歩きだすまでに3秒以上かかる
6．方向転換時のすくみは，普段どの程度続きますか	2	歩きだすまでに3～10秒かかる

10m歩行結果

	快適歩行	最大歩行	二重課題下*
所要時間（秒）	14	11	20
歩数（歩）	26	24	36

*紙コップをお盆にのせて歩行

Timed Up and Go Test結果

所要時間（秒）		通常	二重課題下*
大回り	時計回り	18	26
	反時計回り	22	36
小回り	時計回り	20	28
	反時計回り	24	38

*紙コップをお盆にのせて歩行

筋力増強，有酸素作業能力の維持・向上に対する運動療法，②起き上がりや立ち上がり，歩行に対する動作練習，③身体活動量の維持と日常生活活動の注意点や動作障害出現時の対応といった患者・家族教育，④住環境整備の4つである．

理学療法士がいない場面において，動作障害が出現した際には，介護者がその障害に対応する必要がある．ここでは，③にあてはまるパーキンソン病者に特徴的な動作障害出現時の一般的な対応方法を仮想事例で示す．

仮想事例の評価結果を**表4**に示す．FOGの結果では，歩行時は常にすくみ足を感じているが，そのすくみの時間は長くて10秒程度である．このことから，すくんだ際の対応としては，10秒ほどで足が床に張り付く症状は軽減すること，そしてこのような症状が出た際には焦らずに10数えてから再度動作を開始することを明示する．10m歩行の結果からは，二重課題時に所要時間が長くなり，歩数が増えている．これはTUGの結果からも見てとれる．よってこの患者においては，二重課題を避ける指導を行う．また方向転換時には，時計回りで所要時間が短い．このため方向転換は時計回りをするように説明する．一方，大回り，小回りでは差が小さいため，周りの半径は特に指示する必要性は少ない．これらと同様の評価を聴覚手がかりや視覚手がかりを付与した条件でも行い，

条件によって得られた結果を指導にいかす．なお，外的手がかりの使用は介護者にとって身体的負担が少ない援助方法であり，代表的なものには，視覚手がかりと聴覚手がかりがある．すくみ足のある者に対しては，視覚手がかりがすくみ足の減少に効果があるが，聴覚手がかりではすくみ足が増加してしまうこと[24]，一方，すくみ足のない者では視覚手がかりは歩行速度を低下させ，聴覚手がかりは歩行速度の低下なく歩行時の下肢の動きを改善することが報告[24]されている．「足を大きく踏み出して」という言語指示が有効であるとする報告[25]もある．このため各条件で評価を行い，最適な手がかりを探しだして，患者指導に役立てる．

高齢パーキンソン病者に対する理学療法で重要なことは，基本的な心構えをもって，多彩な症状に対し多様な指標を用いて評価をすること，そして，パーキンソン病者の基本的な身体機能の維持向上に加えて，疾患特異的な症状に効果的な対応方法を実行することである．またこれらを家族や介護者に教育することで，高齢パーキンソン病者が家庭や施設などでQOLが拡大できるような基盤を形成することである．

（大森圭貢）

文献

1) 葛原茂樹：パーキンソン病治療の現状と展望．臨床神経学 **48**：835-843，2008．
2) Kusumi M et al：Epidemiology of Parkinson's disease in Yonago City Japan：comparison with a study carried out 12 years ago. *Neuroepidemiology* **15**：201-207，1996．
3) Bloem BR et al：Prospective assessment of falls in Parkinson's disease. *J Neurol* **248**：950-958，2001．
4) http://www.mhlw.go.jp/file/04-Houdouhappyou-12401250-Hokenkyoku-Iryouhitekiseika taisakusuishinshitsu/0000019923.pdf 「国民の健康寿命が延伸する社会」に向けた予防・健康管理に係る取組の推進について．
5) 日本神経学会監，「パーキンソン病治療ガイドライン」作成委員会編：パーキンソン病ガイドライン2011，医学書院，2011．
6) 岡田洋平：外的キューをいかに効果的に活用するか？パーキンソン病に対する標準的理学療法介入―何を考え，どう進めるか？（松尾善美編）．文光堂，2014，p120．
7) 松尾善美：パーキンソン病における標準的介入構築の必要性．パーキンソン病に対する標準的理学療法介入―何を考え，どう進めるか？（松尾善美編）．文光堂，2014，p218．2014．
8) 松尾善美：パーキンソン病における標準的介入構築の必要性．パーキンソン病に対する標準的理学療法介入―何を考え，どう進めるか？（松尾善美編）．文光堂，2014，p220．
9) Schenkman M, Bulter RB：A model for multisystem evaluation treatment of individuals with Parkinson's disease. *Phys Ther* **69**：932-943，1989．
10) ガイドライン特別委員会，理学療法診療ガイドライン部会：理学療法診療ガイドライン，第1版，日本理学療法士協会，2011．
11) Goetz CG et al：Movement disorder society-sponsored revision the unified Parkinson's disease rating scale（MDS-UPDRS）：Scale presentation and clinimetric testing results. *Mov Disord* **23**：2129-2170，2008．
12) Hoehn MM, Yahr MD：Parkinsonism：onset, progression, and mortality. *Neuroogy* **17**:427-442，1967．
13) Gilad N et al：Construction of freezing of gait questionnaire for patients with parkinsonism. *Parkinson Relat Disord* **6**：165-170，2000．
14) Peto V et al：The development and validation of a short measure of functioning and well being for individuals with Parkinson's disease. *Qual Life Res* **4**：241-248，1995．
15) 笠原洋勇・他：うつ状態を評価するための測度（1）．老年精神医学雑誌 **6**：757-766，1995．
16) Folstein MF et al："Mini-mental state". A practical method for grading the cognitive state of patients for the clinician. *J Psychiatr Res* **12**：189-198，1975．
17) Berg K et al：Measuring balance in the elderly：Preliminary development of an instrument. *Physiother Can* **41**：304-311，1989．
18) Duncan PW et al：Functional reach：a new clinical measure of balance. *J Gerontol* **45**：M192-M197，1990．
19) Podsiadlo D et al：The timed "Up and Go". A test of basic functional mobility for elderly person. *J Am Geriatr Soc* **39**：142-148，1991．
20) Tinetti ME et al：Falls efficacy as a measure of fear of falling. *J Geronti* **45**：239-243，1990．
21) KNFG guidelines for physical therapy in patients with Parkinson's disease. *Supplement of the Dutch journal of physiotherapy* **114**，2004．
22) Canadian guidelines on Parkinson's disease. *Can J Neurol Sci* **39**：S1-S30，2012
23) Morris ME：Movement disorders in people with Parkinson disease：a model for physical therapy. *Phys Ther* **80**：578-597，2000．
24) Lee SJ et al：The effects of visual and auditory cues on freezing of gait in patients with Parkinson disease. *Am J Phys Med Rehabil* **91**，2-11，2012．
25) Fok P et al：The effects of verbal instruction on gait in people with Parkinson's disease：a systematic review of randomized and non-randomized trial. *Clin Rehabil* **25**：396-407，2011．

5章 脊髄小脳変性症に対する理学療法

ポイント

① 病態・疫学・特徴を理解するポイント
　脊髄小脳変性症の発症ピークは，50〜60歳代である．また，病型によりさまざまな症候を示す．高齢者の身体機能と病型の特徴を整理して学習することが大切である．

② 評価のポイント
　国際的に認知されている脊髄小脳変性症に特異的な評価表について理解する．さらに協調性の検査，障害度の段階，基本動作・日常生活での動作分析によって患者の障害を総体的にとらえる．

③ 理学療法アプローチのポイント
　フレンケル体操や重錘負荷のように古典的に知られている運動療法について整理する．加えて，新しい試みである包括的リハ，生活指導についても学習する．理学療法の効果（短期的・長期的）について検証の必要性を理解する．

1. 高齢脊髄小脳変性症の病態・疫学

　脊髄小脳変性症（spinocerebellar degeneration；SCD）は，協調運動障害，姿勢保持障害を主症状とする神経変性疾患の総称であり，臨床像あるいは遺伝的に異なる多数の病型がある．臨床像は，病型によって小脳系，錐体路系，錐体外路系，自律神経系のさまざまな症候を示し，合併症，進行過程，予後も異なる．病型は孤発性（非遺伝性）と遺伝性に大別され，孤発性は多系統萎縮症（multiple system atrophy；MSA），皮質性小脳萎縮症（cortical cerebellar atrophy；CCA）が代表的である．遺伝性は常染色体優性遺伝のMchado-Joseph病が代表的である．

　従来は，オリーブ橋小脳変性症（olivopontocerebellar atrophy；OPCA），線条体黒質変性症（striatonigral degeneration；SND），シャイドレーガー症候群を独立した疾患としてとらえていたが，現在は病態から同一の疾患MSAとしてとらえられるようになった．従来のOPCAをMSA-C（cerebellar），SNDをMSA-P（parkinsonism）と呼んでいる．

　わが国における疫学は，2008年の調査によると患者数（医療受給者）約23,000人，有病率10万人あたり18.6人，男女比0.99，発病年齢は男性50歳代，女性60歳代にピークがある．孤発性67％，遺伝性29％である．発症後4〜5年は，OPCAで33％が歩行可能であり，43％が開脚立位保持可能である[1]．

2. 脊髄小脳変性症の理学療法評価

1 脊髄小脳変性症の特異的な検査表

(1) International Cooperative Ataxia Rating Scale (ICARS)

ICARSは包括的評価として用いられる．姿勢・歩行，協調動作，構音障害，眼球運動の19項目，100得点（最重度；重度な障害ほど高得点）で評価する[2]．

(2) Scale for the Assessment and Rating of of Ataxia (SARA)

SARAは小脳失調の簡便な検査である（**表1**）．歩行，立位，座位，言語障害，上下肢の協調性検査などの8項目，40点（最重度；重度な障害ほど高得点）で評価する．短時間（ICARSの3分の1程度）で検査が可能であり，信頼性，妥当性は検証されており，Barthel indexとの相関も高く実用性の高い検査である[3〜5]．

(3) Unified multiple system atrophy rating scale (UMSARS)

UMSARSはMSAの包括的検査尺度として用いられ，病歴による日常生活活動（Activities of Daily Living：ADL）（12項目，48点），診察による運動症状（14項目，56点），自律神経機能，全体的障害度の4領域で構成されている（重度な障害ほど高得点）[6〜8]．

表1 Scale for the Assessment and Rating of of Ataxia (SARA)

項目	内容
1 歩行	以下の2種類で判断する．①壁から安全な距離をとって壁と平行に歩き，方向転換し，②帰りは介助なしで継ぎ足歩行（つま先に踵を継いで歩く）を行う． 0：正常．歩行，方向転換，継ぎ足歩行が困難なく10歩より多くできる．（1回までの足の踏み外しは可） 1：やや困難．継ぎ足歩行は10歩より多くできるが，正常歩行ではない． 2：明らかに異常．継ぎ足歩行はできるが10歩を超えることができない． 3：普通の歩行で無視できないふらつきがある．方向転換がしにくいが，支えは要らない． 4：著しいふらつきがある．時々壁を伝う． 5：激しいふらつきがある．常に，1本杖か，片方の腕に軽い介助が必要． 6：しっかりとした介助があれば10mより長く歩ける．2本杖か歩行器が介助が必要． 7：しっかりとした介助があっても10mには届かない．2本杖か歩行器が介助が必要． 8：介助があっても歩けない． 点数
2 立位	被検者に靴を脱いでもらい，開眼で，順に①自然な姿勢，②足を揃えて（親趾同士をつける），③継ぎ足（両足を一直線に，踵とつま先に間を空けないようにする）で立ってもらう．各肢位で3回まで再施行可能．最高点を記載する． 0：正常．継ぎ足で10秒より長く立てる． 1：足を揃えて，動揺せずに立てるが，継ぎ足で10秒より長く立てない． 2：足を揃えて，10秒より長く立てるが動揺する． 3：足を揃えて立つことはできないが，介助なしに，自然な肢位で10秒より長く立てる． 4：軽い介助（間欠的）があれば，自然な肢位で10秒より長く立てる． 5：常に片方の腕を支えれば，自然な肢位で10秒より長く立てる． 6：常に片方の腕を支えても，10秒より長く立つことができない． 点数
3 座位	開眼し，両上肢を前方に伸ばした姿勢で，足を浮かせてベッドに座る． 0：正常．困難なく10秒より長く座っていることができる． 1：軽度困難，間欠的に動揺する． 2：常に動揺しているが，介助なしに10秒より長く座っていられる． 3：時々介助があるだけで10秒より長く座っていられる． 4：ずっと支えなければ10秒より長く座っていることができない． 点数
4 言語障害	通常の会話で評価する． 0：正常． 1：わずかな言語障害が疑われる． 2：言語障害があるが，容易に理解できる． 3：時々，理解困難な言葉がある． 4：多くの言葉が理解困難である． 5：かろうじて単語が理解できる． 6：単語を理解できない．言葉が出ない． 点数
5 指追い試験	被検者に楽な姿勢で座ってもらい，必要があれば足や体幹を支えてよい．検者は被検者の前に座る．検者は，被検者の指が届く距離の中間の位置に，自分の人差し指を示す．被検者に，検者の人差し指を，できるだけ早く正確についていくように命ずる．検者は被検者の予測できない方向に，2秒かけて，約30cm，人差し指を動かす．これを5回繰り返す．被検者の人差し指が，正確に検者の人差し指を示すかを判定する．5回のうち最後の3回の平均を評価する． 0：測定障害なし． 1：測定障害がある．5cm未満． 2：測定障害がある．15cm未満． 3：測定障害がある．15cmより大きい． 4：5回行えない． （注）原疾患以外の理由により検査自体ができない場合は5とし，平均値，総得点に反映させない． 点数　右　　点／左　　点　　平均：　　点（右+左／2）
6 鼻・指試験	被検者に楽な姿勢で座ってもらい，必要があれば足や体幹を支えてよい．検者は被検者の前に座る．検者は，被検者の指が届く距離の90％の位置に，自分の人差し指を示す．被検者に，人差し指で被検者の鼻と検者の指を普通のスピードで繰り返し往復するように命ずる．運動時の指先の振戦の振幅の平均を評価する． 0：振戦なし． 1：振戦がある．振幅が2cm未満． 2：振戦がある．振幅が5cm未満． 3：振戦がある．振幅が5cmより大きい． 4：5回行えない． 5：（注）原疾患以外の理由により検査自体ができない場合は5とし，平均値，総得点に反映させない． 点数　右　　点／左　　点　　平均：　　点（右+左／2）
7 手の回内・回外運動	被検者に楽な姿勢で座ってもらい，必要があれば足や体幹を支えてよい．被検者に，被検者の指が届く距離の90％の位置で，自分の大腿部の上で，手の回内・回外運動を，できるだけ速く正確に10回繰り返すよう命ずる．検者は同じことを7秒で行い手本とする．運動に要した正確な時間を測定する． 0：正常．規則正しく行える．10秒未満でできる． 1：わずかに不規則．10秒未満でできる． 2：明らかに不規則．1回の回内・回外運動が区別できない，もしくは中断する．しかし10秒未満でできる． 3：きわめて不規則．10秒より長くかかるが10回行える． 4：10回行えない． （注）原疾患以外の理由により検査自体ができない場合は5とし，平均値，総得点に反映させない． 点数　右　　点／左　　点　　平均：　　点（右+左／2）
8 踵・すね試験	被検者をベッド上で横にして下肢が見えないようにする．被検者に，片方の足を上げ，踵を反対の膝に移動させ，1秒以内ですねに沿って踵まで滑らせるように命じる．その後，足を元の位置に戻す．片方ずつ3回連続で行う． 0：正常． 1：わずかに異常．踵はすねから離れない． 2：明らかに異常．踵から離れる（3回まで）． 3：極めて異常．すねから離れる（4回以上）． 4：行えない（3回ともすねに沿ってかかとを滑らすことができない）． （注）原疾患以外の理由により検査自体ができない場合は5とし，平均値，総得点に反映させない． 点数　右　　点／左　　点　　平均：　　点（右+左／2）
合計	点／40点

（文献5より引用，一部改変）

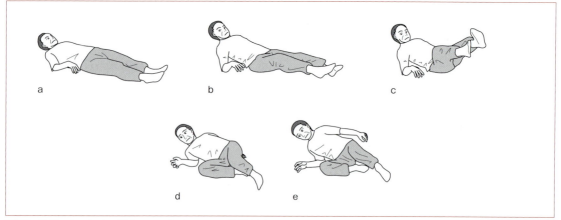

図1 正面からの起座，側方からの起座における協働収縮不能による両下肢の挙上

2 協調性検査

　小脳性失調の症状として，協働収縮不能（dyssynergia）（図1），企図振戦（intension tremor），測定異常（dysmetoria），反復拮抗運動不能（dysdiadockokineasia），運動の分解（decomposition of movement）があげられる．このような要素の神経学的検査は，協調運動障害の程度を把握する情報となる．理学療法士は，これらの検査を障害の有無の判定として用いるだけではなく，理学療法目標を定める視点からも観察する．たとえば，企図振戦検査の鼻指鼻検査における指先の振戦は，体幹，肩甲帯，肘関節，手関節の協調障害を総和として反映している．体幹，肩甲帯の影響が大きければ多方向に振幅の大きな振戦，肘関節なら屈伸を伴う振戦，手関節なら多方向への振戦になる．また，四肢の近位部を検査者が固定する，あるいは机などに固定することによって，振戦の軽減が観察される（図2）．このような振戦の特徴や関節固定の影響によって振戦が生じている関節部位を推察でき，治療の目標も定めやすい．このことは下肢においても同様である[9]．

3 障害の重症度分類

　重症度分類には，移動能力に注目した分類（表2）[10]，下肢・体幹機能に注目した分類[11]，下肢機能，上肢機能，言語機能の領域での分類[12]，軀幹協調機能検査[13]があげられる．

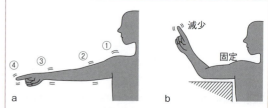

a：各関節によって動揺を観察する部位．①肩甲帯の運動失調，②肩関節の運動失調，③肘関節・前腕の運動失調，④手関節・手指の運動失調．
b：上腕を支持することで肩関節の影響を除き，肘関節，手関節および手指の運動失調をみる．

図2 運動失調部位の見分け方　　　（文献9より引用）

表2 脊髄小脳変性症（失調症）の重症度分類

重症度	細分類	説明
stageⅠ：歩行自立期	Ⅰa：屋外歩行自立	手放し階段昇降，駆け足可．屋外歩行も安定に可
	Ⅰb：屋内歩行自立	階段昇降など不安定．平地歩行はほぼ安定して可
stageⅡ：伝え歩き期	Ⅱa：随時伝え歩き	独歩は可能だが，要所要所でつかまるものが必要．
	Ⅱb：常時伝え歩き	独歩はほとんどできず，歩行時は伝え歩きが主．
stageⅢ：四つ這い・いざり期（車いす期）	Ⅲa：四つ這い移動	独歩は全くできない．四つ這いまたは車いす自立
	Ⅲb：いざり移動	いざりなどでなんとか移動できるが実用性は低い．
stageⅣ：移動不能期	Ⅳa：座位保持可	移動できないが，両手をついて座位保持はできる．
	Ⅳb：座位保持不可	1人では座位も保てない．寝たきりの状態．

（文献10より引用）

4 基本動作および日常生活における動作分析

寝返る，起座，起立などの基本動作における運動学的観察は，ADLにおける起居動作，移動動作，応用歩行動作への障害度を推測するために重要である．理学療法室において患者の基本動作の不安定性を観察しても，その不安定性がそのままにADL制限に反映しているわけではない．失調症状はわずかな支持性を得るだけでも不安定性が軽減するため，さまざまな代償動作を行っている．たとえば，排泄の更衣動作では上肢での支持や膝・体幹・頭部を壁，手すり，家具に接触することによる支持で安定性を図っている（図3）[14]．ADLにおけるこのような代償を観察することは，患者の実行している動作の安全性を把握するために有用である．

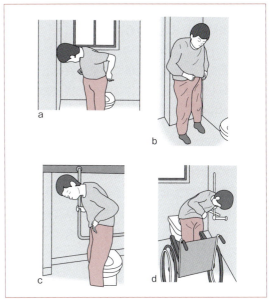

図3 壁・手すりを利用した立位保持での更衣動作
a：頭で壁に支持，b：背中で壁に支持，c：右手すり＋膝窩部で便器に支持，d：壁から約15cm離した縦手すりに左肩・首で支持する．
（文献14より引用）

3. 高齢者の脊髄小脳変性症に対する理学療法の実際

1 運動療法

脊髄小脳変性症に対する理学療法においてはまだ確立された方法はなく，古典的な方法から新しい試みまで用いられているのが現状である．古くからの運動療法として，フレンケル体操（Frenkel's exercise），重錘負荷装着，弾性緊縛帯装着，神経筋固有受容器促通（proprioceptive neuromuscular facilitation；PNF）がある．これらの即時効果は認められているが，持続的な効果については懐疑的である．また，脊髄小脳変性症の運動療法として特異的な方法ではないが，筋力増強練習[15]，姿勢保持・変換練習，歩行，応用歩行の反復練習，新しい試みとして磁気刺激法（transcranial magnetic stimulation；TMS）[16]，体重免荷トレッドミル歩行[17,18]が報告されている．また，包括的集中リハビリテーションが注目され，長期的な持続効果も報告されている．

(1) フレンケル体操

フレンケル体操は脊髄癆後索障害により感覚性運動失調の対症療法として確立された．原理は残存している感覚（体性感覚，視覚，聴覚，触覚）を利用して運動をコントロール・反復して，利用している視覚や聴覚への依存を徐々に少なくすることである．進め方の原則は，①系統的に順を追って臥位→座位→立位へ，②容易な運動から始め，単純な動作から複雑な動作，一側運動から両側同時運動へ，③広い範囲・早い運動から狭い範囲・遅い運動へ，④開眼で習熟してから閉眼の運動へ，⑤障害の軽度側から重度側へ，⑥回数：1つの運動を連続して3～4回，⑦休息：1つの運動に要した時間だけ休むことである．感覚性運動失調には効果的といわれるが，練習した運動は改善しても他の異なる運動には波及しないといわれる[19,20]．

(2) 重錘負荷装着

重錘負荷することにより筋紡錘からの求心性インパルスを増大させ，運動制御を向上させる考え方である．上肢には200～400g，下肢300～600g装着する．適切な部位，重量は，装着による失調症の程度，動作の安定性・スピードの変化を観察

し，主観的な運動の容易さを参考に決める．効果は，装着時は失調症状の軽減が図れても，装着をはずすと持続しない．そのため，ADLにおける特定の動作，たとえば食事での重錘負荷した上肢機能の向上や重くした靴による歩行機能の向上などには実用的である[21～25]．

（3）弾性緊縛帯装着

重錘装着同様に筋紡錘からの求心性インパルスを増大させ，運動制御を向上させると考えられている．四肢・体幹の関節周囲あるいは筋腹部に弾性包帯や弾性緊縛帯を装着する．効果についても装着をはずすと持続しない[25～27]．

（4）神経筋固有受容器促通

PNFの特殊テクニックとしてリズム的安定化（rhythmic stabilization）による主動筋，拮抗筋の同時収縮による関節の固定・安定を図る．ダイナミック・リバーサル（dynamic reversal）によるゆっくりした反復運動を行う．PNFは運動後も一定時間において効果が持続するといわれる[23]．

（5）歩行障害へのプログラム

このプログラムは歩行障害に的をしぼり，「静的バランス練習」「動的バランス練習」「スピード練習」「姿勢転換練習」を段階的・並列的に実施する．歩行の安定性向上，歩行スピードのコントロールを目的に自主練習を重視した考え方であり，練習量を確保できる大きな利点がある[28,29]．

（6）包括的集中リハ

最近注目され，長期的な効果が報告されているのが包括的集中リハである．その結果，介入後12週間は改善，24週間は維持できない[30]，小脳性失調において介入後8週間は改善，脊髄性失調では効果がない[31,32]ことが報告されている．たとえばIlgら[32]の介入プログラムは，静的バランス，動的バランス，体幹と四肢の協調性練習，転倒予防・外傷予防のための戦略，肩と脊柱の拘縮を予防する運動が含まれる（表3）[33]．これらは特異的あるいは新規の運動療法ではないが，バランス練習，協調性練習が改善をもたらし，中・長期

表3 協調的な運動療法プログラム

I	静的バランス
	（ i ）片足立ち
	（ ii ）四つ這い位：体幹を安定させ片手挙上
	（iii）四つ這い位：体幹を安定させ片足挙上
	（iv）四つ這い位：片手と反対側片足挙上
II	動的バランス
	（ i ）膝立ち：片足を前方に振り出す，戻すを反復
	（ ii ）膝立ち：片足を側方に振り出す，戻すを反復
	（iii）膝立ち：片足を前方に出して，起立，戻して膝立ちを反復
	（iv）立位：腕を振る，see saw knees
	（ v ）立位：側方へのステップ
	（vi）立位：前方へのステップ
	（vii）立位：後方へのステップ
	（viii）立位：交叉するステップ
	（ix）階段昇降
	（ x ）起伏のある地面を歩行
III	体幹と四肢の協調性を練習するための全身運動
	（ i ）四つ這い位：片手と反対側片足挙上して交互に上下肢・体幹の屈曲および伸展を反復する
	（ ii ）"朝の祈り morning prayer"（モーシェ・フェルデンクライス）として膝立ちから上肢・下肢・体幹を曲げて礼拝の姿勢になり，次に正座になり，次に上肢・下肢・体幹を上方に伸ばす．反復する
	（iii）膝立ち：右側への横座り，膝立ち，左側への横座り，反復する
IV	転倒予防のステップと外傷予防のための転倒戦略
	（ i ）立位：側方，前方，後方へのステップ，交叉してステップを動的に反復する
	（ ii ）立位：セラピストがいろいろな方向に患者を押し，患者は転倒予防のためにすばやく反応する
	（iii）立位：床に触れるように体幹・膝を屈曲して，次に体幹を起こすことを反復する
	（iv）立位：床に触れるように体幹・膝を屈曲して，次に床上に四つ這い位になる
	（ v ）立位：セラピストは患者を押し，患者はすばやく反応して体を曲げ，制御された方法で床に着く
	（vi）歩行：セラピストは患者を押し，患者はすばやく反応して体を曲げ，制御された方法で床に着く
V	拘縮を予防する運動一特に肩と脊柱の運動
	（ i ）脊柱の伸展：腹臥位，腹臥位から肩甲帯（両手）で押し上げる，三角マット（wedge）の上で腹臥位になる
	（ ii ）脊柱の回旋：背臥位，両膝を屈曲し左・右側に回す
	（iii）肩の屈曲：背臥位，頭方向に両腕を挙上

（文献33より引用，筆者翻訳）

に維持できる可能性を示唆している（表4）[34]．

2 生活指導

脊髄小脳変性症の生活指導では，起居動作，移動動作，物理的環境，補装具などへのアプローチを欠かすことができない．生活指導には，治療者が障害の進行をある程度予測でき，患者・家族が

表4 理学療法の長期効果についての文献レビューの概要

著者, 発表年	病因	対照群	評価	病気の段階付け	長期評価	介入	結果
Ilg et al, 2009	特発性, 感覚性SCA	—	SARA, ICARS, GAS, BBSや運動力学の安定性測定	SARA, ICARS	8週間のSARA, バランス, 歩行スピード・歩幅	バランス練習, 協調性, 運動の大きさ, 転倒予防	1時間/日, 3回/週で4週間, その後8週間家庭練習でSARA, 歩行機能が改善した. 脊髄性失調は効果なかった.
Ilg et al, 2010	特発性, 感覚性SCA	—	SARA, ICARS, GAS, BBSや運動力学の安定性測定	SARA, ICARS	1年間のSARA, GAS	バランス練習, 協調性, 運動の大きさ, 転倒予防	1時間/日, 1年後にSARAは有意に改善, GAS改善も維持, 歩行速度とバランスは維持できなかった.
Shiga et al, 2002	SCAと後天的変性疾患	偽刺激	10m歩行検査, タンデム足位, 起立および歩行能力	—	6ヵ月の10m歩行検査, タンデム足位, 起立および歩行能力	TMS	1回/日, 21日間で10m歩行の時間, 歩行率改善. タンデムの歩数と立位時間改善. その後の介入では, 1～2回/週の刺激を継続したグループは6ヵ月間維持した.
Miyai et al, 2012	SCAと特発性	治療を受けない	SARA, FIM, 歩行(歩行率, 速度), SARAの転倒指数	SARA	24週間の歩行速度	バランス練習, コンディショニング, 歩行, 運動の大きさ, 筋力増強, 階段昇降	1時間/日を4週間, 2年後も歩行速度は維持した.
Dias et al, 2009	SCAと後天的変性疾患	脛パッドなし	ICARS, FIM, DGI, equiscale Berg	ICARS	30日間のICARS, BBS, FIM	障害物の側方行, 四肢の協調, 下肢の脛たたき	介入後, 練習なしで30日間改善を維持した.

SARA；Scale for the Assessment and Rating of Ataxia, ICARS；International Cooperative Ataxia Rating Scale
BBS；Berg Balance Scale, GAS；Goal Attainment Score, TMS；transcranial magnetic stimulation(経頭蓋磁気刺激)

(文献34より引用, 翻訳に「結果」を加筆)

表5 移動能力と起居・移動動作, 環境整備などの生活指導

移動能力	起居・移動動作	環境整備, 補装具・補助具
歩行自立期 (移行期)	・職業, 通勤に関する指導を行う ・自動車を運転している人は, 運転を止める見極めが重要 ・「体力」維持のために散歩などの歩行量の確保を指導 ・悪路や階段昇降は, 杖, 手すりを使う ・手離し歩行が不可となっても歩行車, 車椅子を使ってタクシーを利用できる ・介護者と腕を組むなどの屋外介助歩行をする	・(手押し使用)車椅子や膝装具, 短下肢装具などの補装具類, 歩行車, 杖などの歩行補助具を使用 ・起立, 立位保持, 移動の場所に, 一般より高めの手すりを取り付ける
歩行不安定期 (移行期)	・外出の機会となる社会資源の活用 ・起立, 立位保持が不安定になるので, 入院中から在宅での動作を想定して指導する ・伝い歩きでは, 横歩き, 両側壁伝い歩きなど在宅で必要な方法を指導する ・屋内の一部で歩行車を使用する ・屋外車椅子駆動を検討する ・伝い歩きなどで歩行量を確保する ・四つ這い移動と併用する ・膝立ち位, 片膝立ち位, 高這い位の練習	・布団かベッドか選択する ・車椅子使用 ・トイレ, 浴室の改造 ・夜間は尿器などの使用 ・更衣の工夫
四つ這い期 (移行期)	・屋外の一部と屋内で車いす駆動を指導する ・伝い歩きと併用する ・ベッド, いす, 洋式トイレへの移乗で, 膝立ち位, 片膝立ち位, 高這い位の各動作を使う ・介助歩行訓練を継続する ・四つ這い, いざり, 起座が困難となる	・車椅子の使用 ・手すりの取り付け ・ベッドの使用 ・家屋構造によりトイレとポータブルトイレ, 尿器の使用
臥床期	・部分的な車椅子使用(座位保持, 運搬) ・ベッド柵を使っての起座方法 ・ベッド柵を使っての寝返り ・座位時間の延長	・車椅子使用 ・ギャッジベッド(電動ギャッジベッド)使用 ・背もたれ付きポータブルトイレ, 尿器の使用 ・頸椎装具の検討

(文献35より引用)

その進行経過を受容していることが必要である. 生活指導の目標は, その時点での機能が最大限に活用できる生活, あるいは廃用症候群による二次的機能低下を予防するために行われる. そのため, 生活指導は, ①現在の能力に応じた指導, ②同時に将来の進行を想定した内容になる. 生活指導は障害の程度により異なるので, 表5のように移動能力に応じて行われる[35].

3 非運動障害とリスク管理

脊髄小脳変性症における転倒, 自律神経障害に合併症, 感覚障害, 嚥下障害などのリスクによる事故が重篤な合併症をもたらすことがある. これらの内容の特徴を理解し, 対策をとることが大切

表6 リスク・留意点の項目

項　目	内　容	対　策
転　倒	・移動時,姿勢変換時にバランスを崩して転倒しやすい.重度になると姿勢保持中でも転倒することがある.	・住宅改修により,手すりなどを設置する. ・開脚し支持基底面を広げ,3点支持(両下肢に片手支持),4点支持でバランスをとる.
起立性低血圧	・自律神経障害による起立性低血圧に注意する.廃用性による起立性低血圧を合併することもある.	・臥位や床から急激な立ち上がりを避ける.徐々に起こしたり,立ち上がるときには,座位や四つ這い位で短時間休むことを行う.
体温調節障害	・自律神経障害により,体温調節がうまくいかないことがある.室温が高いときにはうつ熱に注意する.	・夏季の室温に注意する.
深部感覚障害	・深部感覚障害があると,洗顔・洗髪などの閉眼時や暗い所では,バランスを失いやすい.	・洗顔・洗髪時には,身体の一部を壁などに支持して行う. ・照明をきちんと設置する.
嚥下障害	・重度になると嚥下障害が出現する.	・誤嚥に注意する.嚥下訓練食の活用や食事姿勢,食事の介助方法に習熟する.
呼吸障害	・パーキンソニズム症状を合併していると呼吸障害が出現する.	・寝返り不可の人は,沈下性肺炎を起こさないよう体位交換をする.胸郭の可動性維持,腹式呼吸など呼吸練習を行う.
失調性言語障害	・断れつ性言語や爆発性言語により,発語が不明瞭となる.	・ゆっくり一言一言話すように助言する.

(文献14より引用)

である(**表6**)[12].たとえば,高齢者の転倒は骨折・要介護を引き起こす大きなリスク要因であるが,脊髄小脳変性症は一般高齢者よりも著しく転倒率が高い.1年間の転倒経験者は,74%[36],84%[37],93%[38]と報告されている.転倒を予防するには,バランス機能を向上させることも重要であるが,すばやくできる対策として,移動方法の検討,歩行補助具の選定,手すり設置の環境調整などである.

(小林量作)

文献

1) Tsuji S et al: Sporadic ataxias in Japan-a population-based epidemiological study. *Cerebellum* **7**(2): 189-197, 2008.
2) Trouillas P et al: International Cooperative Ataxia Rating Scale for pharmacological assessment of the cerebellar syndrome. *J Neurol Sci* **145**: 205-211, 1997.
3) Schmitz HT et al: Scale for the assessment and rating of ataxia: development of a new clinical scale. *Neurology* **66**: 1717-1720, 2006.
4) 佐藤和則・他:新しい小脳性運動失調の重症度評価スケールScale for the Assessment and Rating of Ataxia(SARA)日本語版の信頼性に関する検討. BRAIN and NERVE—神経研究の進歩 **61**: 591-595, 2009.
5) 宮井一郎:小脳性運動失調に対するリハビリテーションの戦略. 臨床リハ **23**: 523-530, 2014.
6) Wenning GK et al: Development and validation of the Unified Multiple System Atrophy Rating Scale(UMSARS). *Mov Disord* **19**: 1391-1402, 2004.
7) 大友 学・他:統一多系統萎縮症評価尺度UMSARSの邦訳その信頼性・妥当性. IRYO **62**: 3-11, 2008.
8) Japan Multiple System Atrophy research Consortium(JMSAC): http://jamsac.umin.ne.jp/JAMSAC.pdf.
9) 小林量作:症候の謎を解く.評価から治療手技の選択 中枢神経疾患編(網本 和・他編). 文光堂, 2006, pp254-267.
10) 望月 久:脊髄小脳変性症の運動療法 最近の考え方. PTジャーナル **34**: 644-646, 2000.
11) 立野勝彦・他:運動失調における体幹・下肢機能ステージ標準化の試み. 総合リハ **16**: 223-226, 1988.
12) 厚生省特定疾患運動失調症調査研究班平成3年度研究報告書, 1992, pp1-5.
13) 内山 靖・他:運動失調症の軀幹協調能と歩行・移動能力. 総合リハ **18**: 715-721, 1990.
14) 小林量作:神経疾患・難病. 日常生活活動学・生活環境学(鶴見隆正・他編), 第1版, 医学書院, 2001, pp192-208.
15) 福田弘毅・他:脊髄小脳変性症に対するマシントレーニングを用いたリハビリテーション. 神経治療 **25**: 163-167, 2008.
16) 望月仁志・他:磁気刺激の臨床応用 神経内科領域. 総合リハ **39**: 965-969, 2011.
17) Vaz DM et al: Treadmill training for ataxic patients: a single-subject experimental design. *Clin Rehabil* **22**: 234-241, 2008.
18) Freund JE et al: Use of trunk stabilization and locomotor training in an adult with cerebellar ataxia: a single system design. *Physiother Theory Pract* **26**: 447-58, 2010.
19) 星 文彦:フレンケル体操の再考. 理学療法学 **8**: 694-699, 2001.
20) 中西亮二:脊髄小脳変性症. 服部リハビリテーション技術全書(蜂須賀研二編), 第3版, 医学書院, 2014, pp749-758.
21) Hewer RL et al: An invistigation in to the value of traiting intention tremor by weiting the affected limb. *Brain* **95**: 579-590, 1972.

22) Morgen MH: Ataxia & Weight. *Physiotherapy* **61** 332-334, 1975.
23) 中村隆一・他：小脳失調のphysiotherapy. 神経進歩 **23**: 124-130, 1979.
24) 真野行生・他：おもり負荷の小脳症状への効果機序. リハ医学 **18**: 268-269, 1981.
25) 南雲浩隆・他：運動失調に対する重錘負荷・弾性緊縛帯装着の有効性の検討―円模写軌跡分析から. 作業療法 **26**: 3555-3566, 2007.
26) 高橋和郎・他：関節への弾性緊迫帯装着による小脳運動失調軽減効果. 神経内科 **7**: 476-477, 1977.
27) 間野忠明・他：弾性緊迫帯装着による運動失調療法の神経機序について. 厚生省特定疾患・脊髄小脳変性症調査研究班, 昭和54年度研究業績集, 1979, pp256-261.
28) 間嶋満・他：失調症の理学療法. 総合リハ **8**: 107-113, 1980.
29) 前田哲男：脊髄性失調症の歩行障害に対する運動療法. 総合リハ **14**: 683-685, 1986.
30) Miyai I et al: Cerebellar ataxia rehabilitation trial in degenerative cerebellar diseases. *Neurorehabilitation and Neural Repair* **26**: 515-522, 2012.
31) Ilg W et al: Intensive coordinative training improves motor performance in degenerative cerebellar disease. *Neurology* **73**: 1823-1830, 2009.
32) Ilg W et al: Document Long-term effects of coordinative training in degenerative cerebellar disease. *Movement Disorders* **25**: 2239-2246, 2010.
33) Synofzik M et al: Motor Training in Degenerative Spinocerebellar Disease: Ataxia-Specific Improvements by Intensive Physiotherapy and Exergames. *Biomed Res Int* **2014**, 11page, 2014.
34) Martins CP et al: Physical therapy approach to spinocerebellar ataxia: a systematic review. *Fisioter Pesq* **20**: 286-291, 2013.
35) 小林量作・他：脊髄小脳変性症患者の生活指導. 理学療法ジャーナル **27**: 177-182, 1993.
36) Ella M et al: Falls in Spinocerebellar Ataxias: Results of the EuroSCA Fall Study. *The Cerebellum* **9**: 232-239, 2010.
37) Fonteyn EM et al: Prospective analysis of falls in dominant ataxias. *Eur Neurol* **69**: 53-57, 2013.
38) van de Warrenburg BP et al: Falls in degenerative cerebellar ataxias. *Mov Disord* **20**: 497-508, 2005.

5章 6 神経難病に対する理学療法

> **KEY ポイント**
>
> **① 病態・疫学・特徴を理解するポイント**
>
> 　神経難病は病状が進行性で予後は不良の場合が多い．特にALSなどの呼吸筋麻痺を呈する疾患では，その終末期を非侵襲性の人工呼吸器を用いて在宅で迎えるケースが増加してきている．このような状況の中で理学療法士も，在宅で呼吸管理を行いながら終末期を迎える患者の訪問リハを提供することが求められている．
>
> **② 理学療法評価のポイント**
>
> 　進行性の神経難病に対する理学療法評価では，骨格筋の麻痺や可動域制限による運動機能の低下に加え，病状の進行により呼吸障害，嚥下障害などの症状が出現してくる．理学療法士は運動機能の変化を的確に評価するとともに，呼吸や嚥下の状態も把握し適切に対応する必要がある．
>
> **③ 理学療法アプローチのポイント**
>
> 　本項では，特に高齢神経難病患者の終末期の在宅ケアについて述べる．理学療法士は終末期における対象者および家族のニーズを把握し，それを実現できるようなアプローチをすることが求められる．進行していく麻痺による移動動作およびADLに加え呼吸器に対する理学療法を的確に行うことにより対象者や家族が納得のできる終末期を迎えることを目標とする．

1. 高齢神経難病患者の病態・疫学・特徴

　神経難病の多くは進行性であり，骨格筋の麻痺のほかに呼吸機能，嚥下機能，構音障害などの脳神経障害，自律神経障害など多彩な症状を示す．理学療法士はその発症からターミナルケアまでに携わるが，本項では，神経難病の中でも運動麻痺，呼吸筋麻痺，嚥下障害が出現し，その終末期を在宅で迎えるケースが増え，理学療法士も訪問リハビリテーション（以下リハ）でかかわる機会が今後増えてくると予想され，筋萎縮性側索硬化症（Amyotrophic lateral sclerosis；ALS）の在宅によるターミナルケアについて取り上げることとする．

　2007年の調査ではALS患者の56.3％が在宅療養をしている[1]．運動機能に障害が出現してくると訪問リハとして理学療法士が在宅でかかわることが多い．訪問リハの介入開始時期にはすでに歩行障害，呼吸障害，嚥下障害などが進んできていることが多いが，在宅におけるQOLを高めるためには，まだ運動障害などが進行していない外出ができる時期からかかわることが必要になると考えられる．

　また在宅によるターミナルケアで重要な問題が，介護者の介護疲れの問題である．神経難病の在宅ケアでは，特に終末期の呼吸障害により介護者は24時間気を抜けない状態におかれ，介護者の疲労が蓄積されるという問題が発生する．介護者の負担については，厚生労働省も吸痰などの処置で対策をとっているが[2]，実際に在宅ケアを始める際には状態が悪化したときや終末期における介護体制を確立しておく必要がある．

2. ALS患者の在宅療養に対する理学療法評価とアプローチ

1 ALS患者の理学療法評価

　ALS患者の評価に関しては，理学療法士の専門分野である基本的移動動作などの評価は当然行われるべきである．運動機能評価は病状の進行を把握するためにも非常に大切ではあるが，疾患の特性により改善を評価する意味合いが乏しいため，患者への検査結果のフィードバックに関しては一考する必要がある．

　筋力検査は，研究的なデータを必要としないならばMMTで十分である．ここで重要な点は基本的移動動作の評価で必要となることである．股関節や膝関節，肩関節，肘関節，あるいは腹筋群など体幹の比較的大きな筋の測定は当然重要ではあるが，ALSでは手指や足部，顔面筋や舌，眼球の動きの評価がより重要になる[3]．これらの筋は病状が進行して四肢麻痺状態になり，移動動作やADL動作が不能になったのちのコミュニケーションや環境制御に使用する機器をコントロールするために必要となる．したがって麻痺が軽度の初期からチェックし，病状が進行してからのコミュニケーションの方法などをイメージしておくことが非常に重要となる．

　関節可動域も筋の瘙縮や疼痛，運動麻痺により関節の動きが制限されて出現する．どの疾患にも共通することであるが，関節可動域測定はただ単に角度を測定するというだけでなく，なぜ制限を起こしているのかその原因を特定する項目をセットでみるということが重要になってくる．具体的には筋の緊張や短縮の有無，疼痛の有無，エンドフィールなどの項目は関節可動域練習の方法を決定するうえで必要な項目である．また測定部位も肩，肘，股，膝などの四肢の大きな関節のみではなく，病状が進行したときのコミュニケーション機器の操作に重要な手指，足趾を含んだ足部，顎関節，頸部の可動性も把握しておく必要がある．

　呼吸機能はALSの進行により必ず避けては通れない問題となる．在宅では可能な検査は限られており肺機能検査や呼吸筋力の評価などは困難なことが多い．しかし，在宅では呼吸状態の把握はALSに限らず重要な項目である．理学療法士は通院時に行った呼吸に関する情報の把握を行うことはもちろん，訪問時には呼吸数，呼吸パターン，酸素飽和度，頭痛，傾眠などの高炭酸ガス血症の症状，微熱などの肺炎の徴候を見落としてはならない．

　摂食嚥下機能に関しては，医師，看護師，言語聴覚士との連携が必要となるが，少なくとも咀嚼，嚥下のメカニズムを理解し，誤嚥の可能性の判断がつくようにしなければならない．また終末期に問題となってくる構音障害についても把握しておく必要がある．

　基本的移動動作およびADLに関する評価も在宅では重要な項目である．評価は実際の動作がどのように行われているかを自身の目で確認する必要がある．また，家屋状況や介護体制，病状の進行による運動能力の変化によって，今後基本的移動動作やADLをどのように行っていくかイメージできるように情報を得ることが大切である．

　在宅療養を行ううえでは，QOLは環境的な要因に影響されやすい．このため環境的な要因の評価は重要な評価項目である．環境要因で最も大切なことは介護体制である．アプローチの項で詳し

コラム①

ALSの理学療法評価のポイント

　ALSなどの神経難病においては，病状の進行に備え，初期の段階で手指や頸部，舌，眼球などの動きをチェックする．あわせて残存すると予測される動きを把握し，コミュニケーション機器や環境制御装置をコントロールする方法のプランを立てておくことが重要となる．

表1 在宅療養における理学療法評価

運動機能	筋緊張	亢進による上位ニューロン障害を確認
	反射	腱反射や病的反射で上位ニューロン障害を確認
	関節可動域	筋の短縮もチェック
	筋力	手指，顔面筋，舌，眼球運動は必須
	脳神経機能	表情筋，嚥下，構音に関係する筋
	基本的移動動作	
	ADL	
感覚機能	表在感覚	
	深部感覚	原則障害されないので疾患の鑑別に重要
	脳神経機能	
呼吸機能	呼吸数	
	酸素飽和度	
	呼吸筋の活動状況	
	高炭酸ガス血症	意識障害，頭痛，羽ばたき振戦などに注意
嚥下機能	唾の飲み込みの確認	
構音機能	発語による機能検査	

表2 評価のために必要な情報

医療情報	主治医からの告知内容
	肺機能検査および血液ガス検査
	投薬情報
環境情報	障害手帳の交付の有無
	介護度の認定の有無
	吸痰や人工呼吸器管理のできる介護人の人数（在宅介護スタッフ以外で）

く述べるが，訪問介護や訪問看護のほかに介護が可能な家族が複数名存在することが重要となる．その他の環境因子は家屋環境や経済状況（直接理学療法士が聞く必要はないが，治療チームの誰かが把握して必要な情報を共有することが重要である）などが在宅療養には必要となってくる．

2 ALS患者の在宅ケアにおける問題点

ここではALS患者の在宅ケアにおける問題点を，筆者が実際に訪問リハを経験した症例をもとに述べてみたい．筆者の経験した在宅ALS患者はここ数年で5例あるが，すべてのケースが気管切開による人工呼吸器管理を選択しなかったケースであった．内訳は非侵襲的陽圧換気（NPPV）4例，人工呼吸器を使用しなかったケースが1例であった．近年，在宅で非侵襲性の人工呼吸器を使用し，気管切開による人工呼吸管理を望まないケースが多くなった．依頼されたケースはすべて呼吸状態が低下し構音障害や嚥下障害があり，歩行に障害が出現し始め，移動に軽介助を必要とする状態であった．訪問開始から終了（すべて死亡終了）までは4カ月から1年程度であった．開始時にはすでに活動性は低下しており呼吸障害や嚥下障害が進行してい

て，患者の希望を実現できないことが多かった[6,7]．

より大きな問題は，介護の交代ができずに介護者が疲れてしまうということであった．これは在宅を決定するときに検討すべき問題でもある．NPPVによる在宅療養はターミナルケアというイメージが強く，介護者は短期間でターミナルを迎えるため，何とか一人で頑張れると思い在宅療養を開始するが，実際は呼吸状態が気になり十分に休むことができなくなる．終末期では，NPPVの装着や吸痰ができる介護者を最低2人は確保したうえで，種々の在宅サービスをフルに使用してようやくケアができる状態であると考えられる．

3 実際の理学療法アプローチ

❶関節可動域訓練

麻痺による廃用や筋の緊張性の短縮により関節可動域制限が出現する．特に更衣，排泄ケアなどの介護において重要となる肩や股関節，携帯電話やコンピュータなどの機器操作に影響がでる前腕の回旋運動や手関節，手指の可動域，頸部の可動域などがある．関係する筋のストレッチや副運動の改善などを駆使して関節可動域の維持に努めることが重要となる．

❷ 筋力訓練

ALSは運動筋の麻痺が主症状の一つであるが，筋力増強訓練についてはエビデンスが確立していないのが現状である．実際に麻痺が進行してきた在宅ALS患者の治療経験でも病状の進行速度が速い場合は，患者にとって筋力増強訓練が逆効果に感じる場合が多い．このような状態では，どのように対処すべきか迷う場合が多いと思うが，できるだけ現状の筋力を維持するということが大切である．病変による筋力低下はやむを得ないが，廃用による筋力低下はなるべく避けなければならない．このためには残存している筋をまんべんなく動かすことを心がけなければならない．筋力維持に効果があると考えられる筋の最大出力の50%程度で運動を行うことが適切と思われる．

患者は麻痺の進行を非常に気にしているため，日々の訓練における変化に気を落とすことがある．治療者はなるべく麻痺の進行が顕著にならないように，麻痺が進行している箇所は動きを介助して他動的に動かす配慮も必要となる．ALSの筋力増強訓練は関節可動域訓練と同時に行うことが有効であり，具体的には，随意運動が残存している箇所は自動・抵抗運動を行い，麻痺が進行している箇所は他動運動でフルレンジまで動かし，関節可動域維持を行うという方法である．

❸ 呼吸理学療法

病状の進行により呼吸筋麻痺も出現し，呼吸障害が起きてくる．理学療法全般にいえることだが，このとき，治療者は何が問題なのかを意識する必要がある．呼吸障害の場合は呼吸筋力の低下による換気障害なのか，排痰障害のために分泌物が貯留しているのかを見きわめてプログラムを選択する．筋力低下には呼吸介助手技を使用し換気を促進させることが必要である．また，患者は自発呼

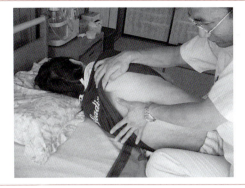

図1 呼吸補助筋のリラクゼーション

吸が残存しているときには呼吸困難感を強く訴えるため，脊柱起立筋や大胸筋，腰部や頸部の呼吸補助筋へのリラクゼーションを目的としたマッサージが中心になることが多い（**図1**）．

病状が進行してくるに伴い，夜間など部分的に人工呼吸器を使用することになる．この時期になるとNPPVではマスクの装着状況によりエア漏れのチェックが重要となってくる．在宅を行う理学療法士は特に心肺機能の低下には注意が必要である．酸素飽和度は簡単に測定ができるが，換気機能が低下してきているこの時期には低酸素よりむしろ高炭酸ガス血症の症状のほうが重要になる．高炭酸ガス血症の症状を見落とすと，呼吸状態の限界が判断できなくなってしまう．これはターミナルの時期に気付かずに，家族へのアドバイスや主治医への報告を逃してしまう可能性があるので注意する．

もう一つ重要なことは，患者が喀痰時や呼吸困難感を訴えたときに，介護者が呼吸筋のリラクゼーションが行えるように呼吸介助手技を伝達しておくことである．これにより患者本人も家族も不安感がいくらか和らぐと思われる．

（八木幸一）

文献

1) 永井正規・他：臨床調査個人票に基づく特定疾患治療研究医療受給者調査報告書—厚生労働科学研究費補助金難治性疾患克服研究事業特定疾患の疫学に関する研究班，2010, p5, pp140-143.
2) 平成15年7月17日医政発第0717001号，各都道府県知事あて厚生労働省医政局長通知：ALS（筋萎縮性側索硬化症）患者の在宅医療支援について，2003.
3) 津山直一，中村耕三：新・徒手筋力検査法　原著第8版，共同医書出版社，2008.
4) 「筋萎縮性側索硬化症診療ガイドライン」作成委員会：筋萎縮性側索硬化症診療ガイドライン2013, 南江堂，2013.
5) 小森哲夫：神経難病領域のリハビリテーション実践アプローチ，第1版，メジカルビュー社，2015.
6) 八木幸一：在宅ALS患者における訪問リハビリテーション開始時期の妥当性．日呼ケアリハ会誌 **20**: 238, 2010.
7) 八木幸一：在宅ALS患者に対する訪問リハビリテーション実施者の抱える問題点．日呼ケアリハ会誌 **21**: 207, 2011.

5章 7 関節リウマチに対する理学療法

> **KEY ポイント**
>
> **① 病態・疫学・特徴を理解するポイント**
> 　薬物療法の進歩により，関節リウマチの治療方針は関節破壊の進行を遅らせることから，早期治療による関節破壊の進行を防ぐことへと変わった．一方で，すでに関節破壊が進行している患者や，推奨される薬物療法を受けることができず，ADLが低下してしまった患者も多く存在することを理解する．
>
> **② 理学療法評価のポイント**
> 　病期と疾患活動性や使用薬物を把握したうえで，身体機能，ADLなどを評価する．
>
> **③ 理学療法アプローチのポイント**
> 　症状が多岐に及ぶため，さまざまな職種によるトータルマネジメントが必要とされる．

1. 高齢関節リウマチ患者の病態・疫学・特徴

1 関節リウマチの病態[1,2]

　関節リウマチ（Rheumatoid Arthritis；RA）は滑膜の炎症と増殖に伴い，骨・軟骨組織の破壊を引き起こすことを特徴とする，全身性自己免疫性炎症性疾患である．長期間にわたっての関節破壊や変形の進行によって，痛みによる活動量の低下や筋力低下を引き起こし，歩行能力などのADLが制限される（図1）．

2 関節リウマチの疫学[1,2]

　わが国における患者数はおよそ60～70万人あまりと推定されている．20～50歳の女性に多く発症する（男女比は概ね1：3）．

3 関節リウマチの特徴[1,2]

　関節リウマチによる関節破壊は発症から6カ月以内に始まり，1～2年間で急速に進行する．また，発症後10年で40％の患者に介助あるいは介護が必要となる．

　関節リウマチの発症原因はまだ解明されていないため，現状では発症を予防することはできないが，近年の薬物の飛躍的進歩により，強力な薬物療法が可能となっている．そのため，発症早期からの治療介入（window of opportunity[*1]）が重要である．

4 高齢関節リウマチ患者の特徴[3〜5]

　高齢関節リウマチ患者には，60歳以上の高齢で発症した高齢発症型関節リウマチ（elderly-onset RA；EORA）患者と，16〜59歳で発症して（成人発症型関節リウマチ）高齢化した関節リウマチ患者が存在する（表1）．

---

*1　window of opportunity：薬物療法がきわめて有効で寛解導入可能な時期のこと．発症後数カ月から1〜2年以内．

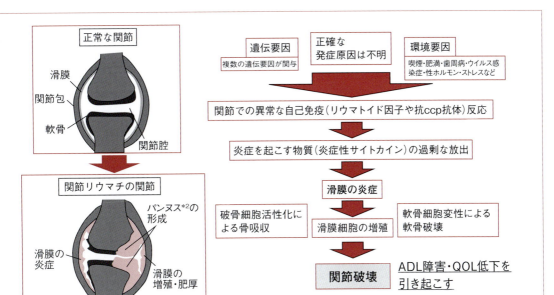

図1 関節破壊の発生機序

表1 高齢関節リウマチ患者の特徴

〈高齢発症型関節リウマチ患者〉 ○高齢で発症したため罹患期間が短い	〈成人発症型関節リウマチ患者〉 ○若年で発症したため罹患期間が長い
男女の発生頻度差は少ない. 急性発症が多く,疾患活動性が高い. 大関節からの発症が多い. 高齢であるため早期診断が困難であることが多く,合併症や全身状態の低下により早期治療開始が困難であることも多い.薬剤の副作用が出現しやすい. 薬剤反応性は良好で軽症例が多い.	関節リウマチがすでに進行しており,高度な多関節障害を呈していることが多い. 低疾患活動性を保てるようにコントロールを行うだけではなく,すでに蓄積されてしまった関節障害に対しての治療や,合併症の対策も同時に行う必要がある.
早期の薬物療法によって急激に関節炎や疼痛の改善が得られると,活動性が向上し,すでに廃用性筋萎縮や骨粗鬆症,関節の脆弱性が生じているにもかかわらず,無理をしてでも動き回り,関節破壊を助長させてしまう患者も少なくない. 筋力トレーニングやADL指導においては関節保護を目的とした誤用・過用症候群予防にも留意していく必要がある.	長期にわたる薬物療法の副作用により高度な骨粗鬆症を合併していることもあるため,椎体圧迫骨折の予防に配慮が必要である. 晩期関節リウマチでは補装具や自助具の使用を含めたADL維持や指導が中心となる.

問題点

身体の生理機能・代謝機能低下,腎機能低下	薬物療法の副作用の影響を受けやすい.
運動能力・筋力低下,骨粗鬆症	骨脆弱化や関節炎の影響もあり転倒・骨折リスクが高い.特に骨粗鬆症が基礎にあることを意識しておく.
呼吸・循環器機能低下	薬物療法中の感染症発症リスクが高い.呼吸器感染症が多い.心不全にも注意しておく.
貧血・低栄養	易感染症.薬物療法の副作用の影響を受けやすい.
脳機能・認知能力低下	受診や服薬のアドヒアランス低下が生じる.
服薬管理困難	手指の変形によるピンチ力低下で錠剤開封や自己注射が困難となる.

2. 関節リウマチ患者の評価[6〜8]

基本的には一般の理学療法評価に準ずる.ここでは,関節リウマチに特異的なものと注意点を挙げていく(表2).

---

*2 パンヌス:炎症性の滑膜組織.軟骨を吸収して骨組織の破壊に至る.

表2 関節リウマチ患者の評価

【疾患活動性の評価】

DAS28(disease activity score28) SDAI,CDAI	疾患活動性と薬物療法への反応の把握
Larsenの6段階X線病期分類 Steinbrockerの病期分類(stage)分類	関節破壊の程度を把握

◎血液検査（CRP，ESR，MMP-3など）・薬物療法（投薬状況）も参考にする．

【身体機能評価】

関節症状		炎症状態の程度をチェックする．	
腫脹	多発性で対称性．初発は手指や手，足趾など小関節が多い．		熱感や皮下結節，潰瘍の有無をチェックする．
疼痛	「じっとしていてもジンジンして痛い．」という訴えは滑膜炎によるものと思われ熱感を伴うこともある．「関節を動かすと痛い．」という訴えは関節破壊や変形が原因となっていることが多い．		疼痛部位・深さ・性質・日内変動をVASで評価する．
関節変形	関節破壊の進行例では，関節の不安定性やROM制限による運動障害がみられる．		ADLにおける関節への負担を推測して動作指導などを立案する．
朝のこわばり	朝の起床時に指の関節がこわばった感じで屈伸が困難となる．		持続時間で疾患活動性を評価する．通常は1時間以上継続することが多いが，沈静化すると短縮してくる．
関節外症状	疾患活動性の高い時期には微熱，食欲不振，易疲労感，体重減少などの他，貧血やリウマトイド結節，心疾患症状も見られることが多い．		間質性肺炎の所見を認めるが多くは無症状である．神経炎による深部知覚障害はバランス低下を招くので注意．
関節可動域測定（ROMテスト）	関節への負担に十分考慮して愛護的に行う．支持面を拡大させて安定させた肢位で行うなどの工夫も必要．		経時的な変化を見ることで病態の進行の判断材料になる．
筋力（MMT）	測定肢位や抵抗を加える場所を考慮し，関節破壊を助長することがないように気を付ける．		必要性なども合わせて判断し，場合によっては実施しない．
姿勢・動作観察	寝返り，起き上がり，座位保持姿勢，立ち上がり，立位姿勢を観察する．		関節への負担の程度を各動作・各姿勢ごとに評価する．困難な動作についての指導を行う．
歩行	歩容や歩行バランスの観察を行い，歩行周期ごと，関節ごとの安定性や可動性も評価する．		疼痛や変形による歩行への影響を把握する．

【生活機能（ADL）評価】

Steinbrockerの機能障害度(class)分類	広く使用されているが大まかな内容であるため，詳細な把握は難しい．
HAQ(health assessment questionnaire)	比較的短時間で回答が可能．国際的にも頻用されており，現場でも広く用いられている．

3. 関節リウマチのトータルマネジメントと理学療法アプローチ

1 関節リウマチのトータルマネジメント[6, 7, 10~12]

関節リウマチの治療は症状や障害が炎症，関節破壊，変形，そしてADL・QOLの低下など多岐に及ぶため，さまざまな職種によるトータルマネジメントを必要とする（図2）．

2 理学療法アプローチ

関節リウマチガイドライン2014では，関節リウマチに対する運動療法が推奨されている（推奨の強さ：強い）が[13]，病期や疾患活動性，生活環境に合わせて，個々の関節リウマチ患者の状態に合ったテーラーメイドのプログラム作成を目指す．

コラム①

関節リウマチ患者の足部病変

DAS28やHAQは足に関する項目がないため，足部病変を見逃してしまうことがある．罹病期間が長い関節リウマチ患者には足変形は必発であり，寛解[*3]症例でも足の関節破壊は進行する[9]．理学療法士は足を観察する機会が多いため，足部病変にいち早く気付きたいものである．

---

*3 寛解：病気の症状がほぼ消失している状態．
臨床的寛解：炎症反応と腫脹や痛みなどの症状が消失すること，構造的寛解：関節破壊の進行が抑制されること，機能的寛解：身体機能が維持されて日常生活に不自由がない状態．

（1）関節保護[1,7]

「してはいけない動作」を指摘するのではなく，「どうすれば負担をかけずにできるか」を具体的に指導することが大切である（図3）．

（2）物理療法[7]

EBMは全体的に低い評価であるが，運動療法やADLトレーニングと併用することで治療効果を引き出す手段となる．病期と炎症所見および患部の状態を把握したうえで内容を選択する[7]．

薬物療法
◎投薬内容を参考にして運動強度などを決める．

非ステロイド系抗炎症剤（NSAIDs）	かつての関節リウマチ治療の第一選択薬剤．現在は補助的薬剤．	即効性の鎮痛効果がQOL改善に有効．	関節リウマチを寛解に導く力はない．関節破壊を抑制しない．副作用が少なくない．
ステロイド	強力な抗炎症作用を有する薬剤．	NSAIDsおよびDMARDsの効果が不十分でQOLが著しく阻害されるとき使用される．	依存性が高く，骨粗鬆症などの副作用も強い．関節リウマチを根治させることはできない．
抗リウマチ薬（DMARDs）	関節リウマチの免疫異常を修飾することで関節リウマチの活動性をコントロールする薬剤．中でもMTX（メトトレキサート）は中心的薬剤（anchor drug）と位置づけられている．	関節リウマチを寛解に導く効果があり，関節破壊の進行を抑制する作用がある．関節リウマチの罹病期間が短いほど効果が高い．MTXとの併用によりBioの効果が増大するという報告もある．	肝機能・腎機能低下や間質性肺炎，骨髄抑制などの副作用に注意が必要である．
生物学的製剤（Bio）	関節リウマチの病態に係わるサイトカインなどの分子をピンポイントでターゲットとする蛋白製剤．関節リウマチの薬物療法における最大の進歩．	MTXとの併用で臨床的寛解のみならず，関節破壊をほぼ阻止する効果が確認されている．	感染症などの副作用に注意が必要．薬剤費が極めて高価である．

基礎療法

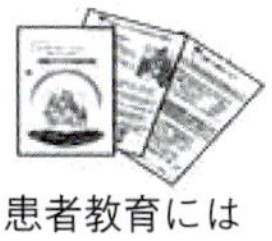

◎当院では，患者教育には「関節リウマチ患者手帳」を作成して指導．

手術療法（下肢）
◎安定性と可動性の選択を参考に運動療法を考える．

安定性＞可動性
　足関節，中・後足部関節
　IP・PIP・DIP関節

安定性＜可動性
　股関節，膝関節
　MTP関節

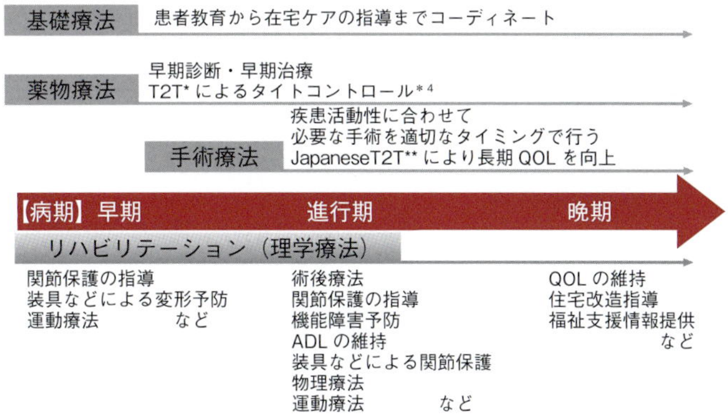

基礎療法	患者教育から在宅ケアの指導までコーディネート
薬物療法	早期診断・早期治療　T2T*によるタイトコントロール*4
手術療法	疾患活動性に合わせて必要な手術を適切なタイミングで行う　JapaneseT2T**により長期QOLを向上

【病期】早期　　　進行期　　　晩期

リハビリテーション（理学療法）

早期	進行期	晩期
関節保護の指導 装具などによる変形予防 運動療法　など	術後療法 関節保護の指導 機能障害予防 ADLの維持 装具などによる関節保護 物理療法 運動療法　など	QOLの維持 住宅改造指導 福祉支援情報提供 など

図2　関節リウマチのトータルマネジメント

*Treat to target（T2T）：疾患活動性指標を用い，基本原則と推奨に則り，定期的に治療を見直す，目標達成に向けた治療．治療目標は臨床的寛解，少なくとも低疾患活動性．
**JapaneseT2T：薬物療法だけでは低疾患活動性や寛解を維持できない症例に，適切なタイミングで手術療法を施行することで，高いレベルのADL・QOLを獲得させる．機能的寛解を達成し，維持することを目標とする．

---

*4　タイトコントロール：一定期間ごとに疾患活動性を評価すること．

(3) ROMエクササイズ[1,6,7]

運動前に痛みがあるときは物理療法の併用を検討する.

下肢にみられる制限・変形としては，股関節の屈曲・内転・内旋，膝関節の屈曲・外反，足関節の外反・尖足・扁平足，足趾の槌趾・外反母趾・重複趾などが挙げられる.

制限の原因が関節自体の場合は，疼痛のない範囲で一日1回，全可動域を愛護的に動かす．筋の短縮や過緊張が原因の場合は当該筋へのストレッチを行う.

(4) 筋力トレーニング[1,3,6,7,14〜16]

高齢者の関節リウマチ患者は症状の日内変動や疲労感が多く，画一的ではないため，その日ごとの状況で負荷量の判断を行わなければならない（表3）.

(5) ADL（基本動作）練習・指導

常に関節保護を念頭におき，残存機能を効率よく有効活用できるように指導する（表4）.

(6) 補装具

歩行のための補装具としては，足底板（インソール）やリウマチ杖，リウマチ靴などがよく使用されているようである（図4）.

【関節保護の原則】
・小関節の過負荷を避け大関節を利用する.
・休憩をとり，長時間の関節負荷を避ける.
・装具や自助具を有効に利用する.
・作業環境を整え作業を簡略化する.

リハビリテーション【ご自宅でできる取り組み】
○お薬での治療も大事ですが，関節の変形の予防も重要です．
○痛みや腫れがなくても，動きすぎてしまうと関節を傷めてしまいます．
○適度な運動で日常生活での関節への負担を減らしましょう．

【日常生活動作の注意点】

『大きな関節を使いましょう』
たとえば…立ち上がる時

狭い面に体重がかかり指への負担が増します ／ 机を使うと，より広い面で支持できるため負担が減ります

『指先ではなく手全体を使いましょう』
たとえば…

手首や指に負担がかかります ／ 手のひら全体で持つと指への負担も少なく手首をまっすぐに保てます

『一日の仕事量を調節して，疲労や痛みが残らないようにしましょう』
・長時間同じ姿勢を取らないようにしましょう．
・作業を簡単にして，関節の負担を減らしましょう．
たとえば…洗濯する時

洗濯かごを低い位置に置くとしゃがみこむ必要があります ／ かごを台の上に置くようにすると楽です

『自助具を有効に使用しましょう』
たとえば…
太柄包丁　点眼器　お箸

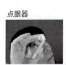
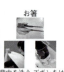

背中を洗う　ズボンをはく

手首が固まっていても握る力が弱くても使える道具 ／ 軽く握るだけで点眼できる道具 ／ 他にもいろいろあります！

指導パンフレットの一部
提供：JCHO 神戸中央病院関節リウマチ診療チーム

図3 関節保護

表3 筋力トレーニング[1,3,6,7]

◎高強度トレーニングが有効であるという報告が多くみられるが，すべての関節リウマチ患者に適応されるわけではない．確かに十分な筋力強化や有酸素運動能の改善には一定以上の動的な運動が必要である．早期関節リウマチ症例やコントロール良好例では障害をつくらないためのよい適応となるが，関節破壊のある患者にとっては破壊の進行の要因となるため，高強度運動，特に荷重運動は慎重に行うべきである．

◎トレーニング実施時の注意点
・こわばりの強い時間帯は避ける．
・運動負荷量は低負荷から開始して徐々に運動量を増加させる．
・疲労感や疼痛が翌日に残らないことを目安にする．
・運動中に痛みがあっても終了した時点で消失すれば支障はない．
・痛みがあるときは軟部組織のものか骨性のものかを評価し，中止の判断をする．

【筋力トレーニング実施例】
運動負荷は中等度以上（最大随意収縮の50〜80％）とする．
運動頻度は週に2〜3回．
筋収縮の種類は等尺性・等張性のいずれでも可能．

【有酸素トレーニング実施例】
運動中の心拍数が最大心拍数の60％以上で1回20分/回．週2回，6週間継続で改善がみられる．
方法は罹患状態によってエルゴメーターやプール歩行，状態がよければ歩行で行ってもよい．

【高疾患活動性患者・晩期患者への実施例】
ベッド上で等尺性収縮やセラバンドの使用を中心とした最小限の低負荷トレーニングを行う．

表4　ADL練習・指導のポイント（基本動作）

- 高齢発症型関節リウマチ患者は過用・誤用の傾向があるため，できるだけ早期から関節保護の指導が必要である．
- 罹患期間の長い高齢関節リウマチ患者が独自で工夫している動作により，変形や関節破壊を助長していないか評価する．
- 高齢関節リウマチ患者は骨粗鬆症を合併するため，転倒予防を中心に安全性への配慮を行う．

臥位	頸椎脱臼を予防するため頸部の過屈曲を避ける．低めの低反発性素材の枕や，高さの調節が容易であるタオルなどを利用して調整する．
起き上がり	on elbowからon handになる際には手関節への負担が大きいため，電動ギャッジアップが可能なベッドの利用を勧めるべきである．頸椎に病変のない患者については，背臥位や半側臥位から，頸部が過屈曲とならないように下肢を振り上げて降ろす反動を利用して起き上がる方法もある．
立ち上がり	大きく前方へ重心移動をすることは足や足部関節への負担を増加させるため，関節破壊を増長させないためにも椅子の高さを調整するべきである．車椅子についてもシート高を調整する．小さな重心移動ですむため，立位も安定しやすく，座位に戻るときの骨盤と脊柱への負担も少なくなる．
歩行	股関節伸展制限や足部の疼痛のため，蹴り出しが困難となり推進力の低下が生じる．足関節に問題があるとすり足歩行になる．関節破壊が進んでしまい，関節に強い不安定性が生じてしまうと，人工関節や固定術，または装具療法を適応する．
階段昇降	階段昇降は関節への負担が非常に強いため，最少回数ですむように生活パターンの変更について話し合う．膝・足関節に内反変形のリスクがなければ，斜めや横向きでの昇降を行わせてもよい．転倒リスクがなければ後ろ向き降りでもよい．

（上肢（応用動作）は，関節リウマチの作業療法についての文献を参照してください）

コラム②

インソールによるアプローチ[20～23]

　多くの患者が足底板を作成するが，使用のアドヒアランスはあまりよくない印象がある．そこで，当院の理学療法士が行っているインソールによるアプローチを紹介する．

　動きをみながら歩行バランスをよくしていくため，アドヒアランスは非常に高かった（図）．

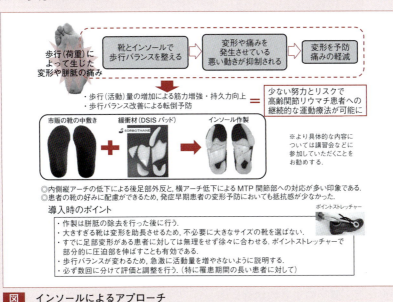

図　インソールによるアプローチ

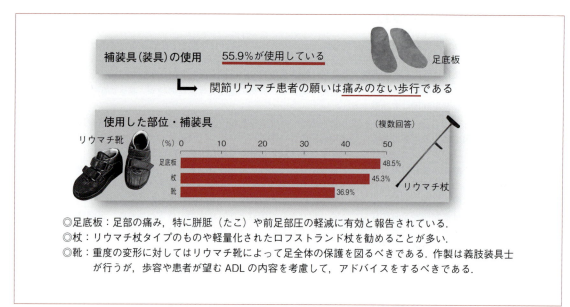

図4 関節リウマチ患者の補装具使用状況 （文献18より引用）

> **コラム③**

こんな場面を考えてみよう

当院における実際の足部治療の流れを紹介する（**図**）．

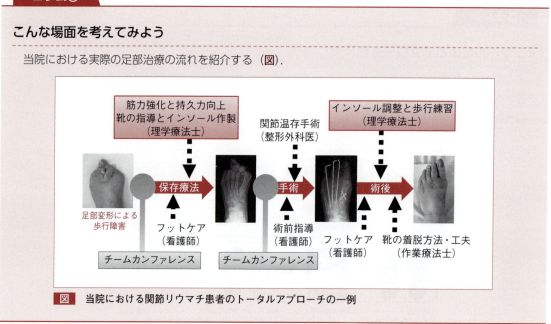

図 当院における関節リウマチ患者のトータルアプローチの一例

　薬物療法が進歩して寛解症例は増加したが，よりよいADL・QOLのためにはこれまで以上にリハビリテーションが必要である．早期からの予防的介入やADL改善など，個々の患者の状態に応じたテーラーメイドの理学療法の提供を期待されている[25]．

（三本坪大）

文献

1) 吉尾雅春編:標準理学療法学 理学療法各論―Ⅳ関節リウマチの運動療法,第3版,医学書院,2012.
2) 佐浦隆一:関節リウマチ治療の現状とリハビリテーション.リハビリテーション医学.7: 547-551, 2013.
3) リウマチ実地医会編:.リウマチクリニックQ&A集成.メジカルビュー社,2015.
4) 伊藤 聡:高齢者関節リウマチ.炎症と免疫 17: 90-100, 2009.
5) 徳永大作・他:高齢(発症)例. Rheumatology Clin Research 2: 167-172, 2013.
6) 公益法人日本リウマチ財団監修:関節リウマチのトータルマネジメント.医歯薬出版,2011.
7) 西林保朗監修:リハ実践テクニック関節リウマチ 改定第2版.メジカルビュー社,2014.
8) 八木範彦:RAの歩行障害に対する理学療法.理学療法学 38: 207-210, 2011.
9) 真野智子・他:足変形による日常生活の不便さをどう把握するか―第57回日本リウマチ学会総会・学術集会抄録集.日本リウマチ学会 57: 691-691, 2013.
10) 村澤 章:リハビリテーション.医学と薬学 53: 575-580, 2005.
11) 小薗 幹・他:当院における関節リウマチ患者への外来リハビリテーションの取り組み.兵庫リウマチチーム医療研究会抄録集,兵庫リウマチチーム医療研究会 10: 3-3, 2014.
12) 石川 肇:関節再建術.日本臨床 71: 1276-1280, 2013.
13) 日本リウマチ学会編:リハビリ1 関節リウマチ診療ガイドライン2014.メジカルビュー社,2014,pp90-90.
14) 八木範彦:RA患者に対する適切な運動量について.理学療法学 38: 144-147, 2011.
15) 宮坂淳介・他:関節リウマチ患者に対する高速度エクササイズの効果.第58回日本リウマチ学会総会・学術集会抄録集.日本リウマチ学会 58: 624-624, 2014.
16) 三本坪大・他:関節リウマチ患者への運動療法およびカスタムインソールによる治療効果の検討.第50回日本理学療法学術大会 オンライン版抄録集.O-0118, 2015.
17) 島原範芳:慢性関節リウマチの代償動作.理学療法 19: 599-603, 2002.
18) 日本リウマチ友の会編:リウマチ白書(総合編).日本リウマチ友の会,2010.
19) Hennessy K et al: Custom foot orthoses for rheumatoid arthritis: A systematic review. *Arthritis Care Res*(Hoboken)64: 311-320, 2012.
20) 佐々木克則・他:足部からのアプローチ.理学療法 12: 47-57, 1995.
21) 内田俊彦:足と靴のバイオメカニクス.関節外科 34: 88-92, 2015.
22) 三本坪大・他:関節リウマチ足部障害に対する歩行評価およびカスタムインソールを用いた取り組み.日本RAのリハビリ研究会誌 29: 32-33, 2015.
23) 佐々木克則・他:足部疾患に対するDYMOCOインソールの効果―SAFE-Qによる評価を用いて―.日足外会誌.37. 204-207. 2016
24) 遠山将吾・他:リウマチ医療の未来.日整会誌 88: S481-S481, 2014.
25) 三本坪大・他:Treat to Target strategyによる日常生活機能への介入―第58回日本リウマチ学会総会・学術集会抄録集.日本リウマチ学会 58: 624-624, 2014.

5章 8 心疾患に対する理学療法

> **KEY ポイント**
>
> ① **病態・疫学・特徴を理解するポイント**
>
> わが国では生活習慣病の蔓延，超高齢化に伴い，急性心筋梗塞，狭心症などの心疾患患者およびその終末像である心不全患者が増加している．心疾患の死亡率は，悪性新生物に次ぐ第2位である．しかし性・主要死因別にみた年齢調整死亡率（人口10万対）の推移は，男女ともに低下傾向にある．そして，在宅における65歳以上の高齢心疾患の割合は増加している．
>
> ② **理学療法評価のポイント**
>
> 心疾患は，整形外科，脳血管，代謝性疾患などの重複障害を呈する例も少なくない．また，栄養状態の良・不良は身体機能にも関連する．心疾患は，多疾患合併による各障害から日常生活の制限を余儀なくされ，要介護状態に陥りやすくなる可能性もある．このため，急性期から在宅に至るまでのリスク管理は必須である．
>
> ③ **理学療法アプローチのポイント**
>
> 理学療法は，病態の把握，医学的治療を十分に理解したうえで，厳密なリスク管理のもと，他職種との連携による積極的なプログラムが施行される．また，医療機関のみならず在宅に至るまで，疾患の予後を見据えた介入が必須である．それらが患者の健康関連QOLや生命予後に少なからず寄与する．

1．高齢心疾患の病態・疫学・特徴

わが国は，世界有数の長寿国であり，65歳以上の高齢者人口の割合は25％を超えている[1〜3]．平均寿命と健康寿命「健康上の問題で日常生活が制限されることなく生活できる期間」との差は，男性は約9年，女性は12年程度ある．つまり，この差の期間は，「日常生活に制限がある」ということになる[1〜3]．

わが国における心疾患の死亡率は，悪性新生物に次ぐ第2位である．しかし性・主要死因別にみた年齢調整死亡率（人口10万対）の推移は，男女ともに低下傾向にある[4]．2011年の生活のしづらさなどに関する調査（全国在宅障害児・者等実態調査）[5]では，全国の在宅障害者数は，386.4万人と推定されている．また，内部障害者数93.0万人のうち，65歳未満の心臓機能障害者数は12.58万人，65歳以上のそれは46.54万人と，高齢者が多くを占める[5]．高齢心不全患者を対象とした長期介護保険に関する研究[6]では，入院前の長期介護保険のレベル（要支援1・2と要介護1〜5）が退院時の歩行自立度に関与することが示されている．すなわち，入院前の介護度が高い場合には，より退院時の歩行自立が困難になる可能性がある．

前述のように，健康寿命と平均寿命の差が今後拡大すれば，医療費や介護給付金は増大することが予測される．したがって，再発予防はもちろんのこと，疾病の一次予防，健康増進，介護予防などに対する視点が重要となる．

図1は，1990年代から2010年代において，大学病院で理学療法の対象となった心疾患患者の年齢（75歳以上）および整形外科，脳血管疾患，代謝性疾患等の重複障害を有する割合の推移について示している[7,8]．これからも高齢かつ重複障害を

有する心疾患患者は増加傾向にあることがうかがえる．また，心疾患患者は，腎臓疾患を合併している割合も高い[9]．代謝性疾患の中で，糖尿病は，心疾患発症の大きな要因でもあり，その合併の割合は30％以上にもなる[10,11]．糖尿病合併心疾患患者は非合併例に比べ，最高酸素摂取量，上下肢の骨格筋機能の低下のみならず，余暇時間における身体活動（ここでは1週間あたりの一日の平均歩数と運動消費エネルギー）も低下する[12〜15]．このことからも，わが国のような超高齢化社会にとって心疾患は，運動器疾患，脳血管疾患，呼吸器疾患などと同様に，身体機能や身体活動に少なからず障害を有する可能性がある．

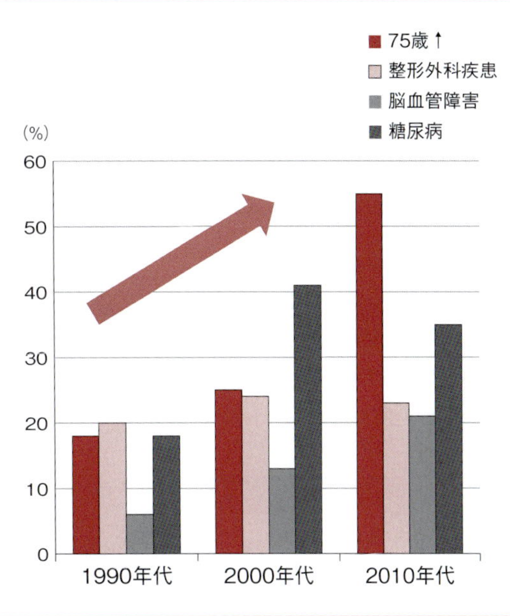

図1 心疾患患者における年齢（75歳以上）と重複障害の推移
（文献8より引用改変）

2. 高齢心疾患患者に対する理学療法評価とアプローチ

1 急性期

急性期における理学療法は，医学的診断および治療経過を含む病態の把握，全身管理に必要な機器やデバイスの扱いを含む厳密なリスク管理のもと行われる[16,17]．また，医師，看護師や他職種との協働と連携により，理学療法介入が可能となる．近年，在院日数の短縮化により，急性期における理学療法介入期間は，減少傾向にある．そのため，退院後の予後を見据えた，再発予防のための指導が重要となる．

理学療法評価は図2に示すように病態の把握から機器の設置に至るまで，十分に考慮したうえでなされる．心疾患であるから，"心ポンプ，虚血，不整脈などの心機能評価が必要"，という単純な評価および解釈ではなく，"心機能障害を有する人を動かすために必要なことは何か？"という視点がより重要である．急性期における理学療法介入の際には，"起きる，座る，立つ，歩く"，など，ただ単に決められたプログラムを漠然と行うことだけを目標設定とするのではない．すなわち，理学療法士は患者に対する病態，治療経過はもちろんのこと，年齢，性差，重症度，入院前の身体活動，日常生活活動レベルおよび退院後の患者の戻るべき生活環境などの情報を十分にふまえ，評価を行う．先行研究[18]では，平均年齢66.0歳の心疾患患者における入院生活時の身体活動（1日の平均歩数）と，握力や膝伸展筋力など骨格筋機能には関連があることが示されている．また，高齢心疾患患者の栄養状態の良・不良は，骨格筋のみならず，簡易身体能力バッテリー（short physical performance battery；SPPB）や6分間歩行テスト（6 mimutes walk test；6MWT）などの高低にも影響する[19]（図3）．このため，栄養状態を含む身体機能の評価は重要となる．

図4に理学療法プログラムのフローチャート[16]を示す．本フローチャートは，病棟でのステージⅠからⅤと運動療法室でのⅥとⅦより成り立つ．プログラム開始に際し，病態，治療経過に関する評価および骨格筋機能，バランス，歩行能力などの身体機能評価が実施される．その後，個々の重症度や身体機能の程度に応じ，集団あるいはテー

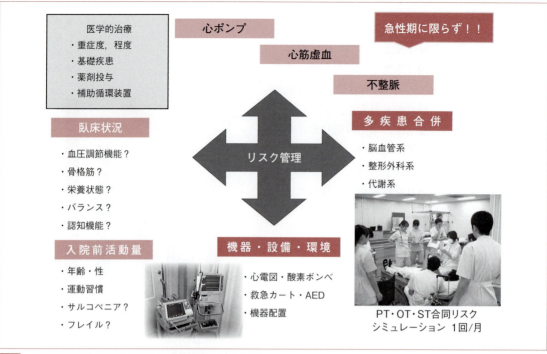

図2 理学療法評価（病態の把握から機器設置に至るまで）

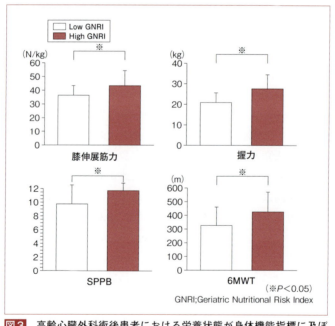

図3 高齢心臓外科術後患者における栄養状態が身体機能指標に及ぼす影響
（文献19より引用改変）

ラーメイドによるプログラムが施行される．表1にプログラム進行基準[21]を示した．なお，本基準は急性期のみならず回復期でも有用である．

2 回復期から維持期（生活期）

回復期から維持期（生活期）にかけての理学療法は，社会復帰はもちろんのこと，二次予防，生

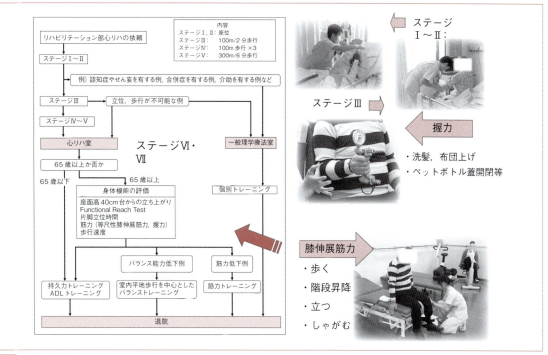

図4 プログラムチャート

（文献16より引用改変）

表1 プログラム進行基準とモニタリング

> リスク管理は必須

- 症状：胸痛，呼吸困難，動悸，めまい，ふらつき，疲労感，吐き気，冷や汗などが出現しないこと
- 心拍数：120拍/分以上，安静時より30-40拍/分以上上昇しないこと（慢性心房細動を有する場合には140拍/分未満に留める，瞬時の上昇は除く），自覚症状を伴う徐脈またはブロック
- 血圧：安静時収縮期血圧120～130mmHgより運動時収縮期血圧：20～30mmHg以上，上昇しないこと，また10～20mmHg以上低下しないこと
- ST偏位：上向型ST下降で0.2mV，水平または下向型ST下降にて0.1mV未満
- 心室性期外収縮：Lown分類4度b未満，心房性期外収縮から心房細動へ移行しないこと
- 体重：3日間で2kg以上の増加は要注意
- 経皮的酸素飽和度：90%以上維持

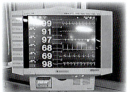 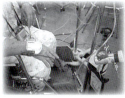 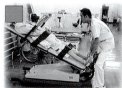

（文献21より一部改変引用）

命予後，健康関連QOLなど，Patient Reported Outcome（PRO）「患者報告アウトカム」の維持・向上が主な目的となる．その評価および効果判定には，主に身体機能や社会心理指標などが活用される[22]．

回復期心臓リハビリテーションプログラム施行に際しては，その安全性，運動の具体的な許容範囲の設定という観点からも心肺運動負荷試験から

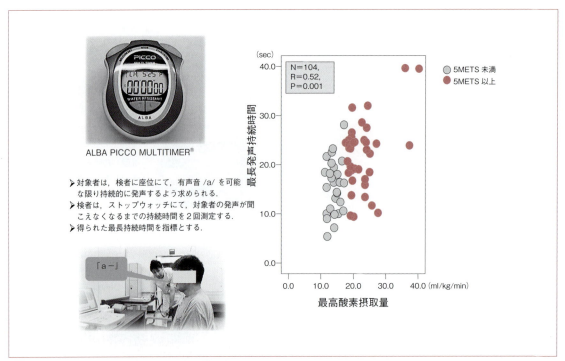

図5 心疾患患者における最長発声持続時間と最高酸素摂取量との関係 （文献23より引用改変）

表2 地域在住者におけるMPTの年齢・性別の基準値

年齢（歳）	n	1回目測定		2回目測定		平均値	
		M±SD	Min-Max	M±SD	Min-Max	M±SD	Min-Max
男性							
60-69	41	18.7±6.4	6.1-28.6	20.3±7.6	5.2-35.4	19.5±6.8	5.6-30.7
70-79	68	18.0±9.1	4.8-50.5	19.3±9.4	4.8-52.8	18.7±9.0	4.8-51.7
80-89	25	17.0±5.7	5.8-27.0	18.3±6.5	5.8-29.3	17.7±6.0	5.8-27.6
Total	134	18.0±7.8	4.8-50.5	19.4±8.4	4.8-52.8	18.7±7.9	4.8-51.7
女性							
60-69	74	16.0±6.2	4.5-32.3	18.0±7.1	5.4-35.5	17.0±6.4	5.3-31.7
70-79	142	15.5±6.6	4.3-36.0	16.4±7.7	3.7-45.8	15.9±6.9	4.0-40.1
80-89	30	13.7±6.4	4.9-27.9	15.1±6.4	4.9-27.7	14.4±6.3	4.9-27.8
Total	246	15.4±6.5	4.3-36.0	16.7±7.4	3.7-45.8	16.1±6.7	4.0-40.1
全体							
60-69	115	17.0±6.4	4.5-32.4	18.8±7.3	5.2-35.5	17.9±6.6	5.3-31.7
70-79	210	16.3±7.6	4.3-50.5	17.4±8.4	3.7-52.8	16.8±7.7	4.0-51.7
80-89	55	15.2±6.2	4.9-27.9	16.6±6.6	4.9-29.3	15.9±6.3	4.9-27.8
Total	380	16.3±7.0	4.3-50.5	17.7±7.8	3.7-52.8	17.0±7.2	4.0-51.7

AⅡ units are in seconds
M:men, W:women, B:both, M:mean, SD:standard deviation
MPT: maximum phonation time

（文献25より引用，筆者訳）

得られた指標をもとにした運動処方が望まれる．しかし，高齢かつ重複障害を有する例が増加し，心肺運動負荷試験そのものが実施不可能となる例も存在する．また，在宅，老人保健施設などでは，心肺運動負荷試験に不可欠な機器があるとは限らない．そのため，在宅や老人保健施設等でも施行可能な身体機能評価や運動処方の方法についても模索する必要がある．前述した身体機能評価は，退院後の再評価や身体機能の経過の把握にも役立つ．また，従来より活用されている簡便に測定可能な最長発声持続時間（maximum phonation time；MPT）は，心疾患患者の最高酸素摂取量

と正相関を認め（図5）[23]，かつNYHA心機能分類の重症化に伴い低値を[24]示す．このことから，MPTは，心疾患患者の身体に関する能力を推定する一助となる可能性がある．表2に60歳から89歳までの地域在住者におけるMPTの年齢・性別の基準値について示した[25]．また，日常生活動作（activities of daily living；ADL）に沿ったシミュレーションは欠かせない．

3. 高齢心疾患患者に対する理学療法の実際

高齢心疾患患者に対して理学療法を実施するにあたり，我々は，病態および医学的治療経過の把握により，その患者の重症度はもちろん，強度，時間，種類，頻度といった運動処方の原則をふまえ介入しなければならない[20]．

まず理学療法の実施に先立って，患者の数日の経過や診察時の情報，内服薬の変更，生活状況の変化などについて，カルテの閲覧や問診などから情報収集を行う．その情報をふまえ，フィジカルアセスメントなどを活用し，その日の対象者の病状把握に努める．特に心拍血圧反応，心電図モニタリング，自覚症状の確認などは重症度に応じて確認の頻度を調整し，状況に応じて運動療法実施の可否判断を行う．

運動療法の実施が可能と判断されれば，図6の流れに順じて運動療法を開始する．骨格筋ウォームアップは，循環の促進や運動に伴う傷害予防を

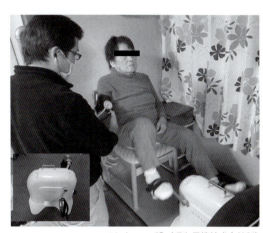

てらすエルゴ®（昭和電機株式会社製）
図7 自転車エルゴメータを活用した在宅における有酸素運動

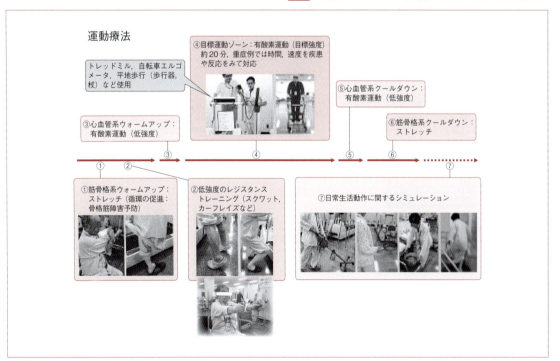

図6 心疾患の運動療法　　　　　　　　　　　　（文献20より改変）

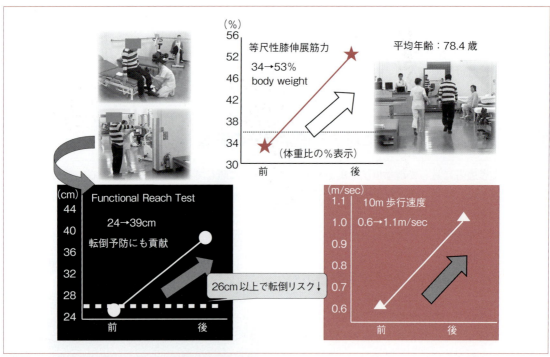

図8 高齢心不全(入院期)における身体機能指標の経時的推移 (文献16より引用改変)

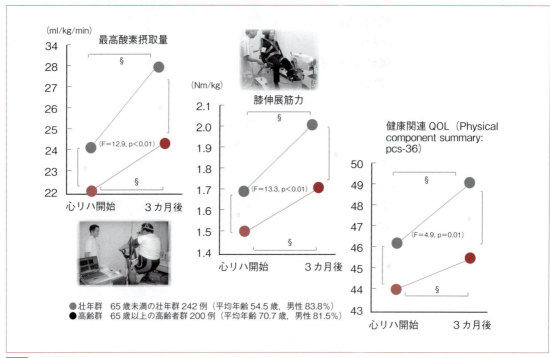

図9 回復期心疾患患者(壮年群と高齢群)における身体機能指標と健康関連QOLの回復過程の差異 (文献26より著者作成)

行うとともに，軽負荷に対する身体の反応などを確認する．続いて，レジスタンストレーニングに移行する．回復期や生活期では特別な機器を用いない方法（重錘バンドや自重負荷など）が望ましく，自宅でも実施可能な方法を指導する．積極的な運動療法が可能な患者であれば有酸素運動を実施する．有酸素運動は，トレッドミルまたは自転車エルゴメータ（図7）などを用い，心肺運動負荷試験結果を活用して目標心拍数などを設定し，運動処方を行う．特に自転車エルゴメータは，天候や気候の影響がなく，負荷量（速度，距離など）設定やモニタリングがしやすい．また，転倒リスクも少ないため，身体機能の低い高齢者に活用しやすい．

最後にクールダウンおよび実施後の状態観察を行う．運動後の著明な自覚症状の出現やバイタルサインの回復遅延などに注意する．その他の介入としては，ADLシミュレーションや自主トレーニングプログラムの設定を行い，歩数計や運動チェック表などを活用して運動継続を図る．また，活動と参加を目的とした，より個人の生活に密着した運動プログラムの実施も必要である

これらの運動療法の実施効果として，高齢心不全患者に対する医学的治療に理学療法を併用したプログラム施行により，下肢筋力や歩行速度などの身体機能は経時的変化をもたらす（図8）[16]ことが示されている．また，異なる年齢層による回復期心臓リハビリテーションに参加した患者の身体機能と健康関連QOLの回復過程の差異に関する検証では，身体機能および社会心理指標の回復の程度は異なるものの，各指標ともに向上することが示されている（図9）．さらに，退院後，回

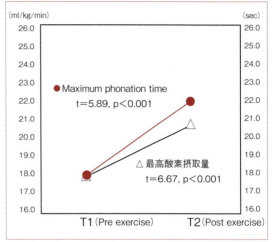

図10　最高酸素摂取量とMPTの経時変化（文献27より引用改変）

復期における運動療法に発声トレーニングを併用した心疾患患者の最高酸素摂取量とMPTは経時的に変化する（図10）こと[27]，平均年齢65.2歳の慢性心不全患者を対象とした研究では，余暇時間における身体活動（1日の平均歩数）が4,889.4歩を下回ると生命予後が不良となることも示されている[28]．

心疾患患者に対するリハビリテーションは，集団的介入が主体とされる．しかし，高齢・重複障害を有する例は，今後も増加することが予測される．そのため，高齢心疾患患者に対する理学療法は，厳密なリスク管理のもと，急性期から在宅に至る，集団的＋テーラーメイドによる介入がより必要となろう．

（井澤和大，平野康之）

文献

1) 厚生労働省：健康寿命の延伸と健康格差の縮小：
http://www.e-healthnet.mhlw.go.jp/information/21_2nd/pdf/4_2_1.pdf （2016年5月10日閲覧）
2) 総務省：統計トピックスNo.72 統計からみたわが国の高齢者（65歳以上）—「敬老の日」にちなんで：
http://www.stat.go.jp/data/topics/pdf/topics72.pdf （2016年5月10日閲覧）
3) 厚生労働委員会調査室：超高齢社会・人口減少社会における社会保障— 危機に立つ社会保障制度：
http://www.sangiin.go.jp/japanese/annai/chousa/rippou_chousa/index.html （2016年5月10日閲覧）
4) 厚生労働省：人口動態統計年報 主要統計表：
http://www.mhlw.go.jp/toukei/saikin/hw/jinkou/suii09/ （2016年5月10日閲覧）
5) 厚生労働省：平成23年生活のしづらさなどに関する調査（全国在宅障害児・者等実態調査）結果：
http://www.mhlw.go.jp/toukei/list/dl/seikatsu_chousa_c_h23.pdf （2016年5月10日閲覧）
6) Kitamura M et al: Predictors of independent walking at hospital discharge in elderly heart failure patients. Int J Cardiol 203: 609-11, 2016.
7) 西山昌秀, 井澤和大・他：急性心筋梗塞患者における年度別の臨床的背景についての検討. 理学療法：技術と研究 35: 34-37, 2007.
8) 笠原酉介, 井澤和大：心臓リハビリテーションのエビデンス—診療ギャップとその対応. 文光堂（印刷中）
9) Hotta C et al: Knee extensor muscle strength and index of renal function associated with an exercise capacity of 5 metabolic equivalents in male chronic heart failure patients with chronic kidney disease. Clin Exp Nephrol 18: 313-319, 2014.
10) Izawa K et al: Cardiopulmonary response abnormalities during exercise in patients with noninsulin dependent diabetes mellitus complicated acute myocardial infarction. Cardiovasc Rev Rep 22: 734-742, 2001.
11) Izawa K et al: Impaired chronotropic response to exercise in acute myocardial infarction patients with type 2 diabetes mellitus. Jpn Heart J 44: 187-199, 2003.
12) Kasahara Y et al: Influence of autonomic nervous dysfunction characterizing effect of diabetes mellitus on heart rate response and exercise capacity in patients undergoing cardiac rehabilitation for acute myocardial infarction. Circ J 70: 1017-1025, 2006.
13) 平木幸治・他：糖尿病を合併した急性心筋梗塞患者の運動耐容能低下の関連要因. 理学療法学 38: 343-350, 2011.
14) Izawa KP et al: Muscle strength in heart failure male patients complicated by diabetes mellitus. Int J Cardiol 168: 551-552, 2013.
15) Izawa KP et al: Diabetes mellitus may lower daily physical activity in heart failure patients. Int J Cardiol 168: 4882-4883, 2013.
16) 井澤和大・他：心不全症例に対する理学療法プログラム-入院期プログラムを中心として. 理学療法 23: 471-478, 2006.
17) 井澤和大・他：理学療法リスク管理マニュアル（聖マリアンナ医科大学編）, 三輪書店, 2011, pp44-138.
18) 井澤和大・他：心大血管疾患患者における入院期の身体活動量とその関連要因についての検討. 心臓リハビリテーション 13: 176-179, 2008.
19) Ogawa M et al: Poor preoperative nutritional status is an important predictor of the retardation of rehabilitation after cardiac surgery in elderly cardiac patients. Aging Clin Exp Res. 2016 Mar 15. [Epub ahead of print]
20) 井澤和大：標準理学療法（高橋哲也編）, 医学書院, 2013.
21) 井澤和大：循環器疾患のリハビリテーション. 理学療法MOOK12（山田純生編）, 三輪書店, 2005, pp82-97.
22) 井澤和大・他：虚血性心疾患の理学療法—虚血性心疾患患者のQOL, 理学療法 26 8: 992-999, 2009.
23) Izawa KP et al: Relation between maximum phonation time and exercise capacity in chronic heart failure patients. Eur J Phys Rehabil Med 48: 593-599, 2012.
24) Izawa KP et al: Maximum phonation time is related to disease severity in male chronic heart failure patients. Int J Cardiol 174: 727-728, 2014.
25) Shinoda T et al: The relative and absolute reliability of maximum phonation time in community-dwelling Japanese people. Aging Clin Exp Res 2016 May 2. [Epub ahead of print]
26) Izawa KP et al: Age-related differences in physiologic and psychosocial outcomes after cardiac rehabilitation. Am J Phys Med Rehabil 89: 24-33, 2010.
27) Izawa KP et al: Longitudinal change in maximum phonation time and exercise capacity in chronic heart failure patients. Int J Cardiol 187: 17-9, 2015.
28) Izawa KP et al: Usefulness of step counts to predict mortality in Japanese patients with heart failure. Am J Cardiol 111: 1767-1771, 2013.

5章 9 呼吸器疾患に対する理学療法

> **KEY ポイント**
>
> ❶ **病態・疫学・特徴を理解するポイント**
>   高齢者の呼吸器疾患の数は増加傾向にあり，疾患別死亡数の上位を占めている．また心疾患など併存疾患も多く，多角的な評価が必要である．
>
> ❷ **高齢者の呼吸リハビリテーションにおける特徴・注意点**
>   呼吸リハは医学的根拠も広く知られており，積極的に実施されるべきであるが，高齢者は加齢に伴うさまざまな問題を抱えており，より細かいリスク管理や治療アプローチが必要になってくる．

1. 高齢呼吸器疾患の病態・疫学・特徴

　2025年問題を数年先に控え，呼吸器疾患に罹患し，死亡する高齢者の数も急激に増えてきている．呼吸器疾患を代表する慢性閉塞性呼吸器疾患（COPD）の2014年のわが国の死亡数は16,184人と報告されており，増加の一途をたどっている．また世界保健機構（WHO）によれば，2020年にはCOPDによる死亡者数は世界第3位になることが予想される．本項では高齢者の呼吸器疾患の特性と呼吸リハビリテーション（以下リハ）における代表的な疾患であるCOPDを中心に述べていく．

1 高齢者にみられる呼吸器疾患

（1）COPD

　COPDは呼吸器疾患の代表例であり，呼吸リハ対象の多くを占めるものである．原因は外的刺激要因が多く，中でも喫煙が大きく関わっている．20～30年の喫煙歴のある人の高齢になってからの発症が目立つ．発症は緩徐のことが多いが，禁煙が実施されないと確実に息切れを主とする症状が進行し，日常生活活動（ADL）能力の低下が出てくる．COPDの診断項目にはさまざまなものがあるが，肺機能検査が重要な検査といえる．中でもFEV1％がCOPDの重症度を最もよく表す指標であり，1秒量（FEV1）を努力肺活量（FVC）で割った値が70％を切るとCOPDの診断となる．

（2）肺炎

　肺炎も呼吸リハの主たる対象疾患であり，がん，心臓病，脳卒中に次いで，日本人の死因の第4位に位置しており，その92％は65歳以上の高齢者といわれている．肺炎は病型によっていくつもの分類がある．発生場所による分類もあり，病院外で発症した場合は市中肺炎，院内で発症した場合は院内肺炎と呼ばれる．近年，人工呼吸器管理を併用することにより重症例が救命されるケースも増えてきており，それに伴い人工呼吸器関連肺炎（VAP）の増加も問題視されている．

（3）肺がん

　肺がんの死亡数は男女共に多く，男性の場合はがんの中では1位であり，女性も3位と高い．2013年の死亡数は52,054人，女性は20,608人である．男性は特に70歳以上になるとがんの死亡数における肺がんの割合が増え，問題としては大きくなる．肺がんの大きなリスク要因としてはやはり喫煙が挙げられる．呼吸リハとしては，肺がんの場合は肺切除術の術前術後の周術期リハとして介入する場合が多い．

2 高齢者の呼吸器疾患の特徴

加齢に伴う退行変性の特徴は他項で述べられているが，特に呼吸器疾患にみられる特徴を以下に述べる．

（1）複合疾患

高齢者，特に75歳以上の後期高齢者になってくると，呼吸器疾患に合併し他の疾患を伴うことも多くなってくる．心疾患・腎疾患・肝疾患などが挙げられ，中でも心疾患の合併率は高く，COPDの死因の20～30％を占めるといわれている．

（2）栄養状態の問題

高齢者の場合，呼吸器疾患に罹患した場合は栄養障害をきたすことが多い．COPDに罹患した場合は，特に労作性呼吸苦が長期間続くと食事も満足にとれなくなり，徐々に体重が減少していく．COPD患者では，安定期においても安静時エネルギー消費量（resting energy expenditure；REE）が増大している．これは，呼吸筋酸素消費量の増大から代謝亢進状態になっているためと考えられている．十分なエネルギーを投与しないと，エネルギー源として筋蛋白も利用され呼吸筋力や換気効率の低下を招き，必要エネルギー量が増加するという悪循環に陥ることになる．COPDのガイドラインでは，REEの1.5倍以上のエネルギーが必要とされ，高エネルギー，高たんぱく食が必要となる．

（3）精神機能の低下

高齢者になると認知症やうつ状態などの精神機能低下を合併することが増えると多くの研究でいわれている．呼吸器疾患との関連性としては低酸素症が挙げられ，SpO_2が90前後で優位に精神機能の低下がみられたとの報告もある．またCOPD患者の40％にうつがみられるとの報告もあるように，抑うつはCOPDに非常によく合併する症状である[1]．呼吸リハでは患者教育が大事なアプローチの一つとされており，精神機能の低下があると患者教育のコンプライアンスが悪くなり，呼吸リハの効果が半減する．

2. 高齢呼吸器疾患患者の評価とアプローチ

1 呼吸リハビリテーションの概要

呼吸リハはリハの中でも確立した一つの分野であり，さまざまな医学的エビデンスが出ていることは周知のことである．呼吸リハはGlobal Initiative for Chronic Obstructive Lung Disease（GOLD）にて「呼吸器の病気によって生じた障害を持つ患者に対して，可能な限り機能を回復，あるいは維持させ，これにより，患者自身が自立できるように継続的に支援していくための医療である」と定義される．呼吸リハの医学的エビデンスはさまざまな事項が挙げられているが，やはり息切れの改善・運動耐容能の向上が挙げられるであろう．呼吸リハのGrade分類も広く知られており，下肢の運動療法がGrade A（行うように勧められる強い科学的根拠がある）であり，上肢の運動療法はGrade B（行うように勧められる科学的根拠がある）であり，推奨される呼吸リハの一つである．

2 高齢呼吸器疾患の評価法

呼吸リハにおける評価法の代表例を以下に挙げる．高齢者に特化した評価法はないが，高齢者にも適応される標準評価項目である．

（1）MRC scale

呼吸器疾患の主症状である息切れに関して広く周知・利用されている評価法である（表1）．かつてわが国では他の評価法を広く使用していたが，世界で広く使われているこの評価法が主流になった．しかし，あくまでも間接的な評価法であり，呼吸リハの効果判定には適さない．

(2) 6分間歩行

代表的な評価法の一つであり，中等度から重度の呼吸器疾患に対する呼吸リハの効果判定に用いる評価法である．30mの直線を6分間できるだけ多く往復してもらい，歩行距離を測定する．患者にはできるだけ速く歩いてもらい，辛ければ途中で休んでもらってもよい．一般的に，高齢者の平均的歩行距離は500～550mであり，400m以下になると外出に制限が生じ，200m以下では生活範囲はきわめて身近に限られるとされている．

3 具体的なリハビリテーションアプローチ

(1) 運動療法

先に述べたように下肢の運動療法はエビデンスAであり，積極的な有酸素運動や筋力強化練習が実施される．呼吸リハの運動療法実施の際の重要な概念として，FITTがある．Frequency（頻度），Intensity（強さ），Time（時間），Type（種類）の略であり，この4つの尺度に沿って，呼吸リハ対象者の運動プログラムを立てていく．有酸素運動は歩行練習のみならず，状態が安定していれば自転車エルゴメータなども実施される．しかし高齢者，特に75歳以上の後期高齢者に関しては歩行練習に留まる症例も多い．逆に言えば高齢者が日常実施可能な運動療法は歩行練習であり，特別な器具を用いることなく行えるプログラムである．しかし，低酸素血症や転倒などに十分注意をはらう必要がある．高齢者は，下肢の筋力低下による瞬発力の低下と最大酸素摂取量の減少による全身持久力の低下が顕著である．80歳前半の最大酸素摂取量は，若年者の半分以下であるとの報告もある[2]．自転車エルゴメータや歩行練習に際しての運動強度の目安としてはBorg scale（修正）を用いることが簡便で高齢者にもわかりやすいといえよう．表2の中で4～5程度の運動強度が目標である．

一般的な呼吸リハ運動療法の中止基準としては表3のような基準が挙げられるが，特に後期高齢者は先に述べたように心疾患を合併していることが多く，若年層よりはリスク管理が重要といえる．また有酸素運動に加え，下肢および上肢の筋力強化練習も実施していくべきである．若年層なら重錘などの負荷を併用して実施していくが，後期高齢者には重錘なしの筋力強化練習でもよいだろう（図1．2）．

(2) 呼吸練習

呼吸器疾患は，特に急性期・急性増悪期では原疾患の治療中から呼吸リハをスタートすることが多く，多くの場合は呼吸筋疲労へのアプローチが必要で，また自己喀痰困難な症例も多い．咳嗽力は咳嗽時最大呼気流量（CPF）が指標となり，自己排痰には240L/min以上のCPFが必要であるとさ

表1　MRC scale（修正）

Grade 0	息切れを感じない
Grade 1	強い労作で息切れを感じる
Grade 2	平地を急ぎ足で移動する，または緩やかな坂を歩いて登る時に息切れを感じる
Grade 3	平地歩行でも同年齢の人より歩くのが遅い，または自分のペースで平地歩行していても息継ぎのため休む
Grade 4	約100ヤード（91.4m）歩行した後息継ぎのため休む，または数分間，平地歩行した後息継ぎのため休む
Grade 5	息切れがひどくて外出ができない，または衣類の着脱でも息切れがする

表2　Borg scale（修正）

0	感じない
0.5	非常に弱い
1	やや弱い
2	弱い
3	
4	多少強い
5	強い
6	
7	とても強い
8	
9	
10	非常に強い

表3　呼吸リハの中止基準

呼吸困難感	修正Borgスケール　7～9
その他の自覚症状	胸痛，動悸，疲労，めまい，ふらつき，チアノーゼなど
心拍数	年齢別最大心拍数（220－年齢）の85％に達したとき（肺性心を伴うCOPDでは65～75％）
呼吸数	毎分30回以上
血圧	高度な収縮期血圧低下，拡張期血圧の上昇
SpO_2	90％以下になったとき

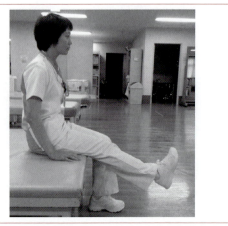

図1　座位での膝伸展

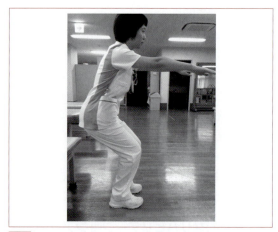

図2　スクワット

れている．呼吸器疾患の高齢者の患者，また肺がんなどの胸部手術後の患者はこの値が著しく低下している人も多い．このため高齢者の呼吸リハでは呼吸練習・咳嗽練習・呼吸介助も重要なアプローチになってくる．

❶呼吸練習

呼吸困難感の強いCOPD患者は呼気の短縮が著明であり，口すぼめ呼吸が有効である（図3）．口をすぼめて〔f〕あるいは〔s〕という音をさせながら息を吐き，吸気と呼気の比は1：3～5程度でゆっくり吐かせる練習をする．効果としては気道内を陽圧に保ち，気道の虚脱を防ぎ，呼吸困難感を軽減させる．

❷排痰介助および呼吸介助

肺炎などの急性増悪期や肺がんの術後の周術期においては，特に高齢者の中には喀痰の不十分や呼吸困難により排痰の介助・呼吸介助が必要になる人も多い．排痰に関しては，まずは痰の貯留部位に従って重力に抗する肢位にポジショニングする「体位排痰法」（図4～8　S：肺区域）を基本とし，それでも喀出困難な場合は徒手的排痰手技を追加実施する．

❸徒手的排痰手技（Squeezing：スクウィージング）

排痰法にはいくつか徒手的手技があるが，以下に代表的なSqueezingを述べる．

Squeezingとは，直接的な訳としては「絞り出す」という意味になる．具体的な定義としては，

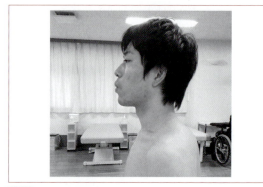

図3　口すぼめ呼吸

目的とする排痰部位の胸壁を手で押さえ，胸郭の生理学的な動きに合わせて，呼気に合わせて胸壁を圧迫していき，分泌物の移動を促進する方法である．実施方法は，図9～11のように肺葉によって圧迫方向（青矢印）が異なる．

（3）ADL練習

上月らの行ったCOPD等在宅酸素療法患者におけるADL実態調査では，食事，排泄，入浴，洗髪，整容，更衣，歩行，屋外歩行の各ADL項目の達成には34％（食事・排泄）～85％（階段）の患者で「耐えられない，かなりきつい，きつい」息切れを伴っており，休まずに「スムーズにできる」人の割合は0％（階段）～48％（排泄）に過ぎなかった．[3]

呼吸リハにおけるADL練習は，前述の口すぼめ呼吸の呼気に動作を合わせるのがポイントである．たとえば呼気：吸気が2：1の場合は，4歩

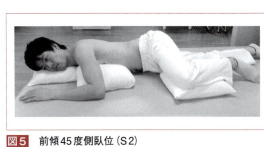

図4　背臥位（S1，S3，S8）

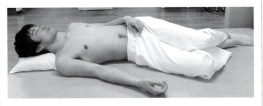

図5　前傾45度側臥位（S2）

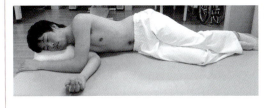

図6　後傾45度側臥位（S4，S5）

図7　側臥位（S9）

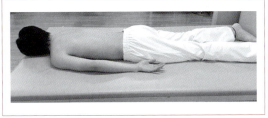

図8　腹臥位（S6，S10）

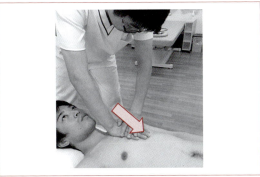

図9　上葉のSqueezing

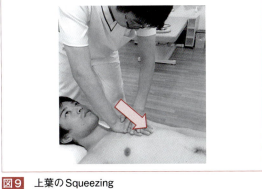

図10　中葉のSqueezing

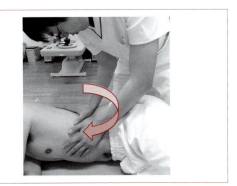

図11　下葉のSqueezing

で歩き，2歩で吸うといった方法である．上肢を用いる日常生活は，同様に呼気時に動かすように指導するが，肩関節を90°以上屈曲すると呼吸困難が強くなるので，それ以上挙上させないように工夫する．

呼吸リハの効果に関しては，国内外で多くの研究が行われている．また後期高齢者に関する文献もあり，安藤らの研究では，後期高齢者も2カ月の短期間では前期高齢者と同様な介入効果が得られるが，2カ月以降の長期になると継続が難しくなると述べている．[4]

(桑島泰輔)

引用文献
1) 山口泰弘：COPDの認知機能低下．Geriat. Med **52**：773〜775, 2014.
2) 坪井永保：高齢者の呼吸ケアにおける歩行訓練．日胸部臨床 **69**：2010.
3) 上月正博：オーバービュー呼吸リハビリテーションの進歩と課題．臨床リハ **22**：2013.
4) 安藤守秀・他：後期高齢者に対する呼吸リハビリテーションの効果．日呼吸会誌 **41**：818, 2003.

5章 10 その他の内部障害に対する理学療法

> **KEY ポイント**
>
> **① 病態・疫学・特徴を理解するためのポイント**
> 高齢者の内部障害の危険因子となりうる糖尿病，脂質代謝異常症患者などの増加を抑制するため，メタボリックシンドロームを高齢者における内部障害の発症根源と位置付け，MetSによる内部障害の発症や再発，予後の改善を目的とした身体活動の意義を理解する必要がある．
>
> **② 理学療法評価のポイント**
> メタボリックシンドローム関連疾患に対する身体活動のねらいは，炎症性サイトカインの放出を抑制し，予後を改善することにある．自律神経活動を測定することにより，予後を間接的に測定することができる．そのため，自律神経活動の評価方法（原因の評価）と身体活動量の評価方法（現象の評価）を理解する必要がある．
>
> **③ 理学療法アプローチのポイント**
> メタボリックシンドロームに対する理学療法の目的は，生活習慣の改善，特に運動不足の改善（身体活動量の増加）により内臓脂肪を減少させ，動脈硬化危険因子（耐糖能異常・高血圧・脂質代謝異常）を是正することである．身体活動量の増加は生活習慣病の発症を減少させ，予後を改善する．身体活動量の増加によって慢性炎症が抑制され，内部障害の予防や予後の改善に寄与することを理解する必要がある．

1. 高齢期に多発する各疾患の理学療法の留意点

1 重複障害を有する高齢者の現状

　高齢者はいくつかの疾患を複合的にもち合わせており，この重複障害の高齢者は，2001年と比較して2006年には77.1％と急増している[1]．その中でも内部障害と肢体不自由との重複障害が最多となっている．これは，わが国の急速な人口の高齢化や動脈硬化性疾患の増加が要因の一つであることは容易に想像がつく．また，内部障害の危険因子となりうる糖尿病，脂質代謝異常症患者などの増加があり，今後も高齢者の内部障害患者は増え続けると考えられる．また，内部障害患者は，長期の臥床などにより身体的，精神的な活動の抑制を強いられることが多く，全身臓器の機能低下，能力低下や心理面，生活の質 (quality of life; QOL) の悪化をもたらす．さらに廃用症候群を合併することで肥満，糖尿病，動脈硬化につながり，心血管系疾患などに罹患してしまうという悪循環が生じる．この悪循環の予防，阻止のために積極的に運動を行い，体力を維持・向上させる必要がある．ここでは，メタボリックシンドローム (MetS, 以下メタボ) を高齢者における内部障害の発症根源と位置付け，メタボによる内部障害の発症と再発予防，予後の改善を目的とした身体活動の意義について解説する．

2 内部障害の発症根源としてのメタボリックシンドロームの理解

　メタボとは，動脈硬化を原因とする心血管疾患危険因子である肥満，高血圧，耐糖能異常，脂質代謝異常が重積する病態である．日本では"肥満を基盤病態とした危険因子の重積"をメタボの基本概念としており，肥満が必須項目になっている[2]．伊藤ら[3]はメタボリックドミノという概念

を提唱している（図1）．メタボの概念は，これらの動脈硬化性疾患の発症・進行を予防するため，危険因子を個々に治療するのではなく，共通の原因である内臓脂肪を減らすことにより，複数のリスクを改善することを目的としている．このメタボの予防に重要なのが身体活動量の増加（特に有酸素運動）である．

3 身体活動量を増加させることの効果

身体活動量の増加は，生活習慣病の発症を減少

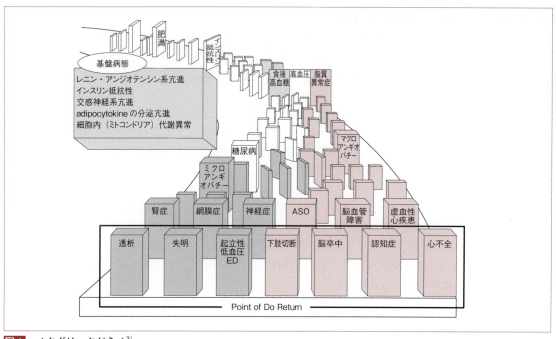

図1 メタボリックドミノ[3)]

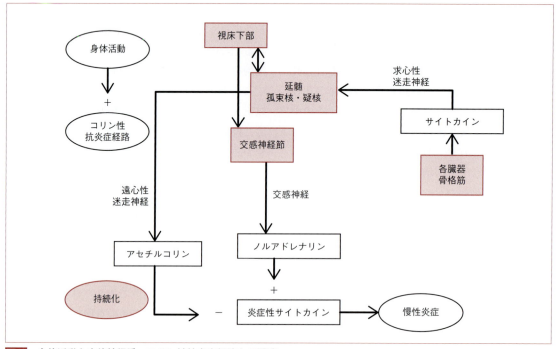

図2 身体活動と自律神経系，コリン性抗炎症経路との関連

させ，予後を改善する．身体活動量の増加によって慢性炎症が抑制され，内部障害の予防や予後の改善に貢献する．身体活動量の増加に伴う効果は直接効果と間接効果に分類される．直接効果としては，身体活動量の増加に伴う骨格筋の収縮により骨格筋細胞からサイトカイン（ミオカイン）が産生され，そのミオカインは抗炎症性サイトカインの分泌促進と炎症性サイトカインの分泌抑制を促すことで全身での糖代謝と脂質代謝を促進させ，インスリン抵抗性の改善と異所性脂肪の減少を導く．また，身体活動による間接効果は，身体活動の増加による糖代謝と脂質代謝の促進で異所性脂肪が減少することで安静時の交感神経活動を低下させ，迷走神経活動を亢進させる．交感神経活動の低下によりレニン・アンジオテンシン系活動は抑制され炎症性サイトカインの産生が減少する[4]．迷走神経活動はニコチン受容体を通して免疫細胞からの炎症性サイトカインの分泌を抑制し，抗炎症性サイトカインの産生・分泌を促進することで慢性炎症を抑制し，心血管疾患の予防と予後の改善に寄与する（図2）[5,6]．

2．疾病に特異的な評価方法

メタボ関連疾患に対する身体活動のねらいは，炎症性サイトカインの放出を抑制し，予後を改善することにある．自律神経活動を測定することにより予後を間接的に測定することができる．以下に自律神経活動の評価方法（原因の評価）と身体活動量の評価方法（現象の評価）を解説する．「現象」を引き起こす「原因」を評価し，効果判定をすることで根拠のある治療が行える．

1 自律神経活動の評価

自律神経活動の評価の一つに心拍変動解析がある．心拍変動とは心電図のRR間隔の周期的な変化を捉えたものである．心拍変動はさまざまな解析方法があり，周波数領域別に解析する方法がある．周波数領域解析では，主に0.15〜0.4Hzの高周波領域成分（High Frequency；HF），0.04〜0.15Hzの低周波領域成分（Low Frequency；LF），0.003-0.04Hzの超低周波領域成分（Very Low Frequency；VLF）に分類される．VLFは20秒から5分に1回程度の周期で変動する長期的な自律神経活動の変化を示す．またVLFはメタボ構成要素が多いほどVLF値は小さいことが認められている[7]．このVLFの特徴は，前述したメタボの病態と身体活動がもたらす効果の理論的根拠と合致するため，予後を示す身体活動の効果を評価するのに適している．

2 身体活動量の評価

メタボに対する理学療法の目的は，生活習慣の改善，特に運動不足の改善（身体活動量の増加）により内臓脂肪を減少させ，動脈硬化危険因子（耐糖能異常・高血圧・脂質代謝異常）を是正することである．そのため，理学療法士は，運動量の把握を目的とした身体活動量の評価が重要になる．

評価方法には大きく2つの方法があり，1つは質問紙法である．質問紙法は，自記またはインタビューによって一定期間の活動を種類ごとに記録する方法である．質問紙で得られた情報から，一定の期間内での個々の活動の強度をMET値にて算出し，活動時間を乗じたもの（METs時）を加算して全体の身体活動量を算出する．簡便に利用できる質問紙には厚生労働省による「身体活動量評価のためのチェックシート」などがあり，疫学研究で用いられるような質問紙では「身体活動量質問紙（JALSPAQ）」などがある．もう1つは，機器によるモニタ法である．機器によるモニタ法の利点は，身体活動の詳細な状況を客観的に，簡便に調べることができる点である．また，機器の装着により身体活動量がフィードバックされ運動習慣の動機づけが促される．機器によるモニタ法には，歩数計，加速度計，心拍数計を用いたものなどがある．

3. その他の内部障害への理学療法の実際

1 効果を最大限に引き出すための対象者性質の把握

理学療法の対象者は運動が好きな人ばかりではない．そのため，理学療法を行うにあたり，対象者の性質を把握し，運動を好きにさせることは大変重要である．ここでは，運動を肯定的に捉えることによる効果について，運動アドヒアランスの視点より解説する．

運動アドヒアランスとは，運動に対する達成度や運動の継続性のことである．運動アドヒアランスの形成も身体活動量の増加と同様に，脂肪量やウエストの減少に効果がある．また，運動アドヒアランスの形成により心血管疾患発症リスクが0.69倍になる[8]と報告されている．近年，運動アドヒアランスと関係がある因子として運動感情が注目されている．運動感情とは，運動をすることが好き，または嫌いという感情と定義されている[9]．運動感情が高いと身体活動量が多くなり，運動感情が低い者と比較し，その差は約10倍になる可能性がある[9,10]．さらに運動感情はドーパミンやセロトニンの分泌に関与する遺伝子と関連がある[10]．セロトニンは感情や疲労に関し，幸福感の低下と疲労感の増大を防ぐ[11,12]．以上より，運動感情が高い者は運動感情が低い者と比較し，島皮質の活性がよく，セロトニンの分泌が多い．したがって，運動に対して肯定的感情をもちやすく，疲労を感じにくいため，運動アドヒアランスが高くなる．

2 身体活動量の増加に伴う自律神経活動の改善

身体活動量が増加することによる生活習慣病への効果は，慢性炎症の低下が一要因である[13]．慢性炎症反応は交感神経活動によって促進され副交感神経活動（迷走神経）によって抑制される．特に安静時の迷走神経活動が高い人は，慢性炎症が小さい[14]．交感・副交感神経バランスにより種々のストレスや身体的変化に対して適応している．このバランスが障害されると慢性炎症症状が増大する．身体活動量の増加に伴う慢性炎症に対する効果はVLFを測定することで判定できる．VLFという効果判定の指標をもつことで身体活動量を増加させるための理論的根拠を提示できる．

3 身体活動量を増加させるための工夫

身体活動量を効果的に増やすためには次の点に留意する．まず，身体活動量を歩数計や活動量計により具体的に評価する．歩数などのわかりやすい指標は対象者も受け入れやすい．活動量計は単位がMETsやカロリーなどとさまざまなため，理学療法士が指標について説明する必要がある．視覚的にわかりやすい資料を用いて対象者に身体活動量をフィードバックすると効率よく活動量を増やすことができる．身体活動量が増えるかどうかは，身体的要因のほかに心理的要因がかかわるため，対象者が明確に自分の活動量の「増えた」「減った」を認識する必要がある．また，他者による励ましやほめることは身体活動量の増加に有効である．また，対象者の身体活動量が増えなかった場合，けなしたり，脅したりするようなネガティブな関わり方は，身体活動量を増やすためには逆効果である．さらに，ただ単に身体活動量を増やすことを目的としていては，退院などによりセラピストが監視していない状況では身体活動量が減少する可能性が高い．しかし，疾患の再発予防という明確な目標を提示して身体活動量を増やすことで，身体活動量の維持や増加を促進できる．

また，疾患の再発予防を目的に身体活動量を増やす介入をする際，「身体活動量を制限している要因」を正確に評価する必要がある．身体活動量を制限する要因には，身体機能，精神機能，感情や情動，意欲，環境そして社会的要因が考えられる．どの要因が身体活動量を制限しているか，またどの要因に対処可能かを判断し介入する必要がある．筋力低下があるから筋力増強運動をする，というような短絡的な思考では再発予防に貢献できない．そのためには各評価間のつながりを理解

表1 METsに対する運動療法の適応と禁忌[15]

疾　患	適　応	条件付適応	禁　忌
高血圧	140～159/90～94mmHg	160～179/95～99mmHg または治療中かつ禁忌の値でない 男性40歳，女性50歳以上はできるだけ運動負荷試験を行う．運動負荷試験ができない場合はウォーキング程度の処方とする	180/100m以上 胸部X線写真でCTR55%以上 心電図で重症不整脈，虚血性変化が認められるもの（運動負荷試験で安全性が確認された場合は除く） 眼底でⅡb以上の高血圧性変化がある 尿蛋白100mg/dl以上
糖尿病	空腹時血糖110～139mg/dl	空腹時血糖140～249mg/dl または治療中かつ禁忌の値でない 男性40歳，女性50歳以上はできるだけ運動負荷試験を行う．運動負荷試験ができない場合はウォーキング程度の処方とする	空腹時血糖250mg/dl以上 尿ケトン体（＋） 糖尿病性網膜症（＋）
脂質異常症	TC：220～249mg/dl または TG：150～299mg/dl	TC：250mg/dl以上 またはTG：300mg/dl，または治療中 男性40歳，女性50歳以上はできるだけ運動負荷試験を行う．運動負荷試験ができない場合はウォーキング程度の処方とする	
肥満	BMI：24.0～29.9	BMI：24.0～29.9かつ下肢の関節障害　整形外科的精査と運動制限	BMI：30以上

TC：総コレステロール，TG：中性脂肪，BMI：Body Mass Index（体重（kg）/身長（m）^{2}）

しておくことが重要である．

4 メタボリックシンドロームに対する運動療法の効果

表1に日本循環器学会学術研究会合同研究班によるMETsに対する運動療法の適応と禁忌を示す[15]．運動療法の効果は，身体活動量の増加により総エネルギー消費量が増加し，脂肪消費量が増加することで肥満が改善する．その結果，アディポサイトカイン分泌が是正され，インスリン抵抗性の改善，脂質代謝の改善，血圧の低下，炎症の抑制などが生じ，動脈硬化の発症・進行が抑えられる[16,17]．さらに，身体活動量の増加により，交感神経緊張の低下，血圧の低下，耐糖能・脂質代謝の改善，喫煙率の減少，運動耐容能の向上効果がある[15,16]．加えて，糖尿病を発症したメタボ患者の耐糖能異常，脂質代謝異常，心血管疾患危険因子への効果において，レジスタンストレーニングは有酸素運動と同等の効果がある．ただ，レジスタンストレーニングは筋力の増強などの改善効果は認められているが，減量効果やメタボ構成要素の是正効果は乏しいため，メタボに対する運動療法を処方する際，レジスタンストレーニングによる有酸素運動の代用はできない．さらに，不活動時間が多いとメタボ発症リスクが増加するため，継続可能な方法で身体活動量を増加させる必要がある．メタボに対する理学療法は，有酸素運動を中心に個人の志向に合わせた運動処方を行うことが重要である．さらに，脂肪燃焼の総量は総エネルギー消費量に依存するため，日常生活での身体活動量を増加させることが効果的である．このように，身体活動量を増加させるためには，継続的に実施可能な運動処方と，行動変容プログラムなどを含めた長期的・定期的な介入が必要である．また，食事療法や禁煙などの生活指導，薬物治療が必要なことがあるため，医師・栄養士・看護師など他職種との連携は必須である．

（西田裕介）

文献

1) 厚生労働省：
http://www.mhlw.go.jp/toukei/saikin/hw/shintai/06/dl/01.pdf
2) 中尾一和：序文．日本臨床 69増刊号1: 1-11, 2011.
3) 伊藤 裕・他：メタボリックドミノ進展におけるミトコンドリア異常の病態生理的意義，日本臨床 69増刊号1: 26-31, 2011.
4) Black PH : The inflammatory consequences of psychologic stress: Relationship to insulin resistance, obesity, atherosclerosis and diabetes mellitus, type II. *Med Hypotheses* **67**: 879-891, 2006.
5) Johnston G et al : Cytokines and the immunomodulatory function of the vagus nerve. *Brit J Anaesthesia* **102**: 453-462, 2009.
6) Sloan RP et al : RR interval variability is inversely related to inflammatory markers: the CARDIA study. *Mol Med* **13**: 178-184, 2007.
7) Assoumou HG et al : Metabolic syndrome and short-term and long-term heart rate variability in elderly free of clinical cardiovascular disease: The PROOF study. *Rejuvenation Res* **13**: 653-663, 2010.
8) Clara K et al : Association of Diet, Exercise, and Smoking Modification With Risk of Early Cardiovascular Events After Acute Coronary Syndromes. *Circulation* **121**: 750-758, 2010.
9) 唐瀬 昇・他:身体活動に影響を及ぼす運動感情についての一考察―日常時間因子のロジスティック回帰モデルを用いて．理学療法科学 **25**: 699-703, 2010.
10) Roberts MD et al : Phenotypic and molecular differences between ratys selectively bred to voluntarily run high vs. low nightly distance. *Am J Physiol Regul Integr Comp Physiol* **304**: R1024–R1035, 2013.
11) Blomstrand E : A Role for Branched-Chain Amino Acids in Reducing Central Fatigue. *J Nutr* **136**: 544S–547S, 2006.
12) Gibson EL et al : Effects of acute treatment with a tryptophan-rich protein hydrolysate on plasma amino acids, mood and emotional functioning in older women. *Psychopharmacology* **231**: 4595–4610, 2014.
13) Koba S et al: Physical activity in the Japan population: association with blood lipid levels and effects in reducing cardiovascular and all-cause mortality. *J Atheroscler Thromb* **18**: 833-845, 2011.
14) Johnston G et al: Cytokines and the immunomodulatory function of the vagus nerve. *Brit J Anaesthesia* **102**: 453-462, 2009.
15) 日本循環器学会研究会合同研究班　心血管疾患におけるリハビリテーションに関するガイドライン2007年改訂版，2007.
16) 島本和明：メタボリックシンドロームにおける予防・治療の基本的な考え方．日本臨床 **69**増刊号1: 521-524, 2011.
17) Straznicky NE et al: Sympathetic neural adaptation to hypocaloric diet with or without exercise training in obese metabolic syndrome subjects. *Diabetes* **59**: 71-79, 2010.

5章 11 がんに対する理学療法

> **KEY ポイント**
>
> **① 病態・疫学・特徴を理解するポイント**
>
> 社会の高齢化に伴い，がん罹患年齢も高齢化している．一方で，革新的ながん治療の進展により，がんの生存率は向上しており，がんに罹患した経験をもつ高齢者が増加している．したがって，がん治療後の高齢者に対して心身機能の維持・向上や，緩和ケアを目的とした理学療法が求められている．
>
> **② 評価のポイント**
>
> がんの治療方針によって理学療法アプローチの目的は異なり，がんの種類，病期（ステージ），治療手段，および治療方針などの基本的な情報収集が必須となる．特に治療直後の状態変化には十分なリスク管理が必要である．
>
> **③ 理学療法アプローチのポイント**
>
> がんの種類や治療方針に沿った理学療法計画を立案し，積極的な理学療法アプローチから緩和ケアまでの流れを包括的に捉えることが重要である．がん罹患後に体力を維持・向上させることが生存率の向上にもつながることを意識し，患者の状態に見合った適切な理学療法を展開する．

1. 高齢がんの病態・疫学・特徴

がんは，遺伝子の構造あるいは機能発現の異常が引き起こす病気である[1]．正常な細胞では必要な回数だけ細胞分裂が起こるとその増殖は停止される．しかしながら，遺伝子の異常を抱えたがん遺伝子は，正常な制御機構から外れて無制限に増殖を繰り返す．一方，細胞増殖を抑制したり，細胞にアポトーシス（細胞死）を誘導したりすることで，細胞の増殖にブレーキをかける遺伝子はがん抑制遺伝子と呼ばれる．さまざまな発がん要因により，がん遺伝子の活性化やがん抑制遺伝子の不活性化が起こると，がんは進行していく．このように，多くのがんは，臨床的にも病理的にも悪性度の低いものから高いものへと段階的に進行していく．たとえば，がんの始まりは単一の遺伝子変異であるが，それが積み重なって悪性度の高いがん細胞へと変化していき，その積み重ねによってがんは巨大化する．さらに，がん細胞は周辺の組織に浸潤し，遠隔移転を起こして最終的には死に至らしめる．このように，がんは突然できるわけではなく徐々に進行していく．この過程を多段階発がんと呼ぶ[2]．

2016年，国立がん研究センターがん対策情報センターは新たにがんと診断される数を示す罹患数と死亡数を算出した．それによると，2015年のがん罹患数は，982,100例（男性560,300例，女性421,800例），がん死亡数は370,900人（男性219,200人，女性151,700人）であることが公開された．わが国のがん罹患数は男女ともに1985年以降増加し続けており，罹患者数は1985年の約2.5倍となっていることが報告されている[3]．これは，社会の高齢化，診断技術の向上，およびがん登録制度の向上などが主な要因と考えられており，男性では50代，女性では40代を境にして罹患率が増加していることが示されている（**図1**）．このように，がんは高齢になるほど罹患率が高くなる病気であり，当然のことながら社会の高齢化に伴いが

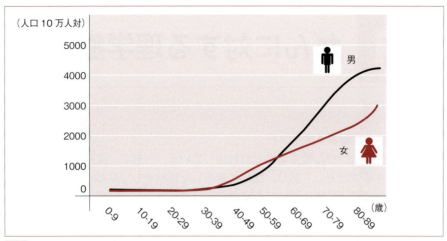

図1 2011年の年齢階級別のがん罹患率（国立がん研究センターがん対策情報センター）

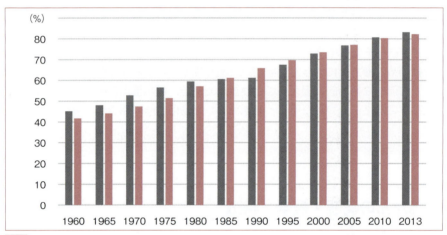

図2 全がん死亡人口に対する65歳以上の割合（国立がん研究センターがん対策情報センター）

んによって死亡する高齢者人口の割合も高くなっている．2013年には，がんで死亡した者における65歳以上の占める割合は80％を超えた（図2）．

がんに罹患する年齢が高齢化する一方で，がんの早期発見と治療技術の向上により，がん罹患後の生存率は飛躍的に向上している．がんの治療法に関しては，手術療法，化学療法，および放射線療法が主要な3大療法とされ，それぞれの治療法で生存率向上の進展が認められている．しかしながら，生存率が向上することは治療期間の延長，およびがん罹患者のさらなる高齢化を意味する．そのため，がん治療中および治療後の高齢患者に対する医療の充実や生活の質(QOL)の向上，および社会復帰に対する支援が急務の課題となっている．

1990年代の初めまで，がんの治療効果に関する臨床研究は成人を対象としたものが多く，高齢者を対象とした研究は少なかった．しかしながら，がん罹患の主要なリスクは暦年齢であることが明確化され，社会の高齢化に伴いがん研究の焦点を高齢者にも当てるべきであることが提案された[4]．高齢がん患者の場合は，もともとの虚弱な身体機能に治療の副作用やがん性悪液質などの要因が重なることで，がんと診断されてから急激に機能低下を起こす場合が少なくない（図3）．一方で，いくつかの臨床研究では，身体機能（体力）が良好な高齢者は，若年者と同様のがん治療に耐えることが可能であり，治療成績も同等であることが報告されている[5〜7]．したがって，高齢者においても，条件が整えば積極的ながん治療を実施することは推奨されており，中でも「身体機能（体力）が良好である」ことは理学療法が介入すべき重要なキーポイントになっている．

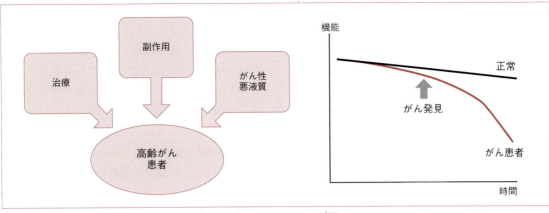

図3 高齢がん患者に影響を及ぼす要因と典型的な機能低下のイメージ図

2. 高齢がん患者に対する理学療法評価とアプローチ

1 理学療法評価

　がんの治療方針によって理学療法アプローチの目的は大きく異なる．そのため，高齢のがん患者に対する理学療法評価としては，まず，がんの種類，病期（ステージ），転移の有無，治療方針ならびに治療手段，がん罹患期間，および副作用の有無などの基本的な情報収集が必須である．表1にがん患者に対するリハビリテーション（以下リハ）の中止基準を示す．ここでいうリハビリテーションとは運動処方や物理療法を含むことが定義されている．なお，高齢がん患者では，化学療法や放射線療法において，生理的な臓器機能の低下により骨髄抑制や粘膜障害が出やすいと報告されている[8)]ため，表1以外の身体的変化も十分観察し，より一層リスク管理には注意をはらう必要がある．がん患者に対する身体機能の評価指標として最も広く用いられている指標の一つはEastern Cooperative Oncology Group（ECOG）のパフォーマンスステータス（Performance Status；PS）である（表2）．この指標は，がん患者の身体機能を把握するだけでなく，化学療法を施行・継続できるかどうかを考慮するときのガイドライン上の適応基準ともなる．そのため，がん患者のPSを維持あるいは向上させることは，理学療法士が介入する際の主要な目的の一つとなる．

　高齢がん患者に対する評価指標について，高齢者総合機能評価（Comprehensive Geriatric Assessment；CGA）は，高齢者の生活機能障害を総合的かつ客観的に評価するスクリーニングツールの総称であり，がん患者についても適応が拡大している[11)]．CGAをがん治療用に特化させたCancer-Specific Geriatric Assessment（CSGA）は，高齢がん患者の治療効果や安全性

表1 がん患者に対するリハビリテーションの中止基準[9)]

1．血液所見：ヘモグロビン7.5g/dl以下，血小板20,000/μl以下，白血球3,000/μl以下
2．転移性の骨病変
3．腹腔内臓器，血管，脊髄の圧迫
4．持続性疼痛，呼吸困難および移動制限を伴う胸膜，心膜，腹膜，後腹膜への滲出液貯留
5．中枢神経系の機能低下や意識障害，もしくは頭蓋内圧亢進
6．高/低カリウム血症，低ナトリウム血症，高/低カルシウム血症
7．起立性低血圧
8．110回/分以上の頻脈もしくは心室性不整脈
9．38.3℃以上の発熱

を予測し，治療方針の意思決定を支援するための評価方法として有用であることが確認されている[12,13]．近年ではCSGAの日本語版も開発されており，高齢がん患者の標準的な包括的評価が広く普及されることが期待できる．また，高齢がん患者の心理面に関しては，治療のために家族や知人と離れることで疎外感が生じやすく，うつ状態や強い不安状態に陥ることがある．できればGeriatric Depression Scale（GDS）などによる心理面の評価をCGAに組み入れて行っておきたい．さらに，高齢者の場合，うつ傾向が続くことや不活動状態が長引くことによって認知機能の低下を招くことも少なくない．認知機能低下に対しては不可逆的な疾病状態に陥る前に何らかの対処が必要であり，定期的に認知機能検査を実施することも重要である．

がん患者の健康関連QOLの指標としては，運動機能面と心理機能面を統合したThe European Organization for Research and Treatment of Cancer QLQ-C30（EORTC QLQ-C30）が信頼性と妥当性が確認されている指標として知られている[14]．EORTC QLQ-C30は，高齢者に対しても多側面の健康関連QOLを評価できる指標ということが報告されている[15]．また，緩和ケアを受けるがん患者のQOL指標として，15項目から構成されるEORTC QLQ-C15-PALも開発されており高齢者への適応が確認されている[16,17]（表3）．

このように，高齢がん患者の評価ツールは対象や目的によってさまざまである．適切な理学療法アプローチに結びつく評価を選定するためには，事前の基礎情報から患者の全体像を把握し，がんの治療と予後を予測したうえで適切な評価を実施することが必要である．

2 目標設定

高齢の場合に限らず，がん患者に対する理学療法の目標設定は，治療の方針によって大きく異なる（図4）．具体的な例をあげると，化学療法を1年間続けてきたが，好中球減少症などの副作用や身体機能の低下（PS3レベル以上）のために治療の継続が困難となり，積極的な治療法を断念する場合などが想定される．この場合，身体機能のさらなる低下を最小限に留めることに加えて，がん性疼痛などがある際には愛護的なマッサージを追加することが必要だろう．逆に，ステージⅣ切除不能進行がんであっても，化学療法が奏効して外科的切除が可能になる場合もある．この場合は，術後のリスク管理を徹底しながら，できるだけ早期に体力向上を目的とした理学療法プログラムを立案すべきであろう．このように，理学療法士に

表2　ECOGのパフォーマンスステータス（PS）[10]

グレード0	無症状で社会活動ができ，制限を受けることなく，発症前と同等に振舞える．
グレード1	軽度の症状があり，肉体労働は制限を受けるが，歩行，軽労働や座業はできる．例えば軽い家事，事務など．
グレード2	歩行や身の回りのことはできるが，時に少し介助がいることもある．軽労働はできないが，日中の50％以上は起居している．
グレード3	身の回りのある程度のことはできるが，しばしば介助がいり，日中の50％以上は就床している．
グレード4	身の回りのこともできず，常に介助がいり，終日就床を必要としている．

表3　高齢がん患者に対する評価ツールの例

評価ツール名	目的	概要
Cancer-Specific Geriatric Assessment（CSGA）	高齢がん患者に特化した機能評価	機能状態，併存疾患，社会活動，ソーシャルサポート，栄養状態の5つのドメインから構成される．
Geriatric Depression Scale（GDS）	高齢者のうつ傾向評価	15項目から構成される質問紙評価．6点以下でうつ傾向とされている．
The European Organization for Research and Treatment of Cancer QLQ-C30（EORTC QLQ-C30）	がん患者の生活機能評価	30項目（身体5項目，役割2項目，認知2項目，情緒4項目，社会2項目，全般的QOL2項目など機能スケール17項目，症状スケール13項目の合計30項目）から構成される質問紙調査．
EORTC QLQ-C15-PAL	緩和ケアを受けるがん患者の機能評価	15項目から構成される質問紙評価．

図4 病期（ステージ）の違いにより理学療法アプローチが異なる例

求められることは，がんの治療方針を逐次確認しながら，その方針に見合った適切な理学療法の目標を設定し実施することである．

3 アプローチ

適切な評価から目標を設定した後は，理学療法アプローチの具体的な手段について考えなければいけない．がん患者に理学療法を適応する場合，できればその理学療法アプローチが信頼されるエビデンスに裏打ちされていることが望ましい．

たとえば，開胸・開腹を伴う手術療法後に実施するリハとして，深呼吸，間欠的陽圧換気（intermittent positive pressure ventilation；IPPV），および持続気道陽圧法（continuous positive airway pressure；CPAP）などのいわゆる呼吸理学療法を実施したほうが呼吸器合併症のリスクを抑えられることが明らかにされている[18,19]．術後の呼吸器合併症は，高齢であることや基礎疾患をもっていること自体がリスク要因となる[20]ため，消化器がんや肺がんなどの手術療法を行う高齢者に対する理学療法としては，早期から術後の呼吸理学療法を考慮する必要がある．

化学療法や放射線治療を実施している患者に対する理学療法アプローチとして期待されるのが運動療法である[21]．たとえば，有酸素運動や筋力トレーニングなどを組み合わせた運動療法が化学療法施行中の乳がん患者の運動耐用能や筋力を改善させた[22,23]ことが報告され，前立腺がん[24]や血液腫瘍患者[25]にも同様の結果が認められている．これらの運動強度は，筋力トレーニングでは1RMの60～70％の運動強度で12回×2セット実施させるもの[23]や，有酸素運動15分と筋力トレーニング45分を組み合わせて行うプロトコル[22]など高強度のものが多い．しかしながら，高齢のがん患者に対しては上記のような高強度の運動療法を実施できない場合がしばしばある．最近では，平均年齢62.0歳の乳がん患者に対して，最大心拍数の60～80％強度の有酸素運動とマシントレーニング（8～12回3セット）を組み合わせて行う運動療法によって身体機能を改善させた[26]報告や，自宅で行う低強度運動（ボルグスケール12～14の身体活動を一日30分週5回）においても運動耐久性などの一部の運動機能には効果的かもしれない[27]ということが明らかにされたことから，高齢のがん患者に対しても適切な運動療法を積極的に実施することが身体機能の改善につながると考えられている[*1]．また，大腸がんの診断後に9METs hours/weekの身体運動を行っている女性は，その後の死亡率が有意に減少することが報告されている[28]．このように，高齢がん患者に対する適切な運動療法は，身体機能を改善させるだけでなく，将来的な死亡率を減少させる可能性も示唆されていることから，リスク管理の点で問題がない場合は，積極的な運動療法や身体活動の賦活を促すべきであろう．

---

*1　これらのエビデンスは欧米人を対象としたものが多いため，体格や食文化が異なる日本人に適応する場合には注意が必要である．

3. 高齢がん患者に対する理学療法の留意点

1 骨粗鬆症

　男性がん罹患全体の約18％を占める前立腺がんは60歳以降に罹患数が顕著に多くなるため，高齢者が罹患する代表的ながんの一つである[3]．現在，前立腺がんに対して施行されている標準治療法の一つに薬物療法（内分泌療法）がある．この治療法は男性ホルモンの活動を抑制し，前立腺がんの細胞増殖を抑制する治療法で，主に転移性の前立腺がんに適応される．しかしながら，男性ホルモンを抑制することによって骨密度が低下し骨粗鬆症の状態を招くことがある．実際に，アンドロゲン抑制療法を受けた66歳以上の前立腺がん患者は，その治療を受けていない前立腺がん患者と比較して骨粗鬆症の割合が多く骨折に至ったケースも多かったことが報告されている[29]．骨粗鬆症については，一般的に高齢女性に対するリスク要因として認識される傾向にあるが，アンドロゲン抑制療法を実施している高齢男性には十分な注意が必要である．

2 リンパ浮腫

　リンパ浮腫とはリンパ管やリンパ節の圧迫，狭窄，閉塞などによって，リンパ流の阻害と減少のために生じる浮腫である．先天性のものを含めた原因不明の原発性と，発症原因が明らかな続発性に分けられ，どちらも治療に難渋する場合が多い．乳がん術後においては腋窩リンパ節郭清を必要とすることが多く，患側上肢のリンパ還流が悪くなるためリンパ浮腫を生じるリスクが高い[30]．65歳以上の高齢女性乳がん患者に対する調査では，外科的手術を行ったうちの約14％がリンパ浮腫を発症していることが明らかにされ，リンパ浮腫は，疼痛を引き起こし，家事動作などの日常生活活動にも影響を及ぼすために早期の治療が必要である．

（1）日常生活上の注意

　患肢から体幹部へリンパを排除するため，患肢を心臓よりも高い位置に保つように心がける．また，就寝時には患肢を高めに保つようにする．日常生活では，重い荷物はできるだけもたないようにして上肢への負担を避ける．浮腫のある患肢はリンパの流れが停滞しているため，易感染状態であり，わずかな外傷から感染し患肢に炎症を起こすことがある．この状態を急性炎症性変化（蜂窩織炎）といい，疼痛や患肢の熱感，発熱を伴う．急性炎症性変化をきたした場合には，患肢の安静・挙上・冷却を行い，抗生剤の投与が必要であるため主治医に相談する．

（2）包括的リハビリテーション

　リンパ浮腫に対する関節可動域拡大や筋力トレーニングが効果的であるかどうかについては議論の余地を残す．ある報告では運動療法はリンパ浮腫のコントロールに有効であることを示している[31]．一方で，用手的リンパドレナージのような手技単独はリンパ浮腫の改善に対して効果がないと結論づけている報告もある[32]．いくつかの研究を統合して，現状で解釈できる範囲としては，術後早期から関節可動域訓練や上肢運動あるいは用手的リンパドレナージを含む運動療法と，リンパ浮腫に対する予防教育（重いものをもたない，局所の圧迫を避ける，など）を含む生活指導を併せて行うような包括的リハビリテーションは術後の浮腫を予防できるものと考えられている．

（井平　光）

文献

1) 辻哲也・他：がんのリハビリテーション，第2版，金原出版，2011.
2) 日本臨床腫瘍学会：新臨床腫瘍学－がん薬物療法専門医のために，改訂第3版，2013.
3) がんの統計'15：公益財団法人がん研究振興財団.
4) Hutchins LF1 et al: Underrepresentation of patients 65 years of age or older in cancer-treatment trials. *N Engl J Med* **341**: 2061-2067, 1999 Dec 30.
5) Chen H et al: Can older cancer patients tolerate hemotherapy? A prospective pilot study. *Cancer* **97**: 1107-1114, 2003.
6) Christman K et al: Chemotherapy of metastatic breast cancer in the elderly. The Pidemont Oncology Association experience. *JAMA* **268**: 57-62, 1992.
7) Sargent DJ et al: A pooled analysis of adjuvant chemotherapy for resected colon cancer in elderly patients. *N Engl J Med* **345**: 1091-1097, 2001.
8) Malaguarnera M1 et al: Geriatric evaluation of oncological elderly patients. *Anticancer Agents Med Chem* **13**: 1300-1309, 2013 Nov.
9) Vargo MM et al: Rehabilitation for patients with cancer diagnoses. Frontera WR eds: Delisa's Physical Medicine and Rehabilitation: Principles and Practice (5th Ed). Lippincott Williams and Wilkins, Philadelphia, 2010, pp1151-1178.
10) Oken MM et al: Toxicity and response criteria of the Eastern Cooperative Oncology Group. Oken *Am J Clin Oncol* **5**: 649-655, 1982 Dec.
11) Extermann M, Hurria A: Comprehensive geriatric assessment for older patients with cancer. *J Clin Oncol* **25**: 1824-1831, 2007 May 10.
12) Hurria A et al: Developing a cancer-specific geriatric assessment: A feasibility study. *Cancer* **104**: 1998-2005, 2005.
13) McCleary NJ et al: Feasibility of computer-based self-administered cancer-specific geriatric assessment in older patients with gastrointestinal malignancy. *Oncologist* **18**: 64-72, 2013.
14) Aaronson NK et al: The European Organization for Research and Treatment of Cancer QLQ-C30: a quality-of-life instrument for use in international clinical trials in oncology. *J Natl Cancer Inst* **85**: 365-376, 1993 Mar 3.
15) Pottel L et al: Serial comprehensive geriatric assessment in elderly head and neck cancer patients undergoing curative radiotherapy identifies evolution of multidimensional health problems and is indicative of quality of life. *Eur J Cancer Care (Engl)* **23**: 401-412, 2014 May. doi: 10.1111/ecc.12179. Epub 2014 Jan 28.
16) Groenvold M et al: The development of the EORTC QLQ-C15-PAL: a shortened questionnaire for cancer patients in palliative care: EORTC Quality of Life Group. *Eur J Cancer* **42**: 55-64, 2006 Jan. Epub 2005 Sep 12.
17) Koo K1 et al: Do elderly patients with metastatic cancer have worse quality of life scores? *Support Care Cancer* **20**: 2121-2027. doi: 10.1007/s00520-011-1322-6. Epub 2011 Nov 12, 2012 Sep.
18) Lawrence VA et al: Strategies to reduce postoperative pulmonary complications after noncardiothoracic surgery: systematic review for the American College of Physicians. *Ann Intern Med* **144**: 596-608, 2006.
19) Guimarães MM1 et al: Incentive spirometry for prevention of postoperative pulmonary complications in upper abdominal surgery. *Cochrane Database Syst Rev* **8**: CD006058. doi: 10.1002/14651858.CD006058.pub2, 2009 Jul.
20) Mistiaen W1, Vissers D: The risk of postoperative pulmonary or pleural complications after aortic valve replacement is low in elderly patients: an observational study. *Aust J Physiother* **54**: 119-124, 2008.
21) がんのリハビリテーションガイドライン．金原出版，2013.
22) Adamsen L et al: Effect of a multimodal high intensity exercise intervention in cancer patients undergoing chemotherapy: randomised controlled trial. *BMJ* **13**: 339:b3410, 2009 Oct.
23) Vallance JK et al: Randomized controlled trial of the effects of print materials and step pedometers on physical activity and quality of life in breast cancer survivors. *J Clin Oncol* **25**: 2352-2359, 2007 Jun 10.
24) Galvão DA et al: Combined resistance and aerobic exercise program reverses muscle loss in men undergoing androgen suppression therapy for prostate cancer without bone metastases: a randomized controlled trial. *J Clin Oncol* **28**: 340-347, 2010 Jan 10.
25) Deng GE et al: Society for Integrative Oncology. Evidence-based clinical practice guidelines for integrative oncology: complementary therapies and botanicals. *J Soc Integr Oncol* **7**: 85-120, 2009 Summer.
26) Irwin ML et al: Randomized exercise trial of aromatase inhibitor-induced arthralgia in breast cancer survivors. *J Clin Oncol* **33**: 1104-1111, 2015 Apr 1.
27) van Waart H et al: Effect of Low-Intensity Physical Activity and Moderate- to High-Intensity Physical Exercise During Adjuvant Chemotherapy on Physical Fitness, Fatigue, and Chemotherapy Completion Rates: Results of the PACES Randomized Clinical Trial. *J Clin Oncol* **33**: 1918-1927, 2015 Jun 10.
28) Barton MK: Higher levels of physical activity significantly increase survival in women with colorectal cancer. *CA Cancer J Clin* **63**: 83-84, 2013.
29) Shahinian VB et al: Risk of fracture after androgen deprivation for prostate cancer. *N Engl J Med* **352**: 154-164, 2005 Jan 13.
30) 日本がんリハビリテーション研究会編：がんのリハビリテーションベストプラクティス，金原出版，2015, pp99-103.
31) Torres Lacomba M et al: Effectiveness of early physiotherapy to prevent lymphoedema after surgery for breast cancer: randomised, single blinded, clinical trial. BMJ 340: b5396, 2010.
32) Devoogdt N et al: Effect of manual lymph drainage in addition to guidelines and exercise therapy on arm lymphoedema related to breast cancer: randomised controlled trial. BMJ 343: d5326, 2011.

5章 12 認知症に対する理学療法

> **KEY ポイント**
>
> **❶ 病態・疫学・特徴を理解するポイント**
>   認知症者数の増加が社会問題となっている．認知症の治療が難渋する本質は，内省能力の減退による「病識の低下」であり，このため認知症者本人の自身に対する認識（まだできる）と周囲の人の認知症者に対する認識（もうできない）にギャップが生じ，トラブルとなり，生活に支障をきたす．
>
> **❷ 評価のポイント**
>   国際生活機能分類に基づき，生活障害（行動・心理症状，ADL障害，周囲の人との関係性の障害）を中心に評価する．そして客観的障害だけでなく，認知症者本人が感じている主観的障害も含め全人的に評価する．
>
> **❸ 理学療法アプローチのポイント**
>   原因疾患や病期をふまえ，病識の低下に配慮し，認知症者がやりたいと思える治療プログラムを実施する．心身機能の維持・向上とともに，生活障害を軽減し，残存能力を引き出し，活動・参加（役割）に結びつけ，周囲の人との関係性を再構築し，認知症があっても豊かな生活をおくれるよう（QOL向上）に支援する．

1. 認知症の病態・疫学・特徴

1 病態

　認知症は，「脳の障害により，認知機能が病前より低下し，生活に支障をきたした状態」とされ[1]，「認知機能障害を基盤とする生活障害」が主な病態である．認知機能障害を引き起こす原因疾患は変性型認知症（アルツハイマー型認知症；Alzheimer's disease dementia; ADD，レビー小体型認知症; dementia with Lewy bodies; DLB，前頭側頭型認知症等），脳血管性認知症; vascular dementia; VaD，脳内病変によるもの（正常圧水頭症，慢性硬膜下血腫，脳腫瘍等），全身性疾患によるもの（甲状腺機能低下症，アルコール等の中毒，低酸素脳症等）など多岐にわたる[2]．原因疾患の中ではADDの頻度がもっとも高く約半数を占める．次にVaDとDLBが多く，この3者で約8割を占める．これらは緩徐進行性の経過をたどる．一方，正常圧水頭症や慢性硬膜下血腫など早期に治療を開始することで，認知症状の改善が可能な認知症（treatable dementia）も1割程度ある[2]．そのためtreatable dementiaを見逃さない，また変性型認知症であっても進行を遅らせる薬物療法を早期に開始したほうが予後がよいため早期発見・早期治療が原則である．また原因疾患によって，出現する症状が異なるため（表1）[3]，鑑別診断を行い疾患別の治療を提供する．

2 疫学

　認知症の発症リスクは加齢により高まる（図1）[4]．そのため高齢者数の増加に伴い認知症者数は年々増加傾向にある．2012年の時点で，認知症の有病率は65歳以上の高齢者の15%で，462万人，2025年には約700万人（高齢者5人に1人が認知症）と推計されている．近年では認知症者の行方不明や事故，老々・認々介護，介護虐待・自殺，介護離職などその対応が社会問題となってい

表1 認知症の3大原因疾患の特徴と対応のポイント

	アルツハイマー型認知症 (Alzheimer's disease dementia; ADD)	脳血管性認知症 (vascular dementia; VaD)	レビー小体型認知症 (dementia with Lewy bodies; DLB)
認知機能障害	全般・特に記憶障害	まだら・特に遂行機能障害	全般・特に視覚認知障害
精神症状	被害妄想,取り繕い反応	夜間せん妄,感情失禁,意欲低下	生々しい幻視
神経学的症状	初期段階では伴わない	構音・嚥下障害(仮性球麻痺),パーキンソン症候群,歩行障害	パーキンソン症候群,バランス障害・転倒,自律神経障害
症状の変化	進行性に悪化	症状の消長あり	日内・日差変動大
対応のポイント	・注意障害→指示はテンポ良く ・快か不快の判断で治療への協力が決定→安心・楽しい雰囲気で ・周りと共同調する心理特性→楽しく小グループで	・ADDと比較して,残存機能も多い ・遂行機能障害→個別にゆっくりと本人のペースに合わせる ・きちんと説明し納得を得る ・再発予防	・日内・日差変動→リハや活動は調子の良いときに実施 ・パーキンソン症候群→本人のリズムで,動作開始のきっかけを援助 ・自律神経障害→失神・転倒に注意 ・幻視→錯視を生じない環境設定(照明・色使い).

(文献3より引用,一部改変)

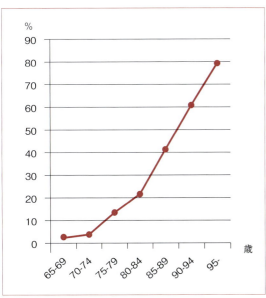

図1 年齢別の認知症の有病率
認知症の有病率は5歳年をとるごとに倍増する.
(文献4を元に筆者作成)

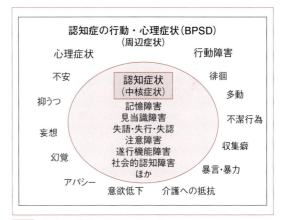

図2 認知症状と行動・心理症状
(文献2より引用,一部改変)

る.血管病変や糖尿病等の合併,運動機能の低下等で認知症発症リスクが高まるため[5],理学療法士の対象者が認知症を合併していたり,経過中に認知症を発症する可能性を常に考慮しておく必要がある.実際,リハ対象者の認知症の有病率は回復期リハ病棟で30%,介護老人保健施設で80%,訪問・通所で30%程度と報告されている[6].

3 特徴

認知症の症状は認知症状(中核症状)と行動・心理症状(behavioral and psychological symptoms of dementia; BPSD)(周辺症状)に分けられる(図2)[2].認知症状は脳が障害されることにより,記憶障害,見当識障害(今の時,場所,人がわからない),失語・失行・失認,注意障害,遂行機能障害,社会的認知障害等を生じる.BPSDは暴言・暴力,不穏,焦燥,徘徊,不潔行為,収集癖,性的脱抑制等の行動症状と不安,抑うつ,幻覚,妄想等の心理症状がある.BPSDは介護負担を高め,施設入所の原因となる場合が多い.すべての認知症で認知症状を生じるのに対して,BPSDは認知機能障害を背景とし,対象者の性格,心理状態(不安等),身体状況(痛み,便秘等),物的・人的環境(周囲の人の接し方),薬の副作用等の影響で出現したり,しなかったりする.そのため適切な治療でBPSDを予防できれば,認知症があっ

ても，穏やかに生活することが可能である．

ADD等の認知症の治療が難渋する本質は「病識の低下」である．記憶等の要素的な認知機能が障害されるだけでなく，より高次の内省能力（自己洞察や自己モニタリング）の減退，もしくはメタ認知（自分が何をわかっていて，何がわからないか）の障害が起こる[7]．内省能力の減退やメタ認知障害により，自身の認知機能障害，身体機能障害，生活状況等を正確に理解できない（病識低下）．そのため，歩行できないのに歩行しようとして転倒したり，理学療法の必要性を理解できず拒否するなど，治療への協力が得られにくい．

病識が低下する一方で，「病感」は残る．認知機能障害による度重なる失敗体験により，「今までできていたことができなくなった」，「これからどうなってしまうのだろう」という漠然とした不安を感じ，自信を失い，自己肯定感（自尊心）が傷ついている．また，これまで果たしてきた役割（仕事，家事等）の喪失体験や，他者の面倒をみていたのが，面倒をみられる側になるという対人関係（社会的関係）の崩れを感じている．これらを背景とした精神的な反応としてBPSDが出現するといわれている[8]．つまり認知症者は身体機能の改善よりも，対人関係の再構築や役割の回復等を望んでいる場合も多い（**表2**）[9]．

認知症の理学療法では，認知症者のニーズと理学療法士の支援ニーズにギャップが生じる可能性を理解し，国際生活機能分類（ICF）に基づき認知症者本人が感じている主観的障害を理解し，信頼関係を構築したうえで，理学療法士が客観的に必要と思う支援を提供する（**図3**）．

表2 認知症者のニーズ

- 弱者や子ども扱いは嫌．一人の大人として自分らしくあり続けたい
- 強制されたり，指示されたりだけの毎日は嫌．快適に自分の時間を過ごしたい
- 自分の力で生活し，できないことだけサポートして欲しい
- 安全と健康を見守ってもらいながらも，やりたいことは静止されたくない
- 長年なじんできた環境や，人との繋がりを保ちたい

（文献9より引用，一部改変）

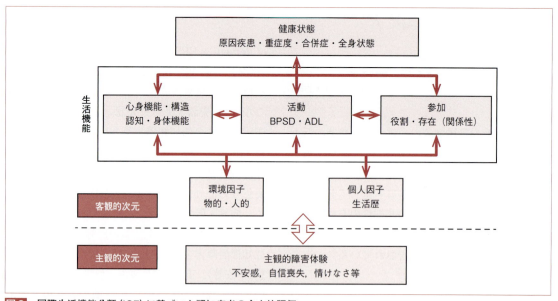

図3 国際生活機能分類（ICF）に基づいた認知症者の全人的評価
- 客観的障害と主観的障害，マイナス面とプラス面両者を評価
- 生活機能（生活障害）の評価が重要

2. 認知症者に対する理学療法評価とアプローチ

1 理学療法評価

　生活障害を主に評価する．認知症者の反応はそのときの体調や周囲の環境により異なるため，実際の生活場面で評価することが望ましい（もしくは介護者からの情報収集）．その際，認知症は進行性の疾患であり，「できないこと」の改善だけでなく，「できること」を評価し，維持する視点も重要である．また評価は，言語的な指示が入らない，協力が得られない場合も多く，事前に情報収集し，出現する症状等を予測して，認知症者の表情や反応から理学療法士が推察する必要がある．以下に主な評価項目とそのポイントを解説するとともに主な評価尺度を表3[10]に示す．

（1）基本情報

　原因疾患から，出現する症状や適切な関わり方を予測する（表1）．また服薬状況（向精神薬等），合併症の有無（うつ等の精神疾患等）が症状に影響を与える可能性もある．熱発，脱水，便秘等がBPSDやせん妄を誘発する場合もあり，全身状態が不安定な場合は最大限の能力を評価できない場合もある．

（2）生活歴や個人因子

　認知症者にいきなり評価を始めれば，評価されていることを理解できず不審に感じたり，混乱する可能性がある．そのため世間話や，対象者の生活歴の確認をしながら（認知機能障害があっても，自分の頑張ってきた仕事や趣味は覚えていることが多い），認知症者を「人」として理解し，信頼関係の構築を図る．生活歴を知ることで，認知症者の発言や行動の理解，残存能力を引き出し，尊厳を取り戻すためのポイント（対象者が大切にしていること，果たせる役割）を考えるヒントとなる．たとえば，「元高校の歴史の先生で，教え子がたくさんいることを誇りに思っているようだ．また他者に教えるのが得意そうだ．理学療法場面でも歴史について理学療法士に教えてもらうよう

表3　認知症の主な評価尺度

評価項目		尺度名
重症度	生活	clinical dementia rating (CDR)
	認知機能	mini-mental state examination (MMSE)
生活障害	BPSD	neuropsychiatric inventory (NPI)
		dementia behavior disturbance scale (DBD)
	ADL	disability assessment for dementia (DAD)
		N式老年者用日常生活動作能力評価尺度 (N-ADL)
精神状態	うつ状態	Cornell scale for depression in dementia (CSDD)
	意欲	やる気スコア (apathy scale)*
		vitality index (VI)
介護負担		Zarit 介護負担尺度 (ZBI)

（文献10より引用，一部改変）
*やる気スコアのみ本人の回答に基づいて評価する．認知症が進行すると，本人の回答の信頼性が疑わしいため，軽度の認知症者にのみ使用可能．その他の評価尺度は，対象者の生活をよく知る家族や介護者が回答するため，すべての重症度で使用可能．

に声をかけてみよう」と対象者に合った対応方法の検討に役立たせる．

（3）生活障害：①BPSD，②ADL障害，③周囲の人との関係性の障害評価

❶BPSD

　暴言・暴力，不穏・興奮，徘徊などの陽性症状と，うつ・アパシーといった陰性症状の双方を介護者から聞き取る．陽性症状は介護負担につながるため，問題となりやすい．特に夜間の陽性症状は，介護者の睡眠不足などを引き起こし，負担感を高める．一方，陰性症状はめだたないため，見過ごされがちであるが，廃用や認知症進行の原因となるため注意が必要である．BPSD出現の原因を探るため，症状が出現する状況，症状の強さや頻度，負担感等を評価する．たとえば，「夕方になると不穏で，家に帰ると言いながら施設の出口を探し，徘徊している」場合，「夕方，周囲が薄暗くなると，なんとなくさみしくなり，手持ち無沙汰で，家に帰りたくなるのかもしれないので，夕食準備を一緒に手伝ってもらう」などと対応を検討する．

❷ADL障害

　軽度認知障害から軽度認知症の時期はIADL障害を呈し，中等度以降にBADL障害を呈する．

特に排泄の自立が在宅生活継続の可否に影響することが多い．「しているADL」を自発性，計画性，実行性の3段階に分けて評価し，対応を検討する．見当識障害で時間がわからない，空腹を感じない，更衣や入浴等の必要性を感じない等により，自発性が低下し，動作開始を促す必要がある場合，見当識を補うような声かけや環境設定，日課にすることで，改善する場合がある．遂行機能障害等により，お風呂のお湯をはり，タオルを準備するなど計画性が障害されている場合，準備の工程を減らしたり，手順書を提示することで改善する場合がある．食べこぼしが多い，衣服の前後が逆など動作はできるが，実行性が障害され，修正が必要な場合は，食器を食べやすいものに変える，服に目印を付ける等の工夫で改善する場合がある．

❸周囲の人との関係性の障害

介護者等の認知症の理解や対応，負担感を評価する．介護者の理解不足等がBPSDを助長し，負担感を高めている場合がある．一方で家族介護者は専門職ではないため，家族も困っていることを理解し，本人と家族双方を支援対象者と考える必要がある．

（4）心身機能

生活障害に影響を与える認知機能，身体機能も評価する．認知機能は認知機能テストの結果で重症度を知ることができ，目標設定や今後の予後予測に役立つ．一方，机上テストの結果が必ずしも生活場面で発揮される認知機能と一致するとは限らない．そのため生活や治療に関係する，言語的な指示理解，注意・集中力，危険認知，自発性，学習力等は生活場面で評価する．

身体機能は，ADDでは中等度までは目立った神経症状や身体機能障害は生じない場合が多い．一方，VaD，DLB，ADDの末期では，筋緊張の亢進や体幹の側方傾斜が出現する．またパーキンソン症状を呈する場合も多く，転倒リスクやバランス能力を評価する．なお痛みを訴えられず，それがBPSDの原因となっている場合もあるため，動きの中で痛みの有無を評価する．

（5）環境因子

残存能力の発揮に影響する．物的環境では，壁と家具の色が異なり認識しやすい，適度な明るさ，静かで集中しやすい環境，トイレ等の場所がわかりやすい，時計やカレンダーなどを設置し，見当識を補う，タンス等にラベルを貼り，記憶を補うことによりADLの自立度が改善する可能性がある．自分の落ち着く場所の有無，馴染みの家具の設置や本人・家族の写真を飾る等，居心地のよい環境設定でBPSDを予防できる可能性がある．また手すりの設置，段差解消，クッション性のある床材の使用は転倒・骨折を防ぎ，薬やタバコ等の危険物を片付けることは異食等の事故を防ぐのに有効である．人的環境では介護力（親戚や近隣住民の協力の有無），経済状況，介護保険等のフォーマルサービス，インフォーマルサービスなど，社会資源の利用状況を把握する．

2 目標設定

認知症は進行性の疾患であり，認知症自体は改善しない．そのため治療目標の原則は認知症があっても最大限能力を発揮し，豊かな生活をおくること（QOLの向上）である．具体的には認知症の生活障害を軽減し（BPSDの予防とADLの維持・改善），役割を再獲得し（周囲の人との関係性の再構築），自尊心を高めることである．なお病期ごとの治療目標を**表4**[11]に示す．

3 アプローチ

運動療法が中心となる．しかし他動運動は，目的や体に触れられる理由がわからない等で協力が得られない場合も多い．また細かい指示理解が難しいため，自動運動で，わかりやすい，歩行等の有酸素運動，筋力強化，ストレッチ，体操，起居動作，ADL練習などを行う．

認知症に対する運動療法は複数のメタアナリシス[11,12]で認知症の重症度，施設入所か在宅か等にかかわらず筋力，柔軟性，全身持久力などの身体機能，歩行能力，バランス等の改善が報告されており，その効果は認知機能障害のない対象者と同等の効果が期待できる．またこれらの介入は脱落者や転倒等の事故も少ない．身体機能の改善に

表4 認知症の病期別の目標

病期	目標
軽度認知障害 (MMSE 24点-ほぼ満点) 軽度認知症 (MMSE20-26点程度)	・新しいことを学習可能であり、「できないこと」を再獲得、もしくはやり方を変えて「できるようになる」ことを目指す. ・本人が生活で困っていることを訴えることができるので、その対応を一緒に考える(買い物の買い忘れが多い場合はメモの利用を勧めるなど). ・指示理解も良好であり、環境を整え、代償手段を活用し、生活を活発にすることで、認知機能そのものの改善も目指す. ・物忘れ等の自覚があり、不安、うつ状態、物取られ妄想、閉じこもりを呈する場合もあるので慎重な対応が必要である.
中等度認知症 (MMSE10-20点程度)	・認知機能障害が進行し、新しいことを覚えることは困難なため、「できること」に着目し、残存能力を活用しながら、廃用を防ぎ、進行予防を目指す. ・楽しく行える全身運動等で、心理面や生活リズムの安定をはかり、BPSDを予防し、今を安心して楽しく過ごせることを目指す. ・認知機能障害が進み、漠然とした不安や苛立ちを感じやすく、BPSDが出現しやすい時期であり、介護負担が高まりやすいため、介護者への支援も重要である.
重度認知症 (MMSE採点不能-10点以下)	・意志疎通ができず、随意運動が乏しくなり、ほとんど寝たきりとなる. 関節拘縮、誤嚥、褥瘡等を予防し、全身状態が維持できるよう、ポジショニングなど、身体的に快適に過ごせる環境設定を行う. 介助者に対する介助指導も行う.

(文献2より引用, 一部改変)

伴って, ADLも維持改善が期待できる[12]. これらの効果を得るためには有酸素運動が最も有効とされ, それに筋力強化やバランス運動等を組み合わせた複合運動で1回45〜60分, 週3回以上, 3〜4カ月以上継続することが推奨されている[13]. またADLに関しては獲得を目指す動作に特化した運動を行うことが効果的との報告もある[14]. BPSDや認知機能の改善に対する効果は一定していないが, 有酸素運動等により, 脳内の神経成長因子の放出が多いほど認知機能の低下速度が遅くなることが示されており[15], 運動療法は認知症の進行を予防する可能性が示されている.

なお, 痛みや他者との交流を拒む症例では温熱等の物理療法による快刺激をきっかけに治療に協力が得られるようになる場合がある. また認知症者にアプローチするより, 環境を調整したほうが, 効果が得られやすい場合もある. 実際, 介護者への情報提供, カウンセリング等の介入は介護負担を軽減し, 在宅生活の延長に役立つ可能性が示されている[16].

3. 認知症に対する理学療法の実際

認知症者に理学療法が提供される場面は, 認知症自体の治療場面と片麻痺や整形外科疾患等の身体疾患に認知症を合併する患者の身体機能の治療場面がある.

1 認知症自体の治療を目的とする運動療法のポイント

認知機能障害や病識の低下に配慮し, 集団体操等はわかりやすい内容で, 毎回の指示を統一する, 音楽やリズムに合わせて実施する, 小集団で実施する, ゲームやレクリエーション的要素を取り入れる, 目的動作を取り入れるなどして楽しく行えるよう工夫する. たとえばグループ対抗でゲームを行えば, 得点を競うことでモチベーションが高まったり, メンバーの仲間意識が高まる可能性がある. またゲームは作戦を練ったり, 予測する(遂行機能等を賦活), 輪投げは的を得るために全身を意識して協調的に使う(体性感覚やボディイメージを刺激), 風船バレーは予測不能の動きをする風船に臨機応変に対応する(注意の賦活), 屋外の散歩や旅行は, 季節を感じる(見当識の賦活)など, 認知機能への働きかけも含めてプログラムを検討する. 目的動作は, 男性であれば大工仕事, 農作業, 女性であれば洗濯, 掃除, 炊事など慣れ親しんだ動作を実施すると, "昔取った杵柄"で残存機能である遠隔記憶や手続き記憶が引き出

コラム①

脳活性化リハビリテーションの5原則

認知症者では病識の低下や，失敗をおそれて，理学療法を拒否する場合がある．筆者らは認知症の「脳活性化リハの5原則」を提唱している．この原則を取り入れることで，拒否なく，効果的な理学療法が提供できる．

原則1	快刺激	好きなこと，得意なこと，楽しいこと，できることを行う．快刺激で脳内にドパミンが放出され，意欲や学習能力が高まる．
原則2	ほめ，感謝し合う	自尊心を高め，意欲を高める．
原則3	双方向コミュニケーション	相手の理解のペースに合わせて声をかけ，相手のペースで発言を待つことで，共感と安心感を生み，信頼関係が構築される．
原則4	役割	生きがいを生み，自尊心が高まる．
原則5	失敗を防ぐ支援（誤りなし学習）	できる課題を実施する，行程を分けて実施する，失敗しそうな場合はさりげなく手伝うなどして，成功体験を積み重ねる．認知症者は失敗体験を記憶して次に活かせず，かえって混乱する．

（文献2より引用，一部改変）

され，対象者はイキイキと楽しみながら実施できる．またそれを生活に取り入れることで，日課や役割となり，生きがいを生み，自尊心が高まる．

重度になると失外套症候群に近づき，起居・移乗，ADLの介助量が増える．そのため介助者が介助しやすいよう身体機能を維持する．具体的には①移乗：体幹前傾（股関節屈曲）や回旋のROM維持．②立ち上がり：足底でしっかり荷重できるよう尖足防止．③オムツ交換：股関節の外転・外旋のROM維持．④誤嚥を防ぐため頸部の過伸展の予防等を行う．

2 身体疾患に認知症を合併する患者の身体機能の治療のポイント

近年，在宅復帰の推進がいわれており，在宅復帰を阻害する認知症の進行やBPSDの予防に急性期から配慮しながら，身体疾患の理学療法を提供することが求められている．

（1）急性期

疾患の影響や環境の変化等からせん妄やBPSDが出現し，主疾患の治療を阻害する場合がある．そのため早期からのギャッジアップや離床等により生活リズムを整え，痛みやストレスの軽減等を目的としたリラクゼーション運動，温熱・クーリング等の物理療法，ポジショニング等のベッド周囲の環境調整を行う．またベッドからの転落事故を防ぐため，低床ベッドや，離床センサー等を活用し，環境設定を行う．主疾患の治療を優先するための，安易な拘束等は急速で不可逆的な認知症の進行を引き起こす可能性があり[17]，慎重に行われるべきである．

（2）回復期

認知症者が理解しやすい起居・移乗，歩行，ADL練習等を通じて，全身体力や心身機能の改善を目指す．PDD等の錐体外路障害を呈する認知症疾患以外の合併であれば，手続き記憶は障害を受けにくいため，手続き記憶として保持されている動作方法でADL練習を実施すると対象者は取り組みやすい．さらに同じ環境設定で獲得を目指すADLに特化した運動を繰り返し，手続き記憶に働きかけることで，新たな運動学習も可能である．実際，回復期リハ病棟の認知症合併患者でもFIMが改善することが示されている[18]．ただし活動性の増加に伴い転倒・転落のリスクが増える．見守りの状況など介護者と連携をとり，センサーマット，介助バー，自動ブレーキ車椅子の選定など環境設定を行う．

（3）生活期

活動性を維持し，再発予防につなげる．認知症者では，意欲低下をきたしやすく，促しがないと無為に過ごし，廃用をきたしやすい．生活の中で

コラム②

認知症者は何もできない？

　高齢者，特に認知症者は，「反応は遅いし，指示は入らないし，何もできない」と思ってはいないだろうか．認知症者の残存能力を侮ってはいけない．以下に認知症者の残存能力を示す．

①遠隔記憶（海馬が障害を受ける前の記憶は残っている）
②手続き記憶（動作の記憶は小脳が担っており，小脳は認知症で障害されにくい）
③感情（認知症が進行しても，怒ったり，微笑むことは可能）
④身体機能（疾患によって差があるが中等度以降に障害される）
⑤社会性（他者からどのようにみられているか，相手が自分の敵か味方かは敏感に感じている）

　筆者らは認知症者の残存能力を活用して，作業回想法を実施している．作業回想法とは昔を懐かしむ「回想」に，認知症者の馴染みの古い生活道具などを使う「作業」を組み合わせたものである．回想は遠隔記憶を，馴染みの生活道具を用いた作業は手続き記憶を用いるため認知症者であっても行いやすい．また作業回想法場面では，道具の使用方法を認知症者がスタッフに指導するように進める．そのため普段ケアされる側の認知症者がケアする側のスタッフに教えるという役割の逆転が生じる．このことが認知症者の意欲・生きがいを引き出し，尊厳を取り戻す．たとえば認知症者が行う，盥と洗濯板を用いた洗濯は，洗濯機で洗うよりもきれいになる．またお釜で米を炊く際も，釜に基準線がなくても水加減を調整し，火加減を行いながら，炊飯器よりおいしいご飯が炊ける．うどん打ち，針仕事，あげればきりがないが，認知症者は能力を発揮する機会がないだけで，われわれにはないスキルを持っている．作業回想法場面では認知症者の目が輝き，いきいきと若いスタッフに指導してくださるのが印象的であり，このような姿をみるとわれわれも「認知症者」というより，「人生の先輩」として認知症者をみるようになる．これが本当の意味のリハビリテーションであると考える．われわれはこのような介入により認知症の重症度が改善し，生活障害が軽減することを無作為化比較試験で示した[19]．

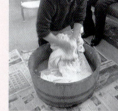

図　昔の洗濯のやり方の指導場面

定期的な運動や役割など活動が習慣化される，仕掛け作りが必要である．また，認知症の進行や加齢の影響で，徐々に身体機能は低下する．そのため状態の変化に合わせて，環境設定の変更や介助量を増やすなど，事故が起こらないよう，先を見越して対応する．

（山上徹也）

文献

1) 和田健二：認知症とは？ 認知症ハンドブック（中島健二・他編），医学書院，2013，p3．
2) 山口晴保：認知症の原因疾患．認知症の正しい理解と包括的医療・ケアのポイント 快一徹！脳活性化リハビリテーションで進行を防ごう（山口晴保編），第2版，協同医書出版，2010，pp12-15．
3) 山上徹也：認知症者に対する理学療法評価のポイント．理学療法 33：18-25，2016．
4) 厚生労働科学研究：都市部における認知症有病率と認知症の生活機能障害への対応．2013．
5) 認知症疾患治療ガイドライン作成合同委員会：経過と治療計画．認知症疾患治療ガイドライン2010，医学書院，2010，pp168-182．
6) 山口晴保・他：回復期リハビリテーション病棟における認知症の実態と対応-日本リハビリテーション病院・施設協会認知症対策検討委員会の調査．地域リハ 9：662-668，2014．
7) 小澤勲：痴呆の構造再考．痴呆老人からみた世界，岩崎学術出版社，2004，149-186．
8) 上田諭：認知機能より生活をみるアルツハイマー病診療―張り合いの追求と精神療法の重要性．精神科治療学 29：971-976，2014．
9) 永田久美子：本人が求めていることとケアの要点．認知症の治療とケア―すぐに役立つ！ 基本から実践まで（高瀬義昌監），じほう，2011，99-101．
10) 山上徹也：認知症のリハビリテーションのアウトカムとその評価尺度．MEDICAL REHA 164：9-15，2013．
11) Heyn P et al: The effects of exercise training on elderly persons with cognitive impairment and dementia: a meta-analysis. Arch Phys Med Rehabil 85：1694-1704，2004．
12) Forbes D et al: Exercise programs for people with dementia. Cochrane Database Syst Rev 12：CD006489，2013．
13) Blankevoort CG et al: Review of effects of physical activity on

strength, balance, mobility and ADL performance in elderly subjects with dementia. *Dement Geriatr Cogn Disord* **30**：392-402, 2010.

14) Roach KE et al: A randomized controlled trial of an activity specific exercise program for individuals with Alzheimer disease in long-term care settings. *J Geriatr Phys Ther* **34**：50-56, 2011.

15) Buchman AS et al: Higher brain BDNF gene expression is associated with slower cognitive decline in older adults. *Neurology* **86**：735-741, 2016.

16) Olazarán J et al: Nonpharmacological therapies in Alzheimer's disease: a systematic review of efficacy. *Dement Geriatr Cogn Disord* **30**：161-178, 2010.

17) Freeman S et al: Relationship between restraint use, engagement in social activity, and decline in cognitive status among residents newly admitted to long-term care facilities. *Geriatr Gerontol Int*: doi: 10.1111/ggi.12707, 2016.

18) 曽川裕一郎：認知症患者の日常生活動作，認知機能，退院後転帰に対するリハビリテーション効果について 日本リハビリテーション医学会患者データベースの分析. 臨床リハ **21**：716-720, 2012.

19) Yamagami, T, et al.: A randomized controlled trial of brain-activating rehabilitation for elderly participants with dementia in residential care homes. Dement Geriatr Cogn Dis Extra 2：372-380, 2012.

6章

老年症候群における理学療法

6章 1 転倒予防に対する理学療法

> **KEY ポイント**
>
> **① 転倒を理解するポイント**
>
> 　高齢者の転倒発生率は年間約30％であり，要介護の主要因の一つとなっている．また，転倒は直接的な要介護要因となるだけでなく，転倒恐怖感を引き起こし二次的・三次的にも健康寿命の短縮に影響を与えることになる．
>
> **② 理学療法評価・介入の実際**
>
> 　転倒のリスクを評価する場合，まずは身体機能レベルを把握する目的でTimed Up and Go Test（TUG）を実施し，TUGが11秒以上（フレイル）であれば詳細な筋力評価を，11秒未満（ロバスト）であれば二重課題処理能力の評価を実施する．
>
> 　転倒予防のための介入も，機能レベルに応じた内容を実施することが必要であり，フレイル高齢者には筋力強化，ロバスト高齢者には二重課題処理能力向上を目的としたトレーニングが有用になる．
>
> **③ 最新研究からわかってきたこと**
>
> 　ビタミンDと転倒との関連性が注目されており，血中のビタミンD濃度（25(OH)D）が20ng/mL未満になると転倒リスクが上昇する．このようなビタミンD不足者では，ビタミンD介入が転倒予防に有用になるが，それ以上の高齢者ではビタミンD介入の効果は得られにくい．

1．転倒を理解するポイント

1 転倒の背景

転倒の疫学

　高齢者の3人に1人は1年間に1回以上転倒するとされており[1]，2015年度時点でのわが国の高齢者人口を3,400万人と仮定すると，実に年間に1,020万人もの高齢者が転倒していることになる．なお，筆者らが実施した調査では，機能レベルが低下するにつれて転倒発生率が高まることもわかっている（図1）．

　当然ながら，身体的，心理・精神的にも機能低下が認められる施設入所高齢者では，さらに転倒発生率が高まるとされる[2]．この転倒や転倒による骨折は，要介護の主要因の一つに挙げられており，これらの予防はわが国の喫緊の課題であるといえる．

コラム①

要介護要因としての転倒・骨折

　転倒・骨折は，要介護要因の第5位（約10％）に挙げられているが，これらはあくまでも直接的に転倒・骨折が要介護要因に至ったケースを指す．実際，比較的元気な人であれば，転倒・骨折が直接的な要介護状態になることは少ないものの，転倒を契機に身体活動量が減少し，認知機能や身体機能の低下を引き起こすことが多い．そのため，転倒・骨折が要介護状態に及ぼす影響は非常に大きいと推測される．

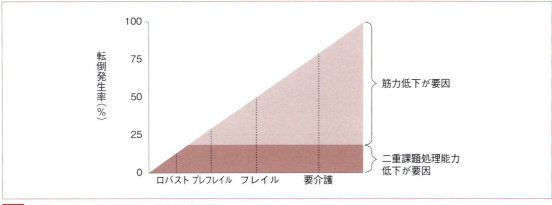

図1 機能レベルと転倒発生率・転倒発生要因

フレイル高齢者では約50%の人が転倒する可能性があり，その要因の多くは筋力低下となっている．一方，プレフレイルやロバストになると転倒発生の可能性は減少し，その要因も二重課題処理能力の低下に変化する．

2 転倒と転倒恐怖感

転倒は骨折や頭部外傷の直接的な原因となっているが，それだけでなく，二次的に身体機能の低下を引き起こすことやさまざまな疾病への罹患率を高めることも知られている．中でも転倒によって生じる転倒恐怖感は，高齢者の健康寿命を脅かす厄介な存在になっている．転倒恐怖感は転倒経験のみならず，運動機能低下によって引き起こされることが知られており，運動機能が低下した高齢者は易転倒性や転倒恐怖感が高まることで身体活動量や生活活動範囲に制限をきたすことが知られている（図2）．この転倒恐怖感の抑制には，運動介入が有用であり，転倒恐怖感をアウトカムとした介入試験をまとめると，運動介入には有意に転倒恐怖感を抑制させるような効果があることが示された[3～10]．なお，転倒恐怖感に関しては，運動介入が必ずしも必要となるわけではなく，住宅改修やヒッププロテクターの装着などの非運動介入であっても転倒恐怖感の抑制効果が認められることも報告されている[11]．

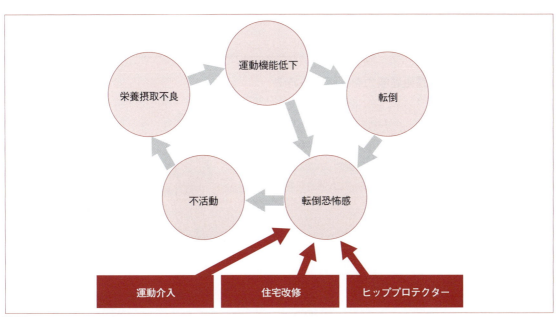

図2 転倒恐怖感の悪循環と介入方法

コラム②

生活活動範囲

　転倒恐怖感に伴う生活活動範囲の狭小化はゆるやかに生じる．たとえば，今までは電車を利用して5駅ほど離れたデパートへ買い物に行っていた高齢者が，しだいに最寄りの駅前スーパーで買い物をするようになり，さらには近くのコンビニですませるようになり，この状態が悪化すれば閉じこもりに至ってしまう．

2．理学療法評価・介入の実際

1 理学療法の評価

機能レベル別の転倒要因

　転倒の要因にはさまざまな因子が挙げられており，筋力やバランス能力，それに歩行能力などの運動機能の低下や，視機能や聴覚機能の低下，さらには環境因子などがある[12]．また，近年では運動機能の中でも二重課題処理能力の低下が転倒発生に関係していることが報告されるようになった[13]．たとえば，減算課題を行いながら「認知課題」の歩行や，水の入ったコップを持って「徒手課題」の歩行という条件下で，歩行速度の遅延や歩行不安定性が認められる場合には転倒の危険性が高まっていると解釈される．しかしながら，どのような高齢者であっても，この二重課題処理能力の低下が転倒と関係しているわけではない．

　筆者らは，比較的元気な高齢者から要介護高齢者まで幅広い機能レベルを対象に，さまざまな身体機能検査を行い，その後1年間の転倒発生率を調査した．その結果，Timed Up and Go Test（TUG）が11秒未満の比較的運動機能の高いロバストな対象者では，二重課題処理能力の低下が転倒発生に関係していたのに対して，TUGが11秒以上の運動機能の低下したフレイルな対象者では，下肢筋力低下が転倒発生に関係していた[14]（図3）．つまり，高齢者の機能レベルによって，転倒要因が異なるということが示された．なお，TUG11秒をカットポイントとするのは，運動器不安定症の定義とも合致しており，運動機能低下者をスクリーニングする指標として妥当であるといえる．

コラム③

臨床で簡便に二重課題処理能力を評価する方法

　テニスボールを載せたお皿を手の平に置き，ボールを落とさないようにしながら歩行する方法や，水の入ったコップを把持しこぼさないように歩行する方法，100から順次1を引きながら歩行するという方法がある（図）．いずれも，通常歩行に比較して10％程度の遅延が認められる場合を転倒リスクありと判断することができる．

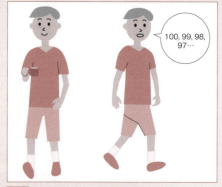

図　二重課題処理能力の評価方法

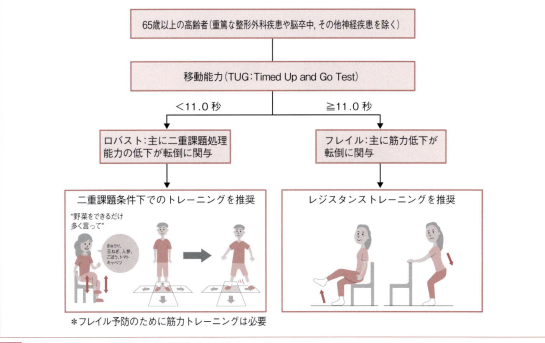

図3 高齢者の機能レベル別の転倒要因とその対策

TUGが11秒未満のロバスト高齢者では二重課題処理能力の低下が転倒要因となっており，TUGが11秒以上のフレイル高齢者では筋力低下が転倒要因となる．それぞれ，二重課題条件下でのトレーニング，レジスタンストレーニングが転倒予防に有用となる．

2 理学療法の実際

(1) レジスタンストレーニングと転倒予防

レジスタンストレーニングは臨床的にも最も頻繁に選択される代表的な転倒予防プログラムの一つである（図4）．フレイル高齢者を対象に転倒予防を検討した報告では，レジスタンストレーニングを含むプログラムを実施した場合には約5割程度の転倒抑制効果が認められている．一方，身体機能レベルの高い高齢者に対しては，レジスタンストレーニングだけで転倒を予防することは難しい．

(2) バランストレーニングと転倒予防

バランストレーニングもレジスタンストレーニングと同様に，臨床でよく用いられるプログラムの一つである．図5に示すように，バランストレーニングは椅子座位で行うことも可能であり，転倒に注意しながら実施する必要がある．なお，バランストレーニングはさまざまな運動プログラムの中でも転倒抑制効果が高いとされており，高齢者の転倒予防を目標とした際には積極的に実施すべきである．

コラム④

太極拳の有用性

代表的な武術の一つである太極拳が転倒予防に有用であるといわれている．太極拳はゆっくりとした全身運動であることから，筋力強化とバランス強化の要素を含んでいる．わが国でも太極拳の愛好家は増加傾向にあり，最近では公園や広場などで数名の高齢者が太極拳を行っているのを見かける．費用対効果の高さからも転倒予防に有用と考えられている．

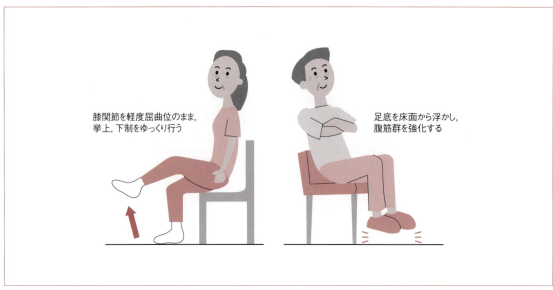

図4 レジスタンストレーニングの例
椅子に座った状態でも大腿四頭筋や体幹のレジスタンストレーニングが可能である.

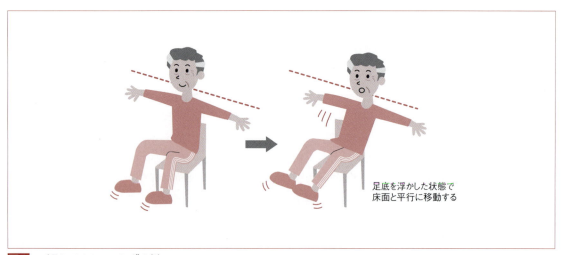

図5 バランストレーニングの例
椅子に座った状態でもバランストレーニングは実施可能である.

(3) 二重課題条件下でのトレーニングと転倒予防

　比較的運動機能の高い非フレイル高齢者に対しては，二重課題条件下での運動プログラムが有用となる可能性がある．二重課題条件下でのトレーニングとしては幾つかの方法があり応用も可能であるが，重要な点は主課題と副次課題の両方に対して最大努力下で実施するということである．

❶座位でのステッピング運動

　最も単純に行える方法の一つに，座位でのステッピング運動がある[49]（図6）．これは椅子座位にて5秒間のできるだけ速い足踏みを行いながら，語想起を行うというものである．重要なのは足踏みの速度も維持しながら，語想起を中断することなく継続するという点である．高齢者の中には，足踏みの速度を遅くしたり，語想起を中断してしまうなど，どちらか一方の課題に意識を集中してしまう例が散見される．このようにいずれか一方の課題に偏ったままトレーニングを継続しても二重

課題処理能力の向上には結びつきにくく，当然ながら転倒予防の効果も期待できない．シンプルな方法ではあるが，いずれの課題も最大努力下で実施するという点に注意しながら指導を行う必要がある．なお，この方法は高齢者個々人で自主トレーニングとして実施することも可能であり，ホームエクササイズの一つとしても有用である．

❷立位でのステッピング課題

また，立位でのステッピング課題として，リズミックステッピング運動がある[50]（図7）．これは，50cm四方のマスが十字に5つ並んでいるのを想定し，リズムに合わせて足踏みをしながら指示された方向のマスへ移動し，すぐに中央のマスに戻ってくるというものである．一見単純な運動のように思えるが，高齢者にとっては比較的難易度の高い課題となる．基本的な指示は「前」「後」「右」「左」であるが，指示の方法を変化させることによって難易度を高めることが可能である．たとえば，指示された方向と逆方向のマスへ移動する，指示を前後左右ではなく「赤」と言えば「前」，「青」と言えば「後」のように色や物などに変化させる，リズムのテンポを速めるなどの応用がある．

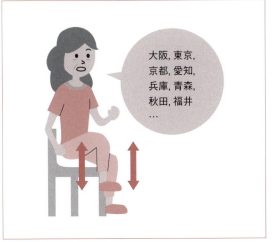

図6 座位でのステッピング運動

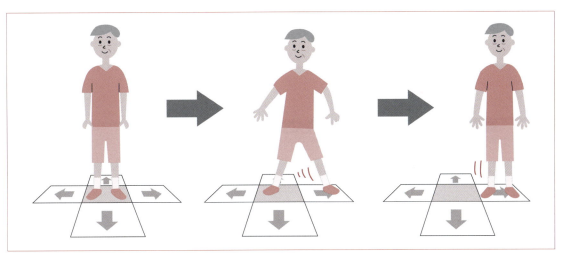

図7 立位でのリズミックステッピング運動

コラム❺

二重課題条件下でのトレーニング

レジスタンストレーニングやバランストレーニングとは異なり，二重課題条件下でのトレーニングの特徴は，「間違う」というところにある．この「間違い」は，体操参加者自身の笑顔を引き出す要素になり，楽しく継続的に転倒予防のトレーニングを実施することにつながる．

コラム⑥

転倒予防のエビデンス

　2012年に報告されたコクランのシステマティックレビューによると，複合的な運動介入，住宅改修，それに太極拳などには転倒予防効果が認められており，いずれも比較対照群と比較すると30%程度の転倒抑制効果が認められることが報告されている[15]．ここでも示されるように，運動介入には転倒予防効果が認められるものの，どのような運動が転倒予防に有用となるのかについては不明な点も多い．その中で，Sherringtonらは，幾つかの運動種類の中でもバランストレーニングが転倒予防に有用となることを示した[16]．なお，これらの報告をまとめると，転倒予防介入には約3割程度の転倒抑制効果があることが認められている．

　なお，理学療法と直接的な関係はないものの，屋内の整理整頓は転倒予防に重要である．整理整頓がなされていない環境下では，床面にある紙や衣類などを踏んで滑って転倒するというケースも稀ではない（図）．住宅改修も重要な戦略であるが，費用のかからない整理整頓はすぐに取り組める対策であり，転倒予防の第一歩であるといえる．

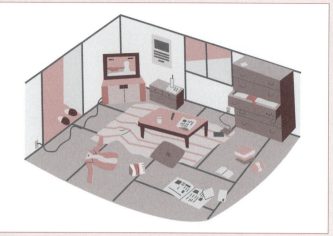

図　整理整頓がなされていない住宅の例
床面にさまざまなものがあるため，踏み付けて転倒に至る可能性が高い．

3. 最新研究からわかってきたこと

1　機能レベルに応じた転倒予防の必要性

　高齢者の転倒予防を目指す場合には，どのような高齢者でも同じ内容のトレーニングで，同じような予防効果が得られるのではない．これまでに報告された多くの研究をまとめると[17~48]，身体機能レベルの低いフレイル高齢者と高い高齢者では戦略を変化させる必要があるといえる．前述のようにフレイル高齢者では，筋力低下が原因で転倒していることが多く，そのような場合にはレジスタンストレーニングによる筋力強化が重要となる．実際，フレイル高齢者を対象とした場合には，レジスタンストレーニングを用いた場合と用いない場合とで，その効果に大きな違いが認められている．一方，身体機能レベルの高い高齢者では，筋力低下よりも二重課題処理能力の低下が原因で転倒が引き起こされることから，二重課題処理能力の強化が重要である．そのため，身体機能レベルの高い高齢者に対してレジスタンストレーニングを実施しても，その転倒予防効果は低く，レジスタンストレーニングの有無による転倒予防効果の違いは認められにくい．

2　ビタミンDと転倒予防

　機能レベルに応じて対策を変化させるのは，運動介入だけではない．近年，ビタミンDと転倒との関連性が着目されており，多くの臨床研究が報告されている．その中で，Neelemaatらは血中ビタミンD濃度が低下したような低栄養の高齢者に対して，ビタミンD投与を3カ月間実施したとこ

ろ，約1カ月経過した時点から効果が出現し始め，3カ月後には血中ビタミンD濃度（25(OH)D）の増加，握力増加とともに転倒抑制効果が認められることを報告している[51]．一方で，Uusi-Rasiらは地域在住の比較的健康な高齢者に対して24カ月間のビタミンD投与と運動介入を実施したところ，運動介入には転倒抑制効果は認められるもののビタミンD投与の効果は認められなかったと報告している[52]．このような結果はコクランのシステマティックレビューでもまとめられており，高齢者に対するビタミンD投与の転倒抑制効果は25(OH)Dが20ng/mL未満のビタミンD不足者でのみ認められると報告されている[15]．つまり，血中のビタミンD濃度が充足している高齢者に対しては，ビタミンDの投与の効果は期待できないということになる．このような結果は，わが国で実施された観察研究でも認められており，Shimizuらは25(OH)Dが20ng/mL未満になると，さまざまな転倒関連要因で調整しても有意に転倒発生率が高まることを報告している[53]．このようなビタミンD関連の研究は，理学療法士には直接的な関係が薄いものであるが，転倒予防には個々の状態に応じた介入が必要となる例としては意義のあるものである．

65歳以上は全員が高齢者と一括にされる中で，その機能レベルの幅は非常に広く，何らかの介入を実施する際には個々の機能レベルを十分に考慮する必要がある．機能レベルに応じていないようなトレーニングプログラムでは，一定期間の介入を実施しても機能改善には至らないケースもあり，費用対効果の面からも適切とは言い難い．実際，運動介入プログラムの転倒予防に対する費用対効果は住宅改修などよりも劣っているとの報告もあり[54]，今後さらに高齢者が増加するわが国においては，効果だけでなく効率性も高める必要があると考えられる．

（山田　実）

文献

1) Tinetti ME et al：Risk factors for falls among elderly persons living in the community. New England Journal of Medicine 319：1701-1707, 1988.
2) Rubenstein LZ et al：Falls in the nursing home. Annals of Internal Medicine 121：442-451, 1994.
3) Karinkanta S et al：Effects of exercise on health-related quality of life and fear of falling in home-dwelling older women. J Aging Phys Act 20：198-214, 2012.
4) Lai CH et al：Effects of interactive video-game based system exercise on the balance of the elderly. Gait Posture 37：511-515, 2013.
5) Logghe IH et al：Lack of effect of Tai Chi Chuan in preventing falls in elderly people living at home：a randomized clinical trial. J Am Geriatr Soc 57：70-75, 2009.
6) Nguyen MH, Kruse A：A randomized controlled trial of Tai chi for balance, sleep quality and cognitive performance in elderly Vietnamese. Clin Interv Aging 7：185-190, 2012.
7) Vrantsidis F et al：Getting Grounded Gracefully：effectiveness and acceptability of Feldenkrais in improving balance. J Aging Phys Act 17：57-76, 2009.
8) Yang XJ et al：Effectiveness of a targeted exercise intervention in reversing older people's mild balance dysfunction：a randomized controlled trial. Phys Ther 92：24-37, 2012.
9) Yoo EJ et al：The effects of a walking exercise program on fall-related fitness, bone metabolism, and fall-related psychological factors in elderly women. Res Sports Med 18：236-250, 2010.
10) Zhang JG et al：The effects of Tai Chi Chuan on physiological function and fear of falling in the less robust elderly：an intervention study for preventing falls. Arch Gerontol Geriatr 42：107-116, 2006. Epub 2005 Aug 26.
11) Zijlstra GA et al：Interventions to reduce fear of falling in community-living older people：a systematic review. J Am Geriatr Soc 55：603-615, 2007.
12) Guideline for the prevention of falls in older persons：American Geriatrics Society, British Geriatrics Society, and American Academy of Orthopaedic Surgeons Panel on Falls Prevention. J Am Geriatr Soc 49：664-672, 2001.
13) Lundin-Olsson L et al："Stops walking when talking" as a predictor of falls in elderly people. Lancet 349：617, 1997.
14) Yamada M et al：Dual-task walk is a reliable predictor of falls in robust elderly adults. J Am Geriatr Soc 59：163-164, 2011.
15) Gillespie LD et al：Interventions for preventing falls in older people living in the community. Cochrane Database Syst Rev 9：CD007146, 2012.
16) Sherrington C et al：Effective exercise for the prevention of falls：a systematic review and meta-analysis. J Am Geriatr Soc 56：2234-2243, 2008. doi：10.1111/j.1532-5415.2008.02014.x.
17) Barnett A et al：Community-based group exercise improves balance and reduces falls in at-risk older people：a randomised controlled trial. Age Ageing 32：407-414, 2003.
18) Campbell AJ et al：Randomised controlled trial of a general practice programme of home based exercise to prevent falls in elderly women. BMJ 315：1065-1069, 1997.
19) Campbell AJ et al：Randomised controlled trial of prevention of falls in people aged ＞ or =75 with severe visual impairment：the VIP trial. BMJ 331：817, 2005. Epub 2005 Sep 23.
20) Hauer K et al：Exercise training for rehabilitation and secondary prevention of falls in geriatric patients with a history of injurious falls. J Am Geriatr Soc 49：10-20, 2001.

21) Latham NK et al : Fitness Collaborative Group." A randomized, controlled trial of quadriceps resistance exercise and vitamin D in frail older people : the Frailty Interventions Trial in Elderly Subjects (FITNESS). *J Am Geriatr Soc* **51** : 291-299, 2003.
22) Robertson MC et al : Effectiveness and economic evaluation of a nurse delivered home exercise programme to prevent falls. 1 : Randomised controlled trial. *BMJ* **322** : 697-701, 2001.
23) Rubenstein LZ et al : Effects of a group exercise program on strength, mobility, and falls among fall-prone elderly men. *J Gerontol A Biol Sci Med Sci* **55** : M317-321, 2000.
24) Faber MJ et al : Effects of exercise programs on falls and mobility in frail and pre-frail older adults : A multicenter randomized controlled trial. *Arch Phys Med Rehabil* **87** : 885-896, 2006.
25) Logghe IH et al : Lack of effect of Tai Chi Chuan in preventing falls in elderly people living at home : a randomized clinical trial. *J Am Geriatr Soc* **57** : 70-75, 2009.
26) Lord SR et al : The effect of group exercise on physical functioning and falls in frail older people living in retirement villages : a randomized, controlled trial. *J Am Geriatr Soc* **51** : 1685-1692, 2003.
27) Sakamoto K et al : Committee on Osteoporosis of The Japanese Orthopaedic Association. Effects of unipedal standing balance exercise on the prevention of falls and hip fracture among clinically defined high-risk elderly individuals : a randomized controlled trial. *J Orthop Sci* **11** : 467-472, 2006.
28) Schoenfelder DP : A fall prevention program for elderly individuals. Exercise in long-term care settings. *J Gerontol Nurs* **26** : 43-51, 2000.
29) Trombetti A et al : Effect of music-based multitask training on gait, balance, and fall risk in elderly people : a randomized controlled trial. *Arch Intern Med* **171** : 525-533, 2011.
30) Wolf SL et al : Intense tai chi exercise training and fall occurrences in older, transitionally frail adults : a randomized, controlled trial. *J Am Geriatr Soc* **51** : 1693-1701, 2003.
31) Bunout D et al : Results of a community-based weight-bearing resistance training programme for healthy Chilean elderly subjects. *Age Ageing* **34** : 80-83, 2005.
32) Clemson L et al : LiFE Pilot Study : A randomised trial of balance and strength training embedded in daily life activity to reduce falls in older adults. *Aust Occup Ther J* **57** : 42-50, 2010. doi : 10.1111/j.1440-1630.2009.00848.x.
33) Haines TP et al : Effectiveness of a video-based exercise programme to reduce falls and improve health-related quality of life among older adults discharged from hospital : a pilot randomized controlled trial. *Clin Rehabil* **23** : 973-985, 2009.
34) Iwamoto J et al : Preventative effect of exercise against falls in the elderly : a randomized controlled trial. *Osteoporos Int* **20** : 1233-1240, 2009.
35) Liu-Ambrose T et al : Resistance and agility training reduce fall risk in women aged 75 to 85 with low bone mass : a 6-month randomized, controlled trial. *J Am Geriatr Soc* **52** : 657-665, 2004.
36) Liu-Ambrose T et al : Otago home-based strength and balance retraining improves executive functioning in older fallers : a randomized controlled trial. *J Am Geriatr Soc* **56** : 1821-1830, 2008.
37) Smulders E et al : Efficacy of a short multidisciplinary falls prevention program for elderly persons with osteoporosis and a fall history : a randomized controlled trial. *Arch Phys Med Rehabil* **91** : 1705-1711, 2010.
38) Suzuki T et al : Randomized controlled trial of exercise intervention for the prevention of falls in community-dwelling elderly Japanese women. *J Bone Miner Metab* **22** : 602-611, 2004.
39) Woo J et al : A randomised controlled trial of Tai Chi and resistance exercise on bone health, muscle strength and balance in community-living elderly people. *Age Ageing* **36** : 262-268, 2007. Epub 2007 Mar 13.
40) Yang XJ et al : Effectiveness of a targeted exercise intervention in reversing older people's mild balance dysfunction : a randomized controlled trial. *Phys Ther* **92** : 24-37, 2012.
41) Carter ND et al : Community-based exercise program reduces risk factors for falls in 65- to 75-year-old women with osteoporosis : randomized controlled trial. *CMAJ* **167** : 997-1004, 2002.
42) Day L et al : Randomised factorial trial of falls prevention among older people living in their own homes. *BMJ* **325** : 128, 2002.
43) Ebrahim S et al : Randomised placebo-controlled trial of brisk walking in the prevention of postmenopausal osteoporosis. *Age Ageing* **26** : 253-260, 1997.
44) Green J et al : Physiotherapy for patients with mobility problems more than 1 year after stroke : a randomised controlled trial. *Lancet* **359** : 199-203, 2002.
45) Huang TT et al : Reducing the fear of falling among community-dwelling elderly adults through cognitive-behavioural strategies and intense Tai Chi exercise : a randomized controlled trial. *J Adv Nurs* **67** : 961-971, 2011.
46) Li F et al : Tai Chi and fall reductions in older adults : a randomized controlled trial. *J Gerontol A Biol Sci Med Sci* **60** : 187-194, 2005.
47) McMurdo ME et al : Controlled trial of weight bearing exercise in older women in relation to bone density and falls. *BMJ* **314** : 569, 1997.
48) Voukelatos A et al : A randomized, controlled trial of tai chi for the prevention of falls : the Central Sydney tai chi trial. *J Am Geriatr Soc* **55** : 1185-1191, 2007.
49) Yamada M et al : Seated stepping exercise under a dual-task condition improves ambulatory function with a secondary task : a randomized controlled trial. *Aging Clin Exp Res* **23** : 386-392, 2011.
50) Yamada M et al : Rhythmic stepping exercise under cognitive condition improves fall risk factors in community-dwelling older adults : preliminary results of cluster-randomized controlled trial. *Aging Ment Health* **15** : 647–653, 2011.
51) Neelemaat F et al : Short-term oral nutritional intervention with protein and vitamin D decreases falls in malnourished older adults. *J Am Geriatr Soc* **60** : 691-699, 2012.
52) Uusi-Rasi K et al : Exercise and vitamin D in fall prevention among older women : a randomized clinical trial. *JAMA Intern Med* **175** : 703-711, 2015.
53) Shimizu Y et al : Serum 25-hydroxyvitamin D level and risk of falls in Japanese community-dwelling elderly women : a 1-year follow-up study. *Osteoporos Int* **26** : 2185-2192, 2015.
54) Frick KD et al : Evaluating the cost-effectiveness of fall prevention programs that reduce fall-related hip fractures in older adults. *J Am Geriatr Soc* **58** : 136-141, 2010.

6章 2 サルコペニア・フレイルに対する理学療法

KEY ポイント

① サルコペニア・フレイルを理解するポイント
サルコペニアは地域在住高齢者の15～20％に，フレイルは10％に認められるコモンな老年症候群である．どのような疾病罹患者であっても，サルコペニア・フレイルを合併している可能性があることから，できるだけ多くの高齢者に対しスクリーニング検査を実施すべきである．

② 理学療法評価・介入の実際
サルコペニア・フレイルに対しては，レジスタンストレーニングが有用である．軽負荷でも量を十分に担保すれば，骨格筋機能を改善させる効果は期待できる．運動に栄養療法（たんぱく質・アミノ酸）を併用することで，より高い効果が期待できる．

③ 最新研究からわかってきたこと
糖尿病や慢性腎臓病は，サルコペニア・フレイルの状態に陥りやすい疾病である．このような場合でも基本は運動療法と食事療法であるが，これら疾病患者では栄養摂取制限が設けられている場合もあり，その対策は容易ではない．

1. サルコペニア・フレイルを理解するポイント

1 サルコペニアの背景

（1）サルコペニアの定義

サルコペニアとは，加齢に伴って骨格筋量が減少する状態のことを指す．近年では，筋力低下と骨格筋量減少の両者を兼ね備える場合にサルコペニアと定義されるようになった[1,2]．2014年にアジアのサルコペニアに関するワーキンググループ（AWGS）によって作成されたサルコペニア判定のアルゴリズムに従えば，握力もしくは歩行速度の低下を筋力低下とみなし，二重エネルギーX線吸収法（DXA法）もしくは生体電気インピーダンス法（BIA法）で計測した骨格筋量（skeletal muscle mass index；SMI）が若年者の値よりも大きく減少している場合に骨格筋量減少とされる[2]（図1）．ここでは，握力低下の基準値を男性<26kg，女性<18kgに，歩行速度低下の基準値を≦0.8m/secに，そして骨格筋量（SMI）減少の基準値（ここではBIA利用を想定）として男性<7.0kg/㎡，女性<5.7kg/㎡としている．なお，ASMIとは四肢骨格筋量（kg）の身長（㎡）補正値のことである．

（2）簡便にサルコペニアをスクリーニングする方法

サルコペニアをより簡便にスクリーニングする方法としては，①家庭用の体組成計を用いる，②指輪っかテストや片脚立位テストを用いることを推奨する．家庭用の体組成計は，比較的安価で購入できるが，そのような機器であっても正確に骨格筋量は計測できることが報告されている[5]．

飯島らが開発した「指輪っかテスト」は，非常に簡便にスクリーニングすることができる[6]．両手の親指と示指で輪っかをつくり，これを下腿最大膨大部に当てはめ，下腿部よりも輪っかが大きいか小さいかを比べるというものである．下腿部よりも輪っかが小さい場合（囲めない場合）が正常，下腿部よりも輪っかが大きい場合（隙間ができる場合）がサルコペニアとなる（図2）．

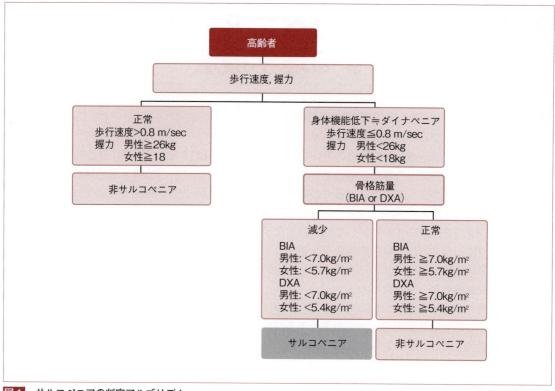

図1 サルコペニアの判定アルゴリズム （文献2より引用改変）

コラム①

生体電気インピーダンス法による骨格筋量の計測

　BIA法を用いて骨格筋量を計測する場合，現場からは「使用する機器によって得られる値が異なる」という意見が聞かれる．実際に調べてみると，どのような機器で計測しても同じ周波数帯域のインピーダンス値自体はほぼ同じ値が得られるのに対して，各セグメント（右上肢，左下肢など）の骨格筋量として算出される値は大きくズレていることがわかった[3]．そのため，他施設で得られたデータと比較検証する場合などは，下記のような骨格筋量を推定するような公式[4]に抵抗値（レジスタンス値）を代入して骨格筋量を求めることを勧める．このような式に当てはめて骨格筋量を求めることで，基本的にはどのような機器でも同じような値を得ることが可能である．

　四肢骨格筋量（男性）＝（0.197×身長^2／50kHzレジスタンス）＋（0.179×体重）−0.019
　四肢骨格筋量（女性）＝（0.221×身長^2／50kHzレジスタンス）＋（0.117×体重）＋0.881

　片脚立位テストは，指輪っかテストとセットで実施するとより有用性が高まる．指輪っかテストはその特性上，浮腫の方や肥満の方に対してはエラーが生じやすい．そのような場合に，片脚立位テストを併用することを推奨する．両脚ともに開眼片脚立位時間が8秒以上実施することができれば問題ないが，一側でも8秒以内であった場合にはサルコペニアの可能性が高いと判断できる．

（3）サルコペニアの疫学

　AWGSやヨーロッパのサルコペニアワーキンググループ（EWGSOP）が報告したサルコペニア判定アルゴリズムに従ってサルコペニアの有病率を調査した報告によると，わが国の高齢者のサ

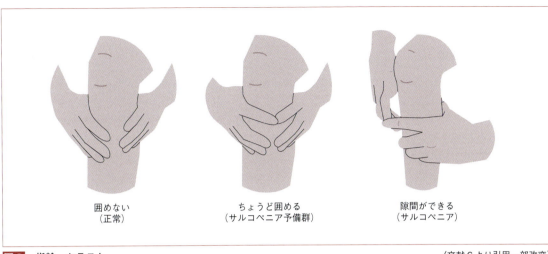

図2 指輪っかテスト　　　　　　　　　　　　　　　　　　　　　　　（文献6より引用一部改変）

コラム②

サルコペニア判定の意義

　サルコペニアを把握しておくことは，その後の治療方針にも影響する．そのため，どのような高齢者に対しても簡便なスクリーニング検査は実施しておくほうがよいだろう．特に，指輪っかテストや片脚立位テストは，地域の介護予防の現場などでも十分に活用できるものであり，話のネタとしても使いやすいコンテンツである．

ルコペニア有病率は約15〜20%程度である[7,8]（図3）．特に，75歳以降にその有病割合が増加する傾向にあり，やや男性のほうが多いという特徴がある．

2　フレイルの背景

（1）フレイルの定義

　フレイルとは，加齢に伴って生理的予備能が低下することで種々のストレスに対する脆弱性が増し，要介護状態や死亡に至りやすい状態のことである．つまり，要介護と剛健（ロバスト）の中間的な状態を指し，近い将来介護が必要な状態になるリスクが高い一方で，この状態であれば適切な介入によってロバストな状態へ改善することも可能と考えられている．

　なお，このフレイルには3つの要素があり，1つめには身体的フレイル，2つめに心理・精神的フレイル，そして3つめに社会的フレイルとされる（図4）．身体的フレイルには，サルコペニア

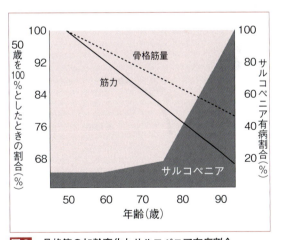

図3　骨格筋の加齢変化とサルコペニア有病割合

やロコモティブシンドロームなどいわゆる運動器の機能低下が含まれることになる．心理・精神的フレイルには，軽度認知機能障害や老年性うつなどが含まれる．そして社会的フレイルには閉じこもり・引きこもりなどが包含される．これら3つの要素はそれぞれが互いに歯車のように密に関連

395

コラム③

骨格筋の加齢変化

　骨格筋は何歳頃から加齢変化が始まるのだろうか．Jacksonらはアメリカ人を，Speakmanらはオーストラリア人を対象に骨格筋量の加齢変化を検討したところ，いずれも50歳頃からは骨格筋量の減少を認めたと報告している[9,10]．日本人を対象とした同様の調査では，40歳頃から減少するとされており[11]，中年期以降に骨格筋量は減少しやすいといえる．なお，筋力に関しては，骨格筋量減少を先導するように，より先行的に加齢変化が始まると考えられており[12,13]，50歳からの約20年間で筋力は15%程度，骨格筋量は10%程度減少する（本文，図3）．

コラム④

フレイルの悪循環

　身体的フレイル，心理・精神的フレイル，社会的フレイルはどのように関連しているのだろうか．たとえば，身体的フレイルの認められる85歳の男性を想定する．

　この方の楽しみは，週に1度電車に乗って買い物に行くことである．ある日，外出先で転倒し，手指の骨折を呈してしまう．幸い，骨折は数週間で完全に治癒し，運動機能も回復したが，「また転倒・骨折してしまうのでは？」という恐怖感から外出を控えるようになり，社会的フレイルを形成．このような非活動的な状態が継続することで，認知機能低下や老年性のうつを引き起こし，心理・精神的フレイルを助長．まさに，身体的フレイルから社会的フレイル，心理・精神的フレイルを形成する典型例である．

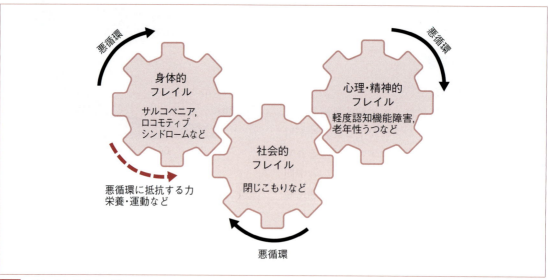

図4　フレイルのイメージ

しながら，そして互いに増強し合うような形でフレイルを悪化させる．そのため，いずれか1つでも歯車を逆に回転させるように介入を行うことが重要であり，このことが他の要素も巻き込むことによってフレイル全体の改善にもつながる．なお，ここでも示したように，サルコペニアは身体的フレイルを構成する一要素であり，サルコペニア＝フレイルという関係ではない．

（2）簡便にフレイルをスクリーニングする方法

フレイルにはサルコペニアのようにワーキンググループがコンセンサスを示したというようなレポートはないものの，FriedらがCardiovascular Health Studyにて開発した尺度が国際的にも広く用いられている[14]．これには，①体重減少，②活力減少，③活動量減少，④握力低下，⑤歩行速度低下の5つの項目があり，3項目以上該当するとフレイル，1～2項目該当でプレフレイル（フレイル予備軍）と判定される．

Friedらが開発した尺度は簡便でわかりやすく使用しやすいものであるが，一方で握力や歩行速度といった実測を伴うような内容が含まれており，汎用性という点においてはやや制約がある．そこで，すべて二者択一形式の質問で構成されるフレイル・インデックスを紹介する[15]．これはある程度Friedらのものを踏襲しながら開発されたもので，①体重減少，②活力減少，③活動量減少，④記憶力低下，⑤自覚的歩行速度低下の5項目からなる．Friedらのものと同様に，3項目以上該当するとフレイル，1～2項目該当でプレフレイル（フレイル予備軍）と判定される．このような質問版であれば，社会調査などでも十分に利用可能であり，フレイルを広くスクリーニングするのに有用であるといえる．

（3）フレイルの疫学

Friedらのこの判定尺度を用いて実施されたわが国の調査によるとフレイルの有病率は10%程度であり[16]，フレイル・インデックスを用いた調査でも有病率は12%程度であった．サルコペニアと同様に，75歳以降の後期高齢者で特に有病割合が高まる傾向にあった[15]．2016年時点の高齢者人口は約3,400万人であり，要介護認定者数は約620万人（約18%）である．つまり，高齢者の約2割が要介護認定者，約1割がフレイル者となり（図5），このフレイル高齢者をそのまま要介護状態へ移行させるのか，それともロバストな状態へ改善させるのかによって，社会保障に与える影響は大きく変化する．

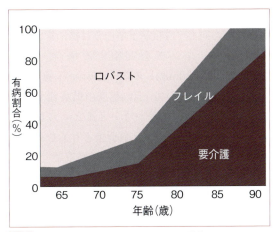

図5　ロバスト，フレイル，要介護の関係

2. 理学療法介入の実際

1 サルコペニア・フレイルに対するレジスタンストレーニング

前述のようにサルコペニア＝フレイルではなく，サルコペニアは身体的フレイルの構成要素の一つである．しかしながら，介入方法としては大きく区別して考えるというよりは，サルコペニアに対する介入を実施することで，フレイルの対策にもつながることになる．サルコペニアにはレジスタンストレーニング（抵抗運動）が有用であり，高齢者であっても積極的なレジスタンストレーニングを実施することによって，骨格筋機能向上，運動機能向上，日常生活活動能力向上といった効果が期待される[17]．

では，高齢者に対するレジスタンストレーニングには，どの程度の負荷が必要になるのだろうか．Csapoらがまとめたレビューによると，高齢者に対して筋力向上や骨格筋量増加を目標にレジスタンストレーニングを実施する場合，1RM（repetition maximum）の70～80％の高負荷であっても，1RMの40～50％程度の低負荷であっても，その効果には差がないとまとめられている[18]．さらに，ここでは，負荷量よりもむしろ仕事量（負荷量×回数×セット数）が重要であり，低負荷であっても量を十分に担保することによって，骨格筋機能を向上させる効果が期待できるとされた．さらに追加で検討を行うと，このCsapoらが示した仕事量にトータルセッション数（トレーニング頻度×トレーニング期間）を乗じた値のほうがより筋力改善率と関連性が強く，仕事量×トータルセッション数に依存して筋力改善率は高まることがわかった（図6）．さらにこの値が100,000を超えると，その効果が天井効果に達することから，高齢者に対してレジスタンストレーニングを実施する場合には，仕事×トータルセッション数が100,000を超えるようにプログラムを設定すべきであるといえる．

2 サルコペニア・フレイルに対するレジスタンストレーニングの実際

前述のように，高齢者に対するレジスタンストレーニングとしては低負荷でも効果があると考えられるが，どのような運動を実施すべきだろうか．ここでは，高齢者が自分一人でも実施できるような簡便なトレーニングを6種類紹介する（図7）．aはレッグレイズである．膝関節を軽度屈曲させた状態で固定し，この状態で下肢全体を上下に動かす．5秒間で挙上し，5秒間で下制というようにゆっくりと動かす．bは空間に文字を描く運動である．膝関節を軽度屈曲させた状態で固定して，下肢全体を筆のように大きくゆっくりと動かす．cはいわゆる空気椅子である．立ち上がろうとして殿部が座面から離床したところで静止する．10秒程度を目安に実施する．dは椅子座位での足踏みである．ご自身の好きな音楽に合わせて，1秒間に2ステップくらいのテンポで（2Hz），3分間程度実施する．eはヒールレイズである．何か支えになるものに軽く触れた状態で踵の上げ下げを繰り返す．fはフロントランジである．やや大きめに脚を開いて，前方の脚の膝関節を屈曲しながら体重をかけていく．3秒間くらいかけてゆっくりと体重をかけていく．この際，膝関節がしっかりと安定するように注意する．

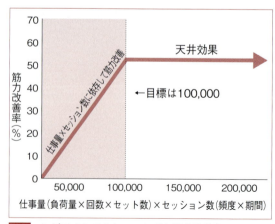

図6 レジスタンストレーニングと筋力改善率

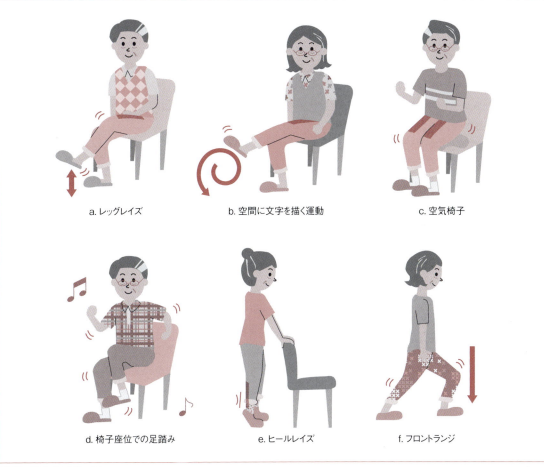

図7 低負荷運動の例

> **コラム⑤**
>
> **運動と栄養の併用療法**
>
> 　サルコペニア・フレイルの高齢者に対してレジスタンストレーニングを行う場合，運動だけでは十分に効果が得られない場合も少なくない．このような際には，たんぱく質やアミノ酸などの栄養摂取を併用することが効果的である．なお，このような栄養摂取を行う場合には，運動の直前や直後が好ましいとされており，適切なタイミングで栄養補給を行うことで，筋蛋白の合成反応が高まるとされている．

3. 最新研究からわかってきたこと

1 糖尿病患者に対するサルコペニア・フレイル対策

　2型糖尿病患者では，骨格筋量減少を招きやすいことが知られている．Kimらは糖尿病患者と健常者を対象に年齢と骨格筋量との関連性を検討したところ，どの年代であっても糖尿病患者では同年代の健常者と比較して骨格筋量が減少していることを示した[19]．また，糖尿病患者の中でも，HbA1cの値によってサルコペニアやフレイルに

及ぼす影響が異なることを示したものも多く，横断研究ではHbA1c>8.0と≦8.0で骨格筋機能が異なることや[20]，HbA1c≧6.5ではフレイル割合が増加することなどが示されている[21]．また，縦断研究でもHbA1c>7.0では下肢機能が低下しやすいことや，HbA1c≧8.0ではフレイルの発生率が高まることなどが報告されている[22]．

このような糖尿病患者に対してもレジスタンストレーニングは有用であり，レジスタンストレーニングにはHbA1cを減少させ，骨格筋量増加や運動機能向上といった効果が示されている[23,24]．また，インスリン抵抗性改善薬の使用もサルコペニアに影響を与えており，このような薬剤を使用した例では四肢の骨格筋量が減少しにくいことが報告されている[25]．

2 慢性腎不全患者に対するサルコペニア・フレイル対策

慢性腎不全患者も，サルコペニア・フレイルの状態に陥りやすい疾病の一つと考えられている．Foleyらは糸球体濾過量（GFR）の悪化に伴ってサルコペニア有病割合が増加することを示し[26]，RoshanravanらはGFRの悪化に伴ってフレイル有病割合が増加することを示した．いずれも重要なのは，通常の高齢者と比較して若年齢であるということであり，慢性腎不全患者ではより早期に老化していると考えられる（図8）．また，末期腎不全患者や透析患者になると，フレイル合併の有無が生命予後にも影響を及ぼすことが報告されており[27,28]，サルコペニア・フレイル予防は喫緊の課題となっている．

慢性腎不全患者でサルコペニア・フレイルに陥りやすい原因の一つに，腎臓の治療としてたんぱく摂取が制限されることが挙げられる．そのような中，2008年にPEW（protein energy wasting）と

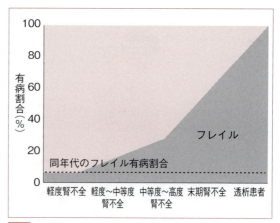

図8 腎不全患者のフレイル有病割合

いう用語が提唱され[29]，軽度な腎不全患者や高度な腎不全患者に対しては積極的にたんぱく摂取制限を設けるという根拠は乏しいとの報告もなされるようになった[30,31]．なお，透析患者においては，むしろたんぱく質を強化するような報告もあり，いずれも栄養状態や運動機能の改善効果が示されている[32,33]．

サルコペニア・フレイルは，認知症と同様に，超高齢社会が抱えた非常に大きな課題である．75歳以降の主要な要介護要因はサルコペニア・フレイルに起因するものであり，運動を主体とした予防介入によって十分に予防・改善の可能性が示されている．近年では，地域の集会場などで自主グループ活動やサロン活動などが積極的に行われるようになり，高齢者が運動にアクセスする機会も増えてきている．このような場で，積極的に社会参加を促しながら，適切な運動指導を行っていくこともリハビリテーション専門職に課された使命であろう．

（山田　実）

文献

1) Cruz-Jentoft AJ et al：European Working Group on Sarcopenia in Older People. Sarcopenia：European consensus on definition and diagnosis：Report of the European Working Group on Sarcopenia in Older People. *Age Ageing* **39**：412-423，2010.
2) Chen LK et al：Sarcopenia in Asia：consensus report of the asian working group for sarcopenia. *J Am Med Dir Assoc* **15**：95-101，2014.
3) Yamada M et al：Comparability of two representative devices for bioelectrical impedance data acquisition. *Geriatr Gerontol Int* **16**：1087-1088，2016.
4) Yoshida D et al：Development of an equation for estimating appendicular skeletal muscle mass in Japanese older adults using bioelectrical impedance analysis. *Geriatr Gerontol Int* **14**：851-857，2014.
5) Oshima Y et al：Estimation of whole-body skeletal muscle mass by bioelectrical impedance analysis in the standing position. *Obes Res Clin Pract* **4**：e1-e82，2010. doi：10.1016/j.orcp.2009.06.001.
6) 飯島勝矢：サルコペニア危険度の簡易評価法「指輪っかテスト」．臨床栄養 **125**：788-789，2014.
7) Yamada M et al：Prevalence of sarcopenia in community-dwelling Japanese older adults. *J Am Med Dir Assoc* **14**：911-915，2013.
8) Akune T et al：Exercise habits during middle age are associated with lower prevalence of sarcopenia：the ROAD study. *Osteoporos Int* **25**：1081-1088，2014.
9) Jackson AS et al：Longitudinal changes in body composition associated with healthy ageing：men, aged 20-96 years. *Br J Nutr* **107**：1085-1091，2012. doi：10.1017/S0007114511003886. Epub 2011 Aug 3.
10) Speakman JR, Westerterp KR：Associations between energy demands, physical activity, and body composition in adult humans between 18 and 96 y of age. *Am J Clin Nutr* **92**：826-834，2010. doi：10.3945/ajcn.2009.28540. Epub 2010 Sep 1.
11) Yamada M et al：Age-dependent changes in skeletal muscle mass and visceral fat area in Japanese adults from 40 to 79 years-of-age. *Geriatr Gerontol Int* **14**：8-14，2014. doi：10.1111/ggi.12209.
12) Koster A et al：Health ABC study. Does the amount of fat mass predict age-related loss of lean mass, muscle strength, and muscle quality in older adults? *J Gerontol A Biol Sci Med Sci* **66**：888-895，2011. doi：10.1093/gerona/glr070. Epub 2011 May 13.
13) Clark BC, Manini TM：What is dynapenia? *Nutrition* **28**：495-503，2012. doi：10.1016/j.nut.2011.12.002.
14) Fried LP et al：Frailty in older adults：evidence for a phenotype. *J Gerontol A Biol Sci Med Sci* **56**：M146-M156，2001.
15) Yamada M, Arai H：Predictive Value of Frailty Scores for Healthy Life Expectancy in Community-Dwelling Older Japanese Adults. *J Am Med Dir Assoc* **16**：1002, e7-11，2005. doi：10.1016/j.jamda.2015.08.001. Epub 2015 Sep 15.
16) Shimada H et al：Combined prevalence of frailty and mild cognitive impairment in a population of elderly Japanese people. *J Am Med Dir Assoc* **14**：518-524，2013.
17) Giné-Garriga M et al：Physical exercise interventions for improving performance-based measures of physical function in community-dwelling, frail older adults：a systematic review and meta-analysis. *Arch Phys Med Rehabil* **95**：753-769, e3，2014. doi：10.1016/j.apmr.2013.11.007. Epub 2013 Nov 27.
18) Csapo R, Alegre LM：Effects of resistance training with moderate vs heavy loads on muscle mass and strength in the elderly：A meta-analysis. *Scand J Med Sci Sports* doi：10.1111/sms.12536，2015 Aug 24. [Epub ahead of print]
19) Kim TN et al：Prevalence and determinant factors of sarcopenia in patients with type 2 diabetes：the Korean Sarcopenic Obesity Study（KSOS）. *Diabetes Care* **33**：1497-1499，2010. doi：10.2337/dc09-2310. Epub 2010 Apr 22.
20) Park SW et al：Decreased muscle strength and quality in older adults with type 2 diabetes：the health, aging, and body composition study. *Diabetes* **55**：1813-1818，2006.
21) Blaum CS et al：Is hyperglycemia associated with frailty status in older women? *J Am Geriatr Soc* **57**：840-847，2009.
22) Wang CP, Hazuda HP：Better glycemic control is associated with maintenance of lower-extremity function over time in Mexican American and European American older adults with diabetes. *Diabetes Care* **34**：268-273，2011. doi：10.2337/dc10-1405. Epub 2011 Jan 7.
23) Castaneda C et al：A randomized controlled trial of resistance exercise training to improve glycemic control in older adults with type 2 diabetes. *Diabetes Care* **25**：2335-2341，2002.
24) Mavros Y et al：Changes in insulin resistance and HbA1c are related to exercise-mediated changes in body composition in older adults with type 2 diabetes：interim outcomes from the GREAT2DO trial. *Diabetes Care* **36**：2372-2379，2013. doi：10.2337/dc12-2196. Epub 2013 Mar 8.
25) Lee CG et al：Insulin sensitizers may attenuate lean mass loss in older men with diabetes. *Diabetes Care* **34**：2381-2386，2011. doi：10.2337/dc11-1032. Epub 2011 Sep 16.
26) Foley RN et al：Kidney function and sarcopenia in the United States general population：NHANES III. *Am J Nephrol* **27**：279-286，2007. Epub 2007 Apr 17.
27) Johansen KL et al：Significance of frailty among dialysis patients. *J Am Soc Nephrol* **18**：2960-2967，2007. Epub 2007 Oct 17.
28) Honda H et al：Obese sarcopenia in patients with end-stage renal disease is associated with inflammation and increased mortality. *Am J Clin Nutr* **86**：633-638，2007.
29) Fouque D et al：A proposed nomenclature and diagnostic criteria for protein-energy wasting in acute and chronic kidney disease. *Kidney Int* **73**：391-398，2008. Epub 2007 Dec 19.
30) Halbesma N et al：High protein intake associates with cardiovascular events but not with loss of renal function. *J Am Soc Nephrol* **20**：1797-1804，2009. doi：10.1681/ASN.2008060649. Epub 2009 May 14.
31) Obi Y et al：Impact of age and overt proteinuria on outcomes of stage 3 to 5 chronic kidney disease in a referred cohort. *Clin J Am Soc Nephrol* **5**：1558-1565，2010. doi：10.2215/CJN.08061109. Epub 2010 Jun 17.
32) Caglar K et al：Therapeutic effects of oral nutritional supplementation during hemodialysis. *Kidney Int* **62**：1054-1059，2002.
33) Rattanasompattikul M et al：Anti-Inflammatory and Anti-Oxidative Nutrition in Hypoalbuminemic Dialysis Patients（AIONID）study：results of the pilot-feasibility, double-blind, randomized, placebo-controlled trial. *J Cachexia Sarcopenia Muscle* **4**：247-257，2013. doi：10.1007/s13539-013-0115-9. Epub 2013 Sep 20.

6章 3 ロコモティブシンドロームに対する理学療法

> **KEY ポイント**
>
> **① ロコモティブシンドローム（ロコモ）を理解するポイント**
> 　運動器疾患が原因で要介護となる割合は2割を超え，要介護の主たる原因となっている．また骨粗鬆症や変形性関節症などの運動器疾患の有病率はきわめて高い．そのため高齢化・長寿化が進むわが国においてはロコモの予防が重要である．
>
> **② 理学療法評価・介入の実際**
> 　ロコモの評価としては，ロコモへの気付きを促すためのロコチェックと，ロコモの判断に用いるロコモ度テスト（立ち上がりテスト，2ステップテスト，ロコモ25）がある．ロコモ度テストには臨床判断値が設定され，その結果により，「ロコモ度1」と「ロコモ度2」が判定される．ロコモの予防にはロコモーショントレーニング（ロコトレ）があり，地域高齢者の運動機能を改善することに有用である．
>
> **③ 最新研究からわかってきたこと**
> 　無作為化比較対照試験により，ロコトレの運動機能改善効果が証明された．また増加し続けている骨折に対しては，多職種連携による骨折予防の取り組みが始まっている．

1. ロコモティブシンドローム（ロコモ）を理解するポイント

1 ロコモの定義とその概念

　ロコモとは，「運動器の障害によって，移動機能の低下した状態」のことである[1]．ロコモが進行すると生活機能低下を引き起こし，介護が必要となるリスクを高める．また運動器とは「身体を支え，運動を実施する器官」のことであり，主な運動器の構成要素は，①身体の支えの部分である骨，②可動部分であり，衝撃を吸収する部分である関節や椎間板，③身体を動かし制動する筋と，筋に信号を送る神経系である．中でも頻度の高い疾患は，上記の運動器の構成要素に当てはめると，①骨粗鬆症，②変形性関節症，変形性脊椎症，③サルコペニア，脊柱管狭窄症などがある．これらの疾患は疼痛，関節可動域制限，筋力低下，バランス能力低下などの身体機能制限を引き起こし，移動機能低下につながる（図1）．さらに高齢者では，これらの疾患や身体機能制限が複合的に発生し，移動機能を低下させているのが特徴である．

2 ロコモの疫学

　平成25年の国民生活基礎調査によれば，高齢者の要介護の原因の4位が骨折・転倒で11.8％，5位が関節疾患で10.9％であり，これらを合わせると全体の2割を超え，運動器疾患が要介護を引き起こす主たる原因となっている[2]．そのため超高齢社会を迎えたわが国では，ロコモの予防は重要な課題である．
　Yoshimuraらは，骨粗鬆症の有病率は，60歳代の女性で約20％，70歳代の女性で約40％であったと報告している[3]（図2）．また変形性膝関節症の有病率は，60歳代の女性で約60％，70歳代の女性で約70％であり，さらに変形性腰椎症の有病率は，60歳代の男性で約70％，女性で約60％，70歳代では男女ともに約80％であったと報告している[3]（図2）．これを平成17年度の年齢別人口構成に当

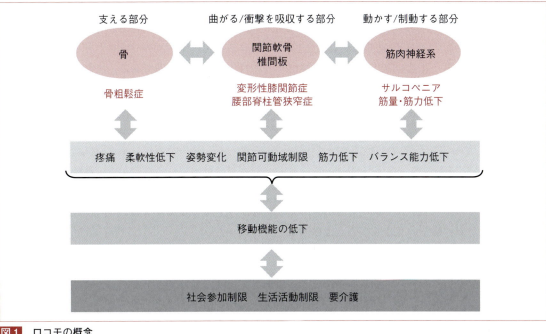

図1 ロコモの概念

（厚生労働科学研究費補助金（循環器疾患・糖尿病等生活習慣病対策総合研究事業）
「生活習慣病予防のための運動を阻害する要因としてのロコモティブシンドロームの評価と対策に関する研究」（研究代表者：中村耕三）

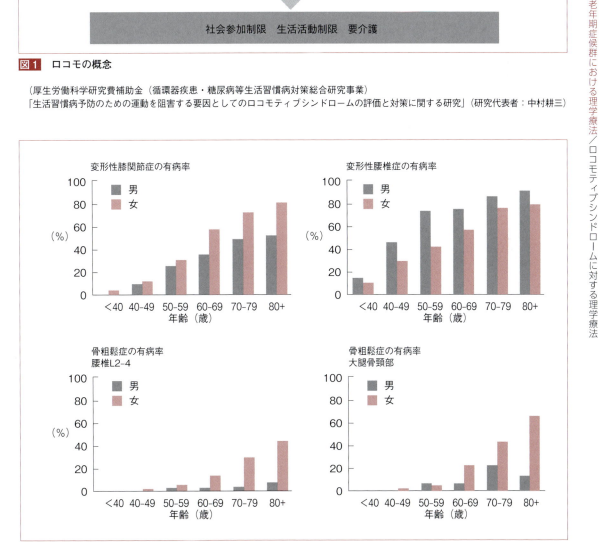

図2 運動器障害（変形性膝関節症・変形性腰椎症・骨粗鬆症）の有病率

（文献3より引用）

てはめると，腰椎および大腿骨頸部のいずれかで骨粗鬆症と判断された者は約1,280万人（男性300万人，女性980万人），変形性膝関節症は約2,530万人（男性860万人，女性1,670万人），変形性腰椎症は約3,790万人（男性1,890万人，女性1,900万人）と推定された．さらにこれらの3つの運動器疾患のいずれか1つでも有している者の割合は男性84.1％，女性79.3％となり，推定有病者数は4,700万人（男性2,100万人，女性2,600万人）に及ぶ．さらに3つの運動器疾患をすべて合併している者でも540万人（男性110万人，女性430万人）に及ぶと推計され，きわめて多くの者が運動器疾患に罹患していることが明らかとなった[3]．

高齢化が進むわが国においては，運動器疾患を有する高齢者は増加の一途をたどっており，ロコモ対策は喫緊の課題である．また運動器疾患が原因となって引き起こされる転倒・骨折も増加している．さらに運動器疾患は重複して起こることが多く，合併することでさらなる生活機能の低下につながる．そのためロコモ予防においては，個々の疾患に対応するだけでなく，運動器障害が引き起こす移動機能低下や生活機能低下を総合的に把握し，予防することが重要である．

2. 理学療法評価・介入の実際

1 理学療法評価

(1) ロコチェック

ロコチェックは一般の人が自分でロコモに気付くための質問票であり，ロコモの普及啓発やスクリーニング手段として用いるものである．ロコチェックの7つの質問項目を**表1**に示す．ロコチェックは「はい」「いいえ」の2件法で答え，7項目のうち1つ以上に当てはまればロコモの可能性があるとして用いる．

ロコチェックの質問は，誰にでもわかりやすい内容となっており，また短時間で測定可能であるため，地域での健診や介護予防教室，自宅でのセルフチェックなどさまざまな場面で用いることができる．その反面，介入研究における効果判定などに用いることには適していない．

ロコチェック該当率については，「運動器の10年・日本協会」により，20代以上の男女を対象にしたインターネット調査が行われている．この調査の結果では，7項目の中で1つ以上該当する者の割合は28.3％であった．さらに該当率が多い項目は，「片脚立ちで靴下がはけない」13.4％，「家

表1 ロコチェック

片脚立ちで靴下がはけない	はい	いいえ
家の中でつまずいたり滑ったりする	はい	いいえ
階段を昇るのに手すりが必要である	はい	いいえ
家のやや重い仕事が困難である	はい	いいえ
2kg程度の買い物をして持ち帰るのが困難である	はい	いいえ
15分くらい続けて歩けない	はい	いいえ
横断歩道を青信号で渡り切れない	はい	いいえ

7項目のうち，いずれか1つ以上に当てはまるとロコモの可能性があると判断する．

の中でつまずいたり滑ったりする」15.3％，「階段を昇るのに手すりが必要である」11.2％であった[4]．また，筆者らが50歳以上の中高年者約1,800人を対象に行った調査においても，該当率が多い項目は同様の3項目であり，「片脚立ちで靴下がはけない」31.2％，「家の中でつまずいたり滑ったりする」16.9％，「階段を昇るのに手すりが必要である」26.3％であった（未発表データ）．

コラム①

ロコチェックの臨床的意義

ロコチェック7項目のうち，1つ以上に当てはまる該当者と1つも当てはまらない非該当者を比較した研究では，該当者は非該当者に比べ，筋力，バランス機能，移動機能などの運動機能やQOLが低下していると報告されている[5〜9]．またロコチェックに該当する項目数が多い高齢者ほど，運動機能が低下しているとの報告もされている[10,11]．このことから，ロコチェックは高齢者の運動機能低下を反映する質問票であり，スクリーニング手段として有用であるといえる．

（2）ロコモ度テスト

ロコモ度テストは移動機能を評価するテストとして，2015年に日本整形外科学会により発表された[12]．ロコモ度テストは，①立ち上がりテスト，②2ステップテスト，③ロコモ25の3種目の計測結果から，各項目で設定された臨床判断値を用いて，「ロコモ度1」と「ロコモ度2」を判定するテストである．「ロコモ度1」は，移動機能の低下が始まっている段階，「ロコモ度2」は移動機能の低下が進行している段階と判断される．「ロコモ度1」と「ロコモ度2」の各テストの臨床判断値は図3に示す．

❶立ち上がりテスト（図4）

立ち上がりテストは両脚または片脚で自分の体重を垂直方向に移動する機能をみるテストであり，被験者の下肢筋力を反映する評価方法である．40cm・30cm・20cm・10cmの高さの台から，片脚または両脚で立ち上がることができた一番低い台の高さを測定結果として記載する．難易度は，一般に両脚40cm，30cm，20cm，10cm，片脚40cm，30cm，20cm，10cmの順序である．立ち上がりテストの具体的なの測定方法は図4に示す．

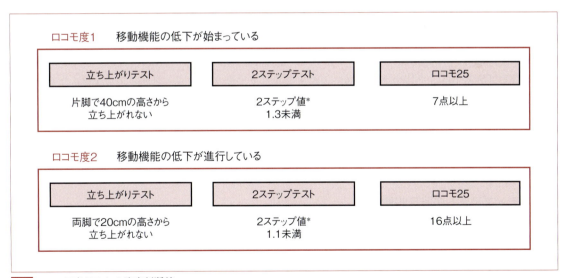

図3 ロコモ度テストの臨床判断値
＊2ステップ値＝2歩幅（cm）÷身長（cm）

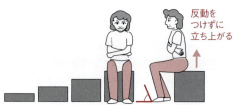
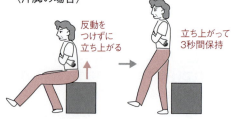

①10・20・30・40cmの台を用意する．まず40cmの台に両腕を前に組んで，両脚は肩幅くらいに広げ，腰掛ける．反動をつけずに立ち上がり，そのまま3秒間保持する．

②40cmの台から両脚で立ち上がれたら，片脚でテストを行う．左右どちらかの脚を上げた状態で，反動をつけずに立ち上がり，そのまま3秒間保持する．

図4　立ち上がりテストの測定方法

コラム②

立ち上がりテストの臨床的意義

　立ち上がりテストを開発した村永の報告では，立ち上がりテストの結果と最大等尺性膝伸展筋力が有意な相関を示していた[13]．またOgataらの研究においても，Kappa係数0.73と高い信頼性が報告されている[14]．最近の研究では，立ち上がりテストは歩行機能や片脚立ち時間などその他の運動機能とも関連することが報告されている[15]．このことから立ち上がりテストは，高齢者の下肢筋力を反映する有用な方法であるといえる．

---

❷2ステップテスト（図5）

　2ステップテストは，身体を水平方向へ移動する機能を評価するテストである．2歩の最大歩幅を測定し，被験者の身長で除した値が2ステップ値となる．測定の具体的な方法は図5に示す．テストを行う際には，ジャンプしないよう被験者に指示すること，またバランスを崩して転倒しないように介助者を配置する必要がある．

コラム③

2ステップテストの臨床的意義

　2ステップ値は，歩行速度や6分間歩行距離と有意に高い相関があることが報告されている[16]．またOgataらの研究においても，級内相関係数0.84と高い信頼性が報告されている[14]．さらに実際の測定においても，歩行速度の測定ほど広いスペースを必要としないため，2ステップテストは高齢者の歩行能力を簡便に評価する手段として有用であるといえる．

①スタートラインを決め，両脚のつま先を合わせる．
②できる限り大股で2歩歩き，両脚をそろえる（バランスを崩した場合は失敗とする）．
③2歩分の歩幅（最初に立ったラインから，着地点のつま先まで）を測る．
④2回行い，最大値を記録として採用する．
⑤下記の計算式で，2ステップ値を算出する．

$$2歩幅（cm）÷身長（cm）=2ステップ値$$

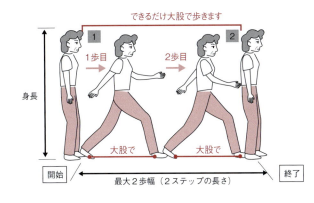

図5　2ステップテストの測定方法

❸ロコモ25（表2）

ロコモ25は疼痛，歩行，不安，起居動作，身辺処理動作，家事動作，社会的活動に関する25項目からなる質問票である．各質問には0点から4点の5件法で答え，合計100点満点となり，点数が高いほうが重症となる質問票である．

コラム④

ロコモ25の臨床的意義

ロコモ25の点数は，運動器の痛みや症状，医師の判定による運動機能評価と関連があり，重症度の基準とすることが可能であると報告されている[17,18]．また，岩谷はロコモ25の得点は年齢，治療歴，関節可動域，下肢筋力，神経障害，痛み，感覚障害，情緒などの運動器疾患を有する患者像を反映する項目とも関連しており，ロコモ25の得点がロコモの重症度を表す指標として有用であると述べている[19]．さらに最近の報告においても，ロコモ25の得点と握力や歩行速度などとの関連も報告されている[20~22]．このことからロコモ25はロコモの重症度を測定する尺度として妥当性があるといえる．

表2 ロコモ25

この1カ月の間に，からだの痛みや日常生活で困難なことはありませんでしたか？
次の25の質問に答えて，あなたのロコモ度をしらべましょう．

	■この1カ月のからだの痛みなどについてお聞きします．					
Q1	頸・肩・腕・手のどこかに痛み（しびれも含む）がありますか．	痛くない	少し痛い	中程度痛い	かなり痛い	ひどく痛い
Q2	背中・腰・お尻のどこかに痛みがありますか．	痛くない	少し痛い	中程度痛い	かなり痛い	ひどく痛い
Q3	下肢（脚のつけね，太もも，膝，ふくらはぎ，すね，足首，足）のどこかに痛み（しびれも含む）がありますか．	痛くない	少し痛い	中程度痛い	かなり痛い	ひどく痛い
Q4	ふだんの生活でからだを動かすのはどの程度つらいと感じますか	つらくない	少しつらい	中程度つらい	かなりつらい	ひどくつらい
	■この1カ月のふだんの生活についてお聞きします．					
Q5	ベッドや寝床から起きたり，横になったりするのはどの程度困難ですか．	困難でない	少し困難	中程度困難	かなり困難	ひどく困難
Q6	腰掛けから立ち上がるのはどの程度困難ですか．	困難でない	少し困難	中程度困難	かなり困難	ひどく困難
Q7	家の中を歩くのはどの程度困難ですか．	困難でない	少し困難	中程度困難	かなり困難	ひどく困難
Q8	シャツを着たり脱いだりするのはどの程度困難ですか．	困難でない	少し困難	中程度困難	かなり困難	ひどく困難
Q9	ズボンやパンツを着たり脱いだりするのはどの程度困難ですか．	困難でない	少し困難	中程度困難	かなり困難	ひどく困難
Q10	トイレで用足しをするのはどの程度困難ですか．	困難でない	少し困難	中程度困難	かなり困難	ひどく困難
Q11	お風呂で身体を洗うのはどの程度困難ですか．	困難でない	少し困難	中程度困難	かなり困難	ひどく困難
Q12	階段の昇り降りはどの程度困難ですか．	困難でない	少し困難	中程度困難	かなり困難	ひどく困難
Q13	急ぎ足で歩くのはどの程度困難ですか．	困難でない	少し困難	中程度困難	かなり困難	ひどく困難
Q14	外に出かけるとき，身だしなみを整えるのはどの程度困難ですか．	困難でない	少し困難	中程度困難	かなり困難	ひどく困難
Q15	休まずにどれくらい歩き続けることができますか（もっとも近いものを選んでください）．	2～3km以上	1km程度	300m程度	100m程度	10m程度
Q16	隣・近所に外出するのはどの程度困難ですか．	困難でない	少し困難	中程度困難	かなり困難	ひどく困難
Q17	2kg程度の買い物（1リットルの牛乳パック2個程度）をして持ち帰ることはどの程度困難ですか．	困難でない	少し困難	中程度困難	かなり困難	ひどく困難
Q18	電車やバスを利用して外出するのはどの程度困難ですか．	困難でない	少し困難	中程度困難	かなり困難	ひどく困難
Q19	家の軽い仕事（食事の準備や後始末，簡単なかたづけなど）は，どの程度困難ですか．	困難でない	少し困難	中程度困難	かなり困難	ひどく困難
Q20	家のやや重い仕事（掃除機の使用，ふとんの上げ下ろしなど）は，どの程度困難ですか．	困難でない	少し困難	中程度困難	かなり困難	ひどく困難
Q21	スポーツや踊り（ジョギング，水泳，ゲートボール，ダンスなど）は，どの程度困難ですか．	困難でない	少し困難	中程度困難	かなり困難	ひどく困難
Q22	親しい人や友人とのおつき合いを控えていますか．	控えていない	少し控えている	中程度控えている	かなり控えている	全く控えている
Q23	地域での活動やイベント，行事への参加を控えていますか．	控えていない	少し控えている	中程度控えている	かなり控えている	全く控えている
Q24	家の中で転ぶのではないかと不安ですか．	不安はない	少し不安	中程度不安	かなり不安	ひどく不安
Q25	先行き歩けなくなるのではないかと不安ですか．	不安はない	少し不安	中程度不安	かなり不安	ひどく不安
	解答数を記入してください →	0点＝	1点＝	2点＝	3点＝	4点＝
	回答結果を加算してください →		合計		点	

ロコモ25 © 2009

（文献24より引用）

> **コラム⑤**
>
> ### ロコモ25とロコモ5との関連
>
> 　ロコモ25の簡易版としてロコモ5が開発された[18]．ロコモ5は，「階段の昇り降りはどの程度困難ですか」「急ぎ足で歩くのはどの程度困難ですか」「休まずにどれくらい歩き続けることができますか」「2kg程度の買い物をして持ち帰ることはどの程度困難ですか」「家のやや重い仕事は，どの程度困難ですか」の5項目である．ロコモ5は，質問に0点から4点の5件法で答え，合計20点となり，点数が高いほうが重症と判断する．
>
> 　ロコモ25とロコモ5の相関係数は0.91と非常に強い相関があり，ロコモ該当者を判定するためのカットオフ値は6点と報告されている[23]．ロコモ25を実施しにくい状況においては，ロコモ5を代用することも可能である．

2　理学療法介入の実際

(1) ロコモーショントレーニング（ロコトレ）

　日本整形外科学会ではロコモ予防・改善の運動として，ロコトレとロコトレにプラスして行うとよい運動（ロコトレプラス）を発表している[24]．ロコトレは，下肢筋力を鍛えるスクワットとバランス能力を高める開眼片脚立ちの2種目であり，ロコトレプラスはヒールレイズとフロントランジである．

　ロコトレの各種目は，多くの運動介入研究に組み込まれていることが多いが，ロコトレを主とした運動介入も報告されている[5,25~30]．石橋らはスクワット，開眼片脚立ち，ヒールレイズを指導した結果，対象者全体の6割以上がロコトレを継続しており，下肢筋力やバランス機能などの運動機能が有意に向上したと報告した[5,27,31]．また佐々木らは3カ月間のロコトレにより，バランス能力や移動能力が改善したと報告している[25]．このことからロコトレは2～3カ月間の介入により，高齢者の運動機能を改善する効果があるといえる．

　加えてロコトレの利点は，種目数が少なく，誰でもどこでも短時間で行うことができることである．そのためホームエクササイズ，講習会や講演会での運動指導，地域の健康教室などあらゆる場面で実施することができる．そのため高齢者の運動の習慣化を目指す手段として，ロコトレは有用である．

(2) ロコモコール

　ロコモコールは，調査員が自宅へ訪問し，自宅で実施する運動器の機能向上プログラムである．3カ月間のホームエクササイズの間に，原則週3回程度の定期的な電話連絡を行って，定期的に連絡をとり，ロコトレの実施状況などを確認するプログラムである．先行研究によれば，ロコモコールは89～92％の高い運動継続率を達成することができ，運動機能改善にも有用であったと報告している[33~36]．そのためロコモコールは，従来の通所型事業では対応できなかった高齢者の介護予防手段として有用な事業になる可能性があるといえる．

3.　最新研究からわかってきたこと

1　ロコトレの介入研究

　これまでの先行研究では，対照群を設定したロコトレの介入研究は行われていなかった．そこで，筆者らは60～79歳の中高年者303人（介入群184人，対照群119人）を対象にロコトレの6カ月間の運動介入を行った．その結果，介入群は握力，片脚立ち時間，最大歩行速度，膝伸展筋力などの運動

コラム⑥

ロコトレ指導の実際①　スクワット

　高齢期の運動は，関節の負荷が少なく，かつ下肢筋力を効率的に鍛える運動が求められる．スクワットの指導（**図**）では，姿勢に注意しながらゆっくり行うことが重要である．

　スクワットの姿勢は，膝を曲げる際に，膝がつま先より前に出ないことが重要である．膝が前位に出る姿勢では，膝蓋大腿関節に強い負荷がかかり膝痛の原因となる．具体的な指導では，膝を曲げるように指示するのではなく，「椅子に腰掛けるようにお尻を後ろに引いてください」と指導したほうが姿勢の習得が早いと思われる．また高齢者においてもスロートレーニングが有用であり，1回のスクワット動作をゆっくり行うことが重要である[32]．

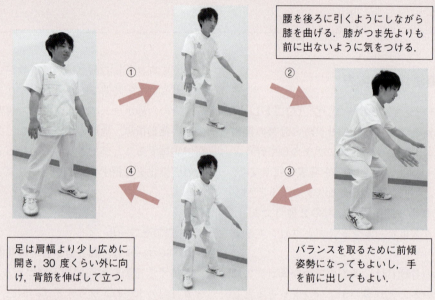

1回の動作に10秒かけてゆっくり行い，5～15回繰り返す．1日2～3セットを目標にする

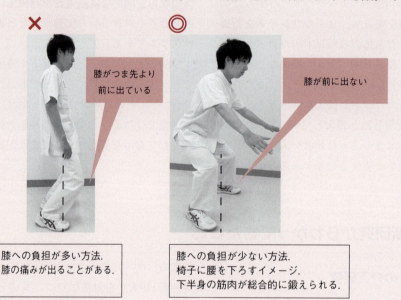

図　スクワットの実施方法

コラム⑦

ロコトレ指導の実際②　片脚立ち

片脚立ち（図）はバランス能力を高める運動として有用であり，高齢者の転倒頻度を2/3に減少させるとの報告がある．片脚立ちを指導するうえで重要なことは，練習中の転倒を予防することと，対象者に片脚立ちは支えている脚のトレーニングであることを理解してもらうことである[32]．

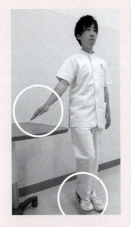

【運動の方法】
・まっすぐ前を見ながら行う．
・片方の脚をゆっくり持ち上げ，1分間保つ．

【運動の回数】
・左右の足で1分間，1日2～3回

[注意]
・安全のためバランスを崩したときにすぐにつかまれるようにしておく．
・足は，高く持ち上げる必要はない．

図　片脚立ちの実施方法

機能が有意に改善しており，ロコトレの運動機能改善効果が証明される結果となった[37]．

2 再骨折予防の取り組み

骨粗鬆症が引き起こす重大な事象として脆弱性骨折が挙げられる．さらに骨折は一度起こすと再骨折リスクが高まり，骨折の連鎖を引き起こす．欧米においては大腿骨頸部骨折の発生率は減少傾向にあるが，わが国での骨折の件数は増加し続けている現状にある．その対策として，近年では多職種連携による再骨折予防に取り組む病院も増え始め，骨折を減少させる効果が報告され始めている[38, 39]．ロコモ対策において，骨折予防の取り組みは一次予防だけでなく，再骨折予防の取り組みも重要であり，エビデンスの蓄積が急務な分野である．

〈新井智之〉

文献

1) Nakamura K：A "super-aged" society and the "locomotive syndrome". J Orthop Sci 13：1-2, 2008.
2) 厚生労働省ホームページ：平成25年度国民生活基礎調査の概況：http://www.mhlw.go.jp/toukei/saikin/hw/k-tyosa/k-tyosa13/（平成28年6月20日閲覧）
3) Yoshimura N et al：Prevalence of knee osteoarthritis, lumbar spondylosis, and osteoporosis in Japanese men and women：the research on osteoarthritis/osteoporosis against disability study. J Bone Miner Metab 27：620-628, 2009.
4) 「ロコモティブシンドローム」認知度調査報告書：http://www.bjd-jp.org/news/doc/2015_survey_locomotivesyndrome.pdf（平成28年6月20日閲覧）
5) 石橋英明：【ロコモティブシンドローム　運動器科学の新時代】ロコモティブシンドローム　ロコチェックの運動機能低下の予見性と，ロコトレの運動機能改善効果. 医学のあゆみ 236：353-359, 2011.
6) 佐々木英嗣・他：ロコモティブシンドロームと身体機能の関連. 体力・栄養・免疫学 21：280-283, 2011.
7) 中藤真一，脇坂美佳：特定健診における運動療法介入基準としてのロコモティブシンドロームチェックリストと開眼片脚起立時間測定の有用性. Osteoporos J 22：387-395, 2014.
8) Matsui Y et al：Utility of "loco-check," self-checklist for "locomotive syndrome" as a tool for estimating the physical dysfunction of elderly people. Health 5：97-102, 2013.
9) Iizuka Y et al：Association between "loco-check" and EuroQol, a comprehensive instrument for assessing health-related quality of life：a study of the Japanese general population. J Orthop Sci 19：786-791, 2014.
10) 山田鷹・他：ロコモーションチェック該当数と運動機能及び足腰

11) 佐々木佳都樹・他：ロコモーションチェックの該当項目数によってロコモティブシンドローム患者の重症度判定は可能か．日臨スポーツ誌 21：639-642，2013.

12) 日本整形外科学会ホームページ：ロコモ度を判定する「臨床判断値」を発表：
https://www.joa.or.jp/jp/media/comment/pdf/20150515_locomo_clinical_judgment.pdf）（平成28年6月20日閲覧）

13) 村永信吾：立ち上がり動作を用いた下肢筋力評価とその臨床応用．昭医会誌 61：362-367，2001.

14) Ogata T et al：Development of a screening program to assess motor function in the adult population：a cross-sectional observational study. J Orthop Sci 20：888-895，2015.

15) 中村雅俊・他：地域在住高齢者の運動機能および要介護リスク関連指標としての立ち上がりテストの有用性．運動器リハ 26：338-345，2015.

16) 村永信吾，平野清孝：2ステップテストを用いた簡便な歩行能力推定法の開発．昭医会誌 63：301-308，2003.

17) Seichi A et al：Development of a screening tool for risk of locomotive syndrome in the elderly：the 25-question Geriatric Locomotive Function Scale. J Orthop Sci 17：163-172，2012.

18) 星地亜都司・他：ロコモティブシンドローム判定ツール（ロコモ25）カットオフ値の検討．運動療法と物理療法 23：420-425，2012.

19) 岩谷 力・他：ロコモティブシンドローム 概念と操作定義に基づく治療戦略 ロコモティブシンドロームの操作的定義．日整外会誌 88：731-738，2014.

20) Muramoto A et al：Physical performance tests are useful for evaluating and monitoring the severity of locomotive syndrome. J Orthop Sci 17：782-788，2012.

21) Nakamura M et al：Physical Performance Measures Associated With Locomotive Syndrome in Middle-Aged and Older Japanese Women. J Geriatr Phys Ther 38：202-207，2015.

22) Muramoto A et al：Threshold values of physical performance tests for locomotive syndrome. J Orthop Sci 18：618-626，2013.

23) 星地亜都司，岩谷 力：ロコモティブシンドローム判定ツール簡易版ロコモ5 カットオフ値の検討．運動器リハ 26：409-413，2015.

24) ロコモチャレンジ！推進協議会：日本整形外科学会2015年度ロコモパンフレット：
https://locomo-joa.jp/news/upload_images/locomo_pf2015.pdf（平成28年6月20日閲覧）

25) 佐々木佳都樹・他：ロコモティブシンドロームを呈する高齢者に対するロコモーショントレーニングの効果．東日整災外会誌 24：53-56，2012.

26) 石橋英明，藤田博暁：閉経後女性におけるロコモーショントレーニング（片脚立ちおよびスクワット）による運動機能改善効果の検討．Osteoporo Jap 19：391-397，2011.

27) 石橋英明・他：ロコモティブシンドロームの実証データの蓄積 高齢者におけるロコモーションチェックの運動機能予見性およびロコモーショントレーニングの運動機能増強効果の検証．運動器リハ 24：77-81，2013.

28) 太田実来・他：ロコモティブシンドロームに対するロコモーショントレーニングの効果 6カ月間継続できた症例について．日臨スポーツ医誌，21：237-241，2013.

29) Sakamoto K et al：Why not use your own body weight to prevent falls? A randomized, controlled trial of balance therapy to prevent falls and fractures for elderly people who can stand on one leg for </=15 s. J Orthop Sci 18：110-120，2013.

30) Sakamoto K et al：Committee on Osteoporosis of The Japanese Orthopaedic A：Effects of unipedal standing balance exercise on the prevention of falls and hip fracture among clinically defined high-risk elderly individuals：a randomized controlled trial. J Orthop Sci 11：467-472，2006.

31) 石橋英明，藤田博暁：閉経後女性におけるロコモーショントレーニング（片脚立ちおよびスクワット）による運動機能改善効果の検討．Osteoporo Jap 19：391-397，2011.

32) 新井智之，石橋英明：必読 ロコモティブシンドローム（第6回）ロコモティブシンドローム対策 ロコモーショントレーニング指導の実際とコツ．整形外科 64：1305-1309，2013.

33) 安村誠司，橋本万里：【ロコモティブシンドローム診療の実際】ロコモティブシンドロームの運動療法 ロコモコールの試み．臨床と研究 89：1527-1530，2012.

34) 安村誠司，橋本万里：必読 ロコモティブシンドローム（第7回）ロコモティブシンドローム対策 ロコモコールの有効性．整形外科 64：1412-1415，2013.

35) 帖佐悦男・他：【ロコモティブシンドロームの現状と課題】在宅ロコモ対策支援（ロコモコール）の意義と効果．整形・災害外科 57：1433-1439，2014.

36) 帖佐悦男・他：ロコモティブシンドローム 概念と操作定義に基づく治療戦略 地域密着の介護予防支援活動の戦略 ロコモコール（厚労省班研究）を中心に．日整外会誌 88：743-749，2014.

37) 石橋英明・他：ロコモティブシンドローム対策を実効的介護予防施策とするための基盤的研究 判定基準策定のための大規模横断調査およびロコモーショントレーニングによる介護予防に資する運動機能改善効果の検証．運動器リハ 26：461，2015.

38) 山本智章：【骨粗鬆症診療の地域連携】地域における骨粗鬆症の医療連携の実例．骨粗鬆症治療 13：186-190，2014.

39) 星野美和・他：【骨粗鬆症リエゾンサービス】大腿骨近位部骨折患者における骨粗鬆症リエゾンサービスの実際．Osteoporo Jap 23：18-20，2015.

6章 4 尿失禁に対する理学療法

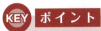 ポイント

1 尿失禁を理解するポイント
60歳以上の高齢者では，78％が尿失禁を含めた何らかの下部尿路症状を有している．尿失禁により身体的不快感，失禁恐怖，社会参加の制限などが引き起こされることから，尿失禁はQOLを著しく低下させ，要介護状態や寝たきりの要因にもなりえる．

2 理学療法評価・介入の実際
尿失禁を評価する場合，排尿日誌をつけることで尿失禁のタイプを把握し，腹圧性尿失禁の場合はパッドテストを用いて尿失禁の重症度を確認することができる．また尿失禁予防に重要な骨盤底筋群の筋機能の評価を実施する．

介入においては，尿失禁のタイプに応じた介入を行う．高齢者に多い腹圧性・切迫性・混合性尿失禁において，骨盤底筋エクササイズは最も有効なトレーニングである．

3 最新研究からわかってきたこと
骨盤底筋群は，排泄のコントロールだけでなく，腹横筋，横隔膜，多裂筋とともに体幹の動的安定化に関与する．したがって，骨盤底筋群の随意収縮が困難な場合，腹横筋による介入も有効である．また骨盤底筋群の収縮は脊柱のアライメントや足関節の影響も受けるため，アライメントに留意して行う必要がある．

1. 尿失禁を理解するポイント

1 尿失禁の疫学

わが国における尿失禁に対する疫学調査は日本排尿機能学会によりなされた調査であり，40歳以上の男女10,096例に対する無作為調査によるものである．調査によると，60歳以上の高齢者では約78％が何らかの下部尿路症状（蓄尿症状，排尿症状，排尿後症状）を有していた．性別による違いでは，排尿症状である尿勢低下，残尿感は男性に多く，蓄尿症状の腹圧性尿失禁は女性に多かった[1]としている．男女に共通して多い症状には夜間頻尿と昼間頻尿が挙げられた．尿失禁のタイプでは70歳以上の尿失禁経験者のうち，腹圧性尿失禁が約6割を占め，切迫性尿失禁と腹圧性尿失禁の両方の症状をもつ混合性尿失禁は約2～3割であり，高齢女性の尿失禁は腹圧性尿失禁に起因するといわれている[2]．

尿失禁は身体的な不快感や感染，日常生活活動（ADL）の低下などの身体的な問題，羞恥心や自己嫌悪，疲労感，罪悪感，失禁恐怖などの心理的問題，パッドの費用などの経済的負担，行動範囲の制限，社会参加の制限などの社会的・経済的問題を引き起こし，これらの問題が相互に関連し，要介護状態や寝たきりを引き起こしている．尿失禁は直接的に生命を脅かすものではないが，尿失禁を引き金として高齢者のQOLを著しく阻害する．したがって，早い段階で尿失禁を予防することは高齢者の要介護状態への移行を予防することにもつながり，健康寿命を延ばすことになる．

2 正常な膀胱機能

尿失禁をはじめとする排泄の問題を理解するには，まず正常な膀胱機能を理解しなければならない．正常な膀胱は150～200mLの尿がたまると膀

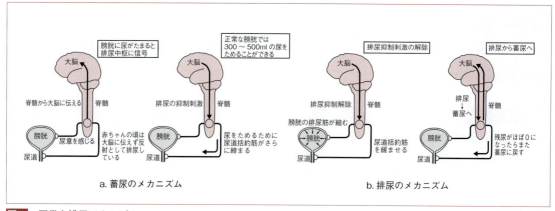

図1 正常な排尿メカニズム　（文献3より引用）

胱から脊髄を介して大脳の排尿中枢に向かって信号が送られる．これを初発尿意とよぶ．しかし，大脳はただちに排尿が起こらないように抑制をする．その後膀胱内の容量が350〜500mLに達し，排尿のための環境準備が整うと，排尿抑制が解除され，膀胱が収縮すると同時に尿道括約筋が緩み，排尿される．排尿が終わると，再び蓄尿へ切り替わる（図1）[3]．

正常な膀胱は，150mLで初発尿意を感じ，最大300〜500mLの尿を蓄尿できる．また1回の排尿時間は30秒以内で，排尿の速度にピークをもっている．さらに尿意を感じてから1時間は我慢できる．1日の排尿回数は日中夜間合わせて8回程度である．夜間も2回までであれば問題はない．日中および夜間合わせて10回以上であると頻尿とされる．しかし，排尿リズムは摂取した食事や飲み物による影響も大きいため，1日だけで判断するのではなく，3日以上同様の症状が続く場合を問題として考えるべきである．

3　尿失禁のタイプと症状，原因，対処法

禁制には尿道サポートシステムと括約筋閉鎖システムが必要である．前者には受動システム：靱帯・骨盤筋膜腱弓，能動システム：肛門挙筋などの筋や筋膜，コントロールシステム：陰部神経によるコントロールやそれより上位中枢によるものが挙げられる．括約筋閉鎖システムとは尿道括約筋自身の閉鎖能力のことである．尿道サポートシステムと括約筋閉鎖システムのいずれかに障害が起きることで尿失禁を生じ，障害部位により尿失

禁のタイプも異なってくる．高齢者の尿失禁には表1に示すタイプがある．タイプにより原因が異なるため，尿失禁のタイプを把握したうえで，適切な対応方法を選択するべきである．

4　下部尿路の機能解剖（図2）[4]

骨盤出口は，骨盤底筋群，筋膜，靱帯により骨盤内臓器を支持している．骨盤底部は上方より臓側骨盤隔膜，骨盤隔膜，尿生殖隔膜の3つの支持層がある．この中で，骨盤底筋エクササイズに関与する主要筋肉は骨盤隔膜に位置している．

（1）臓側骨盤隔膜

骨盤内臓器の表面を覆い，臓器間を埋めている．この位置では靱帯，筋膜により臓器を適切な位置に保持している．

（2）骨盤隔膜

肛門挙筋（恥骨尾骨筋，恥骨直腸筋，腸骨尾骨筋），尾骨筋とこれらを覆う筋膜で構成されている．肛門挙筋の一部は水平部分と排出口に向けての垂直部分を構成している．水平部分は臓器の支持という役割を担っている．U字型の筋肉である恥骨直腸筋は水平部分の下方で垂直部分の両側を走行し，恥骨方向に排出口を閉鎖する役目をもっており，排泄において重要な役割を有している[5]．

（3）尿生殖隔膜

両側坐骨結節と恥骨結合の間に張られた隔膜をいう．最も表層にあり，深会陰横筋，浅会陰横筋，

表1 各尿失禁の症状と原因，対応方法

	腹圧性尿失禁	切迫性尿失禁	混合性尿失禁	溢流性尿失禁	機能性尿失禁
症状	腹圧の増加(笑い，咳，くしゃみ)により，膀胱の収縮なしで尿が不随意に漏れる状態である．女性の尿失禁の多くがこの腹圧性尿失禁である．	一般的に切迫感によりトイレに行こうとするが，その間に尿の漏れを生じてしまう．	腹圧性と切迫性尿失禁の両者の症状を呈した尿失禁である．高齢尿失禁症例に最も多く認められるタイプである．	尿が膀胱に充満し，溢れて持続的に尿が漏れる状態を呈する．	移動・移乗能力やトイレ動作能力が低下することで生じる．
原因	骨盤内臓器を支える筋肉である骨盤底筋群の脆弱が関係する．骨盤底筋群の脆弱を引き起こす原因として①妊娠・出産，②加齢，③肥満，④便秘が挙げられる．	①知覚性切迫性尿失禁：膀胱や尿道の刺激性病変や知覚神経経路の障害により発症する．急性膀胱炎，尿道炎など． ②運動性切迫性尿失禁：排尿反射抑制経路の障害や促進経路の亢進により生じる．脳血管障害やパーキンソン病など．	原因および対応は腹圧性尿失禁，切迫性尿失禁と共通する．	①末梢神経障害：糖尿病やその他の神経の損傷，直腸がん・子宮がん摘出後の神経損傷． ②下部尿路の閉塞：前立腺肥大，膀胱頸部・尿道硬化症．	認知症，知的障害，ADL能力の低下，環境の不適合が挙げられる．
対応方法	・骨盤底筋運動エクササイズ ・薬物療法 ・エストロゲン療法 ・外科的療法：TVT法 (tension-free vaginal tape)；尿道をメッシュテープで支持し，恥骨尿道靭帯を補強する．	・薬物療法：膀胱の収縮を抑制させる薬剤投与，原疾患に対する治療 ・膀胱訓練 ・その他：電気刺激療法，神経ブロック法	原因および対応は腹圧性尿失禁，切迫性尿失禁と共通する．	原疾患の治療	・認知症に対するケア(トイレ誘導，トイレの表示を明確にする) ・ADL障害へのアプローチ(衣服の工夫，トイレまでの環境整備，トイレ内の手すり)

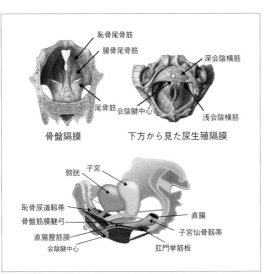

図2 下部尿路の機能解剖　　　　（文献4より引用）

球海綿体筋，坐骨海綿体筋，尿道括約筋がある．腟と肛門の間にある結合組織を会陰体または会陰腱中心という．多くの尿生殖隔膜に位置する筋肉や骨盤隔膜に位置する筋群の線維性付着部であり，骨盤底部の支持に重要である．

コラム①

尿禁制のメカニズム

骨盤底筋群の脆弱を要因として生じる尿失禁に腹圧性尿失禁がある．解剖学的には尿道と骨盤底筋群は直接的なつながりはない．では，なぜ尿失禁予防に骨盤底筋群の強化が重要なのか．**図**は尿道サポートの縦断面である．骨盤底筋群をはじめとする骨盤隔膜の筋および筋膜，腱弓がピンと張ったハンモックのようであれば，咳やいきみなどの腹圧が上部から加わっても，伝達された腹圧を跳ね返すことができ，膀胱および尿道を適切な位置に保つことができる[5,7]．このため，骨盤底筋群の筋力強化により尿失禁予防を図ることができる．

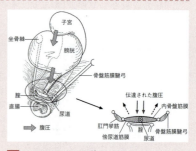

図 ハンモック説[6]

2. 理学療法評価・介入の実際

1 理学療法評価

（1）排尿日誌（図3）

排尿時刻，1回排尿量，1日の排尿回数，1日排尿量，失禁回数や失禁をした際の身体活動を患者自身により記録させるものである．3日以上の記録を行うとより再現性がある．切迫性尿失禁患者では1回排尿量は少なく，1日の排尿回数が多くなる．排尿前や失禁時にどのような身体活動を行っていたのかを確認することでタイプが確認できる．

（2）パッドテスト

問診や排尿日誌より明らかな腹圧性尿失禁が認められる場合に用いられる．1時間パッドテストでは500 mLの水を飲んだ後に30分間歩行，階段昇降，立ち座り動作，強い咳込み，床上のものを拾う動作，流水で手を洗うなどの腹圧を誘発させる動作を実施させ，課題動作前後のパッド重量を計測し，尿失禁の重症度を判定する[8,9]．本テストは低侵襲で簡便に施行できるという利点が挙げられるが，24時間パッドテストに比較して再現性が不良である．

（3）骨盤底筋群の機能評価

会陰腱中心を触診し骨盤底筋群が正しく収縮で

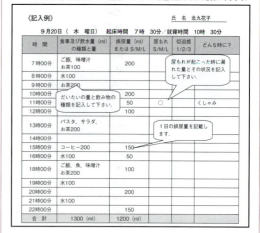

図3 排尿日誌の記入方法

きるか否かを評価することは重要である．正常であれば尿を止めるまたは膣を引き上げるなどの口頭指示により，会陰腱中心が頭側に移動するが，尿失禁者では逆に下方に押し出す例が多い（**図4**）．このとき，下腹部は凹む．誤った骨盤底筋

群の収縮が行われると，会陰腱中心は下方に押し出され，下腹部は膨隆する．骨盤底筋群の筋機能はPERFECT Assessment Scheme（P:Power, E:Endurance, R:Repetitions, F:Fast contractions, ECT:Every contractions Timed）により評価される．筋力（Oxford grading systemを用いて）と遅筋の機能（骨盤底筋群を10秒間収縮させて維持できるかどうか），反復回数（最大随意収縮を何回繰り返して行うことができるか），速筋の機能（10秒間にどれだけ早く収縮をさせることができるか），協調性などを評価する[10,11]．欧米では経腟触診により実践されているが，わが国で同様の評価を行っている施設はまだ少ない．しかし，会陰腱中心を触診することや腟内挿入型電極を用いた筋電図装置や超音波画像診断装置を用いて，骨盤底筋群の筋力および持久力，瞬発力などの筋機能評価を行うこともできる（図5）．

（4）腹圧上昇課題の評価

腹圧性尿失禁や腹圧上昇時に尿意切迫を生じる場合，腹圧上昇課題が腹部や骨盤底部に与える影響を確認する必要がある．尿失禁症例では咳や上肢または下肢の挙上などの動作時に下腹部は外側に向かって膨隆し，骨盤底部は強く下方へ押し出される．したがってADL時の腹壁の動きを確認することで，骨盤底部に加わる負荷を推察できる．

（5）QOL評価

尿失禁をはじめとする，頻尿，尿意切迫感を含んだ蓄尿症状は排尿症状，排尿後症状に比べて日常生活の支障度が高い．近年，下部尿路障害に対するQOL評価が重要であるとして報告されるようになってきた．日本語版が作成され妥当性，信頼性が報告されているものとして，Incontinence Impact Questionnaire（IIQ）[12]，International Consultation on Incontinence Questionnaire-Short Form（ICIQ-SF）[13,14]，King's Health Questionnaire（KHQ）がある[15,16]．わが国で下部尿路症状の日常生活における支障度の調査では，

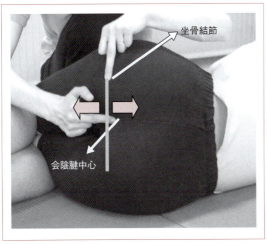

図4 骨盤底筋群の機能評価
適切な骨盤底筋群の随意収縮は会陰腱中心を両坐骨結節を結んだラインより頭側に移動させる．誤った収縮では下方に押し出してしまう．

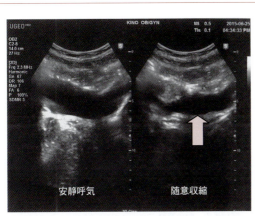

a. 適切な骨盤底筋群の随意収縮

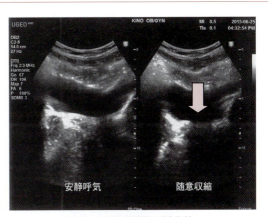

b. 誤った骨盤底筋群の随意収縮

図5 超音波画像診断装置を用いた骨盤底筋群の機能評価

生活に影響があったものは14.7％であり，心の健康，活力，身体的活動，家事・仕事，社会的活動などの領域に認められている[1]．

2 理学療法の実際

（1）骨盤底筋エクササイズ

骨盤底筋エクササイズは非侵襲的であるため，治療の第一選択と考えられる．腹圧性尿失禁に対する有効性の報告が最も多いが，切迫性または混合性尿失禁に対しても有効である．切迫性尿失禁への作用機序は骨盤底筋群の収縮が排尿筋収縮を抑制することでなされる．骨盤底筋エクササイズの方法は多様であり，パンフレットによるもの，口頭指導，専門知識を有すものによる骨盤底筋エクササイズがある．さらに後者のエクササイズは経腟触診によりフィードバック訓練を行うものと腟内にプローブを挿入しEMGバイオフィードバックを行う方法，超音波画像診断装置を用いたバイオフィードバック訓練がある．1996年のAHCPRガイドラインによる尿失禁に対するエクササイズでは骨盤底筋群の分離した挙上エクササイズを10秒間，30〜80回反復で8週間行うことを推奨している[17]．尿失禁に対する骨盤底筋エクササイズのメタアナリシスでは少なくとも毎日24回の収縮運動を6週間継続することで骨盤底筋群の筋肥大が認められ，症状の軽減に関連する[18]としている．実践では骨盤底筋エクササイズは呼気に合わせて随意収縮を行い，吸気で弛緩させる．随意収縮の口頭指示は「排尿を止めるように」「腟を引き上げるように」「尾骨と恥骨を近づけるように」「両坐骨を近づけるように」など，症例に合わせて最も収縮を自覚しやすく，適切な収縮を得られるものを用いる．図6は骨盤底筋エクササイズ例である．四つ這い位，また肘を支持させた

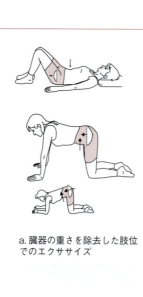

a. 臓器の重さを除去した肢位でのエクササイズ

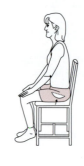

b. 坐骨結節が確認できる高さにタオルを丸め，股の間に置き，骨盤底筋群の収縮を促す．

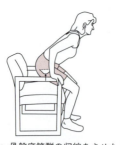

c. 骨盤底筋群の収縮をさせたうえでの立ちしゃがみ動作

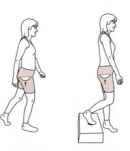

d. 骨盤底筋群の収縮をさせたうえでの歩行，階段昇降

図6 骨盤底筋エクササイズ

コラム②

骨盤底筋群の収縮確認方法

骨盤底筋群の収縮が適切になされているかは，排尿を止めることができるか否かで確認できる．適切に収縮できていれば排尿を止めることができる．筋力が弱いが運動方法が正しい場合は尿勢を弱めることができる．逆に誤った骨盤底筋群の収縮をしている場合は，かえって尿勢が増してしまう．ただし，排尿時に毎回骨盤底筋群の収縮を行うと排尿のリズムが崩れるので注意が必要である．

コラム③

骨盤底筋群に対する電気刺激療法

骨盤底筋群に対する電気刺激療法は，腹圧性および切迫性尿失禁に有効である．干渉低周波療法，仙髄神経電気刺激療法などがあるが，わが国では干渉低周波療法のみ保険適用である．治療は30～50%，改善は60～70%と報告されている[21]．電気刺激療法は，骨盤底筋群の随意収縮が困難な症例には有効であるがその報告はない．刺激方法も経腟的，または表面電極によるものがあり，刺激条件も多様である．

四つ這い位は骨盤底部にかかる臓器の負荷を除去できるため骨盤底筋群の収縮感覚を会得しやすい．座位ではロール状にしたタオルや三角形に折りたたんだハンカチを陰部に置き，引き上げるように運動させることで，収縮感覚をより促通できる．

骨盤底筋群は場所によっては70%以上が姿勢保持筋である[19,20]．したがって，はじめは骨盤底筋群の遅筋線維を意識してエクササイズを実施する．具体的には骨盤底筋群の随意収縮を最終的に10秒維持できるようにしていく．その後ADLに合わせて腹圧上昇課題をかけた中での収縮練習や，速筋線維を意識したトレーニングを実施する．

（2）股関節周囲筋の筋力強化

肛門挙筋の一つである腸骨尾骨筋は股関節外旋筋群である内閉鎖筋と筋膜により連結している．また内転筋も肛門挙筋と連結している[22]．股関節内転筋，大殿筋の収縮は骨盤底筋群の収縮を促し，共同筋であるとの報告もある[23]．したがって，内転筋，大殿筋や内閉鎖筋をはじめとする股関節周囲筋の強化により肛門挙筋の機能向上を図ることもできる．

（3）日常生活活動の指導

立ち上がり，しゃがみ動作，咳，くしゃみなどの腹圧課題動作により尿失禁を生じる場合は，動作時の腹壁および骨盤底部への負荷伝導を確認する．動作時に体幹をニュートラルに保つことができず，腰椎屈曲および骨盤後傾位にて対応することにより，骨盤底部に過負荷がかかっていることが示唆される．したがって，腹圧上昇前に骨盤底筋群の随意収縮を行い，ADLを行うとよい（図6 c, d）．立ちしゃがみ動作では股関節を適切に使用し，腰椎-骨盤をニュートラルに保持するように動作指導を行うとよい．

3. 最新研究からわかってきたこと

1 骨盤底筋群と体幹機能

　肩関節の屈曲伸展運動時の骨盤底筋群を含んだ体幹筋群と三角筋の筋活動において尿失禁を有す群と健常群の筋活動の比較では，健常群では肩関節の運動前に骨盤底筋群の収縮が認められたが，尿失禁群では肩関節の運動に遅延して骨盤底筋群の収縮が生じているとある[24]．骨盤底筋群は体幹の動的安定化に関与するといえる．骨盤底筋群は腹横筋，横隔膜，多裂筋とともに共同筋として体幹の動的安定化に関与するとの報告もあり[25〜30]，骨盤底筋群の随意収縮が困難な場合，腹横筋エクササイズによる介入を行うことも有効である．

2 骨盤底筋群とアライメント

　骨盤底筋群と足部の研究では，足関節が底屈位で重心が前方にあるほうが，背屈位のときよりも骨盤底筋群の収縮が得やすいとの報告もある[31]．安静時座位姿勢における骨盤底筋群と腹部筋の筋活動の差を比較した報告では，slump姿勢に比べて，uplight姿勢で有意に骨盤底筋群の活動性が増加していたとしている[32]．

　尿失禁罹患者は1993年の時点で約400万人いるといわれており，急速な高齢化により50年後には約1,000万人まで罹患率が増加すると推計されている[8]．高齢者の尿失禁は，直接生命を脅かすものではないため，病院受診率も少ない状況にある．しかし，尿失禁を有すことでQOLを著しく低下させ，要介護状態を引き起こす可能性がある．尿失禁を有す場合，早期に症状に応じた介入を行うべきである．

（田舎中真由美）

文献

1) 本間之夫・他：排尿に関する疫学的研究委員会．排尿に関する疫学的研究．日排尿機能会誌 14: 266-277, 2003.
2) 福井準之助編：プライマリケアのための高齢者尿失禁マネジメント．医薬ジャーナル，2004.
3) 西村かおる：生活を支える排泄ケア　尿・便失禁トラブルを抱えた患者の生活を支えるために．医学芸術社，10,2002.
4) Clemente CD：Anatomy, A Regional Atlas of the Human Body. Williams & Wilkins, 1997, p258, 272, 278, 289.
5) Maolin Guo et al：Pelvic floor images: Anatomy of the levator ani muscle, Disease of the Colon & Rectum 50: 1647-1655, 2007.
6) DeLancey JO: Structural support of the urethra as it relates to stress urinary incontinence: the hammock hypothesis. Am J Obstet Gynecol 170:1713-1723, 1994.
7) Ashton-Miller JA et al:The functional anatomy of the female pelvic floor and stress continence control system. Scand J Urol Nephrol Suppl 207: 1-7, 2001.
8) 泌尿器科領域の治療標準化に関する研究班．女性尿失禁診療ガイドライン．EBMに基づく尿失禁ガイドライン．じほう，2004.
9) 日本排尿機能学会：女性下部尿路症状診療ガイドライン，2013.
10) Laycock J, Haslam J: Therapeutic Management of Incontinence and Pelvic Pain—Pelvic Organ Disorders. Springer, 2003, pp63-71.
11) Schussler B et al：Pelvic Floor Re-education principles and practice. Springer, 1994, pp39-101.
12) 本間之夫・他：尿失禁QOL質問票日本語版の妥当性の検討．日排尿機能会誌 13: 247-257, 2002.
13) 後藤百万・他：尿失禁の症状・QOL質問票：スコア化ICIQ-SF (International Consultation on Incontinence-Questionnaire: ShortForm). 日神因性膀胱会誌 12: 227-231, 2001.
14) Gotoh M et al: Psychometric validation of the Japanese version of the International Consultation on Incontinence Questionnaire-Short Form. Int J Urol 16: 303-306, 2009.
15) Uemura S et al: Reliability and validity of King's Health Questionnaire in patients with symptoms of overactive bladder with urge incontinence in Japan. Neurourol Urodyn 23: 94-100, 2004.
16) Okamura K et al: Reliability and validity of the King's Health Questionnaire for lower urinary tract symptoms in both genders. BJU Int 103: 1673-1678, 2009.
17) Fantl J et al: Urinary Incontinence in Adults: Acute and Chronic Management. Clinical Practice Guideline. Rockville, MD, AHCPR Publication, 1996.
18) Choi H et al: Meta-Analysis of pelvic floor muscle training: randomaized controlled traiaals in incontinent women. Nurs Res 56: 226-234, 2007.
19) Oelrich TM：The striated urogenital sphincter in the female. Anatomical Record 205: 223-232, 1983.
20) Sapsford R et al: Women's Health. A Textbook for Physiotherapists, WB Saunders, 1998.
21) Yamanishi T et al: Neuromodulation for the treatment of urinary incontinence. Int Urol 15: 665-672, 2008.
22) 板場英行訳：アナトミー・トレイン 徒手運動療法のための筋膜経線，医学書院，2016.
23) Bo K, Stein R: Needle EMG registration of striated urethral wall and pelvic floor muscle activity patterns during cough, Valsalva, abdominal, hip adductor and gluteal muscle contractions in nulliparous healthy females. Neurourology and Urodynamics 13: 35-41, 1994.
24) Smith MD et al：Postual activity of the pelvic floor muscles is

delayed during rapid arm movements in women with stress urinary incontinence. *Int Urogynecol J* **18**: 901-911, 2007.
25) Sapsford R et al : Co-activation of the abdominal and pelvic floor muscles during voluntary exercises. *Neurology and Urodynamics* **20**: 31-41, 2000.
26) Sapsford RR et al: Contraction of the pelvic floor muscles during abdominal maneuvers. *Archives of Physical Medicine and Rehabilitation* **82**: 1081-1088, 2001.
27) Neumann P, Gill V: Pelvic floor and abdominal muscle interaction : EMG activity and intra-abdominal pressure. *International Urogynecology Journal* **13**: 125-132, 2002.
28) Bo K et al: Transabdominal directly ultrasoud mesurement of pelvic floor muscle activity when activated directly or via a transversus abdominal muscle contraction. *Neurourology and Urodynamics* **22**: 582-588, 2003.
29) Beate Carriere : Fitness for the Pelvic Floor. Thieme Stuttgart New York, 2002, pp14-37.
30) Sapsford R: Rehabilitation of pelvic floor muscles utilizing trunk stabilization. *Manual Therapy* **9**: 3-12, 2004.
31) Sapsford R et al: Pelvic floor muscle Activity in Different Sitting Postures in Continent and Incontinent Women. *Arch Phys Med Rehabil* **89**: 1741-1747, 2008.
32) Chen CH et al : Relationship between ankle position and pelvic floor muscle activity in female stress urinary incontinence. *Urology* **66**: 288-292, 2005.

6章-5 MCIに対する理学療法

> **KEY ポイント**
>
> **① MCIを理解するポイント**
>
> MCIとはmild cognitive impairment（軽度認知障害）の略で，認知症になるリスクが高い反面，認知機能が正常範囲になる可能性が残っている状態をいう．地域における有病率は10～20％とされ，スクリーニング評価において早期発見を実施し，積極的にアプローチを行う必要のある対象者層である．
>
> **② 理学療法評価・介入の実際**
>
> MCIに対する認知機能評価は，可能な限り複数領域における評価（注意，遂行機能，記憶など）を行うことが推奨されている．また，認知機能だけでなく身体機能などにも低下が認められるため，適切に各評価を行う必要がある．日々の生活を含めて身体活動を増やし，運動を用いた介入を行うことで身体機能・認知機能の向上を目指す．
>
> **③ 最新研究からわかってきたこと**
>
> MCIに対する運動介入の効果について，認知機能に対してはある一定の効果が認められつつあるが，発症そのものにどの程度影響を与えるかについては，今後の検討課題の一つである．また，運動介入においては同時課題（dual-task）を取り入れた運動や運動介入に認知的トレーニングを組み合わせた複合的な介入方法が注目されている．

1. MCIを理解するポイント

1 MCIの定義

MCI（mild cognitive impairment）は，認知機能評価を実施して通常の加齢以上の低下がある場合とされている．MCIの定義として最も広く用いられているものの一つに，Petersenの定義があり，多くの研究がその基準を踏襲している[1]．MCIの定義は，以下の4つを満たすものとされている[2]．

①認知機能低下の訴え
②日常生活の自立
③認知症ではない
④正常な認知機能ではない（客観的認知機能の低下）

認知機能低下の訴えについては，「主観的記憶力低下の訴え」や「もの忘れの訴え」と表現され，具体的には，「他の人に比べて記憶力が落ちたと感じますか？」などの質問項目に対し，訴えがありとなるような回答をした場合と定められていることが一般的である．

日常生活の自立においても，質問紙を中心としてBADL（basic activities of daily living，基本的日常生活活動）において自立しているかどうかの確認を行う．認知症ではないという項目については，医者から「認知症」の診断を受けていないことが前提となり，必要に応じてDiagnostic and Statistical Manual of Mental Disorders（DSM）の基準などを参考に判断する．④の正常な認知機能ではないという項目は，実施される研究や事業において定義はさまざまである．一般的なものは，年代別や年齢・性別ごとに算出された標準値より1.5SDより大きく認知機能低下がみられる場合と定義されているものがあげられる．標準値は人種

や国別に算出されているものを参照することが望ましい．記憶だけでなく注意，情報処理，遂行機能，言語機能などさまざまな種類の認知機能評価をできるだけ実施し，1つでも低下のみられる項目があった場合に④に該当するとされている．認知機能評価については，後述の「認知機能評価」の項や3章-3，139頁を詳しく参照されたい．さらに，認知機能低下のみられる項目の種類に応じて下位分類がなされ，MCIの中でも，記憶の低下に該当する場合は健忘型MCI（amnestic MCI），記憶以外の項目でのみ低下がみられる場合は非健忘型MCI（non-amnestic MCI）と定義されている（図1）．

MCIは加齢よりも大きな認知機能低下を有していることから認知症への移行リスクが大きい反面，ある一定の割合で正常な認知機能に戻る場合があるため，認知症予防を目指した取り組みにおいて非常に重要な対象層であると位置づけられている．

2 認知症について

認知症は認知障害を主とし，遂行機能（executive function）・複合的注意（complex attention）・学習と記憶（learning and memory）・言語（language）・知覚運動（perceptual-motor）・社会認知（social cognition）の1つまたは複数の領域において認知機能障害がある状態と定義されている[3]．このような認知機能障害が，ADLや社会生活に支障をきたしている状態が認知症で，変性疾患や脳血管疾患だけでなく内分泌障害や感染症などにより認知症をきたすが，高齢期の認知症のほとんどが変性疾患や脳血管性疾患によるものである．

認知症の要因として最も多いのはAlzheimer's disease（AD）であると多くの研究で報告され，概ね5割以上の割合を占め，報告によっては7割前後を占めるものもある．わが国における研究の例をみるとADが頻度として最も高く54％，次いで脳血管性認知症，レビー小体型認知症の順に多かった（図2）[4]．他の全国調査においてもADが最も頻度として多かったと報告がなされ，認知症を考えるうえで重要な疾患であることがわかる[5]．

MCIの定義として認知症の分類まで考慮されているものは少ないが，ADが最頻の疾患であるため焦点が当てられることが多い．ADはアミロイドβという物質が起因となって生じる疾患であると考えられているが，いまだその機序の全貌は明らかになっておらず，ADの根治療法は確立していない．ADの発症までを縦断的に追跡した研究

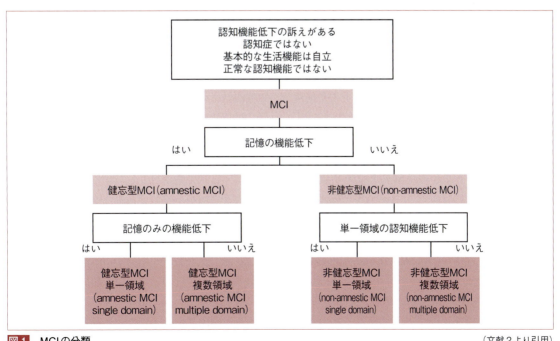

図1 MCIの分類

（文献2より引用）

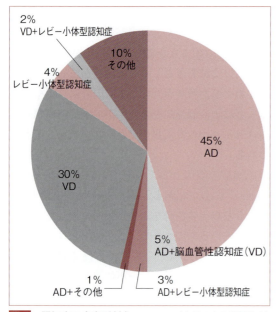

図2 認知症の疾患別割合 （文献4より引用改変）

によると，脳脊髄液におけるAβ42の集積が発症の約25年前から始まるとされている．次いで，脳内のAβ42の集積が15年前ほどから，tauの集積や脳萎縮についても15年前から生じているとされる．さらに，記憶力の変化や脳内における代謝異常は10年前ほどから，認知機能の低下は5年ほど前から始まると報告された[6]．そのため，MCIのように認知症が発症していない状態までに介入を行うことで，発症予防や発症遅延を目指すことが重要である．

3 MCIの疫学

MCIの有病率は，地域で調査されたものや病院ベースで算出されたもので少しばらつきがあり，MCIの定義も報告によって異なるため，解釈をする際には十分に気をつけてみなければならない．いくつかの報告をまとめたシステマティックレビューでは，MCIにおいては3〜42％と幅広い数字が報告されている[7]．筆者らの研究グループによる報告（65歳以上の5,104名の地域在住高齢者を対象に実施したコホート研究〔The Obu Study of Health Promotion for the Elderly：OSHPE〕）においては，MCIの有病率は18.8％であった[8]．さらに，厚生労働省の研究班による2012年の報告では，わが国におけるMCI高齢者の推定人数は約400万人にのぼると推計された[5]．同じように，地域ベースの報告例をみると，中国の研究報告では10,276名を対象にした調査を実施し，有病率は20.8％であったと報告された[9]．

MCIは認知症への移行リスクが高いとされている．5年以上の長期追跡を実施した研究報告を集積した結果では，平均累積移行率が認知症において31.4％，ADにおいては32.8％であったと報告された．同報告による毎年の移行率においては，計算方法によって数値はばらつくものの，地域ベースのコホートにおいて3.7％，病院ベースのコホートにおいては6.9％だったと報告された[10]．このようにMCI高齢者は，認知症発症リスクが高い反面，一定の割合で認知機能が正常に戻る場合があり，その点について着目した報告では，2年間の追跡期間中にMCIから認知機能が正常レベルに変化した割合が，前項で述べたMCIの下位分類により割合が異なると報告された[11]．単一領域（single domain）の認知機能低下（認知機能低下が1つの項目においてみられた場合）の者では，31％（naMCI single domain）または44％（aMCI single domain）が正常へと変化したと報告された．しかし，複数領域（multiple domain）の認知機能低下（認知機能低下が2つ以上の項目においてみられた場合）は5〜11％と顕著に割合が低かった[11]．一方で，2年間における認知症への移行率は正常な認知機能を有するもので約1％であったが，aMCIでは約6〜9％と移行リスクが高かった．これらの結果を考慮すると，MCIの中でも認知機能低下の程度ができるだけ軽度な状態のときに，積極的に介入し，できるだけ早期に正常レベルへの移行を促すことが重要であると考えられる．

介護予防の観点からMCIをみてみると，MCIの定義に「日常生活が自立している」という項目が含まれることが一般的であるため，MCIを有するものは基本的に要介護認定を受けていない．しかし，MCIの状態では認知的要求の高い活動に対する困難感やIADL（instrumental activities of daily living，手段的日常生活活動）における正確性に制限がみられると報告されている[12,13]．また，筆者らの研究グループにより報告された縦断研究の結果から，MCIが要介護認定のリスクになるこ

とを明らかにした．特に，複数領域の機能低下を有する者（naMCI multiple domain, aMCI multiple domain）のほうが単一領域の機能低下しか有さない者（aMCI single domain, naMCI single domain）よりも，リスクが高かった[14]（図3）．この結果は，MCIから認知症へ移行するリスクと同様であり，MCIの中でも認知機能低下が進んでいる者が，よりハイリスクな集団，すなわち積極的に介入を実施する必要がある者と解釈できる．さらに，筆者らのグループではMCIに身体機能低下を併存する者が，高い要介護認定のリスクを有していることを明らかにした[15]（図4）．これらのことから，介護予防の観点からもMCIが重要な対象層であると考えられ，認知機能障害の程度や身体機能低下を有しているなどリスクの程度をあわせて考慮すべきであると考えられる．

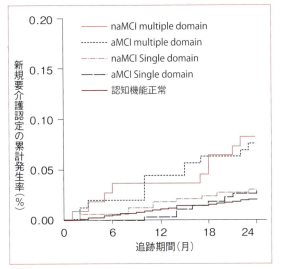

図3 MCIのタイプ別の新規要介護認定リスク
（文献14より引用）

ベースラインにおけるMCI各タイプが新規要介護認定のリスクになるかを検証した追跡調査

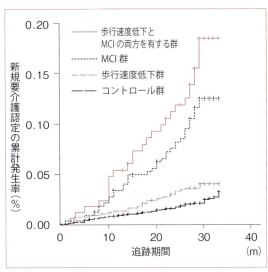

図4 MCIと歩行速度低下の組み合わせが要介護認定リスクに及ぼす影響
（文献15より引用）

ベースラインにおける歩行速度低下ならびにMCIの有無が新規要介護認定のリスクになるかを検証した追跡調査

2. MCIに対する評価・介入の実際

1 MCIに対する評価

(1) 脳画像評価

病態の評価としては，MCIから認知症への移行を考慮し，ADに焦点を当てた脳画像評価が行われる．National Institute on Aging-Alzheimer's Association（NIA-AA）によるステートメントによると，表1のように，評価対象となる項目に合わせて脳画像を用いた評価を実施することが推奨されているが，臨床で最も広く用いられているのは，MRIによる脳萎縮の程度を評価する方法である．特にADにおいては，記憶の責任領域である海馬の萎縮が病体の進行を把握するうえで有効で

表1 ADによる神経認知障害を評価するための脳画像評価方法

評価対象	生物学的指標	脳画像評価方法
アミロイドβの沈着	脳内におけるアミロイドβの沈着	PIB-PET
神経損傷の程度	脳萎縮（特に海馬における）	MRI
	脳代謝異常	FDG-PET, SPECT
	安静時や課題遂行時の脳活性異常，神経線維の障害や脳内代謝産物異常など（少しエビデンスが少ない）	fMRI, DTI, MRS

（文献17より引用改変）

あるとされている[16]．さらに，海馬の萎縮は認知症発症の大きなリスクとなるため，疾患を有していない状態でも高齢期における脳萎縮は考慮すべきものであると考えられる．海馬以外にも，記憶以外の認知機能（言語，視空間認識，遂行機能など）の責任領域である側頭葉，頭頂葉や前頭葉などの部位もあわせて評価することが重要であるとされている[16]．実際に，ADを発症している段階では健常高齢者の2〜5倍程度の割合で海馬の萎縮が進むとされている[16]．これらのことから，脳萎縮の状態をふまえ対象者における神経認知障害の程度を評価しておくことが重要である．MRI機器を用いた評価方法は，形態的測定だけでなく，脳内の活性状態を計測するfMRIや神経線維の走行などを評価するDTIなどの評価にも広がりをみせている．最近では陽電子放射断層撮影（Positron Emission Tomography；PET）を用いて脳内の糖代謝（FDG-PET）やアミロイドβの沈着の程度（PIB-PET）を評価する方法も試みられている．

コラム①

PETとは

PETとは，陽電子放射断層撮影という画像法である．撮影する部位や使用する薬剤の種類によって評価するものが変わり，脳機能の評価だけでなく，がん細胞の発見ツールとしても用いられる．脳機能を評価する場合には，糖の一種であるフルオロデオキシグルコース（^{18}F-fluorodeoxy glucose；FDG）を体内に投与し30分後（実施機関によって時間の違いがある）に撮影を行い，脳内の代謝を評価する．投与後に安静にしていれば安静時の脳内糖代謝を評価することになり，課題を実施すれば課題時の代謝をみることになる．

（2）認知機能評価

認知機能評価については，MCIの定義そのものにも関わることから，MCIの機能評価として重要な項目の一つとされている．脳画像評価と同様に，記憶の評価を中心として，記憶以外の領域である遂行機能，言語機能，視空間認識を可能な限り広く評価することが重要である（表2）．詳細については3章-3，139頁を参照されたい．

認知機能評価は従来より，教示，採点ならびに解釈が難解で，臨床心理士や作業療法士，言語聴覚士によるものが多く，理学療法士にはあまりなじみのない評価であった．しかし，高齢者の急増に伴い，認知症だけでなく高次脳機能障害を伴う脳血管疾患が増加の一途をたどっているため，評価目的や実施方法を十分に理解し積極的に評価すべき項目であると考えられる．評価の際には，表2を参照のうえ，どの領域を評価したいのかを決めてから実施する必要がある．たとえば，リハビリテーション中の指示入力が思ったようにいかない場合，注意機能低下によるのか記憶力低下によるのか認知機能評価を行うことで要因を検討する

表2 認知機能評価の例

評価している認知機能領域	評価方法
全体的な認知機能	ADAS-cog[18]，MMSE[19]
遂行機能（注意，処理，抑制，短期記憶など）	FAB[20]，TMT-A[21]，TMT-B[21]，Digit Symbol Substitution Test[22]，Stroop Test[23, 24]，Digit Span[22]，Wisconsin Card Sorting Test[25]，Clock Drawing Test[28]
言語機能	Verbal Fluency[26]，Boston Naming Test[27]
視空間認識	Clock Drawing Test[28]，Rey Osterrieth complex figureの模写，ADAS-Cogの構成課題（下位尺度）[18]
記憶	Rey Auditory Learning Test[29]，Rey Osterrieth complex figure[30]，Wechsler Memory Scale-Revised (logical memory, visual memory, figure memoryなど)[31]

Clock Drawing Testは，遂行機能の評価にも使用する場合もある．

ことも重要になる．さらに，近年では教示方法を画一化し，十分な専門知識を有していなくても認知機能評価ができるようタブレット型の評価方法の開発が進み，筆者らの研究グループでも1万人以上の大規模データを有しているNational Center for Geriatrics and Gerontology functional assessment tool（NCGG-FAT）を開発した[32]．いずれにせよ，対象者の機能評価やスクリーニングとして実施するとともに，介入効果を検証するためにもMCIを対象にした場合は認知機能評価を積極的に実施する必要がある．

（3）身体機能評価，その他の評価

MCIにおいて，認知機能低下はもちろんのこと，身体機能の低下が特性として挙げられる．前述したMCIの特性の一つである海馬の萎縮に伴って，持久力（運動耐用能）の低下がいくつか報告されており，最大酸素摂取量や6分間歩行テストの結果との関連が示されている[33,34]．さらに，MCIにおいて歩行能力の低下が特性としてみられ，特に同時課題（dual-task）など認知的負荷をかけた状態での歩行評価によって，その特性が抽出しやすくなると報告された[35,36]．筆者らの研究グループで実施した検討によると，MCIにおいては，歩行能力と認知機能との関連性[37]や脳萎縮との関連性が示されており，歩行能力などの身体機能についてもあわせて評価することが重要であると考えられる．6分間歩行テストや歩行能力評価は3章-2，114頁を参照されたい．

2 MCIに対する介入の実際

MCIに対して認知機能向上を目的とした理学療法としては，運動療法を用いたものが効果的な方法の一つとして考えられている．運動の種類としては，有酸素運動を用いたもの，筋力トレーニングを用いたもの，運動に認知的課題を組み合わせたdual-taskのような課題設定を行った方法などが介入方法として用いられている．

有酸素運動としてはウォーキングを用いたものが多く，踏み台昇降運動なども適宜取り入れられている．有酸素運動を実施する際に気をつけるべき点は運動強度である．高齢者に対して運動療法を実施する場合，個々の状態にばらつきが多く運動強度を画一化するのは難しいが，可能な限り設定することが望ましい．多くの事例において運動強度は中強度ないし中強度以上とされていることが多く，最大心拍数（HRmax）の60％が一つの目安として用いられている．実際の運動強度のモニタリング方法としては，簡易的に心拍数の測定を利用することが一般的である．安静時の心拍数から目標数を算出し，運動後の心拍数と比較して運動強度の調整を行う．算出方法の事例は図5のとおりで，高齢者に合わせた算出式を用いて算出する．一方で，高齢者においては変形性膝関節症や腰痛などの筋骨格系の疾患・障害や循環器系の疾患・障害を有することが多いため，実施する際には十分なリスク管理を行い，可能な範囲で強度を設定する必要がある．

Dual-taskを用いた運動の実施については，転倒予防の分野においても広く用いられており，近年注目を集めている（6章-1，384頁参照）．運動の課題設定の考え方としては，運動と認知課題を組み合わせ，できるだけ両方に同じくらいの努力を割くようにし，身体機能と認知機能改善を目指す．認知課題の難易度の設定として，難しすぎて実施できない，もしくは簡単すぎて同時課題の要素に該当しないようなことがないように注意すべきである．また，設定内容としては，種類は問わないが，数字や言葉を用いてルールを課すような課題で，さらに抑制の要素を取り入れてより効果的な課題設定になると考えられる．たとえば，図6のように身体の動きをステッピング動作と設

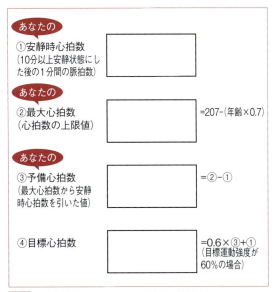

図5 運動強度HRmax 60％を概算する例
（国立長寿医療研究センターパンフレットより作図）

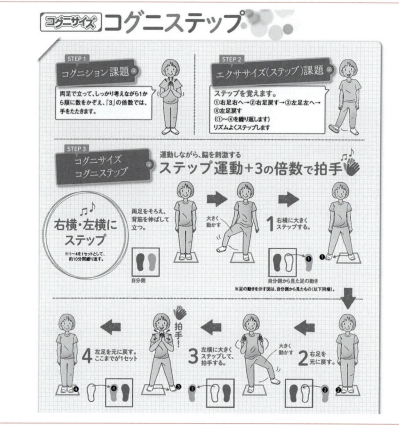

図6 ステッピングを用いたコグニサイズの例 　　　　　　　　　（国立長寿医療研究センターパンフレットより作図）

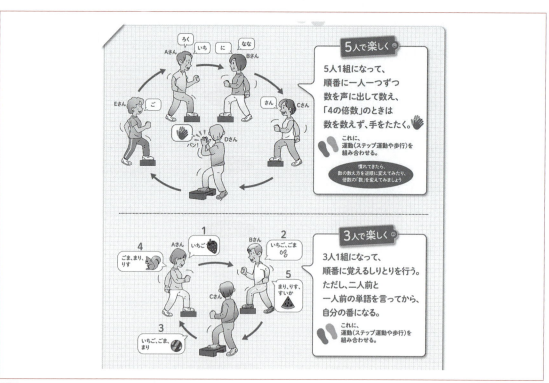

図7 踏み台昇降運動を用いたコグニサイズの例 　　　　　　　（国立長寿医療研究センターパンフレットより作図）

定し，認知課題は数唱に抑制の要素を取り入れたものを設定したものや，図7のように運動課題を踏み台昇降運動に設定し前述のような数字を用いた課題を複数人で実施するもの，あるいは認知課題をしりとりに記憶の要素を取り入れたものなどが挙げられる．

3. 最新研究からわかってきたこと

さまざまな研究報告から，運動の実施による認知機能に対する効果が検討されている．健常高齢者を対象に運動が認知機能に及ぼす効果を，認知機能だけでなく脳画像指標を用いて評価した重要な研究として，Ericksonらにより報告されたものがある[38]．120名の健常高齢者を対象にしたランダム化比較試験を行い，介入群は週3回・1年間の有酸素運動トレーニングを受け，対照群（ストレッチの実施）に比べ有意に認知機能を改善し，介入群で1年経過時の結果において海馬における脳容量が約2％向上したのに対して，ストレッチを実施した対照群では約1.4％の容量減少が認められ，介入群の海馬容量が有意に増加したと報告された[38]．この研究を中心に多くの研究において，記憶だけでなく注意・遂行機能，言語機能などの認知機能に対し運動の効果が認められている．

一方，MCI高齢者を対象にした研究においては，健常高齢者を対象にした研究と比較すると検討例は少ないものの，いくつかの知見が得られている．メタアナリシスにおいて，言語機能に対する効果は統一性をもってみられるものの，遂行機能や記憶においては報告によって結果にばらつきがみられるとされた[39]．運動の種類別にみてみると，有酸素運動ないし身体活動促進を実施した研究では，遂行機能[40]，言語機能[40,41]，記憶[42,43]，全体的な認知機能[41~43]に効果の認められたものが多いが，限局的な効果もしくは効果の認めらなかった報告[44~46]もある．有酸素運動を介入に取り入れた研究をみると，その多くは中強度以上の運動強度にて実施されていた．筋力トレーニングにおいても，遂行機能[47,48]，記憶[47~49]，全体的な認知機能[48]に一定の効果があるとした報告が多い．他の運動としては太極拳（Tai Chi）を取り入れた効果検証例もみられた[46,50]．しかし，これらの報告において一貫した結果が得られていない事実に加え，健常高齢者が対象であっても大規模多施設型研究のように身体活動の促進を目的とした介入では十分な効果が認められなかったという報告[51]をふまえると，単一の運動の実施や身体活動の促進だけではＭＣＩを有する高齢者に対しては介入として不十分である可能性が考えられる．さらに，身体活動の促進ならびに運動習慣の改善や食習慣の改善など生活習慣に多角的にアプローチする介入方法に効果が認められており[52]，運動を単一で実施するより，さまざまな角度から介入することが望まれる．

基礎的な知見からは，運動の実施によりbrain derived neurotrophic factor（BDNF）やInsulin-like growth factors-1（IGF-1）などの神経栄養因子の発現促進が生じ，神経新生や脳容量増加に影響を及ぼし，認知機能改善に至るのではないかと考えられているが，運動の実施に加え認知的刺激が加わる環境下での運動実施のほうがより効果的であるとも示唆されている[53]．実際，人を対象

コラム②

BDNFとは

BDNFとは，神経新生などを促進する神経栄養因子の一種で，運動によって発現が増加し認知機能改善の起因の一つとして考えられている[57]．アルツハイマー病ではBDNFが減少するため，BDNFの減少がアルツハイマー病のリスクを増加させると考えられている[58]．

にした研究においても運動時に認知課題を加え，dual-taskを実施すると，前頭葉における脳活性上昇が健常高齢者やMCI高齢者に対して認められた[54,55]．Dual-taskによる運動は，注意配分・分割などの遂行機能を直接的に必要とし，主に前頭前野の活動を要し[37,54,55]，前頭前野の活性を促すことで記憶を良好に保持できるとも報告されている[56]．これらのことから，運動と認知的トレーニングの組み合わせが効果的な介入方法の一つとして考えられている．同様に運動にその他の要素を取り入れた複合的な介入プログラムの実施が認知機能改善に効果的であるとも示唆されており，引き続き効果的なプログラムの開発と，プログラムの持続効果さらには長期的にみた認知症発症抑制に対する効果についてもあわせて検討する必要がある．

認知症の発症予防ならびに遅延を目指すためには，MCIに着目し積極的な介入を実施することが重要である．そのためには認知機能に対する適切な理解と評価を実施し，プログラムを立案する必要がある．運動療法により認知機能の改善が報告されつつあるが，実際の発症にどの程度影響を与えるかはいまだ明らかになっていないため，今後さらなる検討が必要であると考えられる．

（土井剛彦）

文献

1) Petersen RC：Clinical practice：Mild cognitive impairment. *N Engl J Med* **364**：2227-2234, 2011.
2) Petersen RC：Mild cognitive impairment as a diagnostic entity. *J Intern Med* **256**：183-194, 2004.
3) 日本精神神経学会：DSM-5 精神疾患の分類と診断の手引き. 医学書院, 2014.
4) Matsui Y et al：Incidence and survival of dementia in a general population of Japanese elderly：the Hisayama study. *J Neurol Neurosurg Psychiatry* **80**：366-370, 2009.
5) 朝田 隆：厚生労働科学研究費補助金－疾病・障害対策研究分野 認知症対策総合研究報告書「都市部における認知症有病率と認知症の生活機能障害への対応」. 2012.
6) Bateman RJ et al：Clinical and biomarker changes in dominantly inherited Alzheimer's disease. *N Engl J Med* **367**：795-804, 2012.
7) Ward A et al：Mild cognitive impairment：disparity of incidence and prevalence estimates. *Alzheimers Dement* **8**：14-21, 2012.
8) Shimada H et al：Combined prevalence of frailty and mild cognitive impairment in a population of elderly Japanese people. *J Am Med Dir Assoc* **14**：518-524, 2013.
9) Jia J et al：The prevalence of mild cognitive impairment and its etiological subtypes in elderly Chinese. *Alzheimers Dement*, 2014.
10) Mitchell AJ, Shiri-Feshki M：Temporal trends in the long term risk of progression of mild cognitive impairment：a pooled analysis. *J Neurol Neurosurg Psychiatry* **79**：1386-1391, 2008.
11) Brodaty H et al：Mild cognitive impairment in a community sample：the Sydney Memory and Ageing Study. *Alzheimers Dement* **9**：310-317 e1, 2013.
12) De Vriendt P et al：The advanced activities of daily living：a tool allowing the evaluation of subtle functional decline in mild cognitive impairment. *J Nutr Health Aging* **17**：64-71, 2013.
13) Wadley VG et al：Mild cognitive impairment and everyday function：evidence of reduced speed in performing instrumental activities of daily living. *Am J Geriatr Psychiatry* **16**：416-424, 2008.
14) Makizako H et al：Onset of Disability According to Mild Cognitive Impairment Subtype in Community-Dwelling Older Adults in Japan. *J Am Geriatr Soc* **63**：1959-1961, 2015.
15) Doi T et al：Mild Cognitive Impairment, Slow Gait, and Risk of Disability：A Prospective Study. *J Am Med Dir Assoc*, 2015.
16) Frisoni GB et al：The clinical use of structural MRI in Alzheimer disease. *Nat Rev Neurol* **6**：67-77, 2010.
17) Albert MS et al：The diagnosis of mild cognitive impairment due to Alzheimer's disease：Recommendations from the National Institute on Aging-Alzheimer's Association workgroups on diagnostic guidelines for Alzheimer's disease. *Alzheimers & Dementia* **7**：270-279, 2011.
18) Mohs RC et al：Development of cognitive instruments for use in clinical trials of antidementia drugs：additions to the Alzheimer's Disease Assessment Scale that broaden its scope. The Alzheimer's Disease Cooperative Study. *Alzheimer Dis Assoc Disord* **11**：S13-21, 1997.
19) Folstein MF et al："Mini-mental state". A practical method for grading the cognitive state of patients for the clinician. *J Psychiatr Res* **12**：189-198, 1975.
20) Dubois B et al：a Frontal Assessment Battery at bedside. *Neurology* **55**：1621-1626, 2000.
21) Reitan RM：Validity of the Trail Making Test as an Indicator of Organic Brain Damage. *Percept Mot Skills* **8**：271-276, 1958.
22) Wechsler D：Wechsler Adult Intelligence Scale—III. San Antonio：The Psychological Corporation, 1997.
23) Stroop JR：Studies of interference in serial verbal reactions. *J Exp Psychol* **18**：643-662, 1935.
24) Kato M：Prefrontal lobes and the attentional control：a neuropsychological study using modified Stroop test. *Rinsho Shinkeigaku* **41**：1134-1136, 2001.
25) Berg EA：A simple objective technique for measuring flexibility in thinking. *J Gen Psychol* **39**：15-22, 1948.
26) Rosen WG：Verbal fluency in aging and dementia. *J Clin Neuropsychol* **2**：135-146, 1980.
27) Kaplan E et al：Boston naming test. Philadelphia：Lea & Febiger, 1983.
28) Royall DR et al：CLOX：an executive clock drawing task. *J Neurol Neurosurg Psychiatry* **64**：588-594, 1998.
29) Rey A：L'examen clinique en psychologie. Paris：Presses Universitaires de France, 1964.
30) Osterrieth PA：Le test de copie d'une figure complexe；

contribution à l'étude de la perception et de la mémoire. [Test of copying a complex figure ; contribution to the study of perception and memory.]. *Arch Psychol*（*Geneve*）**30**：206-356, 1944.
31）Wechsler D：Wechsler Memory Scale-Revised Manual. San Antonio, Texas：The Psychological Corporation, 1987.
32）Makizako H et al：Evaluation of multidimensional neurocognitive function using a tablet personal computer：test-retest reliability and validity in community-dwelling older adults. *Geriatr Gerontol Int* **13**：860-866, 2013.
33）Burns JM et al：Cardiorespiratory fitness and brain atrophy in early Alzheimer disease. *Neurology* **71**：210-216, 2008.
34）Makizako H et al：The association between decline in physical functioning and atrophy of medial temporal areas in community-dwelling older adults with amnestic and nonamnestic mild cognitive impairment. *Arch Phys Med Rehabil* **92**：1992-1999, 2011.
35）Montero-Odasso M et al：Dual-tasking and gait in people with mild cognitive impairment. The effect of working memory. *BMC Geriatr* **9**：41, 2009.
36）Montero-Odasso M et al：The motor signature of mild cognitive impairment：results from the gait and brain study. *J Gerontol A Biol Sci Med Sci* **69**：1415-1421, 2014.
37）Doi T et al：Cognitive function and gait speed under normal and dual-task walking among older adults with mild cognitive impairment. *BMC Neurol* **14**：67, 2014.
38）Erickson KI et al：Exercise training increases size of hippocampus and improves memory. *Proc Natl Acad Sci U S A* **108**：3017-3022, 2011.
39）Gates N et al：The effect of exercise training on cognitive function in older adults with mild cognitive impairment：a meta-analysis of randomized controlled trials. *Am J Geriatr Psychiatry* **21**：1086-1097, 2013.
40）Baker LD et al：Effects of Aerobic Exercise on Mild Cognitive Impairment A Controlled Trial. *Arch Neurol* **67**：71-79, 2010.
41）Suzuki T et al：Effects of multicomponent exercise on cognitive function in older adults with amnestic mild cognitive impairment：a randomized controlled trial. *BMC Neurol* **12**：128, 2012.
42）Suzuki T et al：A randomized controlled trial of multicomponent exercise in older adults with mild cognitive impairment. *PLoS One* **8**：e61483, 2013.
43）Lautenschlager NT et al：Effect of physical activity on cognitive function in older adults at risk for Alzheimer disease：a randomized trial. *JAMA* **300**：1027-1037, 2008.
44）van Uffelen JG et al：Walking or vitamin B for cognition in older adults with mild cognitive impairment? A randomised controlled trial. *Br J Sports Med* **42**：344-351, 2008.
45）Scherder EJ et al：Physical activity and executive functions in the elderly with mild cognitive impairment. *Aging Ment Health* **9**：272-280, 2005.
46）Lam LC et al：Would older adults with mild cognitive impairment adhere to and benefit from a structured lifestyle activity intervention to enhance cognition?：a cluster randomized controlled trial. *PLoS One* **10**：e0118173, 2015.
47）Nagamatsu LS et al：Resistance training promotes cognitive and functional brain plasticity in seniors with probable mild cognitive impairment. *Arch Intern Med* **172**：666-668, 2012.
48）Fiatarone Singh MA et al：The Study of Mental and Resistance Training（SMART）study-resistance training and/or cognitive training in mild cognitive impairment：a randomized, double-blind, double-sham controlled trial. *J Am Med Dir Assoc* **15**：873-880, 2014.
49）Roma MF et al：Effects of resistance training and aerobic exercise in elderly people concerning physical fitness and ability：*a prospective clinical trial. Einstein*（*Sao Paulo*）**11**：153-157, 2013.
50）Lam LC et al：Interim follow-up of a randomized controlled trial comparing Chinese style mind body（Tai Chi）and stretching exercises on cognitive function in subjects at risk of progressive cognitive decline. *Int J Geriatr Psychiatry* **26**：733-740, 2011.
51）Sink KM et al：Effect of a 24-Month Physical Activity Intervention vs Health Education on Cognitive Outcomes in Sedentary Older Adults：The LIFE Randomized Trial. *JAMA* **314**：781-790, 2015.
52）Ngandu T et al：A 2 year multidomain intervention of diet, exercise, cognitive training, and vascular risk monitoring versus control to prevent cognitive decline in at-risk elderly people（FINGER）：a randomised controlled trial. *Lancet* **385**：2255-2263, 2015.
53）Voss MW et al：Bridging animal and human models of exercise-induced brain plasticity. *Trends Cogn Sci* **17**：525-544, 2013.
54）Doi T et al：Brain activation during dual-task walking and executive function among older adults with mild cognitive impairment：a fNIRS study. *Aging Clin Exp Res* **25**：539-544, 2013.
55）Holtzer R et al：Online fronto-cortical control of simple and attention-demanding locomotion in humans. *Neuroimage* **112**：152-159, 2015.
56）Simons JS, Spiers HJ：Prefrontal and medial temporal lobe interactions in long-term memory. *Nat Rev Neurosci* **4**：637-648, 2003.
57）Wrann CD et al：Exercise induces hippocampal BDNF through a PGC-1alpha/FNDC5 pathway. *Cell Metab* **18**：649-659, 2013.
58）Weinstein G et al：Serum brain-derived neurotrophic factor and the risk for dementia：the Framingham Heart Study. *JAMA Neurol* **71**：55-61, 2014.

6章 6 うつに対する理学療法

> **KEY ポイント**
>
> **① うつ症状・うつ徴候を理解するポイント**
> 　高齢期におけるうつ徴候は加齢に伴い増加する傾向にあり，うつは転倒やフレイル，認知症の発症リスクを増大させることが知られている．
>
> **② 評価のポイント**
> 　自己記入式による評価指標が一般的に使用されており，特別な器具が不要で短時間に実施できる．これらの質問紙による評価を用いたうつのカットオフ値が多く報告されているが，確定的に診断をするものではないため，「うつの徴候を有する」，もしくは「疑わしい状態」という参考としての指標となることを理解して活用する必要がある．
>
> **③ 最新研究からわかってきたこと**
> 　運動療法（身体活動の促進含む）によるうつ軽減の可能性が期待されているが，その効果は必ずしも一貫していない．一方，うつの背景にある疾患や心身機能の低下を考慮し，疾患による痛みの軽減や心身機能の改善と通じて，副次的にうつの軽減に対する効果が期待される．

1. うつ症状・うつ徴候を理解するポイント

1 高齢期のうつの疫学

　うつ病を過去12カ月間に経験した者の割合（12カ月有病率）は1～8%，生涯でのうつ病の経験者（生涯有病率）は3～16%と報告されている[1]．厚生労働省の調査によると，日本の気分障害患者数は1996年の43.3万人から，2002年では71.1万人，2005年では92.4万人，2008年では104.1万人と増加を示している．なお，高齢者では13.5%程度で臨床的に明らかな抑うつ状態が認められると報告されている[2]．わが国における65歳以上の地域在住高齢者を対象とした大規模調査（The Obu Study of Health Promotion for the Elderly：OSHPE）において，うつ徴候を有する高齢者は14.3%であり[3]，初回調査においてはうつ徴候を有さなかった高齢者のうちで7.5%が15カ月間の追跡期間中にうつ徴候を発症していた[4]．うつは一般的に女性や若年者で多いとされるが，わが国の地域在住高齢者4,352名を調査した結果，うつ病の診断はなくとも，うつ徴候を有する高齢者の割合は加齢に伴って増加しており，74歳以下ではうつ徴候を有する者は10%程度であったが，80歳以上では20%以上であった（図1）[5]．

2 高齢期におけるうつによる弊害

　うつは，生活の質（quality of life；QOL）の低下を引き起こすのみならず[6,7]，経済的な負担を増大させたり[8]，死亡率の上昇にもつながる[9]．その他，高齢期におけるうつによる弊害としては，転倒，フレイル，認知症の発症リスクが高まることが報告されており，これらは理学療法との関わりも強い．

　うつ病の診断があると4倍[10]，診断がなくともうつ徴候を有する高齢者では約1.5倍[11]に転倒リスクが上昇することが報告されている．また，うつ徴候と運動能力の低下が併存している状態では，うつ徴候のみ，もしくは運動能力の低下のみを有している状態よりも転倒リスクは高まる．

コラム①

仮性認知症とうつ症状

うつ症状を有する高齢者では，精神状態が不安定なために言動に一貫性がなかったり，注意力や集中力が低下するなどの認知症と間違われるような例も少なくない．一見すると認知症が疑われるような症状を呈しているが，記憶障害がないか，もしくはごく軽度の状態は仮性認知症と分類されることがある[12]．その場での言動や行動のみで判断せずに，日常での注意深い観察が必要となる．

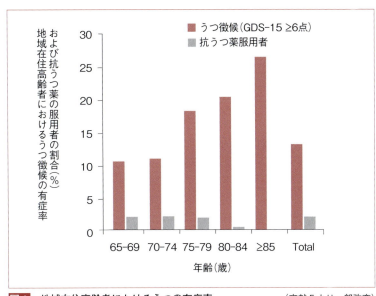

図1 地域在住高齢者におけるうつの有症率 （文献5より一部改変）

うつは身体的なフレイルのリスクを増大させることが報告されており[13,14]，一方でフレイルがうつの新規発生リスクを増大させる要因となり得ることも示されている[4]．フレイルとは，Frailtyの日本語訳であり，これまでは「老衰」，「衰弱」，「脆弱」といった表現がなされてきた．加齢に伴うさまざまな機能変化や予備能力低下によって健康障害に対する脆弱性が増加した状態がフレイルと理解される[15]．フレイルは高齢者が要介護となる主要な要因と考えられているため，理学療法による重要な介入対象となる．そのため，うつによるフレイルへの影響を理解しておくことは，その予防や改善策を講じるにあたり，重要な視点となる．

また，うつは認知症または軽度認知障害を有する高齢者で頻繁に認められる重要な高齢期の精神・心理徴候の一つであり，認知症発症のリスクを増大させる重要な要因とされている．うつ徴候を有する高齢者では，認知症を発症するリスクが1.5～2倍程度に上昇することが報告されている[16~18]．うつが認知症のリスクを高めるメカニズムに関しては，多様な因子が複雑に関与していると考えられる．主として血管病変の進行，糖質コルチコイドの増大による海馬萎縮やアミロイド集積の進行，神経成長因子変化を介して，認知症の発症リスクの増大につながるものと考えられている（図2）[19]．

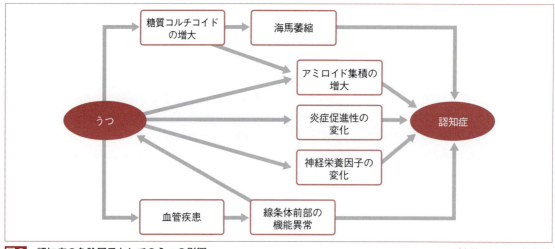

図2 認知症の危険因子としてのうつの影響 　　　　　　　　　　　　　　　　　　　　　　　　　　　（文献18より一部改変）

2. うつ症状・うつ徴候の評価

1 質問紙

うつの評価には，面接中の言動や行動の観察から得た情報をもとに医師などの専門家が評価する方法と，高齢者自身が自分の状態について回答する質問紙によって評価する方法がある．さまざまな評価指標が開発されているが，前者の観察者による評価方法として，Hamilton Rating Scale for Depression（HRS）が国内外で使用されている[20]．全24項目（罪業，入眠障害，精神的不安，無力感，絶望感など）が用意されており，項目によって3〜5段階で評点するように設定されている．面接時での状態に基づいて評価することを基本とし，項目によっては最近1週間の状態についての質問を必要とし，全体の面接時間は30〜40分程度を要する．「症状が存在しない」を0，「症状は存在しており，ほとんど常に患者の日常生活に影響を及ぼすほど極端である」を4として重度化するとスコアが高くなる．合計点（0〜76点）でうつ状態を評価し，5〜10点を軽度うつ，11〜19点を中等度，20点以上を重度とする参照値が報告されている[21]．

自己記入式で高齢者を対象とするスクリーニングとしては，Geriatric Depression Scale（GDS）が広く使用されている．GDSは高齢者のうつ指標として30項目の質問で構成される評価として1982年に発表されたが[22]，その後に15項目の短縮版GDS-15が報告され[23]，現在ではGDS-15が一般的に使用されている．GDS-15は，2択（「はい」もしくは「いいえ」）で回答する形式で，その他のうつ指標と比較して，高齢者でも回答しやすい．GDS-15では6点以上をカットオフ値とすることが多い[24]．

注意すべき点は，いずれの指標もカットオフ値が示されているが，確定的に診断をするものではないため，うつの徴候を有する，疑わしい状態という参考としての指標となることを理解しておくべきである．

2 補助的な評価ツール

診断の補助的なツールとして，近赤外線スペクトロコピィ（near-infrared spectroscopy；NIRS）による脳の血流動態を評価する手法が用いられるようになってきた．検査に用いられる課題は，前頭葉機能検査として汎用性の高い言語流暢性課題（verbal fluency；letter）であり，前頭部（11チャンネル）平均波形のうち，酸素化ヘモグロビン濃度（[oxy-Hb]）の重心値（課題開始前〜課題終了後の区間における[oxy-Hb]増加の時間軸上の中心位置）を指標として用いることで，うつ病，双極性障害・統合失調症の分類に有用となることが報告されている[31,32]．

コラム②

アパシー（Apathy）：理学療法への意欲・やる気も重要

うつと類似した症状（もしくは一部に重複した症状）として，アパシー（Apathy）があり，意欲の低下や無気力，やる気の低下などとも表現される．臨床症状としてのアパシーは，意識障害，認知障害，情動的苦悩によらない動機づけの欠如ないしは減弱した状態と定義されており[25]，感情が湧かなくなり，周囲に対する関心がなくなっているような状態を指す．アルツハイマー病や脳卒中との関連が報告されており，アパシーを有する脳卒中患者ではリハビリテーションによる機能回復が遅延することも報告されている[26]．

アパシーの評価指標としては，Apathy Scale（やる気スコア）[27,28] が用いられることが多いが，類似の視点からの意欲の評価としてVitality Index [29] やリハビリテーション場面における参加意欲の状態を評価するPittsburg Rehabilitation Participant Scale（PRPS）[30] なども報告されている．効果的な理学療法を円滑に進めるためには，やる気や意欲を引き出すことも重要な課題となる．

3. うつ症状に対する非薬物による介入

うつ病の診断を受けた高齢者においては，薬物療法や精神療法（認知行動療法や対人関係療法など），電気けいれん療法（ElectroConvulsive Therapy；ECT）などによる治療が中心となる．

1 運動療法の効果

うつに対する運動療法（身体活動の促進含む）の効果は必ずしも一貫していない．運動を介入手段に用いていた37のランダム化比較試験の結果を統合（メタアナリシス）した報告によると，対照群（治療介入を実施しない）と比較すると運動介入によってうつの軽減に効果が認められている．しかし，心理療法や薬物療法と比較しての明らかな効果の違いは確認されていない[33]．また，運動の強度（低強度，中強度，高強度）や運動種目（有酸素運動，レジスタンス運動，混合運動）による効果の違いも明らかとはなっていない（表1，2）[33]．

うつに対する運動療法の効果を検討する際には，その背景にある疾患や心身機能の低下を考慮する必要があろう．たとえば，関節疾患やリウマチ性炎症を有する患者を対象に運動によるうつ軽減の効果を調べたメタアナリシス（29の介入研究）では，運動療法によってうつが有意に軽減することが示されており，筋力増強のほか，最大酸素摂取量の改善，痛みの軽減，不安の軽減，QOLの改善が認められている（表3）[34]．これらの結果は，運動療法による運動機能の改善や痛みの軽減を介して，精神・心理状態として，うつや不安の軽減，QOLの改善に寄与しているのかもしれない．運動療法による心身機能の改善が期待できる疾患が背景にあるうつを有する高齢者であれば，運動による介入を通じてうつ症状の改善に対する効果も期待が大きいものと考える．

2 運動以外の非薬物療法の効果

運動以外の介入手段として，認知行動療法，記憶トレーニング，回想集団療法，問題適応療法，問題解決療法などの効果が検証されている．うつ症状を有する65歳以上の高齢者において，これらの介入手段によるうつ軽減効果を統合した解析の結果，通常のケアと比べて有意なうつ軽減効果が報告されている[35]．しかしながら，認知機能やQOLなどについては変化が認められていなかった[28]．また，音楽療法（楽器の演奏，合唱，音楽鑑賞などの種別は問わず）の効果をうつを有する高齢者で調べた結果，通常のケアに音楽療法を加えることで，うつの軽減に効果が認められているが，通常のケアと比較しての明らかな効果は有していなかった[36]．

表1 うつ軽減に対する運動介入の効果（運動種目の違い）

運動介入	運動群（名）	対照群（名）	標準化平均差	95％信頼区間
有酸素運動	577	503	−0.55	[−0.77, −0.34]
混合運動	66	62	−0.85	[−1.85, 0.15]
筋力強化運動	68	76	−1.03	[−1.52, −0.53]

（文献33より引用，作表）

表2 うつ軽減に対する運動介入の効果（運動強度の違い）

運動強度	運動群（名）	対照群（名）	標準化平均差	95％信頼区間
低～中強度	36	40	−0.83	[−1.32, −0.34]
中強度	177	166	−0.64	[−1.01, −0.28]
中～高強度	34	32	−0.63	[−1.13, −0.31]
高強度	321	274	−0.56	[−0.93, −0.20]

（文献33より引用，作表）

表3 関節疾患やリウマチ性炎症を有する患者に対する運動によるうつ軽減の効果

	対象者数（名）	平均（95％信頼区間）
主要指標		
うつ徴候	2,449	−0.42（−0.58, −0.26）*
副次指標		
BMI	266	0.08（−0.19, 0.36）
運動機能	1,513	0.58（0.46, 0.70）*
痛み	1,971	−0.57（−0.76, −0.38）*
QOL	1,276	0.73（0.53, 0.92）*
不安感	976	−0.63（−0.86, −0.40）*
最大酸素摂取量	590	1.73（0.87, 2.59）*
上肢筋力	530	0.51（0.31, 0.71）*
下肢筋力	584	0.83（0.49, 1.12）*
バランス	147	0.49（−0.21, 1.19）

（文献34より引用，作表）

*は統計学的な有意性を示す．
指標が向上した場合には0より大きな数値，低下した場合には0より小さい数値で示す．たとえば，うつの指標は低下（軽減）しており（−0.42），運動機能の指標は向上（改善）している（0.58）．95％信頼区間に0を含まない場合は，変化が有意であることを示す．

3　うつ予防の効果

　認知行動療法や問題解決療法などの心理行動介入によるうつの予防効果が検証されている．うつの診断がない者（高齢者や脳卒中患者，妊婦，高校生など多様な者）を対象にして心理行動介入の効果を追跡した結果，介入したグループではうつの発症を21％低減できた[37]．運動による介入については，うつ軽減の効果は期待されているが，うつ発症の予防の効果については明らかとされていない[38]．

（牧迫飛雄馬）

文献

1) 川上憲人：世界のうつ病—日本のうつ病　疫学研究の現在．医学のあゆみ **219**：925-929，2006．
2) Beekman AT et al：Review of community prevalence of depression in later life. *Br J Psychiatry* **174**：307-311, 1999.
3) Makizako H et al：The combined status of physical performance and depressive symptoms is strongly associated with a history of falling in community-dwelling elderly：cross-sectional findings from the Obu Study of Health Promotion for the Elderly (OSHPE). *Arch Gerontol Geriatr* **58**：327-331, 2014.
4) Makizako H et al：Physical frailty predicts incident depressive symptoms in elderly people：prospective findings from the Obu Study of Health Promotion for the Elderly. *J Am Med Dir Assoc* **16**：194-199, 2015.
5) Shimada H et al：Depressive symptoms and cognitive performance in older adults. *J Psychiatr Res* **57**：149-156, 2014.
6) Ustun TB et al：Global burden of depressive disorders in the year 2000. *Br J Psychiatry* **184**：386-392, 2004.
7) Saarni SI et al：Impact of psychiatric disorders on health-related quality of life：general population survey. *Br J Psychiatry* **190**：326-332, 2007.
8) Berto P et al：Depression：cost-of-illness studies in the international literature, a review. *J Ment Health Policy Econ* **3**：3-10, 2000.
9) Cuijpers P et al：Comprehensive meta-analysis of excess mortality in depression in the general community versus patients with specific illnesses. *Am J Psychiatry* **171**：453-462, 2014.
10) Stubbs B et al：Falls in older adults with major depressive disorder（MDD）：a systematic review and exploratory meta-analysis of prospective studies. *Int Psychogeriatr* **28**：23-29, 2016.
11) Kvelde T et al：Depressive symptomatology as a risk factor for falls in older people：systematic review and meta-analysis. *J Am Geriatr Soc* **61**：694-706, 2013.
12) Caine ED：Pseudodementia. Current concepts and future directions. *Arch Gen Psychiatry* **38**：1359-1364, 1981.
13) Lakey SL et al：Antidepressant use, depressive symptoms, and incident frailty in women aged 65 and older from the Women's Health Initiative Observational Study. *J Am Geriatr Soc* **60**：854-861, 2012.
14) Woods NF et al：Frailty：emergence and consequences in women aged 65 and older in the Women's Health Initiative Observational Study. *J Am Geriatr Soc* **53**：1321-1330, 2005.
15) 荒井秀典：フレイルの意義．日老医誌 **51**：497-501，2014．
16) Diniz BS et al：Late-life depression and risk of vascular dementia and Alzheimer's disease：systematic review and meta-analysis of community-based cohort studies. *Br J Psychiatry* **202**：329-335, 2013.
17) Ownby RL et al：Depression and risk for Alzheimer disease：systematic review, meta-analysis, and metaregression analysis. *Arch Gen Psychiatry* **63**：530-538, 2006.
18) Gao Y et al：Depression as a risk factor for dementia and mild cognitive impairment：a meta-analysis of longitudinal studies. *Int J Geriatr Psychiatry* **28**：441-449, 2013.
19) Byers AL, Yaffe K：Depression and risk of developing dementia. *Nat Rev Neurol* **7**：323-331, 2011.
20) Hamilton M：A rating scale for depression. *J Neurol Neurosurg Psychiatry* **23**：56-62, 1960.
21) Kearns NP et al：A comparison of depression rating scales. *Br J Psychiatry* **141**：45-49, 1982.
22) Yesavage JA et al：Development and validation of a geriatric depression screening scale：a preliminary report. *J Psychiatric Research* **17**：37-49, 1982.
23) Yesavage JA：Geriatric Depression Scale. *Psychopharmacol Bull* **24**：709-711, 1988.
24) Dennis M et al：Depression in older people in the general hospital：a systematic review of screening instruments. *Age Ageing* **41**：148-154, 2012.
25) Marin RS：Differential diagnosis and classification of apathy. *Am J Psychiatry* **147**：22-30, 1990.
26) Hama S et al：Depression or apathy and functional recovery after stroke. *Int J Geriatr Psychiatry* **22**：1046-1051, 2007.
27) Starkstein SE et al：Reliability, validity, and clinical correlates of apathy in Parkinson's disease. *J Neuropsychiatry Clin Neurosci* **4**：134-139, 1992.
28) 岡田和悟・他：やる気スコアを用いた脳卒中後の意欲低下の評価．脳卒中 **20**：318-323，1998．
29) Toba K et al：Vitality Index as a useful tool to assess elderly with dementia. *Geriatr Gerontol Int* **2**：23-29, 2002.
30) Lenze EJ et al：The Pittsburgh Rehabilitation Participation Scale：reliability and validity of a clinician-rated measure of participation in acute rehabilitation. *Arch Phys Med Rehabil* **85**：380-384, 2004.
31) Takizawa R et al：Neuroimaging-aided differential diagnosis of the depressive state. *Neuroimage* **85**：498-507, 2014.
32) 福田正人：「抑うつ状態の鑑別診断補助」としての光トポグラフィー検査：精神疾患の臨床検査を保険診療として実用化する意義．精神神経学 **177**：79-93，2015．
33) Cooney GM et al：Exercise for depression. *Cochrane Database Syst Rev* **9**, CD004366, 2013.
34) Kelley GA, Kelley KS：Effects of exercise on depressive symptoms in adults with arthritis and other rheumatic disease：a systematic review of meta-analyses. *BMC Musculoskelet Disord* **15**：121, 2015.
35) Apostolo J et al：The effectiveness of non-pharmacological interventions in older adults with depressive disorders：A systematic review. *Int J Nurs Stud* **58**：59-70, 2016.
36) Zhao K et al：A systematic review and meta-analysis of music therapy for the older adults with depression. *Int J Geriatr Psychiatry*. 2016.
37) van Zoonen K et al：Preventing the onset of major depressive disorder：a meta-analytic review of psychological interventions. *Int J Epidemiol* **43**：318-329, 2014.
38) Daley AJ et al：The effectiveness of exercise for the prevention and treatment of antenatal depression：systematic review with meta-analysis. *BJOG* **122**：57-62, 2015.

6章 7 誤嚥に対する理学療法

> **KEY ポイント**
>
> **① 誤嚥を理解するポイント**
> 　高齢者では加齢や疾患に伴い摂食嚥下障害をきたすことが多く，それにより誤嚥性肺炎，窒息，低栄養，脱水，食べる楽しみの喪失などを引き起こす．高齢者の誤嚥性肺炎は増加しているため，誤嚥予防に対するアプローチが重要である．
>
> **② 理学療法評価・介入の実際**
> 　嚥下スクリーニングテスト，質問紙，食事観察などで摂食嚥下機能を評価する．これらに問題があれば，嚥下造影検査や嚥下内視鏡検査を実施する．
> 　摂食嚥下障害に対する介入では，理学療法士の専門性をいかしてかかわっていく．呼吸機能，姿勢，身体機能を向上させる訓練は，間接的に嚥下機能の改善につながる．
>
> **③ 最新研究からわかってきたこと**
> 　誤嚥性肺炎患者に対する禁食や安静臥床は，四肢，体幹，嚥下筋のサルコペニアを進行させる可能性がある．適切な評価を行い，可能な限り早期に経口摂取，離床を開始することで，嚥下機能や身体機能の低下を防ぐことができる．

1．誤嚥を理解するポイント

1 誤嚥の疫学

　近年，わが国では肺炎による死亡者数が増加している．厚生労働省の調査では，2011年以降，肺炎による死亡者数は，悪性新生物，心疾患に次ぐ，第3位となっている[1]．その背景として，高齢者の誤嚥性肺炎の増加が関連している[2]．誤嚥性肺炎を発生させる要因はさまざまであるが，その一つとして摂食嚥下障害がある（表1）[3]．

　高齢者では，加齢や疾患に伴い嚥下機能の低下をきたすことが少なくない．施設別に摂食嚥下障害の有病率をみた報告では，一般病床13.6%，回復期リハビリテーション病棟31.6%，医療療養型58.7%，介護療養型73.7%，介護老人保健施設45.3%，特別養護老人ホーム59.7%とされている[4]．また，在宅療養中の高齢者では，男性22.7%，女性14.5%に誤嚥を認めたと報告されている[5]．ただし，診断や治療が行われていない，潜在的に摂食嚥下障害を有する高齢者は多いとの報告もあり[6]，実際の有病率は上記の報告より高い可能性がある．

　摂食嚥下障害は，誤嚥性肺炎や窒息，低栄養，脱水，食べる楽しみの喪失，生活の質（Quality of life：QOL）の低下のリスクとなる[3]．これらを予防するためには，摂食嚥下障害の早期発見が

表1　誤嚥性肺炎の原因とリスク因子

原因	リスク因子
意識障害	薬物またはアルコール乱用，全身麻酔，発作，鎮静，急性脳卒中およびその他の脳病変，頭部外傷
加齢	加齢，多薬剤処方，身体機能低下，移動能力低下
嚥下障害	食道狭窄，食道憩室，胃食道逆流，複数の疾患による嚥下障害
医原性	薬物副作用，治療の副作用
その他	COPD，男性，気管切開，気管食道瘻，人工呼吸器関連肺炎，歯周病

重要である．今後，さらに高齢化が進むわが国において，理学療法士は誤嚥性肺炎や摂食嚥下障害を合併した症例にかかわる機会が増えていくと考えられる．早期発見と適切な評価・介入を行うには，正常な摂食嚥下のメカニズムとその障害因子について理解しておく必要がある．

2 摂食嚥下のメカニズム

摂食嚥下は認知期（先行期），準備期（咀嚼期），口腔期，咽頭期，食道期の5期に分けられる．各期における正常メカニズムと障害例を表2に示す．

表2 摂食嚥下のメカニズムと障害例

期		正常なメカニズム	障害例
認知期（先行期）	鼻咽腔／軟口蓋／喉頭蓋／舌骨／甲状軟骨／舌／気管／食道	食物を認知し，上肢機能により口腔へ運び込むまでの段階．視床下部の空腹中枢，視覚・嗅覚・触覚・記憶などの中枢神経系や自律神経系統が動員されて，唾液分泌や消化管の運動が促進される．	・嚥下する前にたくさん口の中に入れる． ・自発的に食べない． ・上肢機能低下のため，口腔へ運ぶことが困難．
準備期（咀嚼期）		食物を適度な大きさにかみ切り，臼歯で咀嚼し，唾液と混ぜて飲み込みやすい1つの塊を作る段階（食塊形成）．顎関節の開閉・前後・回転運動，舌の円滑な上下・左右・回旋運動，顎・頬・舌の感覚が不可欠である．	・唾液や食物が口唇からこぼれる． ・うまくかめない．
口腔期		食塊を口腔から咽頭へ送り込む段階．舌の繊細な運動が必要であり，舌尖は上部の上前歯後方の口蓋につけ，同時に舌の両側が盛り上がり，食塊が散乱しないようにしている．また口唇を閉鎖し，軟口蓋を咽頭後壁に密着させ，鼻咽腔を閉鎖させて口腔内圧を高めることで，食塊を咽頭へ送り込む．	・嚥下後に食物が口の中に残る． ・飲み込みに時間がかかる． ・食物を口の中にため込んでいる．
咽頭期		嚥下反射により，食塊を咽頭から食道へ移送する段階．舌骨と甲状軟骨が前上方に引き上げられると同時に輪状咽頭筋が弛緩し，食道入口部が開く．その際，喉頭蓋の反転，軟口蓋の後方移動，舌根の軟口蓋への密接が起こり，声帯，鼻咽頭腔が閉鎖し，約0.5秒間呼吸が止まる（嚥下時無呼吸）．	・誤嚥してむせる． ・嚥下後に呼吸や声が変わる．
食道期		食塊が食道から胃まで送り込まれる段階．食道の蠕動運動により胃へ送り込まれる．嚥下後は食道入口部が閉鎖し，逆流を防ぐ．	・胸やけがある（胃食道逆流）． ・嘔吐する．

3 加齢性変化と誤嚥

摂食嚥下障害をきたす代表的な疾患として，脳血管障害，パーキンソン病，アルツハイマー病，頭部外傷，神経筋疾患などがある．しかし，高齢者ではこれらの疾患がなくても，加齢に伴うさまざまな変化により嚥下機能が低下し（図1），誤嚥を引き起こすことがある[3]．近年，嚥下筋にもサルコペニア（骨格筋減少症）が生じる可能性が示唆されている．加齢に伴い，舌筋力の低下[7]やオトガイ舌骨筋の萎縮が生じ[8]，誤嚥と関連することが報告されている．また，上腕・下腿の筋萎縮[9]や握力低下[7]は嚥下機能低下と関連する報告がある．すなわち，四肢にサルコペニアが生じている場合，嚥下筋にもサルコペニアが生じている可能性がある．

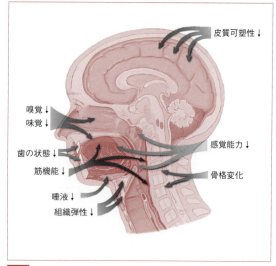

図1 加齢による変化

2．理学療法評価介入の実際

1 摂食嚥下機能の評価

（1）スクリーニングテスト

嚥下のスクリーニングテストを表3に示す．頸部聴診法とパルスオキシメータでのモニタリングを併用することで，より精度が高まる．スクリーニングテストを行う条件として，意識が清明であること，全身状態が安定していること，口腔内汚染や乾燥がないことが必要である．口腔内汚染や乾燥がある場合は，口腔ケアをした後に，スクリーニングテストを行う．

（2）質問紙（Eating Assessment Tool：EAT-10）

EAT-10は，Belafskyらによって開発された簡便な摂食嚥下障害スクリーニングの質問紙である．EAT-10日本語版の信頼性，妥当性も検証され，有用性が示されている（図2）[12]．3点以上の場合は，嚥下障害の疑いがある．

（3）嚥下造影検査，嚥下内視鏡検査

スクリーニングテストで誤嚥や咽頭残留などが疑われる場合には，嚥下造影検査（videofluoroscopic examination of swallowing；VF）や嚥下内視鏡検査（videoendoscopic examination of swallowing；VE）による詳細な評価が必要となる．

VF，VEでは診断的検査のほかに，体位，一口量，食物形態，摂食訓練法など，誤嚥なく摂食できる条件の探索や，残留除去法などの情報を得て，治療方針やゴール設定を行う目的もある[13]．

（4）食事観察

実際の食事場面の観察は，認知期から咽頭期までの評価が行える．各期の問題点をみるだけでなく，食事のペース，嗜好，環境，疲労についても観察する．また，スクリーニングテストやVF，VEにむせや誤嚥が認められなくても，食事中には観察されることがある[14]．必要であれば，嚥下聴診法や嚥下前後の声の確認，パルスオキシメータでのモニタリングを併用する．

コラム①

摂食嚥下にかかわる筋群

摂食嚥下には表情筋，咀嚼筋，舌筋，舌骨上筋，舌骨下筋，口蓋筋，咽頭筋など多くの筋群がかかわっている．舌骨上筋は顎二腹筋，茎突舌骨筋，顎舌骨筋，オトガイ舌骨筋から構成されており，咽頭期における舌骨と喉頭の前上方挙上に関与している．舌骨上筋の萎縮や筋力低下により，舌骨や喉頭の位置が下がり，嚥下時の前上方挙上の不足や挙上時間の延長が生じるため，誤嚥のリスクが高まる．

表3 嚥下障害のスクリーニングテスト

検査	方法	判定基準
反復唾液嚥下テスト	30秒間に何回空嚥下（唾液を飲み込む）が行えるかを評価する．検者の示指で舌骨，中指で甲状軟骨を触知し，喉頭隆起が中指を乗り越えた場合に1回と数える．	3回以上を正常，2回以下を異常と判定する．
30mLの水飲みテスト	椅子座位で「この水をいつものように飲んでください」といって，30mLの水を飲んでもらう．	1回で5秒以内であれば，正常範囲，5秒以上かかる場合は疑い，むせる場合と飲みきれない場合は異常と判断する．
改訂水飲みテスト	シリンジやスプーンを用いて，冷水3mLを嚥下させる．	判定不能：口から出す，無反応 1 a：嚥下なし，むせなし，湿性嗄声or呼吸変化あり 　b：嚥下なし，むせあり 2：嚥下あり，むせなし，呼吸変化あり 3 a：嚥下あり，むせなし，湿性嗄声あり 　b：嚥下あり，むせあり 4：嚥下あり，むせなし，呼吸変化，湿性嗄声なし 5：4に加えて追加嚥下運動が30秒以内に2回可能
フードテスト	ティースプーン1杯（3〜4g）のプリンやゼリーを嚥下してもらう．1〜5点で判定する．	判定不能：口から出す，無反応 1 a：嚥下なし，むせなし，湿性嗄声or呼吸変化あり 　b：嚥下なし，むせあり 2：嚥下あり，むせなし，呼吸変化あり 3 a：嚥下あり，むせなし，湿性嗄声あり 　b：嚥下あり，むせあり，湿性嗄声あり 　c：嚥下あり，むせなし，湿性嗄声なし，呼吸変化なし，口腔内残留あり 4：嚥下あり，むせなし，湿性嗄声なし，口腔内残留あり，追加嚥下で残留消失 5：嚥下あり，むせなし，嗄声・呼吸変化なし，口腔内残留なし
パルスオキシメータ	スクリーニングテスト時に酸素飽和度を評価する．	テストの前後で酸素飽和度が3％低下したら，誤嚥の可能性が高いと判定する．
頸部聴診法	甲状軟骨〜輪状軟骨直下の気管外側上皮膚面で嚥下音と呼吸音を聴診する．	短く強い嚥下音とその後の澄んだ呼吸音が正常である．長く弱い嚥下音，複数回の嚥下音，水泡様の嚥下音，嚥下後の喘鳴音・湿性音，呼吸音と嚥下音の連続音の場合には，咽頭収縮力の低下，咽頭残留，喉頭侵入，むせのない誤嚥を疑う．

（文献10，11を参考に作成）

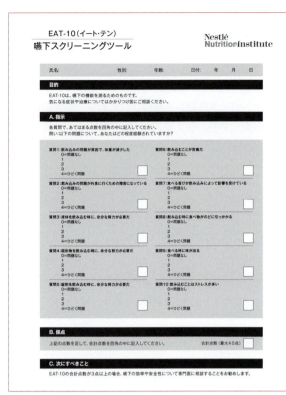
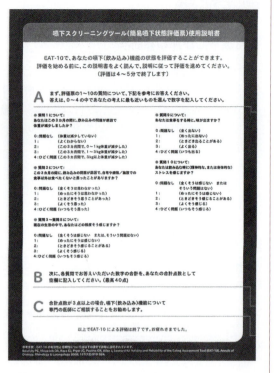

図2 EAT-10

> コラム②
>
> ### 誤嚥＝肺炎？
>
> 　健常若年者では唾液や食物を多少誤嚥しても，肺炎を発症することはまれである．それは口腔内衛生状態がよく，反射的咳嗽による誤嚥物の排出が可能で，免疫力が高いことが要因である．一方，口腔内衛生状態が不良，咳嗽力が不十分，誤嚥してもむせない（不顕性誤嚥），低栄養や全身状態の悪化により免疫力が低下した高齢者では，誤嚥が容易に肺炎の発症につながる．特に睡眠中の唾液や気道分泌物の不顕性誤嚥は誤嚥性肺炎のリスク因子である[15]．したがって，誤嚥性肺炎予防には，摂食嚥下リハ，口腔ケア，咳嗽力の強化，低栄養予防，全身状態の管理など包括的な介入が必要である．

2 理学療法の実際

　誤嚥に対する理学療法アプローチとして，嚥下筋の筋力強化，呼吸理学療法，姿勢調整，早期離床・運動療法などが挙げられる．

（1）嚥下筋の強化
❶頭部挙上訓練（シャキア・エクササイズ）

　頭部挙上訓練は，舌骨上筋など喉頭挙上にかかわる筋が強化される．舌骨上筋の筋力強化により，喉頭の前上方運動が改善され，食道入口部が拡大する[16]．原法では[16]，①仰臥位で肩を床につけたまま，頭だけをつま先が見えるまで高く上げ，「1分間挙上位を保持した後，1分間休む」，これを3回繰り返す，②仰臥位で頭部の上げ下げを30回繰り返す，これを1日3回，6週間続けるとしている．しかし，高齢者によっては負荷が高く，実施困難なことがある．

　その変法として，「嚥下おでこ体操」がある[16]（図3）．額に手を当てて抵抗を加え，臍をのぞき

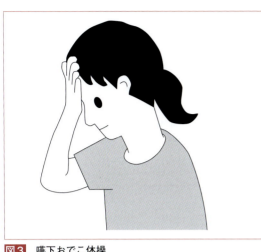

図3 嚥下おでこ体操
額に手を当てて抵抗を加え,臍をのぞき込む.

込むように強く下を向く.5秒程度持続して行う.円背の高齢者でも座位で実施できる.

❷舌機能訓練

舌は準備期,口腔期において食塊の形成,移送の役割を果たすほか,咽頭期においても舌根部を咽頭壁に接触させ,咽頭内圧を高める役割がある.咽頭内圧が高まることで,食塊は食道へ送り込まれる.舌筋力の低下は,食塊形成や送り込みが不十分となり,誤嚥の原因となる.

個々の能力に応じて,舌の突出,挙上,側方などを他動運動,自動運動,抵抗運動と組み合わせて行う.舌の他動運動では,湿ったガーゼで舌の前方を包むようにしっかりと保持して,前方,上方,側方運動を行う.抵抗運動は湿ったガーゼ,舌圧子,スプーンを用いて実施する.視覚的にフィードバックできる場合は鏡を用いて行う[16].

また,舌圧測定器を用いた舌抵抗訓練は,舌圧・嚥下圧の上昇,舌の体積増加,喉頭侵入の減少に有用である[17,18].方法としては,舌圧測定器のプローブを舌で口蓋に押し付ける.最大舌圧の80%で1秒間,10回反復,1日3回,週3回,8週間継続することが提唱されている[19].

(2) 呼吸理学療法

嚥下と呼吸は密接に関係している.通常,嚥下時における呼吸のタイミングは,呼気-嚥下(無呼吸)-呼気であることが多い.しかし,高齢者や呼吸器疾患ではこのタイミングがずれ,それにより誤嚥することがある.また努力性呼吸による呼吸補助筋の活動性亢進は,舌骨や咽頭の運動を阻害する可能性がある.リラクセーション,排痰法(体位ドレナージ,呼吸介助,咳嗽介助,ハフィングなど),胸郭可動域訓練,呼吸訓練などの呼吸理学療法は,間接的に嚥下機能の改善につながる.呼吸状態の安定化により呼吸-嚥下の協調性の改善が期待できる.呼吸器疾患や気道内分泌物の貯留がある場合,食事前に呼吸理学療法を行い,呼吸状態の安定化を図っておくとよい.

Threshold™ PEPやSouffle™などの器具を用いた呼気筋トレーニングは,呼吸筋力の増強だけでなく,咳嗽能力の向上や嚥下機能の改善が期待される[20].呼気筋に抵抗を加えることで,舌骨上筋の活動が有意に上昇するため[21],嚥下筋の筋力強化にも有効な可能性がある.

(3) 姿勢調整

食事時の姿勢調整は誤嚥予防のために重要である.重度の摂食嚥下障害や舌機能低下による食塊の送り込みが困難な場合は,30°仰臥位頸部前屈位が有用である.しかし,この姿勢では自力摂取がしにくいことや,呼吸・咳嗽には不利な可能性があることに留意する[23].

コラム③

摂食嚥下障害と栄養管理

摂食嚥下障害患者では経口摂取のみで必要なエネルギーを摂取することが困難なことがある.エネルギー摂取量が不足した状態では,摂食嚥下機能の改善が不十分になることがある[22].エネルギー必要量を医師や管理栄養士と勘案し,必要であれば経管栄養や静脈栄養でエネルギー摂取量を補う.適切な栄養管理のもとでリハを実施し,摂食嚥下機能の改善を目指していくことが大切である.

> **コラム④**
>
> ### 摂食嚥下チームにおける理学療法士の役割
>
> 　食べる機能の向上や肺炎を防止し，日常生活における活動性の向上を目指すには，多くの医療専門職との連携により治療や訓練を進めることが重要である．そのために，摂食嚥下チームを設立している病院や施設が増えている．理学療法士の役割としては，摂食嚥下姿勢の評価，身体の機能訓練，体力・耐久性の向上，呼吸理学療法（呼吸のタイミングや呼吸時の動作など）が挙げられている[30]．嚥下機能改善には全身的な介入が必要であるため，摂食嚥下チームに理学療法士も積極的にかかわっていきたい．

　不良姿勢は，頸部周囲筋の緊張が高まり，嚥下筋の活動が抑制される可能性がある．また疲労しやすくなり，リーチ動作もしづらくなる．座位訓練や姿勢の調整により，嚥下筋の機能向上，疲労の軽減，リーチ動作の改善を図る．

　臥床時の姿勢調整も不顕性誤嚥予防のために重要である．前傾側臥位は唾液誤嚥の予防に有用であることが示されている[24]．

（4）早期離床・運動療法

　摂食嚥下障害は局所的な問題だけでなく，四肢，体幹の可動域，筋力，心肺機能，持久力などにも影響することがあるため，全身性に評価，アプローチすることが大切である．**表1**に示したように，身体機能低下や移動能力の低下は誤嚥性肺炎のリスクである．早期離床や運動療法は，頸部・体幹の抗重力伸展活動が促され，姿勢保持能力や摂食嚥下機能の改善につながる．活動性が向上することで，換気が促進され，気道の粘液線毛輸送能が改善する[25]．また，腹筋群の筋力強化により，誤嚥物や痰の喀出のための咳嗽力が強化される．

3. 最新研究からわかってきたこと

誤嚥性肺炎に対する早期経口摂取・早期理学療法の重要性

　誤嚥性肺炎で入院した高齢者では，再度誤嚥を引き起こさないよう入院後に禁食となり，安静臥床を強いられることが少なくない．しかし近年，このことが嚥下機能低下や予後不良の要因となることが報告されている．誤嚥性肺炎で入院した高齢者に対して，入院後早期に経口摂取を開始すると，禁食にした場合と比べ，嚥下機能の低下を防ぎ，肺炎の治癒期間が短縮した[26]．高齢の肺炎入院患者では，入院後2日以内に経口摂取を開始したほうが，退院時に三食経口摂取している割合が高く，早期に退院できた[27]．また，誤嚥性肺炎の高齢者に対し，早期に理学療法を開始したほうが，ADLがより改善し[28]，死亡率が減少した[29]．

　誤嚥性肺炎患者に対する不要な禁食・安静臥床により，サルコペニアの原因が重複（侵襲，廃用，低栄養）し，四肢，体幹だけでなく，嚥下筋のサルコペニアも進行する．そのため早期に摂食嚥下評価，理学療法を実施し，可能な限り早期に経口摂取，離床を進めることが重要である．

　誤嚥の予防や誤嚥性肺炎に対しては，疾患の治療，摂食嚥下リハ，呼吸リハ，早期離床，姿勢調整，身体機能訓練，口腔ケア，栄養サポートなど，包括的かつ多職種の介入が必要である．その中で理学療法士が貢献できることは多い．チーム医療として貢献するためには，摂食嚥下分野の知識が不可欠となる．しかし，現在，理学療法士は卒前・卒後とも摂食嚥下に関する学習機会が少ない．今後，学習機会が充実し，誤嚥予防に貢献できる理学療法士がさらに増えることが望まれる．

（高橋浩平）

文献

1) 厚生労働省：平成26年人口動態統計の概況：
   http://www.mhlw.go.jp/toukei/saikin/hw/jinkou/geppo/nengai14/dl/kekka.pdf
2) Teramoto S et al: Japanese Study Group on Aspiration Pulmonary Disease.High incidence of aspiration pneumonia in community- and hospital-acquired pneumonia in hospitalized patients : a multicenter, prospective study in Japan. J Am Geriatr Soc **56**: 577-579, 2008.
3) Wirth R et al: Oropharyngeal dysphagia in older persons-from pathophysiology to adequate intervention: a review and summary of an international expert meeting. Clin Interv Aging **23**: 189-208, 2016.
4) 国立長寿医療センター：平成23年度老人保健事業推進費等補助金老人保健健康増進等事業．摂食嚥下障害にかかる調査研究事業報告書：
   http://www.ncgg.go.jp/ncgg-kenkyu/documents/roken/cl_hokoku1_23.pdf
5) 国立長寿医療：平成24年度老人保健健康増進等事業．在宅療養患者の摂食状況・栄養状態の把握に関する調査研究報告書：
   http://www.ncgg.go.jp/ncgg-kenkyu/documents/roken/rojinhokoku4_24.pdf
6) Sugiyama M et al: National survey of the prevalence of swallowing difficulty and tube feeding use as well as implementation of swallowing evaluation in long-term care settings in Japan. Geriatr Gerontol **14**: 577-581, 2014.
7) Butler SG et al: The relationship of aspiration status with tongue and handgrip strength in healthy older adults. J Gerontol A Biol Sci Med Sci **66A**: 452-458, 2011.
8) Feng X et al: Aging-Related Geniohyoid Muscle Atrophy Is Related to Aspiration Status in Healthy Older Adults. J Gerontol A Biol Sci Med Sci **68**: 853-860, 2013.
9) Kuroda Y et al: Relationship between thinness and swallowing function in Japanese older adults: implications for sarcopenic dysphagia. J Am Geriatr Soc **60**: 1785-1786, 2012.
10) 若林秀隆：PT・OT・STのためのリハビリテーション栄養－栄養ケアがリハを変える(第2版), 医歯薬出版, 2015.
11) 上野理美子：摂食嚥下障害．リハビリテーションに役立つ栄養学の基礎（栢下 淳，若林秀隆編著），医歯薬出版，2014, pp74-84.
12) 若林秀隆・他：摂食嚥下障害スクリーニング質問紙票EAT-10の日本語版作成と信頼性・妥当性の検証．静脈経腸栄養 **29**: 871-876, 2014.
13) 聖隷嚥下チーム：嚥下障害ポケットマニュアル，第3版，医歯薬出版, 2011, pp95-151.
14) 田村文誉・他：要介護者の食事観察評価とVF検査による摂食嚥下機能評価との関連．老年歯科医学 **23**: 50-55, 2008.
15) Kikuchi R et al: High incidence of silent aspiration in elderly patients with community-acquired pneumonia. Am J Respir Crit Care Med **150**: 251-253, 1994.
16) 日本摂食嚥下リハビリテーション学会医療検討委員会：訓練法のまとめ（改訂2010）．日摂食嚥下リハ会誌 **14**: 644-663, 2010.
17) Robbins J et al: The effects of lingual exercise on swallowing in older adults. J Am Geriatr Soc **53**: 1483-1489, 2005.
18) Robbins J et al: The effects of lingual exercise in stroke patients with dysphagia. Arch Phys Med Rehabil **88**: 150-158, 2007.
19) Robbins J et al: Swallow stronger and safer: past, present, and future of the SwallowSTRONG device. Prespect Swal Swal Dis (Dyspa) **24**: 65-70, 2015.
20) Pitts T et al: Impact of expiratory muscle strength training on voluntary cough and swallow function in Parkinson disease. Chest **135**: 1301-1308, 2009.
21) 福岡達之・他：呼気抵抗負荷トレーニングによる舌骨上筋群の筋力強化に関する検討．日摂食嚥下リハ会誌 **15**: 174-182, 2011.
22) Iwamoto M et al: Swallowing rehabilitation with nutrition therapy improves clinical outcome in patients with dysphagia at an acute care hospital. J Med Invest **61**: 353-360, 2014.
23) 金子雄太・他：健常者の頭頸部を含む座位姿勢変化が呼吸機能に及ぼす影響．日摂食嚥下リハ会誌 **16**: 131-139, 2012.
24) 神津 玲・他：摂食嚥下障害患者における体位の違いが唾液誤嚥に及ぼす影響．日呼吸ケアリハ学誌 **17**: 93-96, 2007.
25) 神津 玲：摂食嚥下障害と誤嚥性肺炎に対する理学療法アプローチ．理学療法京都 **39**: 41-48, 2010.
26) Maeda K et al: Tentative nil per os leads to poor outcomes in older adults with aspiration pneumonia. Clin Nutr. doi: 10.1016/j.clnu.2015.09.011. 2015.
27) Koyama T et al: Early Commencement of Oral Intake and Physical Function are Associated with Early Hospital Discharge with Oral Intake in Hospitalized Elderly Individuals with Pneumonia. J Am Geriatr Soc **63**: 2183-2185, 2015.
28) Yagi M et al: Effect of early rehabilitation on activities of daily living in patients with aspiration pneumonia. Geriatr Gerontol Int **13**. doi: 10.1111/ggi.12610. 2015.
29) Momosaki R et al: Effect of early rehabilitation by physical therapists on in-hospital mortality after aspiration pneumonia in the elderly. Arch Phys Med Rehabil **96**: 205-209, 2015.
30) チーム医療推進協議会：チーム医療を詳しく知る．摂食嚥下チーム：http://www.team-med.jp/archives/team/sessyoku

6章 8 低栄養に対する理学療法

> **KEY ポイント**
>
> **① 低栄養を理解するポイント**
>
> 低栄養とは外部から摂取するエネルギーが体内で消費されるエネルギーに満たない状態である．足りないエネルギーを補うために筋蛋白の分解が亢進してしまうため，運動療法を効率よく安全に実施するためには，低栄養の評価や管理が必須である．
>
> **② 理学療法評価・介入の実際**
>
> 栄養状態は，短期的にはたんぱく質の血中濃度（主に血清アルブミン値）に，長期的には体重（またはBMI）に表れるため，これを評価するとよい．体組成（体脂肪や骨格筋の量）を評価しておくことも重要である．運動を負荷する際は，患者が摂取しているカロリーの量と自身が処方した運動負荷量を把握し，両者のバランスをとることが重要である．急性期には，リスクを避ける意味でも，運動によって消費するカロリーの量を，患者が摂取するカロリーの量よりも少なくすることで体重増加を目指すとよい．一方，維持期には，サルコペニア肥満を予防するために過剰なカロリー摂取を控えることが重要である．
>
> **③ 最新研究からわかってきたこと**
>
> 栄養管理と運動療法は，併用されてはじめてそれぞれがその結果を発揮する．低栄養患者に限らず，栄養状態評価はリハを実施されるすべての者に必須の評価項目であることを認識しておきたい．栄養摂取に関わる能力として，近年は摂食嚥下機能にも注目が集まっている．

1. 低栄養を理解するポイント

ヒトが摂取する食物は，炭水化物（糖質），脂質，たんぱく質，ビタミン，ミネラルの5つの栄養素（5大栄養素）からなる．このうち，炭水化物（糖質），脂質，たんぱく質は，細胞が活動（たとえば筋収縮や能動輸送，物質合成など）するための唯一のエネルギーであるアデノシン三リン酸（Adenosine Triphosphate：ATP）を産生できる「三大栄養素」と称される．低栄養とは，

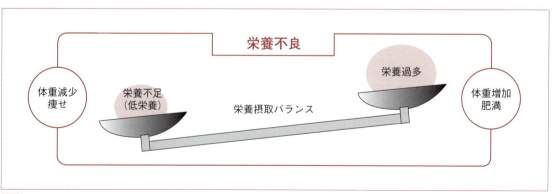

図1 栄養不足（低栄養）と栄養過多

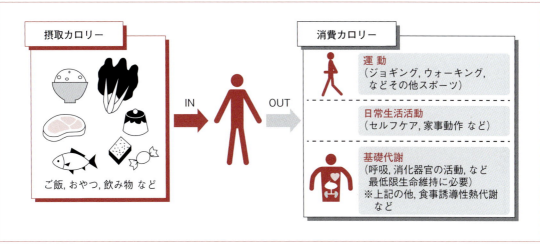

図2　摂取カロリーと消費カロリー

この三大栄養素の摂取量が必要量よりも不足した状態を指している（図1）.

低栄養とは，摂取エネルギー量が消費エネルギー量を下回った状態である（図2）．取り入れる量よりも出ていく量が多いためエネルギーが枯渇してしまうが，身体には余剰エネルギーが貯蔵されているため，活動が停止してしまうことはない．ヒトの身体には，低栄養のような飢餓への対向措置として，常に十分なエネルギーが備蓄されており，備蓄の中心は脂肪組織である．

身体活動のエネルギー源となる栄養素には，脂肪の他に糖質とたんぱく質があり，全くエネルギー補給を行わない（絶食）状態が長期間継続することは医療現場において現実的でない．そのため，低栄養による貯蔵エネルギーの減少は，実際には緩徐に進行する．

摂取カロリー量が十分であれば，生体活動や運動に必要なエネルギーは主に糖質と脂質により賄われる．しかし，摂取カロリーの不足により明らかな低血糖をきたした場合には，糖質の不足を補うために，たんぱく質が積極的に分解される．すぐにエネルギーに変換できる遊離アミノ酸の状態で体内に貯蔵してあるたんぱく質の量は非常に少なく，すぐに枯渇してしまう．そこで，エネルギーとしてのたんぱく質を供給するための戦略として，組織構造の分解（蛋白異化）が亢進する．こうした場合，はじめに分解される組織は骨格筋である．このように，極端な摂食制限によって脂肪量が減

表1　低栄養がもたらす弊害

- 骨格筋量の減少（サルコペニア）
- 骨粗鬆症→転倒による骨折の増加
- ADL自立度の低下
- 免疫機能の低下→疾病への罹患率の上昇
- 合併症の増加・褥瘡の増加
- 創傷治癒の遅延・疾患からの回復の遅延
- 薬剤代謝の変動・薬物副作用発生率の上昇
- 入院日数の延長・再入院率の上昇
- 死亡率の上昇
- 医療費の増大
- QOLの低下

少せずに除脂肪量ばかりが減少してしまう現象は，若年者のダイエットにもみられる反応である．

飢餓がさらに継続すると，一転して蛋白異化は抑制され，体蛋白を維持して臓器機能を保持するために，エネルギー産生の主役は体脂肪に移行していく．ここに至ると，飢餓は急激な体重減少となって顕現する．蛋白異化はいったん落ち着きを見せるものの，ここに疾患や手術などの侵襲が加わり，損傷された組織を修復しようとしてエネルギーバランスが大きく消費に傾いてしまうと，糖質だけではエネルギー消費を補うことができず，蛋白異化は再び亢進してしまう．

たんぱく質は体内の多様な機能に関与しているため，蛋白異化の亢進は予後を悪化する．筋量の減少のみならず，アルブミンなどの内臓蛋白の減

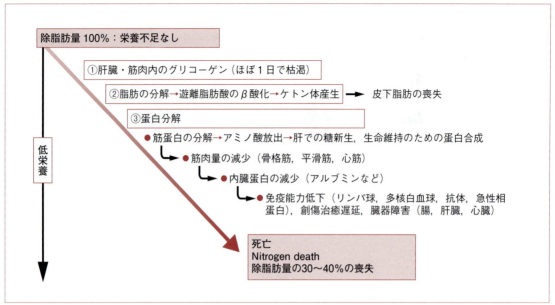

図3 飢餓の進行により生じる生体変化

少，免疫能の障害，創傷治癒遅延，臓器不全（腸管，肝臓，心臓）などが引き起こされ，ついにはnitrogen death（窒素死）に至る（図3）．

低栄養は摂取エネルギー量の不足によって生じるものばかりではない．エネルギー吸収能の低下もしくはエネルギー消費の亢進に起因する低栄養もある．特に急性期リハビリテーション（以下リハ）においては，疾患や手術侵襲などによるエネルギー消費の亢進を十分に考慮したうえで，運動負荷量（消費カロリー量）を設定する必要がある．

2. 理学療法評価・介入の実際

1 評価のポイント

理学療法の提供に先立ってまず把握すべきなのが，対象が低栄養であるか否かである．病院などの医療保険制度下で行われる理学療法においては血液検査値による判断が有用である．数ある血液検査値の中でも血清アルブミン値（Serum Albumin: Alb）が栄養スクリーニングの指標として代表的である．

アルブミンは，100種類以上あるといわれる血漿蛋白の中で最も量が多いたんぱく質であり，血漿蛋白の約60％を占める．肝臓において生成されるたんぱく質であり，肝機能の指標とされる．一方で，たんぱく質のエネルギー利用が亢進して体内に貯蔵される遊離アミノ酸が減少すると，肝臓でのアルブミン産生が低下し，アルブミンの血中濃度が低下することから，内臓蛋白の状態を表す指標であるともされている．低栄養判定における血清アルブミン値の基準値を表2に示す．

アルブミン値の解釈では半減期が約21日である点に注意が必要である．周術期や急性期の理学療法においてはより半減期の短いRapid Turnover Protein（RTP）に分類されるレチノール結合蛋

表2 血清アルブミン値の基準

基準値	判定	臨床像
3.8g/dL以上	正常	
3.8〜3.5g/dL	低栄養リスクあり（予備軍）	
3.4〜3.0g/dL	軽度低栄養	
2.9〜2.0g/dL	中等度低栄養	浮腫の発生
2.0g/dL未満	重度低栄養	

（文献3より引用）

白(半減期0.5日),トランスサイレチン(プレアルブミン:半減期2日),トランスフェリン(半減期7日)などが有用である.

介護保険制度下で医学的な情報が少ないながらもリハを進める必要のある場合には簡易栄養状態評価表(Mini Nutritional Assessment;MNA®)などの質問紙法が有用である.前半はスクリーニングに特化したShort-Formであり,こちらのみでも低栄養リスクの検出力は高く,フィールドワークに適した栄養評価ツールである.

チームで栄養評価を行う場合に,理学療法士が責を負うべき評価項目は,身体計測値と運動機能の評価である.これらは,栄養管理と並行して理学療法を施行した際の効果判定指標としても重要である.

身体計測値のうち栄養評価において多用されるのは,四肢周径,Body Mass Index(BMI),体組成である.四肢周径のうち,特に栄養評価の指標として用いられているのは上腕最大部周径と下腿最大部周径であり,それぞれ四肢骨格筋量を反映するとされる.カットオフ値はそれぞれ21cm以下と31cm以下であり,これを下回る場合には筋量の低下を疑う.また上腕最大部周径については,上腕三頭筋筋腹部の皮下脂肪厚と合わせて,図4に示した式により「上腕筋囲」や「上腕筋面積」を算出し,より妥当性の高い筋量の指標とすることがある.

BMIは栄養評価の指標として重要視されている

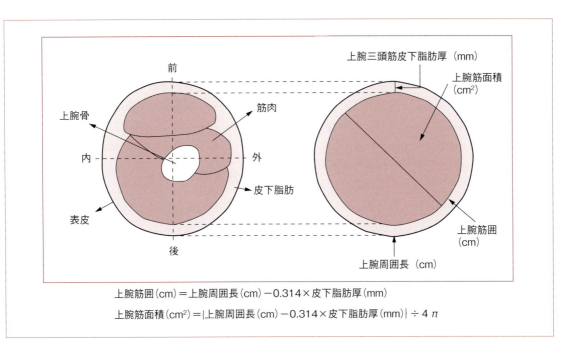

図4 上腕筋囲と上腕筋面積

上腕筋囲(cm)=上腕周囲長(cm)−0.314×皮下脂肪厚(mm)
上腕筋面積(cm²)={上腕周囲長(cm)−0.314×皮下脂肪厚(mm)}÷4π

表3 身長の推定式

報告者	発表年	推定式
Myersら[1]	1994年	女性:69.10+(2.11×膝高)−(0.22×年齢) 男性:53.69+(2.57×膝高)−(0.23×年齢)
杉山ら[2]	1997年	女性:123.9+(1.20×膝高)−(0.40×年齢) 男性:115.3+(1.13×膝高)−(0.12×年齢)
久保ら[3]	2007年	男女とも:37.0+2.11×(尺骨長+腓骨長)

膝　高:膝を直角に曲げた際の足底から膝上までの直線距離
尺骨長:尺骨茎状突起の遠位端から肘頭近位端までの長さ
腓骨長:腓骨頭近位端から外果遠位端までの長さ

表4 基礎代謝量（kcal）の推定式

報告者	発表年	推定式
Harris-Benedict[4]	1919年	男性：66.4730＋13.7516×W＋5.0033×H－6.7550×A 女性：655.0955＋9.5634×W＋1.8496×H－4.6756×A
国立健康・栄養研究所[5]	2007年	（0.1238＋（0.0481×W）＋（0.0234×H）－（0.0138×A）－S）×1000／4.186

W: 体重kg, H: 身長cm, A: 年齢, S: 性別（男性：0.5473×1, 女性：0.5473×2）

が，日常生活自立度が著しく低下した高齢患者においては脊柱や下肢の変形などにより真の身長を把握することが困難であり，数値の信頼性が低下してしまうことも多い．その場合には身長の推定式を利用するとよい（**表3**）．

日常生活自立度が著しく低下した高齢患者においては，体重の測定そのものにも留意が必要である．一般的な体重計は自力での立位保持を前提としているため，立位保持に介助を要する場合には車椅子対応型やストレッチャー型などの特殊な体重計が必要となる．

BMIなどによる体重の評価と合わせて体組成を評価することも重要である．体組成評価のゴールデンスタンダードは2重エネルギーX線吸収方式（Dual-energy X-ray Absorptiometry；DXA, デキサ法）だが，放射線を照射する検査であるため検者が限定されること，少なからず被曝のリスクを有することなどが臨床適応上の問題となっている．近年は生体電気インピーダンス方式（Bioelectrical Impedance Analysis；BIA）の機器で発展が目覚ましく，異なる周波数の複数電流を通電することでDXAに迫るほどの高い信頼性を有することが確認されている．体脂肪率（% of Body Fat: %BF）や除脂肪量（Lean Body Mass；LBM）のみならず，四肢骨格筋量（Appendicular Skeletal Muscle Mass；ASMM）や四肢骨格筋指標（Appendicular Skeletal Muscle Index；ASMI, ASMMを身長[m]の二乗で除した数値）が筋量の指標として有用である．

栄養管理において，患者が1日に必要とするエネルギーの量は，患者の体格，性別，年齢から推定される基礎代謝量に，活動係数，傷害（ストレス）係数などを乗じて算出される．

理学療法士にとって特に重要なのは活動係数である．活動係数は，寝たきり（意識低下状態）で1.0, 寝たきり（覚醒状態）で1.1, ベッド上安静で1.2, ベッド外活動ありで1.3〜1.4, 一般職業従事者で1.5〜1.7と定められている．何かしらのベッド外活動を行っている場合の係数が一定の幅を有するのは，患者の活動量に応じて適宜調節を行うために他ならない．なお，患者が消耗性の疾患にさらされている場合には，身体活動以外の安静時にどの程度のエネルギーが消耗されるのかを十分に考慮して必要エネルギー量を調整する必要がある．ここでいう消耗性疾患とは，脳血管障害による片麻痺などによる安静時の筋緊張亢進，関節リウマチ患者の関節に生じる炎症，肺炎などの全身性の炎症疾患などである．褥瘡の有無や血液検査値の炎症所見（C反応蛋白, C-reactive protein; CRP）なども必要エネルギー量設定の参考にしたい．

2 介入のポイント

骨格筋量の減少に対して，運動を付加することで筋蛋白の合成を促すことは合理的かつ有効な対策である．筋量を増加させるにはレジスタンストレーニング（抵抗運動）が有効であり，特に負荷量の大きい運動ほどその効果に期待がもてる．また，獲得した筋力を実用的に運用し活動や参加へと昇華させるためには筋持久力の向上も重要である．筋持久力を向上させるには低負荷の運動を長時間持続させる必要がある．

しかし，低栄養によってたんぱく質の異化が亢進している患者に負荷量の大きい運動を処方すれば，目的に反して骨格筋量の減少はさらに悪化するだろう．また，低栄養によってグリコーゲンが枯渇し低血糖をきたした患者が，長時間運動を持続することは，たとえ低負荷の運動であっても困難であり，無理に実施すれば意識障害などの重篤症状を引き起こす可能性すらある．

レジスタンストレーニングを行うためには，悪

> **コラム**
>
> **悪液質とは**
>
> 悪液質は，疾患や侵襲が起因となって急性に低栄養が進行することで衰弱した状態を指す．英語ではカヘキシー（cachexia）と称される．エネルギーが枯渇し，体蛋白の分解が急速に進むことで，短期間に急激な体重減少が生じる．悪性腫瘍や白血病などによるがん悪液質が代表的である．

液質にみられるような体蛋白質動態が異化に偏った状態を脱している必要があり，運動を持続して筋持久力を向上するためには，グリコーゲンが十分に確保された状態を準備する必要がある．運動処方に際しては，これに先立つ栄養状態の評価が必須であるといえる．

具体的には，①患者が摂取しているカロリーの量や内容を把握しておくことと，②理学療法士自身が処方する運動の量を把握していることが重要である．両者が同量であることが理想的であるが，エネルギーの摂取や消費は流動的なものであり，実際にそれをなしうるのは困難である．初期には体重増加を目標として摂取カロリー量が優位になるよう運動負荷量を調整するとよい．この場合，効果判定の指標は体重であるため，定期的な体重のモニタリングが重要である．急性期には毎日，たとえ維持期であっても毎月の頻度での体重測定を心がけたい．また，体重と合わせて体組成を評価することも重要である．体重減少の傾向がみられる場合には，レジスタンストレーニングや筋持久力増強運動をすぐに中止し，機能維持を目的とした負荷量の低い運動（関節可動域維持運動，呼吸リハ，座位・立位訓練などの抗重力活動，短距離・低負荷の歩行など）へとプログラムを切り替え，状態の急変に対して備えておく必要がある．

介護保険制度下で理学療法を行う場合など，チームでの適切な栄養管理が行えない環境では，摂取カロリー以上に運動を付加して高齢者を消耗させてしまうことに対して特に留意する必要がある．高齢者は食欲不振などから粗食（摂取カロリー不足）であることが多いため，間食を推奨して運動に必要なエネルギーを確保するなど，運動処方のための適切な準備を心がけたい．

ただし，摂取カロリーの過多には注意が必要である．地域在住高齢者や自宅に閉じこもりがちで訪問リハを利用するなどしながら在宅生活を送る高齢者は，栄養摂取を制限されることがないため，低活動にもかかわらず必要以上にエネルギーを摂取してしまっていることもめずらしくない．摂取するカロリーの量が消費量を上回れば体重は増加する．余剰エネルギーの多くは脂質として身体に蓄えられるため，この場合の体重増加は体脂肪率が上昇した「肥満」と同義である．体脂肪量が増加すると運動時に"荷物"が増えることになり，すでに骨格筋量が減少したサルコペニアの状態にある低栄養患者のADLはさらに障害される．このようにサルコペニアであるにもかかわらず体脂肪量の増加により「痩せ」とはみなされない状態は「サルコペニア肥満」と称される．在宅生活を送る高齢者では，摂取カロリー過多によるサルコペニア肥満にも十分な注意が必要である．

3. 最新研究からわかってきたこと

栄養管理と運動療法は，併用されてはじめてそれぞれがその効果を発揮する．まさに車の両輪といった関係にあり，栄養状態はリハを実施するにあたって必ず確認すべき全身状態であることを強く認識しておく必要がある．

また，低栄養によって生じる異常の中でも理学療法とのかかわりの深いサルコペニアについて興味深い報告があった．「サルコペニアでは摂食嚥

下にかかわる筋も減少する」という内容であり，このサルコペニアによる嚥下障害を「Sarcopenic dysphagia」として，栄養とサルコペニアの関係を悪循環させる留意すべき障害として取り上げられている．理学療法士にも嚥下に関する知見を求められることが今後さらに増えていくだろう．

（吉松竜貴）

文献

1) Myers SA et al：Statureestimated from kneeheight in elderly Japanese Americans. J Am Geriatr Soc **42**：157-160, 1994.
2) 杉山みち子・他：入院高齢者における身体計測の問題．栄養―評価と治療 14：51-57, 1997.
3) 久保 晃・他：前腕長と下腿長を用いた高齢者の身長推定．理学療法科学 22：115-118, 2007.
4) Harris JA et al：A Biometric Study of Human Basal Metabolism in man. Carnegie Institution of Washington, Washington D.C., 1919.
5) Ganpul AA et al：Interindividual variability in sleeping matabolic rate in Japanease subjects. Eur J Clin Nutr **61**：1256-1261, 2007.

参考文献

1) 葛谷雅文：低栄養．新老年医学（大内尉，秋山弘子編），第3版，東京大学出版会，2010, pp579-590.
2) 厚生労働省：「日本人の食事摂取基準（2015年版）策定検討会」報告書，2014：
http://www.mhlw.go.jp/stf/shingi/0000041824.html
3) 杉山みち子・他：栄養管理サービス―高齢者の栄養スクリーニングと栄養アセスメント．これからの高齢者の栄養管理サービス―栄養ケアとマネジメント（細谷憲政，松田朗監，小山秀夫，杉山みち子編），第一出版，1998, pp44-115.
4) 若林秀隆：PT・OT・STのためのリハビリテーション栄養―栄養ケアがリハを変える，第2版，医歯薬出版，2015.
5) Bartali B et al: Protein intake and muscle strength in older persons: does inflammation matter? J Am Geriatr Soc **60**: 480-484, 2012.
6) Beasley JM et al: Protein intake and incident frailty in the Women's Health Initiative observational study. J Am Geriatr Soc **58**: 1063-1071, 2010.
7) Kerstetter JE: Low protein intake: the impact on calcium and bone homeostasis in humans. J Nutr **133**: 855S-861S, 2003.
8) Kobayashi S et al: High protein intake is associated with low prevalence of frailty among old Japanese women: a multicenter cross-sectional study. Nutr J **12**: 164, 2010.
9) Xue QL et al: Initial manifestations of frailty criteria and the development of frailty phenotype in the Women's Health and Aging Study Ⅱ. J Gerontol A Biol Sci Med Sci **63**: 984-990, 2008.
10) Campbell WW et al: The recommended dietary allowance for protein may not be adequate for older people to maintain skeletal muscle. J Gerontol A Biol Sci Med Sci **56**: M373-380, 2001.
11) Cuthbertson D et al: Anabolic signaling deficits underlie amino acid resistance of wasting, aging muscle. FASEB J **19**: 422-424, 2005.
12) Drummond MJ et al: Skeletal muscle protein anabolic response to resistance exercise and essential amino acids is delayed with aging. J Appl Physiol **104**: 1452-1461, 2008.
13) Keys A et al: Basal metabolism and age of adult man. Metabolism **22**: 579-587, 1973.
14) Paddon-Jones D, Rasmussen BB: Dietary protein recommendations and the prevention of sarcopenia. Curr Opin Clin Nutr Metab Care **12**: 86-90, 2009.
15) Pannemans DL, Westerterp KR: Energy expenditure, physical activity and basal metabolic rate of elderly subjects. Br J Nutr **73**: 571-581, 1995.
16) Poehlman ET et al: Determinants of decline in resting metabolic rate in aging females. Am J Physiol **264**: E450-455, 1993.
17) Poehlman ET: Energy expenditure and requirements in aging humans. J Nutr **122**: 2057-2065, 1992.
18) Symons TB et al: Aging does not impair the anabolic response to a protein-rich meal. Am J Clin Nutr **86**: 51-456, 2007.
19) Volpi E et al: The response of muscle protein anabolism to combined hyperaminoacidemia and glucose-induced hyperinsulinemia is impaired in the elderly. J Clin Endocrinol Metab **85**: 4481-4490, 2000.
20) Izawa S et al: Lack of body weight measurement is associated with mortality and hospitalization in community-dwelling frail elderly. Clin Nutr **26**: 764-770, 2007.
21) Cermak NM et al: Protein supplementation augments the adaptive response of skeletal muscle to resistance-type exercise training: a meta-analysis. Am J Clin Nutr **96**: 1454-1464, 2012.
22) Drummond MJ et al: Nutritional and contractile regulation of human skeletal muscle protein synthesis and mTORC1 signaling. J Appl Physiol **106**: 1374-1384, 2009.
23) Fiatarone MA et al: Exercise training and nutritional supplementation for physical frailty in very elderly people. N Engl J Med **330**: 1769-1775, 1994.
24) Holm L et al: Protein-containing nutrient supplementation following strength training enhances the effect on muscle mass, strength, and bone formation in postmenopausal women. J Appl Physiol **105**: 274-281, 2008.
25) Hunter GR te al: Effects of resistance training on older adults. Sports Med **34**: 329-348, 2010.
26) Kim HK et al: Effects of exercise and amino acid supplementation on body composition and physical function in community-dwelling elderly Japanese sarcopenic women: a randomized controlled trial. J Am Geriatr Soc **60**: 16-23, 2012.
27) Malafarina V et al: Effectiveness of nutritional supplementation on muscle mass in treatment of sarcopenia in old age: a systematic review. J Am Med Dir Assoc **14**: 10-17, 2013.
28) Peterson MD et al: Resistance exercise for muscular strength in older adults: a meta-analysis. Ageing Res Rev **9**: 226-237, 2010.
29) Scognamiglio R et al: Oral amino acids in elderly subjects: effect on myocardial function and walking capacity. Gerontology **51**: 302-308, 2005.
30) Vukovich MD et al: Body composition in 70―year-old adults responds to dietary beta-hydroxy-beta-methylbutyrate similarly to that of young adults. J Nutr **131**: 2049-2052, 2001.
31) Abdelhamid A et al: Effectiveness of interventions to directly support food and drink intake in people with dementia: systematic review and meta-analysis. BMC Geriatr **16**: 26, 2016.
32) Barbosa LB et al: Nutrition knowledge assessment studies in

33) Bartali B et al: Low micronutrient levels as a predictor of incident disability in older women. *Arch Intern Med* **166**: 2335-2340, 2006.
34) Ceglia L: Vitamin D and its role in skeletal muscle. *Curr Opin Clin Nutr Metab Care* **12**: 628-633, 2009.
35) Cereda E et al: Nutritional status in older persons according to healthcare setting: A systematic review and meta-analysis of prevalence data using MNA®. *Clin Nutr*, pii: S0261-5614 (16) 00099-6, doi: 10.1016/j.clnu.2016.03.008. [Epub ahead of print]
36) Goisser S et al: Sarcopenic obesity and complex interventions with nutrition and exercise in community-dwelling older persons--a narrative review. *Clin Interv Aging* **10**: 1267-8122, 2015.
37) Hazavehei SM, Afshari M: The role of nutritional interventions in increasing fruit and vegetable intake in the elderlies: a systematic review. *Aging Clin Exp Res* **28**: 583-598, 2016.
38) Hill TR et al: What do we know about the nutritional status of the very old? Insights from three cohorts of advanced age from the UK and New Zealand. *Proc Nutr Soc* **75**: 420-430, 2016.
39) Host A et al: Factors Influencing Food Choice for Independently Living Older People-A Systematic Literature Review. *J Nutr Gerontol Geriatr* **35**: 67-94, 2016.
40) Houston DK et al: 25—hydroxyvitamin D status and change in physical performance and strength in older adults : the Health, Aging, and Body Composition Study. *Am J Epidemiol* **176**: 1025-1034, 2012.
41) Johansson L et al: As we grow old: nutritional considerations for older patients on dialysis. *Nephrol Dial Transplant*, 2016, pii: gfw201. [Epub ahead of print]
42) Martin H et al: Does diet influence physical performance in community-dwelling older people? Findings from the Hertfordshire Cohort Study. *Age Ageing* **40**: 181-186, 2011.
43) van der Meijden K et al: Long-term vitamin D deficiency in older adult C57BL/6 mice does not affect bone structure, remodeling and mineralization. *J Steroid Biochem Mol Biol* 2015, doi: 10.1016/j.jsbmb.2015.09.004. [Epub ahead of print]

One Point

脱水への対応

飯島勝矢

　脱水とは，体内の水分と塩分が少なくなった状態である．高齢者はもともと体内の水分が少なく，のどの渇きや食欲を感じにくいため，若年者よりも脱水症になりやすく，かつ重症化しやすい．認知症や腎機能に障害のある高齢者では，さらなる注意が必要である．一方で，高齢者における脱水は容易に腎機能障害を招く恐れがある．脱水症のサインとして，口腔内や口唇の乾燥，痰がからんだ咳，腋窩の乾燥，手の甲の皮膚を持ち上げても戻らない（いわゆるツルゴールの低下）などが有名である．初期の段階で発見や対応ができず，かなり進行すると，体調の急変や意識レベルの低下など深刻な状態に陥ることもある．

　対応としては，脱水の徴候を見逃さず，早め早めに予防することが第一である．こまめな水分摂取は基本であるが，水やお茶には含まれない塩分も摂取することが必要である．飲みやすいスポーツドリンクは有効ではあるが，糖分の摂りすぎには注意しなければならない．まずはきちんと栄養バランスの良い食事をとることが必要である．食欲の落ちやすい夏場は特に気を付けるべきである．また，脱水の進行が疑われるときには，経口補水液摂取や点滴治療が必要になる．

　高齢者の中には，トイレに頻繁に行くことを嫌がって水分摂取を控える人もいる．女性に多く見られ，特に災害時急性期医療の避難所生活などにおいても，この現象が見受けられる．夜間帯も含めて頻尿については薬物療法なども有効であるため，水分摂取を控えるよりも脱水予防のために水分摂取を促し，さらには泌尿器科への受診も視野に入れながら，適正な医療を受けられるように勧めたほうがよい．

　以上より，高齢期（特に後期高齢者）における脱水症においては，初期のサインがわかりにくく，かつ重症化しやすい特徴がある．よって，第三者による迅速な対応が求められるだけではなく，高齢者自身に対する脱水予防への早めの気付きをしっかりと意識啓発すべきである．

6章 9 褥瘡に対する理学療法

> **KEY ポイント**
>
> **① 褥瘡を理解するポイント**
> 褥瘡の重症度はNPUAPによる分類が用いられ,重症度によって異なる治癒過程を理解することが重要である.創面の局所評価にはDESIGNが用いられ,褥瘡の治療方法を検討するための共通言語である.
>
> **② 理学療法評価・介入の実際**
> 主に関節可動域,姿勢変換,ADLについて評価を行い,過剰な圧やずれが生じないように改善する必要がある.また,創面の局所評価に基づいて,創傷治癒を目的に物理療法を用いることができる.わが国では,主に電気刺激療法と超音波療法が用いられている.
>
> **③ 最新研究からわかってきたこと**
> 側臥位において大転子部の圧を軽減するためには,股関節外旋位の防止が有効なこと,加振装置を用いた振動刺激が褥瘡治癒を促進させること,電気刺激による線維芽細胞の遊走促進には最適な刺激強度があることなど,予防・治療のための理学療法が最適化されてきている.

1. 褥瘡を理解するポイント

1 褥瘡の重症度と治癒過程

褥瘡の重症度評価には,NPUAP (National Pressure Ulcer Advisory Panel;米国褥瘡諮問委員会)による分類(表1)がよく用いられる.褥瘡は,浅い褥瘡といわれる真皮までの損傷と,深い褥瘡といわれる皮下組織あるいはそれを越える損傷で治癒過程が異なる.NPUAP分類では,ステージⅡまでが浅い褥瘡であり,この創傷では真皮層が残存するため上皮形成によって治癒が進む.見分け方は,創周囲と創底に段差を認めないことである.NPUAP分類Ⅲ,Ⅳは深い褥瘡といわれ,創底が深く,創周囲と段差を認める.この場合には,治癒過程が複雑であり,皮膚,皮下組織等の黒色壊死組織(エスカー)や黄色壊死組織(スラフ)が形成され,それらが除去されると下層に形成している肉芽組織が観察される.壊死組織が健常皮膚の下に及ぶ場合には,組織の除去によりポケットが生じる.その後,肉芽が増殖・収縮してポケットが消失し,並行して新生上皮が形

表1 NPUAPのステージ分類

分類	説明
ステージⅠ	通常骨突出部位に限局する消退しない発赤を伴う,損傷のない皮膚.暗色部位の明白な消退は起こらず,その色は周囲の皮膚と異なることがある.
ステージⅡ	スラフを伴わない,赤色または薄赤色の創底をもつ,浅い開放潰瘍として現れる真皮の部分欠損.破れていないまたは開放した/破裂した血清で満たされた水疱として現れることがある.
ステージⅢ	全層組織欠損.皮下脂肪は確認できるが,骨,腱,筋肉は露出していないことがある.スラフが存在することがあるが,組織欠損の深度が分からなくなるほどではない.ポケットや瘻孔が存在することがある.
ステージⅣ	骨,腱,筋肉の露出を伴う全層組織欠損.黄色または黒色壊死が創底に存在することがある.ポケットや瘻孔を伴うことが多い.
判定不能	創底で,潰瘍の底面がスラフ(黄色,黄褐色,灰色または茶色)および/またはエスカー(黄褐色,茶色,または黒色)で覆われている全層組織欠損.
DTI疑い	圧力および/またはせん断力によって生じる皮下軟部組織の損傷に起因する,限局性の紫または栗色の皮膚変色,または血疱.

※エスカー,スラフは壊死組織である.

コラム①

褥瘡の定義

褥瘡について,「身体に加わった外力は,骨と皮膚表層の間の軟部組織の血流を低下,あるいは停止させる.この状況が一定時間持続されると組織は不可逆的な阻血性障害に陥り褥瘡となる」と定義されている[1].

成されて治癒が完了する.この一連の過程は,創傷の予後予測だけでなく,理学療法の効果や,ときには悪影響を判断するために必要な知識である.

2 褥瘡の局所評価

褥瘡の局所評価として,日本褥瘡学会が考案したDESIGN[1]がある.DESIGNは,評価項目の頭文字を並べた表記であり,D:褥瘡の深さ(Depth),E:滲出液の量(Exudate),S:褥瘡の大きさ(Size),I:炎症・感染の有無(Inflammation/Infection),G:肉芽組織形成の程度(Granulation tissue),N:壊死組織の性状(Necrotic tissue)である.ポケット(Pocket)がある場合には,最後に-Pをつける.2006年にDESIGN-R[1]が発表され,重症度を予測するスコアが算出できるようになった(表2).なお,このDESIGN-Rでは深さは総得点に加えない.この評価を用いることにより,褥瘡の治癒や悪化を客観的に捉えることができる.

3 褥瘡のリスクアセスメント

褥瘡発生の危険性,および発生因子のスクリーニング評価として,各種リスクアセスメントが提唱されている.ブレーデンスケール[2],K式ス

表2 DESIGN-R評価

DESIGN-R 褥瘡経過評価用　カルテ番号(　　　)　患者氏名(　　　)　月日 / / / / / /

Depth 深さ 創内の一番深い部分で評価し,改善に伴い創底が浅くなった場合,これと相応の深さとして評価する							
d	0	皮膚損傷・発赤なし	D	3	皮下組織までの損傷	
	1	持続する発赤		4	皮下組織を超える損傷	
	2	真皮までの損傷		5	関節腔,体腔に至る損傷	
				U	深さ判定が不能な場合	
Exudate 滲出液						
e	0	なし	E	6	多量:1日2回以上のドレッシング交換を要する	
	1	少量:毎日のドレッシング交換を要しない				
	3	中等量:1日1回のドレッシング交換を要する				
Size 大きさ 皮膚損傷範囲を測定:[長径(cm) 長径と直交する最大径(cm)] *3						
s	0	皮膚損傷なし	S	15	100以上	
	3	4未満				
	6	4以上 16未満				
	8	16以上 36未満				
	9	36以上 64未満				
	12	64以上 100未満				
Inflammation/Infection 炎症/感染						
i	0	局所の炎症徴候なし	I	3	局所の明らかな感染徴候あり(炎症徴候,膿,悪臭など)	
	1	局所の炎症徴候あり(創周囲の発赤,腫張,熱感,疼痛)		9	全身的影響あり(発熱など)	
Granulation 肉芽組織						
g	0	治癒あるいは創が浅いため肉芽形成の評価ができない	G	4	良性肉芽が,創面の10%以上50%未満を占める	
	1	良性肉芽が創面の90%以上を占める		5	良性肉芽が,創面の10%未満を占める	
	3	良性肉芽が創面の50%以上90%未満を占める		6	良性肉芽が全く形成されていない	
Necrotic tissue 壊死組織 混在している場合は全体的に多い病態をもって評価する						
n	0	壊死組織なし	N	3	柔らかい壊死組織あり	
				6	硬く厚い密着した壊死組織あり	
Pocket ポケット 毎回同じ体位で,ポケット全周(潰瘍面も含め)[長径(cm) 短径*1(cm)] から潰瘍の大きさを差し引いたもの						
p	0	ポケットなし	P	6	4未満	
				9	4以上16未満	
				12	16以上36未満	
				24	36以上	

部位[仙骨部,坐骨部,大転子部,踵骨部,その他(　　　)]　合計*2

*1:"短径"とは"長径と直交する最大径"である
*2:深さ(Depth:d, D)の得点は合計には加えない
*3:接続する発赤の場合も皮膚損傷に準じて評価する

日本褥瘡学会/2013

ケール[3,4]），OHスケール[5]，厚生労働省提示の褥瘡危険因子評価表等が代表的である．これらの評価をまとめると，「知覚の認識」，「皮膚の湿潤」，「活動性」，「体位変換能力」，「栄養状態」，「圧迫やずれの存在」，「骨突出」，「浮腫」，「関節拘縮」の項目が褥瘡発生因子として捉えられている．この評価によって患者が有する危険因子が明らかになれば，その改善を試みることが先決である．たとえば，血清アルブミン値の低下や体重減少を認めれば栄養サポートが必要であり，関節拘縮を呈していれば関節可動域運動を行う．骨突出が認められたら骨突出周囲の筋肥大を図るために筋力増強運動や電気刺激療法の実施が必要になる．しかし，患者の状態によっては改善できない要因も多い．一方，褥瘡発生の直接的因子となる「圧迫やずれ」や「皮膚の湿潤」，「体位変換」は，使用するマットレスやおむつの素材，介助者の介入頻度が影響する因子であるため，その他の因子が改善できない場合にはこれらの要因を徹底的に改善することが求められる．

2. 理学療法評価・介入の実際

1 理学療法の評価

褥瘡創面の局所評価や栄養状態，嚥下機能などさまざまな因子を評価する必要があるが，本稿では理学療法士による評価が期待されやすい項目について解説する．

（1）知覚麻痺，意識レベル，精神状態

皮膚から痛みを感じることができると，体位変換の実施や介助の要請によって痛みに対応しようとするため，痛みは褥瘡予防には重要な情報である．知覚麻痺や意識障害は痛みや違和感の認識を妨げる．特に，意識レベルは日内変動や日差変動を認める場合があるため，経時的な評価が必要になる．また，統合失調症やうつ病などの精神疾患がある場合には，知覚や意識が正常でも同一肢位を保持して褥瘡が発生することがあるため[6]，不自然な言動が聴取された場合には，患者に関係する他の医療スタッフと相談し，精神科の受診を検討する必要がある．

（2）体位変換・姿勢変換能力と実行状況

持続的な圧迫を避けるために体位変換が必要である．自力体位変換不可との情報があったとしても部分的に可能な場合もあるため，理学療法士が直接評価する必要がある．また，体位変換能力が十分であっても，知覚障害により痛みを感じず体位変換を実施しない場合もある．そのときには，必要性を十分に説明する．また，過剰な介助やクッションの挿入は，患者の動作能力向上の機会を奪うため，評価に基づいて介助を必要最低限にしたほうがよい．車いす座位保持を行う患者では，プッシュアップ等の除圧を目的とした姿勢変換を定期的に行っているかを確認する必要がある．また，除圧の正確性については，プッシュアップ等により圧迫部位がクッションから離れる場合には

コラム②

エアクッションの空気量調整

マットレスおよび車いすクッションは劣化・破損することがあるため，骨突出部がクッション上で底づきしていないかを確認する必要がある．エアマットレスの下から手を挿入し，指を曲げずに骨突出部が触知された場合に，あるいは座面クッションと臀部の間に手を挿入し，骨突出部直下で下方に指を曲げる余裕がなければ底づきの危険がある．一方，過剰な加圧はクッションの圧分散能を低下させるため，指を2〜3cm程曲げて骨突出部またはクッションの底が触知できる程度にすることが勧められている．

判断できるが，離れない場合には座圧分布測定器によって圧の減少を確認したほうがよい．

（3）ADL実施方法と環境

移乗動作を勢いよく行うと，骨突出部にずれと圧迫が加わるため，特に座り動作をゆっくり行うよう指導する必要がある．座る際のずれ力を減少させるためには，方向転換と座りを分離する必要があるため，動作方法を評価して，指導する必要がある．入浴動作については，臀部に知覚麻痺がある患者において，除圧用に敷いているバスマットが劣化していたり，シャワーチェアに直接座っていることもあるため，除圧用の素材が適切に活用されているか確認する必要がある．トイレ動作において，下肢の支持性が不十分なために，座面や床面に座り込み，その衝撃によって坐骨部の組織を障害することがある．そのため，トイレ動作での安定性を評価し，下肢筋力の強化や適切な手すり設置を支援する必要がある．

（4）関節可動域

股関節の屈曲拘縮は，大腿部の接地面を減少させ，膝関節の屈曲拘縮は踵部への圧迫を増加させる．また股関節の外旋拘縮は，大転子部や外果・腓骨頭の圧迫を助長するため，これらが認められる場合には，拘縮の改善および適切な圧分散を試みる必要がある．

2 理学療法の実際

（1）姿勢管理・動作指導

側臥位での骨盤傾斜角度を90°にするとベッドへの接触面積が狭く，治癒の予後が悪い大転子部の圧が高まる[7]．また，仰臥位では褥瘡発生件数が最も多い仙骨部[1]の圧が高値となる[7]ため，仙骨部と大転子部がおよそ均等にベッドに接触する30〜50度程度の傾斜角度が選択される．しかし，大腿骨頸部骨折の既往や股関節屈曲・内転拘縮の有無によって大転子の位置が異なるため，正確な圧分散のためには，患者個々で大転子部と仙骨部の外側縁を触知しながら圧迫が均等になる側臥位角度を決定する必要がある．しかし，骨盤帯や背部に褥瘡がある場合には，その部位の圧迫を避けるように側臥位角度を決定する．

上下肢の屈曲拘縮および屈筋群の筋緊張亢進により下肢，肩甲帯，頭部とベッドの間に隙間を生じるため，クッションを挿入し，仙骨部や踵部，胸腰椎部の接触圧を分散する必要がある．

体位変換間隔については，褥瘡予防・管理ガイドライン第4版（以下，ガイドライン）[8]では2時間に1回が望ましいとされているが，欧州の研究で粘弾性フォームマットレスの使用により4時間間隔でも褥瘡発生件数が低いことが報告されている[9]．そのため，圧分散能の高いマットレスを使用すれば体位変換間隔の延長は可能と考えられるが，当研究の対象者は日本人よりBMIが高いため，日本人では骨突出部位の発赤などを評価して間隔の延長は慎重に行う必要がある．

（2）関節可動域運動

関節拘縮が認められる部位に関節可動域運動を行うことはガイドラインでも推奨されている．しかし，大転子部にNPUAP分類Ⅲ以上の褥瘡がある場合には，股関節運動によってポケットを形成しうる．特に股関節の深い屈曲運動や内外旋運動は大転子部の皮下にずれを生じやすいため，運動は必要最低限とする．車いす座位保持などにより必然的に股関節運動が生じるため，確実に関節運動を除くにはベッド上安静を求めるしかない．しかし，実際的には，離床する生活を行いながら大転子部の褥瘡が保存的に治癒する患者も存在するため，褥瘡の治癒過程を観察しながら活動範囲を検討したほうがよい．仙骨部褥瘡は，両側股関節の同時屈曲が褥瘡に対して頭尾方向に張力を加える[10]ため，創への外力を防ぐには，反対側下肢を固定したうえで股関節を屈曲するとよい．また，両股関節屈曲運動を伴う座位保持を行う場合には，創面にフィルムドレッシング材を貼付することで創に加わる力を減少できる．

（3）物理療法

褥瘡に対する物理療法としては，電気刺激療法，水治療法，光線療法，パルス超音波療法，パルス超短波療法，陰圧閉鎖療法の使用がガイドラインで記載されている．近年，わが国での活用状況が

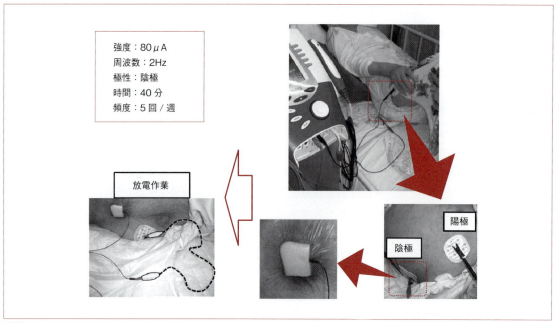

図1　褥瘡に対する直流微弱電流刺激療法
褥瘡部の創傷被覆材（滲出液吸収領域）に陰極の塩化銀電極を挿入し，関電極とする．不関電極を創面から10 cm程離れた健常皮膚に貼付する．刺激終了直後に，蓄電圧を放電するために，両電極をリード線で短絡する．

向上してきている電気刺激療法と超音波療法について解説する．

電気刺激療法は，報告されている臨床研究が多く推奨度が高い．わが国のガイドラインでも推奨度Bと設定されている．その反面，適用されている刺激条件が幅広いため，適切な臨床意思決定のためには，より多くの研究が求められる．わが国の褥瘡患者を対象とした報告[11]では，直流微弱電流刺激装置を用いて，褥瘡創面のウレタンフォームドレッシング材に陰極の電極を刺入して100 μA前後の通電を行っている（図1）．in vitro研究にて100 μAの直流微弱電流を通電した場合に線維芽細胞の陰極方面への遊走が促進したことを機序として実施している．周波数を2 Hz，刺激時間を40分として実施している．また，刺激後，直流電流によって蓄積された電荷を除くために，両電極をリード線で1分間つなぐことが勧められている．

超音波療法は，症例集積研究が根拠であるため，推奨度はCに設定されている．滲出液が十分吸収されたハイドロコロイドドレッシング材の上から超音波を照射する方法[12]がガイドラインでは引用されており，近年その変法としてドレッシング材を除去した後にフィルムドレッシング材を貼付して実施する方法が行われている．後者の方法は創傷の治療方法に左右されないため，汎用性がある．超音波のパルスモードは20％が適用され，強度は創面照射強度でSATP（spatial average temporal peak）強度0.1-0.5 W/cm^{2}が用いられている．ドレッシング材上から照射する場合には，ドレッシング材の超音波透過率[13]を計算して出力強度を設定する必要がある．本治療法については，有効性を立証する研究の実施が求められている．

3. 最新研究からわかってきたこと

1 振動刺激の褥瘡治癒促進効果

エアマットレスとベッドの間に加振装置を挿入して振動刺激を与えることによってNPUAP分類Ⅰ度の褥瘡治癒，および壊死組織を有する褥瘡の壊死組織除去が有意に促進することがNakagamiらにより報告されている[14,15]．ベッド上の安静位での実施が可能なため，局所治療やその他の物理療法と併用することができる優れた治療手段である．

2 細胞遊走に対する電気刺激の至適強度

線維芽細胞を用いた in vitro 研究によって，100 μA の電流刺激によって陰極方向への遊走が1.3倍に促進されるところ，200 μA では2.7倍促進されることが新たに発見された[16]．褥瘡に対する微弱電流刺激の刺激条件として，新たな選択肢が提示された（図2）．

3 側臥位姿勢での股関節内・外旋角度による大転子部の圧変化

30°および40°の側臥位では，ベッドに接触している下肢の股関節が，足部にかかる重力によって過剰に外旋する．この股関節外旋を防ぎ中間位に保持することで，大転子部の接触圧が減少することが報告された[7]（図3）．これは，股関節を内旋することによって大転子部と仙骨部の距離が長くなり，圧分散を行える面積が増加したことによると考えられている．

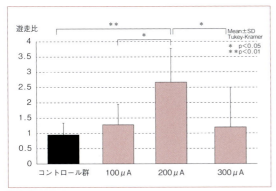

図2 直流微弱電流刺激による線維芽細胞の陰極方向への遊走

遊走比は陰極方向への遊走距離を陽極方向への遊走距離で除して算出している．

（前重伯壮）

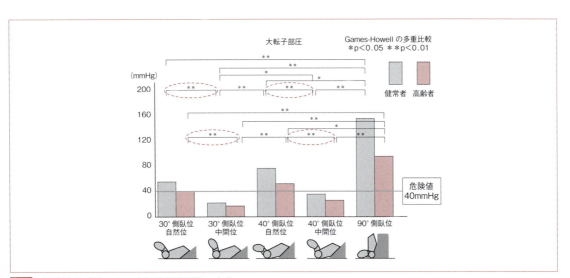

図3 股関節内外旋による大転子部接触圧の変化

自然位は重力により股関節が外旋した肢位である．グラフ下の図は骨盤と足部の傾斜を模式的に示している．破線部は自然位と正中位の有意差を示す．

文献

1) 日本褥瘡学会編：褥瘡ガイドブック―褥瘡予防管理ガイドライン 第3版. 照林社, 2012.
2) Brown SJ：The Braden Scale. A review of the research evidence. *Orthop Nurs* **23**: 30-38, 2004.
3) 真田弘美・他：褥瘡発生予測試作スケール（K式スケール）の信頼性と妥当性の検討. 日本創傷・オストミー・失禁ケア研究会誌 **2**：11-18, 1998.
4) 大桑麻由美・他：K式スケール（金沢大学式褥瘡発生予測スケール）の信頼性と妥当性の検討―高齢者を対象にして. 褥瘡会誌 **3**：7-13, 2001.
5) 大浦武彦・他：看護計画を立てる際の褥瘡危険因子を評価する大浦・堀田スケールの用い方. *Expert Nurse* **20**：128-137, 2004.
6) 河内規希・他：精神科病院における褥瘡管理の経験. 福山医学 **18**：47-50, 2011.
7) Yoshikawa Y et al: Positioning bedridden patients to reduce interface pressures over the sacrum and great trochanter. *J Wound Care* **24**: 319-25, 2015.
8) 日本褥瘡学会教育委員会ガイドライン改訂委員会：褥瘡予防・管理ガイドライン, 第4版, 褥瘡会誌 **17**：487-557, 2015.
9) Defloor T et al: The effect of various combinations of turning and pressure reducing devices on the incidence of pressure ulcers. *Int J Nurs Stud* **42**: 37-46, 2005.
10) 前重伯壮・他：股関節運動と骨盤傾斜角度が仙骨部褥瘡の形状変化に及ぼす影響. 褥瘡会誌 **13**：157-161, 2011.
11) 吉川義之・他：褥瘡部を陰極とした微弱直流電流刺激療法による創の縮小効果. 理学療法学 **40**：200-206, 2013.
12) Maeshige N et al: Evaluation of the combined use of ultrasound irradiation and wound dressing on pressure ulcers. *J Wound Care* **19**: 63-68, 2010.
13) 杉元雅晴・他：ドレッシング材における超音波周波数による透過率への影響. 褥瘡会誌 **9**：508-514, 2007.
14) Arashi M et al: Vibration therapy accelerates healing of stage I pressure ulcers in older adult patients. *Adv Skin Wound Care* **23**: 321-327, 2010.
15) 上田葵子・他：壊死組織を有する褥瘡に対する振動の効果. 褥瘡会誌 **12**：111-117, 2010.
16) Uemura M et al: Monophasic pulsed 200-μa current promotes galvanotaxis with polarization of actin filament and integrin $\alpha 2 \beta 1$ in human dermal fibroblasts. *Eplasty* **16**: 36-46, 2016.

6章 10 痛みに対する理学療法

> **KEY ポイント**
>
> **① 痛みを理解するポイント**
>
> 痛みは主観的なものであり，本人の訴えに基づく．痛みは明らかな組織損傷を伴わなくても生じ，感情や感覚の捉え方によって痛みと認知されるような病態を含む．そのため，訴えられている痛みの解釈が重要である．
>
> **② 理学療法評価・介入の実際**
>
> 痛みによって引き起こされる恐怖や不安などの心理社会的要因が痛みを修飾するため，痛みの強度だけではなく身体機能や心理的な評価なども行い包括的に痛みを捉える必要がある．また，高齢者においては認知機能の低下に伴い，主観的な評価の信頼性に疑問が生じることも多く，慎重に進める必要がある．
>
> 長期間の不活動が慢性痛に影響を与えているため，運動療法は痛みの軽減に効果的である．その際の運動強度は，それぞれの患者のパフォーマンスやニードに合わせることが重要であり，あわせて認知・行動理論を取り入れるとよい．
>
> **③ 最新研究からわかってきたこと**
>
> 特に慢性痛では生物医学的モデルで考えるのではなく，生物心理社会的モデルで患者を捉えてアプローチする．老年症候群における活動性の低下，特に寝たきりに近い状態においては痛みが生じやすい環境である．そのため，活動性の向上や刺激入力が痛みの改善のみならず新たな痛みの発生予防に効果的であり，理学療法は有効な介入手段となる．

1. 痛みを理解するポイント

1 高齢者における痛み

（1）疫学

アメリカ合衆国やイギリスにおける地域在住高齢者の50～70％以上，アメリカ合衆国における施設入所高齢者の80％以上が持続性の痛みを訴えている[1~3]．日本における痛みの疫学調査[4]は18歳以上を対象としたものであるが，それによる慢性痛患者の割合は約15％で，他国と差を認めなかったことから，高齢者で痛みを訴えている割合も同程度ぐらいと想像される．

コラム①

痛みを訴える年齢層とギャップ

日本における慢性痛に関する大規模疫学調査[4]から，痛みの訴えの多い年代は40～50歳代，地域別では大都市，職種は事務系であり，不活動が痛みに影響していることが明らかとなった．一方で痛みがあっても医療機関にかからない人の割合が半分を占め，医療施設に高齢者が多い実態との差が浮き彫りにされている．

（2）影響を及ぼす因子

痛みは感覚情報として処理されるだけではなく，情動面や認知面の影響を受けている．痛みに関連する脳領域はペインマトリクスと呼ばれているが，前帯状回，扁桃体，島，前頭前野など脳の広範囲にわたっている．そのため，痛み情報の処理は体性感覚野のみに限らず，ペインマトリクスによって行われ，結果として不快感，不安，恐怖などを生み，過去の痛みの記憶と照合されるなどして現在の痛みの解釈が行われる．特に慢性痛では，痛みの極端な捉え方が運動恐怖，行動回避を引き起こし，それによる活動性の低下や抑うつなどが，さらに痛みを増大させる恐怖回避モデルの悪循環に陥る（**図1**）[5]．このことは高齢者においても例外ではなく，慢性腰痛高齢者は，痛みのない高齢者と比べ，この恐怖回避思考が顕著であった[6]．さらに高齢者において痛みと不安やうつ，認知機能との関連性が認められている[7〜10]．このような痛みと不安やうつとの関係は，脳報酬系の働きと関係している．すなわち中脳の腹側被蓋野から側坐核，内側前頭前野などへ投射するドーパミン神経系は，オピオイドを介して快や喜び，鎮痛に作用しており，痛みと喜びには相互関係がある[11]．逆に痛みの持続やストレスなどによりこの系の機能が低下すると，不安やうつを引き起こし，痛覚過敏状態に陥ることになる．これらのことから心理・精神的要因も痛みに影響を及ぼすことが明らかで，生物心理社会的な捉え方が重要となってくる．

一方，老年症候群における危険因子には，認知機能低下，運動機能障害，易転倒性などが含まれ，これらの病態メカニズムには多機能調節異常，炎症，サルコペニア，アテローム性動脈硬化が関与している[12]が，これらは痛みに影響を与えることが容易に推察される（**図2**）．また，骨粗鬆症自体が痛みを引き起こすことも報告されている[13, 14]．

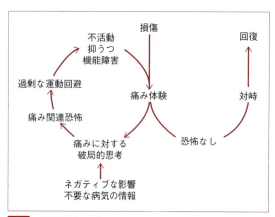

図1　恐怖回避モデル　　　（文献5を引用改変）
損傷などによって引き起こされた痛みを脅威なものとして解釈すると，痛みに関連した恐怖を生む．これが運動回避を引き起こし，身体機能障害や不活動，うつなども引き起こす．そしてこれらがまた痛みを引き起こし，悪循環に陥る．

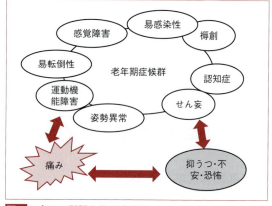

図2　痛みに影響を及ぼす因子
老年症候群の疾患や症状は，ほとんどが痛みに影響を及ぼす因子である．

コラム②

看護師が調べた高齢者の痛みの原因

認知機能が低下している療養病床中の高齢者の痛みの様子について，看護師がアンケートに回答した調査結果によると，痛みの原因は1位が骨折，以下，関節拘縮，腰痛，褥瘡の順であった[15]．また，寝たきり度が高い群と低い群で比較すると，寝たきり度の高い群において痛い部位に手を当てたり，さする動作が観察されている．

2. 理学療法評価・介入の実際

1 理学療法評価

(1) 高齢者の痛みの感受性

高齢者の痛みの感受性に関しては低下説と亢進説があり，結論が出ていない[16〜18]．認知症によって扁桃体が萎縮することやアミロイド斑が確認される部位に個体差があることなどが影響している可能性がある[19]．

(2) 痛みの評価

痛みは単なる感覚ではなく情動や認知さらには社会的な影響を大きく受けることは前述のとおりである．特に慢性痛では情動・認知的に強く修飾されている可能性がある．そのため高齢者の訴える痛みが急性痛か慢性痛か区別することが大事である．組織の損傷や炎症の有無などを確かめ，痛みの強度，痛みの質，機能障害や活動制限の程度などの他，抑うつ，不安，恐怖，痛みに対する考え方など多角的な評価の実施が求められる．また高齢者は合併症の罹患率も高いため，痛みは包括的に解釈しなければならない．さらに感覚障害や認知機能低下などが痛みの評価をより難しくしているため注意が必要である．

痛みの強さの評価方法には，visual analog

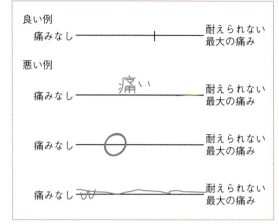

図3 認知機能が低下した高齢患者によるvisual analogue scaleの回答例

認知機能が低下した高齢者は，検査者の説明が理解できず，「痛い」と記載したり，大きな○印で示したり，直線をトレースするなど，回答として利用できない記載をしてしまうことがある（悪い例）．

scale（VAS），numerical rating scale（NRS），verbal rating scale（VRS），face scale（FS）などがあるが，VASは高齢者の痛みの強度評価には不向きである[20, 21]（図3）．これに対しVRSは言語で表現されているため，認知機能が低下していてもある程度は使用可能である[22, 23]．またNRSはVRSより劣るものの，使用できることもあるため，より詳細な段階づけを行いたい場合には質問して

コラム③

その他の高齢者に対する痛み評価スケール

Checklist of nonverbal pain indicatorsは声を上げる，さするなど，痛みを示す行動リストから特に救急治療の際に用いることができるよう作成され，アメリカ老年医学会の治療ガイドライン作成の元になった．その他 Pain Assessment Checklist Seniors with Limited ability to Communicate（PACSLAC），DOLOPLUS-2，Functional Pain Scale（FPS），Pain Assessment in advanced dementia（PAINAD）などがある．PACSLACは表情，活動性・身体運動，社会性・性格・気分，その他として身体症状や睡眠の変化などの項目に12〜20の下位項目があり個人のスケール変化を捉えようとするものである．DOLOPLUS-2は身体反応，精神運動反応，社会心理反応の3つの項目にそれぞれ2〜5の下位項目があり，4段階で評価する．FPSは痛みによってテレビを見るなどの行動がどの程度困難かを6段階で評価するものである．PAINADは息づかい，表情，体の緊張具合などを3段階で評価するものである．これらは信頼性や妥当性も検討され，一部日本語訳も試みられているが，使用に関しては許諾が必要である．

コラム④

急な痛みの判断

認知機能が低下し，十分に意思表示できない高齢者であっても，急な痛みを感じた場合，自律神経系の変化を伴っているため，心拍数や血圧反応を確認することにより客観的に判断することができる．

みるとよい[24]．

機能障害や活動制限に関しては，一般的な機能評価，各種疾患別の機能評価とともに疼痛生活機能障害尺度（PDAS）[25]などで評価する．抑うつ，不安，恐怖などはHospital Anxiety and depression scale[26]，Tampa scale for kinesiophobia[27]，Pain catastrophaizing scale[28]などで評価する．また生活の質（QOL）や社会的な役割についても評価するとよい．しかし，これら質問紙は，患者自身がその程度について段階づけの判断をして回答するものであり，高齢者で認知機能に問題が生じてくるとこれらの回答の信頼性に問題が生じてくる．

Abbey pain scaleは言葉で表現することが難しい認知症患者を想定した痛みを行動から評価しようとするものであり，日本語版の信頼性と妥当性が検討されている[29]（**図4**）．この評価では，得られた点数から痛みの程度が判断できる評価基準が明示されている．

2 理学療法介入

（1）急性痛の場合

老年症候群の患者では，転倒による骨折やその後の手術などによって痛みが生じることがある．これらの場合は，寒冷療法や低出力レーザーなどの物理療法が適応となる．高齢者の皮膚は弱く，刺激が強すぎる場合もあるため，事前に皮膚の状態を確認しておくことが大事である．また老年症候群の場合，糖尿病など多くの合併症を抱えている可能性が高く，その影響で適応禁忌の場合や感覚に異常をきたしていることがあり，合併症や投

日本版アビー痛みスケール
言葉で表現することができない認知症の方の疼痛測定のために

スケールの用い方：入所者を観察しながら問１から６に点数をつける
入所者名：＿＿＿＿＿＿＿＿
スケールに記入した観察者とその職種：＿＿＿＿＿＿＿＿
日付：＿＿＿＿年＿＿＿月＿＿＿日　　時間：＿＿＿＿＿＿
最後の疼痛緩和は＿＿＿年＿＿＿月＿＿＿日＿＿＿時 に＿＿＿＿＿＿を実施した

問１．声をあげる
例：しくしく泣いている，うめき声をあげる，泣きわめいている
０：なし　１：軽度　２：中程度　３：重度　□

問２．表情
例：緊張して見える，顔をしかめる，苦悶の表情をしている，おびえて見える
０：なし　１：軽度　２：中程度　３：重度　□

問３．ボディランゲージの変化
例：落ち着かずそわそわしている，体をゆらす，体の一部をかばう，体をよける
０：なし　１：軽度　２：中程度　３：重度　□

問４．行動の変化
例：混乱状態の増強，食事の拒否，通常の状態からの変化
０：なし　１：軽度　２：中程度　３：重度　□

問５．生理学的変化
例：体温，脈拍または血圧が正常な範囲外，発汗，顔面紅潮または蒼白
０：なし　１：軽度　２：中程度　３：重度　□

問６．身体的変化
例：皮膚の損傷，圧迫されている局所がある，関節炎，拘縮，傷害の既往
０：なし　１：軽度　２：中程度　３：重度　□

問１から６の得点を合計し、記入する　　総合疼痛得点　□

総合疼痛得点にしるしをつける

０－２	３－７	8-13	14 以上
痛みなし	軽度	中程度	重度

最後に疼痛のタイプにしるしをつける

慢性	急性	慢性疼痛の急性増悪

図４　日本語版Abbey pain scale　（文献29より用）

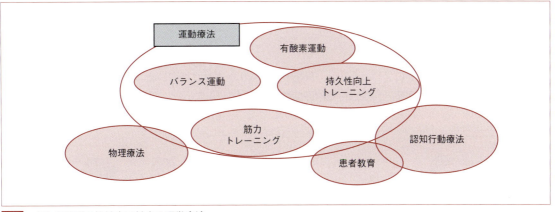

図5 老年症候群の慢性痛に対する理学療法
運動療法を中心としつつ認知面に問題がなければ患者教育や認知行動療法も取り入れる．

薬状況の把握とともに感覚検査などを事前に実施しておくことが重要である．

さらに，術後の不要な不活動状態は認知機能の低下を招くだけでなく，不活動が痛みを引き起こす[30]ため，安静は必要最小限にとどめ，早期離床と可能な活動を制限しないようにすることが求められる．運動に対する恐怖が不活動を生み，痛みの慢性化につながる可能性があるため，術後の痛みがいつまでも続くわけではないことなど，不安に対する患者教育も重要となってくる．

大腿骨頸部骨折後の認知機能の低下した高齢者に対する運動療法では，個別プログラムでより強化的に対応した場合に，バランス能力のような運動機能だけでなく転倒に対する自己効力感や痛みも改善するなどの有効性が示されている[31]．

（2）慢性痛の場合

❶運動療法

アメリカ老年医学会が示しているガイドラインによると，高齢者の痛みの管理に関する運動療法として，特に重要なことはそれぞれの患者のパフォーマンスとニードに合った個別のプログラムで実施することである[32]．特に柔軟性，筋力，持久性の維持・改善を目的とした運動療法はすべての高齢者に強く推奨されている（図5）．

運動による疼痛緩和は，実験的な試みや種々の慢性疾患においても，その有効性が認められてきている[33]．低強度の運動でも効果があるという報告の一方で，線維筋痛症の患者においてはその効果が十分でないという報告もあり，今後のさらなる検討が必要である．

慢性非特異的腰痛の高齢者に対する理学療法としては，筋力増強や持久力トレーニングに加えて認知行動療法や痛み教育を含めたプログラムなど，複数の理学療法を組み合わせて実施されており，痛みの低下は1～2割程度認められている[34]．腰痛患者や不活動モデルにおける活動量と痛みの関係は，不活動とは逆の過度の運動によっても痛みが増悪することが報告されており[35,36]，個人に合った運動量を設定することが重要となる．高齢者の骨粗鬆症に対する運動療法では，主にバランストレーニングが骨量増加や転倒リスク減少，さらにはQOL改善につながることが示され[37~39]，これらの影響も含め疼痛緩和が期待できる．変形性関節症に関しては，有酸素運動，抵抗運動，水中運動などが，線維筋痛症や関節リウマチにおいても有酸素運動や筋力トレーニングが痛みを軽減させる[39~42]．運動はまた，認知症のうつや気分を改善させるため[43]，痛みの改善につながる可能性が考えられる．運動による鎮痛のメカニズムは，筋緊張や姿勢アライメントなどの改善によるものだけでなく，脳報酬系や下行性疼痛抑制系の賦活化など中枢神経系の関与が明らかとなってきている[44~46]．

❷集学的リハビリテーションと認知行動療法

慢性痛を訴える高齢者は，不安や抑うつの徴候が有意に認められているため，これらに対しても同時にアプローチすることが痛みの緩和につなが

コラム⑤

骨粗鬆症の運動療法（図）

骨粗鬆症に対する運動プログラムとして，背筋の筋力強化が推奨されている．患者の状態に合わせて実施肢位が選択できる．骨量減少予防と疼痛緩和効果が期待されている．

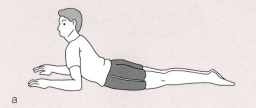
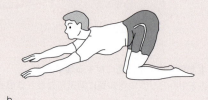
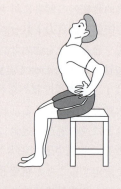
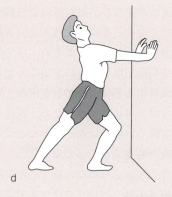

図　骨粗鬆症に対する運動プログラム　　　　　　　　　　　　　　　（文献50をもとに作図）
患者の機能に合わせ運動可能な肢位を選択する．
a　臥位の場合：腹臥位で上半身を起こす．可能であれば頸部も伸展させる．
b　四つ這いの場合：四つ這い位から，上肢を前に伸ばしていきながら腰部を下げ，伸びの姿勢をとらせる．
c　座位の場合：腰に手を当て，腰を前方に押しながら体幹を伸展させる．
d　立位の場合：壁に手をつき足は前後に広げた立位から，前の膝を屈曲させつつ頸部・体幹を伸展させる．
その他，体幹の回旋や腹筋体操も推奨されている．

る[33]．そのため他科，他職種による集学的なアプローチが必要である．集学的な治療は，一般的な痛み治療や運動療法だけの実施と比べ慢性腰痛患者の痛みや機能障害の改善に効果的であることが示されている[47]．また，痛み行動に対処する認知行動療法を行うと，患者はみずからの活動量をコントロールできるようになり，痛みにも対処できるようになる．その結果，痛みの軽減と機能障害の改善が認められる[48]．認知行動療法では，実現可能なゴールを設定し，それをもとに具体的なプログラムを実施する[49]．一般的に60〜90分を1回とし，専門のセラピストがついて6〜10回実施するが，実施中は，よい痛み行動を奨励し，ゴール到達の確認の後にプログラムを修正していく[48,49]．

❸教育プログラム

患者教育プログラムも慢性痛症候群の管理に必要不可欠なものであり，痛みの知識，具体的な自己管理方法やその効果について指導する（4章-4，238頁参照）．

❹ 物理療法

物理療法は，一時的な疼痛緩和として有用であるが，運動療法との併用がよい．

3．最新研究からわかってきたこと

1 最近の慢性痛の概念と理学療法

痛みは，感覚的に捉えられると同時に情動・認知的な解釈が脳内で行われるため，心理的要因や社会的背景が痛みを修飾する．特に慢性痛においては，神経機構の病態生理学的な変化が生じており，これらの理解が非常に大事になってくる[51]．そのため，従来の痛みの原因を局所にもとめた生物医学的なアプローチから，生物心理社会的なアプローチに変換してきている．慢性痛の治療戦略は，日常生活活動（ADL）やQOLの改善を目的として活動量を維持・増加させることであり，運動療法が重要な治療手段となっている．運動によって脳内の鎮痛系を賦活化させるためには，モチベーションを高めることも重要であり，運動の負荷の設定や声かけなどの働きかけ方に注意をはらう必要がある．そしてその結果として，痛みの軽減も図られる．

2 不活動による痛み

活動性の低下と痛みの発生には相関関係が認められている[30]．これには神経系の構造や機能変化が影響しているが，神経が障害された場合と似たような変化を示しており，このことは不活動により末梢からの種々の刺激の入力不足が一因であることを示している．そのため予防としては不活動前から活動性を高めておくことや不活動状態でも種々の刺激を与えることが効果的である[51]．

痛みの中でも特に慢性痛は，心理社会的な影響を大きく受けていることが明らかとなってきており，包括的に把握すべきである．また高齢者においては経年による神経そのものの機能低下や認知機能の低下などによっても痛みが修飾されるため，それらを意識し，不活動による新たな痛みを生まないような対応が求められる．運動療法は老年症候群の種々の症状・疾患に対して，特に個別プログラムの有効性が確かめられ，その実施は機能障害や痛みの軽減さらにはQOLの改善につながることが示されてきているが，まだ十分ではなく，今後も理学療法効果について実施・検討していく必要がある．

（肥田朋子）

文献

1) Helme RD, Gibson SJ: The epidemiology of pain in elderly people. *Clin Geriatr Med* **17**: 417-731, 2001.
2) Ferrell BA et al: Pain in cognitively impaired nursing home patients. *J Pain Symptom Manage* **10**: 591-598, 1995.
3) Thomas E et al: The prevalence of pain and pain interference in a general population of older adults: cross-sectional findings from the North Staffordshire Osteoarthritis Project (NorStOP). *Pain* **110**: 361-368, 2004.
4) Nakamura M et al: Prevalence and charactaristics of chrnic musculoskeletal pain in Japan. *J Orthop Sci* **16**: 424-432, 2011.
5) Vlaeyen JW, Linton SJ: Fear-avoidance and its consequences in chronic musculoskeletal pain: a atate of the art. *Pain* **85**(3): 317-332, 2000.
6) Basler HD et al: Fear-avoidance beliefs, physical activity, and disability in elderly individuals with chronic low back pain and healthy controls. *Clin J Pain* **24**: 604-610, 2008.
7) Wang SJ et al: Comorbidity of headaches and depression in the eldery. *Pain* **82**: 239-243, 1999.
8) Casten RJ et al: The relationships among anxiety, depression, and pain in geriatric institutionalized sample. *Pain* **61**: 271-276, 1995.
9) Eggermont LHP et al: Depressive symptoms, chronic pain, and falls in older community-dwelling adults: the MOBILIZE Boston study. *J Am Geriatr Soc* **60**: 230-237, 2012.
10) van der Leeuw G et al: Pain and cognitive function among older adults living in the community. *J Gerontol A Biol Sci Med Sci* **71**: 398-405, 2016.
11) Leknes S, Tracey I: A common neurobiology for pain and pleasure. *Nat Rev Neurosci* **9**: 314-320, 2008.
12) Inouye SK et al: Geriatric syndromes: clinical, research, and policy implications of a core geriatric concept. *J Am Geriatr Soc* **55**: 780-791, 2007.
13) Ohtori S et al: Risedronate decrease bone resorption and improves low back pain in postmenopausal osteoporosis patients without vertebral fractures. *J Clin Neurosci* **17**: 209-213, 2010.

14) Fujita T et al: Analgesic effect of raloxifene on back and knee pain in postmenopausal women with osteoporosis and/or osteoarthritis. *J Bone Miner Metab* **28**: 477-484, 2010.
15) 北川公子：認知機能低下のある高齢患者の痛みの評価－患者の痛み行動・反応に対する看護師の着目点. 老年精神医学雑誌. **23**: 967-977, 2012.
16) Namer B: Age related changes in human C-fiber function. *Neurosci Lett* **470**: 185-187, 2010.
17) Galiese L, Melzack R: Age differences in nociception and pain behabiours in the rat. *Neurosci Biobehav Rev* **24**: 843-854, 2000.
18) Iwata K et al: Plastic changes in nociceptive transmission of the rat spinal cord with advancing age. *J Neurophysiol* **87**: 1086-1093, 2002.
19) Huffman JC, Kunik ME: Assessment and understanding of pain in pationts with dementia. *Gerontologist* **40**: 574-581, 2000.
20) Gaglises L, Katz J: Age differences in postoperative pain are scale dependent: a comparison of measures of pain intensity and quality in younger and older surgical patients. *Pain* **103**: 11-20, 2003.
21) Herr KA et al: Pain intensity assessment in older adults. Use of experimental pain to compare psychometric properties and usability of selected pain scales with younger adults. *Clin J Pain* **20**: 207-219, 2004.
22) Pautex S et al: Feasibility and reliability of four pain self-assessment scales and correlation with an observational rating scale in hospitalized elderly demented patients. *J Gerontol A Biol Sci Med Sci* **60**: 524-529, 2005.
23) Closs SJ et al: A comparison of five pain assessment scales for nursing home residents with varying degrees of cognitive impairment. *J Pain Symptom Manag* **27**: 196-205, 2004.
24) Lukas A et al: Self- and proxy report for the assessment of pain in patients with and without cognitive impairment. *Z Gerontol Geriat* **46**: 214-221, 2013.
25) 有村達之・他：疼痛生活障害評価尺度の開発. *Jap J Behav Thera* **23**: 7-15, 2007.
26) 八田宏之・他：Hospital Anxiety and Depression Scale 日本語版の信頼性と妥当性の検討－女性を対象とした成績. 心身医学 **38**: 309-315, 1998.
27) 松平浩・他：日本語版 Tampa Scale for Kinesiophobia（TSK-J）の開発：言語的妥当性を担保した翻訳版の作成. 臨床整形外科 **48**: 13-19, 2013.
28) 松岡紘史・他：痛みの認知面の評価：Pain Catastrophizing Scale 日本語版の作成と信頼性および妥当性の検討. *Jpn J Psychosom Med* **47**: 95-102, 2007.
29) Takai Y et al: Abbey pain scale: development and validation of the Japanese version. *Geriatr Gerontol Int* **10**: 145-153, 2010.
30) 山本綾・他：ラット足関節不動化による活動制限は痛みを促進する. 理学療法学 **36**: 305-311, 2009.
31) Resnick B et al: Rehabilitation intervention for older individuals with cognitive impairment post-hip fracture: a systematic review. *JAMDA* **17**: 200-205, 2016.
32) AGS panel: The management of persistent pain in older persons. *J Am Geriatr Soc* **50**: S205-S224, 2002.
33) Bement MH, Sluka KA: Exercise-induced hypoalgesia: an evidenced-based review. : Mechanisms and management of pain for the physical therapist 2nd ed., Sluka KA (eds), IASP press, pp177-201, 2016.
34) Kuss K et al: Activating therapy modalities in older individuals with chronic non-spesific low back pain: a systematic review. *Physiother* **101**: 310-318, 2015.
35) Heneweer H et al: Physical activity and low back pain: a U-shaped relation? *Pain* **143**: 21-25, 2009.
36) 肥田朋子・他：関節不動化による不活動モデルにおける疼痛発生ならびに筋萎縮に対するトレッドミル走の効果. 名古屋学院大学論集 医学・健康科学・スポーツ科学篇 **4**: 1-8, 2016.
37) Wallace BA, Cumming RG: Systematic review of randomized trials of the effect of exercise on bone mass in pre- and postmenopausal women. *Calcif Tissue Int* **67**: 10-18, 2000.
38) Robertson MC et al: Preventing injuries in older people by preventing falls: a meta-analysis of individual-level data. *J Am Geriatr Soc* **50**: 905-911, 2002.
39) Pedersen BK, Saltin B: Exercise as medicine – evidence for proscribing exercise as therapy in 26 different chronic diseases. *Scand J Med Sci Sports* **25**: 1-72, 2015.
40) Juhl C et al: Impact pf exercise type and dose on pain and disability in knee osteoarthritis. Asystematic review and meta-regression analysis of randomized control trials. *Arthritis Reumatol* **66**: 622-636, 2014.
41) Waller B et al: Wffect of therapeutic aquatic exercise on symptoms and function associated with lower limb osteoarthritis: systematic review with meta-analysis. *Phys Ther* **94**: 1383-1395, 2014.
42) Hurley B et al: Strength training as a countermeasure to aging muscle and chronic disease. *Sports Med* **41**: 289-306, 2011.
43) Williams CL, Tappen RM: Exercise treaining for depressed older adults with Alzheimer's disease. *Aging Ment Health* **12**: 72-80, 2008.
44) Greenwood BN et al: Long-term voluntary wheel running is rewarding and produces plasticity in the mesolimbic reward pathway. *Behav Brain Res* **217**: 354-362, 2011.
45) Stagg NJ et al: Regular exercise reverses sensory hypersensitivity in a rat neuropathic pain model: role of endogenous opioids. *Anesthesiol* **114**: 940-948, 2011.
46) 上勝也・他：神経障害性疼痛モデルマウスのExercise-induced hypoalgesiaに対する強制運動と自発運動の効果とそのメカニズム. *Pain Res* **30**: 216-229, 2015.
47) Kamper SJ et al: Multidisciplinary biopsychosocial rehabilitation for chronic low back pain: Cochrane systematic review and meta-analysis. *BMJ* **350**: h444 doi: 10.1136/ bmj.h444, 2015.
48) Abdulla A et al: Guidance on the management of pain in older people. *Age Aging* **42**: i1-i57, 2013.
49) Bunzli S et al: Physiotherapy-provided operant conditioning in the management of low back pain disability: a systematic review. *Physiother Res* **16**: 4-19, 2011.
50) 揚鴻生：オステオポローシスの運動療法. 関節外科 **21**: 1260-1267, 2002.
51) 平賀慎一郎, 肥田朋子：疼痛の病態生理学の理解のポイント. 理学療法 **33**: 401-408, 2016.

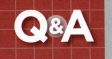

高齢者に対する適切な歩行補助具（杖）の処方方法は？

■高齢者における杖処方の効果

高齢者の介護を必要とする原因疾患として，「転倒による骨折」が脳血管障害，認知症などとともに大きな割合を占める．この予防策として，転倒の危険要因である内的要因と外的要因の両面に対して，早期からアプローチすることが望まれる．内的要因のうち，バランス能力低下に対して歩行補助具（杖）を処方することは有用である．

杖の効果として，免荷が可能となることによる除痛効果，立位・歩行時の安定性の向上，歩行時の駆動と制御効果がある．この他に，日常の歩行で杖を使用している地域在住高齢者を対象にした検討では，杖を使用する効果として，立位時のバランス能力の向上，歩行時のバランスに対する不安感・下肢の自覚的疲労感の軽減および脈拍の増加率の抑制，単位時間あたりの歩行距離の延長といった効果が確認されている[1]．これらより，高齢者における杖の使用は，屋外での活動性の拡大に寄与できるものと考えられる．また，副次的効果として介護者への介護負担軽減にもつながると示唆される．

■高齢者における杖処方を考える時期

地域在住高齢者で日常生活に杖を使用している群と使用していない群の，立位・歩行能力および下肢筋力を比較したところ，下肢筋力には差は認められなかったが，Get Up and Go Test，立位最大踏み出し幅，立位最大足部挙上距離，閉眼片足立位時間などの動的な立位バランス能力で，日常生活に杖を使用している群は使用していない群に比較して劣っており，これが要因となり歩行能力の低下をきたしていた[2]．高齢者に対しては原則的に心身に関する問題で，屋外での活動性が縮小傾向になった時点で，一度杖処方を考えるべ

きである．とりわけ，高齢者にリハ専門職がかかわる場合には，歩行時転倒への不安感や痛みの増強など高齢者の訴えを聞きとる．動的なバランス能力をフォローし，これが低下傾向にある場合などは，運動療法とともに杖の処方を検討することが肝要である．前述した研究結果より，簡易的には，Get Up and Go Testで12秒，閉眼片足立位時間で3秒が基準となる．

■杖処方（長さ）の決定方法

杖類にはさまざまな種類があるが，高齢者では一般的にT字型の杖が広く普及されている．材質（木製，アルミ製など），重量やデザイン，長さ調節可能か否か，折りたたみ機能の有無，付属品の有無など，選択範囲が広い．長さは十分に体重を支えバランスを調整しなければならないので，支える側の上腕に力が入らなければならない．すなわち上腕三頭筋が効率よく作用するために，杖の長さを肘関節の軽度屈曲位の位置に合わせるとよい．具体的には，図のように日常生活で使用している靴を履いた状態で，把持側下肢つま先15cm前外方に杖を接地した際に，肘関節が屈曲30°になる長さである．しかし，円背の有無や歩容に応じた調整が必要である[3]．試行的に長さの調節が可能な杖で，各段階の長さで歩行させて決定するのが実際的である．杖を把持する側は基本的に利き手側が良いとされているが，変形性関節症などの下肢関節疾患を有する場合には，患側ではない側の上肢で把持をさせることがよい．また，両側の下肢に症状がある高齢者では，症状に左右差がある場合も症状が軽度な側で杖を把持させ，左右差が認められない，あるいは左右とも症状が重度な場合には，両側で杖を把持させることも考えてよい．

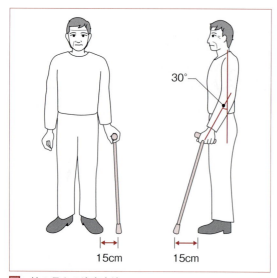
図　杖の長さの決定方法

　可能であれば，即時に杖処方を決定するのは避け，少しの間使用してもらう．さらに，段差や坂道などを試すことも考えるべきである．その際に，杖を使用しての動作と，杖を使用しない動作を比較させて，高齢者自身が杖の効用を自覚することが重要である．

■杖を使用している高齢者について
　杖をすでに使用している高齢者に関して，必ず杖の長さおよび把持側が高齢者の症状に合っているか否かをチェックしなければならない．チェックの結果，適切でない場合には，誤用症候群に関する評価も必須である．リハビリテーション専門職以外で高齢者が杖を購入し長さを調節した場合，適切な処方になっていないことがある．多くは標準より長く処方されていることが多い．こうした場合には，誤用症候群を発生させてしまうだけでなく，杖の効果が十分に発揮できないことがある．
　杖を長く処方された影響として，杖の支持性の低下，身体各部の痛み，身体アライメントの不良などが起こると考えられる[4]．

■その他の留意点について
　杖の点検と手入れについては，杖先ゴムキャップの摩耗状態の観察，および予備のゴムキャップの準備，各部分の接続箇所における破損の有無のチェック，折りたたみ式の歩行補助杖では，ゴムやワイヤーが切れかけていないかなどがあげられる．
　杖の選択にあたっては，材質，重量，折りたたみ機能，調節式などを考慮しなければならない．杖の材質は木製と金属製に分けられ，重量も異なる．また，調節機能の有無は，対象者により考慮すべきである．さらに単脚杖では，折りたたみ機能がある場合に破損しやすい．さらにさまざまなカラーやデザインのものがある．この点についても対象者の嗜好を把握すべきである．
　杖を使用する場所が屋内である場合には，使用時に発生する音，保管場所などにも配慮すべきである．

　前述したように，バランス能力が低下している高齢者が杖を使用することは，屋外活動をスムーズにすることは明白である．WHO（World health organization）における国際生活機能分類の社会参加につながるものである．この点において理学療法士の果たす役割は大きい．さらに，高齢者に関わる医療・福祉・保健専門職に，杖に関する知識・技術を指導していく責務がある．

（奥　壽郎）

文献
1）奥　壽郎・他：地域在住高齢者における杖使用が立位・歩行能力に及ぼす効果．総合リハ 34：267-272，2006．
2）西嶋智子・他：高齢者と杖〜杖使用者と杖非使用者における立位，歩行能力，筋力の比較．臨床福祉 2：11-15，2005．
3）長谷公隆：リハビリテーション機器（杖・車いす・座位保持装置・環境制御装置）．現代リハビリテーション医学（千野直一編集），第2版，金原出版，2004，pp327-330．
4）奥　壽郎：地域在住高齢者における杖長〜調節者の違いによる検討〜．臨床福祉 4：73-76，2007．

7章

高齢者理学療法の実践
－基本編－

7章 1 高齢者に対する接遇

> **KEY ポイント**
>
> **❶ 高齢者とコミュニケーションをはかるうえでのポイント**
> 　高齢者は加齢に伴い認知機能，聴覚機能が低下する．さらに，理学療法の対象となる高齢者は機能障害に伴い喪失感を感じ，今後のことに不安感を抱いている．このような点を正確に理解したうえで高齢者と接していく必要がある．
>
> **❷ 高齢者に対する接遇ポイント**
> 　高齢者と良好にコミュニケーションをはかるためには，まず良好な第一印象をもってもらうことが重要になる．そのうえで，何かを伝える際にはゆっくりと聴力に合った声量で，専門用語を使わず理解できるように話す必要がある．高齢者が何かを訴えている際には，事情・心情を傾聴して理解し，共感したうえで適切に応対しなければならない．

　理学療法士は，一人の患者・対象者と接する時間，コミュニケーションをはかる時間が最も多い医療職の一つではないだろうか．1単位のリハビリテーション（以下リハ）においても20分間患者と接し，さまざまなコミュニケーションをはかりながら機能改善を目指していく．回復期病院においては，1日に1時間以上患者と接する場合もある．近年，医療は「サービス業」ととらえられている部分があり，患者の満足度を高めるためにも，医療・理学療法の質を高めるためにも，良好なコミュニケーションをはかっていく必要がある．

　患者とのコミュニケーションの中で，本当に困っていること，再獲得したい能力，生活環境についてのことなど，リハを進めていくうえでさまざまな情報を得ることは重要である．ときには，毎日長時間患者と接している理学療法士だからこそ，他の医療職には伝えられていなかった本心を聞くことができ，その情報がよりよい医療介入につながることもある．また，患者とのコミュニケーション自体がすでに潜在的なリハ効果をもつことがある．精神科医のバリントは良好なコミュニケーションにより，患者が医療者を深く信頼するようになる．さらに医療者と患者とのコミュニケーションによって患者が救われたり，元気が出たり，病気そのものがよくなったりすると述べている[1]．実際の臨床場面では，コミュニケーションの中で患者の不安感が解消され動作レベルが改善したり，患者との良好な信頼関係が築けたことで介入に対する反応がよくなり，より効果的な練習が可能になることがある．したがって，理学療法士にとって患者に対する接遇は，患者サービスの観点からも，効果的な理学療法介入を行ううえでも非常に重要となる．

1. 高齢者とコミュニケーションをはかるうえでの基礎

高齢者とコミュニケーションを良好にはかっていくうえで，加齢のために重要な機能にどのような変化が生じているのか，高齢者がどのようなことを感じているのかを理解することは非常に重要となる．例えば認知機能，聴覚機能の一部は加齢により低下していく．まずはその加齢変化についての正確な知識をもつ必要がある．

1 認知機能

Kaufmanらは，ウェクスラー成人知能検査改訂版（Wechsler Adult Intelligence Scale-Revised）による認知機能検査の加齢変化について報告しており，これによると，知覚や意味処理をはじめとする認知的処理のスピードを表す処理速度は，若い年代より直線的に低下し最も低下の度合いが大きかった[2]．一方で，言語理解の能力は50歳頃まで得点が上昇し，その後低下はみられるが他の能力に比べて緩やかであり，レベルは比較的維持されていた．(図1)．語彙の量は高齢者のほうが若年者より多く，70歳代以降に低下傾向となるもののその程度は小さいことがいくつかの研究により明らかになっており[3,4]，言語機能は加齢による影響を受けにくいことが示唆されている．ただし，単語を思い出すことは加齢に伴い困難を覚えることが多くなる[5,6]．

2 聴覚機能

聴覚においても加齢による機能障害が生じる．加齢により，蝸牛内の有毛細胞の脱落や変性，中枢神経の変化が生じ，難聴の多くが生じると考えられている．耳疾患，耳症状のない日本人成人1,521人を対象として聴力検査が実施された結果より，加齢により最小可聴域が上昇し小さい音が聞こえにくくなっていくことが明らかになっている[7]．特に高い周波数に対する聴覚障害が顕著である．つまり高音域の音，言語では高周波数であ

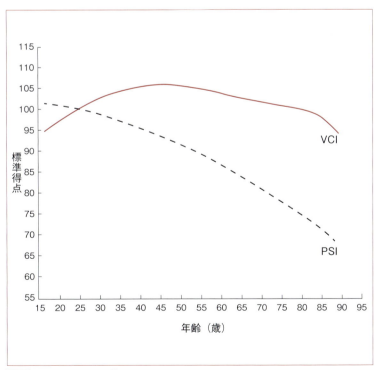

図1 知能の加齢曲線[2]

VCIは言語理解，PSIは処理速度の指標得点（標準得点）を示す．

る子音に対する聴力が低下するとされている．日常会話においては，聞き間違いや聞き漏らしが多くなるという特徴がみられるようになる．また，加齢性難聴では音が小さく聞こえるだけでなく，周波数分解能や時間分解能が低下し，語音明瞭度が悪化するため，音が歪んだり途切れたりする[8]．周囲に雑音があったり，複数の人物が同時に話したりしている場合には，聞き分けることが困難になることも報告されている[9]．聴覚障害により補聴器を使用している方も多いため，補聴器を使用している場合は機器が正常に作動しているのか確認する必要がある．

3 理学療法の対象となる高齢者

上記より，高齢者は状況を理解したり，物事に取り組むスピードが低下しており，さらには聴覚障害も生じていることがわかる．したがって，会話により受け取る内容には制限があると考えられる．早口で何かを伝えようとしても困難が生じることになるだろう．一方でこれまで培った知識や経験は高いレベルで維持されており，それぞれの能力に応じた対応が必要である．

理学療法の対象となる高齢者は，それまで，もしくは現在も誇りをもって仕事に従事され，子育てや介護など家庭内の役割を果たしてこられた人生の大先輩である．そのような高齢者が機能障害を有することにより私たちには量ることができない喪失感を経験し，これからの生活について不安感を抱いている．このような状況を鑑みれば，接する態度，心持ちは自然に決まってくるのではないかと考える．私たちは，理学療法に関する専門的な知識，技術をもっているため，ときには指導する立場をとることもあるが，高齢者は尊敬すべき対象であり，その尊厳を大切にしながらコミュニケーションをはかることが重要である．

2．高齢者に対する接遇

1 第一印象のポイント

人の第一印象は，会ってから数秒で決まるといわれており，決定されると簡単には変わらない．良好な人間関係を築くためには，相手によい印象をもってもらうことが重要となる．第一印象の5つのポイントを図2に示す[10]．

高齢者は，私たちとは異なる時代，文化の中で過ごしてきた方たちである．現在の高齢者は一般的に，礼儀・礼節を重んじる方が多い．そのような高齢者と信頼関係を築いていくうえで，第一印象のポイントはより重要となる．

臨床場面においては，患者に最初に挨拶する場面を大切にする．身だしなみを整え準備をしたう

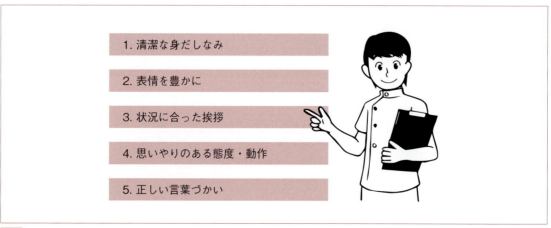

図2 第一印象の5つのポイント

えで，部屋に入る前に「失礼いたします」と声をかける．部屋に入り，お辞儀をしたうえではっきりと自己紹介をする．リハ室で会う場合は，目線を合わせ，挨拶をしたうえで自己紹介を行う．そのうえでよい印象をもってもらえるよう柔らかい表情を意識し，敬語を正確に使用し，患者の訴えを傾聴する．当然のことのように感じる方が多いかもしれないが，臨床において，忙しさのせいか挨拶が不十分であったり，患者を思いやる態度が欠けているような対応をとる医療者を目にすることがあるため，日々注意していく必要がある．

筆者が理学療法士として病院に勤務するようになりしばらくした頃，先輩理学療法士から第一印象を非常に大切にしているという話を聞いた．その頃は患者との信頼関係をうまく築けずに悩むこともあったが，第一印象を意識するようになって，よりスムーズに理学療法を進められるようになっていくことを実感した．一方で，敬語を使い丁寧に接することで患者が距離を感じ，本心を聞くことが難しくなったり，信頼関係を形成しづらくなってしまうこともある．筆者は第一印象を大事にしたうえで，患者一人ひとりとの適切な距離感を考え，関わり方を変化させながら会話を進めるようにしている．

2 コミュニケーションのポイント

前述のように，高齢者は物事や聞いた内容に対する処理速度が低下し，聴覚障害が生じていることが多い．したがって，高齢者と会話をする際には，ゆっくりと理解しやすいように，聴力に合った声量でおだやかに話すことが重要である[11]．専門用語を使わず，患者が理解できる言葉で会話することも大切になる[11]．専門用語を用いて説明してしまった結果，うまく伝わらずに患者が間違った理解，対処をしてしまうことがあるためである．

高齢者から訴えを聞き出すには，まず話しやすい雰囲気をつくることが大事になる．医師のための接遇に関する図書においても，患者の話をよく聞くことが重要で，そのためにあたたかみのある表情で声をかけ，共感をもってあいづちを打ち，話しやすい雰囲気をつくることが重要であると述べられている[12]．またその図書では，患者との信頼関係を築き，治療に対して前向きな気持ちをもってもらうために，患者の事情・心情を理解し，共感したうえで医療的な方針を伝え，患者の決断を促す言葉かけをする必要がある，と記されている．

実際の理学療法場面において，高齢者はさまざまな事情・心情からリハを行うことを拒否することがある．具体的に，以下に事例を挙げる．

CASE 1

Aさんは70代男性，糖尿病性壊疽のため大腿切断が施行され，リハ介入が開始となり，筆者が担当することになった．

開始当初は積極的にリハに取り組み，義足を作成して歩行練習に取り組んでいたが，1カ月ほど経過した頃，リハを行うことを拒否するようになった．

筆者はリハの必要性，リハを続けることにより獲得できる可能性がある機能について精いっぱい説明したが，Aさんは，よりリハを拒否するようになってしまった．

CASE 2

Bさんは80代女性，腎不全増悪のため入院加療となった．安静臥床による廃用症候群に対してリハ介入が開始となり，先輩理学療法士が担当することになった．経過の中で，血液透析が開始されることになりシャント造設術が施行された．

理学療法介入は順調に進み，車椅子移乗が可能となっていたが，突然，リハを拒否するようになってしまった．

先輩理学療法士はBさんの話を傾聴し，シャント造設術の術創が強く痛み，動く気になれないと思っていることが明らかになった．そのため，術創を濡れたタオルでクーリングすることを提案して実施した結果，疼痛が緩和され，再度リハを実施してもらえるようになった．

上記の2つの症例は，いずれも経過の中でリハを拒否するようになってしまった症例である．CASE 1は，筆者が新人理学療法士だった頃に経験した症例だが，Aさんがリハを拒否するようになった際に，「なぜリハを拒否するのか」を聞こうとせず，「なぜリハが必要なのか」を一方的に伝えてしまったため，うまくいかなかったと考えられる．一方，CASE 2では，先輩理学療法士は

> **コラム**
>
> ### 調査結果から
>
> 〈臨床経験15年以上の理学療法士が高齢者と接するうえで意識していること〉
> - 挨拶を行う際には,マスクをとってお辞儀をする.
> - 記銘力が曖昧な方には,毎回丁寧に挨拶を行う.
> - たとえ話などを用いながら,できるだけわかりやすく説明する.
> - 一言一言,間をつくるようにする.
> - ジェスチャーを多く用いる.
> - 伝えたい内容を厳選し,繰り返し伝える.
> - 「○○しても大丈夫」と伝えるのではなく,「○○したほうがよい」と伝える.
> - うまくいった際には,笑顔でしっかりほめる.
> - 成功体験をスキンシップを加えながらしっかりと伝える.
> - 高齢者が痛みや辛さを感じているときは,その想いを傾聴し,できるだけ相手の気持ちになって受け止める.
> - 動作練習時も含め,表情・眼球運動などを観察して高齢者が感じていることを推察する.
> - 医療職を過度に敬って本心を伝えられない方がいるため,家族や周囲からの情報収集も行う.

Bさんの事情・心情を共感をもって傾聴し,リハを拒否する原因を明確にした.その原因は創部痛という,一見リハ介入が難しそうな内容ではあったが,対処法を提案したうえでリハの継続を促したことで,スムーズに介入が進んだと考えられる.

このようにリハ場面においても,困難な状況に陥ったときこそ患者の事情・心情を,共感をもって傾聴することが非常に重要になる.CASE 1においても,その後にAさんの考えを聞いた結果,現状の能力でも自宅内で生活することは可能であると考えていたこと,血液透析の実施により体調が不安定であり,苦痛を伴うリハは実施したくないと感じていたことがわかった.そこで,体調が比較的安定している血液透析が行われない日を中心に,症例が考える生活場面を想定し,その中でまだ不安定となっている動作練習を行っていくことを提案することで,リハを継続することができた.

最後に,臨床経験が15年を超える理学療法士が,高齢者と接するうえで意識していることについてアンケート調査を行ったので,その内容をコラムに記す.今後,高齢者と接するうえでの参考にしていただければ幸いである.

(三栖翔吾)

文献

1) 吉井智晴:理学療法における接遇とコミュニケーション 理学療法士としての基本的接遇・コミュニケーションスキル.理学療法ジャーナル **45**:427-431,2011.
2) 山中克夫:老年心理学の最前線 高齢者の知能.老年精神医学雑誌 **26**,197-202,2015.
3) Verhaeghen P:Aging and vocabulary scores:a meta-analysis. Psychol Aging **18**:332-339,2003.
4) Alwin DF,McCammon RJ:Aging, cohorts, and verbal ability. J Gerontol B Psychol Sci Soc Sci **56**:S151-161,2001.
5) Heine MK et al:Naturally occurring and experimentally induced tip-of-the-tongue experiences in three adult age groups. Psychol Aging **14**:445-457,1999.
6) James LE:Specific effects of aging on proper name retrieval:now you see them, now you don't. J Gerontol B Psychol Sci Soc Sci **61**:180-183,2006.
7) 立木 孝・他:日本人聴力の加齢変化の研究.Audiology Japan **45**:241-250,2002.
8) Schneider B:Psychoacoustics and aging:Implications for everyday listening. Journal of Speech-Language Pathology and Audiology **21**:111-124,1997.
9) Slawinski EB et al:Self-reported hearing problems in daily life throughout adulthood. Psychol Aging **8**:552-561,1993.
10) 医療タイムス社教育研修事業部:新版 医療の接遇,医療タイムス社,2015.
11) 前田真治:老人の尊厳とその接し方.老人のリハビリテーション(福井圀彦監),第7版,医学書院,2008,pp8-14.
12) 星野達夫:患者さんとの接し方.医学出版,2013.

7章 2　認知症高齢者に対する接遇

ポイント

1. **認知症高齢者に対する接遇ポイント**
   認知症である認知症高齢者に対する接遇の基本姿勢は，本章1の高齢者に対する接遇に加え，各認知機能障害に対する配慮を加え接することである．さらに認知症の原因疾患によって接遇のポイントは異なる．
2. **認知症高齢者とコミュニケーションをはかるうえでのポイント**
   認知症高齢者とのコミュニケーションにおいて，まずは聴覚的理解，視覚的理解，もしくは発話・書字の可否について確認し，我々が接する際には障害部分を補い，さらには，残存機能をいかすように接することがポイントとなる．

　認知症高齢者に対する接遇の基本姿勢は，本章1の高齢者に対する接遇（472頁）と同じである．いわゆる加齢による各心身機能の低下を配慮しつつ，目上の方に対する礼儀を欠かさないということである．認知症高齢者の場合，脳機能各部の病的な低下により円滑な社会生活を送ることが困難になっている．そのため理学療法やケアを提供する際には，高齢者に対する配慮だけでなく，各認知機能障害に対する配慮を加え接することが必要となる．

　「理学療法士及び作業療法士法」第一章第二条では，理学療法の対象は身体に障害のある者であり[1]，精神に障害がある者に分類される認知症には理学療法が認められていない．したがって，認知症を治療するという場面で認知症高齢者に接する機会はない．現時点では，理学療法士の治療対象となる疾患に併存して認知機能の低下も認められる方の治療をするという場面で接することとなる．認知症高齢者に対して限られた理学療法提供時間の中で，効率よくプログラムを遂行するための接遇スキルをもち，さらに日常生活活動の支援をするためにはケアスタッフや看護師などの他職種とも共通認識をもって接遇に努めることが，理学療法士には求められる．

1. 認知症高齢者とコミュニケーションの理解

　65歳以上の受療率が高い主な傷病をみると，入院では脳血管疾患，悪性新生物[2]となっている．脳血管疾患は，主な理学療法対象疾患であり[3]，この疾患を原因とした認知症もアルツハイマー病に次いで第2位となっている[4]ため，認知機能障害の有無や程度を確認したうえで，治療方針を決定することは必須である．さらに，わが国において認知症高齢者を悉皆調査にて算出した報告によれば8.8％の有病率であった[5]という結果からも，高齢者のどんな受療疾患であっても，認知機能障害が併存している可能性はきわめて高いことを念頭におかなければならない．

　また，理学療法を進めるにあたって必要な検査・測定やプログラムの多くは，対象者への教示が必要となる．特に検査・測定については，そのほとんどが教示に対する対象者の身体や言葉の反応で状態・状況を把握し結果を導き出すため，必然的に検者と被検者のコミュニケーションが成り

立つことが条件となる．

　人がコミュニケーションをはかるとき，その基盤となるのは脳である．言葉を理解するときは，耳の上部にある側頭葉のウェルニッケ野が働き，言葉を話すときは，目の斜め上の前頭葉ブローカ野が働く．頭の後部と頂上の境にある角回や縁上回は文字を読んだり書いたりするときに働き[6]，各部が部分的，もしくは全体的に病的低下をするのが認知症の特徴である．

　認知症高齢者とのコミュニケーションにおいて，まずは聴覚的理解・視覚的理解もしくは発話・書字の可否について確認し，我々が接する際には障害部分を補い，さらに残存機能はいかすように接することが接遇の基本となる．さらに，アルツハイマー型認知症や脳血管性認知症の中核症状といわれる側頭葉内側領域の萎縮による記憶障害もコミュニケーションに影響を与える．これらの点に着目しながら，認知症のタイプごとの接遇について以下にまとめる．

1 アルツハイマー型認知症に対する接遇

　アルツハイマー型認知症の症状は，認知機能の低下である「中核症状」と，その他の症状である「認知症に伴う行動・心理症状（behavioral and psychological symptoms of dementia；BPSD）」に分けられる．中核症状は脳の萎縮，神経細胞の変性と脱落，神経原線維変化といった脳細胞の障害が直接引き起こす症状で，治療によって完全に回復することはできず，ゆっくりと確実に進行していくという特徴がある．

　アルツハイマー病の中核症状のうち，記憶障害が初発症状となるが，とりわけ近時のエピソードに関する記憶が障害を受けやすく，特に出来事全体を忘却してしまう点に特徴がある．忘却により被害的な感情をもっている（例：物品の置き忘れによる紛失は，他の人の窃盗によるものだ）ことを，理学療法提供中に訴える場合には，そのことは「本人にとっての事実」であることに十分理解を示すことが重要である[7]．訴えを否定せずに受け入れたうえでいかに安心感を与えることができるかが，理学療法を提供できるか否かを左右する可能性もある．

　検査・測定やプログラム実施の際に教示に対する反応を確認する場面において，聴覚的理解や発話が残存している場合は言葉によるコミュニケーションを行う．ただし，言語の理解力低下を配慮するのであれば，長文ではなく短文を，単語や専門用語ではなく日常的な用語を使用すべきである．Yes-Noで返答できる質問であれば明確な情報を入手しやすい[8]．聴覚的理解が低下していても視

コラム①

認知症高齢者にとっての日常的な用語

　聴覚的理解と視覚的理解が成し遂げられるためには，側頭葉（意味野）に言葉が蓄えられていることが必要である．記憶が低下していても，若年期に覚えた言葉は脳の意味野に深く残っている方も多い．そこで認知症高齢者に対し，表のように若年期に使っていたと考えられる言葉を使い会話することもコミュニケーションをはかるうえで重要である．

表　高齢者になじみのある言葉の例

現在の言葉	高齢者になじみのある言葉	現在の言葉	高齢者になじみのある言葉
デート	逢い引き（あいびき）	肌着・下着	襦袢・肌襦袢（じゅばん・はだじゅばん）
ハンガー	衣紋掛け（えもんかけ）	国立大学	帝大（ていだい）
家政婦	お手伝いさん	直射日光	天日（てんぴ）
コート	外套	タクシー	ハイヤー
レインコート	カッパ・雨合羽（あまがっぱ）	国民の祝日	旗日（はたび）
電車	汽車	半日勤務	半ドン
ローン	月賦（げっぷ）	解雇・自主退職	暇をもらう
JR	国電（こくでん）	小麦粉	メリケン粉
ユートピア	極楽（ごくらく）	礼服	よそ行き
妻	細君（さいくん）	海外渡航	洋行（ようこう）
石鹸	シャボン	具合	塩梅（あんばい）
ジャケット	ヤッケ		
手帳	帳面（ちょうめん）		

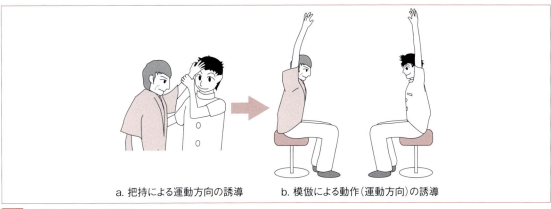

図1 把持と模倣による誘導
a. 把持による運動方向の誘導
b. 模倣による動作（運動方向）の誘導

コラム②

認知症高齢者に対する身体機能の評価

　認知症の症状に配慮をして検査・測定を実施しても限界があり，絶対的な結果が得られるとは言い難い．いわゆる標準的な判断基準は活用できないということになる．ただし対象者の相対的な評価結果は得ることができる．初期評価時の条件設定を詳細に記録しておき，再評価の際になるべく同じ条件で評価をすれば個人の経過を把握することは可能である．しかし一方で，細かい機能の評価や測定機器を用いた評価については，その目的を理解できず，かえって認知症者を混乱させることが少なくないため，それよりも動作中に発揮される身体機能という側面からの評価のほうが重要である[10]という考えもある．いずれにしても我々は認知症高齢者に対し理学療法を提供しようとするならば「何も評価ができない」「評価をしても仕方がない」という考えをもたずに，認知症状に応じて評価をし，効果的な理学療法を進めていかなければならない．

覚的理解が残存している場合は紙面に教示内容を示すことや，評価者自らが評価対象の動作を行い，模倣をするように促すのもよい（図1）．発話が進まない場合は，紙面に記載された回答を選択してもらうなどの方法を活用することも考えられる．

　聴覚的理解に視覚的理解を併用し反応を促すという点は，理学療法プログラムの遂行時にも配慮すべきこととなる．その他プログラム遂行にあたっては，BPSDの一つである意欲・自発性の低下がしばしば遂行を妨げる原因となる．理学療法効果の多くは，数日から数カ月を必要とすることが多い．理学療法士はプログラムを組み立てることができても，ある一定期間にわたり実施をするのは，当然ながら対象者である．BPSDについては中核症状や環境の変化，人間関係によって引き起こされる症状であるため，個人によってその原因は異なることが推測される．他職種や家族から情報を聴取し，その対処方法を検討する必要がある．

　中核症状に対してもBPSDに対しても，最後まで残存する対象者の感情に配慮することを忘れてはならない．たとえ同じことを何度も話したり尋ねられたりしても，怪訝な顔をして不満を抱かせたり，失敗を指摘して自信をなくさせるようなことがあってはならない．認知症高齢者は，会話によるコミュニケーションの遂行が難しくなると，これまで以上に話し手の表情や態度に敏感になる[9]．そこでノンバーバルコミュニケーション（距離，身体接触，姿勢の傾き，しぐさ，ジェスチャー，視線，表情[7]など）を有効に活用し，ネガティブな感情を抱かせない努力も，認知症高齢者に対する重要な接遇である．

2 血管性認知症に対する接遇

血管性認知症は，脳出血や脳梗塞が原因疾患となる．脳血液循環による治療薬により能力を維持する効果は期待されている．進行については，断続的な悪化，階段状の悪化が特徴である．いわゆる脳への酸素供給に悪影響を及ぼす疾患が悪化すると，認知症の症状にも影響を及ぼすこととなる．

症状は，アルツハイマー型認知症で現れる症状と基本的に同じである．ただし症状の強さが時間とともに変動することや，覚醒のレベルが変動することが血管性認知症の特徴である．理学療法提供時に配慮すべきことは，覚醒レベルが保たれているかどうか確認することである．認知症の有無にかかわらず，理学療法評価もプログラム実施時もある一定の覚醒レベルが保たれていることが必要条件である．覚醒レベルが保たれていないようであれば，保たれているタイミングで実施できることが好ましい．

またコミュニケーションにおいては，対人関係における理解や判断は比較的保たれるため，会話の形態はとれるものの，虚血病変が皮質下に散在するタイプでは感情失禁（笑・泣）が誘発される，易怒的になる，注意が保たれず会話が中断するなどの支障をきたすこともある．そのような状態のときには時間の許される範囲で落ち着くのを待ち，治まらない場合は評価やプログラムの優先順位を変更し，中断した内容については別の機会に実施を試みるべきである．

3 前頭側頭型認知症

前頭側頭型認知症は前頭葉の前方が障害を受け，行動の調整ができず，行動パターンに変化がなくなるといった特徴がある．一部の抗うつ薬に効果がみられることがあるが[9]，治療薬だけでは症状の緩和は不十分である．

落ち着きがなく，さらに気が散りやすいという状況からも，プログラムの開始や継続には本人が昔から好きだった自然に関心が向くもの[9]を選択できるとよい．単純な運動プログラムは，昔から取り組んでいた場合はよいが，興味を示さない場合は作業的なプログラムに取り組むこともひとつの提供方法となる．コミュニケーションによる支援というよりは，取り組む内容そのものに工夫を加えることが重要である．

4 レビー小体型認知症

レビー小体型認知症は，レビー小体という成分が大脳皮質にたまることを原因となって起こる．調子がよいときと悪いときの差が激しいことが特徴である．また幻視や錯視，パーキンソン症状も出現する．心身の状態を安定させ幻視を軽減する作用のある薬物療法に期待されている[9]．

調子がよいときに行える内容，調子が悪いときに行える内容を区別して，対象者に不必要な不安を抱かせることのないようにしたい．また幻視や錯視があるときにはそれを否定するのではなく受け入れて安心を与える接遇ができれば，理学療法のスムーズな遂行につながる可能性がある．

2．認知症高齢者の家族に対する接遇

認知症高齢者を身近で支援する家族は大きな不安をもっていることがほとんどである．介護に疲弊して家族が病気になったり，死を選択するような最悪の場合もある．そのようなことが起こらないためにも，第一には助言よりも共感に配慮した接遇を心がけるべきである．

医療従事者やケアスタッフが取り組んでいるコミュニケーション手段を伝える際には，家族の状態に合わせて少しずつできそうな範囲をみきわめて助言をする．介護のプロになろうとするのではなく，「無理をしなくてよい」という気持ちになっていただけるような言葉がけができるよう，配慮をしたい．

（鈴川芽久美）

文献

1) 理学療法士及び作業療法士法：
   http://law.e-gov.go.jp/htmldata/S40/S40HO137.html（2016年6月25日閲覧）
2) 内閣府：平成27年度版高齢社会白書，2015, p22-23.
3) 理学療法士協会：
   http://www.japanpt.or.jp/aboutpt/physicaltherapy/（2016年6月25日閲覧）
4) Matsui Y et al：Incidence and survival of dementia in a general population of Japanese elderly：the Hisayama study. J Neurol Neurosurg Psychiatry 80：366-370, 2009.
5) 鈴木道雄・他：富山県における老人性痴呆疾患実態調査からみた痴呆有病率の推移．老年精神医誌 14：1509-1518, 2003.
6) 飯干紀代子：今日から実践 認知症の人とのコミュニケーション 感情と行動を理解するためのアプローチ，中央法規出版 2011, p3.
7) 三村 將，飯干紀代子：認知症のコミュニケーション障害—その評価と支援，医歯薬出版，2015, p12, p31.
8) 長谷川和夫編：知っておきたい認知症ケア最前線―理解と実践，ぱーそん書房，2016, p65, pp73-74.
9) 浅井憲義・他：認知症のある人への作業療法，サンメッセ，2013, p94.
10) 山上徹也：認知症者に対する理学療法のポイント．理学療法 33：18-25, 2016.

One Point

拘束と虐待への対応

平瀬達哉

　高齢者虐待防止法では，身体拘束は「緊急やむを得ない場合」に行われるもの以外は，すべて高齢者虐待に該当するという解釈が示されている．厚生労働省による平成26（2014）年度の高齢者虐待に関する調査では，高齢者虐待と認められた件数は，養介護施設従事者によるものが300件であり，前年度より79件（35.7％）増加している．虐待の内容をみてみると，「身体的虐待」が最も多く63.8％，次いで「心理的虐待」が43.1％，「経済的虐待」が16.9％となっており，虐待を受けた高齢者の39.0％が身体拘束される結果となっている．また，虐待の発生要因については，「教育・知識・介護技術等に関する問題」が最も多く，30歳未満の介護従事者が虐待に関わっている割合が高い．さらに，介護度や認知症が重度である高齢者が虐待されている傾向にある．

　以上のことより，拘束と虐待への対応としては，慢性的な重複疾病により複雑多様な問題を有している高齢者の特徴をまずは理解することが重要であると思われる．そして，施設管理者や看護・介護従事者のリーダーが拘束と虐待に関する講習を受講し，若い介護従事者に対する教育研修システムを構築する必要がある．また，リスク管理に関する報告や記録を分析してリスクマネジメントに反映したり，第三者評価を実施することも大切であると考える．

　このような取り組みを通して，施設全体の方針として拘束や虐待を「一切行わない」という決断をくだし，それを実践することが何より重要であると思われる．先行研究では，前述した取り組みにより拘束や虐待が減少し，介護事故の件数も変化していないことが示されている．高齢者が自分らしい尊厳ある人生を最後まで送れるよう，拘束や虐待がゼロになる日を期待したい．

7章 3 理学療法に非協力的なときの対応

> **KEY ポイント**
>
> **① 非協力的な状態を考えるポイント**
>
> 　理学療法に非協力的な場合というのは，歩行練習を拒むといった介入への直接的な拒否に限らず，指導したホームプログラムの未実施といったことも含めば，多くの形ですべての理学療法士が直面する問題であろう．
>
> 　対象者の運動行動変容ステージを評価することは，理学療法への参加を促すための重要なヒントを与えてくれる．
>
> **② 非協力的なときの対応ポイント**
>
> 　モチベーション向上のために最も簡便なのは言語的な説明や賞賛であるが，運動実施のセルフモニタリングといった工夫であったり，家族や地域も巻き込んだアプローチ方法も検討し，理学療法の円滑な実施につなげることが望ましい．

1. 理学療法に非協力的な状況を運動行動変容ステージで整理する

「もうよくならないんだから，運動なんてしたってしょうがないよ」，「痛いから触らないでくれ！」，「疲れたからもうやめようよ」……．対象者からのこうした発言を受けて，理学療法に非協力的な人にどのように対応すればよいか，と悩んだことのない理学療法士はいないはずである．また，そうした直接的な拒否に限らず，理学療法実施中は頑張ってくれるが，病室に戻ったらずっと臥床してしまったり，外来患者が自宅での運動を行ってくれなかったり，といった場合も広い意味で非協力的な場合と捉えることができる．

これらのさまざまな局面における状況の整理と効果的なアプローチ立案のためには，運動行動変容ステージが役立つ．運動行動変容ステージとは，行動変容のトランスセオレティカルモデル（transtheoretical model）に基づき，運動習慣について，前熟考期，熟考期，準備期，実行期，維持期の5段階で考えるものである[1]．これらの各段階はそれぞれ異なる特徴をもち，対象がどの段階にいるのか整理することで，効果的なアプローチにつなげやすくなる．それぞれの特徴や段階を進めるための具体的な内容については**表1**にまとめた[2]．

2. 理学療法に対するモチベーションを向上させるために

理学療法へのモチベーションを向上させるために，直感的に上手なコミュニケーションをはかることができる人も中にはいるが，そうではない人も少なくないであろう．積極的に理学療法を行ってもらうためには，前述した運動行動変容ステージの各段階の特徴に留意しながら，介入方法を考えなくてはならない．ここでは，認知行動療法や行動分析学における手法を参考にしながら[2〜5]，3つの事例に基づいてモチベーション向上のためのアプローチについて紹介する．

表1 運動行動変容ステージの定義と段階の進行のための情報

	前熟考期 (precontemplation)	熟考期 (contemplation)	準備期 (preparation)	実行期 (action)	維持期 (maintenance)
各段階の定義	私は現在,運動をしていない.また,これからもするつもりはない.	私は現在運動をしていない.しかし,近い将来(6カ月以内)に始めようとは思っている.	私は現在,運動をしている.しかし,定期的ではない.	私は現在,定期的に運動※をしている.しかし,始めてから6カ月以内である.	私は現在,定期的に運動※している.また,6カ月以上継続している.
主な特徴	座位中心のライフスタイルの問題について,理解していない.もしくは認めたくない.	行動変容する必要性は理解しているが決断できず,今までの座位中心のライフスタイルを続けている.新しい行動にためらったり,元の行動にこだわっている.	身体的に活動的なライフスタイルに行動を変容することにかなり意欲的である.自分なりに行動変容している(介入の効果が最も大きい).	身体的に活動的なライフスタイルを一時的に中断したり,座位中心のライフスタイルへの逆戻りや望ましい行動からの逸脱が多い.	身体的に活動的なライフスタイルを継続しており日頃の生活の中では大きく乱れることがない(日常生活が大きく乱れると逆戻りが起こる可能性あり).
主な決定要因	・不健康の自己知覚 ・健康の知識	・運動の利益不利益の知覚(意思決定のバランス)	・セルフエフィカシー	・ソーシャルサポート ・行動的スキル	・運動のしやすさ(周囲の環境,怪我)
段階を進めるための具体的な内容	座位中心生活への気づきを高める.客観的な測定機器によって不活動であることを知らせる.不活動が心身の健康に及ぼす影響(ベッドレスト研究)を知らせる.身体活動とエネルギー消費量の関係を理解させる.	活動的なライフスタイルでない理由を検討する,活動の利益と不利益のバランスを確認させる.いつから活動的なライフスタイルを開始するのか,といった遂行する行動に関する契約を結ぶ.	活動目標を達成した場合の報酬を自分で考えさせる,専門家の立場から,言語的な賞賛を与える.楽しくてやりやすい活動をみつけさせる,できるだけ具体的な内容の目標(いつ,どこで,誰と,何を)を設定させる.	活動する際のサポート源が誰なのかを認識させる,その人から得られるサポート内容を確認させる.予期しない変化や問題に対して計画を立てさせる,バリアの克服法を学習させる.	地域のクラブの情報や,活動できる施設などを紹介する.機器や日記によって活動を記録させたり,活動を促進させるものを身近に置かせる.自分にとっての活動的なライフスタイルの意味を再確認させる.

※「定期的な運動」とは,1回あたり20~30分以上の運動を週2~3回以上行うことを指す
(文献2より引用改変)

1 理学療法開始となったが離床したがらないAさん

CASE 1

小脳出血により入院となったが,状態が安定したため理学療法開始となった80代男性のAさん.2回目の理学療法実施時にリハ室へ行き平行棒での立ち上がり練習をしたが,その後に大きな疲労感とともに一時的な腰の痛みが生じたために,「別にリハビリしたってよくならないし,腰も痛くなっちゃうからリハビリするのはイヤだよ」と,翌日からリハ室に行くことを拒否するようになってしまった.

このような前熟考期~熟考期の場合には,意思決定バランス分析を用いて,Aさんにとっての理学療法の利益と不利益を考えると問題の整理がしやすい(図1a).Aさんが理学療法実施を拒否するのは,リハ室に行った後に痛みが生じてしまったということから,「あそこに行くと疲れるし腰が痛くなる」といった大きな不利益が浮かぶのに対して,明確な利益がほぼないことが原因であると考えられる.

そこで考えるべきことは,Aさんにとっての理学療法の利益をいかに大きくして,不利益を小さくするかということである.Aさんが前熟後期~熟後期に属すると考えると,現状は運動の必要性

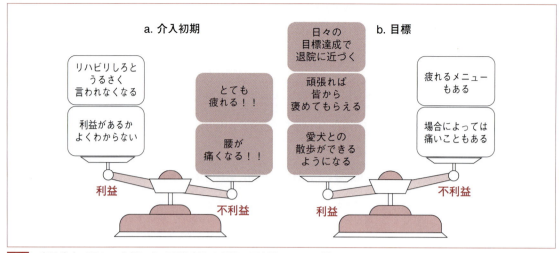

図1　意思決定バランス分析による理学療法の利益・不利益のイメージ

についての理解が乏しかったり，その必要性を認めたくないという状態であると考えられ，Aさんにとっての理学療法の利益を大きくするためには，面談によって理学療法の必要性や効果の説明を行い，具体的な目標設定をする必要性が高い．ただ一方的に説明をするのではなく，退院後にどのようなことをしたいのか，発症前は休日にどのようなことで楽しんでいたのかということを聴取することで，Aさんの目標も具体化してくるはずである．「早く退院して，愛犬の散歩ができるように歩行練習を頑張りましょうね」といった理学療法に取り組む意義を，明確かつポジティブにイメージしやすい声かけをできるようにしたいところである．

また，大きな目標とは別に日々達成できるような目標を立てることも有効である．「ひとりで車椅子に乗り移れるようになる」，「日中は1時間以上ベッドで横にならない」，「朝と夕に〇〇の運動を20回ずつ行う」といったものでかまわない．できれば，ベッドサイドなどに目標を書き出した紙を貼って達成状況が確認できるようにしておくとよい．そうした目標に対して取り組んでいるような様子があれば，家族や看護師から「寝てばかりじゃなくなり，元気になってきましたね」といった賞賛をするように取り決めを行い，普段の頑張りに対する評価がされるようにもしたい．

なお，Aさんにとっての理学療法の不利益として腰痛の発生が挙げられていたため，早期から痛みが生じるようなプログラムを実施するのは避けるべきである．痛みの生じない範囲内や負荷量からの運動を始めて，「理学療法実施＝痛い」というイメージにさせないように注意が必要である．

以上のことを考慮すると，最終的には図1bのようにAさんにとっての理学療法の利益が不利益を上回るように働きかけ，積極的な理学療法参加につなげたいものである．

2　退院後の運動継続に不安のあるBさん

CASE 2

転倒による大腿骨頸部骨折の術後，特に大きな問題もなく順調にリハを行い，退院まで1週間が迫っている70代女性のBさん．リハ室においてBさんは熱心に理学療法へ参加するが，理学療法以外の時間に歩く機会を増やすように指導しても，自室に戻ればベッドで本を読んで過ごすことがほとんどであり，身体活動量が少なかった．そのため，退院後の身体活動量の低さが運動機能低下を引き起こし，再転倒につながってしまう危険性を心配されていた．

この事例のように入院中は理学療法士などからの積極的な支援があり，運動行動変容ステージが実行期となっていても，退院後には支援がなくなるために運動習慣がなくなってしまうケースは多く，それら逆戻り予防の対策が必須といえる．こ

うした際によく行われるのが退院時指導のホームプログラムであるが，口頭で説明しただけだったり，運動方法を書いた紙を渡すだけでは，最終的には自宅で運動をしなくなっていくことが多いであろう．

　ホームプログラムを継続させるためには，まずセルフモニタリングの手法を検討したい．これは自分自身で活動を記録する方法であり，カレンダーなどで運動実施の有無や歩行数を管理する．あくまでも自分で記録することが重要であり，できれば入院中から取り組むことでセルフモニタリングに慣れ，退院後の運動習慣継続へとスムーズにつながるようにしたいところである．また，セルフモニタリングは運動量に限らず，減量のための体重管理や痛みの自己管理といった面にも応用が可能であるため，工夫次第でさまざまな面のサポートにつなげることができる．しかし，いくらセルフモニタリングを活用しても単純な運動を自宅にて一人で続けることはとても難しい．そこで，その人の周りにある社会的資源（家族，友人，老人クラブ，趣味の教室，通所施設，訪問リハなど）を活用したソーシャルサポートについて退院前に検討しておきたい．家族に対して買い物などで外出する際にBさんも一緒に連れていってもらえるように促し，屋外歩行時の介助法を指導するといったことや，要介護認定を受けているならば担当ケアマネジャーに訪問リハや通所介護施設などの利用を促したりすることも理学療法士として検討すべき介入である．退院後となると病院の理学療法士が直接的にかかわれることは少なくなってしまうため，なるべく多くの施設や人を巻き込んで，Bさんの在宅生活支援につなげられるようにバトンタッチしていくことを考えていくべきであろう．

3　デイサービス利用中だけではなく，自宅での運動習慣も獲得させたいCさん

> **CASE 3**
> 要介護1で週2回デイサービス（通所介護施設）に通っており，以前に通っていた手芸教室にまた行けるようになりたいとの目標をもっている60代女性のCさん．社交的な性格で，施設利用中は理学療法士によるグループでの運動へ積極的に参加をするが，自宅ではテレビを見て過ごすことが多く，家事も同居している娘がほとんど行うために座位中心の生活となっている．自宅で実施してほしい運動を何度か指導したが，ほぼ行っていないということで，ひとりで外出できるような歩行能力獲得のためには自宅での運動習慣も定着させたいと考えている．

　このように運動行動変容ステージとしては実行期～維持期となっているが，週に数回の理学療法だけでは限界があり，自宅での身体活動量の向上が必要となる場合が維持期（生活期）の高齢者には多い．こうした事例でもセルフモニタリングの手法は有効であるが，Cさんの場合はデイサービス利用時に実施した記録を定期的に確認することが可能な点に注目したい．記録を確認して，運動実施の努力に対する賞賛のコメントやアドバイスなどを記載するといった取り組みもよいが，運動を実施するごとにシールやスタンプ，施設内通貨を提供していくトークンエコノミー法を用いて運動習慣継続の強化を行うことも有効である．トークンエコノミー法を活用するうえでは，シールなどのトークンを30枚集めれば，手芸教室までの屋外歩行練習に行く機会がもらえる，もしくは手芸関連のプレゼントがもらえるといった報酬を用意することで，運動行動の習慣化につなげやすい．加えて，筋力トレーニングなどの運動ばかりではなく，洗濯物干しや掃除といった家事を行うことでも身体活動量の増加につながるので，運動と同様に促進させるべきである．これは，家庭内での役割づくりにもつながり，家族からの支援さえ受けられれば継続性も高い．

　もしも，他の利用者の中で上手に運動習慣を継続できている人がいるようであれば，その人の話や運動継続させるコツなどについて一緒に聞いてみること（モデリング）も検討したい．その人が見本となるだけではなく，同じように頑張っている仲間がいるということでお互いによい刺激となるため，運動習慣継続のために役立つであろう．生活期において運動習慣を継続させるためには，家族や友人らとの社会的なつながりをつくる支援が有効である場合が多く，単なる運動指導で終らないようにしたいところである．

理学療法の対象は人であり，論理的な思考だけで動くのではなく，各個人の性格があり，日々の気分や感情も大きく行動を左右させる．挨拶がなかった，服装が乱れていた，配慮の足りない一言があった，というような些細に思えるようなことが理学療法への拒否につながってしまう可能性もある．しかし，逆に何気なくかけた「いつも頑張っていますね」といった一言で，さらに熱心に理学療法に取り組んでくれる人もおり，われわれは自分の言動が大きく相手に影響を与えうることを十分に注意しなくてはならない．

理学療法に参加する意欲が高いほど，機能の維持・向上につながりやすいことについては，諸研究によっても明らかにされてきており[6〜8]，ここで紹介した手法が現場で少しでも役に立つことを期待したい．

（波戸真之介）

文献

1) Marcus BH, Simkin LR：The stage of exercise behavior. J Sports Med Physi Fitness 33：83-88, 1993.
2) 岡 浩一郎：行動変容のトランスセオレティカルモデルに基づく運動アドヒレンス研究の動向. 体育学研究 45：543-561, 2000.
3) 岡 浩一郎，中楚友一朗：運動療法からの脱落を防ぎ運動の習慣化を促す認知行動療法．サルコペニアと運動（島田裕之編），医歯薬出版，2014, PP137-143.
4) 野村卓生・他：予防医学的観点からの運動行動変容への取り組みの知見の整理. 日衛誌 63：617-627, 2008.
5) 山崎裕司：リハビリテーション：理学療法．ケースで学ぶ行動分析学による問題解決（日本行動分析学会編），2015, PP174-181.
6) Lenze EJ et al：The Pittsburgh rehabilitation scale：Reliability and validity of a clinician rated measure of participation in acute rehabilitation. Arch Phys Med Rehabil 85：380-384, 2004.
7) Lenze EJ et al：Significance of poor patient participation in physical and occupational therapy for functional outcome and length of stay. Arch Phys Med Rehabil 85：1599-1601, 2004.
8) Lenze EJ et al：Enhanced medical rehabilitation increases therapy intensity and engagement and improves functional outcomes in post-acute rehabilitation of older adults：a randomized controlled trial. J Am Med Dir Assoc 13：708-712, 2012.

7章 4 行動モデルによる動作介助

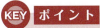
ポイント

- **行動モデルによる動作介助に必要なポイント**
  ①"行動モデル"の視点から介助と動作（もしくは行動）を見ることは重要である．
  ②特定の行動が増加し，維持されるためには，その行動が"強化"されなければならない．
  そのためには，強化されるべき行動を確実に引き出すための"刺激"と，その"コントロール"が必要となる．
- **高齢障害者に対する動作介助のポイント**
  起き上がり〜移乗における適切な動作を増加・維持させ，不適切な動作を減少させるという視点が重要であり，そのための介助を実践することが必要である．

1. 行動モデルによる動作介助に必要なポイント

1 行動モデル（行動法則）の理解

行動モデルにおいては，行動は環境との相互作用により変化するものととらえられ，行動の原因は対象者を取り巻く環境にあるとされる．したがって，行動に影響する環境中の事象を改善もしくは整備することで行動の変容を行うというのがアプローチの基本となる[1]．現在まで行動モデルの視点によるさまざまな理論が提唱されているが，最も代表的なものとして，米国の心理学者スキナー（B.F. skinner）が提唱した行動分析（behavior analysis）がある．行動分析とは，行動と環境の関係（行動随伴性；behavioral contingency）を関数関係としてとらえて行動の原因を特定し，その行動を変容（もしくは改善）しようとするものである[2]．また，行動随伴性とは行動と行動後の結果（環境変化）との関係性に関する概念（行動随伴性に関する多くの基礎研究より検証された行動法則が存在する[2]）（**表1**）．端的に言えば，「行動は，行動後の結果により変容する」というものである．理学療法の対象者に適切に用いることで，適切な（望ましい）行動を増加・維持させるなどの効果が期待される．

表1 4つの基本的随伴性からなる行動法則とその行動的事実

行動法則	行動的事実	随伴性	
		好子	嫌子
行動法則1	行動の直後に好子が出現したり好子が増加するという経験をすると，その後，その行動が起こりやすくなる（好子出現による強化）	出現（行動↑）	―
行動法則2	行動の直後に好子が消失したり好子が減少するという経験をすると，その後，その行動は起こりにくくなる（好子消失による弱化）	消失（行動↓）	―
行動法則3	行動の直後に嫌子が出現したり嫌子が増加するという経験をすると，その後，その行動が起こりにくくなる（嫌子出現による弱化）	―	出現（行動↓）
行動法則4	行動の直後に嫌子が消失したり嫌子が減少するという経験をすると，その後，その行動が起こりやすくなる（嫌子消失による強化）	―	消失（行動↑）

2 行動分析の枠組みによる動作指導の考え方

行動そのものは行動とその結果（後続刺激）の2項のみで成立するが，現実的には行動が生起するときの環境が常に存在する（先行刺激）．これら先行刺激，行動，後続刺激の機能的関係は"三項随伴性（three-term contingency）"とよばれ，行動分析の基本的枠組みとなっている[3]．

高齢障害者に動作介助を行うにあたっては，三項随伴性のあり方が不適切となる場合が多いことから，自立的行動などの適切な行動が減少し，転倒を誘発するような不適切な行動が増加しやすくなる傾向があると考えられる．一般的に，環境と行動の不適切な機能的関係というのは，以下のような状況のことをいう．まず，行動に先行する環境事象としては，①適切行動の手がかりとなる先行刺激が欠如している場合（その結果，適切行動が自発されにくい），②適切行動の自発を抑止するような先行刺激が存在している場合（その結果，適切行動が自発されにくい），③不適切行動を自発させる先行刺激が存在している場合（その結果，不適切行動が自発されやすい），④以上の組み合わせが存在する場合などが考えられる．一方，行動に後続する環境事象としては，①適切行動に好子が随伴しない場合（その結果，適切行動が自発されにくくなる），②適切行動に嫌子が随伴する場合（その結果，適切行動が自発されにくくなる），③不適切行動に好子が随伴する場合（その結果，不適切行動が自発されやすくなる），④以上の組み合わせが存在する場合などがある（図1）[4]．

また，これらに対するアプローチの基本的方略としては，行動に先行する要因を操作する方法と行動に後続する要因を操作する方法，およびこれら両者を操作する方法があり，①適切行動の手がかりとなる先行刺激を提示する，②適切行動の自発を抑止するような先行刺激を除去する，③不適切行動を自発させる先行刺激を除去する，④適切行動に好子を随伴させる，⑤適切行動に対する嫌子を除去する，⑥不適切行動に対する好子を除去するなどが考えられる（図1）[4]．

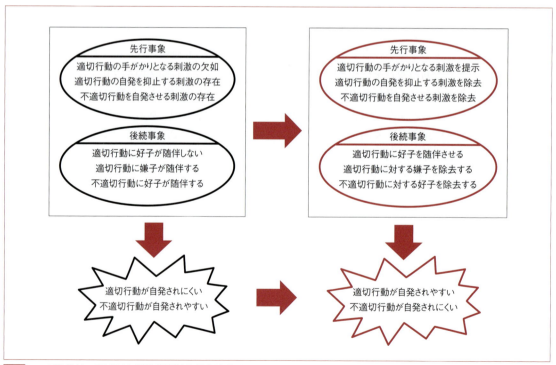

図1　三項随伴性の不適切な機能的関係と基本的方略

2. 高齢障害者に対する動作介助

行動分析の枠組みをもとに，認知機能の低下を伴う高齢障害者に対する起き上がり〜移乗介助の視点と，その実際についてケースを用いて解説する．

1 活動性が低く，認知機能の低下を伴う高齢障害者に対する起き上がり介助事例

図2は，介護老人保健施設介護職員（以下，介助者）が脳梗塞後遺症で86歳になる女性の入所者に対して，ベッド上での起き上がり介助を行っている場面である．この入所者は軽度の認知症を有していたもののコミュニケーションは比較的良好で，麻痺も軽度であったが，全身的な筋力低下が認められた．また，介助者の声かけなどのプロンプト[*15)]に対する反応性が低く，なかなか動いてくれないことから常に全介助が適用されているという状況にあった．このような状況が続くと，廃用性の機能低下が急速に進行して，いわゆる"寝たきり"といわれる状況に至ってしまう可能性が高い．

この入所者に対する起き上がり介助のプロセスは，図2に示したように，介助者が対象者に接近しながら「食事ですから起きましょうね」などと声かけをするところから始まる．その直後，上半身を対象者に近づけると，対象者が介助者の両肩に抱き付こうとして両手を伸ばしているのが確認できる．介助者はさらに上半身を対象者に近づけ，対象者はしっかりと介助者の両肩に手を回している．そして，対象者が両肩にしがみついた状態で抱き起こし，その直後に「はい」と言って強化をしている．数回にわたり観察したところ，この入所者に対する起き上がり介助は同様の手続きでなされていた．

このような状況から，この入所者は自力で起き上がることが不可能であるとのスタッフ間における共通認識がなされているようであったが，起き上がりを促す声かけを何回か行って少し待つと起き上がり始め，軽度の身体ガイドにて起き上がれることがわかった．すなわち，この入所者はかなりの部分において自力で起き上がれるにもかかわらず，常に全介助が適用されていたことになる．

それでは，このような状況を改善するにはどのような方略を用いればよいのであろうか．そのためには，"介助者の首にしがみつく"といった不適切な行動を起こりにくくし（弱化させる），"自分の腕でベッドを押すことによって起き上がる"という適切な行動を起こりやすくする（強化する）手続きが必要となる．介助者は，声かけの後，す

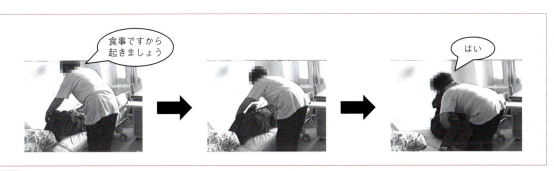

図2 入所者に対する起き上がり介助例（自立を促せていない例）

[*1] プロンプト：「正しい行動が起きる確率を高める補助的な刺激」と定義されており，視覚的プロンプト（指導者の存在，指さし，モデル提示など），聴覚的プロンプト（口頭指示，声かけなど），身体的プロンプト（タッピング，身体ガイドなど）がある．これらプロンプトにはヒエラルキーが存在し，一般的に，聴覚的，視覚的，身体的の順に行動制御力が強くなるとされている．プロンプトの目的は，適切な行動が確実に強化されるべく，行動のきっかけを与えることである．その意味から，動作指導初期においては制御力の強いプロンプトが必要であっても，徐々に制御力の弱い刺激で対象者が課題行動を遂行できるよう，介入を進めていくべきである[5)]．

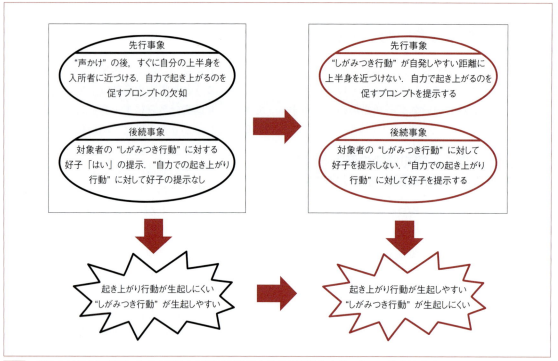

図3 起き上がり介助場面における環境と行動の不適切な機能的関係と改善のための基本的方略

ぐに自らの上半身を入所者に近づけているが，この行為は入所者が"しがみ付く"ためのきっかけ（先行刺激）となっている可能性がある．その後，入所者が手を伸ばし始めると介助者はさらに自らの上半身を入所者に近づけるが，この行為は先行刺激を際立たせ，"しがみつき行動"をさらに促す結果になりやすい．以上のことから，これら一連の介助者の行動を除去する必要がある（図3）．

さらに，自力で起き上がることを促すプロンプトが入所者に十分理解できるように提示されなくてはならない．また，声かけによる促しの後，入所者が反応しないからといってすぐに身体ガイドを適用すべきではなく，少し待つことが必要であり，待たずに次のプロンプトを提示することは入所者が適切行動を自発する機会を奪うことになってしまう．そのような対応を試みたにもかかわらず，引き続き反応が生起しない場合であってもやはり全介助を行うのではなく，頭部を少し持ち上げたり，上側の腕を軽く引っ張ったりして"起き上がり"を誘導するような身体ガイドを適用するべきである．もちろんその後においても，すぐに介助せず，少し待つ必要もある．少なくとも，そ

れらの対応を十分に試みても"起き上がり"が生起しなかった場合においてのみ全介助が適用されるべきである．そして，"自力での起き上がり"が生起した場合には，賞賛や承認などの好子を即座に提示して確実に強化する（図3）．

以上の過程において最も重要なことは，対象者が失敗経験（嫌子の出現）なく課題が遂行できるように環境操作を行うことであり，このような無誤学習（errorless learnning）[6]が対象者の意欲を高めるためには有効である．

2 活動性が高く，感覚および認知機能の低下を伴う高齢障害者に対する移乗介助事例

図4は，介助者による対象者への移乗介助場面である．対象者は，脳血管障害後遺症で軽度の左片麻痺を呈し，軽度の認知症および聴力，視力，立位バランスの低下があり，コミュニケーションはやや困難であるが，大きな声でゆっくり声かけすれば簡単な指示は理解できる．また，行動パターンはいわゆる"せっかち"で，指示するとやたら性急に行動してしまうpacing障害様の症状も認められた．認知機能および感覚機能の低下との関連

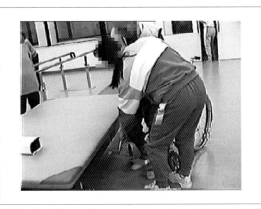

図4 車いすからプラットホームベッドへの移乗介助場面
（プロンプトの認識がない，または提示が遅れている例）

から，体幹を前傾させずに起立しようとしたり，車いすの足台を上げずにベッドへ移乗しようとするなど，性急に行おうとする危険な行動の頻度が高く，結果として転倒に結びつくことが多かった．

図4は車いすから立ち上がる前に足台を上げてもらうため，介助者が足台を指さしながら声がけを行っている場面であるが，対象者がそのプロンプトを十分認識できなかったか，もしくは提示が遅れたため，足台を上げずに立ち上がってしまっている．しかも，立ち上がる前に体幹を前傾して重心を前方に移すことを促すプロンプトが欠如したため，両手で肘当てをしっかりと握り，後方に重心を残したまま立ち上がっている．

そして，この状況から対象者をベッドに移乗させようとした場合，以下の方法をとると考えられる．①対象者をとりあえず車いすに着席させて再度移乗介助を試みる．②介助者が即座に足台を上げる．③対象者自ら足台をまたいで強引にベッドに着席してしまう．①において，対象者が自発的にベッドに移ろうとしたことを適切行動と考えれば，対象者がなぜやり直しをさせられるか理解していない場合，やり直しをさせられるという行為が嫌子として機能し，そのような対応を繰り返し行うことで，ベッドに移るという行動そのものが弱化する可能性がある．②においては，対象者が足台を上げるという行動を自発する機会を抑止してしまうことになる．また，対象者がそのままスムーズにベッドに移ったならば，そのことが好子として機能し，足台を上げずに立ち上がるという行動が強化される可能性もある．一方，③の場合においては，対象者が足台をまたぐ前にそれを阻止するプロンプトが必要である．また，対象者がそのような方法であってもスムーズにベッドに移れたならば，足台をまたぐという危険行動が強化されてしまう可能性がある．さらに，対象者が自発的にベッドに移ろうとしたことを適切行動と考えると，足台をまたぐという危険行動を行った結果，バランスを崩し転倒恐怖を体験した場合，そのことが嫌子として機能し，ベッドに移るという行動そのものが弱化する可能性がある．実際には，10回程の介助機会においてこれらすべての状況が観察されたが，②による対応が多く認められた．このような介助方法による移乗を繰り返すならば，対象者は確実に危険行動を学習し，転倒傾向の高い行動特性が形成されてしまう可能性が高い．

このような場面における介入の方略としては，対象者が立ち上がる前に足台を上げてもらうためのプロンプトを，対象者にとって認知しやすく，過剰もしくは過少介助にならないように提示する必要がある．そのことから考えると，先程の介助者による対応では，視覚的，聴覚的，および認知能力の点から対象者の行動を制御するのには刺激が過少であったことが考えられる．しかし，身体的な介助を行うことは対象者の機能レベルから過剰プロンプトとなる．したがって，提示したプロンプトが対象者の行動を制御しえないと判断した時点で，より制御力の強いプロンプトを提示することが必要である．すなわち，より大きな声で，指さしだけでなくモデリングを行うなどが1つの対応策となる．それでも危険行動が生起しそうになった場合は身体的ガイドなどのさらに強いプロンプトが必要となる．

前述のように，これらの手続きにおいても"誤りをさせない"で行動を遂行させることが重要となる．すなわち，危険行動が生起してしまってからプロンプトを提示したのでは手遅れであり，結果として，"やり直しを強いる"という嫌子が提示されるか，危険行動に対して好子が提示される可能性が高くなり，適切行動に好子が随伴する事態はありえないからである．逆に，提示するタイミングが早すぎると過剰プロンプトとなってしま

う．したがって，プロンプトは危険行動が生起されそうになった瞬間を見極めて的確なタイミングで提示されなくてはならない．

以上述べてきたような指導上の観点から，体幹を前傾させずに立ち上がる，ブレーキを掛けずに移乗しようとするなどの対象者における他の危険行動に対する介助手続きの修正も同時に行った結果，対象者の危険行動の減少もしくは適切行動の増加が認められ，安全な方法で移乗できるようになった．

（小林和彦）

文献

1) 杉山尚子：心理学をめぐる誤解．行動分析学入門－ヒトの行動の思いがけない理由，集英社，2005，pp21-34.
2) 杉山尚子：行動の原理．行動分析学入門－ヒトの行動の思いがけない理由，集英社，2005，pp46-75.
3) 藤原義博：応用行動分析学の基礎知識．応用行動分析学入門，（山本淳一・他編），学苑社，1997，pp26-39.
4) 河合伊六：高齢者の行動分析－高齢者の生き方にスキナーを生かす－．行動分析学研究10：15-22，1996.
5) G. M. レイモンド編著，園山繁樹・他訳：プロンプトと刺激性制御の転移．行動変容法入門，学苑社，2006，pp159-175.
6) Baddeley et al：When implicit learning fails: amnesia and the problem of error elimination, *Neuropchychologia* **32**：53-68, 1994.

7章 5 医療安全：有害事象の予防と対応

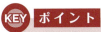

ポイント

❶ 医療安全を考えるポイント

医療安全についての社会的関心が高まっている．「人間は，誰でも間違える（To Err is Human）」という言葉があるように，医療事故や有害事象は，医療者の誰もが起こしうるものと考えられている．医療事故や有害事象はヒューマンエラーの重なりにより起きる可能性があることから，医療チーム全員で確認し未然に防ぐ取り組みが求められる．

❷ 有害事象の予防と対応のポイント

高齢者は複数の合併症をもっていることが多く，有害事象が起きやすいことが報告されている．理学療法士は専門分野の知識の向上のみならず，高齢者の全体像を把握するために病態理解や評価能力を向上し有害事象を未然に防ぐ能力を高める必要がある．

1. 医療安全の理解

1 医療安全の経緯

1999年に，肺手術と心臓手術の患者を取り違えて手術が実施されるという事件が発生し，この事件を契機にわが国における医療安全についての社会的関心が高まってきた．また同年に，看護師が消毒液とヘパリン加生理食塩水を取り違えて静脈内に投与し，患者が死亡する事件が発生し，この事件などを契機に医療事故の警察への届出が増加している[1]．医療安全の基本的な考えとして，「人間は，誰でも間違える（To Err is Human）」という言葉がある[2]．2000年以降に，患者安全に関する報告[3~6]が急増し，「医療事故・有害事象」は，医療人にとっては「身近なもの」「誰でも起こしうる」と考えられるようになっている．しかし，すべての患者に安全な医療が提供されているかどうかは明らかではない[7]．

2 有害事象とは

有害事象（adverse event；AE）は，治療・手技の実施と時間的に関連する，あらゆる好ましくない意図しない徴候（臨床検査値の異常も含む），症状または疾患と定義される（図1）．有害事象は，対象者に実施された治療・手技と関連することも，しないこともある[8]．

3 ヒューマンエラー

エラーの簡潔な定義は，「正しいことをしようとして，間違ったことをしてしまうこと」である．より正式な定義は，「計画された精神的または身体的な一連の行為が意図した結果を達成できなかったもので，その失敗が何らかの偶然の作用には起因しない場合」である．人間が起こすエラーは，ヒューマンエラーと呼ばれる[9]．

4 高齢者と有害事象

高齢者は複数の合併症をもっていることが多く[10,11]，疾患像が複雑である．そのため，理学療法が予定通りにできず間違った方向に進む可能性が高いと考えられる．先行研究でも，高齢者は有害事象が起きやすいことが報告されている[12,13]．

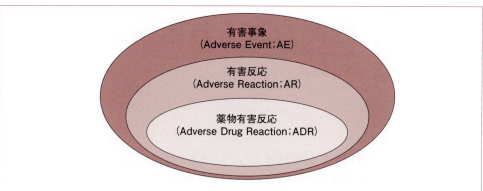

AE ：被験者に生じた好ましくない医療上のあらゆる出来事．治療との因果関係は問わない．
AR ：AEのうち，医薬品，手術，リハビリテーションなどすべての治療と因果関係が否定できないもの．
ADR：AEのうち，医薬品との因果関係が否定できないもの．

図1 有害事象の概念図

2. 有害事象の予防と対応

理学療法は，各種ガイドライン[14,15]を遵守し介入前に中止基準を明確にしている．しかし，さまざまな状況においてヒューマンエラーによる有害事象が起きる可能性がある．ヒューマンエラーは，内的要因・作業環境要因・時間的要因などが複雑に関与している．さまざまな要因が重なり，それぞれの失敗がつながると医療事故が起こると考えられている（図2）．さまざまな要因に注意することで，エラーやそれによる有害事象の発生を減らすことが可能となる[9]．

（1）エラーのチェック

エラーのリスクが高まる状況は，以下の①〜⑥であると報告されている（①業務への不慣れ，②経験不足，③時間不足，④点検の不備，⑤手順の理解不足，⑥機器・装置のヒューマンインターフェイスの不備）．また，エラーを予防するために体調のチェックリストがWHOで示されている（表1）．勤務前に自身の状況を把握し，勤務中にチェックリストを確認する[9]．

表1 行動形成要因「チェックリスト」[I'm safe]

I	：Illness （病気）
M	：Medication （薬剤）：処方薬，大衆薬，その他
S	：Stress （ストレス）
A	：Alcohol （飲酒）
F	：Fatigue （疲労）
E	：Emotion （感情）

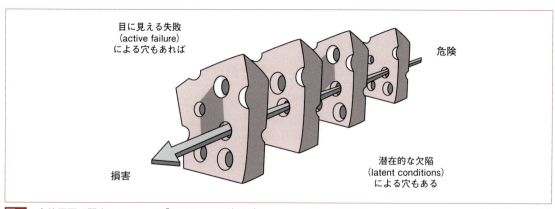

図2 事故原因に関するReasonの「スイスチーズ」モデル

（文献9より引用）

(2) Team STEPPS

Team STEPPS（チームステップス）は，医療提供機関でチームのパフォーマンスを最大限に利用するための技術である[16]．SBARによる報告方法が，医療現場でのコミュニケーションを促進するための技術として開発されている（図3）．医療現場では多職種が仕事をしており，意見の不一致や対立が生じる場合がある．チームの全員が率直に意見を言えるようにするための技術が開発されている．「2回主張のルール（two-challenge rule）」は，最初の主張が無視された場合に実施する．自分の懸念が確実に伝わるように，少なくとも2回は，はっきりと表明する必要がある．懸念は，CUS（表2）を利用して表現する．

表2 CUS（カス）

C（Concern）	：気になります
U（Uncomfortable）	：不安があります
S（Safety Issue）	：安全の問題です

(3) 国際患者安全目標（IPSG）

国際的な医療施設評価認証機関であるJoint Commission International（JCI）では，国際患者安全目標（International Patients Safety Goals；IPSG）を達成することが求められる[17]．医療安全を達成するためには，医療従事者のみならず患者自身とも医療安全に関する情報を共有する必要がある．亀田総合病院では，ポスターを院内に掲示するとともにリハビリテーション（以下，リハ）初回介入時に説明している（図4，5）．

(4) 患者取り違え予防

医療従事者間での，患者の引き継ぎはI PASS the BATONを利用して実施することが推奨[17]されている（図6）．患者取り違えの対策として，当院の対応を紹介する．外来患者の場合，氏名と生年月日を本人に回答してもらい，リハ指示伝票と照合する．入院患者では，IDと指名が記載されている腕ベルトとリハの予約票のIDと指名を照合している．

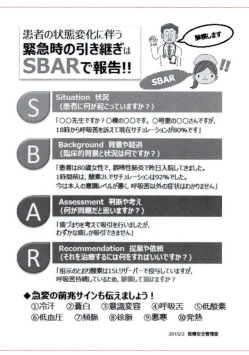

図3 SBAR
©Copyright Kameda Medical Center, Public Relations 2016. All rights reserved.

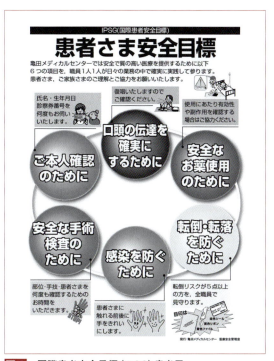

図4 国際患者安全目標（IPSG）患者用
©Copyright Kameda Medical Center, Public Relations 2016. All rights reserved.

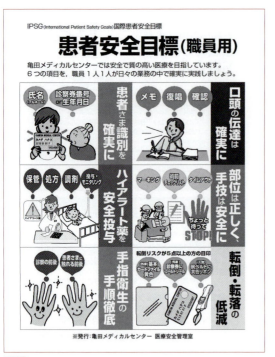

図5　国際患者安全目標（IPSG）職員用
©Copyright Kameda Medical Center, Public Relations 2016. All rights reserved.

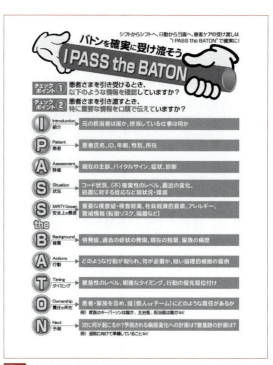

図6　I PASS the BATON
©Copyright Kameda Medical Center, Public Relations 2016. All rights reserved.

コラム

確認が必要

　わが国の疫学調査では，高齢であるほど難聴の発症率が多く，65歳以上の高齢者で急増することが報告されている[18]．理学療法の初診時で，「○○さん」と声かけをして，「はい」と手を挙げた人が○○さんではなく，別の人なことがある．患者取り違え対策としては，氏名と生年月日，診察券IDなど複数のもので照合する必要がある．

（5）感染管理

　手指衛生の遵守は，すべての医療従事者が行うべき事項である．手指衛生は，実施するタイミングと実施方法を知り，もれなく実施する必要がある．WHOで推奨されている，感染拡大を最小限に抑えるための手指衛生を行うときを図7に示す[19]．手洗いは，15秒以上時間をかけて実施する必要がある．

（6）身体的トラブル予防

　有害事象は，死に直結する重大なものばかりではない．高齢者の皮膚は，脆弱性があり理学療法介入時には，表皮剝離，打撲など身体的トラブルに関するアクシデントにも注意が必要である．理学療法の介入前後で疼痛の有無を評価することはもちろん，身体的トラブルが生じていないことを確認する．介護施設では，身体的トラブルに関するアクシデント発生件数の多いことが報告されている[20]．

（7）医療安全対策室の役割

　1件の重大な事故・災害には300件のヒヤリ・ハットがあることが知られている[21]（図8）．2007年の医療法改定では，診療所を含む医療機関に対

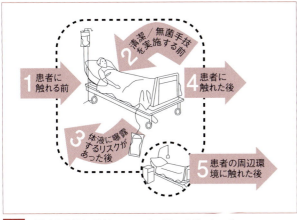

図7　WHOの"My 5 Moments for Hand Hygiene"

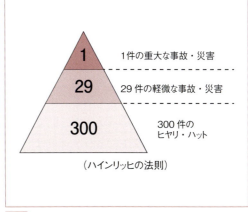

図8　ハインリッヒの法則（Heinrich's law）

し施設規模に応じた医療安全対策が求められている（**表3**）[22)]．ヒヤリ・ハットから重大な有害事象まですべての報告を収集し，全職員で情報を共有し再発を予防することが重要である．当院では，院内Webで報告し閲覧できるシステムがある．医療安全管理室は，重症度により対策を検討し，全職員に周知する．リハ室では，すべての報告に対して部内の安全委員会で対策が検討され，毎週1回周知している．

表3　安全管理体制の整備

	一般病院	有床診療所	無床診療所	特定機能病院
医療安全管理体制の整備				
1）医療の安全を確保するための指針の策定	○	○	○	○
2）委員会の開催	○	○	×	○
3）従業者に対する研修の実施	○	○	○	○
4）医療機関内における事故報告	○	○	○	○
・医療安全管理者の配置	△	△	△	●
・医療安全管理部門の設置	△	△	△	●
・患者相談窓口の設置	△	△	△	○
院内感染対策の体制の確保				
1）院内感染対策のための指針の策定	○	○	○	○
2）委員会の開催	○	○	×	○
3）従業者に対する研修の実施	○	○	○	○
4）医療機関内における事故報告	○	○	○	○
・院内感染対策担当者の配置	△	△	△	●
医薬品にかかる安全確保のための体制の確保	○	○	○	○
医療機器にかかる安全確保のための体制の確保	○	○	○	○

●；専任者を義務化，○；義務化，△；推奨（指導），×；不要（適用除外）　（日本医師会医療安全対策委員会）

3. 有害事象と裁判

患者・家族の理学療法士に対する期待は高いことから，有害事象を巡って対立的な関係に発展し，法廷において争われることもある．医療コンフリクトマネジメント[23]という考え方と賠償制度[24]がある．医療コンフリクトマネジメントは，医療事故のさまざまな問題を訴訟のように敵対的・限定的にではなく，対話を通してできる限り協働的かつ柔軟に解決していこうという考え方である．近年，病院側の保険にて賠償金などを支払った後，当該保険会社から医療従事者個人に責任分の支払を求められるケースもある．このような事態に備えて，理学療法士協会では，日本理学療法士賠償責任保険の加入を推奨している[24]．

（齋藤　洋）

文献

1) 厚生労働省：主な医療安全関連の経緯：
http://www.mhlw.go.jp/topics/bukyoku/isei/i-anzen/keii/（2016年5月5日閲覧）
2) Kohn LT et al（Institute of Medicine）: To err is human: building a safer health system. National Academy Press, Washington, DC, 2000.
3) Robblee JA, Nicklin WL: Views of practicing physicians and the public on medical errors. *N Engl J Med* **347**: 1933-1940, 2002.
4) A SERIES ON PATIENT SAFETY. *N Engl J Med* **347**, 2002.
5) Brennan TA et al: Accidental Deaths, Saved Lives, and Improved Quality. *N Engl J Med* **353**: 1405-1409, 2005.
6) Leape LL, Berwick DM: Five Years After To Err Is Human What Have We Learned? *JAMA* **293**: 2384-2390, 2005.
7) Stelfox HT et al: The "To Err is Human" report and the patient safety literature. *Qual Saf Health Care* **15**: 174-178, 2006.
8) 有害事象報告に関する共通ガイドライン：
http://jctn.jp/doc/JCTN_AEreporting_guideline_ver1_0.pdf（2016年5月5日閲覧）
9) WHO患者安全カリキュラムガイド多職種版について：
http://meded.tokyo-med.ac.jp/category/aws/（2016年5月5日閲覧）
10) Wolff JL et al: Prevalence, expenditures, and complications of multiple chronic conditions in the elderly. *Arch Intern Med* **162**: 2269-2276, 2002.
11) Barnett K et al: Epidemiology of multimorbidity and implications for health care, research, and medical education: a cross-sectional study. *Lancet* **380**: 37-43, 2012.
12) Gurwitz JH et al: Incidence and preventability of adverse drug events among older persons in the ambulatory setting. *JAMA* **289**: 1107-1116, 2003.
13) Akishita M et al: Incidence of adverse drug reactions in geriatric wards of university hospitals. *Nihon Ronen Igakkai zasshi. Japanese journal of geriatrics* **41**: 303-306, 2004.
14) 理学療法ガイドライン：
http://jspt.japanpt.or.jp/guideline/（2016年5月5日閲覧）
15) 日本循環器学会リハビリテーションガイドライン：
http://www.j-circ.or.jp/guideline/（2016年5月5日閲覧）
16) Team STEPPS：
http://www.ahrq.gov/professionals/education/curriculum-tools/teamstepps/index.html（2016年5月5日閲覧）
17) JCI: http://www.jointcommissioninternational.org（2016年5月5日閲覧）
18) 内田育恵・他：全国高齢難聴者数推計と10年後の年齢別難聴発症率―老化に関する長期縦断疫学研究（NILS-LSA）より．日老医誌 **49**：222-227, 2012.
19) WHO Guidelines on Hand Hygiene in Health Care:
http://apps.who.int/iris/bitstream/10665/44102/1/9789241597906_eng.pdf（2016年5月5日閲覧）
20) 寺井　敏，多田　斉：ケアミックス型高齢者医療の現状―医療事故内容の分析．日老医誌 **47**：578-584, 2010.
21) Heinrich HW: Industrial accident prevention: A scientific approach, 2nd ed, McGraw-Hill Book Company, 1941.
22) 日本医師会：医療従事者のための医療安全対策マニュアル：
http://www.med.or.jp/anzen/manual/pdf/honbun.pdf（2016年5月5日閲覧）
23) 和田仁孝，中西淑美：医療コンフリクト・マネジメント―メディエーションの理論と技法，シーニュ，2006.
24) 日本理学療法士協会：
http://www.japanpt.or.jp/members/membership/card/（2016年5月5日閲覧）

7章 6 限られた時間・人員での効果的な対処法

KEY ポイント

① 限られた時間・人員を考えるポイント

病院や在宅サービスにおけるリハ提供に際し，時間や人員が限られている場面は多々あり，その場合，個別での提供だけでは効果は得られにくい．効果を得るには，患者や利用者が，リハや機能訓練以外の時間でどう過ごすか，どれくらい活動するか，といった点に対しても評価や介入が重要となる．

② 限られた時間・人員での効果的な対処法ポイント

超急性期からのリスク管理，廃用症候群の予防に対する指導，院内・施設内の他職種や家族，ケアマネジャー，院外・施設外のセラピストらと連携を図ること，患者や利用者への的確なフィードバック，自宅での介助方法や運動方法，他職種への介助方法の指導といったマネジメントが重要となり，リハスタッフにはその能力が求められる．

2012年末までに日本リハビリテーション（以下リハ）医学会研修施設として登録されている病院を対象にした実態調査によると，平均リハスタッフ数（100床あたり）は急性期病院で理学療法士2.8人，作業療法士1.3人，言語聴覚士0.6人，回復期病院で理学療法士19.9人，作業療法士13.9人，言語聴覚士5.5人であり[1]，急性期病院ではリハ専門職の配置が回復期病院に比べてかなり少ないことがわかる（表1）．

また，厚労省の平成26年介護サービス施設・事業所調査の概況によると，1施設・事業所あたりの理学療法士の常勤換算従事者数は，訪問看護ステーションでは0.8人，通所リハでは介護老人保健施設で1.3人，医療施設で1.5人，通所介護では0.1人となっており[2]，病院と比べると，老健や在宅リハを提供する事業所では，人員配置がかなり少ないことがわかる（表2）．このように，リハや機能訓練を実施するうえで時間・人員が限られている環境は，臨床現場では多々ある．

リハ専門職は多くの場合，みずからのもつ専門

表1 病院機能別の理学療法士数

	急性期病床群 (n=205)	急性期＋回復期病床群 (n=83)	回復期病床群 (n=182)	一般・療養病院群 (n=66)
100床当り 常勤PT数（人）	2.8±2.8	11.3±6.3	19.9±12.2	9.8±12.9
100床当り 常勤OT数（人）	1.3±1.7	7.1±5.8	13.9±9.2	6.5±6.8
100床当り 常勤ST数（人）	0.6±0.7	2.6±2.2	5.5±5.1	2.9±3.7

引用：日本リハビリテーション医学会研修施設における療法士数の実態調査

表2 1施設・事業所あたり常勤換算従事者

	訪問看護ステーション	通所介護	通所リハビリテーション	
			介護老人保健施設	医療施設
理学療法士	0.8	0.1	1.3	1.5

引用：平成26年介護サービス施設・事業所調査の概況

知識や技術を最大限に用いて，利用者や患者の抱えている問題や課題の解決を図っている．しかしながら，2040年までの後期高齢者や要介護者の増加と同じペースで専門職を増員し続けていくことは，現実的には困難であろう．そのため，理学療法士は，自身の技術・知識だけで患者や利用者の問題解決を図ろうとするのではなく，多職種からも協力を得て，連携体制を構築するためのアプローチもすべきである．「地域包括ケアシステム構築に向けた制度及びサービスのあり方に関する研究事業報告書」によると，専門職の知識や経験をより地域の中に広く浸透させる工夫によって，それぞれの住民や他の専門職種が取り組める内容がレベルアップするような支援の方向性も，人口減少社会においては大切な取り組みである，と述べている[3]．まさにこの視点が，限られた時間・人員での効果的な対処法を考えるうえで欠かすことができないものである．

本項では人員が限られている急性期病院や在宅サービスに焦点を当て，前述の視点をもとに，効果的な対処法について述べることにする．

1. 急性期病院における効果的な対処法

急性期病院では，入院後早期からの積極的なリハ介入と早期離床，早期退院が促進されている．そのためには，廃用症候群の予防や合併症予防を図りながら，適切なリスク管理のもと離床を進められる専門知識と他職種との連携が必要となる[4]．ところが，急性期病院では，病棟とリハ室が離れていると，病棟スタッフがリハによって可能になったADLを把握しにくく，リハスタッフも患者の病棟での生活状況を把握しにくい．このような環境下で効果を出していくためには，リハ専門職が病棟にて，適切なリスク管理のもと，他職種や患者に適切な指導を行っていくことが求められる．

これまでには，リハ専門職を病棟に配置することで入院からリハ依頼までの日数や在院日数が短縮し，在宅復帰率の向上がみられたとの報告[5]や，病棟への専属配置により病棟医師や看護師からコミュニケーションの改善，リハ内容の理解向上，ADLが早期に改善したなどのアンケート結果の報告[6]がある．理学療法士も，超急性期より病棟へ足を運び，各専門職の視点から多面的に患者のADLを評価し，リスク管理や他職種への助言・指導を行うことで，早期の機能回復，二次合併症・廃用症候群の予防の実現と，「できるADL」から「しているADL」への移行もスムーズにいくと考える．法令上においても，このような取り組みは推奨されている．2014年の診療報酬改定では，前述のような取り組みを推進していくため，急性期病棟におけるリハ専門職の専従配置に対する評価として，「ADL維持向上等体制加算」が新設された．

この加算の基本的な考え方として，①疾患別リハの非該当者に対して入院中のADL低下等を予防し，早期社会復帰を促進する，②多職種協働，安全管理，廃用・褥瘡予防，患者・家族との情報共有がキーワードとされている．

平野ら[7]は，疾患別リハ実施者を対象とし，病棟へPTを専従配置しADL維持向上等体制加算を算定した場合，病棟に専任配置した場合と，病棟へ配置する以前の場合の3群で比較した結果，リハ開始までの日数，在院日数は，専従配置した群が他の群と比較して有意に短縮し，病棟医師や看護師は情報共有しやすい，リハ専門職には病棟とのパイプ役として期待している，との回答が多かったと報告している．専従配置した場合，入院時にADL評価を実施するため，入院直後のADL状況がより詳しく把握でき，疾患別リハ，または予防が必要であるか早期に判断することも可能となる．病棟での滞在時間も長くなり，家族や病棟スタッフとも連携がとりやすくなる，といったメリットもある．

以上から，ADL維持向上等体制加算の算定の有無にかかわらず，急性期病院においても退院後の生活を見据えたADL維持・向上を目的とし，他職種への指導，リスク管理，家族・患者への情報提供など病棟生活のマネジメントをしていくことが効果的な対処法といえる．

2. 在宅リハビリテーション，通所介護における機能訓練での効果的な対処法

1 在宅生活における機能面の変化

退院後は，環境の変化や転倒に伴う不安や恐怖心の増大，運動機会の減少，家族の理解・協力が得られないなどの理由から，活動範囲が狭小し機能低下につながることがある．さらに，加齢に伴う運動機能低下も重なり，機能低下を助長させてしまう（図1）．在宅リハを提供する際は，これらの背景を理解したうえで携わるべきである．

（1）回復期病院退院後の機能低下

砂子田[8]は，在宅復帰した脳卒中患者158名に対して退院後のADL変化を調査したところ，退院時よりADLが低下した者は24.0%であったと報告している．千知岩ら[9]は，在宅復帰した脳卒中患者155名に対して調べたところ，退院時よりADLが低下した者は33.1%であったと報告している．また，荒尾ら[10]は，回復期リハ病棟から在宅復帰した脳卒中患者40名に対して退院6カ月後のADLを調査したところ，ADLが低下した者は43%であったと報告している．これらの先行研究から，退院後の期間はさまざまであるが，退院後にADLが低下しやすい者が少なからず存在している．

（2）加齢に伴う運動機能低下

運動機能は加齢に伴い低下し，その低下は65歳以上の高齢期においても進行を続け，その後に予測される転倒発生や生活機能の低下，要介護者の新規発生に影響を与える．Rubensteinら[11]は，転倒・転落リスクに関する16の研究をまとめ，全部で11の要因が転倒・転落リスクとして示されている（表3）．相対リスクの平均値の大きさは，筋力の低下が最も影響度が高く，歩行機能やバランス機能の低下も3位，4位となっており，複合的な運動機能低下は，転倒リスクを高めることがわかっている．村木ら[12]は，地域住民コホート縦断研究において，椅子立ち上がり時間や通常歩行速度の低下が転倒の予測因子であるとも報告している．金らは[13]，都市部在住75歳以上の高齢女性

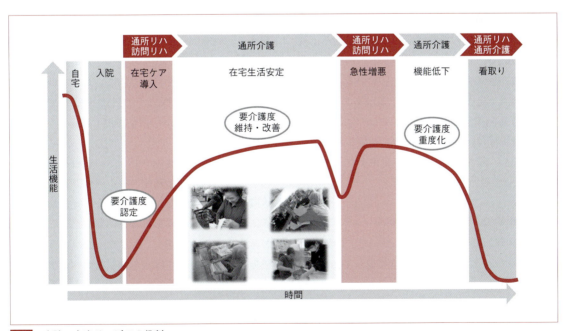

図1　病院，在宅サービスの役割

表3 主な転倒・転落リスク要因と相対リスク

リスク要因	有意/合計*	相対リスク（またはオッズ比）の平均	範囲
筋力低下	10/11	4.4	1.5～10.3
転倒の既往	12/13	3.0	1.7～7.0
歩行機能低下	10/12	2.9	1.3～5.6
バランス機能の低下	8/11	2.9	1.6～5.4
補助具の使用	8/8	2.6	1.2～4.6
視覚機能の低下	6/12	2.5	1.6～3.5
関節炎	3/7	2.4	1.9～2.9
日常生活活動障害	8/9	2.3	1.5～3.1
抑うつ	3/6	2.2	1.7～2.5
認知機能障害	4/11	1.8	1.0～2.5
80歳以上	5/8	1.7	1.1～2.5

*単変量解析で転倒発生に対する相対リスクまたはオッズ比が有意な結果を示した研究数/その要因を検討した研究数の合計

870名を対象に膝痛・尿失禁・転倒に関連する歩行要因について調査したところ，歩行速度と軽症の膝痛，尿失禁，転倒といった老年症候群とは強く関連している，と報告した．このように，加齢に伴う運動機能低下は転倒を筆頭に老年症候群と密接に関連していることがわかる．

（3）運動機能と心理的側面との関連

運動機能や転倒歴と併せて評価していかなければいけないのが，心理的側面への影響である．運動機能の低下や転倒経験に起因する転倒恐怖感は，地域在住高齢者の21～85％が有していると報告されており[14]，先行研究によって差があるものの，転倒恐怖感を有する者は決して少なくはない．この転倒恐怖感は，高齢者の活動を制限する要因の一つとなり，将来の機能低下の発生と関連するとされている[15～17]．

（4）運動機能と活動範囲との関連

島田ら[18]は通所リハ利用者において，活動範囲とBarthel Index，片脚立ち保持時間，Timed Up and Go Test，Performance-Oriented Mobility Assessmentにおいて関連が認められ，広範囲に活動している者ほど高い身体機能を保持していたと報告している．また，地域在住高齢者におけるLSAに影響を与える潜在変数として，運動機能，趣味活動，一般健康状態，物的・人的環境の4つを挙げており，握力やOLSが示す運動機能が屋外生活空間に影響を及ぼすことを報告している[19]．

鈴川ら[20]は，要介護高齢者においてTUGが有意に町内までの外出と関連していたと報告している．阿部ら[21]は，地域在住高齢者において，活動範囲は移動機能に必要な身体機能や健康状態，移動機能の必要性の高いIADLといった諸因子とより密接に関連していることを報告しており，運動機能と活動範囲は密接に関連している．活動範囲が制限されると閉じこもりにつながる可能性が高まり，要介護認定を受けていない地域在住の高齢者であっても週1回以下の外出頻度の高齢者はADL障害を発生する危険性が高くなる[22, 23]，という報告もある．

以上から，運動機能の低下は，転倒や転倒恐怖感を生じさせ，活動範囲の狭小，閉じこもり，生活機能の低下につながり，さらなる運動機能の低下につながる悪循環を生んでいく，といった流れが考えられる（図2）．そして，このような悪循環を断ち切るためには，運動機能面へのアプローチだけでなく，多面的なアプローチが必要となる．人員が限られた環境下で，個別での理学療法だけでは効果は得られにくい．このような背景をふまえたうえで効果的な対処法を紹介する．

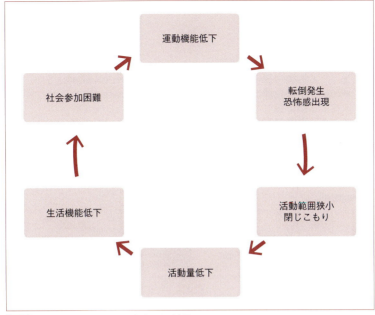

図2 運動機能低下から発生する悪循環

2 効果的な対処法

(1) 医療機関と在宅サービスとの連携

　急性期や回復期病院に従事するリハスタッフが主に「在宅復帰」を担うのに対して，在宅サービスにおけるリハスタッフは生活機能や要介護度の維持・改善を図りながら「在宅生活継続支援」を担っている．例えば，脳梗塞により入院したことを想定した場合，在宅復帰とその後の在宅生活支援に関する流れが図1に示した通りである．急性憎悪により入院し，生活機能が急激に低下した場合，病院でのリハの受け皿は通所リハや訪問リハに求められており，その後，早期に通所介護サービスや他の社会資源につなげていくことが求められている．しかし，先に述べたように，在宅サービスにおいては退院後に機能低下を起こしやすい者も存在するにもかかわらず，医療機関に比べかなり理学療法士の人員も限られている[2]．そのため，在宅復帰過程において生じた問題点，および退院後に生じる可能性が高い問題点について，医療機関から「在宅支援」を担う側へ情報伝達が十分に行われなければ，効果的なアプローチにつながらない可能性がある．また，介護保険サービス内における連携は，主に通所リハや訪問リハといった異なった事業所間における連携となり，療法士同士が直接会い検討することは難しい場合が多いことから，なおさら医療機関からの情報伝達が重要となる．

　以上から，地域在住高齢者のリハや機能訓練にかかわる理学療法士にとって，限られた時間・人員の中で効果を出していくためには，利用者の活動量が低下しないよう，どのような活動・社会参加に興味・関心があるか，医療機関と，または施設間・事業所間と情報を共有することが鍵となり，必要な情報が手元になければ，自らケアマネや家族，他事業所と連絡をとったり，積極的に担当者会議に参加したりするなどの取り組みが必要となる．

3 フィードバックによる心理面へのアプローチ

　高齢者は，先ほど述べたように，転倒による恐怖感，体力低下に伴う自信の喪失など，心理面へ影響が出やすく，日々の活動量にも影響を及ぼしてしまう危険があるため，運動機能について現時点で問題ないのか，効果が出ているのか，評価・フィードバックを行い，自信の回復や意欲の向上に努めていかなければいけない．

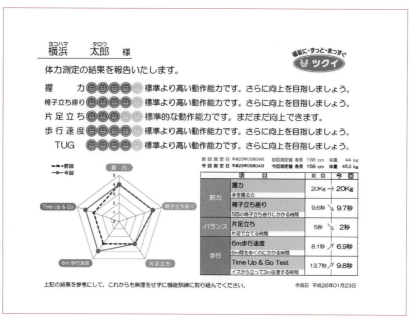

図3　フィードバックレポート（ツクイ）

　高齢者が寝たきりや要介護状態になる要因の一つとして「フレイル」（虚弱）という概念が定着してきている．フレイルの定義は「高齢期に生理的予備機能が低下することでストレスに対する脆弱性が亢進し，生活機能障害，要介護状態，死亡などの転帰に陥りやすい状態」とされている[24]．このフレイルの診断基準の中で，握力と歩行速度の低下が盛り込まれており，通常歩行速度は1.0m/sを，握力は男性は30kg未満，女性は20kg未満を基準値としている[24]．また，島田ら[25]によると，要介護者の新規発生については握力が男性は26kg，女性は17kgを境に，歩行速度は男女ともに1.0m/sを境に急激にリスクが大きくなると報告している．筆者は，要介護高齢者のADL低下に最も強く関連する通常歩行速度のカットオフ値は0.7m/sであることを報告している[26]．以上のような運動機能に関する基準値は，多くの研究で報告されており，評価・フィードバックを行っていくうえで活用していくことが重要と考える．

　筆者が勤務する会社では，デイサービスの利用者に対し，体力測定を定期的に行い，フィードバックレポート（図3）を渡している．2万人以上の要介護高齢者のデータを分析し，測定結果を5段階で評価できる仕組みを構築している．各要介護度別にレーダーチャートで，自身の体力が標準以上，標準，標準以下で確認できるようになっている．これにより，自身の体力や普段の運動による効果を実感し，今後の意欲向上や自身回復につながるようアプローチしている．

　これらの測定項目は，簡便に実施可能であるため他職種でも指導することによって，測定からフィードバックまで行うことが可能となる．限られた人員の中では，このように他職種のレベルアップを図り，協力を得ていくことも重要である．

4　自宅での環境に近い状況でのリハビリテーション・機能訓練の実施

　リハ室や介護施設内のバリアフリーの環境下だけでなく，実際の自宅で，もしくは自宅の環境に近い環境で実施し自信回復や不安感の解消につなげていくことも重要である．自宅では怖くてできない，家族に抑止されてしまっている，といったケースも考えられるが，病院や施設で見守りのもと，周りの患者や利用者など複数で行うことにより，自信回復につながり，自宅での活動意欲の向上につながる可能性がある．

　回復期病院では平成26年度の診療報酬改定で入院時訪問指導加算が新設されている．これは入院

後1週間以内に，リハ専門職や看護師が患者の自宅を訪問し，自宅環境や入院前の生活状況を早期に把握し，退院に向けた具体的な看護計画，リハ計画につなげていくための加算である．これにより，患者は退院に向けた具体的なイメージをもつことができ，リハに対する意欲の向上やうつ症状の予防につなげ，早期の社会復帰につながる効果が期待される．

また通所リハでは，平成27年度の介護報酬改定により，事業所内でサービスを提供することが原則であるが，効果的なリハにつながり計画書に位置付けされていれば，事業所の屋外でサービスを提供することができることになった．これにより，日常生活に近い，または日常生活で実際に想定される環境でリハを行うことができるようになっている．同改定で，通所介護では個別機能訓練加算を算定する場合，3カ月に1回以上居宅を訪問することが義務付けられた．介護保険制度上においても，自宅での環境を意識したリハ，機能訓練が求められている．

5 自宅で活動量を高めるためのアプローチ

先にも述べた通り，通所リハ，訪問リハ，通所介護でリハや機能訓練を実施しても，在宅生活で外出頻度が減り，閉じこもりになり，活動量が低下していれば，悪循環を止めることはできず，効果も出にくい．

そのため，自宅での家族指導，それが難しければ，運動方法や動作介助の手順などを口頭や書面で促し，ファイリングして定期的に家族とスタッフ間で実施状況をチェックすることも，自宅での活動量維持・増加につながることから，重要なアプローチの一つになり得る．

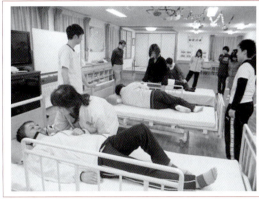

図4　他職種への介助方法指導場面

6 介助方法の指導

院内や施設内の多職種に，残存機能をいかした介助方法を指導していくことも重要である（図4）．病院では，理学療法士が日々介入・評価をしていくことが可能であるが，それ以外のリハを提供する場面では，頻度や人員が限られており，理学療法士の直接介入以外の時間をそう過ごすかで，効果の出方も変わってくる．理学療法士が一部介助で行っていても，他職種では全介助になってしまうことも起き得る．理学療法士の直接介入によって「できるADL」を病棟や自宅で「しているADL」につなげていくためには，残存機能を活かした介助法をいかにわかりやすく伝えられるかが重要となってくる．

〈林　悠太〉

文献

1) 日本リハビリテーション医学会社会保険等委員会：日本リハビリテーション医学会研修施設における療法士数の実態調査．Jpn J Rehabil Med **51**: 405-407, 2014.
2) 厚生労働省：平成27年介護サービス施設・事業所調査の概況．
3) 地域包括ケア研究会：平成27年度 老人保健健康増進等事業 地域包括ケアシステム構築に向けた制度及びサービスのあり方に関する研究事業報告書, 2016.
4) 青山　誠：急性期理学療法の未来図．理学療法学 **38**: 603-604, 2011.
5) 影近謙治：大学病院における取り組み―病棟ユニット制，365日リハビリテーション．総合リハ **42**: 211-218, 2014.
6) 平田和彦・他：病棟専従理学療法士配置のよる効果の検討．国大法人リハコ・メディ会誌 **31**: 20-22, 2010.
7) 平野明日香, 加藤正樹, 他：急性期病院におけるリハビリテーション専門職配置の効果．理学療法学 **43**: 255-262, 2015.
8) 砂子田篤：特集 慢性期脳卒中の機能維持のために 機能的状態の予後予測．総合リハ **26**: 1119-1125, 1998.
9) 千知岩伸匡, 宮川孝芳, 他：在宅脳卒中後遺症者におけるADLの経年変化とその関連要因．神大医保健紀要 **18**: 1-12, 2002.
10) 荒尾雅文, 横森亜美香, 他：脳卒中者における「退院時ADL」と「退院6か月後ADL」の差に関しての研究―回復期リハビリテーション病棟退院6か月後の調査．PTジャーナル **43**: 275-280, 2009.
11) Rubenstein LZ, Josephson KR：The epidemiology of falls and syncope. Kenny RA, O'SheaD,eds：Falls and Syncope in Elderly Patients. Clinics in Geriatric Medicine. W.B. SaundersCp, 2002.

12) 村木重之, 吉村典子：地域住民コホート縦断研究における転倒の発生率および予測因子に関する研究. Osteoporosis Japan **20**: 647-651, 2012.

13) 金 憲経・他：都市部在住高齢女性の膝痛, 尿失禁, 転倒に関連する歩行要因. 日老医誌 **50**: 528-535, 2013.

14) Scheffer AC, et al：Fear of falling：measurement strategy, prevalence, risk factors and consequences among older persons. Age Ageing **37**：19-24, 2008.

15) 藤原和美・他：地域在住高齢者の転倒自己効力感と身体機能および認知機能との関連. 人間環境学研究 **10**: 65-70, 2012.

16) Deshpande N, Metter EJ, et al：Activity restriction induced by fear of falling and objective and subjective measures of physical function：a prospective cohort study. J Am Geriatr Soc **56**: 615-620, 2008.

17) Delbaere K, Crombez G, et al：Fear-related avoidance of activities, falls and physical frailty. A prospective community-based cohort study. Age Ageing **33**: 368-373, 2004.

18) 島田裕之・他：高齢者の日常生活内容と身体機能に関する研究. 日老医誌 **39**: 197-203, 2002.

19) 島田裕之・他：地域在住高齢者の生活空間の拡大に影響を与える要因：構造方程式モデリングによる検討. 理学療法学 **36**: 370-376, 2009.

20) 鈴川芽久美・他：要介護高齢者の運動機能とADL低下との関係. 理学療法学 **38**: 10-16, 2011.

21) 阿部 勉・他：地域在住高齢者における活動量と身体機能・IADLとの関連性. 理学療法科学 **24**: 721-726, 2009.

22) 新開省二：高齢者の閉じこもり. 日老医誌 **45**: 117-125, 2008.

23) Ishizaki T et al：Predictors for functional decline among nondisabled older Japanese living in a community during a 3-year follow-up. J Am Geriatr Soc **48**: 1424-1429, 2000.

24) 鳥羽研二：フレイルの概念と予防. Jpn J Rehabil Med **52**: 51-54, 2015.

25) Shimada H et al：Performance-based assessments and demand for personal care in older Japanese people: a cross-sectional study. BMJ Open **3**, doi:10.1136/bmjopen-2012-002424, 2013.

26) 林 悠太・他：通所介護サービスを利用する要介護高齢者のADL低下に関連する運動機能. 理学療法学, **40**: 407-413, 2013.

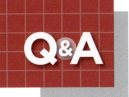

開発途上国における高齢者理学療法の実際は？

■開発途上国の高齢化

　高齢化は，いまや先進国だけの問題ではなく世界規模で進行している．60歳以上の人口は2009年から2050年にかけて，先進国で20%から30%になり，開発途上国では8%から現在の先進国と同じ20%まで増加すると見込まれている[1]．特に，アジアの高齢化が速いことが注目されている．ASEAN諸国のほとんどが高齢化率7%の高齢化社会から14%の高齢社会になるまでに先進国より速いスピードで到達する見込みである[2,3]．この過程は先進諸国でも経験してきたが，開発途上国における問題は，経済が十分に成長しないうちに高齢化することであり，これまでの先進国が経験しなかった課題に直面する可能性が高い[4]．開発途上国の社会保障制度は未整備のところも多いため，高齢社会に対応できる制度の整備や，既存制度の再構築もその一つとなりうる[5]．

■世界に広がる非感染性疾患

　開発途上国地域に住む人々の健康に関する問題は，依然として感染性疾患(communicable diseases)に対するものが多かったが，多産多死から少産少死への疫学転換が進むに従ってその割合は減少し，非感染性疾患(non-communicable diseases；NCDs)が増加している[6]．NCDsの4大疾患である心血管疾患，がん，糖尿病，慢性呼吸器疾患による死は，全世界の約3分の2を占め，そのうち80%を開発途上国が占めている[7]（図）．

■開発途上国における高齢者理学療法の実際

　NCDsが世界的に増加傾向にあるということがわかれば，直接的診療として理学療法士の役割があるということは容易に想像できるだろう．では，考慮しなければならない開発途上国の特徴とはどのようなものだろうか．

　開発途上国では経済的状況や道路などのインフラ整備状況も混ざり合い，入院通院できる日数も短い．高齢者であればなお，施設に通うことが困難である．数回の指導後，自宅にて自主練習を実施してもらうことになるが，開発途上国では就学率が低いこともあり，冊子を渡すだけでは伝えたい内容を正しく理解してもらうことが難しい．

　また，開発途上国の理学療法教育は英語で実施されたり，他国留学により修得することも多いため，自国の文化に合った理学療法について意識できているかといった点や，理学療法を知らない住民に現地の言葉に変換して説明することが難しいといった点が課題となることもある．また前述のとおり，制度が整っていないため，高齢者に対する理学療法が無償でのインフォーマルな活動に頼らざるを得ず，必要であるとわかっていても，自身の生活を保つためにはなかなかその担い手がいないことも現状にはある．

　さらに，開発途上国の特に農村部では，保健医療専門職へのアクセシビリティも低い．国民1人に対する専門職数が少なく，そのほとんどが都市部に勤務している．つまり農村部の住民は，専門職に会って診療を受けること，健康に関する情報を得ることがより困難な状況にあり，高齢者となったときにNCDsに罹らないよう，より早期からの予防教育や住民対象の啓発活動も重要となる．

　このような開発途上国における活動の際に重要となるのが，Community-Based Rehabilitation (CBR；地域に根ざしたリハビリテーション)の考え方である．CBRでは専門職と地域社会の役割転換が行われることが特徴である．地域社会中心

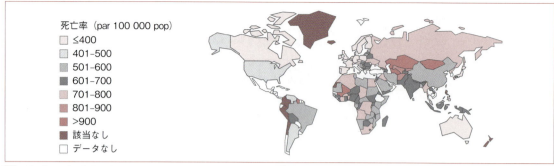

図　国ごとの非感染性疾患による死亡率（2000年～2012年）[8]

型アプローチ（Community-Based Approach）が実施される．わが国でよく行われている，施設中心型アプローチ（Institution-Based Approach）や巡回型アプローチ（Outreach Approach）と異なり，地域社会中心型アプローチでは専門職がファシリテーターとなり，地域住民と協力して評価やサービスの決定・実施をする[9]．CBRの考え方をもとに，現地の人々で持続可能なアプローチ（sustainable approach）方法を検討し，地域をエンパワメントしていくことが重要であり，理学療法士も専門的な視点と広い視野をもって高齢者を多面的に捉え，地域社会の組織化に対する活動を行う必要がある．

　開発途上国の高齢者に運動や動作，生活を安全に行ってもらうためには，指導方法を工夫することはもちろん，家族，地域住民による支援などの自助・互助が重要な役割を果たす．開発途上国ではこの力がとても大きく，困難な生活を過ごしていながらも，助け合いの精神が根付いている．専門職がファシリテーターの役割を担うことで，本人，家族，地域住民がもつ自助・互助の力が生きてくるのである．

■**開発途上国における高齢者理学療法の今後**

　世界に類をみない速さで超高齢社会となっているわが国の理学療法士がもつ経験は，技術的にも，政策システムをとっても世界でいかすことができ，リーダーシップが期待されている．この経験をいかし，開発途上国で利用できるように工夫できる応用力を高めるためには，国内でもさらに地域での活動を実施し，自治体とのネットワークを強くしていくことや，研究を進め，日々の活動のエビデンスを高めていくことが我々の課題となる．

　近年，わが国では地方の過疎化が進み，地域格差が生じていることも問題となっており，これは開発途上国が抱えているような問題と通ずる面も多い．日本の専門職はこれまで開発途上国における方法としてCBR活動を多く実施し，現地で有効となるように適正化してきたが，今まさにその活動がわが国でも求められている．

　日本の理学療法士としての開発途上国におけるグローバルな活動，国内におけるローカルな活動，その双方が地球規模の高齢化に対応するために必要である．

（木原由里子）

1） United Nation：World Population Ageing 2009. http://www.un.org/esa/population/publications/WPA2009/WPA2009_WorkingPaper.pdf（2016年6月7日閲覧）
2） United Nation：World Population Prospects The 2012 Revision Population Database. https://esa.un.org/unpd/wpp/（2016年6月7日閲覧）
3） World Bank：World Development Indicators database.
4） UNFPA and Help Age International：Ageing in the Twenty-First Century：A Celebration and A Challenge, 2012, pp19-27.
5） 独立行政法人　国際協力機構：課題別指針　社会保障（医療保障・年金等の所得保障・社会福祉），2013，pp1-3.
6） 柳澤理子：世界の健康問題の現状. 看護学実践 -Science of Nursing-国際看護学，日本放射線技師会出版会，2007，pp26-33.
7） International Federation of Red Cross and Red Crescent Societies：Noncommunicable diseases. http://www.ifrc.org/en/what-we-do/health/diseases/noncommunicable-diseases/（2016年6月7日閲覧）
8） WHO：NCD death rate, age standardized 2000-2012. http://gamapserver.who.int/gho/interactive_charts/ncd/mortality/total/atlas.html（2016年6月7日閲覧）
9） 久野研二：発展途上国におけるCBR. 地域リハビリテーション白書2（澤村誠志監修），三輪書店，1998，PP31-34.

8章

高齢者理学療法の実践
－応用編－

8章 1 高齢者の状態に応じた理学療法の視点

> **ポイント**
>
> **① 高齢者の状態を考えるうえで必要なポイント**
> 　高齢者に対する理学療法を行ううえで，個々人のニーズを的確にとらえて，達成可能な目標を整理する必要がある．
>
> **② 理学療法の視点と実際**
> 　理学療法の視点は，単に機能回復にとどまることなく，高齢者の生活全般を念頭においてアプローチ法を検討すべきだろう．

　高齢者の状態は個々人において多様であり，個人差が大きいといった特徴を有する．特に理学療法の対象となる高齢者は，健康増進を目的とした健常高齢者から，脳血管障害にて重度障害を有する者まで多様である．理学療法士は，これらの高齢者のニーズを適切にとらえ，目標が達成可能であるかをアセスメントし，最適なプログラムを提供する必要がある．本項においては，多様な高齢者の状態像に応じた理学療法の視点について，具体例を提示しながら論じていく．

1．ニーズの把握

　理学療法を提供するうえで，まず考えるべきことは，対象者，あるいはその家族のニーズを正確にとらえ，ニーズに即したアプローチを実施することである．ニーズは医療者側の意図から誘導するのではなく，対象者の真のニーズを知る努力をしなければならない．理学療法の開始当初で信頼関係が十分にとれていない場合には，対象者は遠慮したり，ニーズを伝える必要性を感じなかったりと，本心を話してくれない場合がある．理学療法士と対象者が同じ目標を目指していない場合には，当然対象者のモチベーションは上がらず，理学療法効果も上げにくい状況になる．対象者のニーズは多様なものであり，必ずしも理学療法と関係ないことも含まれるだろう．最初の段階では，理学療法との関係の有無で出てきたニーズを切り捨ててしまうのではなく，受け止める必要がある．理学療法とは関係のなさそうなニーズを話してくれたということは，信頼関係が深まっているひとつの証拠であると考えられるからである．

2．ニーズの優先順位の決定と達成可能性の予測

　対象者のニーズを達成することが理学療法士としての責務であるが，多様なニーズをどのような順序で達成するのが効率的か予測する，あるいは達成可能なものと不可能なものを予測して取捨選択しなければならない．また，対象者が考える達成困難な願望を満たすためだけに理学療法がなされるべきではない．ただし，対象者の願望を満たしてモチベーションを向上させ，理学療法への取り組みを積極的に行うよう仕向ける目的で願望を満たす支援をすることは，手段として検討する価

値はある．

3. アセスメント

　ニーズの達成可能性を予測するため，あるいは理学療法のプログラムを検討するためには検査を実施して評価しなければならない．この評価に基づいて治療方針を決定し，プログラムを実施する．さらに定期的に検査と評価を繰り返して，現状のプログラムが妥当であるかの判断をし，プログラム変更を検討していく．これら一連の思考過程と実践が，理学療法士がプロフェッショナルとして認知されるかどうかの最重要課題である．どのように理学療法を実施するか，すなわち理学療法プログラムの作成は，理学療法の効果を左右する重大事項である．それと同様に，「なぜその理学療法を選択したのか」を論理的に説明する治療方針の作成は，プログラムの決定と同様に重要であると認識しなければならない．

4. 治療方針の作成

　治療方針の作成は，「それはなぜ」を連続する思考過程である．そのため，思考の連続を分断しないため，視覚的な補助を活用しながら行うとうまく治療方針を立てることができる．たとえば，図1aのように解決課題に関連する問題点を列挙する．その次に，問題点を類型化しながら空間的に配置する（図1b）．最後に，解決課題と問題点との関係や問題点同士の関係について矢印線を引いてみる（図1c）．この図を文章化すれば，スムーズに治療方針を作成することが可能である．

5. プログラムの決定

　理学療法プログラムの作成は，内容，時間，強度，頻度を決定し，解決課題の優先順位ごとに時間の許す限り取り組む．実施方法についての検討も必要で，個別理学療法を行うのか，集団で対応するのか，チームを組んで実施するのか，機器やロボットの補助を用いるのか，などのさまざまな組み合わせから，最適なプログラムを導き出さなければならない．机上で考えただけで最適なプログラムを完成させることは難しいので，論理的に必要な内容が絞り込めたら，実際に試してみて対象者の反応を見ながら最終的なプログラムとしたほうがいいだろう．また，対象者の変化に応じて，適当な時期にプログラムの見直しを行う．

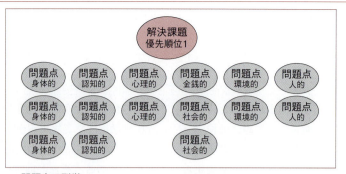

a　問題点の列挙

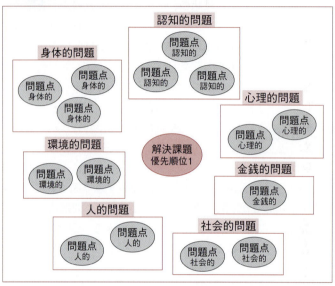

b　問題点の類型化

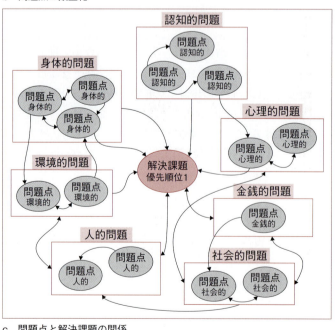

c　問題点と解決課題の関係

図1　治療方針作成のためのフロー図

6. ケースレポート

●症例紹介

Aさん，77歳，男性．70歳のときに左中大脳動脈の脳梗塞を発症し，その後リハなどを実施して，現在は右手足の麻痺が残存するものの，食事や移動動作などはすべて自立している．歩行はT字杖を使用して，歩行速度は0.9m/sとやや遅く，10分程度連続して歩行すると疲労にて休息が必要な状態．デイサービスでは自分から活動をせずに，家でも閉じこもりがちで外出をしない．家族から，将来の機能低下を予防するために活動性を高めてほしいと言われている．

（1）場所

デイサービスにおける理学療法

（2）ニーズの聴取

4月5日：食事後の休憩中に対象者と話をして，今の望みは何なのかを聴取した．
理学療法士「以前お仕事は何をされていたのですか？」
Aさん「いろいろな現場に出て，建築の仕事をしてたよ」
理学療法士「そうなんですね．今までの現場で何か特別な思い出の場所はありますか？」
Aさん「○○ではいろいろあったなあ…．あそこの鰻丼は特にうまかったよ」
理学療法士「いいですねえ．また行きたいですね」
Aさん「そうだなあ．行きたいけど，この足じゃなぁ」
理学療法士「そうですね，いろいろと出かけるには，もう少し体力をつけたほうがいいかもしれませんね」

4月12日：先日の話を受けて家族と相談をして，条件付きで○○の鰻丼を食べに行くことになった．
理学療法士「Aさん．先日お嫁さんとお話したんですが，○○の鰻丼を食べに連れて行ってくれるって言ってましたよ．ただ，今よりもう少し体力をつけておいたほうがいいと思いますので，15分間無理なく続けて歩けるようになるよう練習してみませんか？　私が効果的に体力を上げる方法考えますので，やってみませんか？」

4月19日：
Aさん「それなら，もうひとがんばりしてみようかな」

（3）問診，検査結果

- Brunnstrom stage（右）：上肢Ⅲ，下肢Ⅲ，手指Ⅱ．
- 歩行速度：通常速度0.9m/s（T字杖使用）．
- 筋力：左下肢に筋力低下が認められる〔Manual muscle testing（MMT）4レベル〕．
- 持久力：連続歩行時間が10分間
- ADL：階段昇降，入浴などの基本的ADLは自立している．
- 心理状態：Geriatric Depression Scale（GDS）6点（うつ傾向）
- 自発性：デイサービスのときや自宅での活動性が低い．趣味などもなくテレビを見て過ごすことが多い．
- 生活環境：エレベーターのないマンションの3階に住んでおり，昇降に時間がかかる．
- 人的環境：妻と2人暮らし．近くに長男夫婦が住んでいる．妻は車の運転ができない．
- 経済状況：年金が支給されているが，余裕があるわけではない．
- 社会的つながり：現職中は仕事ばかりで，近所付き合いなどはあまりしてこなかった．地域の活動に参加していたが，脳梗塞をしてからは参加していない．訪ねてくる友人もいない．

（4）治療方針

対象者は77歳の男性で，左中大脳動脈の脳梗塞を70歳のときに発症し，現在ではADLは自立しているものの，活動性は低く，今後機能低下を生じる危険性が高い状態である．ニーズを調査した

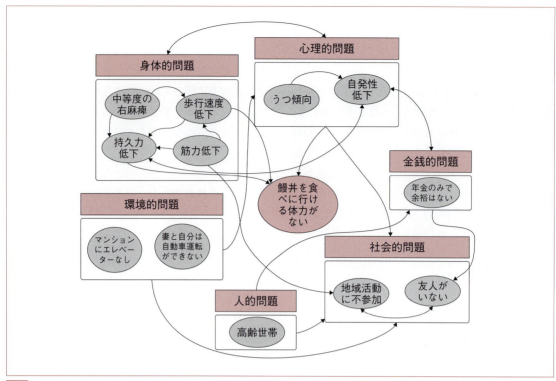

図2 体力低下に対する問題点のフロー

ところ，以前働いていた現場近くの鰻丼を食べたいという意見が出されたので，家族と相談して15分間の連続歩行ができるまでの体力がついた段階で，外食に出かける約束をした．

現状の体力レベルは，10分間の連続歩行が可能な状況であり，あと5分間の連続歩行時間向上を目指した理学療法を進める必要がある．この体力の低下は，歩行速度低下[1]，持久力低下，うつ傾向による活動性低下[2]が主たる原因であると考えられた．身体的にみると，持久力の低下が歩行速度の低下[1]，麻痺，筋力低下[3]によって生じているものと考えられ，これが直接的な体力低下の要素となる．また，持久力の低下は自発性の低下を招き，さらなる体力低下に影響を及ぼす．歩行速度については，脳血管疾患を有する対象者の実用的歩行速度は0.4〜0.9m/s程度と幅が広い．なお，公共交通機関が利用できる程度の歩行速度は0.94m/sとした報告がある[4]．一方，健常な高齢者の通常歩行速度は，70歳代では1.2〜1.3m/sであり[5]，対象者の現状の歩行速度（0.9m/s）では，家族とともに歩いて行動することに制限を有する

だろう．以上より，歩行速度の向上と持久力を向上するための理学療法が必要となる．

また，心理的問題に関しては，うつ傾向から自発性の低下が認められ，これが活動性を低下させ，体力の低下を招いていることも想定される．運動によるうつ症状の改善効果は，多くの研究によって明らかにされており[6,7]，理学療法の実施は望ましいと考えられる．

活動性を低下させる社会的問題（地域活動に参加しない，友人がいない）の背景には，金銭的問題，高齢世帯という人的問題，外出しづらいという環境的問題が影響している可能性がある．理学療法アプローチによってこれらの問題を直接解決することはできないが，外出できるだけの体力をつけることが，活動性の低下を解決するための要因となるだろう（**図2**）．以下に本症例でアプローチすべき優先順位を列挙する．

【実施すべき優先順位】
①歩行速度の向上．
②持久力の向上．
③心理状態（うつ症状）の改善．

④外出頻度の向上.

【再評価】(7月21日)

初回検査時との変化点

①歩行速度:通常速度1.0m/s(T字杖使用).
②持久力:連続歩行が15分可能となる.
③心理状態:GDS 4点に改善.
④対人交流:自分から他のデイサービス利用者へ話しかけるようになった.

● この判断がポイントだった

対象者のニーズに基づき,理学療法士からみた科学的な視点で問題の解決方法を整理し,優先順位をつけて治療方針を計画することが,適時適切な理学療法の実践を導くと考えられた.

高齢者のもつ問題は多様であり,ニーズも千差万別である.理学療法士は,その混沌とした状況を整理し,優先順位をつけて効率的に理学療法を進めなければならない.これを実現するためには,型にはまった教科書通りのことを行うのではなく,対象者に興味をもって,「なぜそうなのか,もっと知りたい」という気持ちをもてるようになることが重要である.理学療法の目標は,単なる機能回復ではなく,リハの達成,生活の質(QOL)や満足度の向上,対象者の家族の介護負担軽減などを目指すことであろう.そのためには,身体的な評価やアプローチにとどまることなく,多様な領域の情報収集を行い,理学療法士として何ができるのかを模索する必要がある.状況が許すのであれば,理学療法士としてできないことを,一個人として支援することも必要なこともあるだろう.たとえば,家族とケンカをして落ち込んでいる人がいたら,話を聞いて一緒に泣いたり怒ったりすることができれば,一時的かもしれないが対象者の気持ちを和らげることができるし,その後の治療者と対象者関係においても良好な状況をつくれるだろう.知識や技術を使うのは,理学療法士の心であり,心を磨くことも忘れてはならない.

(島田裕之)

文献

1) Ng SS, Hui-Chan CW: The timed up & go test: its reliability and association with lower-limb impairments and locomotor capacities in people with chronic stroke. Arch Phys Med Rehabil 86: 1641-1647, 2005.
2) Roshanaei-Moghaddam B et al: The longitudinal effects of depression on physical activity. Gen Hosp Psychiatry 31: 306-315, 2009.
3) Shimada H: Imaging of glucose uptake during walking in elderly adults. Curr Aging Sci 5: 51-57, 2012.
4) 小林宏高・他:脳卒中片麻痺者の歩行能力評価―実用的歩行能力分類(改訂版)の妥当性について.リハ研紀 21: 3-9, 2012.
5) 土井剛彦・他:高齢者における体幹加速度から得られる歩行指標と転倒との関連性―大規模データによる検討.理学療法学 43: 75-81, 2016.
6) Teychenne M et al: Physical activity and likelihood of depression in adults: a review. Prev Med 46: 397-411, 2008.
7) Sjösten N, Kivela SL: The effects of physical exercise on depressive symptoms among the aged: a systematic review. Int J Geriatr Psychiatry 21: 410-418, 2006.

8章 2 ベッド上ポジショニング

> **ポイント**
>
> **① ポジショニングを考えるうえでのポイント**
>
> 　高齢者は種々の疾患に加え，加齢そのものによる筋骨格系や呼吸循環器系の機能低下を併せもつ場合が多い．したがって，高齢者に対するポジショニングを考えるうえでは，主疾患のみにとらわれることなく包括的な視点をもち，患者にとって最も必要なポジショニングを目的に応じて選択することが必要となる．
>
> **② 理学療法の視点と実際**
>
> 　高齢者に対するポジショニングの管理においては，以下の視点をもち実践していくことが重要となる．
> 　①予防的視点をもち，不良肢位による二次障害を防ぐ．
> 　②目的に応じて最適なポジショニングを選択する．
> 　③多職種との連携を図る．

1. ポジショニングを考えるうえでのポイント

　ポジショニングとは，「運動機能障害を有する者に，クッションなどを活用して身体各部の相対的な位置関係を設定し，目的に適した姿勢（体位）を安全で快適に保持すること」と定義されている[1]．リハビリテーション（以下リハ）を必要とする患者は，運動機能障害や疼痛，治療のための関節固定などによって適切な姿勢のコントロールや関節運動を行うことができない場合が多く，患者の姿勢を適切に設定，調節することが求められる．また，適切な姿勢が設定されたとしても，同一肢位を長時間とり続けることで拘縮や褥瘡を引き起こす危険性が高まるため，定期的な体位交換を行いながら，その体位に応じた適切なポジショニング管理が必要となる[2]．

　また，実際の臨床場面において，理学療法士が対象者に直接関わることができるのはごく限られた時間であり，効果的なポジショニングを実践するためには，病棟の看護スタッフをはじめとした多職種による連携が不可欠である．特に，ポジショニングの基本は身体部位および関節の位置関係とそれにかかる重力の影響を適切に把握することにあり，解剖学や運動学の専門的知識をもつ理学療法士が果たす役割は大きい．したがって，病棟における看護ケアの予定を考慮しつつ，24時間のタイムスケジュールの中で体位交換の間隔やポジショニングの詳細な設定を多職種で相談，計画することが望ましい．

　高齢者では，主疾患に加えて加齢に伴う筋骨格系や呼吸循環器系の機能低下が生じている場合が多く，不適切な姿勢により疲労感や苦痛，関節変形や拘縮，褥瘡などを生じるリスクが高い（**図1**）．ポジショニングにはさまざまな効果が期待でき（**表1**），その目的によって介入方法は異なるため，主疾患にとらわれることなく包括的な視点から対象者に最も必要なポジショニングを選択していくことが重要となる．

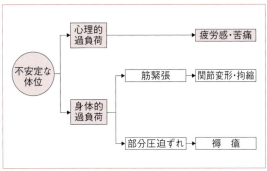

図1 不安定な姿勢による影響[3]

・褥瘡の予防
・関節の変形・拘縮の予防
・過度の筋緊張の予防
・呼吸循環機能の改善
・姿勢安定化による活動促進
・安楽姿勢の確保

表1 ポジショニングにより期待される効果

2. 理学療法の視点と実際

1 褥瘡予防のためのポジショニング

日本褥瘡学会は，褥瘡について「身体に加わった外力は骨と皮膚表層の間の軟部組織の血流を低下あるいは停止させる．この状態が一定時間持続されると組織は不可逆的な阻血性障害に陥り褥瘡となる」と定義している．したがって，褥瘡の予防には，ベッドとの接地面積を増やし体圧の分散を図ることで，局所的な皮膚圧迫を防ぐようなポジショニングが必要となる．褥瘡の好発部位として知られている骨突出部（図2）は特に減圧，徐圧が必要な箇所として知られている．

さらに，サルコペニアなどでみられる筋萎縮は過度の骨突出を招きやすく（図3），特に褥瘡発生リスクが高いことに注意を払うべきである[4]．

褥瘡予防のためのポジショニングでは，身体の形状に応じて体圧分散用具（マットレス，医療用ベッド，クッションなど）を使用し，身体とベッドの隙間を埋めることで身体の接触面積を増やし，体圧を分散させることが重要となる（図4）．

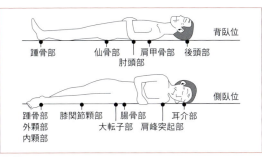

図2 褥瘡の好発部位

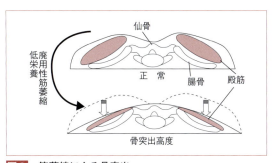

図3 筋萎縮による骨突出

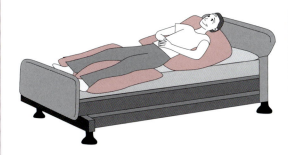

図4 クッションを用いたポジショニングの例

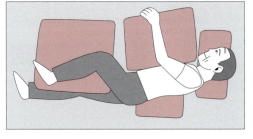

また，同一肢位を長時間続けることも褥瘡の発生リスクを高める．したがって，日本皮膚科学会による「褥瘡診療ガイドライン（2011）」では，体圧分散マットレスを使用しつつ定期的に体位交換を行うことが推奨されている[1]．近年のシステマティックレビューによって体圧分散マットレスを用い，かつ体位変換を行うことは標準的なマットレスあるいは体位変換を行わない場合と比較して，褥瘡の発生率を低下させ治癒を促進させることが報告されている[5, 6]．体圧分散マットレスには，標準的マットレスの上に重ねて敷くものやベッド枠と一体で用いるもの，動的な空気圧切替によるものや静的な体圧分散によるものなどさまざまあるが，どのタイプが最も優れているかについてのエビデンスは十分ではない．したがって，対象者の自立度や病態，環境や社会生活も考慮に入れたうえで最適なマットレスを選択することが望ましい[7]．なお，自力での体位交換が可能な対象者に対しては動作を妨げないような静的な体圧分散型マットレスを，自力での体位交換が可能な対象者に対しては動的な圧切替型マットレスを選択することが勧められている[8]．

褥瘡予防のための適切な肢位としては，殿筋で身体を支えることができる30°側臥位や腹臥位が推奨されている[7]．体位交換の頻度に関しては，日本褥瘡学会では少なくとも2時間ごとの体位交換を目安として推奨している[8]．しかしながら，最近の研究によってその妥当性とコストについて再検討が行われ，イギリスのNational Institute for Health and Care Excellenceでは褥瘡リスクがある患者には少なくとも6時間ごとの体位交換，褥瘡リスクが高い患者には少なくとも4時間ごとの体位交換を推奨するにとどまっており[9]，最適な体位交換の頻度については未だ議論が続いている．

2 関節拘縮予防のためのポジショニング

運動機能障害や疼痛，治療のための固定などに伴う長期間の安静臥床は，関節の不動による関節拘縮を引き起こす危険性がある．関節拘縮とは，関節外の構成体（筋肉，靱帯，皮膚など）の主として結合組織の短縮のことを指し[10]，関節可動域の制限をもたらす．たとえば，急性期における安静下では，重力や布団の重量による持続的な関節への負荷によって関節拘縮のリスクを高める危険性があり，疼痛をもつ患者であれば，痛みが生じる方向への運動を避けることに加え防御的な筋収縮が誘発されることで拘縮の原因となり得る[2]．

脳血管障害の片麻痺患者では運動麻痺に加えて筋緊張異常を有するため，肩関節屈曲，肘関節屈曲，前腕回内位，手関節掌屈位，手指屈曲位，股関節屈曲・外転・外旋位，膝関節屈曲位，足関節の内反尖足位といった不良肢位を呈しやすく（図5），二次的な関節拘縮を引き起こす危険性が高い．これに対し，股関節を中間位に保つため大腿から殿部にかけてクッションを挟み込み，足部の内反尖足位での拘縮を防ぐため足と布団の間に空間を作るなどのポジショニングを実施することで関節拘縮の予防を図ることが重要である（図6）．

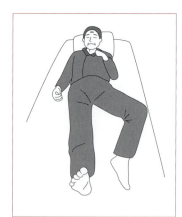

図5 片麻痺に生じやすい不良肢位
（文献2より引用）

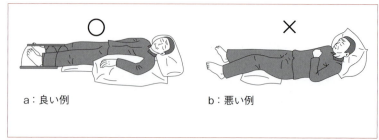

図6 背臥位の片麻痺患者のポジショニング例
（文献2より引用）

また，片麻痺患者の肩関節の拘縮予防を目的としたポジショニング介入の無作為化比較対照試験も散見されるようになり[11,12]，「脳卒中治療ガイドライン」においても，1日30分間の肩関節外旋位のポジショニングが肩関節の拘縮予防に有効であるとしている[13]．ただし，特に片麻痺患者では，肩関節の亜脱臼や肩手症候群など，肩の痛みを伴う合併症が誘発される可能性があるため，肩の症状には特に注意を払いながら介入を行う必要がある．

急性期の整形外科疾患患者には炎症症状による腫脹，疼痛が生じるため，筋緊張を亢進させて適切な運動を妨げるのみならず，関節可動域制限を引き起こす危険性が高い．したがって，各体節が支持面からの反力を知覚できるようにベッドに接床させた安楽な肢位を確保し，術創へのストレスや禁忌肢位に注意を払いながらポジショニングを管理する必要がある．関節拘縮による運動制限はリハ対象者の日常生活の自立を阻害する大きな要因の一つとなるため，早期からの予防が重要である．

3 呼吸循環機能改善のためのポジショニング

呼吸理学療法としてのポジショニングは，換気やガス交換の改善，肺容量の増大，荷重側肺障害の予防，人工呼吸器関連肺炎の予防などが目的となる．この場合，単に一定時間ごとに側臥位や背臥位などの体位変換を繰り返す画一的な介入ではなく，病態を正確に把握したうえで，それぞれの症例に対して目的意識をもったポジショニングを実施するべきである[14]．

安静背臥位での長時間臥床では，背側肺領域に気道分泌物や肺水腫液の貯留，末梢気道の閉塞，肺胞の虚脱などが生じ下側肺障害が発症しやすい．これに対し，障害が起きた体位と反対のポジショニングをとることで換気血流比のバランスを是正し，末梢気道の再開通や虚脱肺胞の再膨張などの作用により肺酸素化能の改善が期待できる[15]（図7）．

呼吸循環機能の改善を目的としたポジショニングとしては，腹臥位をとることによる有効性のエビデンスが蓄積されてきている．急性呼吸窮迫症候群（acute respiratory distress syndrome；ARDS）に対する6～8時間の腹臥位[17]および2時間の短時間腹臥位[18,19]が酸素化能を改善させることや，急性肺障害（acute lung injury；ALI）に対する6時間以上の腹臥位が酸素化能を改善させること[20]が報告されている．さらに最近では，ARDS患者に対する16時間以上の腹臥位療法がその後の死亡率を低下させることが報告されている

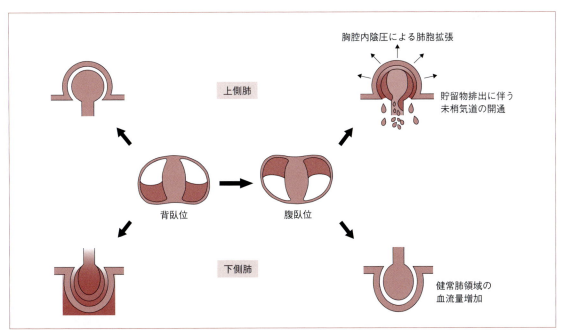

図7 腹臥位管理の効果発現メカニズム

（文献16より引用）

（図8）[21].

しかしながら，実際の臨床現場では人工呼吸器管理やさまざまなライン管理をされている患者が多く，腹臥位をとることが困難な場合が少なくない．そこで，最近では腹臥位の代用的手段として前傾側臥位（90〜135°）による酸素化能改善の有効性も確認されつつある[14].

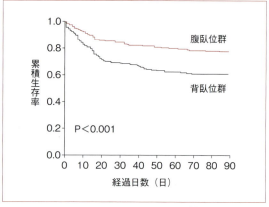

（文献21より引用）

図8 背臥位管理と腹臥位管理による死亡率の違い

3. ケースレポート

ここまでに述べたポジショニングによる理学療法介入について，実際の症例をもとに，臨床での考え方を紹介する．

1 高齢の脳卒中症例

●症例紹介

72歳，男性．外傷性脳損傷後遺症．二次障害予防目的でベッドサイドにて理学療法介入開始となるが，覚醒度低下があり自力での寝返り困難．仙骨部の発赤が認められ褥瘡発生リスクあり．四肢に筋緊張の亢進が認められ，上下肢の屈曲傾向が強い．

（1）理学療法評価
- 身長163cm，体重47.8kg（Body Mass Index 18）
- Japan Coma Scale：20
- Modified Ashworth Scale（左/右）：肘関節屈筋群2/2，膝関節屈筋群2/2，足関節底屈筋群3/3
- 関節可動域（左/右）：股関節外旋（50°/5°）股関節内旋（10°/45°），膝関節伸展（−20°/−15°）
- 背臥位姿勢：体幹左傾斜，下肢は両膝屈曲位で体軸に対しさらに左側へ傾斜（クッションなし）
- 仙骨部に発赤あり（局所体圧62mmHg）（クッションあり）
- 寝返り，起き上がりなどの基本動作およびADLすべて全介助

（2）ポジショニングに関する問題点の把握
- 覚醒度低下と運動麻痺による自力での体動困難
- 筋緊張亢進に伴う上下肢関節の屈曲拘縮と円背姿勢による姿勢不安定性
- 痩せ体型に加え身体の接地面積が少ないことによる体圧の局所集中

（3）理学療法介入（ポジショニングに関する項目）
- クッションによる体圧分散の見直しと過度な筋緊張の抑制
- ポジショニングシートを用いた体位交換の改善
- 右側臥位の重点的な確保による左股関節外旋・右股関節内旋拘縮の改善

（4）理学療法経過
- 簡易体圧測定器（図9）による客観的評価のもと，クッションの位置や体位交換の設定を見直し体圧の分散を図ったことで，過度な筋緊張が抑制された．
- さらに，ポジショニングシート（図10）の作成により多職種で統一した姿勢管理が可能となり，褥瘡好発部位にかかる圧力を持続的に低減させた（動脈性毛細血管閉塞圧である32mmHg未満）ことで仙骨部の発赤が消失し褥瘡が予防された．
- 右側臥位を取る時間を意図的に多く確保したことで，自重によって股関節の可動域制限が徐々

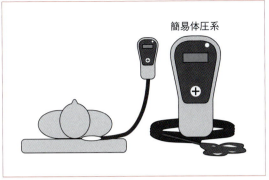

図9 簡易体圧測定器

●この判断がポイントだった

本症例においては，褥瘡リスクを早期に（発赤の時点で）把握し，ポジショニングシートの活用によって病棟の看護スタッフと連携したポジショニング管理を実施できたことが，褥瘡を予防し早期の離床へと進められた要因である．

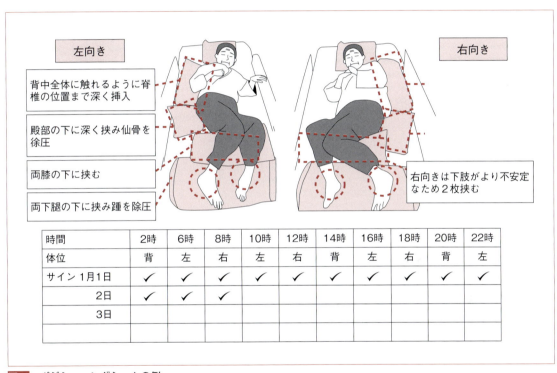

左向き
- 背中全体に触れるように脊椎の位置まで深く挿入
- 殿部の下に深く挟み仙骨を除圧
- 両膝の下に挟む
- 両下腿の下に挟み踵を除圧

右向き
- 右向きは下肢がより不安定なため2枚挟む

時間	2時	6時	8時	10時	12時	14時	16時	18時	20時	22時
体位	背	左	右	左	右	背	左	右	背	左
サイン 1月1日	✓	✓	✓	✓	✓	✓	✓	✓	✓	✓
2日	✓	✓	✓							
3日										

図10 ポジショニングシートの例

に改善され，背臥位姿勢の安定性が向上した．
- 覚醒度にも少しずつ改善がみられ，座位保持練習が開始となった．最初は股関節の関節拘縮により座位姿勢が左右非対称で不安定であったが，下肢の可動域改善により座位姿勢が安定化し，軽介助での座位保持獲得に至った．

（牧野圭太郎）

文献

1) 日本皮膚科学会：褥瘡診療ガイドライン．日皮会誌 **121**: 1791-839, 2011.
2) 松浦大輔，長谷公隆：ポジショニングの実際 —拘縮の予防法．リハビリナース **1**: 474-480, 2008.
3) 田中マキ子：日常生活援助とポジショニングの基本．日常ケア場面でのポジショニング　写真でわかる看護技術，照林社，2014.
4) 大浦武彦：最近の褥瘡に対する考え方とリハビリテーション．理学療法学 **32**: 294-298, 2005.
5) McInnes E et al: Support surfaces for pressure ulcer prevention. *Cochrane Database Syst Rev* **8**: CD001735, 2008.
6) Reddy M GS, Rochon PA: Preventing pressure ulcers: a systematic review. *JAMA* **296**: 974-984, 2006.
7) Haesler E: Prevention and Treatment of Pressure Ulcers: Quick Reference Guide. National Pressure Ulcer Advisory Panel, European Pressure Ulcer Advisory Panel and Pan Pacific Pressure Injury Alliance, 2014.
8) 日本褥瘡学会：褥瘡予防・管理ガイドライン（第4版）．褥瘡会誌 **17**: 487-557, 2015.
9) Centre NCG: The Prevention and Management of Pressure Ulcers in Primary and Secondary Care. National Institute for Health and Care Excellence, 2014.
10) 石田 暉：運動障害．現代リハビリテーション医学（千野直一編），第3版，金原出版，2009.
11) de Jong LD et al: Contracture preventive positioning of the himiplegic arm in subacute stroke patients: a pilot randomized controlled trial. *Clinical Rehabili* **20**: 656-667, 2006.
12) Ada L: Thirty minutes of positioning reduces the development of sholder external rotation contracture after stroke: a rondomized controlled trial. *Arch Phys Med Rehabil* **86**: 230-234, 2005.
13) 日本神経治療学会：脳卒中治療ガイドライン．pp293-286, 2009.
14) 長谷川聡・他：呼吸理学療法の実践的役割 —急性期から在宅まで— 1. 急性期．理学療法学 **41**: 659-666, 2014.
15) 眞渕 敏：理学療法におけるEBM実践技術を学ぶ —内部疾患．理学療法学 **30**: 501-505, 2003.
16) 並木昭義：ICUにおける肺理学療法の理論と実際，医学図書出版，1996.
17) Pelosi P et al: Prone position in acute respiratory distres syndrome. *Eur Respir J* **20**: 1017-1028, 2002.
18) 山内順子・他：下側肺障害に対する短時間腹臥位管理のガス交換に及ぼす効果．日集中医誌 **1**: 101-105, 1994.
19) 神津 玲・他：ALI/ARDSに対する短時間腹臥位呼吸管理が肺酸素化と転帰に及ぼす影響．人工呼吸 **18**: 214, 2001.
20) Gattinoni L et al: Effect of prone positioning on the survival of patient with acute respiratory failure. *N Engl J Med* **345**: 568-573, 2001.
21) Guérin C et al: Prone positioning in severe acute respiratory distress syndrome. *N Engl J MEd* **368**: 2159-2168, 2013.

8章 3 歩行の動作介助

 ポイント

❶ 歩行の動作介助に必要なポイント

　転倒リスクがあり介助が必要な場合は，側方や前後方向への介助か，下方（膝折れ）への介助かを考える必要があり，それぞれ安全を確保することを優先する．また，介助歩行時の対象者への違和感を減らし，転倒を介助する場面においても，対象者の関節や損傷部位などの保護を念頭におく必要がある．

　身体重心の位置から床反力をイメージして，関節との位置関係（床反力がその関節の前を通るか，後ろを通るか）を考え，各高齢者の特定の筋活動を高めるのか否かを想定して介助を行う．

❷ 理学療法の視点と実際

　正常歩行の各相のそれぞれの機能を理解し，その機能を補うもしくは誘導すると考えて介助を行うと理学療法的な視点をもった歩行介助となる．下肢の支持性を補助する場合は，膝関節伸展や股関節伸展の介助を意識するとよい．振り出しに関しては，前遊脚期の足関節底屈の誘導や口頭指示により膝関節屈曲を促すことで誘導を行うとよい．また，立脚中期から後期にかけての股関節伸展介助も有効である．ただ，正常歩行への誘導に捉われすぎず，各高齢者の特徴や病態を把握して，体重支持と振り出しという2つの大きな機能が安定して行えるように介助し独歩やADL，QOL向上に結び付けていくことが重要である．

　歩行介助に必要なポイントは，まずその介助の目的，つまり介助により歩行をどのようにしたいかということにある．歩行の自立を目指した介助を中心に考えると，要介助者の不足している機能を補う，もしくは不足した機能を代償できるように誘導することが考えられる．自立した歩行のためには，まず安全に歩行できることが重要である．今回は，理学療法士が行う治療的要素も含む歩行介助として考える．なお，今回は全般的な筋力低下や関節可動域低下のある高齢者を想定する．

1. 歩行の動作介助に必要なポイント

1 正常歩行の理解

　本項ではランチョ・ロス・アミーゴ歩行分析委員会の定めた定義[1,2]を用いて，歩行を各相に分類し歩行介助の基本とする（図1）．矢状面においては，まず股関節，膝関節，足関節の1歩行周期の角度変化をイメージする必要がある（図2）．高齢者では，踵接地（初期接地）時の背屈角度減少，膝関節のダブルニーアクションの異常，立脚終期の股関節伸展の減少などが注目する点であるが，安全に歩行ができているか，正常歩行のイメージとどこが逸脱しているかを考える．何らかの機能障害をもっていて歩行している場合は，すでに代償運動をしていることを予想する．

　それぞれの歩行の相には，各機能があり（図1，表1），それらの機能を各相に合わせて介助することが必要である．多くの相を介助することは困難であるため，介助の優先順位が高い機能を補うことを念頭におく必要がある．

2 身体重心，床反力，関節中心の関係

　身体重心は，おおよそ仙椎の前方にあるとさ

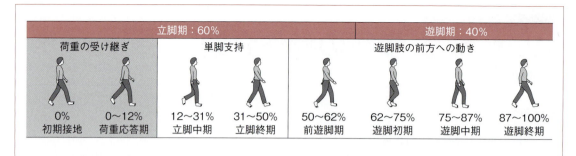

図1 歩行の相

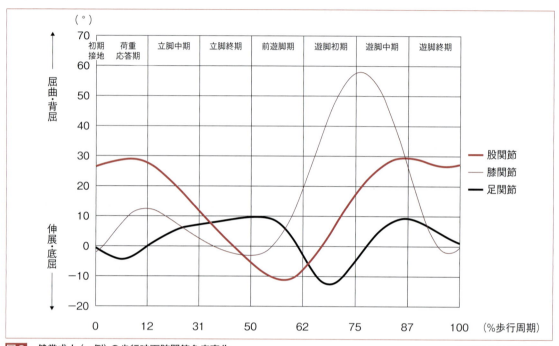

図2 健常成人（一例）の歩行時下肢関節角度変化

（文献14より引用改変）

表1 歩行の各相における機能

相	特有の役割
初期接地	・衝撃吸収の準備
荷重応答期	・衝撃吸収 ・荷重を支えつつ安定性を保証 ・前方への動きの保持
立脚中期	・支持している足の前足部の上まで身体を運ぶこと ・脚と体幹の安定性の確保
立脚終期	・支持足（立脚肢）の直上を越えて身体を前に運ぶこと
前遊脚期	・遊脚期の準備体勢
遊脚初期	・床から足が離れること ・足を前に運ぶこと
遊脚中期	・脚を引き続き前へ運ぶこと ・足と床の十分なクリアランスの確保
遊脚終期	・脚を前に運ぶことの終了 ・初期接地の準備

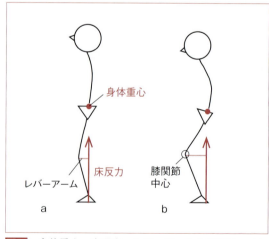

図3 身体重心，床反力，レバーアームと外部モーメントの関連

bは，高齢者に多くみられる胸腰椎後弯，骨盤後傾，膝関節屈曲肢位である．それに伴い後方重心となり，さらに膝関節屈曲角度増加により，床反力と膝関節中心の間の距離であるレバーアームが長くなる．

> **コラム**
>
> **関節モーメントの補足説明**
>
> ①関節モーメントには，床反力が身体に与える外部モーメントと身体から発生する内部モーメントがある．内部モーメントは，主に筋活動，腱，靱帯と考えることができる．
> ②内部モーメントが増加した場合，常に同じ割合で筋活動が増えるわけではない．同時収縮など拮抗筋の収縮による影響も受ける．本項では，外部モーメントをモーメントとして扱う．

れ[3]，立位時の床反力は身体重心に向かう（図3）．立脚期においても同様に，床反力は足底の圧中心からおおよそ身体重心に向かう．床反力が膝関節中心の後方を通る場合は，膝関節には外部モーメントとして，膝関節屈曲モーメントが加わる．つまり，床反力は膝関節を曲げる方向に力を加えていることになる．この姿勢が保たれているということは，その膝関節屈曲モーメントに対して，膝関節伸展筋力が働いているということである．この場合の床反力と膝関節中心までの距離をレバーアームといい（図3a），レバーアームが長くなれば床反力がより強い力で膝関節を屈曲させていることになる（図3b）．逆にこの姿勢が保たれていると考えると，膝関節内では同等の伸展筋力が必要となる．

この身体重心，床反力，関節中心の関係を理解することで，より目的に合った歩行介助が可能となる．

2. 理学療法の視点と実際

1 監視から軽介助レベルの転倒回避のための歩行介助は，腋窩部で介助する

平地で歩行しているとき，バランスが横に崩れる場合と，膝折れのように下に崩れる場合がある．横に崩れる場合は，比較的，下肢の支持が保たれていることが予想される．この場合，身体重心が支持基底面よりも外側に移動する前に，肩や骨盤に横から手をあてて押さえることにより介助が可能となる．

一方，膝折れがあり下方に崩れる対象者に関しては，介助者が対象者の体重を支える必要が生じる．膝折れの早期（膝関節，股関節の屈曲角度が小さい状態）では，まだ対象者自身の力で体重を支えていることが予想され，少ない介助量で対応できるが，膝折れが進むと，介助者が対象者の全体重を支えることになる．下方に落ちる体重を支えるために適した方法は，腋窩部に手を入れることである（図4a）．対象者の違和感も少なく，初期の膝折れに対応できる．自分の肘を自分の身体側に付けると介助時に力を入れやすい．より介助量が大きくなると予想する場合は，図4bのように支えると介助者の右手も使用できてよい．

また，介助用ベルトを用いた場合はよいが，対象者がしているベルトやズボンをつかむ場合，対象者が違和感を覚えることもあるので注意が必要である．ただし，とっさの場合などには，転倒を回避することが優先される．

転倒の回避のためには，歩行のどの相のときに，どの方向に転倒傾向があるかを把握し，介助位置を考える．一般的には，患側後方が介助しやすい．

2 立脚中期の介助（下肢の支持性の介助：膝関節への介助）

歩行介助とは，大まかに下肢の支持と振り出し，つまり立脚期の介助と遊脚期の介助と考えることができる．前述したが，歩行を8つの相に分けた場合，それぞれの相の役割を考慮して介助できると，より正常歩行に近づけることができる．介助のみで，それらの機能を誘導することはかなり難

しく，対象者の理解と実際にできているかのフィードバックも必要となる．

立脚期の支持性を高める（膝折れを防止）には，身体重心と膝関節・股関節中心の位置を考慮する必要がある．大腿部遠位を後下方へ押すことにより膝関節伸展を介助することは臨床上有用な介助方法となる（図5a）．

膝折れが起こるのは，身体重心が膝関節中心よりも後方に位置し，床反力が膝関節中心よりも後方を通り，膝関節に対して屈曲方向に力を加えているためである．同じ身体重心位置の場合，膝関節屈曲角度が大きくなるほど，床反力と膝関節中心の距離が離れる．これは，膝関節中心からのレバーアームが長くなることを意味し，同じ床反力であっても，レバーアームが長くなれば，回転モーメントは大きくなる．つまり，床反力により，膝関節はより強い力で屈曲させることになる．

大腿部遠位を後下方に押すことにより，膝関節を伸展させることは，このレバーアームを短縮させることにもなり，少ない負担で下肢の支持性を介助できる．一方，杖を前方につくなど，体幹を前傾させることにより，身体重心を膝関節の前方に移動させると，床反力も膝関節の前方を通る．この場合，床反力は膝関節を伸展させる（図6）．その結果，大腿四頭筋の収縮がなくても下肢の支持性を得ることができる．つまり，目的によるが，体幹を前傾し身体重心を前方に移動させることは，

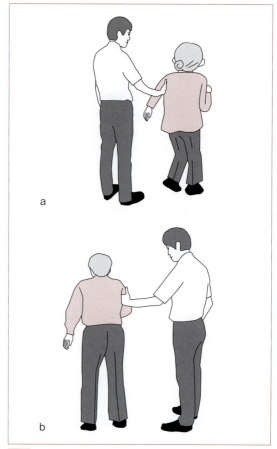

図4　歩行の介助
左患側で左に転倒傾向がある場合，理学療法士は後方から腋窩部で支える手として，左，右どちらでもよいが，左手を添えていると右手が緊急時に使用しやすい．

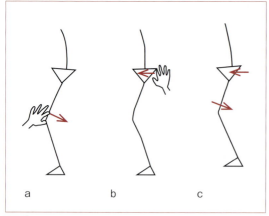

図5　下肢の支持性を高める介助方法
矢印は介助する力の方向．

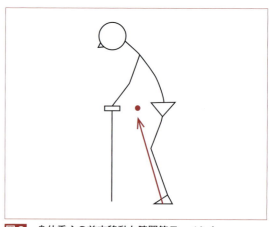

図6　身体重心の前方移動と膝関節モーメント
床反力が膝関節中心の前方を通ると，膝関節伸展モーメントが働く．矢印は床反力．

膝関節の支持性を高めることにつながる．

股関節伸展筋力は，立脚期（閉鎖性運動連鎖）においては，膝関節の伸展補助となる．つまり，図5bのように立脚期に骨盤を前方に押すことは，結果として膝関節伸展介助となる．しかし，より正確に股関節伸展を介助して，下肢の支持機能を高めるためには，前述の大腿部遠位を後下方に押す，もしくは大腿部前面を押さえて，骨盤を前方に介助するとよい（図5c）．この場合，介助者の両手を下肢の支持に用いるため，転倒回避のための腋窩部での介助がなくなる．そのため，平行棒内で行うなどの注意が必要である．

3 遊脚期の介助

遊脚期では，実際の膝関節屈曲可動域が，正常歩行時の遊脚期最大膝関節屈曲角度である60°以上あった場合においても，30°程度の膝関節屈曲角度で歩行している対象者も多くみられる．介助により下肢の振り出しが必要な場合は，重度の麻痺の対象者などと考えられる．遊脚期において，膝関節屈曲をスムーズに介助するには，前遊脚期に着目するとよい．前遊脚期は，図2で示したように足関節が底屈し膝関節屈曲が増加していく．その後，遊脚中期で60°程度の膝関節屈曲となる．この前遊脚期の足関節底屈を誘導，もしくは口頭指示をすると遊脚期の膝関節屈曲につながる．平行棒内などで，前遊脚期の反復練習をするとよい．「踵を浮かして膝を曲げる」という口頭指示が理解されやすい．

なお，脳卒中片麻痺者に対しては，立脚終期の股関節伸展を意識させて，股関節屈筋の伸張作用を利用するなど，別の介助方法を用いることもある[4]．

3．ケースレポート

前述の歩行介助に必要なポイントをもとに，症例への介助方法を紹介する．

1 高齢者の大腿骨頸部骨折術後症例

●症例紹介

70歳，女性．右大腿骨頸部骨折，garden分類Ⅲ．自宅で転倒し受傷．翌日，人工骨頭置換術を施行される．術後1カ月で，T字杖を使用して同じ階のトイレまでは自立．受傷前ADLは自立．

（1）理学療法評価

- 歩行観察：T字杖を左手で持ち歩行している．T字杖をつく位置がやや前方である．近位監視レベルの歩行である．荷重時に術創周辺に軽度の疼痛あり．体幹前傾，胸腰椎の後弯がある．全歩行周期にわたり，膝関節可動域が少ない．
- MMT：股関節屈曲3，伸展3，外転3レベル，膝関節伸展4レベル．
- 股関節伸展−10度．その他，下肢に著明な可動域制限なし．

（2）歩行介助

- 下肢筋力低下より，杖を近い所についたほうが荷重時の疼痛が軽減．
- 膝関節屈曲モーメントの軽減よりも，T字杖により床反力の垂直成分軽減が疼痛に有効．
- 股関節を回旋させない工夫．立脚期に股関節外旋を抑える．
- 遊脚期の振り出しに外旋が入らない注意も必要．
- 立位で大殿筋・中殿筋の触診をして，筋収縮の確認をする．対象者にも触診をしてもらい，収縮のフィードバックをする．これを，歩行時の立脚期に応用していく．
- 平行棒内で両手をバーに沿わせながら歩行することで，体幹の側屈などの左右差を対象者がフィードバックできる．また，鏡を用いたフィードバックも有効．
- 正常歩行への誘導
  ①初期接地から荷重応答期に膝関節を屈曲していく練習．
  ・下肢の支持性が低い場合は，大腿部遠位を押さえる介助を加えながら行う．

②前遊脚期で，足関節の底屈を意識しながら膝関節屈曲を行う練習.
　・足関節底屈のpush offが股関節屈曲を助ける[4]．

上記2つが可能となると自然にダブルニーアクションが可能となる．

③立脚終期の股関節伸展を意識する練習（ROM改善練習と併用）[5]．
　・歩行スピードと股関節伸展角度が関連する[6]．
　・立脚終期時間（比率）が長い程，歩行スピードが速くなる[7]．

歩行介助は，単に歩行を助けるのではなく，まず正常歩行を理解し，歩行の各相の機能を補助することである．その機能の補助が歩容・歩行能力の改善（治療）につながる．対象者の気づきと理解も改善には有効である．

●この判断がポイントだった
　動作介助の方法は，疼痛が少なくなる工夫が重要で，本症例のポイントは動作時に杖をつく位置による上肢支持の増大と股関節回旋が起きない工夫が重要であった．歩容を改善させるためには，対象者が歩容を意識することができる条件である平行棒で行うことがポイントであった．また，歩容を改善させるための指示は少なく，鏡や触診などのフィードバックが重要であり，股関節や膝関節への指示より足関節への指示が動作に結びつきやすかった．

（太田　進）

文献
1) Perry J: Gait analysis. SLACK Incorporated, 1992.
2) Kirsten Gotz-Neumann著，月城慶一・他訳：観察による歩行．医学書院，2005．
3) 中村隆一・他：基礎運動学，第6版，医歯薬出版，2003．
4) Lewis CL, Ferris DP: Walking with increased ankle pushoff decreases hip muscle moments. J Biomech 41：2082-2089, 2008.
5) Kerrigan DC et al: Effect of a hip flexor-stretching program on gait in the elderly. Arch Phys Med Rehabil 84：1-6, 2003.
6) Barak Y et al: Gait characteristics of elderly people with a history of falls: a dynamic approach. Phys Ther 86：1501-1510, 2006.
7) Hebenstreit F et al: Effect of walking speed on gait sub phase durations. Hum Mov Sci 43: 118-124, 2015.

8章 4 歩行自立の判断

  ポイント

❶ **歩行自立の判断に必要なポイント**
　まずおさえておくべきことは，高齢者の転倒リスクを把握することである．さまざまなリスク因子があることをふまえたうえで，実際の判断につなげることが重要である．

❷ **理学療法の視点と実際**
　上記のリスク因子の評価には転倒・転落アセスメントシートが参考になる．それらをふまえたうえで，以下の手順をおさえるとうまくいくことが多い．
　①対象者が病棟で実施しうる動作について，実際の場面で安全性が確認されているか
　②対象者自身がリスクを理解できているか
　③歩行の自立を段階的に許可する

1．歩行自立の判断に必要なポイント

　リハビリテーション（以下リハ）を通して対象者の歩行能力が徐々に回復すると，介助歩行から監視歩行，自立歩行（修正自立含む）を獲得していく．監視歩行から自立歩行への判断をするのは，理学療法士を中心とした医療スタッフである．その際の自立歩行の判断を誤ると，転倒リスクや過剰な制限による活動性低下につながる可能性があることから，その判断は，慎重かつ適切に行う必要がある．臨床では，歩行実施に医学的制限がない場合，高齢者の歩行自立を認めるか否かの判断には，「歩行自立によって転倒することがないか」を見極めることが鍵となる．入院患者の転倒発生率は，リハ施設では11〜39％と報告されている[1〜6]．入院中の転倒は，機能低下や在院期間の長期化，医療コストの増大を招く可能性があることから，決して発生することがないよう，注意をはらう必要がある．

　臨床では，目の前の対象者の歩行の自立を許可するか否か，選択に悩む場面は少なくない．たとえば，10m歩行時間が何秒以内など，わかりやすい数値で判断できる基準があるならば話は早い．しかしながら，現実はそう単純に判断できることはほとんどない．国内の調査によると，理学療法士の多くは歩行自立に明確な基準をもっていないとされている[7]．それは歩行自立に伴う転倒の要因が複雑であるからである．そのため，一面的な評価のみで歩行自立の判断をくだすことは，非常に大きなリスクを伴う可能性がある．

　歩行自立の判断を考えるうえで，最初におさえておくべきことは，高齢者の転倒リスクを把握することである．高齢入院・入所者の転倒に影響する因子を**表1**にまとめた[8,9]．臨床で高齢者の歩行自立を判断する際には，これらの因子などについて包括的に考慮する必要がある．

表1　入院（入所）高齢者の転倒に関連する因子

・転倒歴
・移動能力障害
・歩行不安定性
・下肢筋力低下
・視覚障害
・排尿障害
・頻尿
・トイレ動作要介助
・精神的興奮や混乱
・判断力低下
・服薬（鎮静剤や睡眠薬）

（文献8，9の報告を元に作成）

2. 理学療法の視点と実際

1 入院・入所高齢者の転倒リスクの評価

入院・入所高齢者の転倒リスクの評価としては，日本看護協会が作成したものをベースに独自の転倒・転落アセスメントシートを使用している施設も多い．これらのシートでは，前述した転倒リスクを項目ごとに評価するようになっているものが一般的である．

国際的に，最も広く使われているのがSTRATIFY（St. Thomas's risk assessment tool in falling elderly inpatients）である．すでに日本語版も開発されている（**表2**）[10]．STRATIFYは，移動・移乗能力，転倒歴，視力，精神状態，排尿頻度の5項目からなる，非常に簡便な評価である．カットオフ値を2点以上とした場合，転倒のリスクが大きいとされる[11]．その後のSTRATIFYの有用性に関する研究を**表3**にまとめた．急性期病棟に入院中の患者を対象とした場合は，既存の複数の転倒リスクアセスメントに比べてもSTRATIFYが有用であったとされている[12]．

表2 転倒・転落リスクアセスメントシート　STRATIFY

ベッドから椅子へ移動する際の，患者の能力を最もよく表す回答を以下からひとつ選んでください．

回答	スコア
不可能	0
介助が大いに必要	1
介助が多少必要	2
自力で可能	3

患者の可動性を最もよく表す回答を以下からひとつ選んでください．

回答	スコア
可動性なし	0
車椅子を利用し，自力で可能	1
歩行器使用	2
介助者一人で歩行可能	2
自力で可能	3

移動と可動性のスコアを足し，次の質問に答えてください．

1. 移動と可動性のスコア合計は3または4ですか．

回答	スコア
はい	1
いいえ	0

2. 患者は転倒や転落が理由で来院したのでしょうか．または，入院後，病棟内で転倒や転落したことがありますか．

回答	スコア
はい	1
いいえ	0

3. 患者には，日常的な動作に影響するほどの視覚障害がありますか．

回答	スコア
はい	1
いいえ	0

4. 患者は落ち着きを失っていますか．

回答	スコア
はい	1
いいえ	0

5. 患者は一般よりも頻繁に排泄すると思いますか．

回答	スコア
はい	1
いいえ	0

質問1-5の合計

0=リスク小　　1=リスク中　　2以上=リスク大

（文献10より引用）

表3 入院患者の転倒・転落リスクアセスメントシート・STRATIFYの有用性に関する先行研究

著者(年)	場所	人数	平均年齢	主な疾患	転倒率(%)	感度	特異度	陽性的中率(%)	陰性的中率(%)	結論
Oliver D[11] (1997)	病院の高齢者ケア病棟	395	79.5	さまざま	18	0.93	0.88	62	98	有用である
Vassallo M[12] (2005)	急性期病棟	135	83.8	さまざま	29	0.68	0.66	28	92	有用である 感度は低いが，他の転倒評価指標よりも簡便
Wijnia J[15] (2006)	高齢者施設	120	74.5	さまざま	30	0.5	0.76	−	−	有用とはいえない
Smith J[14] (2006)	急性期リハ病棟	359	78	脳血管障害	30	0.11	0.90	25	77	有用とはいえない
Webster J[21] (2010)	急性期病院	788	78	さまざま	9	0.82	0.61	0.18	0.97	有用とはいえない
Vassallo M[16] (2005)	リハ病棟	200	81	さまざま	25	82	34	30	85	有用とはいえない 臨床家の判断のほうが有用であった
Milisen K[13] (2007)	多施設病院	2568	67	さまざま	5 (17)	90 (67)	59 (59)	11 (18)	99 (93)	術後病棟や一般病棟では有用 しかし，高齢者病棟(特に75歳以上)では予測精度が低下する

しかし，表3にもある通り，有用性に疑問を投げかけている研究もある．施設入所高齢者や，脳卒中患者，また急性期病棟の患者，高齢者病棟の患者を対象とした場合，転倒予測精度が高いわけではなく，必ずしも評価指標としては推奨できるわけではないという報告もみられる[8,13〜15]．転倒予測精度は臨床家の判断のほうが良好であったという報告もあることから[16]，単に評価指標に頼るだけではなく，実際にその症例の印象などもふまえながら，包括的に判断するほうがよい．

2 歩行自立の判断の進め方

歩行自立の判断の進め方について，ポイントを3つにまとめ紹介する．

- ポイント1：対象者が病棟で実施しうる動作について，実際の場面（場所，時間）で安全性が確認されているか

歩行自立の判断において大事なことは，前述の転倒リスク因子をふまえたうえで，実際の動作の安全性を評価することである．病棟での歩行では，立ち上がり，方向転換，物へのリーチ，長距離歩行なども伴うため，これらの動作も確認する．また，歩行自立の判断には，理学療法士の視点のみでなく，病棟の看護師にも意見を聞きながら進めるほうがよい．特に，夜間は自立歩行による転倒が発生しやすいため，夜間の状況などについて，病棟の看護師に確認することが重要である（3．ケースレポートの症例1参照）．

- ポイント2：対象者自身がリスクを把握できているか

どのような動作が危険なのか，その日のコンディションはどうか，対象者自身が理解できていれば，転倒リスクが高い動作を回避することができる．対象者の認知機能，性格などもふまえながら評価する．十分でない場合は，リスクに関する教育を行う（ケースレポート参照）．

- ポイント3：歩行の自立を段階的に許可する

たとえば，日中のトイレ歩行は自立とし，病棟間の長距離歩行や夜間の移動は監視とする方法もある．安全性が確認されれば，徐々に自立の範囲を広げていくことで，安全に患者の歩行を促すことができる（ケースレポートの症例1参照）．

包括的な要素を考慮した歩行自立の判定の指標としては，回復期病棟の患者を対象として作成された「病棟内歩行自立判定テスト」がある（表4）．これは，病棟の看護師が7項目について動作の可否を評価し，最後に主観の評価を1項目加えたものである[17]．

歩行自立の明確な基準はないものの，その判断の参考となる報告について，以下に紹介する．

> **コラム**

転倒リスク因子の整理が役立つ

　自信をもって歩行自立と判断できない場合，自立歩行における現状のリスク因子を整理し，それらに優先順位をつけることも役に立つ．その作業を経ることで，自立させるために不足している因子を抽出し，理学療法アプローチにつなげることができる（ケースレポート参照）．

表4 病棟内歩行自立判定テスト

3日連続で満点だった場合，自立を許可する

評価日：

歩行補助具：　　　　　　　　装具：　　　　　　　　何日目？：

		可否
1	ベッドのカーテンの開閉ができる	
2	後ろ歩きが3歩できる	
3	立位で床に落ちた杖を拾うことができる	
4	その場回り（180度）が右回り・左回りとも行える	
5	目標の場所まで到達できる	
6	机の前の椅子を引いて座り，立ち上がって歩きだす	
7	病棟の廊下を大回り1周できる	
8	病棟内の歩行自立が可能だと思う	

備考：×がついた具体的な事例を記入

（文献17より，一部改変して引用）

表5 脳血管障害患者の歩行自立の基準値

著者（年）	評価指標	基準値
北地[18]（2011）	Timed Up and Go Test Functional balance scale 麻痺側最大荷重率	15.6秒未満 45.5点以上 体重の70%以上
Yoshimoto[19]（2015）	歩行速度	認知機能障害なし　0.69m/s　以上 認知機能あり　0.8m/s以上
Kollen[20]（2006）	歩行速度	歩行自立群　0.92〜1.11m/s 平地のみ歩行自立群　0.48〜0.90m/s 監視群　0.19〜0.45m/s

3　脳血管障害患者の歩行自立基準

　脳血管障害患者の歩行自立基準に関する情報を表5にまとめた．これらの研究では，現在の運動機能状態と歩行自立度を横断的に調査し，基準値を算出している[18〜20]．そのため，この基準で自立を判定した場合の妥当性に関しては不明であるため注意が必要である．

　それぞれの報告において，さまざまな判定基準（もしくはカットオフ値）が提示されているが，厳しすぎる基準は，対象者の活動性の低下につながるため，判定基準の設定と運用は慎重に行うべきである．また前述したとおり，歩行自立の可否は，症例の身体機能だけでなく，認知機能，環境面などのさまざまな要因によって影響される．そのため，一面的な評価のみでの自立判定は現実的ではないことをふまえておく必要がある．

3. ケースレポート

先に述べてきた自立歩行の判断について，実際の症例をもとに，臨床での考え方について紹介する．

1 高齢の脳卒中症例

●症例紹介①

76歳，男性．左中大脳動脈の脳梗塞発症後3カ月経過した．発症後1カ月間は急性期病院にて治療・リハを受けていたが，その後回復期リハ病院に転院となり，現在は歩行，ADL練習を中心にリハを実施している．普段の移動は車椅子を使用している．脳梗塞発症後，神経因性膀胱による頻尿を呈している．なお，脳梗塞発症後，転倒は発生していない．

（1）理学療法評価等（主要なもの）

- Brunnstrom stage：上肢Ⅲ，下肢Ⅳ，手指Ⅲ
- 精神・心理機能：高次脳機能障害，認知機能障害は認めず，判断力は良好．
- Manual muscle testing（MMT）：麻痺側下肢は4レベル．ただし，支持性はあり．膝折れはみられない．
- 歩行能力：4点杖歩行監視レベル（短下肢装具着用にて）．約30mにて，疲労出現し，その際，軽度ふらつきあり．歩行速度0.4m/s．
- バランス能力：方向転換は，ゆっくりであれば安定して可能．
- Activities of daily living（ADL）：移乗動作は自立，トイレ動作は車椅子駆動にて自立（頻尿があるため夜間のみポータブルトイレ使用），階段昇降は要介助，排尿排便のコントロールは問題なし，入浴は要介助．

（2）歩行自立に向けたリスクの把握

- 理学療法では，短期目標として4点杖での歩行自立を目標に掲げ治療を継続していた．本症例の歩行自立に向けた現状のリスクを整理すると，以下のとおりとなった．
  - ・疲労に伴う歩行時のふらつき出現
  - ・頻尿によるトイレまでの歩行機会の増大
  - ・トイレまでの歩行の速度に実用性があるか
- その他，転倒リスクにつながると思われる要因がないことを確認した．

（3）歩行自立に向けた理学療法介入

- 歩行自立に向け，理学療法では，以下の2点を中心にアプローチを行った．
  ①歩行練習，下肢筋力トレーニングによる歩行持久力，歩行速度の向上
  ②どの程度歩行すれば疲労が生じ，どの程度安定性が低下するかを対象者に理解させ，リスク管理をみずからできるようにする対象者教育
- 上記の介入の結果，連続歩行距離は50m以上となり，歩行速度は0.5m/sとなった．また対象者自身が自分の体調をふまえ，リスクを把握できるようになった．

（4）歩行自立の判断と経過

- 日中の短い歩行距離であれば安定した歩行が可能であることが確認できた．また，トイレまでの歩行速度が実用的なものであることを確認した．そこで，看護師と相談し，病室をトイレの近く（約10m）に移動し，日中のトイレ動作については，病室からの自立歩行によるアクセスを許可した．ただし，夜間は転倒のリスクが高まるため，引き続きポータブルで実施するよう指導した．また，調子が悪い場合は無理せず，車椅子を使用するよう指導した．なお歩行自立判断後，病棟での歩行の経過に関する情報提供を看護師に求めた．
- 歩行の自立判定後，病棟でもふらつきは認められないことが確認された．またトイレ動作による歩行頻度の増大により，歩行の持久力は自立前よりも大きく向上した．病棟でのさらなる活動性の向上につながるよう，病室を当初の位置に戻した．

●この判断がポイントだった

症例①では，判断力が良好であったため，自身の身体能力の把握とともに，どんなときにリスクがあるかを理解してもらうことで，転倒リスクを減らした自立が可能であった．また，看護師と連携しながら段階的に進められたことも，安全に自立歩行を獲得できた要因である．

2 高齢の大腿骨頸部骨折術後症例

●症例紹介②

83歳，独居女性．要支援2，T字杖歩行レベルであった．自宅での転倒により，大腿骨頸部骨折を受傷．急性期病院にて人工骨頭置換術を施行．1カ月の入院と，その間リハを実施したが，杖での自立歩行が獲得できず，自宅復帰が困難と判断されたため，リハを目的に介護老人保健施設に入所となる．施設内はU字型歩行器にて歩行は自立しているが，杖での歩行はふらつきが生じることがあるため自立に至っていない．以前より，自宅でも何度か転倒を経験している．

（1）理学療法評価（主要なもの）

- 精神・心理機能：軽度の認知機能障害を認める．MMSE　22点
- MMT：患側下肢は3～4レベル
- 歩行能力：T字杖歩行軽介助，シルバーカー歩行監視：U字型歩行器自立（60m程度可）．シルバーカー歩行は不安定性あり
- バランス能力：静止立位バランスは良好，支持物なしでの方向転換はふらつきあり
- ADL：トイレ動作はU字型歩行器にて自立，階段昇降は要介助，排尿排便のコントロールは問題なし，入浴は要介助

（2）歩行自立に向けたリスクの把握

- 理学療法では，短期目標としてシルバーカーでの歩行自立を目標に掲げ治療を継続していた．本症例の歩行自立に向けた現状のリスクを整理すると，以下のとおりとなった．
- 下肢筋力低下によるシルバーカー歩行の不安定性
- シルバーカーの操作不良，不慣れ
- 転倒歴（問診より，主な原因は不注意によるつまずき）
- 軽度の認知機能低下（障害物への注意力低下）
- その他，転倒リスクにつながると思われる要因がないことを確認した．

（3）歩行自立に向けた理学療法介入

- 歩行自立に向け，理学療法では，以下の4点を中心にアプローチを行った．
  ① 下肢筋力トレーニングおよび，シルバーカー歩行練習による安定性向上
  ② シルバーカー歩行での方向転換，後方へのステップ
  ③ U字型歩行器歩行による施設内での活動性向上（介護スタッフからの歩行促し）
  ④ 転倒リスク回避のための環境調整

（4）歩行自立の判断と経過

- 理学療法開始後2週間で，筋力は向上し，シルバーカー歩行が安定した．
- また，病室でのベッドと廊下の動線を確保し，周辺に障害物がないように環境調整を実施．病室での動作に問題がないことを確認．
- しばらくの間，看護師，介護士によるシルバーカー監視歩行実施．3日間の監視中，危険な動作が認められなかったため，シルバーカー自立と判断．家庭で転倒経験があるが，それらは障害物などへのつまずきであり，施設内では発生しないと判断した．
- 歩行自立後，シルバーカーでの歩行機会が増え，徐々に歩行能力が向上した．

●この判断がポイントだった

症例②では，歩行の不安定性の原因が，筋力低下とシルバーカー操作の不慣れであると判断し，それに対するアプローチを集中的に行った．また，転倒リスクは環境調整で軽減できると判断した．リスク因子を整理したうえでのアプローチが功を奏したケースである．

（永井宏達）

文献

1) Sze KH et al: Falls among Chinese stroke patients during rehabilitation. *Arch Phys Med Rehabil* **82**: 1219-1225, 2001.
2) Teasell R et al: The incidence and consequences of falls in stroke patients during inpatient rehabilitation: factors associated with high risk. *Arch Phys Med Rehabil* **83**: 329-333, 2002.
3) Saverino A et al: Falls in a rehabilitation setting: functional independence and fall risk. *Eura Medicophys* **42**: 179-184, 2006.
4) Nyberg L, Gustafson Y: Patient falls in stroke rehabilitation. A challenge to rehabilitation strategies. *Stroke* **26**: 838-842, 1995.
5) Tutuarima JA et al: Risk factors for falls of hospitalized stroke patients. *Stroke* **28**: 297-301, 1997.
6) 中川 洋・他：多施設回復期リハビリテーション病棟における脳卒中患者の転倒要因と転倒状況 転倒リスクアセスメントシートの開発. *J Rehabil Med* **47**: 111-119, 2010.
7) 千葉絵里子・他：脳血管障害患者の院内自立歩行許可に関する調査. 北海道理学療法 **16**: 93-95, 1999.
8) Webster J et al: Should elderly patients be screened for their 'falls risk'? Validity of the STRATIFY falls screening tool and predictors of falls in a large acute hospital. *Age Ageing* **37**: 702-706, 2008.
9) Oliver D et al: Risk factors and risk assessment tools for falls in hospital in-patients: a systematic review. *Age Ageing* **33**: 122-130, 2004.
10) 高取 克・他：日本語版STRATIFYおよびMorse Fall Scaleの作成と有用性 リハビリテーション病院における転倒の予測妥当性について. 理学療法学 **38**: 382-389, 2011.
11) Oliver D et al: Development and evaluation of evidence based risk assessment tool (STRATIFY) to predict which elderly inpatients will fall: case-control and cohort studies. *BMJ* **315**: 1049-1053, 1997.
12) Vassallo M et al: A comparative study of the use of four fall risk assessment tools on acute medical wards. *J Am Geriatr Soc* **53**: 1034-1038, 2005.
13) Milisen K et al: Fall prediction in inpatients by bedside nurses using the St. Thomas's Risk Assessment Tool in Falling Elderly Inpatients (STRATIFY) instrument: a multicenter study. *J Am Geriatr Soc* **55**: 725-733, 2007.
14) Smith J et al: Use of the 'STRATIFY' falls risk assessment in patients recovering from acute stroke. *Age Ageing* **35**: 138-143, 2006.
15) Wijnia JW et al: Validity of the STRATIFY risk score of falls in nursing homes. *Prev Med* **42**: 154-157, 2006.
16) Vassallo M et al: Fall risk-assessment tools compared with clinical judgment: an evaluation in a rehabilitation ward. *Age Ageing* **37**: 277-281, 2008.
17) 奈良 勲, 大成 浄：理学療法士のための運動処方マニュアル, 第2版, 文光堂, 2009.
18) 北地 雄・他：回復期リハビリテーション病棟に入院中の脳血管疾患後片麻痺を対象とした歩行自立判断のためのパフォーマンステストのカットオフ値. 理学療法学 **38**: 481-488, 2011
19) Yoshimoto Y et al: Different cutoff values for 10-m walking speed simply classification of walking independence in stroke patients with or without cognitive impairment. *J phys ther sci* **27**: 1503-1506, 2015.
20) Kollen B et al: Time dependency of walking classification in stroke. *Phys Ther* **86**: 618-625, 2006.
21) Webster J et al：The STRATIFY tool and clinical judgment were poor predictors of falling in an acute hospital setting. *J Clin Epidemiol* **63**：109-113, 2010.

8章 5 家庭復帰が難しい場合のゴール設定

> **ポイント**
> ❶ **家庭復帰の判断に必要なポイント**
>   介入開始よりできるだけ早期に，幅をもたせたADLの予後予測を行う．
> ❷ **理学療法の視点と実際**
>   予測に基づき，必要であれば早期から退院調整を開始し，家庭復帰が不可能と判断した場合には代替となるゴール設定を事前に準備する．

1. 家庭復帰が難しい場合のゴール設定に必要なポイント

　家庭復帰がリハビリテーション実施の目的のひとつとなる場合は多い．自宅への退院は対象者や家族の希望となるだけでなく，医療経済的な観点からも重要であることは，近年の診療報酬改定において退院支援スタッフの専従配置や連携機関との面会が加算要件となっていることから明らかである．さらに，理学療法の対象における重複障害，主介護者が高齢である老老介護[1]など，理学療法の治療だけでは問題解決が困難なケースは少なからず存在する．そのため，昨今の理学療法士にとって，退院支援の能力はさらに重要性が増している[2]といえる．退院支援に取り組むことの有効性については，11,964名を対象としたメタアナリシスにおいて，入院が短縮し，3カ月以内の再入院率を低下させたとの報告がある[3]．しかし，支援方法の均一化が難しいことなどから，支援の内容は担当医療スタッフの裁量に依存する部分が大きいというのが実情である．

　理学療法のゴールを設定するには，家庭復帰の可否にかかわらず，以下の手順をおさえるとうまくいくことが多い．

① 対象者や家族の希望を聴取する
② 対象者をとりまく環境についての情報を得る
③ ADLの予後予測を行い，退院の方針を決める
④ 方向性に基づきゴールを設定する

コラム①

介入早期の予後予測

　介入早期は予後予測に幅をもたせてゴールを設定することが望ましい．従来，学生レポートのゴール設定は，早い段階から「屋内T字杖歩行自立」のように点推定的に行われることが多かった．しかし，ピンポイントの予測は博打のようなものである．設定したゴールに到達できなかった場合，それが判明した時点から急激な方針転換に迫られることになってしまう．そのような失敗を避けるために，正確な予後予測が困難な時期は，心身機能が最も改善できた状態とあわせて，最も改善しなかった状態を推察することが重要である．つまり発症，および受傷早期では，区間推定的に予後予測を行うことによって，自宅退院が困難な症例への柔軟な対応が可能となる．

2. 理学療法の視点と実際

1 対象者や家族の希望を聴取する

対象者の希望を聞くことは，ゴール設定時の必須事項である．しかし，ADLが大きく変化するようなイベントの直後において，対象者自身が今後の生活状況を具体的に想像することは容易ではない．たとえば，病前に歩行自立であった対象者が，再び自立して歩きたいと希望することは珍しくない．しかし，その対象者にとって，自立歩行が自身の尊厳を保つために再優先されるべき項目であるかについて，担当の理学療法士は疑問をもつ必要がある．対象者の真の利益を把握するためには，本人が生来どのようなことに苦痛や喜びを感じ，何を大切にして過ごしてきたかについて聴取する必要がある．これらは，対象者自身が気付いていない場合もあり，複数回の聴取が必要であることも少なくない．

2 対象者を取り巻く環境についての情報を得る

環境面の情報は，家庭復帰が難しい対象者においてとても重要である．具体的には，経済状況，住環境，社会資源の使用有無，同居者の人数や生活スタイル，主介護者の健康状態など，ゴール設定において重要となる情報は多岐にわたる．特に経済状況と介護状況によって設定可能なゴールの選択肢が限られてくるため，早めの確認が必要である．また住環境の情報は，具体的な動作練習を行ううえで重要である．

3 ADLの予後予測を行い，退院の方針を決める

ADLの予後予測は，学生や新人理学療法士が最も難渋する項目のひとつであろう．経験が少ないと，原疾患のみに注目してしまいがちになるが，幅広い要素が予後にかかわることに注意しなければならない．予後予測を行ううえで，まず前提として，高齢者では疾病が存在しなくても加齢に伴う身体機能低下が起こる[5]ことを認識する必要がある．そのうえで，表1に示すような予後悪化因子の存在を確認し，予測される最高のADL，および最低のADLを勘案する．さらに，ADLの予

表1 予後悪化因子

原病や合併症のコントロール状況	・進行性疾患か，再発のリスクがあるか ・内部障害の合併[6〜11] ・外傷や骨関節疾患，脳血管疾患の既往など
入院前の生活状況	・入院前ADLの低下，身体活動量の低下[12] ・身体的に不活動であった期間が長い[13]など
病棟での生活状況	・睡眠障害（不眠症[14]，睡眠時無呼吸[15]） ・食欲低下，食事摂取量低下[16] ・排泄障害[17,18] ・病棟生活におけるADL低下[19,20]など
スムーズな理学療法導入が可能であるか	・意識障害[21]，せん妄[22] ・認知機能低下[23] ・病識欠如や障害受容困難 ・抑うつ[24] ・自己効力感の低下[25] ・高次脳機能障害など
運動療法による身体機能改善効果を期待できるか	・超高齢[26〜28] ・女性[29] ・栄養状態[30,31] （血清アルブミン値低下，るい痩，皮膚乾燥など） ・起立性低血圧[32] ・呼吸機能低下[6,7] ・心機能低下[8] ・ステロイド薬の使用[33]など

後予測に基づき，入院前と同様の生活が可能であるか，不可能であればどのような点を変更する必要があるのかについて，医療スタッフ間で共有し，退院の方針決定に役立てる．

4 方向性に基づきゴールを設定する

現状のADL，およびADLの予後予測を対象者や家族に説明し，自宅退院する場合に達成しなければならない条件を整理する．その際，退院後の生活が，1カ月間，1年間といった期間で継続していくことが可能であるか，よく考える必要がある．退院後の生活を継続するうちに，対象者の身体機能が低下するリスクはどのような部分であるか，またそれを防ぐためにはどのような方法があるかを想像する．さらに，ADLの遂行にあたり，対象者と介護者の能力が限界近くまで求められる設定で退院した場合，近親者のライフイベントや軽い風邪など，ちょっとした要因で生活の維持が困難になってしまう場合がある点に注意する．また，ゴール設定時には，同施設内の医師，看護師，医療ソーシャルワーカー（MSW），在宅での介護保険サービス担当者など多職種が同席し，早期から目標を共有することが望ましい．退院調整について，標準的な方法はないが，**表2**のようなスクリーニングシートを参考とし，**図1**のような手順で進めることが望ましい．

表2 退院支援スクリーニングシート

入院時スクリーニングシート			
年　月　日（入院　日目）担当者：			
患者氏名：	性別：　男　・　女		年齢：
病棟：	診療科：		
病名：	入院目的：		
入院形態	1ヶ月以内の再入院	緊急	予定
服薬管理ができなくて疾患が増悪した	あり		なし
居住形態	独居　・　高齢夫婦		その他
介護者	なし(介護意思がない)		あり
介護者の同居	なし		あり
ADL＝機能的評価	要介護		自立
IADL＝手段的日常生活活動	要介護		自立
入院治療によりADLの低下が予想される	あり		なし
認知症	あり		なし
利用している社会保障制度	介護保険・身体障害者手帳・特定疾患 その他（　　　　　　　　　　　　　）		
利用している社会資源	訪問診療・訪問看護・居宅介護支援事務所・訪問介護・通所介護 その他（　　　　　　　　　　　　　）		
退院時予想される医療処置			
1：在宅自己注射　　　　　　　2：在宅自己腹膜還流 3：在宅血液透析　　　　　　　4：在宅酸素療法 5：在宅中心静脈　　　　　　　6：在宅成分栄養経管栄養法 7：在宅自己堪尿　　　　　　　8：在宅人工呼吸 9：在宅悪性腫瘍　　　　　　　10：在宅持続陽圧呼吸療法 11：在宅自己疾病管理　　　　　12：在宅気管切開患者 13：在宅肺高血圧症患者　　　　14：バルーン留置 15：人工肛門増設　　　　　　　16：人工膀胱造設 17：褥瘡等皮膚処置			

（文献34より引用）

コラム②

施設入所する場合のゴール設定

施設入所の場合にも，食事や排泄などのADLを対象者自身で行えることは重要であり，できるだけ安全で自立した生活が行えるように，指導や練習を行う必要がある．また，施設入所中に趣味活動が実施可能であるか，週末の外出・外泊を望む場合には，その動作が可能であるかなどもゴール設定に重要な情報である．

時期	入院時	治療開始から安定期	退院に向けての調整期間	退院時	退院直後から移行期
方向性の共有	入院先の連絡窓口を確認しましょう ・退院調整部門か病棟か 在宅生活における現状と課題を情報伝達しましょう ・文書（情報提供シート） ・電話 ・病院訪問 ・本人の思い・希望 ・認知機能 ・生活史・大事にしていること	本人状況の確認をしましょう ・本人 ・連絡窓口担当者 ・家族 ・電話 ・病院訪問/病状説明同席 ・退院支援計画内容 ・治療方針・今後の方向性 ・入院前と状態像が変化する可能性 ・退院に向けた予測（時期等） ・区分変更の必要性の検討	入院先医療機関及び家族との連携に基づき，退院支援の進捗状況の確認・在宅移行時の居宅サービス計画案を作成しましょう ・退院時共同カンファレンス ・本人・家族の思い・希望の確認 ・医療的管理方法の検討・助言 ・受診方法の確認 ・在宅療養後方支援病院の確認と連絡先 ・独居状況や介護状況を考慮 ・入院前と変化したADLに応じサービス変更の必要性を検討（医療・介護サービスや住宅改修・福祉用具の導入等） ・退院直後の訪問看護サービスの必要性の検討（特別訪問看護指示書の必要性等）	退院時の準備，自宅への移送手段等を本人，家族，入院先病院，チーム等と確認・調整しましょう	居宅サービス計画に基づき在宅生活支援を行いましょう 在宅チーム内において，本人状況，家族状況を確認し，情報共有しましょう ・本人・家族の在宅ケア満足状況 ・在宅かかりつけ医との連携・情報共有
療養環境の準備・調整 — 医療上の課題	入院したことを在宅ケアチームへ連絡し，情報共有しましょう ・かかりつけ医との連絡調整	新たな医療的管理が生じマネジメントが必要な場合，下記事項を検討しましょう ・訪問看護でのサポートの必要性 ・外来通院している場合，訪問診療医の必要性 ・歯科医・調剤薬局への調整 ・在宅医療資源への新たな調整が必要な場合，「在宅療養支援窓口」からコンサルテーション可能	医療処置や介護方法について本人・家族の理解状況や手技の習得状況を確認しましょう		退院後の状況を連絡窓口担当者（連携室等）を通じて病棟や病院主治医・外来へ報告しましょう ・退院前に話し合われた内容に軌道修正等が必要か否か相互に確認・検討
療養環境の準備・調整 — 生活・ケア上の課題	成年後見制度利用者については後見人等，地域福祉権利擁護事業（日常生活自立支援事業）利用者については担当者に連絡し，入院中の支援（金銭管理含む）を調整 ※入院中・退院後の調整期間も同様	ADL低下による生活・ケア上のマネジメントが必要な場合，下記事項を検討しましょう ・住環境⇒病棟看護師・リハビリチームへ家屋状況を情報提供し，準備調整について相談・検討 ・退院後のリハビリ継続の必要性 ・ケア体制の検討（排泄ケア等）	※認知症の在宅独居者等で地域の見守り支援が必要な場合や高齢者虐待防止・対応が必要なケースは，地域包括支援センターや区市町村窓口に支援を依頼しましょう		入院前の本人状況との変化に伴う生活・ケア上のマネジメントをモニタリングしましょう ・排泄ケア等のケア体制の状況 ・住環境整備の状況（住宅改修・福祉用具等の適合性） ・本人のADL・IADLの状況 ・リハビリの継続状況 ・家族の介護負担状況 ・各種福祉制度の活用状況

・誰とどのような方法でどのような内容について調整するか留意点を示した．

・全プロセスを通して本人・家族から情報提供への同意を得る．もしくはサービス利用契約時に包括的同意を得ておく．
・入院先病院は常に在宅チームと共同して取り組む．

図1 退院支援・退院調整フロー図

（文献4より引用）

3. ケースレポート

ゴール設定の参考として，実在した2症例を紹介する．1症例目は，新人理学療法士の頃に歩行再獲得に固執し，ゴール設定に失敗してしまったケースである．2症例目は，多職種協働で早期からゴール設定を行うことができたケースである．

1 T字杖歩行監視で自宅退院したが，3カ月後には車いす移動となった脳梗塞患者

●症例紹介①

83歳，男性．心原性脳梗塞のため急性期病院に救急搬送され，点滴治療された．発症後28日目に回復期リハビリテーション病棟に転棟となった．
既往歴：糖尿病，心房細動

（1）回復期リハ病棟における開始時の理学療法評価等（主要なもの）

- 頭部CT：右前頭葉から側頭頭頂葉にかけて低吸収域を認める
- Mini Mental State Examination（MMSE）：19点
- 高次脳機能障害：左半側空間無視，線分二等分試験 正中より右へ4cmずれ
- Brunnstrom stage：左 上肢Ⅳ，手指Ⅲ，下肢Ⅳ
- Manual Muscle Testing（MMT）：非麻痺側は5レベル，麻痺側は上肢3レベル，下肢4レベル
- 基本動作：端座位自立，立位は左重心であり，手すり把持監視
- 歩行：平行棒内歩は軽介助
- Activity of daily living（ADL）：移動は車いす，排泄コントロールは自立，トイレ動作は中等度介助，食事は監視，更衣は中等度介助，入浴は機械浴での全介助

（2）情報収集

病前生活：独歩自立，ADL全自立，日中はテレビ鑑賞をしている時間が長かった．

同居家族：妻との2人暮らし，息子2人は自立し別居．
妻の健康状態：心疾患の既往があり，身体的介助は困難．
経済状況：収入は年金のみ．
家屋環境：築30年の持ち家，段差は多い．
本人の希望：自分の足で歩いて帰りたい．
妻の希望：重度の身体的介助は難しいため，自分で歩けるようになってほしい．

（3）ゴール設定と理学療法介入

ゴールをT字杖歩行自立，排泄動作自立とし，随意性促通運動，歩行練習，立位バランス練習を中心に6カ月間の理学療法介入を行った．

（4）その後の経過

6カ月後，半側空間無視は軽減したが残存しており，T字杖歩行は段差昇降を含め監視，トイレ動作は自立となった．介護保険を導入し，妻による歩行監視のもと，自宅退院された．しかし，転倒を繰り返したため，退院3カ月時点で移動手段は車いす中心となった．

●この判断がポイントだった

症例①のゴール設定は，83歳と高齢であること，病前の活動性が低かったこと，半側空間無視と軽度認知症が認められたことなど，ADLの改善をさまたげる可能性への配慮が十分でなかった．その結果，本人と家族の希望をそのまま受け入れる形でゴール設定を行ってしまった．退院後に確認したところ，本人は退院後に妻へ付き添い歩行を依頼することが心苦しかったとのことであり，一人で歩き，転倒を繰り返してしまっていた．また，妻は車いすであっても安全に移動ができれば問題ないとのことであった．多数のスタッフで介護の対応をする病院と異なり，介助者の限られている在宅生活では，監視レベルのADLが本人や家族に大きな負担となる点に注意をはらう必要がある．

2 独居で既往に慢性閉塞性肺疾患があった大腿骨頸部骨折患者

●症例紹介②

77歳，男性．自宅玄関での転倒により右大腿骨頸部骨折（Garden分類Ⅱ）を受傷され，急性期病院へ救急搬送された．同日，髄内釘による内固定術を施行され，術翌日から理学療法が開始となった．

既往歴：慢性閉塞性肺疾患，胃癌（2年前胃全摘出後）

（1）手術後1週時点での理学療法評価等（主要なもの）

- コミュニケーション：良好，意識清明で認知機能保たれている．
- 安静度：全荷重可，歩行可．
- 呼吸：酸素経鼻1ℓにおいてSpO2 98％，呼吸数28回/分，胸式呼吸．
- 体格：るい痩著明，身長168cm，体重46kg，BMI16.3．
- 栄養：食事摂取は半量程度，血清アルブミン2.6g/dL．
- 筋力：患部以外においてMMT4レベル，右股関節周囲2レベル．
- 基本動作：起居，端座位保持は自立．手すり使用下での起立・立位保持は監視．
- 歩行：手すり歩行は監視レベルだが右立脚期が短縮．T字杖歩行中等度介助．

（2）必要な情報収集

独居で近所に住む妹がキーパーソン．

病前の生活は独歩，ADLともに自立だが，胃癌術後から屋外に出ることが少なくなった．

最近は転倒することが増え，月に1～2回の頻度で転倒していた．

介護保険認定は要介護1で，介護ヘルパーを利用し，買い物と掃除を依頼していた．

収入は年金の他に家賃収入がある．

（3）ADLの予後予測を行い，退院の方針を決める

初回介入時，明らかな筋量減少を認めた．筋量減少の原因は，骨折受傷以前における年単位の身体活動量低下，胃癌術後の栄養障害，および慢性閉塞性肺疾患による呼吸エネルギー効率の低下が影響しているものと考えられた．これら複数の要因が影響し，通常よりも運動療法の効果が得にくいと考えた．具体的には，歩行自立の再獲得に至らない可能性があると考えた．

骨折受傷前と同様の生活は困難である見通しを診療科医師に報告し，ソーシャルワーカーの介入が開始となった．入院3週間時点で担当者会議を開催し，会議には本人，妹，担当ケアマネジャー，病院の診療科医師，看護師，理学療法士，ソーシャルワーカーが参加し，方向性を検討した．妹に迷惑をかけたくないという本人の意向を汲み，施設待機目的に療養型病院への転院方向となった．

（4）ゴール設定と経過

- 非効率的な呼吸方法の改善
- 車いす移乗・駆動の自立，排泄動作の自立
- T字杖歩行監視

施設入所を念頭に，上記の3項目をゴールと設定した．移動に関して，スタッフ多忙時にはみずから排泄ができるよう，車いすを併用することとした．上記3項目を達成し，大腿骨頸部骨折から3カ月後に療養型病院へ転院となった．

（塩見耕平）

文献

1) 内閣府：平成27年版高齢社会白書：
http://www8.cao.go.jp/kourei/whitepaper/w-2015/html/zenbun/s1_2_3.html（2016年9月閲覧）
2) 日本理学療法士協会：平成28年度診療報酬改定の概要：
http://www.japanpt.or.jp/upload/japanpt/obj/files/revision/care_insurance_2016_reha_02.pdf（2016年9月閲覧）
3) Goncalves-Bradley DC, et al: Discharge planning from hospital. Cochrane Database Syst Rev 27: CD000313, 2016.
4) 東京都福祉保健局：東京都退院支援マニュアル．
http://www.fukushihoken.metro.tokyo.jp/iryo/sonota/zaitakuryouyou/taiinnshienn.files/taiinn1.pdf
5) 文部科学省：平成26年度体力・運動能力調査結果の概要及び報告書について：
http://www.mext.go.jp/b-menu/toukei/chousa04/tairyoku/kekka/k-detail/1362690.html（2016年9月閲覧）
6) Celli BR et al: The body-mass index, airflow obstruction, dyspnea, and exercise capacity index in chronic obstructive pulmonary disease. N Engl J Med 350: 1005-1012, 2004.
7) Puhan MA et al: Expansion of the prognostic assessment of

patients with chronic obstructive pulmonary disease: the updated BODE index and the ADO index. *Lancet* **374**: 704-711, 2009.
8) Levy WC et al: The Seattle Heart Failure Model: prediction of survival in heart failure. *Circulation* **113**: 1424-1433, 2006.
9) Tancredi M et al: Excess Mortality among Persons with Type 2 Diabetes. *N Engl J Med* **373**:1720-1732, 2015.
10) Chronic Kidney Disease Prognosis Consortium: Association of estimated glomerular filtration rate and albuminuria with all-cause and cardiovascular mortality in general population cohorts: a collaborative meta-analysis. *Lancet* **375**: 2073-2081, 2010.
11) Musso G et al: Meta-analysis: natural history of non-alcoholic fatty liver disease (NAFLD) and diagnostic accuracy of non-invasive tests for liver disease severity. *Ann Med* **43**: 617-649, 2011.
12) Warburton DE et al: Health benefits of physical activity: the evidence. *CMAJ* **174**: 801-809, 2006.
13) Lee IM et al: Effect of physical inactivity on major non-communicable diseases worldwide: an analysis of burden of disease and life expectancy. *Lancet* **380**: 219-229, 2012.
14) da Silva AA et al: Sleep duration and mortality in the elderly: a systematic review with meta-analysis. *BMJ Open* **6**: e008119, 2016.
15) He J et al: Mortality and apnea index in obstructive sleep apnea. Experience in 385 male patients. *Chest* **94**: 9-14, 1988.
16) 厚生労働省:「日本人の食事摂取基準（2015年版）策定検討会」報告書：
http://www.mhlw.go.jp/file/05-Shingikai-10901000-Kenkoukyoku-Soumuka/0000114399.pdf（2016年9月閲覧）
17) Honkura K et al: Defecation frequency and cardiovascular disease mortality in Japan: The Ohsaki cohort study. *Atherosclerosis* **246**: 251-256, 2016.
18) Go AS et al: Chronic kidney disease and the risks of death, cardiovascular events, and hospitalization. *N Engl J Med* **351**:1296-1305, 2004.
19) 鄭 丞媛・他：急性期と回復期リハ病棟における脳卒中患者の退院時FIMの予測式. *Jpn J Compr Rehabil Sci* **5**: 19-25, 2014.
20) 前島伸一郎・他：回復期リハビリテーション病棟における大腿骨近位部骨折へのアプローチ—転帰先と単位数，在院日数における考察. *Jpn J Compr Rehabil Sci* **3**: 72-77, 2012.
21) Rossetti AO et al: Prognosis of status epilepticus: role of aetiology, age, and consciousness impairment at presentation. *J Neurol Neurosurg Psychiatry* **77**:611-615, 2006.
22) Cole MG et al: Persistent delirium in older hospital patients: a systematic review of frequency and prognosis. *Age Aging* **38**: 19-26, 2009.
23) Bennett DA et al: Natural history of mild cognitive impairment in older persons. *Neurology* **59**: 198-205, 2002.
24) Penninx BW et al: Depression and cardiac mortality: results from a community-based longitudinal study. *Arch Gen Psychiatry* **58**: 221-217, 2001.
25) Armitage CJ, Conner M: Efficacy of the Theory of Planned Behaviour: a meta-analytic review. *Br J Soc Psychol* **40**: 471-499, 2001.
26) Rapp K et al: Hip fractures in institutionalized elderly people: incidence rates and excess mortality. *J Bone Miner Res* **23**: 1825-1831. 2008.
27) Kammersgaard LP et al: Short- and long-term prognosis for very old stroke patients. The Copenhagen Stroke Study. *Age Ageing* **33**: 149-154, 2004.
28) Short KR et al: Impact of aerobic exercise training on age-related changes in insulin sensitivity and muscle oxidative capacity. *Diabetes* **52**: 1888-1896, 2003.
29) Ivey FM et al: Effects of age, gender, and myostatin genotype on the hypertrophic response to heavy resistance strength training. *J Gerontol A Biol Sci Med Sci* **55**: M641-648, 2000.
30) Nii M et al: Nutritional Improvement and Energy Intake Are Associated with Functional Recovery in Patients after Cerebrovascular Disorders. *J Stroke Cerebrovasc Dis* **25**: 57-62 2016.
31) Goisser S et al: Malnutrition According to Mini Nutritional Assessment Is Associated With Severe Functional Impairment in Geriatric Patients Before and up to 6 Months After Hip Fracture. *J Am Med Dir Assoc* **16**: 661-667, 2015.
32) Masaki KH et al: Orthostatic hypotension predicts mortality in elderly men: The Honolulu Heart Program. *Circulation* **98**: 2290-2295. 1998.
33) Bowyer SL et al: Steroid myopathy: incidence and detection in a population with asthma. *J Allergy Clin Immunol* **76**: 234-242, 1985.
34) 京都大学地域ネットワーク医療部：
http://www.kuhp.kyoto-u.ac.jp/~chiikine/works/（2016年9月閲覧）

8章 6 脳卒中の機能的予後予測

  ポイント

❶ 脳卒中の機能的予後予測に必要なポイント

　脳卒中の機能的予後を予測する因子を知っておくことは，リハにおいて重要である．機能的予後予測に関する多くの研究成果は存在するが，いまだに確固たる成果は少ない．大切なことは「高齢」という因子をリスク・マネジメントにどういかすかを学ぶことである．

❷ 理学療法の視点と実際

①機能的予後不良の危険因子を理解しているか？
　これまでの研究成果から予後不良への強い影響をもっている因子は，「年齢が高い」，「病前ADLが低い」，「脳卒中の麻痺が重症」，「排尿障害」である．その他も多くあるが，予測精度からすると依然不確定な側面がある．

②高齢者にまつわる因子をリストアップできるか？
　高齢者は循環器疾患を含めた複数の慢性疾患をもっていると考えるべきで，予測としては不確定な危険因子として認識されるだけなく，介入において中断せざるを得ない状況が増えると理解するとよい．

③理学療法実施過程のリスク・マネジメントにいかすことができるか？
　予測モデルは臨床ではシンプルなものが用意されるとよいが，妥当なものは少ない．循環動態をはじめとする情報の見落としが最大のリスクをもたらす．高齢脳卒中患者に関して中枢神経系に由来する障害とその後の二次的障害の情報を介入前にどれだけ問題リストとして準備して，リスクマネジメントに反映させられるかがポイントである．

1. 脳卒中の機能的予後予測に必要なポイント

　予後予測は，患者の病状の行方を見通すことを目的とする．脳卒中に関して予後は生命予後，再発予後，機能的予後がある．医学的治療の進歩により脳卒中後の致死率が減少し，高齢者人口の増加の中で脳卒中罹患者が増加した今日，機能的予後の関心がますます高まっている．また現代医療では，治療方針を事前に説明して治療の実施内容に同意を得る過程が普及し，治療者による治療成績のばらつきを減らして一定の効果を担保するためクリティカルパスが導入されている．そうした社会的な説明責任を果たすために理学療法では機能的予後を予測する意義も深まっている．脳卒中回復期における予測は，①現実的に到達可能な治療ゴールの設定，②適切な退院計画，ないしは退院後の家屋調整や地域サービスのニーズの把握を可能とする[1]．また，長期的な経過に対するリスク要因を理解できれば，二次的障害の予防にも役立つこととなる．2016（平成28）年度の診療報酬改定は，目標設定支援管理料の算定が始まり，残存機能をいかした活動や参加を念頭にした機能的予後の予測を求めるものでもある．

　予測のアウトカムは主にADL能力である．一般に，予測は医学的検査と機能評価の所見に基づいてADLの結果を確率的に想定していく．1980年代に多変量解析による予後予測が始まって，ADL自立度との関連性が一貫して得られたのは，「高齢（負の関連）」，「尿失禁（負の関連）」，「初診時機能」とされる[2]．それ以降も今日まで研究

表1 研究方法論的に質の高いエビデンスからみた機能的予後に関連する因子

第一著者	出版年	研究数	機能的予後に関連する因子	レビューの特徴
Meijer R[3]	2003	26編	尿失禁，発症早期のADLないしは歩行の障害，高齢，重度の運動麻痺，嚥下障害，虚血発作に伴う合併症（脳浮腫や脳内出血の大きさ），高次脳機能障害（観念運動失行，観念失行，視空間の問題）	・エビデンスの質が評価され，高いものを抜粋.
Veerbeek JM[4]	2011	48編	〔心身機能〕 　神経学的状態の重症性（Ⅰ） 　上肢の麻痺（Ⅰ） 〔活動と参加〕 　補助なしでの歩行（Ⅱ） 〔個人因子〕 　年齢（Ⅰ） 　病前の自立度（Ⅱ） 　脳卒中の既往歴（Ⅱ）	・エビデンスの質の高いもの（Ⅰ）と中程度のもの（Ⅱ）を抜粋. ・ICF分類をもとに因子が整理された.
van Almenkerk S[5]	2013	27編	高齢，機能障害の重症性，尿失禁，病巣の大きさ	・アウトカムが施設への入所と重度の後遺障害. ・高齢の脳卒中患者を対象とした研究も含む.

方法論的に質の高いエビデンスの作成が国内外で行われており，その系統的レビュー論文[3〜5]（**表1**）における因子はほぼ同じである．年齢と疾病の重症性が2本の柱で，それに病前もしくは初期のADLが加わるかたちである．予測のための変数に初期のADLを入れるほうが予測精度は高まる[6]とされる．「脳卒中治療ガイドライン2015」[6]では予測法作成に使われた患者を含まない検証群（開発サンプルとは独立）を用いた成果が重視されている．しかし，現在までのエビデンスでは予測精度の高い予後予測法は提示されておらず[6]，臨床医の経験則を上回るだけの予測ツールの開発は不十分だとする指摘もある[5]．したがって，予測精度，適用の限界を理解しながら使用することが勧められている（グレードB）[6]．

本項では，固有の予測モデルの方程式や予測精度の説明ではなく，機能的予後予測の視点と実際について「高齢」という因子をどう役立てていくとよいかをまとめる．

2. 理学療法の視点と実際

1 脳卒中の機能的予後予測のための評価

図1は中枢神経疾患後でみられるメカニズムである[7,8]．脳卒中による主要な症状は，大脳皮質や皮質脊髄路の損傷で運動単位の随意的な動員ができにくくなり運動麻痺が生じることである．一般的に中枢性の運動麻痺は「質的麻痺」「協働収縮の異常」「協調性異常」などと理解され，運動器系疾患における「筋力低下」という概念とは区別される．また，皮質脊髄路の障害では網様体脊髄路のような下行性運動路の影響も重なり，α運動ニューロンが興奮しやすくなり伸張刺激への筋の過剰な収縮反応で筋緊張は亢進する[8]．さらに，筋の伸張制限ないしは拘縮も生じ，さらに麻痺した身体部位の慢性的な不使用により当該関節運動を支配する大脳エリアの機能的後退が起こり，運動麻痺は一段と悪化していく[8]．機能障害は急性期以降に消退するものもあるが，知覚障害，麻痺側肩の有痛性障害，嚥下障害，構音障害，高次脳機能障害などが継続する．さらに，末梢血管系の昇圧反応が障害され静脈還流量の減少が起こったり，心臓の拡張期容量の減少から心拍出量の減少が起こるなどして，運動耐容能の低下や起立性低血圧をはじめとする循環機能の障害も顕在化する．

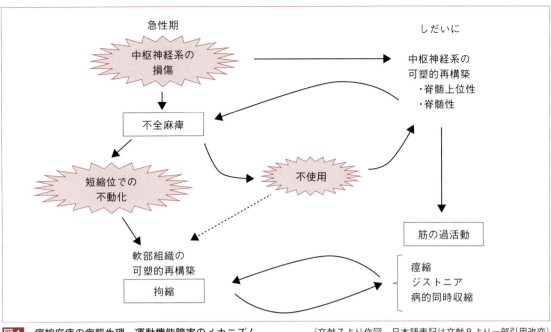

図1 痙縮麻痺の病態生理－運動機能障害のメカニズム　　（文献7より作図，日本語表記は文献8より一部引用改変）

表2 脳梗塞・脳出血の部位と運動予後の関係

小さな病巣でも運動予後不良の部位	・放線冠（中大脳動脈穿通枝領域）の梗塞 ・内包後脚の梗塞・出血 ・中脳大脳脚の梗塞・出血 ・視床（後外側で深部感覚が脱失したもの）の梗塞・出血
病巣の大きさと比例して運動予後が決まる部位	・被殻出血 ・視床出血 ・前頭葉皮質下出血 ・前大脳動脈領域の梗塞
大きな病巣でも運動予後良好な部位	・前頭葉前方の梗塞・皮質下出血 ・中大脳動脈後方の梗塞 ・後大脳動脈領域の梗塞 ・頭頂部後方から後頭葉・側頭葉の皮質下出血 ・小脳半球に限局した片側の梗塞・出血

（文献9より引用）

したがって，脳卒中後は中枢神経系に由来する障害と，筋骨格系および心血管系の二次的障害について評価が必要となる．

臨床疫学的な観点で，脳卒中の機能的予後予測で研究方法論的に質の高いエビデンスは，①前向きコホート研究であること，②発症2週間以内の予測因子の評価，③ADLもしくは歩行の結果の評価，④6カ月ないしは1年以上の追跡というデザインから導き出される[3]．表1からまとめるなら，年齢，脳損傷の大きさ，神経症候や麻痺の重症度，病前ADLが予測のポイントといえ，情報収集に努めるべきである[*1]．

それに加え，欠かせないのが急性期では脳画像所見からの機能回復の予後予測である．脳画像評価のうち，皮質脊髄路の損傷と運動予後の関係が指摘されているので**表2**[9]に示す．

2 高齢脳卒中患者の機能的予後予測の進め方

脳卒中の機能的予後は，ADLの回復であるが，

[*1] 現在急速に普及している急性期の血管内治療は，するかしないかで予後も大きく左右され，治療をした場合は麻痺が改善されて予後も良好になることを覚えておきたい．

歩行能力に特化したアウトカムも多い．患者のほとんどが抱く希望は歩けることであり，高齢者であっても自宅で歩きたい思いは共通であろうし，理学療法も主要なニーズとすることが多い．その他，実用上で入院期間や退院先を取り上げる場合もあるが，それらは社会的・経済的なファクターがより影響を与えることになる．

臨床的には発症早期にシンプルに活用できる予測モデルが求められている[4]．予測精度でみても，簡単な予測方法を用いることでのデメリットは少ないとされる[10]．

高齢者の機能的予後予測の進め方について，シンプルに考えていくポイントを3段階で紹介する．

（1）機能的予後不良の危険因子を理解しているか？

機能的予後不良の危険因子をしっかりと理解しておく．これまでの研究成果から予後不良への強い影響をもっている因子は，「年齢が高い」，「病前ADLが低い」，「脳卒中の麻痺が重症である」，「排尿障害がある」である．その他も多くあるが，知見の一貫性は劣る．機能的重症性の理学療法評価，医学的治療，個人因子の聞き取り，加えて脳画像所見の確認を行う．言い換えると，それらの因子は理学療法の到達レベルを左右するわけだから，全患者に対してルーティンで情報収集するべきである．たとえば，ある理学療法手技に精通しているからといって，予後因子の個人差を考慮せずに通り一遍に手技を適用するということではスペシャリストとはいえない．

なお，機能障害が重度な場合では，最終的に到達するADL水準は高くはない（予後不良）が，ADL得点の伸びしろは大きい．そのため，機能回復はしないわけではなく，一定の範囲で回復することをイメージする必要がある．

（2）高齢者にまつわる因子をリストアップできるか？

高齢であることは，一般的に機能的予後に不利に働く．たとえば70歳以上では歩行能力に影響力を有するのは麻痺側下肢の運動麻痺でなく，健側下肢の筋力であることが多い．機能レベルが低い高齢者を対象にすると危険因子は変化する．

高齢者は病態として多様性が増す．循環器疾患を含めた複数の疾患をもち，ときにはすでに介護状態にあるような低機能，低体力者の占める割合が増える．脳卒中では心疾患を合併している患者が多く，心肺予備能も低下し，身体活動に伴うエネルギー消費量は減少している．運動耐容能としての最高酸素摂取量は低下し，運動・動作の代謝コストは上昇する．脳卒中後の臥床によって生じる筋組織の構造的・代謝的・機能的変化へも関心が高まりつつある[12]．骨格筋の変性過程はまだ十分には明らかになっていないが[13]，高齢脳卒中患者でみられる運動機能障害の増悪に筋量減少が関与していることには疑いの余地はない．

表3に示すように，高齢者が複数の慢性疾患をもつことは，歩行予後にとって不確定な阻害因子[14]として認識されるだけでなく，介入を中断せざるを得ない状況が増えると理解するとよい．高齢者で機能的予後が不良という意味は，高齢であるほど目標に到達する割合が小さくなり，また目標到達へ要する時間も長くかかるということである．

（3）理学療法実施過程のリスク・マネジメントにいかすことができるか？

高齢は脳卒中の損傷部位と病巣の規模が歩行障害の帰結に与える影響に対して結果を悪くする．さらに，二次的障害を引き起こし，歩行障害の予後を不良にする．高齢脳卒中患者に関する中枢神経系由来の障害と二次的障害の情報を介入前にどれだけ問題リストとして準備できるかは理学療法実施過程でのリスク管理に役立つ．ポイント（1）と（2）をふまえ，理学療法の経過で併存疾患や慢性疾患の変化がよく起こると認識しておきたい．加えて，高齢では，褥瘡と栄養状態の把握，認知機能障害ないしは認知症の進行にも留意しておく必要があり，感染問題も付随してくる．

予後の因子を知っているからといって，予後が正確に予測できることはない．「7割方はこう進むかな，あとの3割は予後不良因子によって到達が阻まれるかな」という思考パターンが望ましい．循環動態をはじめとする医学的情報の見落としは高度なリスクをもたらす．高齢患者では家族も高齢なことが多く退院先の予測は慎重にすべきであ

表3 自立歩行の阻害因子

高齢	・体力低下 ・廃用性変化の起きやすさ ・変形性関節症，虚血性心疾患，糖尿病，認知症 ・脳卒中の再発
障害の重症度	・麻痺の程度（体幹機能，座位保持能力） ・感覚障害 ・認知機能障害（半側空間無視，病態失認，自発性低下） ・失調症
回復過程で付随して起こってくる問題	・廃用症候群 ・疼痛 ・転倒，骨折

（文献11より引用改変）

る．そうした思考の反復によって今後起こりうる問題を予見する態度形成につながり，リスク・マネジメントが行き届き，ひいては理学療法の質の向上につながる．

3. ケースレポート

高齢者における脳卒中初発症例をもとに，臨床での考え方について紹介する．

1 高齢の脳卒中急性期症例

●症例紹介①

86歳，女性．施設入所中．夕刻，左半身麻痺と構音障害が生じ，救急搬送された．意識障害なし．
既往歴：高血圧，心肥大，心房細動
病前ADL：施設内で独歩可能，食事は食堂で自力摂取，トイレも自立とADLは良好．
搬送時 National Institute of Health Stroke Scale（NIHSS）：14点（最良の注視1，顔面麻痺1，左上肢の運動4，左下肢の運動4，感覚1，構音障害1，消去現象と注意障害2，他は0）
治療：t-PAと血栓回収療法が実施された．血栓回収後，中大脳動脈領域前半部に低吸収域が認められる．
術後のNIHSS：11点（左上肢の運動3，左下肢の運動2）へ改善
血圧：160〜170/80〜90mmHg台で推移
SpO₂：95％（room air）
体温：午前38.8℃，午後38.4℃
その他：第3病日より経管栄養，理学療法開始．
愁訴：なし．元気がない印象

(1) 理学療法評価等（主要なもの）

- NIHSS：9点（左上肢の運動2，消去現象と注意障害1）へ改善した．
- Brunnstrum Recovery Stage（BRS）：上肢Ⅳ，下肢Ⅳ
- Modified Ashworth Scale（MAS）：肘1，膝1＋
- 血圧：安静座位　140/82mmHg
- 脈拍：安静座位　85〜90bpm
- 上下肢の自動運動時：血圧150/90mmHg．脈拍95〜105bpm
- 体温：38.6℃

(2) 機能的予後予測

- 高齢（＋），尿失禁（−），神経学的症候の重症性（中程度），上肢の麻痺（＋），病前ADL障害（−）で予後の不良を疑う因子がある．
- 脳画像所見では中大脳動脈領域下の放線冠の損傷が疑われる．
- 左下肢の伸展挙上が可能なことより，将来は「だいたい1本杖歩行，よいときは独歩」[14]と予測される．
- 心疾患の既往歴があり危険因子と判断．急性期であるため再発リスクと発熱について注意が必要．

(3) 理学療法介入

- ベッドサイド理学療法〔関節可動域（ROM）運

動，麻痺側促通，関節運動感覚の入力〕を計画するが，発熱が続いているため簡便なベッドサイド評価（運動麻痺の推定，錐体路徴候の検査，感覚検査，離床に向けた評価）にとどまった．
- 看護では，高齢なので褥瘡と栄養状態の問題をより注意するとのことであり，病棟での端座位の機会について看護師と協議した．
- 発熱が改善次第，せん妄と認知機能障害の発生にも注意し，病棟生活のリズムとして昼夜逆転にならないように心がける申し合わせを行った．

（4）経過

- 発熱の問題が検討された．脳梗塞によるものか術後熱かについては経過観察された．感染による発熱について，第2病日の血液検査データより否定され，また，第5病日の培養検査にてメチシリン耐性黄色ブドウ球菌（−），バンコマイシン耐性腸球菌（−）となり否定された．
- 最終的に，胸部CTより誤嚥性肺炎による発熱が疑われた．
- 第4病日に経管栄養増量．消化吸収は良好であるため標準的な経管栄養剤での増量となった（メイバランス®HP1.0濃厚流動食，6P/日）
- 尿量少なめとなり，腎臓内科に紹介された．脱水はなく，利尿作用のあるフロセミドを点滴静注となった．
- 経過観察（3日間）のあとの第7病日で体温37.1℃とようやく下熱傾向．尿量も安定したため，理学療法評価の再開．理学療法治療が4日遅れた．
- 今後は，錐体路障害の改善と早期の歩行再学習へ向けて，回復期リハビリテーション（以下リハ）病棟へ転棟を検討していくこととなった．

●この判断がポイントだった

　症例①は発熱が続き，かつ栄養状態と尿量が不安定であったため，それぞれの対策が優先された．発病前には入所施設で虚弱性があったという情報をスタッフ全員で共有していたため，看護師との密な情報交換と他の診療科との連携で原因特定と適切な治療が施された．その結果，重症化したり合併症化することなく，回復期に向けたケアパスにやや遅れて乗ることができた．

　主要な危険因子による予測だけでは各患者の細かな状態像は配慮できない．知識としては重要だが，理学療法士は患者一人ひとりのニーズに即したテーラーメイドなケアに参画するべきである．

2 急性期症例のその後（回復期）

　前述の症例が回復期リハ病棟に移った．発病から3週間．経管栄養は終了している．誤嚥性肺炎や発熱もなし．病前の低体力や急性期の安静時間の長さから自立歩行到達そのものの困難や，到達時期の遅れが想定された．

（1）理学療法評価等（主要なもの）

- NIHSS：5点（最良の注視0，左上肢の運動1，左下肢の運動1，消去現象と注意障害0）へ改善した．
- BRS：上肢Ⅳ，下肢Ⅴ
- MAS：肘1＋，膝1＋
- 起居動作：起き上がり自立，端座位自立，端座位耐性1時間，立位保持は右手による手すり保持で安定．膝折れなし．
- 歩行能力：四脚杖の軽度介助で20m程度移動可能となった．歩行速度は0.45m/s．軽度ふらつきあり．

（2）機能的予後予測[*2]

- 予後因子は同じだが，神経学的症候の重症性が軽度になった．
- 左下肢の空中屈伸ができるようになったことより，将来は「ほとんど独歩できる．悪くて1本杖歩行」[14]と予測される．

---

*2 機能的予後予測とは，未来の機能的な状態像を現在から確率的に見通すことであり，高齢は機能的アウトカムには常にネガティブな影響を与える．予測において高齢を配慮するということは，理学療法実施におけるリスク・マネジメントにリンクさせることである．

- しかし重症性の変化は予後予測には役立たないとされる（弱いエビデンス）[4]．

（3）理学療法介入
- 急性期から運動機能の回復があり，中枢関節の筋出力の増加と遠位関節の随意性の向上を目指して促通を続けた．
- 歩行獲得予測に従い平行棒で麻痺側の立脚後期の伸展を導く運動学習をした．四脚杖での姿勢コントロール（介助歩行）の学習を追加した．
- 歩行移動の持久性を目指し，1回の歩行練習の連続距離の増加と，休息を入れながらの合計歩行距離の増加を目指した．
- 入院中に認知機能障害が起こらないか，病棟では看護師が注意深いコミュニケーションを図った．
- 幸い認知機能は良好であったため，左上肢へのCI療法（Constraint induced movement therapy）も時間を限定して試みた．

（4）経過
- 第5週目，歩行獲得の予測に従い四脚杖介助歩行を練習していたところ，中程度の疲労を訴えて歩き続けることができなくなった．そのため，普段の練習よりも短い距離（10m）にとどめた．
- 計測すると，血圧が175/110mmHg，脈拍が150bpmであった．理学療法をただちに中断し，主治医へ報告した．
- 原因は歩行中に制御が乱れる心房細動であった．
- 医師は投薬内容をただちに変更した．
- 3日後，症状は改善し，短い歩行距離で理学療法を再開した．最終的には，施設内移動は休息がとりやすいシルバーカーを用意し，寝室内では手すりによって可能となったが，脈拍モニタリングについて家族および施設スタッフへの指導が必要であった．

●この判断がポイントだった

回復期リハ病棟では予後予測および回復期開始からの経過より歩行獲得が見込まれたが，運動中断をやむなくされた．歩行負荷の増加をきっかけとして心房細動が生じたためである．既往症で心血管系の危険因子が存在していたこと，急性期で生じた誤嚥性肺炎，栄養問題，尿量の減少などから回復期でも多疾患併存状態からの問題が高率で起こることを想定したため，注意深いモニタリングで循環動態を把握できた．

高齢脳卒中患者に対しては，ふらつきや跛行の出現，息切れや喘鳴，チアノーゼ，不整脈や血圧変動をモニタリングし，対象者の胸痛，疲労，めまい，そして下肢痛などの訴えに注意を払うとよい．

（原田和宏）

文献
1) Kwakkel G et al: Predicting disability in stroke: A critical review of the literature. Age Ageing 25: 479-489, 1996.
2) 中村隆一：脳卒中患者の機能評価とリハビリテーション．脳卒中の機能評価と予後予測（中村隆一・他編），新版，医歯薬出版，2011, pp1-78.
3) Meijer R et al: Prognostic factors for ambulation and activities of daily living in the subacute phase after stroke. A systematic review of the literature. Clin Rehabil 17: 119-129, 2003.
4) Veerbeek JM et al: Early prediction of outcome of activities of daily living after stroke: a systematic review. Stroke 42: 1482-1488, 2011.
5) van Almenkerk S et al: What predicts a poor outcome in older stroke survivors? A systematic review of the literature. Disabil Rehabil 35: 1774-1782, 2013.
6) 園田 茂・他：脳卒中リハビリテーションの進め方　予測．脳卒中治療ガイドライン2015（日本脳卒中学会脳卒中ガイドライン委員会編），協和企画，2015, pp275-276.
7) Gracies JM: Pathophysiology of spastic paresis. II: Emergence of muscle overactivity. Muscle Nerve 31: 552-571, 2005.
8) 原 寛美：急性期から開始する脳卒中リハビリテーションの理論とリスク管理．脳卒中理学療法の理論と技術（原 寛美，吉尾雅春編），メジカルビュー社，2013, pp164-190.
9) 手塚純一：画像からみた脳の障害と可能性．脳卒中理学療法の理論と技術（原 寛美，吉尾雅春編），改訂第2版，メジカルビュー社，2016, pp281-298.
10) Counsell C et al: Predicting functional outcome in acute stroke: comparison of a simple six variable model with other predictive systems and informal clinical prediction. J Neurol Neurosurg Psychiatry 75: 401-405, 2004.
11) 田丸冬彦：歩行を諦めるのはどんなときか．脳卒中最前線－急性期の診断からリハビリテーションまで（福井國彦・他編），第4版，医歯薬出版，2009, pp156-159.
12) Scherbakov N, Doehner W: Sarcopenia in stroke-facts and numbers on muscle loss accounting for disability after stroke. J Cachexia Sarcopenia Muscle 2: 5-8, 2011.
13) Carda S et al: Sarcopenia or muscle modifications in neurologic diseases: a lexical or patophysiological difference?. Eur J Phys Rehabil Med 49: 119-130, 2013.
14) 田崎義昭，斎藤佳雄：片麻痺の予後のきめかた．ベッドサイドの神経の診かた（坂井文彦改訂），改訂17版，南山堂，2010, pp386-387.

8章 7 大腿骨頸部骨折術後の機能的予後予測

 ポイント

1. **高齢者における大腿骨頸部骨折の概要と予後予測に必要なポイント**
   臨床的に大腿骨頸部骨折の予後予測に重要なのは，骨片転位や骨皮質の損傷などを把握することである．一般的に大腿骨頸部骨折はGarden分類，大腿骨転子部骨折はEvans分類が用いられる．これらの分類を早期から把握することで治療計画を立案する際の参考とする．

2. **理学療法の視点と実際**
   筆者は大腿骨頸部骨折術後の理学療法を実施するにあたり，以下の4つの項目を重視して，機能的予後予測を行い治療に活用している．
   ①術式の違いと運動機能回復過程の特徴
   ②OKCとCKCでの筋出力の違い
   ③運動連鎖の視点
   ④術後疼痛の特徴

1. 大腿骨頸部骨折の基本となる考え方

2025年の大腿骨頸部骨折患者は，年間約25万人と推計されている．特に高齢者の大腿骨頸部骨折は，歩行能力だけでなく生活機能も著しく低下させ，寝たきりの主たる原因の一つとなっている．

近年は在院日数短縮の流れが加速しており，短期間で質の高い理学療法を提供するために的確な運動機能の予後予測を行うことは極めて重要である．これに関して武山ら[1]は65歳以上の大腿骨頸部骨折患者450例を対象とした追跡調査を実施している．それによると術後1年の歩行能力に影響を及ぼす主たる因子として，術前の歩行能力・認知症の有無・年齢・手術法の違い・退院後世帯状況（同居，別居）などを挙げている．この他にも，岡本ら[2]は入院時に低栄養の患者群では，術後の歩行自立が遅れる傾向にあるとしている．このように大腿骨頸部骨折患者の運動機能予後予測を行うためには，筋力や関節可動域といった身体運動機能面の評価だけでは不十分である．精神活動や生活住環境，家族構成，さらには体力の低下に大きくかかわる栄養状態の把握まで幅広く関連部門から情報収集を行い，多角的視点で理学療法プログラムを立案・実践していく必要がある．

本章では，大腿骨頸部骨折患者に対して理学療法を行ううえでおさえておきたい機能的予後予測について解説する．

2. 大腿骨頸部骨折の分類[3]

大腿骨頸部骨折は，日本では一般に広義に捉えられており大腿骨近位部骨折のすべてを含んでいる．区別としては，骨折線が関節包内にあるか，関節包外にあるかであり，関節包内骨折である大腿骨頸部骨折（狭義）は，大腿骨転子部骨折に比べ骨癒合が不良とされている．骨折の治癒過程に

おいて臨床的に重要なのは，骨片転位の程度であるとされ一般的にGarden分類[4]が用いられる．

関節包外骨折である大腿骨転子部骨折は，関節包や骨膜から近位骨片への血流が豊富であるため骨癒合を得やすい．しかし，骨膜には自由神経終末が豊富に存在するため大腿骨頸部骨折に比べ疼痛が強く，内出血量も多い．また，大腿骨転子部骨折は骨折線の部位により転子部骨折・転子間骨折・転子下骨折に分けられ，一般的にEvans分類[4]が用いられる．各分類の詳細は，5章-2，302頁参照．

3. 理学療法の視点と実際

1 術式の違いと運動機能回復過程の特徴

Garden分類のstage Ⅰでは，保存療法または骨接合術，stage Ⅱでは，骨接合術，stage Ⅲ，Ⅳは，人工骨頭置換術が選択されることが多い．stage Ⅰ，Ⅱで用いられる骨接合術として，Cannulated cancellous hip screw（CCHS）やHanssonpinなどがある（図1）．これらは，低侵襲であり術中の出血量が少ないことが利点とされている．また，これら2つの術後成績に大差はないとされている[5]．

stage Ⅲ，Ⅳでは，人工骨頭置換術（Bipolar Hip Arthroplasty；BHA）が用いられることが多い．BHAは大腿骨頭をインプラントに置換する方法でありインナーヘッド，アウターヘッド，ステムの3つのパーツから構成されている（図2）[6]．BHAの侵入方法は，後方侵入と前方侵入の2つに大別される．後方侵入では股関節の屈曲・内転・内旋，前方侵入では伸展・内転・外旋で脱臼しやすい．これら侵入方法の違いによる脱臼の知識をもって術後の理学療法を実施することは重要である．

大腿骨転子部骨折ではガンマネイル（図3）やCompression Hip Screw（CHS）（図4）が推奨されている．これら2つの術式の違いは，創外固定か髄内固定であるが，両者の術後成績に大差はないとされている[7]．ガンマネイルは，CHSに比べ固定性と支持性に優れている．その理由として①ガンマネイルは，プレートが大腿骨の外側に位置するCHSに比べ体重負荷に対するモーメントアームが短いため，安定性に優れること．②荷重が大腿骨の中心を通るため，骨折部へのストレスが少ないことが挙げられる．そのため，ガンマネ

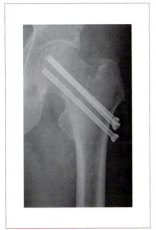

図1 Cannulated cancellous hip screw（CCHS）

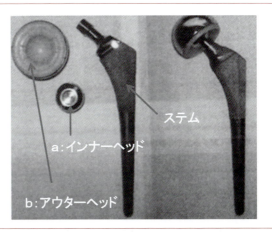

図2 BHAの仕組みについて　　　　　　　　　　　　　　　　（文献6より一部修正）
ステム：大腿骨髄腔に固定する．ヘッド：「骨頭」の役割を果たす．a）インナーヘッド b）アウターヘッドに分かれて，人工骨頭内で摺動される（擦れあう）構造である．

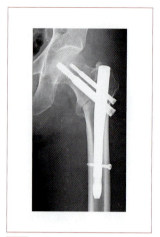
図3 ガンマネイル

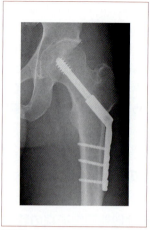
図4 CHS

表 大腿骨頸部骨折における術式と侵襲組織

BHA（前方侵入）	BHA（後方侵入）	ガンマネイル	CHS
大腿直筋	大殿筋	大殿筋	大殿筋
縫工筋	中殿筋	中殿筋	中殿筋
大腿筋膜張筋	小殿筋	大腿筋膜張筋	大腿筋膜張筋
	梨状筋	外側広筋	腸脛靱帯
	上双子筋		外側広筋
	下双子筋		
	内閉鎖筋		
	外閉鎖筋		
	関節包		

イルは早期荷重が可能である．また，ガンマネイルは手術侵襲が少ないため，出血・感染の減少・手術時間の短縮，さらには強固な固定が得られるなど利点がある[8]．

このように短期的にみた場合，術式による固定性や侵入方法の違いにより，術後の荷重開始時期や，痛みの部位，さらには筋力の回復過程は異なる．そのため，急性期から回復期における理学療法では，術式の特徴をしっかり理解し治療を行う必要がある（表）．長期的にみた場合，前述したように術式による大差はなく機能的予後は比較的良好とされており，約6割弱の患者は受傷前およびそれ以上の歩行能力まで回復するとされている[9]．

2 OKCとCKCでの筋出力の特徴

術後患者の歩行の特徴として，トレンデレンブルグ徴候がしばしば認められる．これは主に片脚立位時に骨盤を水平位に保つために必要な股関節外転筋力が発揮できないことが原因で生じる．そこで，これに対する理学療法戦略として，側臥位での股関節外転運動による筋力増強が行われることがある．しかし，この方法は筋の停止部が起始部に近づく動きであり，歩行時の運動とは異なる．実際に歩行時の股関節の動きを考えると，停止部である大腿骨に対して起始部である骨盤が近づくといったリバースアクションの動きが必要とされる．つまり，前者はOKC（open kinetic chain）の運動であり，固定された骨盤に対して大腿骨が近づく運動である．一方，後者はCKC（closed kinetic chain）の運動であり，固定された大腿骨に対して骨盤が近づく運動となり，その臨床的意義は異なる．つまり，機能的予後としてMMT（OKCでの評価）で筋力が改善したとしても，片脚立位時の骨盤安定化が得られるとは限らない．OCKとCKCでの筋出力特性の違いを考慮した評価およびプログラム立案が重要である．

3 運動連鎖の視点

股関節の動きは，腰椎骨盤リズム[*1]や骨盤大腿リズムの理論で示されるように，骨盤の動きが重要である．特に腰椎骨盤リズムでは，骨盤と体幹の動きの関連性が高く[10]，互いに影響し合っている．これに関連してOffierskiら[11]は「hip-spine syndrome」の概念を提唱している．簡単に説明すると，脊椎疾患と股関節疾患は相互に影響を及ぼし合うため，その病態は複雑化しているというものである．例として，股関節に痛みが存在する場合，その主な原因は股関節ではなく，脊柱からの影響による可能性も考えられるというものである．このことは，大腿骨頸部骨折術後患者の機能的予後予測においても，局所のみではなく全身からの評価，分析を行うことが重要であることを示している．筆者の臨床経験からしても，隣接する膝関節や骨盤，さらには体幹に対して評価，アプローチすることで良好な機能回復が得られる場合が少なくない．

具体的な例を紹介する．術後回復期では，立位荷重時に股関節屈曲・内旋位の姿勢や，歩行時に骨盤前傾位をとる患者がしばしばいる．ここで重要なのは，単に異常なアライメントを評価し，正常ベースに近づける治療をするだけでなく，なぜその異常アライメントになっているのかを考えることである．たとえば，立位荷重時に股関節屈曲・内旋位の姿勢をとる場合，疼痛や恐怖心から助長される股関節周囲の筋緊張の影響が一要因として考えられる．特に大腿筋膜張筋を主とした二関節筋の過剰な収縮により大腿骨は内旋位をとることが少なくない．このような場合，大腿骨の内旋運動が骨盤前傾運動を誘導するため股関節は屈曲内旋位となる．さらに，運動連鎖により過度な骨盤前傾アライメントは，腰椎を過度に伸展させ二次的な腰痛を誘発する原因ともなる．歩行時に骨盤前傾位をとる場合，腸腰筋の筋力低下による股関節前面部の支持性の低下の影響が一要因として考えられる．腸腰筋は筋の走行から大腿骨頭を臼蓋の後内方へ押し込む作用があり，一種の擬似臼蓋として股関節の安定性に寄与している（図5）[12]．この腸腰筋に筋力低下が生じると，骨盤

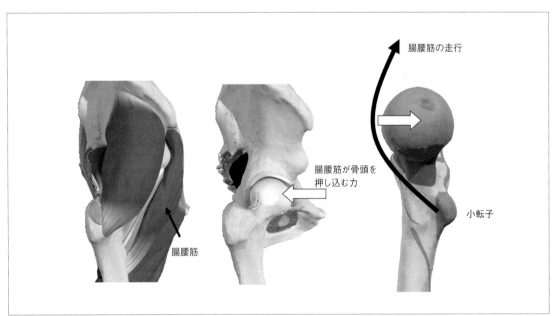

図5 腸腰筋の擬似臼蓋作用
腸腰筋は大腿骨頭を後内方へ押し込むように作用し，大腿骨頭の前方安定性に寄与する（擬似臼蓋作用）．
（文献12より引用）

[*1] 腰椎骨盤リズム：屈曲のはじめ50～60°は腰椎で起こるが，それ以上の体幹屈曲は，主として骨盤の前方傾斜（前傾）を伴う．つまり股関節の屈曲で起こるということであり，骨盤の動きと股関節の動きは互いに影響を及ぼすことである．

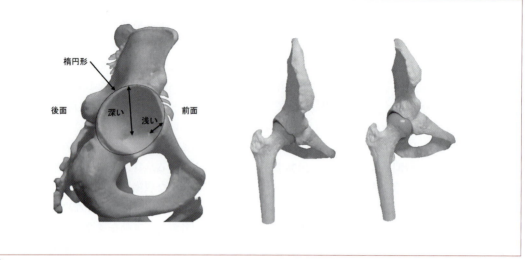

図6　大腿骨頭被覆率　　　　　　　　　　　　　　　　　　　　　　　　　　　　（文献13より引用）
　　　左：骨盤前傾　右：骨盤後傾
　　　寛骨臼蓋の形状は，後面が深く前面が浅い楕円形状を特徴とする．そのため骨盤前傾位では大腿骨頭被覆率は高まり，
　　　逆に骨盤後傾位では被覆率は低下する．

前傾運動により大腿骨頭の前面部被覆率を高め，股関節の安定性を補完するような代償運動が生じる（図6）[13]．このような場合，無理に骨盤を後傾誘導するのではなく，腸腰筋の筋力増強も視野に入れた治療が必要である．

4　術後疼痛の特徴

術後の疼痛は，手術侵襲による軟部組織の損傷が原因となることが多い．そのため，皮膚の状態や炎症症状の有無（特に腫脹・熱感），内固定材料の突出部による筋への刺激を確認する．術後の皮膚は伸張痛を伴いやすいため，超音波療法などの物理療法を用いることで疼痛軽減が期待できる．また，炎症症状に対しては，寒冷療法や筋コンディショニングなどを早期より実施し慢性痛へ移行させないことが重要である．また，CHSやガンマネイルのスクリューが，荷重に伴いスライディング（telescoping）[*2]すると大腿筋膜張筋に摩擦刺激を与えるため疼痛を発生させやすい．そのため，大腿筋膜張筋の過度な筋緊張を抑えることや事前にX線写真でスクリューの位置を確認することも重要である．疼痛に対する評価では問診もきわめて重要な情報源となる．「OPQRST」を忘れずに確認する[14]．

> **コラム①**
>
> **OPQRSTとは？**
>
> O：onset　いつ始まったのか？
> P：provoking and alleviating factor　誘発，軽減要因は？
> Q：quality　痛みの質は？
> R：radiation　放散するのか？
> S：severity　程度は？
> T：timing　タイミング

[*2]　スライディング（telescoping）：lag screwが大腿骨頭近位と遠位骨片へスライディングすることで圧着により骨癒合を促進させる．このことにより，screwの先端が骨頭を突き破り関節内に突出する"cut out"を避ける構造になっている．

4. ケースレポート

1 左大腿骨転子部骨折により骨接合術（ガンマネイル）を施行した症例

●症例紹介

70歳代，女性．施設内で布団につまずき転倒，整形外科受診し，左大腿骨転子部骨折と診断され，翌日，骨接合術（ガンマネイル）を施行された．手術方法は，大転子から遠位に向かって皮切し，切離した筋は大腿筋膜張筋，中殿筋，外側広筋であった．術後は完全免荷で，術後2週目で当院へ転院となった．入院時の栄養状態は不良で，総蛋白5.9，アルブミン3.6と基準値よりも低値であった．理学療法は，1/2荷重歩行訓練，ADL訓練を中心に開始された．しかし，短期記憶の低下がみられたため荷重指示を守れないと判断し，病棟内ADLは歩行器を使用のうえ近接監視レベルとした．そして，術後3週目から疼痛自制内で全荷重許可となった．

2 理学療法評価等（術後3週目）

（1）関節可動域（ROM）

股関節屈曲105°，伸展0°，外転40°（P），内転15°（膝関節，足関節はROM制限なし）

（2）徒手筋力検査（MMT）

股関節屈曲4，外転4（P），内転5，体幹屈曲4，体幹回旋3

［CKCでの筋力評価：患側支持片脚立位（3秒），健側支持片脚立位（6秒）．患側支持片脚立位では，骨盤は健側方向へ傾斜し，体幹は患側方向へ側屈．保持した姿勢も不安定．］

（3）歩行能力

独歩歩行でスピードは0.7m/s．連続歩行距離は80m．歩容は患側荷重時にトレンデレンブルグ徴候陽性，1歩行周期を通して骨盤前傾位，立脚中期以降の股関節伸展は認められない．

（4）疼痛評価（NRS；nomerical rating scale）

問診より術後荷重訓練を始めたときから疼痛出現．特に歩行時に患側の大腿筋膜張筋，中殿筋周囲，術創部，さらに上後腸骨棘（PSIS）付近に疼痛を認める．疼痛誘発因子として本人より「体重をかけないとあまり痛くはないが，体重をかけると痛みが出る」とのこと．痛みの程度はNRSで6点．痛みの質としては，股関節周囲はズキズキした痛み，PSIS付近は鈍痛を認める．

（5）アライメント評価

静止立位では，骨盤前傾アライメントで大腿は内旋位傾向．また，下腿は内旋，足関節背屈，足部回内となっている．徒手にて骨盤を後傾位に誘導すると，膝関節屈曲による代償動作が出現する．

（6）バランス評価（BBS；berg balance scale）

29/56点（起立や移乗時に物的支持を必要とし，片脚立位やタンデム肢位でのふらつきがあり減点）．

（7）精神，心理機能（MMSE）

23/30点（もともと一人暮らしであったが，短期記憶の低下により独居困難となり数年前から施設へ入所）．

（8）ADL（FIM）

101/126点（運動項目は74点，認知項目は27点，移乗動作，トイレ動作，移動［歩行器使用］は自立．入浴動作はまたぎ動作時にふらつきがあるため要介助）．

3 問題点および臨床推論

（1）栄養状態不良

生化学データより，アルブミン値，総蛋白値が正常値よりも低値を示していたため，栄養状態が不良と考えた．そのため，筋力増強訓練を実施するためには，栄養士と連携しながら食事量の増加や補助栄養の摂取など，栄養状態の改善が必要であると考えた．

（2）荷重時の疼痛

大腿筋膜張筋の疼痛は，X線写真所見からスクリューによる摩擦刺激が主たる原因と考えた．そのため，摩擦刺激の軽減，皮膚・皮下組織の滑走性の改善が必要と考えた．中殿筋周囲の疼痛は，手術による侵襲が主たる原因と考えた．また，侵襲により中殿筋周囲に炎症症状（熱感・腫脹）が認められたため，寒冷療法が必要と考えた．

患側PSIS付近の疼痛は，内腹斜筋の筋力低下が主たる原因とした仙腸関節由来の疼痛と考えた．その理由として荷重時には仙腸関節へは垂直方向の剪断力が大きく作用する．そのため，荷重時は内腹斜筋（横行線維）が活動し，その筋張力により仙腸関節は安定化するとされている[15]．本症例の場合，免荷期間が3週間あったため，患側下肢へ荷重刺激減少に伴う内腹斜筋の筋力が低下し，荷重時の仙腸関節不安定化が生じたのではないかと考えた．そのため，荷重訓練による下肢荷重刺激を入れることで内腹斜筋の筋活動を向上させる必要があると考えた．

（3）歩行能力低下（歩容不良）

患側立脚時にトレンデレンブルグ徴候が認められた．これは股関節外転筋力の低下が主たる原因と考えた．そのため，中殿筋をはじめとする股関節外転筋の筋力増強が必要と考えた．また，1歩行周期を通して骨盤前傾位を示し，立脚中期以降の股関節伸展は認められなかった．これは股関節屈曲筋である腸腰筋の筋力低下（擬似臼蓋作用の低下）と短縮が主たる原因と考えた．そのため，腸腰筋の筋力増強と伸張性改善が必要と考えた．

4　理学療法介入

上記内容をふまえ，以下の点を中心にアプローチを行った．

（1）栄養状態不良に対するアプローチ

医師，栄養士，看護師，理学療法士で話し合い，食事摂取量の増加や理学療法直後に補助栄養を摂取してもらうこととなった．また，日々の訓練内容を栄養士に情報提供し，看護師からは1日の食事摂取量をカルテ記載してもらうこととした．

（2）荷重時の疼痛に対するアプローチ

大腿筋膜張筋の痛みに対しては，徒手によるストレッチを実施した．術創部の中殿筋に対しては超音波療法を実施した．PSIS付近の痛みに関しては，仙腸関節の安定性を向上させるため，荷重刺激を入れることによる内腹斜筋の筋力増強訓練を実施した．具体的には立位で骨盤を中間位に保持した状態で患側下肢へ体重を移動させる動作を実施した．

（3）歩行能力低下に対するアプローチ

トレンデレンブルグ徴候に対して，股関節外転群の筋力増強訓練を実施した．股関節外転筋に対する筋力増強訓練は，立位CKCのもと足台などを利用し，骨盤の引き上げ運動や健側下肢をゆっくり下ろす訓練を実施した．骨盤前傾アライメントに対して，まずは腸腰筋の徒手によるストレッチを実施した．次に筋力増強訓練として骨盤を中間位に保持し，腸腰筋の筋活動が発揮しやすい状態をつくり，起立着座を反復する訓練を実施した．

5　退院までの経過

理学療法開始後，2週目から徐々に筋力の改善，向上が認められた．荷重時痛も軽減し，患者の主観的評価では「多少の違和感は残るが，気にならない程度」まで改善した．歩行に関しては，病棟内はスタッフ監視下で独歩となった．3週目から監視なしの独歩となり病棟内歩行は自立した．4週目に入り，バランス能力の飛躍的な改善，向上（BBS：53/56点）が認められた．ADLは入浴動作以外，すべて自立となり，6週目に退院となった．

（岡澤和哉，加藤　浩）

参考文献
1) 武山憲行・他：手術療法を受けた65歳以上の大腿骨頸部骨折患者の予後. Hip Joint：116-120, 2001.
2) 岡本伸弘・他：高齢大腿骨頸部骨折患者の栄養状態と歩行能力予後との関連性について. 理学療法科学 30：53-55, 2015.
3) 日本整形外科学会, 日本骨折治療学会：大腿骨頸部/転子部骨折診療ガイドライン改訂, 第2版, 南江堂, 2011, pp20-26.
4) Mindsガイドラインセンター：http://minds.jcqhc.or.jp/n/medical_user_main.php?main_tab=1&menu_id=9#
5) Alho A et al: Biases in a randomized comparison of three types of screw fixation in displaced femoral neck fractures. Acta Orthop Scand **69**: 463-468, 1998.
6) 島田洋一, 高橋仁美：整形外科術後理学療法プログラム, 改訂第2版, メジカルビュー社, 2013, p136.
7) 澤口 毅：ガンマネイルとCHS(DHS)の比較. 整形・災害外科 41：949-955, 1998.
8) Parker MJ et al: Condylocephalic nails versus extramedullary implants for extracapsular hip fractures. Cochrane Database Syst Rev(2): 2000.
9) Kyo T et al: Femoral neck fracture.Factors related to ambulation and prognosis. Clin Orthop Relat Res **292**: 215-222, 1993.
10) 松田雅弘, 高梨 晃・他：股関節外転筋疲労が片脚立位姿勢の制御と筋活動に及ぼす影響. 理学療法科学 **26**：679-682, 2011.
11) Offierski CM, MacNab I: Hip-spine syndrome. Spine **8**: 316-321, 1983.
12) 加藤 浩・他：変形性股関節症に対する姿勢・動作の臨床的視点と理学療法. PTジャーナル **40**：179-191, 2006.
13) 井原秀俊・他：多関節運動連鎖からみた変形性股関節症の保存療法, 全日本病院出版会, 2008, p119.
14) 斉藤秀之, 加藤 浩編：極める変形性股関節症の理学療法. 文光堂, 2013, pp20-33.
15) Snjiders CJ et al: EMG recordings of abdominal and back musucles in various standing postures validation of a biomechanical model on sacroiliac joint stability. J Electromyogr Kinesiol **8**: 205-214, 1998.
16) 加藤 浩, 神宮司誠也・他：変形性股関節症における機能予測の試み. 理学療法 **20**：221-235, 2003.

8章 ロボットを用いたトレーニング

KEY ポイント

① 医療・介護現場で活用されているロボットトレーニングに必要なポイント

患者や医療・介護現場が求める見守り，移乗，移動などの「ニーズ（必要性）」と企業がもっている「シーズ（技術や材料）」をマッチングさせ，患者の能力に応じたトレーニングを提供することが重要である．

② 高齢者に対するロボットを用いた理学療法の視点と実際

リハビリテーションにおけるロボットの用途は，練習支援型（効果の高い練習），自立支援型（患者の自立を促進），介護支援型（介護者の負担軽減）の3分野に分類される．今後，理学療法士にはこの3分野の特性を十分に理解して，ロボットを活用する能力が求められる．

1. 医療・介護現場で活用されているロボット

少子高齢化，生産年齢人口が減少する中，ロボット技術は，製造業の生産現場，医療・介護現場，農業・建設インフラの作業現場など幅広い分野で，人手不足の解消，過重な労働からの解放，生産性の向上などの社会的課題を解決する可能性を有している[1]．

高齢者の家族調査では，負担がかかる介護の代行を中心として，ロボットに対する期待は大きなものがある[2]．一方，高齢者の日常生活上のロボットニーズを調べるための質的研究では，現状ではロボットを使う希望は少ないながら，将来の生活，特に加齢に伴うフレイルを考慮すると，ロボットを近い将来には使うことになるであろうと感じている[3]．介護を前提としなくても，ロボットニーズは移動手段の確保，健康の維持，安全保持および社会との交流に向かっている．ロボットはこのようなニーズに対応するために，所有者の要求に応じて学習し，行動を修正できなければならないとされている[4]．しかし現状は，掃除，手術および監視カメラの分野ではすでに十分な有用性を確保しているといえるものの，ロボットが前述のようなニーズを満たすところまでには達していない[5]．

国立長寿医療研究センターでは，2015（平成27）年8月に「健康長寿支援ロボットセンター」を開設した（図1）．このセンターは，併設する愛知県の「あいちサービスロボット実用化支援センター」と連携し，高齢者の生活を支え，その地域での「いきいきとした活動」を実現するための支援ロボットの開発・実証・普及をはかる拠点として国内外からも注目されている．

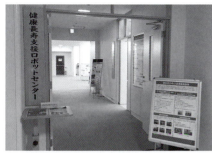
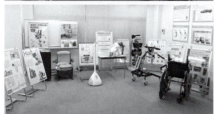
あいちサービスロボット実用化支援センターの展示ロボット

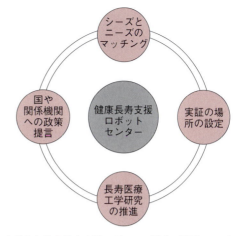

1. さまざまな健康長寿支援ロボットに関する開発シーズと高齢者のニーズの融合
2. ロボット技術の完成度・適合度を高めるための実証の場の設置
3. 高齢者の心と体の自立促進のための長寿医療工学研究の推進
4. 安全基準の適合と普及，ロボット導入に向けた政策提言

図1 健康長寿支援ロボットセンターの役割

2. 高齢者に対するロボットを用いたトレーニングのポイント

リハビリテーション（以下リハ）におけるロボットの用途は，練習支援型，自立支援型，介護支援型の3分野に分類される[6,7]．

1 練習支援型ロボット（図2）

練習支援型は，患者本人がリハに取り組む際に，効果の高い練習を提供することによって，患者の機能障害を軽減することを狙ったロボットである．上肢機能練習ロボット，バランス練習ロボットを例にあげて説明する．

上肢機能練習ロボットは，脳卒中などにより上肢運動麻痺を呈した患者に用いられることが多い．MIT-MANUS（図2a）は1990年代からマサチューセッツ工科大学で研究開発が進められてきたロボットであり，水平面にスムーズに可動するロボットアームとインピーダンス制御が特徴である．患者の発揮した力をロボットが検知して，アシストや抵抗をかけることにより，より正確な動きを実現するように設計されている．MIT-MANUSは多くの無作為比較対照試験によって，セラピストが行う上肢の機能回復練習と同等の効果があることが検証されている[8〜11]．ReoGo®-J（図2b）はイスラエルのMotorika社で開発されたジョイスティック型の上肢用ロボット型運動練習装置を日本人向けに改良したものであり，主に肩関節と肘関節の運動を対象としている[12]．前述のMIT-MANUSは水平面のみの運動であるが，ReoGo®-Jは三次元の運動が可能であり，より多様な練習を患者に提供できる．

バランス障害をもった患者に対し，従来の運動療法では立位保持，片脚立位，継ぎ足歩行，バランスボードなどを行ってきた．しかし，患者にとって適切な難易度（簡単すぎず，難しすぎない練習）を設定することが非常に難しく，どのくらい達成できているのかフィードバックが得られにくいという問題点があった．トヨタ自動車と藤田保健衛生大学が共同で開発したバランス練習用のロボット「Balance Excise Assistant Robot：BEAR」（図2c）は，立ち乗り型のロボットであり，患者が体重をかけた方向に移動するように設計されており，ロボットの動きを通じて自分の重心位置がフィードバックされるために学習効果が高い．

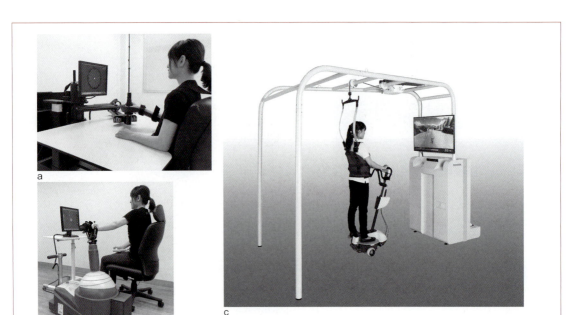

図2 練習支援ロボット
a. MIT-MANUS b. ReoGo®-J c. BEAR

また，3種類のゲーム（前後移動練習のテニス，左右移動練習のスキー，とどまり練習のロデオ）の達成度によりレベル（難易度）が設定されるため，楽しく練習ができ意欲が促進するという効果もある．慢性期の中枢神経疾患患者に対してバランス能力の改善を認めたという報告もある[13]．

2 自立支援型ロボット

自立支援型は，患者がある活動をする際に，その活動に必要な動作を支援するロボットである．患者の機能障害の改善を直接の目的とはしないが，ロボットの活用によって活動が促進される．対麻痺患者の歩行再建などが該当する[14]．

3 介護支援型ロボット

介護支援型は，介護者の動作を支援することによって，介護者の身体的負担を軽減するロボットである．日常生活を送る中で，ベッドから車椅子，車椅子からトイレなどの移乗介助は介助者への身体的負担が大きく，介護者の60％以上が腰痛に悩まされている[15,16]．介護者の腰痛を予防する目的で，介助者側が身に付けて抱え上げる動作そのものをパワーアシストする装着型のロボットやロボット自体が抱え上げる動作を行う非装着型のロボットが開発されている．

ロボットは，一定の力，一定の軌道で精密に多数回反復した運動を行うことができる．疲労することもないため何回でも同じ運動が可能である．さらに，負荷の量を自由に変更でき，その結果を患者やセラピストに速やかにフィードバックできる[17]．これらの点は運動学習の観点からみても理にかなっており，ロボットは非常に優れた支援機器になると考えられる．一方で，ロボットは万能ではない．ロボットが一定の動きをしたとしても，個々の患者の動きは異なる．現状では，個々に適応するようにロボットが自動で判断したり，プログラムを組み直すことはできない．ロボットの利点を最大限にいかすためには障害の種類に応じた運動機能の理解が必要不可欠であり，理学・作業療法士の役割は非常に大きいと考える．ロボット練習で改善した機能を，患者の意味のある活動や生活に反映するためにはどうしたらよいのかを考え，理学・作業療法を行う必要がある．

3. ケースレポート

1 BEARを用いたバランス練習を施行したフレイル高齢者症例

●症例紹介①

78歳，男性．身長151cm，体重51.2kg．2009年に腰部脊柱管狭窄症と診断され，筋力低下，歩行速度の低下によるフレイルを呈した症例である．当センターの健康長寿教室への参加に伴い，BEARを用いたバランス練習を開始した．

（1）理学療法評価等（主要なもの）

BEAR練習開始前に快適歩行速度，5mのタンデム歩行時間，握力，ハンドヘルドダイナモメーター（ミュータス F-1，（株）アニマ）による膝関節伸展トルク，Timed Up and Go test，Berg Balance Scale，EquiTest®（NeuroCom®社）を計測し，練習終了後にも同じ項目で評価した．

（2）フレイルの改善に向けたBEARの導入

- 介入期間：約2カ月，練習日数：16日（2回/週）
- 1日あたりの練習時間：30分（準備体操を含む）
- BEAR練習ロボット：
  テニス：90秒×4セット，スキー：90秒×4セット，ロデオ：90秒×4セット

（3）理学療法評価（主要なもの）の結果

- 歩行速度，筋力，バランス能力の評価（表1）
- BEARの各ゲームにおけるレベルの推移（図3）

表1 歩行速度，筋力，バランス能力の評価

理学療法評価	練習前	16日練習後
快適歩行速度（m/s）	0.97	1.11
5mタンデム歩行時間（s）	7.9	6.9
右手握力（kg）	24.5	26.3
膝関節伸展トルク（kgf）	18.4	23.1
Timed Up and Go test（s）	11.9	9.5
Berg Balance Scale（点）	52	56
EquiTest® 左右への体重配分	133.3	109.7
EquiTest® 反応時間（ms）	174	159

●ここがポイントだった

①適切な難易度設定の姿勢応答課題を視覚的なフィードバックを用いながら繰り返すことにより，体重配分は左右対称となり，反応時間も短縮した．さらに，筋力が改善し，歩行速度やバランス能力の改善にも寄与した．

②姿勢戦略に関する理学療法士の指導と，練習内容の達成度（正確性）に関するフィードバックがこれらの習熟に功を奏したと考える．

コラム①

EquiTest®とは？

動的な状態での平衡保持能力を測定する装置である．前傾や起立台の傾斜，視覚条件を変えて反応を検査する「感覚統合機能テスト」と起立台を水平移動・傾斜させることにより，左右への体重配分や反応時間などを検査する「動作調整機能テスト」がある．左右の体重配分は，左右対称の場合100となり，右側への体重負荷が大きくなると101以上，左側に傾くと99以下となる．反応時間は，起立台が水平移動してから対象者が立ち直りを開始するまでの時間である．

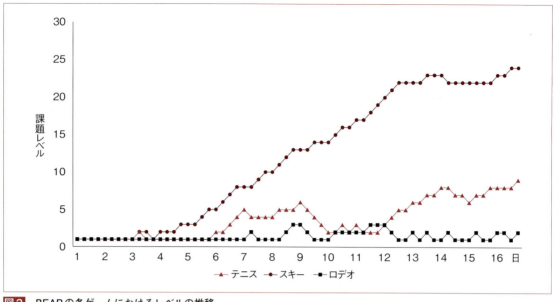

図3 BEARの各ゲームにおけるレベルの推移
テニスは10〜12日目でレベルが一旦下がったが，その後は上昇した．
スキーは順調にレベルが上昇した．
ロデオはあまり変化しなかった．

2 上肢機能練習ロボットを用いた脳梗塞症例

●症例紹介②

73歳，男性．アテローム血栓性脳梗塞（左内包梗塞）により右片麻痺を呈した症例である．発症後25日で当院回復期リハ病棟へ転院した．本人は，右上肢の機能回復を強く希望しており，本人のニーズを達成するために転院後19日目より上肢練習ロボット（ReoGo®-J）を使用した上肢機能練習を開始した．

（1）ロボット開始時評価

- Brunnstrom stage：上肢Ⅳ，手指Ⅴ，下肢Ⅴ
- Fugl-Meyer Assessment（FMA）：43/66点
- 精神，心理機能：高次脳機能障害なし
- Activities of Daily Living（ADL）：Functonal Independence Measureにて運動項目65点，認知項目32点，計97点
- Motor Activity Log（MAL）[18]：amount of use（AOU）平均値1.2，quality of movement（QOM）平均値1.5

（2）ロボット練習の目的と内容

ロボット練習は，上肢近位部の機能および耐久性の向上，上肢操作の運動速度と正確性の向上（動作の質の向上）を目的に下記の要領で行った．

- 1日9単位の疾患別リハに加えてロボット練習を追加した．
- ロボット練習の頻度：週3回，1回につき40〜60分間
- 練習期間：8週間

コラム②

Motor Activity Logとは

14項目の動作について，一定期間中における患側上肢の使用頻度（AOU）と，患側上肢による動作の質（QOM）を0〜5の6段階（0は不使用，5は正常）で自己評価してもらうインタビュー形式の評価法である．

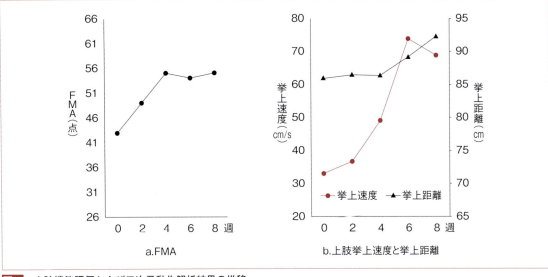

図4 上肢機能評価および三次元動作解析結果の推移
FMAは4週までは大きく改善しているが，その後の変化は認めなかった．一方，上肢の挙上速度と挙上距離は，4週目以降も改善を認めた．

(3) 理学・作業療法練習内容

麻痺手を食事，更衣，整容，清拭，書字などの実際の生活場面で積極的に使用するように指導した．

(4) 経過

1回のロボット練習で，120～320回の多数回の反復練習を実施した．経過とともに運動機能の評価および三次元動作解析による上肢挙上速度，挙上距離の結果はすべて改善を認めた（**図4**）．ロボット練習による上肢機能の改善と，セラピストによる日常生活動作内での右上肢の使用方法の指導により，MALの数値も向上した（**図5**）．具体的には，箸で食事が可能となり，書字は，丁寧さやスピードは劣るものの，実生活で使用できるようになった．ADL自立，歩行は装具なしでT字杖歩行自立し，回復期病院転院後89日目に自宅退院となった．

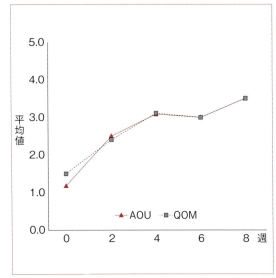

図5 MALの推移
AOU，QOMともに平均値が3.5となり，AOUでは発症前の半分以上，QOMでは，やや正常以上に改善した．

●**ここがポイントだった**
上肢練習ロボットによる上肢近位部の多数回反復運動と，セラピストによるADL指導により，活動変化につながったと考える．

（伊藤直樹，近藤和泉）

文献

1) 経済産業省：
   http://www.meti.go.jp/press/2014/01/20150123004/20150123004.html
2) Faucounau V et al: Caregivers' requirements for in-home robotic agent for supporting community-living elderly subjects with cognitive impairment. *Technol Health Care* **17**: 33-40, 2009.
3) Wu YH et al: The Attitudes and Perceptions of Older Adults With Mild Cognitive Impairment Toward an Assistive Robot. *J Appl Gerontol* 2014 Jan 9. [Epub ahead of print]
4) Pearce AJ et al: Robotics to enable older adults to remain living at home. *J Aging Res* **2012**: 538169, 2012.
5) 近藤和泉・他：高齢者の健康長寿を実現するためのロボット．臨床リハ **25**：39-45，2016．
6) 平野 哲・他：脳卒中のロボティクスリハビリテーション①．脳と循環 **19**：37-42，2014．
7) 才藤栄一・他：運動学習と歩行練習ロボット—片麻痺の歩行再建—．*Jpn J Rehabil Med* **53**：27-34, 2016．
8) Krebs H et al: Overview of clinical trials with MIT-MANUS: a robot-aided neuro-rehabilitation facility. *Technol Health Care* **7**: 419-423, 1999.
9) Volpe B et al: Intensive Sensorimotor Arm Training Mediated by Therapist or Robot Improves Hemiparesis in Patients With Chronic Stroke. *Neurorehabilitation and Neural Repair* **22**: 305-310, 2008.
10) Lo A et al: Robot-Assisted Therapy for Long-Term Upper-Limb Impairment after Stroke. *N Engl J Med* **362**: 1772-1783, 2010.
11) Aisen M et al: The Effect of Robot-Assisted Therapy and Rehabilitative Training on Motor Recovery Following Stroke. *Arch Neurol* **54**: 443-446, 1997.
12) 竹林 崇・他：脳卒中片麻痺患者の上肢動作練習支援とロボットの活用．理学療法学 **32**：884-891，2015．
13) Ozaki K et al: Preliminary trial of postural strategy training using a personal transport assistance robot for patients with central nervous system disorder. *Arch Phys Med Rehabil* **94**: 59-66, 2013.
14) 加藤正樹・他：汎用型対麻痺歩行補助ロボット（WPAL-G）による対麻痺者の歩行再建．PTジャーナル **49**：896-903，2015．
15) 井上由里・他：介護職員の腰痛の強さおよび機能障害と健康関連QOLの関係．理学療法学 **27**：11-13，2012．
16) Yokoyama K et al: Effort-reward Imbalance and Low Back Pain among Eldercare Workers in Nursing Homes: A Cross-sectional Study in Kagawa Prefecture, Japan. *J Occup Health* **56**: 197-204, 2014.
17) 近藤和泉，尾崎健一：ニューロリハビリテーションにおけるロボット．*MB Med Reha* **141**: 27-31, 2012．
18) 高橋香代子・他：新しい上肢運動機能評価法・日本語版Motor Activity Logの信頼性と妥当性の検討．作業療法 **28**：628-636, 2009．

8章 9 独居高齢者への支援

 ポイント

❶ 独居高齢者への支援に必要なポイント

　高齢者人口の増加とともに，独居高齢者の人口が増加している．特に，今後は75歳以上の独居高齢者が増加することが予想される．独居であることが健康状態に悪影響を及ぼすという報告も多くみられており，特に要介護リスクが高まる75歳以上においては退院後を考慮した理学療法介入をするために，個人因子の一つとして独居を含めた世帯構成を情報収集することは重要である．

❷ 理学療法の視点と実際

　平成27年度に介護保険法改正で新たに追加された地域リハ活動支援事業はリハ職による社会参加も考慮に入れた介入を推進している．世帯構成を把握したうえで，社会参加が阻害されやすい独居高齢者が社会参加できるように，心身面だけでなく周囲の環境まで理学療法士が介入することが必要である．

1. 高齢者の現状と独居高齢者の現状

　わが国の高齢者人口は増え続けている．2015（平成27）年10月1日現在，65歳以上の高齢者人口は3,392万人で，総人口に占める割合は26.7％，約4人に1人が高齢者となっている．2007（平成19）年に高齢化率が21％を超え，世界保健機構（WHO）の定義では超高齢社会を向かえた日本であるが，高齢者人口のうち，独居高齢者の割合が増加していることも大きな問題である．65歳以上の独居高齢者，つまり一人で世帯構成を営んでいる高齢者が，2010（平成22）年は高齢者人口に対して男性で11.1％（約139万人），女性で20.3％（約341万人）を占めており，女性の独居高齢者の割合が高いとされている．この値は将来的に増加していくことが予想されており，2035（平成47）年には男性で16.3％，女性で23.4％という統計推計値が出されている（1章-7，44頁の図5参照）．

2. 独居高齢者の捉え方

　独居高齢者に対する捉え方は大きく分けて2つある（表1）．以前は①のように，独居高齢者は社会的に孤立する危険性が高い状態であるという捉え方が主流であった．イギリスで実施された横断研究では，対象者2,601名のうち，約30％が独居高齢者で，彼らは誰かと一緒に住んでいる高齢者と比較して主観的健康観が悪い，手段的日常生活活動（IADL）に困難を有している，過去1年間に複数回転倒したという特徴があると報告している[1]．またこの研究では，転倒に対する恐怖感，いわゆる転倒恐怖感による日常生活活動（ADL）制限があるといった特徴も報告しているが，別の

表1　高齢者における独居の2つの捉え方

①社会的に孤立し，機能低下を生じる危険性が高い状態
②一人でも自立して生活ができる状態

研究では転倒恐怖感を有する高齢者の割合が，同居者のいる高齢者が48％であったのに対して，独居高齢者は62.2％であり，独居高齢者のほうが転倒恐怖感の有訴率が高いことを示している[2]．近年になり，高齢者の健康状態も多様になっているため，②のように一人でも自立して生活をしている元気な高齢者も多く存在する．実際に，イタリアで実施されたリハビリテーション（以下リハ）部門に入院している高齢者701名を対象にした研究では，入院前に独居であった高齢者のほうが，誰かと一緒に住んでいた高齢者に比較して，高齢で女性が多いだけでなく，Mini Mental State Examination（MMSE）で測定した認知機能が有意に高く，有している並存疾患の数が有意に少なく，一年後の死亡率が有意に低いということを報告している[3]．しかし人口動態として，今後75歳以上の高齢者が急激に増加することが考えられる．要介護の発生がいわゆる75歳以上の後期高齢者で増加することは統計的にも示されているため，①のような危険性が高い独居高齢者が増えることが予想される．

3．独居高齢者の健康指標

1 死亡率

前述したイタリアの研究では，独居高齢者の一年後の死亡率が低いことが報告されているが，先行研究の報告する結果が一致していないのが現状である．The global Reduction of Atherothrombosis for Continued Health（REACH）に登録されたアテローム血栓症患者およびリスク保持者を対象とした縦断的観察研究では，66歳から80歳の間と定義された若い高齢者においては，独居であることが先4年間の死亡リスクを12％高める一方で，80歳以上の高齢者において，独居は死亡リスクに関連しなかったことを報告している[4]．Blue Mountains Eye Study（BMES）では，75歳以下の若い高齢者において，独居が先10年間の死亡リスクを36％高めるのに対して，75歳以上では死亡リスクに関連しなかったと報告している[5]．一方で日本における報告では，The Coronary REvascularization Demonstrating Outcome Study in Kyoto（CREDO-Kyoto）AMIに登録された高齢者のうち，独居高齢者の5年間の死亡リスクは誰かと一緒に住んでいる高齢者と比較して有意な違いはみられず，BMESと同様に75歳で対象者を分類したサブ解析においても，独居は死亡リスク上昇に関連しなかったと報告している[6]．これらの先行研究は対象者や対象疾患，追跡期間により結果に違いがみられたのかもしれないが，今後のさらなる研究結果が待たれる．

2 入院期間，再入院

入院前に独居であった高齢患者の入院期間は，長くなることで先行研究結果が一致している．イギリスで実施された最近の報告では，股関節・膝関節の置換術を受けた105,843名を対象に入院期間に対する独居の影響を調査し，誰かと一緒に住んでいる高齢者に比較して，独居高齢者は9.7％入院期間が長いことを報告している[7]．退院後の再入院についても，独居は一つのリスクとされている．オーストラリアで実施された研究では，誰かと一緒に住んでいる高齢者に比較して独居高齢者は，冠動脈バイパス術後の退院後30日の再入院リスクが3.4倍であると報告している[8]．また他の研究では，1,537名の心不全患者を対象に，退院後30日の再入院（あるいは死亡）を予測する因子を探索的に検討した結果，心臓機能分類や心拍数など臨床指標と並んで，独居も予測因子の一つとして抽出されている[9]．

4. 独居高齢者と理学療法

独居という個人因子が理学療法士に直接的にかかわってくるのは，主に退院時あるいは退院後の患者にかかわる時であろう．独居高齢者が退院時に自宅に戻れず，施設入所になる可能性が高いことは多くの研究で報告されている．スペインで実施された3年間の縦断観察研究で，股関節骨折を受傷した高齢者において，入院前に独居であった高齢者は同居者がいた高齢者と比較して，退院時に施設入所になる確率が約4倍であると報告している[10]．一方で，地域在住高齢者における施設入所を予測する因子に関する報告は，レビュー論文が2本あるが，独居が予測因子であるかということについては結論が一致していない．最近の報告では，スウェーデンで実施された6年間の疫学調査で，ベースラインで独居であった高齢者は誰かと一緒に住んでいる高齢者と比較して，6年後に施設入所しているリスクが1.6倍であったと報告している[11]．また独居高齢者の中でも，自宅退院できる高齢者の特徴を調査した先行研究では，自宅退院にかかわる要因を独居の股関節骨折患者を対象に後方視的に検討し，入院時のFIMの認知項目が良好な結果であることが自宅退院を予測する要因であると報告している[12]．このような予測因子の検討は疾患に依存するため，今後も報告が待たれるところであり，自分の受け持つ患者に適応可能な情報であるか，しっかりと吟味する必要がある．

入院中に患者は，リハを通して基本的な行為・動作である食事，排泄，整容（着替え，洗面，歯磨き，整髪など），移動，入浴などの基本的日常生活活動（BADL）能力を獲得していく．それに加え自宅退院を目指すためには，掃除，洗濯，買い物といった家事全般，さらには服薬管理，財産管理など，より複雑で高次なIADLも何らかの形

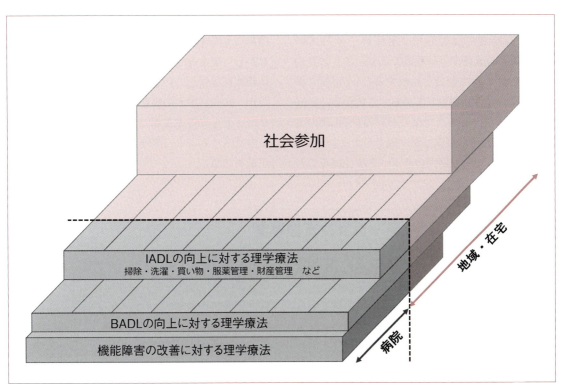

図1 高齢者のリハビリテーションにおけるBADL・IADLの位置付け　　　　　　　　　　（文献13より引用改変）
同居者がいれば，同じ階層の機能レベルにばらつきがあっても，周囲のサポートにより補うことができる．一方で，独居の場合は各階層の機能レベルにばらつきがあると，その上位の階層にあることにより制限をきたしてしまう．

で達成しなければならない（図1）[13]．

同居者がいる場合であれば，周囲からのサポートを受けながらIADL能力の再獲得をしていく，あるいはIADLを同居者のサポートにより補うことができる．そのため同居者がいる高齢者はすべてのIADL能力を獲得する必要はないが，独居高齢者であれば，多くの場合はすべてのIADL能力を再獲得していかなければならない．

イギリスで実施された研究では，病院を退院した後におけるBADL能力およびIADL能力の変化について独居高齢者と同居者のいる高齢者を縦断的に調査，比較している[14]．対象者312名は全員，在宅看護を受けており，そのうち141名が独居高齢者であった．BADL能力の評価はKatz Indexを用い，IADL能力の評価にはLawtonの尺度を用いて実施している．この研究で，独居高齢者は誰かと同居している高齢者と比較して，退院後一カ月間でのBADL能力の改善が有意に少ないことを報告している．一方で，IADL能力の改善は有意な違いはみられなかった（図2）．さらにこの研究では，独居高齢者の中でも，周囲のサポートが少ない独居高齢者は周囲のサポートを多く受けている独居高齢者に比較して，退院後一カ月でのBADL能力の改善が半分程度であり，さらに誰かと同居している高齢者と比較すると1/6程度しか改善しないことを報告している．ここから，独居であることが，在宅復帰後におけるIADL能力改善の阻害因子であることが示唆されたと同時に，独居高齢者の中でも周囲のサポートを受けること

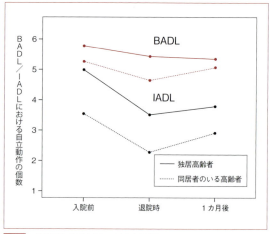

図2　退院後のBADL・IADL変化

（文献14より引用改変）

ができる環境か否かでBADL能力の改善に違いが生じる可能性が示唆された．2013（平成25）年度の総務省統計局の調査では，独居高齢者の約20％は片道徒歩15分圏内に子が居住しているとしており，理学療法士が退院後にかかわる際には，退院前から多職種で患者にかかわり，家族の居住地を把握するなど，周囲のサポートが得られるような環境づくりを意識する必要があると考えられる．しかし，裏を返せば独居高齢者の約8割が，近くに親族が居住していないということであり，そのため，高齢者本人の周囲環境を把握して，適切なサポートを得ることができる，あるいは周囲環境に溶け込めるように環境調整をするといった視点が重要になる．

5．地域リハビリテーション支援事業

2015（平成27）年度の介護保険法改正で新たに地域リハ活動支援事業が追加された（図3）．これは従来の心身機能の改善に重点が置かれていた介護予防事業を強化し，生活環境や地域づくりなど，高齢者本人の周囲環境に対するアプローチもリハ専門職等がかかわる取り組みを推進する事業である．過去の研究においても，積極的な社会参加や社会との良好な関係性が高齢者の健康によいことが報告されている．デンマークで実施された縦断的観察研究では，独居高齢男性は同居者のいる男性に比べて3年間で機能障害を生じる確率が統計学的に有意に高いという結果が示されていた[15]．この研究では，追加的に，社会参加ができている独居高齢男性では，同居者がおり社会参加ができている高齢男性と機能障害の発生リスクに違いはないことを示している．また同様に，社会との関係性に満足している独居高齢男性が，同居者がおり良好な社会関係を有している高齢男性と

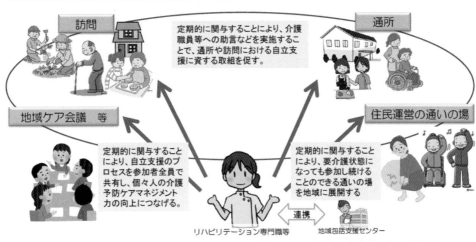

図3 地域リハビリテーション活動支援事業の概要 （文献13より引用）

機能障害の発生リスクに違いはないことも示している．これは独居による機能障害の発生リスクを，社会参加や社会との関係性が緩和する可能性を示唆している．国内の研究においても，社会参加の割合が高いほど将来の機能障害発生リスクを抑制するということが示されている[16]．Japan Aichi Gerontological Evaluation Study（JAGES）Cohort Studyでは65歳以上の地域在住高齢者12,951名の4年間における要介護認定で定義した機能障害発生と社会参加の関係を検証した．その結果，社会参加が機能障害発生リスクを抑制し，さらに多様な組織に参加していることがより抑制に効果的であり，3つ以上の組織に参加している高齢者は全く参加していない高齢者と比較して約25％機能障害発生リスクが低いと述べている．理学療法士はリハ専門職として，患者の心身機能だけではなく，社会参加も積極的に促すことで包括的に生活機能の向上を目指す必要がある．そのためには専門的知識だけではなく，地域住民主体の活動に関する情報も社会参加を促す一つのツールとして必要になってくる．その際に，患者個人の心身機能を考慮したうえで，情報提供できることがリハ専門職には求められている．独居高齢者は地域社会において周囲のサポートが得にくく，社会的に孤立しやすいため，特にこのような情報が重要であり，加えて独居高齢者の社会活動や社会参加を定期的に評価することが，継続的な生活機能の維持につながり，理学療法の新たなアウトカムとなる可能性があると考えられる．

（澤　龍一）

文献

1) Kharicha K et al: Health risk appraisal in older people 1: are older people living alone an "at-risk" group? *Br J Gen Pract* **57**: 271-276, 2007.
2) Zijlstra GA et al: Prevalence and correlates of fear of falling, and associated avoidance of activity in the general population of community-living older people. *Age Ageing* **36**: 304-309, 2007.
3) Rozzini R, Trabucchi M. Health status in elderly persons living alone. *JAMA Intern Med* **173**: 323-324, 2013.
4) Udell JA et al: REduction of Atherothrombosis for Continued Health (REACH) Registry Investigators: Living alone and cardiovascular risk in outpatients at risk of or with atherothrombosis. *Arch Intern Med* **172**: 1086-1095, 2012.
5) Gopinath B et al: Living alone and risk of mortality in older, community-dwelling adults. *JAMA Intern Med* **173**: 320-321, 2013.
6) Nakatsuma K et al: CREDO-Kyoto AMI Investigators: Comparison of long-term mortality after acute myocardial infarction treated by percutaneous coronary intervention in patients living alone versus not living alone at the time of hospitalization. *Am J Cardiol* **114**: 522-527, 2014.
7) Turner AJ et al: The effect of living alone on the costs and benefits of surgery amongst older people. *Soc Sci Med* **150**: 95-103, 2016.
8) Murphy BM et al: Living alone predicts 30-day hospital readmission after coronary artery bypass graft surgery. *Eur J Cardiovasc Prev Rehabil* **15**: 210-215, 2008.
9) Huynh QL et al: MARATHON Investigators: Roles of nonclinical and clinical data in prediction of 30-day rehospitalization or death among heart failure patients. *J Card Fail* **21**: 374-381, 2015.
10) Uriz-Otano F et al: Factors associated to institutionalization and mortality over three years, in elderly people with a hip fracture-An observational study. *Maturitas* **89**: 9-15, 2016.
11) Pimouguet C et al: Impact of living alone on institutionalization and mortality: a population-based longitudinal study. *Eur J Public Health* **26**: 182-187, 2016.
12) Hayashi H et al: Factors affecting the discharge destination of hip fracture patients who live alone and have been admitted to an inpatient rehabilitation unit. *J Phys Ther Sci* **28**: 1228-1232, 2016.
13) 全国介護保険担当課長会議資料　介護予防の推進について（1）: http://www.mhlw.go.jp/stf/shingi/0000052337.html
14) Mahoney JE et al: Problems of older adults living alone after hospitalization. *J Gen Intern Med* **15**: 611-619, 2000.
15) Lund R et al: Can the higher risk of disability onset among older people who live alone be alleviated by strong social relations? A longitudinal study of non-disabled men and women. *Age Ageing* **39**: 319-326, 2010.
16) Kanamori S et al: JAGES Group: Social participation and the prevention of functional disability in older Japanese: the JAGES cohort study. *PLoS One* **9**: e99638, 2014.

8章 10 社会参加の促進

> **ポイント**
>
> **① 高齢者の社会参加の促進に必要なポイント**
>   社会参加の定義に関して整理をしておくことが重要である．ただし，実際には社会参加の定義は難しく，曖昧に用いられていることも多い．どのような活動が社会参加として捉えられるのかを整理しておく必要がある．また，社会参加によって得られる効果についても理解しておくことが重要である．特に，生命予後や生活機能に対する効果については，しっかり抑えておく必要がある．
>
> **② 理学療法の視点と実際**
>   高齢者の社会参加を促進するためには，"社会参加に関する活動の有無や活動内容"，"対象者のニーズ"，"対象者を取り巻く人的環境と物理的環境"について評価することが重要である．評価では，対象者個人に対する評価，対象者の生活環境に対する評価の両者の視点が重要である．実際に，高齢者の社会参加を促進するためには，その必要性に応じて，対象者個人と生活環境の両者の課題に対応していくことが求められる．

1. 高齢者の社会参加の促進に必要なポイント

1 社会参加の定義

　高齢者の社会参加を考えるうえでは，"社会参加"の定義を整理しておく必要がある．つまり，社会参加とはどのような活動を指すのかということである．しかしながら，社会参加には統一された定義がないのが現状である[1]．そのため，社会参加という言葉は曖昧に用いられていることも多い．わが国の研究における社会参加の定義を調べると，「家族生活をこえた地域社会を基盤にして，同一の目的を有する人々が自主的に参加し，集団で行っている活動」[2]や「組織だった集団としての活動で，気のあった数人の仲間での活動や職業労働は除外する」[3]といった定義がある．これらの定義に基づくと，社会参加は「地域社会の中における組織だった集団で行っている諸活動への自発的な参加」[1,4]と整理され，町内会・自治会活動や各種のサークル活動など公的および私的な集団活動を指す．一方，この定義では就労による集団活動は，義務的な要素が加わるため除外される．

　前述の定義では，就労や親しい友人・知人との交流などの私的な個人活動は社会参加には含まれない．一方で，他者との交流頻度が少ない高齢者では，ADL低下のリスクが高いことが明らかにされている[5,6]．高齢者にとっては，集団活動だけではなく，他者との交流などの個人的な活動も健康増進における意義や効果があるといえる．同様に，就労に関しても社会参加としての意義がある可能性も高い．したがって，高齢者の社会参加は，自発的な集団活動のみに限定せずに，個人活動や就労までを含めて考えていくことが臨床的には有益である．実際，社会参加を「社会と接触する活動，家庭外での対人活動」[7]と定義し，集団活動だけではなく個人的活動まで幅広く含めている場合もある．そこで本項では，自発的な集団活動への参加を狭義の社会参加とし，家庭外での社会活動や対人活動を広義の社会参加として，それぞれ操作的に定義し整理しておくこととする．狭

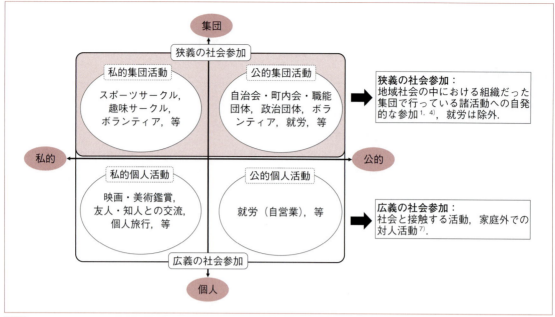

図1 社会参加活動の整理と定義

義および広義の社会参加の定義や活動内容の整理を図1に示す.

2 高齢者の社会参加の現状

わが国において,61.0%の高齢者は狭義の社会参加活動に参加経験があり,1993年からの20年間でその割合は18.7%増加している[8].参加している団体としては,町内会・自治会が26.7%,趣味のサークルが18.4%,健康・スポーツのサークルが18.3%と多く,一方でボランティア団体は5.4%ときわめて少ない[8].つまり,高齢者の社会参加活動に関する参加割合は増加しつつあるが,活動内容には偏りがある.さらに,高齢者の社会参加活動に対する意識や意欲は必ずしも高いとはいえない[9].したがって,高齢者に対して社会参加活動を促進することは,容易ではないことを認識しておく必要がある.高齢者の社会参加を促進するためには,社会参加の意義と効果について対象者にしっかり説明し,理解と合意を得ていく必要がある.

3 高齢者における社会参加の効果

社会参加の効果に関しては,十分なエビデンスがあるとはいいがたい点もある.しかし,縦断的観察研究や介入研究の結果から,広義の社会参加活動は,高齢者の健康に対して少なからず効果を有するといえる.

高齢者に対する社会参加の効果としては,生命予後[5,10],生活機能[5,6,11~13],心理的健康[14,15]に対して効果が示されている.生命予後に関しては,他者との交流頻度が多い[5],趣味やスポーツなどの団体に参加している[10],という高齢者は死亡率が低いことが示されている.生活機能については,他者との交流頻度が多い[5,6],町内会などの組織や趣味やスポーツの団体に参加している[11],身近な地域での集団活動や近所付き合いをしている[12],ボランティア活動をしている[13],という高齢者は生活機能低下のリスクが低いことが示されている.また,心理的健康に関しては,集団活動への参加が多い[14],ボランティアなどの奉仕活動を行っている[15],といった中高齢者では抑うつの発生が抑制されるなどの心理的効果が明らかにされている.

広義の社会参加活動が,高齢者の健康に有益であることは明らかである.ただし,活動内容の違いや活動時間の違いなどにより,効果に差異が生じるか否かは不明である.臨床的には,特定の活動に限定することなく,実行可能性のある活動を促進していくように働きかけていくことが重要である.

2. 理学療法の視点と実際

社会参加の促進は，障害の有無にかかわらずすべての高齢者に対する目標となりうる．しかし，障害高齢者では現実的にはADLへのケアが必要になるため，介護保険サービスの調整など社会福祉が社会参加よりも優先されやすい．したがって，社会参加の促進は，自立高齢者の介護予防における目標とされることが多い．無論，障害高齢者であっても，患者会への参加や旅行，趣味活動への参加は重要な活動であり，これらの活動の支援を行うことは社会参加の促進となる．しかし，本項ではケースとして多い，自立高齢者の介護予防における社会参加の促進を念頭に理学療法の視点と実際について述べる．

社会参加を促進していくための視点として，最も重要な視点は評価（アセスメント）である．特に，"社会参加に関する活動の有無や活動内容"，"対象者のニーズ"，"対象者を取り巻く人的環境と物理的環境"について評価をすることが重要である．

"社会参加に関する活動の有無や活動内容"と"対象者のニーズ"の評価には，評価票の使用も有効であろう．社会参加に関する評価票は多くはないが，表1の「社会活動状況の指標」[16,17]を用いて，広義の社会参加について，対象者の社会参

表1 社会活動状況の指標[16,17]

あなたは，以下の社会活動について，どの程度活動していると思いますか（項目ごとに○を1つ）			
1. 収入のある仕事についていますか	1. あり	2. なし	
2. 地域行事（お祭り・盆踊りなど）への参加	1. いつも	2. ときどき	3. なし
3. 町内会や自治会活動	1. いつも	2. ときどき	3. なし
4. 老人会（老人クラブ）活動	1. いつも	2. ときどき	3. なし
5. 趣味の会など仲間うちの活動	1. いつも	2. ときどき	3. なし
6. 奉仕（ボランティア）活動	1. いつも	2. ときどき	3. なし
7. 特技や経験を他人に伝える活動	1. いつも	2. ときどき	3. なし
8. 老人学級・老人大学への参加	1. いつも	2. ときどき	3. なし
9. カルチャーセンターでの学習活動	1. いつも	2. ときどき	3. なし
10. 市民講座・各種研究会・講演会への参加	1. いつも	2. ときどき	3. なし
11. シルバー人材（能力活用）センター活動	1. いつも	2. ときどき	3. なし
12. 近所づきあい	1. いつも	2. ときどき	3. なし
13. 生活用品や食料品の買い物（近所での買い物）	1. いつも	2. ときどき	3. なし
14. デパートでの買い物	1. いつも	2. ときどき	3. なし
15. 近くの友人・親戚を訪問	1. いつも	2. ときどき	3. なし
16. 遠くの友人・親戚を訪問	1. いつも	2. ときどき	3. なし
17. 国内旅行	1. いつも	2. ときどき	3. なし
18. 外国旅行	1. いつも	2. ときどき	3. なし
19. お寺参り（神社仏閣へのお参り）	1. いつも	2. ときどき	3. なし
20. スポーツや運動	1. いつも	2. ときどき	3. なし
21. レクリエーション活動	1. いつも	2. ときどき	3. なし

項目1は仕事，項目2～7は社会的活動，項目8～11は学習活動，項目12～21は個人的活動，の側面を示す．項目1は「あり」を，その他は「いつも」と「ときどき」を"該当あり"とし，該当する活動の個数を集計．高齢男性の平均該当数は，仕事0.42±0.49，社会的活動2.43±1.82，学習活動0.57±0.82，個人的活動5.32±2.60[16]．高齢女性の平均該当数は，仕事0.19±0.39，社会的活動1.88±1.75，学習活動0.50±0.84，個人的活動4.96±2.50[16]．

加活動の程度や活動性の高い活動内容を把握することができる．さらに，評価票の質問項目（活動内容）に対して，今後の活動に対する意欲を聴取することで，社会参加に対する"対象者のニーズ"についても評価が可能である．評価を通じて，対象者の現状での社会参加活動の状況とニーズの両者を把握し，促進可能な活動内容の選定と必要な支援を考慮していく．

"対象者を取り巻く人的環境と物理的環境"の評価も重要である．実際に社会参加を促進していく際，対象者の生活環境が影響することも少なくない．たとえば，友人との社会的交流が少ない，自宅から集団活動の活動拠点までの距離が遠い，などの人的および物理的環境要因によって，地域における集団活動への参加が妨げられる可能性がある[18]．社会的交流に関しては，親族や友人との交流状況を評価する指標がある（**表2**）[19]．物理的環境については，対象者の自宅周囲に公民館などの集団活動の拠点となる施設があるか，施設までの距離や移動手段などを評価することが重要である．人的環境や物理的環境が阻害要因になっていると考えられる場合には，地域の集団活動の場や参加者を紹介することで社会的交流の促進を図ること，また移動手段については地域で活用可能な社会資源を紹介していくことが必要である．地域住民のアクセスのよい場所に集団活動の拠点をつくることも検討する必要がある．この点については，まさに地域づくり，街づくりの視点も求められてくるといえよう．

高齢者の社会参加を促進するためには，対象者個人に対するミクロ的視点での評価，地域の生活環境に対するメゾ的およびマクロ的視点での評価を行うことが重要である．両者の状況を把握したうえで必要性に応じて対象者個人と環境の両者の課題に対応していくことが求められる．

表2 日本語版Lubben Social Network Scale短縮版（LSNS-6）

家族：ここでは，家族や親戚などについて考えます．					
1. 少なくとも月に1回，会ったり話をしたりする家族や親戚は何人いますか？					
0. いない	1. 1人	2. 2人	3. 3, 4人	4. 5〜8人	5. 9人以上
2. あなたが，個人的なことでも話すことができるくらい気楽に感じられる家族や親戚は何人いますか？					
0. いない	1. 1人	2. 2人	3. 3, 4人	4. 5〜8人	5. 9人以上
3. あなたが，助けを求めることができるくらい親しく感じられる家族や親戚は何人いますか？					
0. いない	1. 1人	2. 2人	3. 3, 4人	4. 5〜8人	5. 9人以上
友人関係：ここでは，近くに住んでいる人を含むあなたの友人全体について考えます．					
4. 少なくとも月に1回，会ったり話をしたりする友人は何人いますか？					
0. いない	1. 1人	2. 2人	3. 3, 4人	4. 5〜8人	5. 9人以上
5. あなたが，個人的なことでも話すことができるくらい気楽に感じられる友人は何人いますか？					
0. いない	1. 1人	2. 2人	3. 3, 4人	4. 5〜8人	5. 9人以上
6. あなたが，助けを求めることができるくらい親しく感じられる友人は何人いますか？					
0. いない	1. 1人	2. 2人	3. 3, 4人	4. 5〜8人	5. 9人以上

（文献19より引用）

LSNS-6の総得点は，上記の6項目の各選択肢の数値を単純に加算して算出．総得点の範囲は0点〜30点．12点未満は社会的孤立を示す．

3. ケースレポート

1 団地に居住する高齢者を対象とした社会参加促進の取り組み事例

高齢者個人が抱える課題と生活環境が抱える課題の両者へ対応しながら，住民のグループ活動を新たにつくり，地域の高齢者の社会参加を促進した事例を紹介する．

●事例紹介

> A市内の公営住宅団地に居住し，要介護認定を受けていない自立高齢者．当該団地の高齢化率は約40％ときわめて高く，介護予防のニーズが高い地域．

（1）評価

社会参加の状況：社会活動状況の指標[16,17]の中の社会的活動の側面を用いて調査．結果，自治会や老人会の活動，趣味や健康づくりのサークル活動，ボランティア活動，などの社会参加活動をしている高齢者の割合が少なかった．

他者との交流状況：日本語版Lubben Social Network Scale短縮版[19]（表2）を用いて調査．結果，親族や友人との交流が少なく，孤立している高齢者の割合が多かった．

団地周囲の環境：団地を担当地域とする地域包括支援センターと協働し，団地の老人会に所属する住民への聞き取り調査．結果，団地は最寄りの駅からの距離が遠く，バスの利便性も悪かった．さらに，団地内に集会所はあるが，住民の組織的な集団活動の拠点としては使用されておらず，団地から歩ける範囲内での住民の集団活動の拠点がなかった．

住民のニーズ：住民への聞き取り調査．歩いて行ける範囲の場所で学習活動やサークル活動を行うことができれば，活動に参加したいというニーズを認めた．

（2）地域の課題とニーズの把握

社会参加の活動状況や他者との交流状況が不良な高齢者が多い．その要因として，環境的に住民同士で交流できる場と機会がないことが考えられた．一方，住民は社会参加活動に対して意欲や興味はあり，環境要因が整えられれば，活動を促進することが可能であると考えられた．

（3）介入内容

理学療法士などのリハビリテーション（以下リハ）専門職，地域包括支援センター，団地の老人会のメンバー，団地を担当地域とする民生委員の関係者が協働し，健康づくりのための住民グループとして「健康づくりの会」と名付けたグループの立ち上げを企画．活動拠点は，団地の高齢者が歩いて移動できる団地内の集会所に設定．2週間に1回の頻度で活動し，健康づくりや仲間づくりにつながるような内容を企画し実施することとした．

グループの活動は，最初の3カ月目までは，リハ専門職，地域包括支援センター，住民，民生委員との協働で会を運営．この時期のグループで実施する内容は，リハ専門職と地域包括支援センターが中心となり，膝痛，転倒予防，認知症，地域活動の意義といったテーマについて，それぞれ講話とワークショップを行う活動を企画．会の運営や進行については，民生委員と住民の協力を得た．

4～10カ月目は，団地住民の自主的な活動へ移行できるよう，地域包括支援センターと民生委員が住民の活動を支援する形で会を運営．リハ専門職は，地域包括支援センターと民生委員を必要に応じて後方支援する立場とした．この時期のグループで実施する内容は，地域包括支援センターと住民が話し合いで決定．

11カ月目以降は，住民が自主的に活動する形とし，会で行う内容の企画・運営のすべてを，これまでの活動内容を参考にしながら住民が自主的に行う形で活動を継続．

（4）経過

住民グループ立ち上げのための，評価，介入，

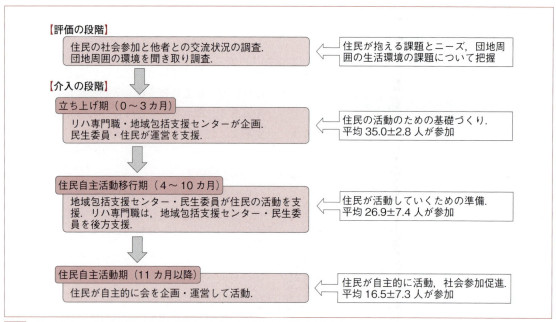

図2 住民グループ立ち上げのための評価・介入・住民自主活動に至る流れ

住民の自主活動に至るまでの流れを図2に示す.

立ち上げから3カ月間のグループの活動回数は全6回で,参加人数は平均35.0±2.8人であった.その後4～10カ月目での活動回数は全13回で,参加人数は平均26.9±7.4人であった.11カ月目以降は住民の自主活動としてグループの活動は継続し,活動回数は58回,参加人数は平均16.5±7.3人となった.11カ月目以降の住民の自主活動期の参加人数はやや減少した傾向にはあったものの,継続的かつ定期的にグループは活動しており,一定の参加者が集まるようになった.

住民の自主的活動となった時期の活動内容は,体操45.6%,近隣観光地への外出10.5%,知識・教養の講座10.5%,認知症予防8.8%,歌の会7.0%,パソコン教室7.0%であった.活動内容に偏りはあるものの,住民が自主的にさまざまな内容を企画し,運営・参加することが継続的に可能となった.

(上出直人)

文献
1) 杉原陽子:6.社会参加.老年学要論―老いを理解する(柴田 博・他編),初版,建帛社,2009,pp255-268.
2) 奥山正司:高齢者の社会参加とコミュニティづくり.社会老年学 24:67-82,1986.
3) 松岡英子:社会参加の関連要因.老年社会科学 14:15-23,1992.
4) 佐藤美由紀・他:アクションリサーチによる地域高齢者の社会参加促進型ヘルスプロモーション・プログラムのプロセス.老年社会科学 38:3-20,2016.
5) 斉藤雅茂・他:健康指標との関連からみた高齢者の社会的孤立基準の検討.10年間のAGESコホートより.日本公衛誌 62:95-105,2015.
6) Lund R et al: Can the higher risk of disability onset among older people live alone be alleviated by strong social relations? A longitudinal study of non-disabled men and women. *Age Ageing* 39: 319-326, 2010.
7) 金 貞任・他:地域中高年者の社会参加の現状とその関連要因―埼玉県鳩山町の調査から.日本公衛誌 51:322-334,2004.
8) 内閣府:5高齢者の社会参加活動.平成27年版高齢社会白書,日経印刷,2015,pp32-38.
9) Molzahn AE et al: Comparing the importance of different aspects of quality of life to older adults across diverse cultures. *Age Ageing* 40: 192-199, 2011.
10) Aida J et al: Assessing the association between all-cause mortality and multiple aspects of individual social capital among the older Japanese. *BMC Public Health* 11: 499, 2011.
11) Kanamori S et al: Social participation and the prevention of functional disability in older Japanese: The JAGES cohort study. *PLoS ONE* 96: e99638, 2014.
12) 安梅勅江:高齢者の社会関係性評価と3年後の機能低下との関連性に関する保健福祉学的研究.日本公衛誌 44:159-166,1997.
13) 島貴秀樹・他:地域在宅高齢者の介護予防推進ボランティア活動と社会・身体的健康およびQOLとの関係.日本公衛誌 54:749-759,2007.

14) Cruwys T et al: Social group memberships protect against future depression, alleviate depression symptoms and prevent depression relapse. Soc Sci Med **98**: 179-186, 2013.
15) 藤原佳典・他：ボランティア活動が高齢者の心身の健康に及ぼす影響．日本公衛誌 **52**：293-307, 2005.
16) 橋本修二・他：高齢者における社会活動状況の指標の開発．日本公衛誌 **44**：760-768, 1997.
17) 尾島俊之・他：いきいき社会活動チェック表の開発．公衆衛生 **62**：894-899, 1998.
18) 相馬優樹・他：介護予防運動の認知と関連する要因の検討．活動拠点までの物理的距離と社会的交流に着目して．日本公衛誌 **62**：651-661, 2015.
19) 栗本鮎美・他：日本語版Lubben Social Network Scale短縮版（LSNS-6）の作成と信頼性および妥当性の検討．日老医誌 **48**：149-157, 2011.

One Point ― 睡眠障害への対応

中窪 翔

加齢に伴い睡眠が浅くなり，高齢期では中途覚醒，早期覚醒が増加するなどの変化がみられる．また，加齢による身体の変化は中途覚醒の誘因となり，夜間の頻尿・疼痛などを引き起こすことになる．疾患や治療薬の副作用によっても不眠症をはじめとするさまざまな睡眠障害を有する割合は高くなる．

睡眠障害においては，まずは睡眠習慣を把握することが必要である．就寝時間，入眠時間，夜間覚醒回数，起床時間などを具体的に聴取する．夜入眠してから朝覚醒するまでの間で実際に睡眠していた時間の割合（睡眠効率）は85％以上が良好とされる．睡眠不足を補うために長く眠ろうと床の上で長時間過ごすことが，中途覚醒や熟眠感不足をもたらす場合があるため，眠たくなってから床につくなど，就寝時刻にこだわりすぎないことが重要である．日中の傾眠により夜間の睡眠障害がみられる場合には，日中は家族や介護スタッフによる声かけを行い，眠らせないようにする，日中（特に午前中に）屋外で太陽光を浴びることで，体内の生体リズムを整えるなどの対応が望ましい．

昼間から夕方の適度な運動は，入眠しやすく，夜間の睡眠を深くすることが知られているため，午後に運動療法を行うことで夜間の睡眠の質に好影響を与える可能性がある．一方，夜の激しい運動は就寝直前の入浴と同様に体温を上昇させ，交感神経系の活動が亢進するため入眠を妨げるおそれがあり，避けるべきである．さらに，食事は就寝3時間以上前に，入浴は1時間以上前に済ませるなど時間帯の指導を含めた睡眠衛生教育が睡眠障害の改善に有効である．

基本は非薬物治療であるが，睡眠薬などの薬物が奏功する場合も多い．薬物により最高血中濃度に至る時間が異なることや，睡眠薬の影響で転倒事故を引き起こす可能性もあるため，薬物の特性をあらかじめ把握しておくことが重要である．

8章 11 集団に対する指導

ポイント

① 高齢者を対象とした集団指導を行うにあたって必要なポイント
　まず重要な点は，全体のリスク管理である．転倒リスクはもちろんのこと，各高齢者の疾患背景を把握し，バイタルチェックを行うことが重要である．

② 理学療法の視点と実際
　上記のリスク管理をふまえたうえで，集団指導を円滑に行うためのポイントを以下に記載する．
①グループ内には機能による差が生じるが，全員が参加できるように運動強度の調整を行う．
②指導のもとを離れても，グループエクササイズないし運動習慣が継続するように工夫する．
③高齢者への敬意を忘れずに，丁寧な言葉づかいとわかりやすい説明を意識する（反対に，過剰に丁寧な対応によっても尊厳を傷つけることもあるため，留意する）．
④楽しく笑顔でできる運動を提供することを意識する．

1. 理学療法士が行う集団指導

　現在，病院内の保険診療内で理学療法を行う場合，限られた状況でのみ集団指導が許可されており，必要とされる場面は少ない．一方，地域の介護予防事業や総合事業をみてみると，その多くは運動中心の集団指導を基礎にした教室が実施されており，理学療法士として地域で活躍できる場といえる．そのような場では，高齢者を集団的に指導する能力が必要不可欠となる．
　集団で行う運動の効果としては，個別に行う運動とは異なり，仲間意識を高めることで運動に対するモチベーションを高める効果があることが報告されている[1,2]．そして，限定的ではあるものの運動の定着化にも適していることも示唆されている[3]．機能面での効果としても，多数報告されており，運動機能向上[4～7]はもちろんのこと，認知機能向上[8,9]，精神状態改善[10,11]，転倒予防[12,13]，生活の質（QOL）の向上[14]など数々の効果が示されており，高齢者に対する有用な介入方法であることは疑いようがない．

2. 理学療法の視点と実際

　高齢者に対して集団指導を行う場合，個別指導よりも人数分のリスクが増えていることを意識する必要がある．前章までで紹介されているバイタルサイン・転倒に対するリスク管理はもちろんのこと，各疾患を有する高齢者に対する理学療法でも述べられているように，各疾患特有のリスクを把握することは必須である．筆者が，介護事業などで集団指導を行う場合，各自治体で利用できる高齢者グループに対する保険やレクリエーション保険といった保険に加入し，万が一の場合に備えている．事前に予測して，リスクをマネジメントすることも重要であるが，事故が生じた後を想定しておくことも地域で集団指導を行う際には重要である．また，集団指導のリスク管理を考えた場

合，集団の人数設定が重要になってくる．1名の指導者で管理できる限界の人数は，指導者の技術・経験や参加する高齢者の機能レベルにも依存するため，一概に明確な数字を示すことは困難であるが，指導者の許容範囲を超える参加人数を集団指導する場合は，補助スタッフを付けることや運動強度・難易度を低下させてリスクを軽減することを推奨する．

このようなリスク管理をふまえたうえで，集団指導を円滑に行うための4つのポイントを以下に示す．

1 全員が参加できるように運動強度・難易度の調整を行う

集団指導を行う中で，誰しも頭を悩ませる問題は，集団内の高齢者同士の機能の違いである．それは，年齢・性別・運動習慣・疾患背景などのさまざまな因子に起因しており，単一的な指導は困難となる．極端な例を挙げると，車椅子を使用している高齢者と独歩の高齢者を同じ集団内で指導しなければならないようなことも起こりうる．このようにグループ内には機能による差が生じるが，全員が参加できるように運動強度・難易度の調整を行うことが，集団指導の際には求められる．それは，単純に一番機能が低下している高齢者に合わせて，運動強度・難易度を設定すればよいという問題ではない．そのように設定した場合，比較的機能が保たれている高齢者にとって，その教室は面白みのないものとなり，教室参加の辞退という状況を招きかねない．一方，機能が保たれている高齢者に合わせて運動強度・難易度を設定すると，機能が低下している高齢者にとっては苦痛となり，同じように教室参加を辞退することになりうる．

このような問題を解決する一つ目の手段として，各高齢者自身で運動強度を管理させる方法がある．自覚的運動強度を中心として，安静時心拍数と運動時心拍数により運動強度を管理することを指導するのである．各高齢者に心拍数で運動強度を管理させることによって，理学療法士が詳細かつ個別に高齢者の運動強度を調整せずとも全体の管理に集中することが可能となる．また，自覚的運動強度だけに依存して運動強度管理を各高齢者に任せていると，どうしても「甘え」が生じて適切な運動強度に達しない場合が多いが，目標心拍数を確認して，明確な達成数値を提示することで適切な運動強度の提供が容易となる．さらに，将来的に指導を離れて運動を継続していく際に，自分自身で運動強度を管理していくことが可能となる．

もう一つの運動強度・難易度の設定方法として，グループ内でさらに小グループを作成して小グループごとに課題設定を調整するという方法である．ただし，あからさまな分け方を行うとプライドを傷つける可能性もあるため，そのグループ分けは慎重に行う必要がある．

2 指導を離れても，グループエクササイズないし運動習慣が継続するように工夫する

集団指導の教室に参加している間は運動を実施するが，一度その期間が終了すると運動を中止してしまう高齢者は多い．運動で得られる健康増進効果は多岐にわたり，大変有効な手段ではあるが，1回の効果量は大変小さく，長く継続することによって初めて恩恵を受けることができる．そのため，指導を離れた後もいかに長く継続してもらえるようにするかが集団指導としても重要な要素となってくる．そのためには，集団指導開始当初より，いずれは指導を離れることを想定して進める必要がある．たとえば，筆者が携わっていた教室では，最終的には高齢者自身でグループエクササイズが継続できるように，ストレッチ，準備体操，筋力トレーニングについては挿絵付きの簡単なマニュアルを作成し，高齢者自身が順番に指導者役として，前に立って指導するような機会を設けるようにしていた．また，高齢者が自主的な運動グループ（自主グループ）を運営していくにしても，実施する会場の手配や高齢者同士の連絡網などの作成に関しては，自主グループ開設当初はサポートして，実情に即したグループ運営ができるようにしている．

3 高齢者への敬意を忘れずに，丁寧な言葉づかいとわかりやすい説明を意識する

高齢者への接遇について，具体的な方法は，7章－1（472頁），2（477頁）を参照してほしい．重要な点としては，常に敬意を払い，丁寧な言葉づかいとわかりやすい説明を意識することである．ただし，丁寧になりすぎて幼児をあやすような態度は，高齢者に対する軽視と捉えられる可能性もあるため，十分に注意する必要がある．

4 楽しく笑顔でできる運動を提供することを意識する

集団指導から脱落させず，また集団指導から離れても自主的に運動を継続させるためにも，運動することが楽しいということを認識してもらうことが重要である．その点において，グループエクササイズは個別指導と比較して秀でている．

3．ケースレポート

ここでは，国立長寿医療研究センター予防老年学研究部が大府市より委託を受けている介護予防事業「健康長寿塾」における実践例を紹介する．本項では，筆者が中心的にかかわった平成25年度事業を中心に紹介する．

1 健康長寿塾の事業目的

健康長寿塾は，介護保険法による介護予防事業に基づき，高齢者が要介護状態になることの予防を目的とし，また，運動器・栄養・口腔機能に関する心身の機能維持だけでなく，高齢者のQOLの向上を目指すために実施した．

2 健康長寿塾の対象者

健康長寿塾の対象者は，大府市内に住所を有している65歳以上の高齢者とした．中でも，大府市で実施した基本チェックリストの結果，運動器の機能向上，口腔機能向上，栄養改善に関する一次予防・二次予防事業の対象として該当した者のうち，健康長寿塾への参加が適当と思われた者に対して周知を行い，参加の同意が得られた者とした．健康長寿塾の主旨を考慮して，原則としては二次予防事業対象者を優先的に参加登録し，参加可能な人数まで一次予防事業対象者の参加の申し込みを受け付けた．

3 健康長寿塾の事業概要

厚生労働省の定める介護予防マニュアルに準拠し，通所型介護予防事業を実施した．なお，事業の実際は，複合型教室「健康長寿塾」として，運動器の機能向上，栄養改善，口腔機能向上を目的としたプログラムを実施した．

4 健康長寿塾の実施要項

健康長寿塾は，A～Fの6コースに分けて実施した．1コースにつき，定員は20～30名程度に設定し，教室全11回・機能検査3回・修了式1回とし計15回の日程で実施した．なお，健康長寿塾の対象者となった住民に対しては説明会を開催し，事業の主旨や目的などの説明を行い，同意を得たうえで参加してもらった（**図1**）．

健康長寿塾開始前・後における評価

健康長寿塾では，その効果を検証するために，開始前後で運動機能，認知機能に関する評価のほか，口腔機能，栄養状態，日常生活の状況や心理状況に関して評価を実施した．主な評価指標は以下に示すとおりである（**図2**）．詳細な評価の方法については，第3章を参照してほしい．

5 健康長寿塾のプログラムの概要

（1）運動向上プログラム

運動が主となる教室開催日には，オリジナル冊子「リフレッシュ運動手帳」を教材とし，記載しているリフレッシュ運動を準備体操として実施した．その後，厚生労働省ホームページに掲載されている「認知症予防マニュアル　記憶力の向上を目指したプログラム」の内容を参考に，2つのこ

とを同時に行いながら運動する「二重課題下での運動」と「有酸素運動」を実施した．これらの運動は，身体機能はもちろんのこと，認知機能に対しても改善効果があることが実証されている．

運動が主ではない教室開催日には，近年高齢者において問題視されている「引きこもり」や「既出頻度の低下」，「生活空間の狭小化」に着目し，講義形式で生活空間を広げることの重要性を認識してもらう行動変容プログラムを実施した（**図3，4**）．定期的に，高齢者に対して大府市内の地図を渡し，「過去1週間で自分が出掛けた場所に点を打ち，その点をつなげてください」という教示を行い，自身の生活空間の認識を促した．その際に，次回の聴取に向けて，意識して生活空間拡大の実施を促し，再度同様の作業を行い，どれだけ空間が広がったのかを，過去の地図と比較してもらった．比較の際には，グループワークとなるように，少人数のグループに分けて，各グループで工夫したことや得られた情報などの共有をすることで自己効力感の向上を目指した．

（2）口腔機能向上プログラム

口腔が主となる教室開催日は，口腔内の汚れや摂食嚥下機能・誤嚥性肺炎の発生機序等を解説した．また，口腔内の観察を行い，口腔ケア用品の使用方法の説明・実習や摂食機能訓練の実習や口腔機能を使ったレクリエーションを行った．口腔が主でない教室開催日は，オリジナル冊子「いき

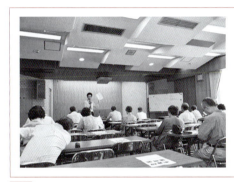

事業の主旨や目的，プログラム内容などを理解したうえで参加いただけるように，1時間程度の説明会を開催した．

説明会での説明を経て，事業参加に同意の意思があった参加者からは，書面による同意のサインを得た．

図1 説明会の開催

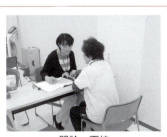
問診・面接

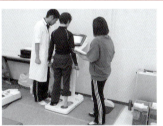
身体組成計測

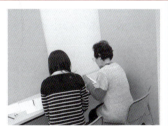
認知機能

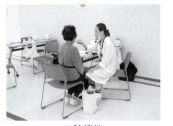
口腔機能

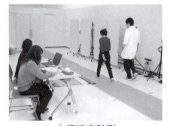
歩行速度計測

図2 健康長寿塾開始前・後評価の様子

いき元気に食べマウス」を教材とし，記載の内容の説明や毎回10〜20分間の口腔体操（舌体操や唾液腺マッサージほか）を実技で実施した．加えて家庭での実施を促した．

（3）栄養状態改善プログラム

栄養が主となる教室開催日は，食欲を維持し，バランスのとれた栄養摂取の方法や十分なエネルギー量を確保することで低栄養予防になることを解説した．また，習慣化されている食生活を見直す方法として，10種類の食品群チェックシートを用いて不足している食品群の自己確認ができる実習や体重の管理を促し普段の食生活が適正であるかの気づきと改善する方法を講義した．さらに多様な食物摂取の重要性に関する講義を実施．実際に家庭で取り組めるようチェックシートを配布し，食品摂取状況の記録を促した．

6 健康長寿塾の事業実施結果

（1）参加者数および参加率の推移

教室への参加を最終的に承認した167名の内，1〜11回までの平均参加人数は136名（81.4％）であった（表1）．137名が規定のプログラムを修了した．プログラムを修了した137名のうち，11回の教室と教室終了直後の検査を含めて全12回に出席された68名（39.5％）に皆勤賞を授与した．

（2）健康長寿塾の事業効果
❶運動機能

運動機能に対する効果の指標として，握力，片脚立位保持時間，通常歩行速度計測を事業開始の前後で測定した．それぞれの測定項目について，

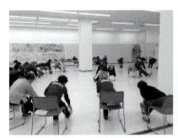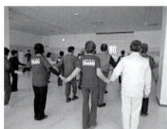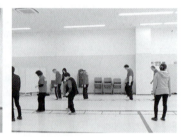

運動の回には20分程度ストレッチおよび筋力トレーニングを行い，その後は認知症予防プログラムに基づいて運動を実施した．常に継続実施の必要性を伝えるとともに，筋肉名を講義し鍛える筋肉を意識した運動実施を促した．
各プログラム中に，参加者同士のコミュニケーションを促進するようなプログラム（少人数のグループワーク，手遊び他）を取り入れ，仲間づくりを促した．

図3 グループエクササイズ

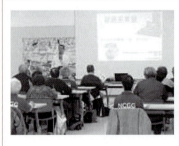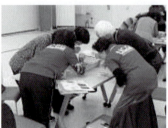

行動変容支援として，個人の目標設定や毎日の記録，フィードバックおよびグループワークの手法を用いた．グループワークは，「歩数の目標設定」や「継続するために」をテーマとして自身の取り組みを振り返り，意見交換を促した．現在の目標の再認識および今後の目標設定につなぐ内容とした．
また，参加者は毎日の食事摂取記録を付け，自身の摂取状況を把握するとともに，改善に努めた．

図4 行動変容支援

表1　回別の参加者数および参加率

教室回数	教室内容	参加人数(名)	参加率(%)
1回目	オリエンテーション	138	82.6
2回目	運動	141	84.4
3回目	口腔	145	86.8
4回目	栄養	135	80.8
5回目	運動	139	83.2
6回目	口腔	138	82.6
7回目	運動	138	82.6
8回目	栄養	138	82.6
9回目	運動	136	81.4
10回目	口腔	130	77.8
11回目	運動	126	75.4
教室全体の平均		136	81.4

対応のある t 検定で事業前後の変化を検討した結果，片脚立位保持時間においてのみ，事業開始前と比較して3カ月の教室後に有意な改善を認めた．各測定項目の変化を以下に示す．

【握力】全対象者（$n=134$）

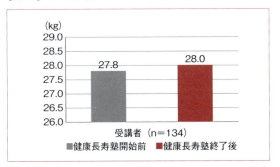

握力は，利き手で1回測定した．教室の前後で測定が可能であった全対象者134名の健康長寿塾開始前の数値を比較すると，開始前では平均27.8±7.4kg，終了後では27.9±7.6kgであり，有意な変化は認められなかった（$p=0.441$）．

【片脚立位保持時間】全対象者（$n=134$）

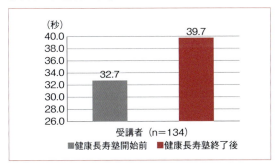

片脚立位保持時間は，任意の支持脚で2回測定したうちの最大値を個人の代表値とした（最大60秒）．全対象者134名の健康長寿塾開始前の数値を比較すると，開始前では平均32.7±22.7秒，終了後では39.7±22.6秒であり，終了後で有意な改善がみられた（$p<0.001$）．

【通常歩行速度】全対象者（$n=134$）

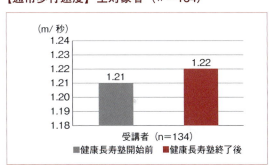

通常歩行速度は，6.4mの歩行区間（前後に2mずつの予備路）で，通常歩いている速度での歩行時間を計測した．5回の測定値を平均した値を個人の代表値とした．教室前後の測定を完遂した全対象者134名の健康長寿塾開始前の数値を比較すると，開始前では平均1.21±0.21秒，終了後では1.22±0.23秒であり，有意な変化は認められなかった（$p=0.108$）．

これらの結果より，健康長寿塾は運動機能の向上に対して限定的ではあるものの，改善効果を有しており，特にバランス能力の改善に有効であることが確認された．

❷認知機能

認知機能に対する効果の指標として，全般的な認知機能（MMSE），注意（TMT-A）／遂行機

能（TMT-B），処理速度を事業開始の前後で測定した．各測定項目の変化を以下に示す．

【全般的な認知機能（MMSE）】全対象者（$n=136$）

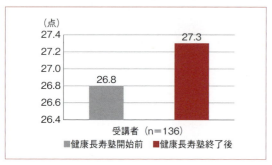

全般的な認知機能（MMSE）の成績は，全対象者136名の健康長寿塾開始前の数値を比較すると，開始前では26.8±2.7点，終了後では27.3±2.9点で，能力向上の傾向がみられており，統計分析においても有意な増加が認められた（$p=0.009$）．

【注意（TMT-A）】全対象者（$n=136$）

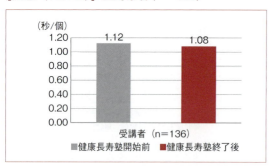

【遂行機能（TMT-B）】全対象者（$n=136$）

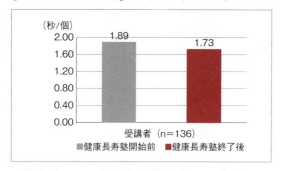

注意（TMT-A）／遂行機能（TMT-B）としての成績は，全対象者136名の健康長寿塾開始前の数値を比較すると，TMT-A（数字）の開始前では1.12秒/個，終了後では1.08秒/個，TMT-B（数字と平仮名）の開始前では1.89秒/個，終了後では1.73秒/個であり，ほぼ変化は認められなかった．統計分析においても，有意な差はみられなかった（$p=0.612$, $p=0.611$）．

【処理速度】全対象者（$n=136$）

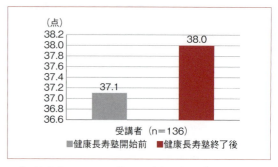

処理速度では，90秒間の制限時間内に課題を正しく遂行できた個数を成績とした．全対象者136名の健康長寿塾開始前の数値を比較すると，開始前では37.1個，終了後では38.0個であり，能力向上の傾向がみられたが，統計分析においては有意な増加がみられなかった（$p=0.053$）．

これらの結果より，健康長寿塾は認知機能の向上に対して一定の改善効果を有しており，特に認知機能の領域ごとに特異的に影響を与えるのではなく，全般的に向上する効果があることが示唆された．領域別に検討をすると，特に処理速度において統計学的には有意ではないものの，改善の傾向をみてとることができた．

❸生活空間の広がり

生活空間の広がりについては，運動を主とした活動，社会交流面を主とした活動にそれぞれ分類して聴取・評価を行った．統計解析は，対応のあるt検定を用いて事業前後の変化を検証した．欠損した値を除いた全対象者120名で解析を行った．健康長寿塾開始前の数値を比較すると，身体活動面においては開始前21.1点から終了後23.4点と改善が認められ，統計学的にも有意な変化を有していた（$p=0.043$）．社会交流面においては，開始前14.8点から，終了後15.4点と改善傾向がみられるが，統計学的に有意な効果は得られなかった（$p=0.397$）．これら身体活動面と社会交流面を複合化した総合得点は，開始前42.4点から終了後45.8点と生活空間の広がりを確認することができた．これは統計学的に検討しても，有意な改善効

果を有していることが示された（p＝0.045）．

【生活空間の広がり・身体活動面】全対象者（n＝120）

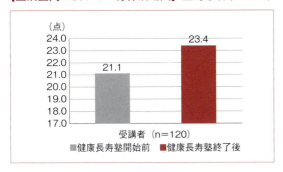

【生活空間の広がり・社会交流面】全対象者（n＝120）

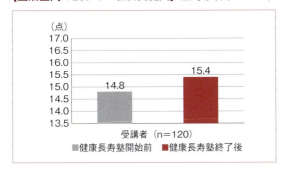

【生活空間の広がり・総合得点】全対象者（n＝120）

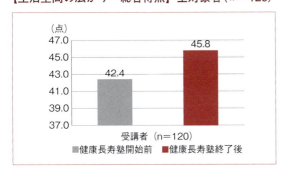

❹ 心理状態（うつ傾向）
【うつ傾向】全対象者（n＝135）

うつ傾向に関しては，Geriatric Depression Scale 15（GDS）を用いて評価した．15点満点のテストで，6点以上がうつ傾向であると判断される．全対象者135名の健康長寿塾開始前の数値を比較すると，開始前では3.24点から終了後では2.77点であり，改善効果が認められた．統計分析においても，有意な改善があった（p＝0.014）．

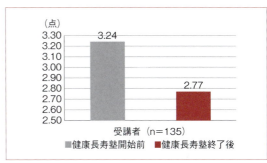

7 まとめ

これらの結果より，健康長寿塾では，運動機能や認知機能などの機能面だけにとどまらず，高齢者の生活空間の広がりやうつ傾向において有効な改善が確認された．これらの結果を考察すると，平成25年度における健康長寿塾は生活空間の拡大を1つのテーマとして挙げており，その効果が現れた結果であると考えられた．生活空間を拡大する因子として重要視されている心理状態であるうつ傾向についても改善がみられたことから，集団的な教室の実施が，仲間意識の向上などの心理的な因子が働くことにより，機能面だけでなく，生活空間によい影響を与えたと考えられた．

（堤本広大）

文献

1) Hughes SL et al: Best-practice physical activity programs for older adults: findings from the national impact study. *Am J Public Health* **99**: 362-368, 2009.
2) Al-Ali H, Fuleihan GE: Nutritional osteomalacia: substantial clinical improvement and gain in bone density posttherapy. *J Clin Densitom* **3**: 97-101, 2000.
3) Farrance C et al: Adherence to community based group exercise interventions for older people: A mixed-methods systematic review. *Prev Med* **87**: 155-166, 2016.
4) Patil R et al: Effects of a Multimodal Exercise Program on Physical Function, Falls, and Injuries in Older Women: A 2-Year Community-Based, Randomized Controlled Trial. *J Am Geriatr Soc* **63**: 1306-1313, 2015.
5) Howe TE et al: Exercise for improving balance in older people. *The Cochrane database of systematic reviews*: CD004963,

6) Levy SS et al: Evaluation of a multi-component group exercise program for adults with arthritis: Fitness and Exercise for People with Arthritis (FEPA). *Disabil Health J* **5**: 305-311, 2012.
7) Gotou T et al: Prevention of decline in subjectively perceived physical function of the elderly by regular participation in a community-based exercise group. Nihon Ronen Igakkai Zasshi **47**: 601-610, 2010.
8) Suzuki T et al: A randomized controlled trial of multicomponent exercise in older adults with mild cognitive impairment. *PLoS One* **8**: e61483, 2013.
9) Suzuki T et al: Effects of multicomponent exercise on cognitive function in older adults with amnestic mild cognitive impairment: a randomized controlled trial. *BMC Neurol* **12**: 128, 2012.
10) Shahidi M et al: Laughter yoga versus group exercise program in elderly depressed women: a randomized controlled trial. *Int J Geriatr Psychiatry* **26**: 322-327, 2011.
11) Sung K: The effects of 16-week group exercise program on physical function and mental health of elderly Korean women in long-term assisted living facility. *J Cardiovasc Nurs* **24**: 344-351, 2009.
12) Gillespie LD et al: Interventions for preventing falls in older people living in the community. *Cochrane Database Syst Rev* CD007146, 2012.
13) McPhate L et al: Program-related factors are associated with adherence to group exercise interventions for the prevention of falls: a systematic review. *J Physiotherapy* **59**: 81-92, 2013.
14) Vaapio S et al: Effects of risk-based multifactorial fall prevention on health-related quality of life among the community-dwelling aged: a randomized controlled trial. *Health Qual Life Outcomes* **5**: 20, 2007.

One Point

骨粗鬆症への対応

新井智之

　骨粗鬆症とは，「低骨量と骨組織の微細構造の異常を特徴とし，骨の脆弱性が増大し，骨折の危険性が増大する疾患」と定義されている[1]．骨粗鬆症は自覚症状が出現しないため，「沈黙の疾患」と言われており，骨折をして初めて気づくことが多い．実際に大腿骨近位部骨折の発生率は増加しているにも関わらず，骨粗鬆症の検診率や治療率は極めて低い現状にある[2-4]．骨粗鬆症治療の目的は，骨折を防ぐことであり，理学療法士も骨粗鬆症予防や骨折予防に積極的に介入していくべきである．

　運動療法が骨密度増加や低下抑制に効果があるという報告は，多数存在する．「骨粗鬆症の予防と治療のガイドライン2015年版」においても，筋力増強運動・荷重運動・歩行などの有酸素運動は，骨密度の上昇効果があるとしている[5]．運動種目の例としては，背筋運動，踵落とし，ジャンプ，片脚立ちなどがある．しかし，それらの研究の多くは，介入期間が長く，少なくとも1年間の運動介入により，骨密度上昇効果を得ている．このことは，骨粗鬆症予防には，運動の継続が最も重要であるということを示唆している．理学療法士は地域の介護予防教室や病院での退院時指導において，運動指導を行うことが多い．このような場面において，理学療法士自身が骨粗鬆症予防の視点をもって，運動継続に対するアプローチを行うことが，骨粗鬆症・骨折予防にとって重要である．

　一方，運動による骨折予防効果は，一定の見解が得られていない．骨折予防には，運動介入だけでは限界があり，栄養・薬物療法を組み合わせて考えていく必要がある．そのためには多職種連携による骨折予防へのアプローチが必要であり，現在では日本骨粗鬆症学会が中心となり，骨粗鬆症リエゾンサービス（医師および多職種のメディカルスタッフが連携し実施する，骨粗鬆症の予防と改善および骨折防止の取り組み）が開始されている．このような中で，理学療法士は運動療法という側面から，骨折の原因となる転倒や骨密度低下の予防に関わることが重要である．

1) Assessment of fracture risk and its application to screening for postmenopausal osteoporosis. Report of a WHO study group. *WHO tech rep ser*, 843: 1-129, 1994.
2) 山内広世：図で見る骨粗鬆症2013，骨粗鬆症検診の実態. *Osteoporosis J*, **21**: 60-61, 2013.
3) 鈴木敦詞：脆弱性骨折の悪の連鎖―課題と新たな挑戦，骨粗鬆症リエゾンサービス（国内の現状）．骨粗鬆症治療, **12**: 37-40, 2013.
4) Hagino H et al: The risk of a second hip fracture in patients after their first hip fracture. *Calcif Tissue Int*, **90**: 14-21, 2012.
5) 骨粗鬆症の予防と治療ガイドライン作成委員会編：骨粗鬆症の一般的な治療（薬物以外）運動指導. 骨粗鬆症の予防と治療ガイドライン2015年版, ライフサイエンス出版, 2015, pp80-81.

8章 12 地域保健事業（介護予防事業）での予防活動

> **KEY ポイント**
>
> ❶ **介護予防に必要なポイント**
>   理学療法士の観点から身体機能を軸として，活動，参加レベルを含めた生活機能全般を改善することが介護予防の目的として求められている．
>
> ❷ **理学療法士の視点と実際**
>   ①トレーニングの対象筋として運動学的見地から大きな単関節筋や体幹機能を考慮する．
>   ②高齢者の自主的で継続的なプログラムに合致した適切な負荷量を設定する．
>   ③対象者への直接的アプローチの他に，集団（事業）評価，ボランティア育成についても理学療法士として期待される．

1．介護予防事業に必要なポイント

　予防的見地は，「保険給付は要介護状態の軽減もしくは悪化の防止または要介護状態となることの予防に資するよう行われるとともに，医療との連携に十分配慮して行われなければならない」と介護保険法（第2条第2項）にも謳われているように，介護保険の基本的な姿勢の1つである．介護予防事業の目的は，生活機能の維持・向上を積極的に図ることで，高齢者が要介護状態となることを予防するとともに，たとえ要介護状態等になった場合でも，その軽減・悪化の防止にある．

　介護予防事業は地域支援事業の1つであり，地域支援事業は介護予防事業のほか，包括的支援事業，任意事業から構成される．介護予防事業は一次予防事業と二次予防事業からなり，一次予防事業は，介護予防普及啓発事業，地域介護予防活動支援事業，一次予防事業評価事業で構成される（図1）．

　介護予防事業に対して理学療法士として求められることは，対象者・参加者の心身機能や活動・参加レベルの改善を目的としたプログラムの策定とその実践という直接的アプローチである．しか

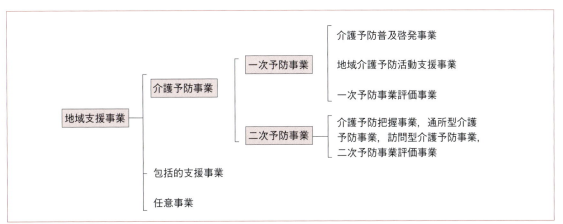

図1　地域支援事業の構成（平成28年度時点）

し，それだけではなく，地域介護予防活動支援事業でのボランティア育成や，一次予防事業評価事業における評価の作成などの間接的アプローチもある．このため，介護予防事業に携わる理学療法士として，まず介護予防事業を含めた事業全体の把握が必要である．

2．理学療法の視点と実際

1 リスク管理

対象者が高齢者である以上，運動に関するリスク管理は非常に重要である．しかし対象者にリスク管理について多くの注意点を説明しても，高齢者が記憶することは困難な場合が多い．このため，注意点については限定した項目のみ説明するようにすべきである．

（1）無理をしない範囲で運動する

真面目な高齢者に限って，指導者通りの運動を実践しようとして，運動による疼痛が発生しているにもかかわらず運動を模倣・実践しようとしてしまいがちである．痛みが出ないように，「無理をしない範囲」で行うように指導すべきである．また運動の負荷量も，やはり「無理をしない範囲」で設定・指導すべきであり，後述するように低負荷設定で十分に効果が期待できることも説明すべきである．

（2）運動中は息を止めない

息を止めて力むことにより，腹圧が上昇し，筋出力が向上するとともに，血圧が上昇する現象である「バルサルバ効果」を誘発してしまう．このため，運動中でも息ができる範囲で，無理をせずに運動するように指導すべきである．先に述べた痛みをこらえることでも息を無意識に止めてしまいがちなので，やはり「無理のない範囲」で運動を行うことは，リスク管理上非常に重要なポイントになる．

2 対象筋

高齢者は生活機能全般の低下をきたしていることが考えられるため，強化すべき対象部位は広範囲になりがちである．しかし，運動プログラムの項目が多くなればなるほどプログラムが複雑になり，対象者に実践してもらいにくくなってしまう可能性が大きくなる．このため，優先順位を考慮して，可能な限り運動プログラムの項目は絞り，効率的な内容にすべである．

（1）大きな単関節筋から鍛える

効率よく筋出力を向上させるにはトレーニング対象筋として大筋群を優先すべきである．また運動学上，円滑な運動を調節することに適した多関節筋よりも，力を出すことに適した単関節筋の優先順位も高くすべきである．たとえば転倒予防のため，トゥークリアランスを確保させるために前脛骨筋を強化し，足関節背屈角度を向上させるという考え方よりも，大きな単関節筋である腸腰筋（厳密にはそのうちの腸骨筋）をトレーニングの対象とし，脚全体の運動を改善する方針が優先される．

（2）体幹機能の考慮

介護予防，特に転倒予防を考える場合，下肢機能に焦点を当ててしまいがちである．しかし，体幹の十分な支持があって，上下肢の合目的な運動が発揮されるため，腹筋・背筋といった体幹に対するアプローチも重要である．

3 負荷量

個別の運動負荷量設定が困難なことがポピュレーション・アプローチの限界の1つでもある．後述するように，RPEの「11：やや楽」レベルの反復回数，2回/週の頻度のプログラムで一連の結果が得られている．実際の介護予防事業では，実施頻度がさらに確保しづらくなることを考慮すれば，高齢者の自主的で継続的なプログラムが望まれる．このためには，低負荷での設定が現実的である．

4 目標設定

特に介護予防サービス開始当初の介護予防事業では，運動機能を偏重する傾向があったことから，筋力やバランスといった運動機能だけではなく，活動，参加レベルを含めた生活機能全般を改善することを介護予防の目的とすることが求められている．つまり，「介護」予防であって「転倒」予防でも身体機能向上でもないということを認識しておかなければならない．このため，ケースレポートで後述するように，参加者の活動・参加面の要望や変化を把握し，プログラムの目標に反映することが重要である．

5 評価

介護予防事業の評価は，対象者への個別評価と事業に対する集団評価に大別される．

（1） 対象者への個別評価
❶個別評価項目の選定

個別評価の目的は，①リスク管理，②効果的な介護予防プログラムの策定に対する基礎資料の提供，③客観的フィードバックがある．大田原市では介護予防モデル事業の結果をもとに，次の8項目を個別評価の項目としてあげている．

a．筋力
　①CS30（30sec Chair-standing Test）
　②握力
b．歩行能力：5m歩行時間（至適速度，最大速度）
c．動的バランス
　①TUG（Timed Up and GO test）
　②FRT（Functional Reach Test）
　③継ぎ足歩行
d．静的バランス：開眼片脚立ち

❷個別評価基準値の作成

多くの対象者のデータを蓄積することで，市区町村独自の体力評価票を作成することができる．大田原市では性・年齢階層別に「すごい（優秀）」から「がんばって（努力が必要）」の5段階評価票を作成し，個別評価の目的の1つである客観的かつ即時的にフィードバックができるようにしている（図2）．

（2） 集団評価：一次予防事業評価事業の重要性

一次予防事業評価事業は一次予防事業の1つで（図1），対象者の状況に関する評価および介護予防事業評価を年度ごとに実施し，その結果に基づき事業の改善を図るものである．介護予防事業が行政を主体として実践されるものである以上，必要な予算を議会の承認を得て獲得する必要がある．このためには，個別の対象者のデータをまとめ，事業全体のマクロな評価をし，担当部署や議会に報告することが必要となる．こうした事業の評価・報告には理学療法士としての疫学的，統計学的知識が必要となる．特に4で述べたように，事業の目標は生活機能全般とすべきであることから，事業評価についても身体機能・能力レベルだけではなく，転倒率の変化，介護保険料の抑制といった社会的効果についても対象とすべきである．

6 地域介護予防活動支援事業における理学療法士の役割

ポピュレーション・アプローチの問題点の1つに，多くの地域在住の高齢者を対象とする指導者の量的限界がある．このため，介護予防事業においては，同事業の担い手であるボランティアの養成が必須となる．一次予防事業における地域介護予防活動支援事業は，こうしたボランティア育成に関する事業である．理学療法士は対象者・参加者の心身機能や活動・参加レベルの改善を目的としたプログラムの策定とその実践といった直接的アプローチの他に，事業を支えるボランティアを養成する間接的アプローチに関しても，その活動が期待される．具体的には，これらボランティアの各養成講座の講師として，介護予防，特に運動実践に関する知識や技術の教育に携わることが期待される．このためには，単にプログラム・メニューを策定する知識だけではなく，教育者としての知識や視点も必要となってくる．

7 注意すべき介護予防事業特有の問題点

（1） 行政リスク

介護予防事業が行政を主体として実践されるも

体力測定基準値（女性）

氏名　　　　　　　測定日　年　月　日

		年齢	レベル				
			がんばって	もうちょっと	ふつう	すごい	ものすごい
女性	筋力	脚の筋力（回） 64歳以下	28以下	29～34	35～44	45～66	67以上
		65～74歳	24以下	25～34	35～43	44～52	53以上
		75～84歳	19以下	20～28	29～36	37～45	46以上
		85歳以上	15以下	16～23	24～32	33～40	41以上
	握力（Kg）	64歳以下	18以下	19～22	23～26	27～30	31以上
		65～74歳	17以下	18～21	22～25	26～29	30以上
		75～84歳	15以下	16～19	20～22	23～26	27以上
		85歳以上	8以下	9～14	15～19	20～25	26以上
	歩行能力（5m）	通常歩行（秒） 64歳以下	4.1以上	3.6～4.0	3.0～3.5	2.5～2.9	2.4以下
		65～74歳	4.5以上	3.9～4.4	3.2～3.8	2.6～3.1	2.5以下
		75～84歳	5.6以上	4.6～5.5	3.7～4.5	2.7～3.6	2.6以下
		85歳以上	6.8以上	5.5～6.7	4.2～5.4	2.9～4.1	2.8以下
		最大歩行（秒） 64歳以下	3.1以上	2.7～3.0	2.3～2.6	1.9～2.2	1.8以下
		65～74歳	3.4以上	2.9～3.3	2.4～2.8	1.9～2.3	1.8以下
		75～84歳	4.4以上	3.6～4.3	2.9～3.5	2.1～2.8	2.0以下
		85歳以上	5.6以上	4.5～5.5	3.3～4.4	2.2～3.2	2.1以下

バランス	年齢	レベル				
		がんばって	もうちょっと	ふつう	すごい	ものすごい
立って歩いて回って座る（秒）	64歳以下	7.4以上	6.4～7.3	5.4～6.3	4.4～5.3	4.3以下
	65～74歳	8.1以上	7.0～8.0	6.0～6.9	4.9～5.9	4.8以下
	75～84歳	10.2以上	8.5～10.1	6.9～8.4	5.2～6.8	5.1以下
	85歳以上	13.4以上	9.9～13.3	7.3～9.8	6.7～7.2	6.6以下
継ぎ足歩行（秒）	64歳以下	21.7以上	17.4～21.6	13.2～17.3	8.9～13.1	8.8以下
	65～74歳	28.4以上	22.0～28.3	15.7～21.9	9.3～15.6	9.2以下
	75～84歳	32.6以上	24.7～32.5	16.9～24.6	9.0～16.8	8.9以下
	85歳以上	44.1以上	34.9～44.0	25.7～34.8	16.5～25.6	16.4以下
手を前に伸ばす（cm）	64歳以下	32以下	33～39	40～45	46～52	53以上
	65～74歳	27以下	28～35	36～42	43～49	50以上
	75～84歳	23以下	24～31	32～38	39～45	46以上
	85歳以上	20以下	19～26	27～33	34～39	40以上
片足立ち（秒）	64歳以下	59以下	60以上			
	65～74歳	7以下	8～29	30～59	60以上	
	75～84歳	1以下	2～5	6～27	28～59	60以上
	85歳以上	1以下	2～3	4～7	8～28	29以上

（大田原市役所　高齢幸福課）

図2　体力測定の5段階評価票

のである以上，行政リスクを考慮しておかなければならない．行政リスクとは，広くは行政が計画・実施する政策の失敗を指すが，ここでは行政による事業方針の急な変更のことをいう．たとえば，2017（平成29）年度より導入される地域包括ケアシステムといった国レベルの政策の変更や，首長の交代，人事異動による事業担当部署の長や担当者の変更がこれにあたる．担当部署の長が必ずしも介護保険の知識を有しているとも限らない．このため，行政側に事業の重要性や具体策を提案することや，そのために 5-（2）項で述べた事業評価を確実に報告し，事業の根拠（エビデンス）

として蓄積しておくことが重要である．

（2） 非参加者のリクルート

筆者が介護予防事業に携わる栃木県大田原市でも，毎年約3,000人の参加者があるが，本来の対象者である「要介護状態となることを予防」すべき高齢者全員が，事業に参画しているとはいいがたい．同事業に参画していない潜在的対象者をどう発見し，事業に参加させるかは介護予防事業を実践するうえで非常に大きな問題であり，行政関係者とともに考えていかなければならない課題である．

3．ケースレポート：栃木県大田原市での取り組み

本項では，介護予防事業の実践例として，栃木県大田原市の同事業を紹介する．

1 栃木県大田原市について

同市は栃木県北部に位置する人口73,387人，高齢化率24.6％の地方自治体である（2014年10月時点）．2010（平成22）年の総人口は75,496人，高齢化率は21.6％であるから，日本全体と同様，人口が減少し，高齢化率・高齢者人口が増加している状況にある．高齢福祉事業は保健福祉部高齢幸福課が所管し，介護予防事業については同課介護予防係が担当している．介護予防係は保健師2名，理学療法士1名の計3名の専門職から構成される部署である．また，同市は介護予防拠点施設「高齢者ほほえみセンター」を市内24カ所に整備し，同施設を中心に一次予防事業を実践するとともに，介護予防事業以外の地域住民による自主的な活動を支援している．

2 平成16年度介護予防モデル事業

介護予防モデル事業とは，「軽度の要介護認定者を中心に介護予防サービスを重点的に提供し，その効果測定及び評価分析を行う」厚生労働省の事業で，2006（平成18）年の介護予防給付創設以前の2004（平成16）年，栃木県大田原市を含む全国55の自治体が事業に参画し，同給付創設の基本データを提供した．

具体的な事業内容として，時期は2004（平成16）年11月から翌年1月までの3カ月間，2回/週，21名の対象者を事業実施場所である国際医療福祉大学に送迎し，1日あたり2時間のプログラムを実施した．2時間のプログラムの内容は，市内の介護予防拠点施設や公民館などでの実践を念頭に，特別な機器を使用しない7種類のプログラムを選定し，サーキットトレーニング方式により実施した．具体的にはスクワット，フォワードランジ，クランチ（腹筋運動），ブリッジ運動，セラバンドを使用した股関節外転・ローイング，応用歩行練習として継ぎ足歩行の7種類である．各プログラムの回数・強度の設定は自覚的運動強度（RPE，図3）にて「11：やや楽」レベルで継続可能な運動強度（反復回数，ゴム強度）とした．

3カ月間の同事業の効果判定には，身体機能・活動面では筋力（握力，膝伸展筋力），動的バランス（Timed Up and Go test, functional reach test），静的バランス（開眼・閉眼片脚立位時間），歩行能力（10m歩行時間），柔軟性（長座位体前屈）の8項目を測定した．また要介護度一次判定を実施した．いずれの項目も事業前後で測定し，その

20	
19	非常にきつい
18	
17	かなりきつい
16	
15	きつい
14	
13	ややきつい
12	
11	楽である
10	
9	かなり楽である
8	
7	非常に楽である
6	

図3 自覚的運動強度

変化を検討した．加えて，心理機能・参加面に関しては事業後に参加者の感想を聴取した．さらに事業終了8カ月後に再度，身体機能・活動の状態，自己練習の実施状況を追跡調査した．

結果として，膝伸展筋力，動的バランス，歩行能力，柔軟性は改善したものの，握力，静的バランスは変化しなかった（**表1**）．要介護度については，21名中1名について要介護度が1度重度化したものの，21名中10名が「非該当」と判断され，要介護度が改善した（**表2**）．最終日の参加者の感想では，「体・足が軽くなった」「歩くのが楽になった」といった身体機能・能力面のコメントの他に，「外出できるようになった」「調理することが増えた」といった参加面，「気持ちが明るくなった」「気分的にすっきりしている」といった精神面での肯定的な意見が認められた．また事業終了8カ月後の調査では，身体機能が低下する一方で歩行能力が保たれることが観察された．追跡調査対象者の75%（12名中9名）が自己練習を実施したという調査結果をふまえれば，より自己練習による運動の継続により効率的な動作が可能となったことが考えられる．また社会参加面においても，介護保険サービス（訪問介護）の利用を中止したり，「草むしりができるようになった」という意見が認められた．

3 介護予防事業の展開

以上の事業から特別な機器を使用しない低強度下のトレーニングで，心身機能・活動・参加レベルでの改善が認められたことから，2006年度から同プログラムを市の介護予防普及啓発事業の1つとして採用した．また同市は，市内24カ所（2013年時点）に地域拠点を設置し，同拠点にて同プログラムによる筋力向上の他，口腔ケア，栄養改善，認知症予防などの介護予防に関する知識の普及活動と実践を1回/月実施している．2006〜2011年度の6年間で，同事業実施回数は計1,568回，参加延べ人数は26,126名であった．

4 介護予防事業の7年間の追跡調査

2006〜2012年度の7年間の大田原市介護予防一般高齢者施策に参加した，同市内在住高齢者延べ2,452名（女性2,040名，男性412名）のうち，同期間継続的に施策に参加した57名（女性：50名，男性7名）について，個別評価内容（CS30，握力，5m至適・最大歩行時間，TUG，5m継ぎ足歩行テスト，FRT，開眼片脚立ち）を集計した．また過去1年間の転倒経験・転倒回数を聴取した．結果として女性前期高齢者に関して，事業開始2〜4年で動的バランスが改善し転倒率が低下したことは転倒予防という視点において介護予防事業

表1 3カ月間のプログラムによる身体機能の変化

		n	プログラム前	プログラム後
筋力	握力(kg)	20	19.6±6.7	20.9±6.1
	膝伸展筋力(N)	20	123.4±33.7	176.8±47.7*
動的バランス	TUG(秒)	19	21.5±11.3	16.5±8.7*
	FRT(cm)	17	26.1±6.7	34.4±9.5*
静的バランス	開眼片足立位(秒)	14	7.0±5.5	9.9±10.6
	開眼片足立位(秒)	11	2.7±1.7	4.1±3.1
歩行能力	10m歩行時間(秒)	20	17.9±10.8	14.5±9.8*
柔軟性	長座位体前屈(cm)	18	29.5±10.0	34.7±9.4*

*: significant difference, $p<0.05$

表2 3カ月間のプログラムによる要介護度（1次判定）の変化

	非該当	要支援	要介護1	合計
プログラム前	1	13	7	21
プログラム後	10	6	5	21

単位：名

表3 介護予防事業の7年間の追跡調査

		n	H18	H21	H24
筋力	CS30 [回]	59	31.2 ± 10.7	39.2 ± 9.2*	39.6 ± 8.7*
	握力 [kg]	85	23.9 ± 5.6	23.1 ± 6.0*	22.0 ± 5.8*, ††
歩行能力	5m通常歩行 [秒]	83	4.0 ± 0.8	3.7 ± 0.7*	3.9 ± 1.0†
	5m最大歩行 [秒]	77	3.0 ± 0.5	2.9 ± 0.5	3.4 ± 3.3
動的バランス	TUG [秒]	60	7.5 ± 1.5	6.9 ± 1.0*	7.0 ± 1.5*
	継ぎ足歩行 [秒]	31	20.7 ± 5.2	15.4 ± 3.5*	14.3 ± 4.1*
	Fリーチ [cm]	66	36.1 ± 7.8	38.0 ± 9.2*	33.0 ± 8.6*
静的バランス	開眼片足立ち [秒]	81	36.2 ± 20.8	33.1 ± 23.4	30.5 ± 23.4*

*: significant difference vs H18, †: vs H21, $p<0.05$

の有効性を示していると考えられる(**表3**).

(下井俊典)

参考文献
1) 栃木県大田原市:大田原市高齢者福祉計画・介護保険事業計画あんしんプラン(第6期計画).平成27年3月.
2) 厚生労働省:介護予防マニュアル.改定版,平成24年3月,2012.

8章 13 訪問リハビリテーション

> **KEY ポイント**
>
> **① 訪問リハビリテーションに必要なポイント**
>
> 訪問リハで必要なことは，利用者の生活や状態を理解し，利用者個々の目標達成に向けてリハを提供し，在宅療養生活を安定して継続できるように手助けすることである．訪問リハの利用者は，疾患や年齢もさまざまで病期も多岐にわたるため，多方面にわたる知識と理解が必要とされる．そのため，理学療法分野に限らず一医療職として，病態のリスクを管理しながら，他職種と連携をとってサービスを提供することが求められる．また，在宅環境の特性に合わせた在宅理学療法の提供が必要となる．
>
> **② 理学療法の視点と実践**
>
> 在宅理学療法の視点として重要なことは，身体活動に着目することである．どんなに筋力があっても使わなければ衰えてくる．保持している身体機能を活動に転化することができれば，機能維持も図れる．日常的な生活にリハの概念をもち，生活空間を広げることが，身体活動を高めることにつながると考える．

1. 訪問リハビリテーションに必要なポイント

訪問リハビリテーション（以下リハ）は，疾病や傷害により屋内生活に支障をきたし，外出が制限される状態にある要支援・要介護者や難病患者が主な対象者である．訪問リハ利用者の主な疾患（図1）と要介護状態（図2）を示す[1]．脳血管障害を有する利用者の割合が最も多いが，発症後急性期病院や回復期病院を経てすぐに訪問リハを開始する利用者はそれほど多くなく，退院後自宅での生活を送っていて徐々に機能が低下し訪問リハの依頼があるケースも少なくない．訪問リハはさまざまな時期に必要性が生じる（図3）．急性発症から退院直後の在宅混乱期，在宅生活が安定し，より高度な日常生活活動（ADL）を習得し，QOLや身体活動を高める時期，新たな疾患の発

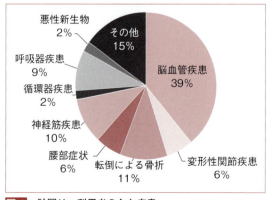

図1 訪問リハ利用者の主な疾患

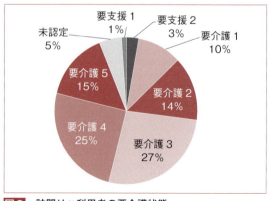

図2 訪問リハ利用者の要介護状態

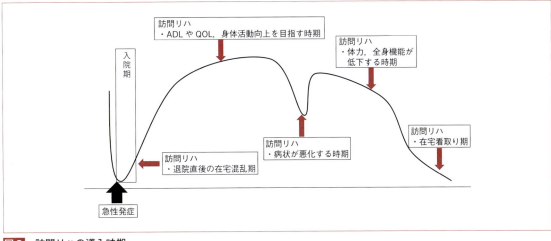

図3　訪問リハの導入時期

症や何らかの事情により病状が悪化する時期，加齢変化によって体力・全身機能が低下する時期，人生の終わりを迎えるための準備をする在宅看取り期などである．これら訪問リハでは導入時期が病院と異なるため，目標の立て方も変わってくる．病院でのリハは，退院がゴールの設定時期であるため，目標も退院までに目指すこととして立案されるが，訪問リハにおけるゴールとは，個々の状況によって変化し続け，目標も変更し続けるものである．当訪問看護ステーションの利用者終了理由を調査してみると[1]，死亡や入院，入所などにより在宅生活が中止になった群が約半数を占め，目標達成できた群は10%であった（図4）．つまり，機能が向上しリハを必要としなくなる利用者は少なく，入院などにより中止を余儀なくされる利用者が多いため，利用者個々のリスクをしっかりと把握し，誤嚥性肺炎や転倒による骨折を予防し，安定した在宅療養生活を送る手助けをすることが訪問リハの役割でもある．そのためには，他職種と連携をとり合いながらサービスを提供する必要がある．

ここからは，訪問リハの特徴を紹介する．病院とはリハ環境が異なるため，それを把握したうえで，プログラムを立案し介入を行わなければいけない．訪問リハのデメリットは，①個別的運動強度の設定が困難であること，②住環境により制約を受けること，③非監視下による危険性があること，である．訪問リハは利用者個人の自宅で行う

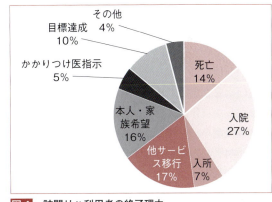

図4　訪問リハ利用者の終了理由

ため，医療機器がそろっておらず，限られた屋内環境で実施するため，制約も多い．また，訪問リハは，セラピストが自宅に一人で訪問し，主に週1回1時間程度で提供されることが多く，それ以外の時間に利用者が何もしなければ効果は得にくい．自主練習等を指導することにより，セラピストが訪問しない時間にも運動や活動を習慣化する必要がある．そのためには，自主練習も安全で継続できるものでなくてはならない．

一方，訪問リハのメリットは，①簡易的であること，②自分のペースで施行できること，③家族の支援を受けやすいこと，④実際の生活環境で練習ができること，である．入院や通院でのリハと異なり，利用者個々のライフスタイルに合わせて自宅でリハができることが訪問リハの特徴である．実際に困っている生活環境において動作練習が行

えるので，動作の安全性や習慣化も得やすい．また，家族の支援を受けやすいことも大きなメリットである．介護をしている家族に困っていることや危険だと思うことを聴取し，それに基づいて，自主練習の提示や介助方法の指導，福祉用具の導入を提案できることがメリットであり，訪問リハに携わるセラピストはそこに重点的にかかわる必要がある．

2. 理学療法の視点と実際

　訪問リハにおける在宅理学療法の視点として大事なのは，身体活動に着目することである．セラピストが訪問している少ない時間だけ動くのでは，機能向上は難しい．生活を送るうえでいかにリハの概念をもち，生活にリハを植え込むかである．つまり，トイレに行くのもリビングで食事をとるのもリハの一環であることを考え，その気持ちを植え付けられるかである．したがって，寝室だけに閉じこもらずに屋内での生活空間を広げ，外出へとつなげることで身体活動を高めることが訪問リハの重要な要素であると考える．

　しかし，身体活動を高めるためには，基礎となる身体機能を一定程度保持していることも重要である．起居動作や歩行を安全に遂行するための身体機能が備わっていない利用者も多くいるため，筋力や柔軟性など機能的側面から身体活動をみることも必要である．

　また，介護負担を軽減させることも訪問リハの重要な役割である．起居・移乗動作の介助量を軽減させ，介護者の自己流となりやすい介助方法をより効率的にできるように指導したり，利用者の病状を把握して，家族に伝えることで介護者の不安を軽減させたりすることも訪問リハならではの役割ではないだろうか．

　訪問リハの心身機能や介護負担に関する報告では，身体機能や動作能力の変化[2〜6]，転倒率[7]，家族介護者の介護負担感[8,9]に効果的であるとの報告がある．一方で，ADLや健康状態[10]，転倒リスクの減少[11]には効果が認められなかったとの報告もある．訪問リハの直接介入におけるシステマティック・レビューでは効果は明らかになっていない[2]．したがって，臨床の現場で適切な評価指標を用いて，しっかりと継続して評価し，訪問リハの効果の実態を検証することも訪問リハを担うセラピストには求められている．

3. ケースレポート

1 小脳出血発症により寝たきり状態の症例

●症例紹介

　70歳女性，要介護5，夫と集合住宅に2人暮らし，近隣に娘家族在住で介護支援あり．

　平成23年7月に小脳出血発症，急性期病院にて血腫除去と脳室ドレナージ術を施行し，回復期病院を経て，平成24年6月末退院．7月に尿路感染症にて2カ月入院となり，尿バルーンカテーテル留置し退院．当訪問看護ステーションは9月より訪問開始，発症から5年後の現在も訪問継続中．訪問開始時は当方から，理学療法士週1回，言語聴覚士週1回と他事業所の訪問看護師週2回の訪問，往診医隔週往診とヘルパー支援を受けていた．平成28年6月現在は理学療法士と言語聴覚士の訪問頻度は隔週，看護師は週1回となっている．

（1）理学療法評価（主要なもの）

　訪問開始時の心身状態を以下に示す．

- 両側に麻痺を認める．右/左Brunnstrom recovery stage：上肢Ⅱ/Ⅳ，下肢Ⅱ/Ⅲ，手指Ⅱ/Ⅳ．
- 高次脳機能障害：著明な高次脳機能障害は認められない．

・気管切開により，発生・発語困難．スピーチバルブをつけ，単語での発話は可能だが声量低下著明で意思伝達困難．

訪問開始時から現在までの動作能力（図5），身体活動（図6，7）の経時的な変化を示す．

動作能力は，bedside mobility scale（BMS）[12]とfunctional independent measure（FIM）[13]を用いて評価した．また，身体活動は，屋外生活空間における身体活動をlife-space assessment（LSA）[14]，屋内生活空間における身体活動をhome-based life-space assessment（Hb-LSA）[15]を用いて評価した．Hb-LSAは，自宅屋内を中心とした生活空間を移動または活動したレベルとその頻度，自立度を調べた結果を120点満点で得点化する指標で，ベッドを基点に生活空間をレベル1：ベッド上，レベル2：寝室，レベル3：自宅住居内，レベル4：自宅居住空間のごく近くの空間（庭やアパートの敷地内および階段），レベル5：自宅屋外（敷地外）の5段階に分けられる．得点が高いほど屋内生活空間における身体活動が高いことを示す．訪問開始時と比べ，動作能力・身体活動ともに向上した結果が得られた．

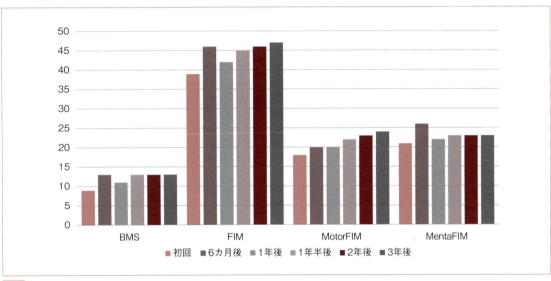

図5 動作能力の経時変化

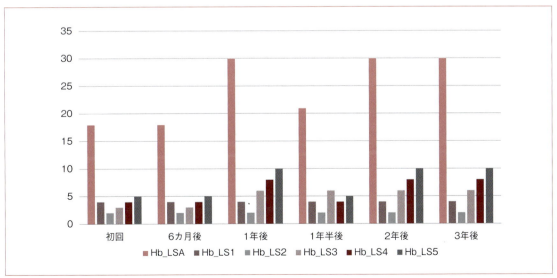

図6 屋内生活空間における身体活動の経時変化

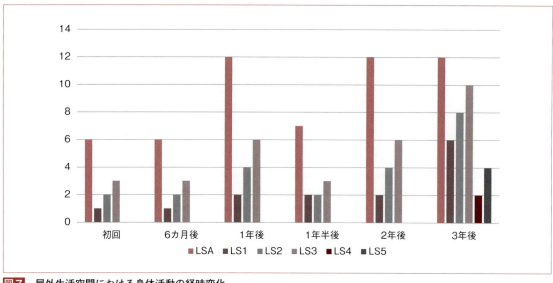
図7 屋外生活空間における身体活動の経時変化

（2）訪問リハのリスクの把握
・症例に必要であった医療的管理を示す．
　①気管切開（要吸引）
　②胃瘻造設（経口摂取困難）
　③尿バルーンカテーテル管理（尿閉）
　④エアマット導入（寝たきり）
・訪問期間中に熱発等はあったが，入院に至るまでの重篤な状態悪化はなかった．

（3）訪問リハにおける理学療法介入
・訪問リハは，以下の点に着目して実施した．
　①誤嚥性肺炎を予防すること．
　②身体活動を高めるため，坐位保持能力を向上させること．

> ●この判断がポイントだった
> 　身体活動を習慣化させることは，行動変容を伴うため，難しい面もある．本人が車いすに乗りたいといっても支援体制が整わなかったり，そもそも本人が車いすに乗りたくなかったりすると言語的説得や成功体験だけでは行動変容を起こすことは難しい．本症例は，本人の活動意欲はそれほど高くなかったが，家族が介護に一生懸命で積極的だったことから，家族の支援を受けながら，身体活動を習慣化させることを目指した．

　③介助方法を指導すること．

（4）訪問リハの判断と経過
　訪問開始当初は痰がらみも多く，誤嚥性肺炎のリスクが高かったため，排痰介助等の呼吸リハを実施しながら，身体活動を高めるため，端坐位保持能力の向上を目指した．端坐位保持練習開始当初は，後方からの介助を要したが，徐々に介助量が減り，左手で手すりを把持し数秒であれば介助なく端坐位保持が可能となった．端坐位保持能力が向上したタイミングで，車いす移乗・坐位保持練習も並行して取り入れ，車いすで外出できるように練習を行った．夫は腰痛があり，車いすへの移乗が困難であったため，普段はベッド上端坐位保持練習を行ってもらうように指導し，娘来訪時に車いす移乗の機会を増やすよう提言した．移乗動作は全介助のためリフト導入も検討したが，導入には至らなかった．車いす乗車ができるようになったことで，散歩や床屋に行くといった外出活動が日常的に実施されるようになった．また，孫のピアノ演奏会に行きたいと本人および家族から希望があり，車いす坐位の耐久性や移動方法を確認し，医師と相談しながら，外出時の吸引の対応方法などを検討し助言した．電車を使っての移動方法も確認したが，時間的な問題もあり，介護タクシーを利用し会場まで行くことになった．当日

は，問題なく演奏会に行くことができ，本人および家族の満足感が高かった．今後は，電車で2時間かかる妹宅に行くことが目標である．

（大沼　剛）

引用文献

1) 大沼 剛・他：訪問リハビリテーション利用者における在宅生活継続を阻害する要因．日老医誌 **49**：214-221，2012．
2) van Haastregt JC et al: Effects of preventive home-visits to elderly people living in the community: systematic review. *BMJ* **320**: 754-758, 2000.
3) 牧迫飛雄馬・他：在宅訪問サービスの継続要因および訪問リハビリテーションが要介護高齢者に与える影響　cluster randomization trialによる検討．理学療法学 **36**：382-388，2009．
4) 吉良健司・他：訪問リハビリテーションが高齢障害者の日常生活活動に与える影響について．理学療法学 **28**：225-228，2001．
5) Courtney MD et al: Improved functional ability and independence in activities of daily living for older adults at high risk of hospital readmission: a randomized controlled trial. *J Eval Clin Pract* **18**: 128-134, 2012.
6) 上岡裕美子・他：訪問リハビリテーションにおける日常生活活動と生活空間の向上に関連する要因の検討―茨城県内多施設共同調査より―．*Jpn J Rehabil Med* **50**: 831-839, 2013.
7) Tinetti ME et al: A multifactorial intervention to reduce the risk of falling among elderly people living in the community. *N Engl J Med* **331**: 821-827, 1994.
8) 牧迫飛雄馬・他：家族介護者に対する在宅での個別教育介入が介護負担感および心理状態へ及ぼす影響．老年社会科学 **31**：12-20, 2009.
9) 山崎雅也，清水順市：訪問リハビリテーションが主介護者の介護負担感に与える影響―混合研究法を用いて―．理学療法科学 **29**：289-294，2014．
10) Fleming SA et al: A randomised controlled trial of a care home rehabilitation service to reduce long-term institutionalisation for elderly people. *Age Aging* **33**: 384-390, 2004.
11) de Vries OJ et al: Multifactorial intervention to reduce falls in older people at high risk of recurrent falls: a randomized controlled trial. *Arch Intern Med* **170**: 1110-1117, 2010.
12) 牧迫飛雄馬・他：要介護者のためのBedside Mobility Scale の開発―信頼性及び妥当性の検討―．理学療法学 **35**：81-88，2008．
13) Date management service of the Uniform Data System for Medical Rehabilitation and the Center for Functional Assessment Research: guide for use of the uniform date set for medical rehabilitation. Version 3.0, State University of New York at Buffalo, Buffalo, 1990.
14) Baker PS, Bonder EV, Allman RM: Measuring life-space mobility in community-dwelling older adults. *J Am Geriatr Soc* **51**: 1610-1614, 2003.
15) 大沼 剛・他：地域在住の要支援・要介護者に対する屋内生活空間における身体活動評価の臨床的有用性．日老医誌 **51**：151-160，2014．

8章 14 高齢者ケア事業所の開業

KEY ポイント

❶ 高齢者ケア事業所の開業に必要なポイント

理学療法士をはじめとするリハビリテーション関連職種（以下リハ職種）がケア事業所を開業するためには，何より自身が開業することの意志が確固たるものである必要がある．その意志を裏付けるために，社会的な背景やニーズを十分に把握し，事業を継続するためのあらゆる知識と感性をもち合わせておくことが重要である．

❷ 理学療法の視点と実際

ケア事業所を開業するためには，専門職種としての知識や技術および卓越した対応能力に加えて，経営者としての知性や感性，そして，企業の社会的責任（CSR: Corporate Social Responsibility）を果たす強い意志と覚悟が求められる．また，勤務理学療法士ではおよそ経験することがないと思われる各種の手続きや準備が必要となる．さらに，運営するうえでは医学的なリスク管理以外にもさまざまなリスクについて備える必要がある．

本項で述べる「開業」とは，リハ職種が代表を務める各種法人がケア事業所を開設することを指すものであり，医師の指示に基づかない施術を行う整体院や治療院の開業とは異なる．したがって，いわゆる「開業権」について言及する内容ではないことをあらかじめご承知おきいただきたい．また，本項では地域包括ケアシステムにおける社会資源としてのケア事業所について述べるものであり，原則的には介護保険サービスを提供するための事業所指定を受けることを前提に話を進める．

1. 高齢者ケア事業所の開業に必要なポイント

1 社会的背景とニーズ

きたる高齢化社会に対応すべく2000年に開始した介護保険制度は，それまでの国民皆保険によって担保されてきた社会保障政策を補完する形で導入された．しかしながら，2016年現在，予想を上回る速さで少子高齢・人口減少時代を迎えたわが国では，社会保障費が毎年1兆円ずつ自然増する状況となっており，加えて1000兆円を超す国家債務を改善すべく，社会保障システム全体を見直す時期を迎えている[1]．そこで政府によって示されたのがこれまでの保険制度による枠組みを越えた，地域包括ケアシステムの構築である[2]．これは，いわゆる団塊の世代が75歳を迎える2025年までに，全国の市区町村で構築することを前提に地域における病院や介護施設，住民によるボランティア，企業，大学といった社会資源などが参画して，自助・互助・共助・公助の概念に基づく地域社会の仕組みとして国が総力を結集して取り組む社会保障政策である．この地域包括ケアシステムにおいて「介護・リハビリテーション」は，生活支援・福祉サービスを支える柱として挙げられており，リハ職種が運営するケア事業所は「介護・リハビリテーション」の専門家が従事する社会資源として地域社会への貢献が期待される[3]．

また，2013（平成25）年には厚生労働省医政局通知[4]において，理学療法士が行う介護予防事業等において，理学療法士の名称を使用すること，

およびその際には医師の指示が不要であることなどが示され，理学療法士が開業するケア事業所において，介護予防や転倒予防事業を併用で行うことが事実上可能となった．加えて，わが国における理学療法士の有資格者数は増加の一途をたどっており，公益社団法人日本理学療法士協会はあらゆる職域での理学療法士の活動を支援するべく，起業支援促進セミナーを開催するなど，理学療法士がケア事業所を開業するための社会的素地は整ってきている．これから開業しようと考える場合はこれらの社会的背景とニーズを理解したうえで，どのようなケア事業所を開業するかを十分に検討する必要がある．

2 ケア事業所の種類

介護保険のサービスは2016年現在，25種類のサービスが公表されている（**表1**）．この中でもリハ職種がその専門性を発揮するサービスとして，通所リハビリテーション（いわゆるデイケア，以下通所リハ）と訪問リハビリテーション（以下訪問リハ）が挙げられる．しかしながら，これらの事業所の指定を受けることができるのは，病院，診療所，介護老人保健施設と限定されているため（**表2**），リハ職種が設立した法人では開業することは困難である．そのため，現状でリハ職種が開業可能で，かつ専門性を発揮できるケア事業所の

表1 公表されている介護保険サービス一覧

介護の相談・ケアプラン作成	
居宅介護支援	

自宅で利用するサービス	
訪問介護（ホームヘルプ）	訪問入浴
訪問看護	訪問リハビリテーション
夜間対応型訪問介護	定期巡回・随時対応型訪問介護看護

自宅から通って利用するサービス	
通所介護（デイサービス）	療養通所介護
通所リハビリテーション（デイケア）	認知症対応型通所介護

訪問・通い・宿泊を組み合わせるサービス	
小規模多機能型居宅介護	複合型サービス（看護小規模多機能型居宅介護）

短期間の宿泊	
短期入所生活介護（ショートステイ）	短期入所療養介護

生活環境を整えるためのサービス	
福祉用具貸与	特定福祉用具販売
住宅改修	

生活の場を自宅から移して利用するサービス	
介護老人福祉施設（特別養護老人ホーム）	特定施設入居者生活介護（有料老人ホーム等）
介護老人保健施設（老健）	介護療養型医療施設

地域密着型サービス：地域に密着した小規模な施設等	
認知症対応型共同生活介護（認知症高齢者グループホーム）	地域密着型介護老人福祉施設入所者生活介護
地域密着型特定施設入居者生活介護	

表2 デイサービスとデイケアの違い

	通所介護（デイサービス）	通所リハビリテーション（デイケア）
運営母体	株式会社，有限会社，合同会社，NPO法人，特別養護老人ホームなど	診療所，病院，介護老人保健施設
目的	主にリハを中心とした訓練による回復（改善）	食事や入浴，レクリエーションなどによる日常生活全般のケア
対象者	「要介護1～5」「要支援1～2」の認定を受けた者	
医師による指示書の有無	なし	あり
人員配置	看護師(准看護師)，介護職員，生活指導員，機能訓練指導員(リハ職種)	医師，看護師(准看護師)，看護職員，理学療法士，作業療法士，言語聴覚士など介護職員など

代表的なものとしては，通所介護事業所（いわゆるデイサービス，以下通所介護）と訪問看護ステーション（訪看ステーション）が挙げられる．

通所介護は利用者定員によって人員要件や介護報酬などが異なるが，2016年より定員19名未満の通所介護に関しては地域密着型通所介護として分類されることとなり，地域包括支援センターとの連携のもとで運営推進会議を開催することなどが必須となった．これは，従前の制度で急増した小規模型通所介護の新規指定に歯止めをかけ，効果的な事業所を存続させるための政策であると考えられるが，これから新たに開業するリハ職種にとっては小規模での開業が困難になることが予想される．

訪看ステーションについては看護師が管理者を務めることが必要であり，さらに常勤換算で最低2.5名以上の看護師を配置する必要がある．また，理学療法士による訪問は，あくまで訪問看護の一環として報酬を得るものであり，前述した病院等で行う訪問リハでは算定可能なリハマネジメント加算は訪看ステーションでは算定できない．リハ職種が開業する際には，これらの違いを十分に把握しておく必要がある．

2. 理学療法の視点と実際

本項では筆者の経験に基づき，介護保険サービス事業の開業準備期から運営までのプロセスごとの視点と実際について述べる．

1 開業する地域の決定

ケア事業のみならず，事業を始めるにあたっては市場調査が必要であり，市場規模や地域特性などの調査を専門業者に依頼して情報を入手する必要がある．しかし，ケア事業所の開業に限れば，各地域の高齢者人口，高齢化率，要介護度，さらに同業他社の所在地や店舗数などの情報が市区町村のホームページで公開されており，これらを積極的に利用することである程度の市場調査が可能である．開業する地域を決定する際には，従前の勤務地や居住地を中心に検討するのと並行して地域の市場調査を行うことが望ましい．筆者が開業した際には，これらの情報を使用して神戸市各区における要介護人口密度を算出し，店舗展開を検討する際に活用した（表3）．

2 法人設立

前述した各種介護保険サービスを提供する事業所を開業する要件として，設立主体が個人ではなく法人であることとされている．そのため，表4に示す法人のうちからいずれかの法人を設立する必要がある．法人種別の選択については設立する動機や目的，展望によって異なるが，設立時に必要な費用や日数も種別によって異なるため適切な

表3 神戸市における人口総数と要介護者数の区別分布表

	①面積(km²)	②人口総数(人)	③高齢者人口(人)	④要介護者数(人)	④高齢化率(③/②：%)	⑦要介護者人口密度(④/①：人/km²)
全市	557	1,538,164	411,637	71,687	26.8	128.7
東灘区	34	213,925	49,501	10,003	23.1	294.2
灘区	32	136,684	33,226	7,156	24.3	223.6
中央区	29	137,575	31,372	6,934	22.8	239.1
兵庫区	15	107,325	31,717	7,532	29.6	502.1
北区	240	218,700	62,461	11,080	28.6	46.2
長田区	11	97,507	32,640	7,718	33.5	701.6
須磨区	29	161,595	49,849	9,436	30.8	325.4
垂水区	28	219,489	63,367	12,242	28.9	437.2

（神戸市介護保険認定者実数各区別一覧表（平成28年4月））

表4 各種法人の種類と特徴

	株式会社	合同会社	NPO法人
事業目的	自由	自由	主として20種類の特定非営利活動（収益事業も可）
設立手続き	登記のみ	登記のみ	登記と，所轄庁の認証
所轄庁	なし	なし	都道府県 政令指定都市
資本金	1円以上	1円以上	0円
定款認証費用	40,000円（電子認証の場合は0円）	0円	0円
定款認証手数料等	約52,000円	0円	0円
登録免許税	最低150,000円（資本金額×7/1,000）	最低60,000円（資本金額×7/1,000）	0円
設立必要人数	1人以上	1人以上	10人以上
役員の任期	2年～10年	任期なし	原則2年
決算の公開	公告義務あり	公告義務なし	決算書類等を所轄庁に提出
税制	全所得に課税	全所得に課税	原則非課税 住民税均等割は原則課税 収益事業には課税
信用力	取引相手として高め	取引相手としてやや低め	取引相手としてやや劣る
特徴	所有と経営の分離 配当の金額は原則として持ち株数に比例する 上場の途がある 代表取締役を名乗れる	所有と経営が一致 配当について，持分（出資額）に関係なく割合を決定できる 会社設立や維持にかかるコストが最も低い	利益を配当することはできない 役員報酬について独自の規制がある 設立時や毎年，所轄庁への提出書類が膨大で時間やコストがかかる

種別を選択されたい．

法人設立の際に注意すべき点は，定款の作成時に今後展開が予想される事業目的をできるだけ多く盛り込むということである．法人の憲法ともいうべき定款は，管轄市区町村にケア事業所の指定を受ける際や，金融機関から融資を受ける際に提出が求められ，事業目的に記載されていない事業については市区町村の指定や金融機関からの融資は受けることができない．特に，2016年からは「介護保険法に基づく地域密着型サービス」が事業目的に含まれることや，介護予防・日常生活支援総合事業などは「介護保険法に基づく第1号事業」といった文言が定款の事業目的に含まれる必要が出てくる．

また，事業目的の最終項には，「前各号に付帯する一切の事業」と記載することで主要業務に付帯するさまざまな業務を含むことができる．なお，定款の改定は可能であるが公証役場での申請など時間的制約も発生するうえに所定の手数料が必要となる．

3 人材・物品・資金の調達

ケア事業所に限らず，事業を起こす際には人材・物品・資金の調達が重要である．ここでは筆者の経験に基づき，通所介護を開設する際に必要な人材・物品・資金の調達について述べる．

人材については，通所介護における定員10名の最少人員モデルでは，管理者兼生活相談員1名，介護職員または看護職員1名，機能訓練指導員1名の計3名で開業できる．定員19名未満の地域密着型通所介護についても人員要件は現状通りである．定員が11名以上になる場合は看護職員の配置が必須となり4名体制となる．リハ職種が法人の代表となりケア事業所を開業する場合，管理者を兼務することを検討したいところではあるが，リハ職種が従事する機能訓練指導員は個別機能訓練加算（Ⅱ）を算定する場合は専任業務となることから，最少人員モデルで運営する場合は管理者との兼務は認められないので注意が必要である．

物品・設備については，利用者1名につき3㎡以上の食堂および機能訓練室や，静養室，事務室などの場所を確保することと，それに伴う鍵付き書庫や椅子，事務机などの家具類，さらに機能訓練を行ううえで必要な各種運動器具などの調達が必要となる（図1）．また，送迎用の自動車が必要であるが，カーシェアリングを活用することで大幅に経費を削減することができる．

資金についてはすべて自己資金で対応できるの

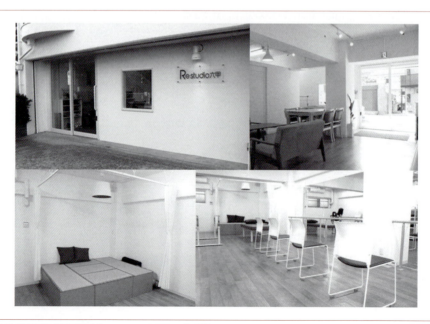

図1　地域密着型通所介護事業所（Re studio 六甲）の内外装

が理想ではあるが，初期投資は高額となるため各種融資についても調達手段として検討されたい．これは，単純に不足分の融資を受けるということだけではなく，事業計画が第三者の評価を受けるという点で意義が大きい．さらに，事業拡大や運転資金が不足した際などにさまざまな支援策を提案してくれる金融機関との連携は，事業運営をしていくうえできわめて重大な意味をもつ．メインバンクといえば大手都市銀行というイメージが強いと思われるが，創業時の融資ではこれらの大手銀行が取り合ってくれることはきわめて少ない．まずは地元の信用金庫もしくは地方銀行に法人の口座を開設し，自治体が募集している創業支援融資などの相談をするところから始めることが望ましい．また政府系金融機関である日本政策金融公庫の創業時融資や，各地区商工会議所での経営相談を経た融資などの活用も検討すべきである．

4 指定許可

ケア事業所の指定を行う行政区は原則的に都道府県であるが，政令指定都市や特別区については当該市区が行う．また前述した地域密着型サービスについては管轄の市区町村が指定を行う．指定に必要な書類や手続きについては各行政区のホームページを参照されたい．書類についてはおおむね各地区同様ではあるが，手続きについては事前相談や実地確認の有無などが行政区によって大きく異なるため，開業を検討する際にはまず各行政区における指定手続きの流れを確認する必要がある．

筆者が運営する事業所がある神戸市においては，事前相談→申請→審査（→補正・追加提出→審査）→指定・許可という流れとなっており，事業所指定は各月1日，書類提出期限は指定の約6週間前に設定されている．たとえば7月1日に指定を受けようとする際には，5月20日までに各種書類を提出する必要があり，事前相談は5月1日までに行っておかなければならない．提出書類には前述した人材と物品および事業所所在地を記載するため，それまでに人材，物品，資金すべての確保が前提条件となる．また，法人登記，内装工事や人員募集，営業活動などのさまざまなスケジュールを考慮すると，指定を受ける日から約6カ月以上前からあらゆる準備を始める必要がある．なお，医療機関等で勤務しているリハ関連職がケア事業所を開業する場合は，平日のスケジュール調整が困難であることが多く，さらに時間がかかることを念頭におく必要がある．

5 運営上のさまざまなリスクと対応策

通所介護は通所リハと違い，利用の際に医師による指示書が不要であり，事業所にも医師は不在である．そのため，利用者の診療情報等は担当のケアマネジャーや本人からの情報に限られており，リハを進めるうえでリスク管理が困難となる場合がある．したがって，新規に利用するにあたっては，利用者の主治医と連携をとり運動制限などに関する情報を入手する必要がある．また，日々の観察から利用者の異変に気付いた場合は速やかに受診を促し，利用経過報告書などの書類を主治医に送付して情報共有の機会をつくるなどの対応が必要となる．

経営上のリスクとしてはあらゆる理由での減収が挙げられる．利用者定員が少ない地域密着型通所介護は，初期投資が少なく人員配置も最小モデルで開始できるメリットがある反面，利用者1名の欠員が全体の売上に与える影響は非常に大きくなる．1年を通じていえば，12月から3月の冬季は欠席率が高く，新規申し込みが少ない傾向にある．さらに，長期入院や他の利用者とのトラブルなど，不測の欠員も考慮して運営する必要がある．

また，通所介護の利用料は要介護度別に単位数として介護報酬が設定されているが，3年に1度行われる介護報酬の改定によって大きく影響を受ける．実際に2015年4月の改定では要支援1で20%以上引き下げられ，軽度認定者が多い事業所では大幅な減収となった．こうした減収リスクをふまえて，保険外サービスとしての予防事業も検討した事業計画書の作成が必要である．予防事業以外の保険外サービスについて厚生労働省，農林水産省，経済産業省の三省によって「地域包括ケアシステム構築に向けた公的介護保険外サービスの参考事例集」が発刊されており[4]ぜひ参考にされたい．

筆者が運営する通所介護では，平日の一般業務終了後の17時～21時と，土曜日10時～18時を予防フィットネススタジオとして営業しており，理学療法士が個別または集団での運動指導を行っている．また，日曜日にはデイサービス利用者のご家族を対象とした介護講座や，女性向けのピラティス体験など，理学療法士を身近に感じてもらえるイベントを企画している．

3. リハ職種が開業するケア事業所の可能性

2015（平成27）年の介護報酬改定やその後に発表された介護予防・日常生活支援総合事業の報酬体系などをみる限り，今後も地域包括ケアシステムにおいて第一義的にリハを担うべき事業は，通所介護や訪看ステーションで提供されるリハ職種によるリハではなく，通所リハおよび訪問リハであるという厚生労働省の意向をうかがい知ることができる．しかしながら，訪問リハや通所リハの設置基準が病院等に限られている現状では，事業所数は通所介護より圧倒的に少なく，これらのサービスだけで地域住民のリハ需要に対応することは困難である．そこで大きな役割を果たす存在になり得るのがリハ職種が開業するケア事業所であり，今後の地域包括ケアシステムの一翼を担う社会資源として機能することが望まれる．そのためには，大変な労力や資力が必要となるが，行政による指定を受けたうえで，リハ職種だからこそできる医学的根拠に基づいたリハ介入とその効果検証を継続することが重要となる．さらに，このケア事業所において地域住民向けのさまざまな予防教室や体力測定会などを開催することで，リハ職種が各地域における予防事業の専門家としてあらゆる年代の地域住民と接点をもつことができる．こうした取り組みを続けることで，高齢者のみならずすべての地域住民のかかりつけのリハ職種，かかりつけのケア事業所となることができ，地域を支え，さらには日本社会全体を支える一助になることが期待できると考えられる．

（山口良太）

文献
1) 財務省：日本の財政関係資料（平成28年4月）.
2) 厚生労働省：平成27年度版厚生労働白書.
3) 厚生労働省医政局医事課長：理学療法士の名称の使用等について（通知）．平成25年11月27日.
4) 厚生労働省，経済産業省，農林水産省：地域包括ケアシステム構築に向けた公的介護保険外サービスの参考事例集 保険外サービス活用ガイドブック（平成28年3月）.

和文索引

あ

アウトカム 143
悪液質 451
握力 119
握力測定 119
足継手付き下肢装具 316
アドヒアランス不良 236
アパシー 435
アミノ酸 230, 399
アルツハイマー型認知症 374, 478
アルツハイマー病 423
安全管理体制 497

い

医学的情報 72
医学評価 108
維持期 82, 88
意識障害の原因薬 236
意思決定バランス分析 484
痛み 238, 294, 461
 ——の評価 241, 463
痛み行動 241
移動能力評価 120
意欲 152
 ——の指標 152, 153
 ——の評価 151
医療安全 493
医療安全対策室 496
医療保険制度 57
 ——の歴史 57
医療保険の仕組み 57
インスリン様成長因子 26
インソール 343
インターモデル 279

う

うつ 149, 432
 ——の評価 149
うつ症状 432, 433
うつ徴候 432
運動 194, 450
 ——と栄養の併用 228, 399
運動アドヒアランス 364
運動器障害 403
運動機能 21, 22
運動器不安定症 191
運動強度 427
運動行動変容ステージ 482
運動習慣の継続 485
運動耐容能 125
運動療法 357, 365

え

エアクッション 456
英知 34
栄養アセスメント 229
栄養過多 446
栄養管理 226, 228
栄養障害 226
栄養スクリーニング 229
栄養必要量 230
栄養不足 446
栄養不良 446
エストロゲン 26, 27
エネルギー消費量 14, 196
嚥下おでこ体操 443
嚥下障害 441
 ——のスクリーニングテスト 441
嚥下造影検査 440
嚥下内視鏡検査 440
エンド・オブ・ライフケア 64

お

起き上がり動作 206, 208
オッズ比 120
オペラント学習 241
温熱刺激 287

か

解決課題 512
介護が必要となった原因 52
介護給付費 52
介護支援・介護予防支援 61
介護者とのかかわり方 95
介護報酬 63
介護保険サービス 601
介護保険申請の流れ 111
介護保険制度 58
 ——における住宅改修理由書 215
 ——の改正 58
 ——のサービス種類 271
 ——の仕組み 61
介護保険法 99
介護予防事業 103, 105, 587, 592
 ——の効果 105
介護予防チェックリスト 186
介護老人保健施設 82
改修例 267
介助方法 505
改訂長谷川式簡易知能評価 110
開発途上国における理学療法 507
回復期 76
家屋評価 211

限られた時間 499
限られた人員 499
拡散テンソルtractography 313
下行性疼痛調整系 240
過呼吸 221
仮性認知症 433
家族指導 274
家族の変化 43
可塑的変化 312
片脚立ち 411
片脚立位テスト 128
課題指向型トレーニング 312
カタストロファイジング 241
活動能力 36
活動理論 37
カットオフ値 140
家庭復帰が難しい場合 536
カヘキシー 451
簡易栄養状態評価表 449
簡易体圧測定器 521
寛解 340
感覚機能 21
環境因子 42, 210
環境の評価 210
間欠的陽圧換気 371
患者取り違え予防 495
関節拘縮予防 518
関節破壊 339
関節モーメント 525
関節リウマチ 338
感染管理 496
がん 367
がん遺伝子 367
がん疼痛 240
がん罹患率 368
ガンマネイル 552
緩和ケア 64

き

記憶 18
記憶障害 140
機器による評価 199
基準関連妥当性 115
基礎代謝量 450
機能的能力 162
機能的予後予測 548
基本チェックリスト 99, 178, 179
基本的日常生活活動能力 36
基本動作 201
 ——の観察と分析 204
 ——の評価 201
虐待 481

嗅覚　22
急性期　68
急性痛　238
胸腔内圧　222
協調性検査　328
協働　277
恐怖回避モデル　462
居宅介護支援　271
居宅サービス　62, 88, 271
起立・着座動作　207
起立性低血圧の原因薬　236
起立パターン　209
筋萎縮性側索硬化症　334
筋骨格系　10
　　――の加齢変化　10
筋細胞　23
筋内組成　12
筋力　11, 395
　　――の低下　11
筋力トレーニング　342, 427
筋力評価　116

く

口すぼめ呼吸　358
クッション　517
くつろぎのスタイル　263
クリニカルパス　305
グループエクササイズ　582
グローバルエイジング　49

け

ケア事業所　606
携帯型心電計　256
軽度認知症　379
軽度認知障害　145, 379, 422
血圧　222
血管性認知症　480
血清アルブミン値　448
血清DHEA-S濃度　28
健康関連QOL　155, 156
健康寿命　2
　　――の延伸　7
健康長寿支援ロボットセンター　559
健康長寿塾　580
健康日本21　39, 194
検者内・検者間信頼性　115
健忘型MCI　423

こ

高次脳機能障害　540
拘縮　545
甲状腺ホルモン　29
拘束　481

行動記録票　198
行動変容支援　582
行動法則　487
行動モデル　487
高齢化　47
　　――の現状　47
　　――の要因　49
高齢化率　49
高齢者　41, 52
　　――のいる構成割合　44
　　――のいる世帯数　44
　　――の介護　52
　　――の状態　510
　　――のストレス　71
高齢者医療制度　57
高齢者ケア事業所　600
　　――の開業　600
高齢者住宅改造費助成事業　216
高齢者総合機能評価　369
高齢者等配慮対策等級　211
誤嚥　438, 442
誤嚥性肺炎　438
5回椅子立ち座りテスト　116
呼吸　220
　　――の深さ　221
　　――のリズム　221
呼吸器疾患　355
呼吸数　221
　　――の異常　221
呼吸リハビリテーション　356
　　――の中止基準　357
呼吸練習　357
国際患者安全目標　495
国際生活機能分類　41
コグニサイズ　428
コクランレビュー　118
個人因子　41, 377
骨格筋　13, 396
　　――の加齢変化　396
　　――の質的変化　13
骨格筋内組成　12
骨格筋量　11
　　――の計測　394
　　――の低下　11, 393
骨格系の変化　14
骨折　384
骨粗鬆症　372, 586
　　――の運動療法　466
骨粗鬆症対策　306
骨粗鬆症治療薬　307
骨粗鬆症リエゾンサービス　586
骨盤底筋エクササイズ　418
骨盤底筋群　416

コミュニケーション　472
コリン作動性ニューロン　20

さ

サービス・制度・政策の変化　44
災害時要援護者　43
再骨折予防　411
在宅　88
　　――のチームケア　283
在宅リハビリテーションの実施判断
　　基準　259
サルコペニア　393
3メッツ　298

し

視覚　21
持久力評価　125
思考　18
自己責任　104
脂質代謝異常　361
姿勢調整　443
施設サービス　62
施設紹介　58
施設入所　82
持続気道陽圧法　371
膝蓋跳動テスト　295
失調症　328
質問紙による評価　199
しているADL　163
自転車エルゴメータ　351
死亡率　50
社会活動状況の指標　573
社会環境　41
　　――の変化　41
社会環境要因　39
社会参加　571
　　――のステージ　167
　　――の促進　571
社会資源　270
社会状況の評価　162
社会生活領域　165
社会適応　32
社会的機能　39
　　――の加齢変化　35
社会的孤立　33
社会的状況評価　166, 167
社会的フレイル　396
社会的役割　37
社会保障　54
　　――の給付　55
　　――の区分　54
　　――の財政　54
社会保障関係費　55

社会保障制度　54
尺度　109
住環境　210, 213, 264
　　──の評価ポイント　217
住宅改修　216, 262, 266
　　──の手順　266
住宅改修理由書　215
集団指導　578
重篤な外傷　265
重度認知症　379
柔軟性評価　130
住民グループ　576
手段的日常生活活動能力　36
術後合併症　250
術後管理　248
術後せん妄　251
術前合併症　249
循環調節　23
障害高齢者の日常生活自立度　109
障害調整生命年数　290
上肢懸垂用肩関節装具　315
消費カロリー　447
上腕筋囲　449
上腕筋面積　449
食事観察　440
食事摂取量　228
食事の楽しみ　231
褥瘡　251, 454
褥瘡予防　517
徐脈　223
自律機能　23
自律神経活動　364
自律神経反射　24
腎機能　233
神経系　18
　　──の加齢変化　18
神経新生　19
神経電気刺激　287
神経難病　334
人工骨頭置換術　305
人口動態　47
震災関連死　43
心疾患　346
身体活動　193, 194
　　──と痛み　246
　　──の強度　195
　　──の評価　193
身体活動量の目標値　199
身体機能評価　94
身体組成の変化　10
身体的トラブル予防　496
身体的フレイル　396
深部静脈血栓症　251

　　──の予防　253
心理・精神機能　30
　　──の加齢変化　30
　　──の評価　149
心理・精神的フレイル　396
診療報酬　58

す

睡眠　20
　　──の加齢変化　20
睡眠障害　577
スクウィージング　358
スクリーニング　143
スクワット　358, 410
ステッピング　428
ステッピング運動　388, 389
スペース　267
スライディング　554

せ

生活意欲の指標　110
生活活動範囲　386
生活環境　210
　　──の評価　210
生活機能の低下　98
　　──のスクリーニング　111
生活機能の評価　169, 178
生活空間の構成モデル　262
生活支援・介護予防サービス　60
生活の質の評価　155
生活歴　377
正常歩行　523
性腺ホルモン系　27
生体電気インピーダンス法　394
成長ホルモン　26
生物医学的モデル　240
生物心理社会的モデル　240
世界の高齢化率　50
脊髄小脳変性症　326
舌機能訓練　443
接遇　472, 477
摂取カロリー　447
摂食嚥下機能の評価　440
摂食嚥下チーム　444
摂食嚥下のメカニズム　439
セルフマネジメント　274
セロトニン　364
前頭側頭型認知症　480

そ

総合事業　59
総合的評価　131
喪失体験　32

ソーシャルネットワーク　37
足指の弁別能　23

た

第一印象　474
体位変換　456
退院支援　539
退院支援スクリーニングシート　538
退院時指導　269
退院調整　539
体温　224
体温調節　24
太極拳　387
体性感覚　22
大腿骨頸部/転子部骨折　300
大腿骨頸部骨折　550
大腿骨頸部骨折術後　550
大腿骨頸部内側骨折　301
大腿骨頭被覆率　554
タイトコントロール　341
体力測定基準値　590
体力の評価　114
多系統萎縮症　326
多剤併用　234
多職種連携　272
多職種連携モデル　278
タスク分析　214
立ち上がりテスト　405
脱水　453
たんぱく質　399, 446, 450

ち

地域ケア会議　59
地域支援事業　60, 587
地域社会中心型アプローチ　508
地域の変化　44
地域別の高齢者人口推計　51
地域包括ケアシステム　45, 56
地域包括支援センター　59, 113
地域保健事業　587
地域密着型サービス　59, 62, 271
地域リハビリテーション支援事業　568
地域連携パス　306
チーム　277
チーム医療　278
チームケア　277
チームステップス　495
チェックリスト　494
知能　30
中等度認知症　379
聴覚　21
聴覚機能　473

長座体前屈テスト　130
重複障害　347, 361
治療方針作成　512

つ

通所　88
通常速度　121
通所介護　602
通所サービス　62
通所リハビリテーション　602
２ステップテスト　406
杖　469
杖処方　469

て

低栄養　226, 227, 446
　──がもたらす弊害　447
　──の原因　227
デイケア　602
抵抗運動　398, 450
デイサービス　602
低負荷運動　399
できるADL　163
テストステロン　26, 27
手すり　217, 267
転帰先　77
転倒　384
　──の原因薬　236
　──のスクリーニング　187
　──の発生状況　265
　──の発生場所　264
転倒回避能力　78
転倒恐怖感　385
転倒スコア　187
転倒分類決定木　78
転倒予防　384
転倒リスク因子　532

と

統合　34
同時課題　427
疼痛　238, 294
　──のスクリーニング　189
疼痛管理　238
疼痛生活機能障害尺度　464
糖尿病　361
頭部挙上訓練　442
倒立振り子運動　315
特定疾病　61
閉じこもり　90, 163
　──の要因　90
独居高齢者　565
　──への支援　565

トランスモデル　279

な

内側型変形性膝関節症　290
内部障害　361
内部モーメント　525
内分泌系の加齢変化　26

に

ニーズの把握　510
におい識別能　22
二次骨折予防　306
二重エネルギーX線呼吸法　393
二重課題処理能力　386
日常生活の調査項目　109
日本語版Abbey pain scale　464
日本語版CDR評価表　144
日本語版Lubben Social Network Scale短縮版　574
日本語版RDQ　160
日本の高齢化率　49
日本の出生率　50
日本の死亡率　50
日本の人口構造　48
日本版アビー痛みスケール　244
尿禁制　416
尿失禁　413
認知機能　30, 473
　──の評価　110, 139, 426
認知行動療法　245
認知症　374
　──の痛み評価　378
　──の有病率　375
認知症高齢者　477
　──の痛み評価　243
認知症施策　59
認知症者のニーズ　376
認知症初期集中支援チーム　59
認知症地域支援推進員　59

ね

寝返り動作　204
寝たきり度　109

の

脳　18
　──の栄養因子　19
　──の血流　19
　──の代謝　19
　──の認知反応速度　18
脳活性化リハビリテーション　380
脳血管疾患　309
脳血管性認知症　374, 424, 480

脳組織　18
脳卒中の機能的予後予測　543

は

パーキンソン病　318
パーソナリティ　32
肺炎　250, 355, 442
背臥位管理　520
肺合併症の予防　252
肺がん　355
排泄行為　214
　──のタスク分析　214
バイタルサイン　220
　──の管理　220
排尿日誌　416
排尿メカニズム　414
灰白質　19
廃用症候群　251
廃用性機能低下　69
ハインリッヒの法則　497
白質　19
パッドテスト　416
ハザード比　120
パフォーマンスステータス　369, 370
バランストレーニング　387, 388
バランス評価　128
半側空間無視　540
パンヌス　339
ハンモック説　416

ひ

引きこもり　163
非協力的なときの対応　482
非健忘型MCI　423
膝折れ　526
膝OA　290
皮質性小脳萎縮症　326
皮質脊髄路　313
ビタミンD　230, 390
必要エネルギー量　230
一人暮らし高齢者　45
肥満度　226, 227
ヒューマンエラー　493
評価バッテリー　117, 131
病棟内歩行自立判定テスト　532
頻脈　224

ふ

フィードバックレポート　504
フィジカルアセスメント　72, 93, 257
負荷量　398
幅員　267

腹臥位管理　520
副甲状腺ホルモン　29
福祉住環境　262
副腎皮質ホルモン　28
服薬アドヒアランス　234
服薬管理　233
服薬管理能力　234
浮腫　448
物理療法　287
　──の適応　287
　──の留意点　287
踏み台昇降運動　428
フレイル　385, 393, 395
　──の概念　8
　──の多面性　100
　──の予防　7
フレイルサイクル　15
プレフレイル　385
フレンケル体操　329
プロンプト　489

へ

平均寿命　2
閉経　26
ベッド上ポジショニング　516
変形性関節症　290

ほ

包括的高齢者評価　108, 109
ホームプログラム　485
訪問　88
訪問サービス　62
訪問診療　281
訪問リハビリテーション　254, 594
　──におけるリスク管理　254
　──受給者　254
保険給付　62
保険事故　60
保険者と被保険者　60
保健福祉施策　39
歩行　523
　──の介助　526
　──の動作介助　523
歩行支援機器　298
歩行自立　529
　──の判断　529
歩行自立アセスメントシート　282
歩行速度　121
歩行補助具　469
ポジショニング　516
ポジショニングシート　521
補装具　344
ホットパック　287

ホルモン　26

ま

マルチモデル　279
慢性腎不全　400
慢性痛　238, 465

み

味覚　22
脈圧のとらえ方　223
脈拍　223

む

無気肺　250
無呼吸　221

め

メタボリックシンドローム　361
メタボリックドミノ　362

も

モチベーション向上　482
モニタリング　349
もの忘れ　140

や

薬剤性パーキンソニズム　237
　──の原因薬　237
薬物動態　233
薬物有害事象　234
やる気スコア　152, 154

ゆ

有害事象　493
　──と裁判　498
有酸素運動　365, 371, 427
指輪っかテスト　394, 395

よ

要介護者の推移　62
要介護状態　61
要介護度　89
要介護認定者数　52
要支援状態　61
腰椎骨盤リズム　553
予後悪化因子　537
予後予測　536
予測妥当性　115
予防期　98, 103
予防給付　58
予防重視型システム　58

ら

ライフエピソード　213
卵胞ホルモン　26

り

リスク管理　256
　──に必要な機器・備品　256
リスクの層別化　258
リスクマネジメントシート　260
リズミックステッピング運動　389
リハビリテーションの中止基準　252
臨床的認知症尺度　143
リンパ浮腫　372

れ

レジスタンストレーニング　365, 387, 388, 398, 450
レビー小体型認知症　374, 480
連携　277
連携推進　281

ろ

ロイシン　230
老化　2
　──の研究　3
老研式活動能力指標　37, 176
老年期うつ病評価尺度　111, 150
老年症候群　100
　──のスクリーニング　184
　──の評価　183
6 MDテスト　126
ロコチェック　101, 404
ロコトレ　409
ロコモ 25　407, 408
ロコモコール　409
ロコモ度テスト　405
ロコモティブシンドローム　189, 402
　──のスクリーニング　189
6分間歩行　357
6分間歩行距離テスト　126
ロバスト　385
ロボット　558
ロボットトレーニング　558

英文索引

A
Abbey pain scale　464
AD　423
ADD　374
ADL　36, 109, 163
　――の評価　109
ADL障害　377
ALS　334
　――の理学療法　334
Apathy　435
APS-J　244

B
BADL　36, 567
　――の評価　170
Barthel Index　110, 171
Basic Movement Scale　205
BDNF　429
BEAR　560, 561
BHA　551
BI　110
BIA法　393
BMI　226
BMS　204
body chart　293, 294
Body Mass Index　226
Borg scale（修正）　357
BPSD　375, 377

C
cachexia　451
CCA　326
CCHS　551
CDR　143
CGA　109, 369
CGA 7　111, 112
CHS　552
CKC　552
Clinical Dementia Rating　143
COPD　355
cortical cerebellar atrophy　326
CPAP　371
CSGA　369

D
DALYs　290
dehydroepiandrosterone　26
DESIGN-R　455
DHEA　26
DLB　374
dual-task　427

DXA法　393

E
EAT-10　440, 442
ECOG　369, 370
EOL　64
EOLケア　64
EORTC QLQ-C30　370
EORTC QLQ-C15-PAL　370
EQ-5D　158
EQ-5D日本語版　159
EquiTest®　561
Evans分類　302

F
fear-avoidance model　241
FIM　110, 173
functional independence measure　110

G
Gait solution　316
Garden Stage分類　301
GDS　370
GDS15　111
GDS簡易版　150
GH　26
GH/IGF-1系　29
GLFS-25　189
growth hormone　26

H
HbA1c　400
HDS-R　110
Hoehn&Yahr分類　322
HR　120
HR max　427

I
IADL　36, 109, 567
　――の評価　174
ICARS　327
ICF　41
ICIDH　42
IGF　26
insulin-like growth factor　26
IPPV　371
IPSG　495

K
Katz Index of ADL　172

L
lateral transmission of forceの低下　13
Lawton IADL　174, 175
LSNS-6　574
Lubben Social Network Scale　574

M
MAS　202
MCI　145, 422
METs　195, 230
mild cognitive impairment　145, 422
Mini-Mental State Examination　139
MMSE　110, 139
MMSE-J　31
MNA®　449
MoCA　141
MoCA-J　141
MoCA-J 検査用紙　142
Montreal Cognitive Assessment　141
Motor Activity Log　562
Motor Assessment Scale　202, 203
MRC scale　356, 357
MSA　326
multiple system atrophy　326

N
National Center for Geriatric and Gerontology-Functional Assessment Tool　145
NCGG-ADL　177
NCGG-FAT　145
NGF　21
NMES　287
NPUAP　454

O
OKC　552
OR　120
outcome　143

P
PDAS　464
PET　426

Q
QOL　155
QOL尺度　155

quality of life　155

R

RDQ　159, 160

S

SARA　327
SBAR　495
screening　143
SCD　326
semi-tandem立位　132
SF-12　158
SF-36　157
SF-6 D　158
SF-8　158
Short Physical Performance Battery　131

Side-by-Side立位　132
Sit and Reach Test　130
SMI　393
spinocerebellar degeneration　326
SPPB　131
squeezing　358
STRATIFY　530
Stroke Unit　310
SU　310

T

Tandem立位　133
Team STEPPS　495
Timed Up and Go Test　123, 386
TMIG-Index of Competence　176
TUG　123, 386

U

UMSARS　327

V

VaD　374
VAS　463
VD　424
visual analogue scale　463
Vitality Index　110, 152, 153
VRS　463

W

WOMAC　295

高齢者理学療法学　　　　ISBN978-4-263-21743-6

2017年 3 月20日　第 1 版第 1 刷発行
2018年 4 月20日　第 1 版第 2 刷発行

　　　　　総編者　島　田　裕　之
　　　　　編　者　牧　迫　飛雄馬
　　　　　　　　　山　田　　　実
　　　　　発行者　白　石　泰　夫

　　　　　発行所　医歯薬出版株式会社
　　　　　　〒113-8612　東京都文京区本駒込1-7-10
　　　　　　TEL.（03）5395-7628（編集）・7616（販売）
　　　　　　FAX.（03）5395-7609（編集）・8563（販売）
　　　　　　https://www.ishiyaku.co.jp/
　　　　　　郵便振替番号 00190-5-13816

乱丁，落丁の際はお取り替えいたします　　印刷・第一印刷所／製本・皆川製本所
© Ishiyaku Publishers, Inc., 2017. Printed in Japan

本書の複製権・翻訳権・翻案権・上映権・譲渡権・貸与権・公衆送信権（送信可能化権を含む）・口述権は，医歯薬出版（株）が保有します．
本書を無断で複製する行為（コピー，スキャン，デジタルデータ化など）は，「私的使用のための複製」などの著作権法上の限られた例外を除き禁じられています．また私的使用に該当する場合であっても，請負業者等の第三者に依頼し上記の行為を行うことは違法となります．
JCOPY ＜（社）出版者著作権管理機構　委託出版物＞
本書をコピーやスキャン等により複製される場合は，そのつど事前に（社）出版者著作権管理機構（電話 03-3513-6969，FAX 03-3513-6979，e-mail info@jcopy.or.jp）の許諾を得てください．